科学出版社"十三五"普通高等教育本科规划教材

供中医学、中西医临床医学专业  制用

中西医结合外科学

第3版

陈志强　谭志健　主编

科学出版社

北京

内 容 简 介

　　本教材是科学出版社"十三五"普通高等教育本科规划教材之一，是第3版教材。全书内容分总论和各论两部分。总论部分从第一章至第十一章，包括绪论，外科证治概论，无菌术，麻醉，输血，水、电解质和酸碱的平衡与失调，外科营养，休克，重症监测治疗与心肺脑复苏，疼痛治疗，围术期处理等；各论部分从第十二章至第五十四章，包括外科感染、常见体表良性肿瘤、创伤、烧伤、冷伤、毒蛇咬伤、器官移植、外科微创技术、颅脑疾病、颈部疾病、乳房疾病等内容，覆盖病种范围包括所有常见病、多发病，适应现有疾病谱的中西医结合诊疗需要。全书以最佳疗效为目标，吸取现代医学理论精华与先进诊疗技术，继承传统中医外科的内外特色治法和既往中西医结合外科的宝贵经验。

　　本书可供全国高等中、西医院校、中西学、中西医临床医学专业五年制、八年制及九年制学生使用。

图书在版编目（CIP）数据

中西医结合外科学 / 陈志强，谭志健主编. —3 版. —北京：科学出版社，2018.1

ISBN 978-7-03-055420-8

Ⅰ. ①中… Ⅱ. ①陈…②谭… Ⅲ. ①中西医结合-外科学-医学院校-教材 Ⅳ. ①R6

中国版本图书馆 CIP 数据核字（2017）第 282525 号

责任编辑：郭海燕　曹丽英 / 责任校对：邹慧卿
责任印制：赵　博 / 封面设计：陈　敬

科学出版社 出版
北京东黄城根北街 16 号
邮政编码：100717
http://www.sciencep.com
北京九州迅驰传媒文化有限公司印刷
科学出版社发行　各地新华书店经销

*

2003 年 9 月第一版　　开本：787×1092　1/16
2008 年 6 月第二版　　印张：36
2018 年 1 月第三版　　字数：1 015 000
2025 年 1 月第十一次印刷

定价：98.00 元
（如有印刷质量问题，我社负责调换）

《中西医结合外科学》（第3版）
编委会

主　编　陈志强　谭志健
副主编　万　进　王树声　范小华
编　委（按姓氏笔画排序）

总　序

在国家大力推进医药卫生体制改革，发展中医药事业和高等中医药教育教学改革的新形势下，为了更好地贯彻落实《国家中医药发展战略规划纲要（2016—2030年）》和《医药卫生中长期人才发展规划（2011—2020年）》，培养推进中西医资源整合、创新中西医结合事业的复合型高等中医药专业人才，广州中医药大学第二临床医学院与科学出版社再次合作，第三次修订"中西医结合系列教材"共 10 个分册，该系列教材入选第一批科学出版社"十三五"普通高等教育本科规划教材立项项目。

本套教材的编写遵循高等中医药院校教材建设的一般原则，注意教学内容的思想性、科学性、先进性、启发性和适应性。根据教学大纲的要求，坚持体现"三基"（基本理论、基本知识、基本技能）的教学内容，并在相关学科专业的教学内容上进行了拓宽，增加了病种，引用了中西医结合研究的最新成果；注重立足专业教学要求和中西医结合临床工作的实际需要，构筑中西医结合人才必须具备的知识与能力素质结构，强调学生临床思维、实践能力与创新精神的培养。在编写体例方面，注意基本体例保持一致，各学科根据自身不同的特点，有所侧重，加大图表的比例，增加数字化教材元素，使学生更加容易理解与掌握教学内容；在教学内容的有机组合方面，教材既注意中西医内容方面分别阐述，又尽量保持中西医理论各自的完整性；同时，在提供适宜知识素材的基础上，注意进一步拓展专业知识的深度与广度，采用辨病与辨证相结合，力图使中西医临床思维模式达到协调统一。

教材建设是一项长期而艰巨的系统工程，此次修订还需要接受教学实践的检验，恳请有关专家与同行给予指正。本套教材也将会定期修订，以不断适应中医药学术的发展和人才培养的需求。

禤国维

2017 年 11 月

前　言

《中西医结合外科学》涵盖了"中医外科学"及"外科学"的基本内容，为医学本科生及研究生教材。

本教材是科学出版社"十三五"普通高等教育本科规划教材之一，是第3版。在科学出版社2008年编写出版的《中西医结合外科学》（第1版）基础上修改补充而成。以中西医结合外科基本理论、基本知识与基本技能为主要内容，力求达到教材的科学性、先进性和实用性。

本教材分总论和各论两部分。总论部分从第一章至第十一章，主要介绍外科基础理论、围术期的中西医结合处理及中医外科证治概论。各论部分从第十二章至第五十四章，主要阐述外科常见病的概述、病因病理、临床表现、诊断、鉴别诊断及治疗等。

本教材以现代医学病名为纲，以最佳诊疗方案为目标，吸取现代医学理论精华与先进诊疗技术，继承传统中医外科的内外特色治法和既往中西医结合外科的宝贵经验，全面反映了中西医结合外科新进展，覆盖病种范围包括所有常见病、多发病，适应现有疾病谱的中西医结合诊疗需要，学以致用。编写过程中，始终本着实事求是的态度，采纳公认的诊断与疗效判断标准。尤其是治疗部分，按照治疗需要与实际效果的顺序排列治疗方法，例如，对某些公认以手术治疗为首选的病种，治疗方法的顺序按手术治疗、辨证论治、西药治疗、其他疗法排列；否则一般先陈述非手术疗法，再介绍手术治疗及围术期处理。不强调体例一致，语言简洁易懂，突出实用性。

本教材内容陈述尽量减少重复，辨证论治的代表方不列出具体药物与剂量（书后设方剂索引）。

中西医结合外科学作为一门完整学科尚有待不断完善。而编者由于水平有限及经验不足，疏漏之处在所难免，期望使用过程不断修正和完善。

编　者

2017 年 9 月

目　录

总　论

各　论

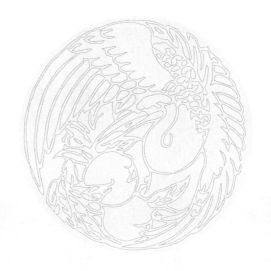

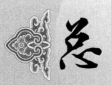总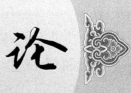论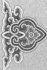

第一章 绪 论

一、外科学的范畴

外科学是医学科学的重要组成部分之一，一般以手术或手法为主要疗法的疾病为主要治疗对象。在古代，外科治疗范围主要在人体的外部体表，所以称为外科。例如，我国周代的《周礼·天官》设有疡科、疡医；英文的外科单词为"surgery"来自拉丁文"chiurgia"，其字源是希腊文"cheir"（手）和"ergon"（工作），把动手的工作看作是外科的特点，反映早期外科依靠换药、手术、手法等进行治疗。但是，随着科学技术的进步和医学科学的发展，外科的治疗范围早已远远超出了体表，而对人体内部各个器官、各个系统有了更加明确的认识，诊断方法与新的治疗手段不断创新，外科学的治疗范围已经到达人体的每一部位。按病因分类，外科治疗范围主要包括以下类别疾病：

1. **损伤** 由于暴力或其他致伤因子引起的人体组织破坏，如内脏破裂、骨折、烧伤等，多需要手术或其他外科处理，以修复组织和恢复功能。

2. **感染** 致病的微生物或寄生虫侵袭人体，导致组织、器官的损害、破坏，形成局限的感染病灶或脓肿，往往需要手术治疗。

3. **肿瘤** 绝大多数肿瘤需要手术治疗，良性肿瘤切除有良好的疗效；对于恶性肿瘤，手术能达到根治、延长生存时间或者缓解症状、提高生存质量的效果。

4. **畸形** 包括先天性畸形，如唇裂、肛管直肠闭锁等，均需手术治疗；后天性畸形主要是瘢痕挛缩，多需手术整复，以恢复功能和改善外观。

5. **内分泌功能失调** 如甲状腺功能亢进症和甲状旁腺功能亢进症等。

6. **寄生虫病** 如肝棘球蚴病和胆道蛔虫症等。

7. **其他** 器官梗阻如肠梗阻、尿路梗阻等；血液循环障碍如下肢静脉曲张、门静脉高压症等；结石形成如胆石症、尿路结石；以及不同原因引起的大出血等，常需手术治疗。

手术虽然仍是外科工作的极其重要组成部分，但是手术方法已经与许多新技术紧密结合，外科医师不仅应具有扎实的医学基础和临床知识，熟悉科学技术的新进展，而且应能将手脑劳动高度结合，用精湛的技巧为病人解除痛苦。

二、外科学简史

医学的演进与社会文化科学等的发展密切相关，四大文明古国包括埃及、巴比伦、印度和中国，同时也是古代医学的发源地。

（一）中医外科简史

中医外科形成在春秋战国时代。目前发现最早的医学文献《五十二病方》记载了感染、创伤、冻疮、诸虫咬伤、痔漏、肿瘤等多种外科病。并介绍了割治、外敷治疗痔疮，用探针检查痔疮的方法。秦汉时代的医学名著《黄帝内经》（简称《内经》）已有"痈疽篇"的外科专章，对痈疽的病因病机已有相当的认识，并记载有针砭、按摩、猪膏外用等多种疗法，最早提出用截肢手术治疗脱疽。我国有历史记载的第一个著名外科医生医缓，"为宣王割痤，为惠王割痔，皆愈"。

汉唐时代，中医外科走在世界前列。东汉末年，杰出的医学家华佗（141～203 年），创制"麻沸散"用于麻醉，施行死骨剔除术和剖腹术。张仲景《金匮要略》所载治疗肠痈、寒疝、浸淫疮等病的原则和方药，至今仍为临床所用。

晋代出现了我国现存的第一部外科专著——《刘涓子鬼遗方》，其主要内容包括痈疽的鉴别诊断，总结了不少金疮、痈疽、皮肤病的治验，有内、外治法处方 140 个，并提出用水银治疗皮肤病，介绍脓肿的辨治经验，为后世所沿用。葛洪《肘后备急方》中用海藻治疗瘿疾，是世界上最早用含碘食物治疗甲状腺疾病的记载；用狂犬脑敷贴狂犬咬伤创口，开创了用免疫法治疗狂犬病的世界先例。

隋代巢元方的《诸病源候论》是我国第一部病原病理学专著，记载了瘿瘤、丹毒、疔疮、痈疽、痔瘘、兽蛇咬伤及 40 多种皮肤病，对病因病理的认识显示出一定的科学水平。"金疮肠断候"中介绍腹部外科手术的经验，首次记载了人工流产、"腹珊"（网膜）脱出和肠吻合及血管结扎、拔牙等手术疗法。

唐代孙思邈的《备急千金要方》是我国第一部临床实用百科全书，书中开创了饮食疗法，如食动物肝脏治疗夜盲症，食牛羊乳治疗脚气病，食羊靥、鹿靥治疗甲状腺肿大。应用手法整复下颌关节脱位；用葱管导尿，且比 1860 年法国发明橡皮管导尿早 1200 多年。王焘的《外台秘要》载方 6000多个，有不少外科方剂，是外科方药的重要参考文献。

宋代的外科学家从理论上重视整体和局部结合，扶正与祛邪结合，内治与外治结合。《太平圣惠方》针对外科疾病的预后和转归提出了"五善七恶"学说，创立"内消"与"托里"方法，首创用砒霜治痔疾。《圣济总录》共 200 卷，其中 101～149 卷属外科，对外科疾病进行分类描述，理法方药明晰，是外科学的重要参考文献。其他如蟾酥酒止血止痛、烧灼法消毒手术器械等，都是这一时期的经验总结。《卫济宝书》专论痈疽，用方注明加减之法，载有灸板、消息子、炼刀、竹刀、小钩等医疗器械的用法。应当指出，宋朝以后，"理学"文化走向主导，并影响到临床医学，中医外科手术技术日渐衰落。

元代齐德之《外科精义》，总结了元以前各种方书的经验，认为外科病是阴阳不和、气血凝滞所致，指出"治其外而不治其内，治其末而不治其本"的方法是不对的，并提出外科疮疽病诊断上要四诊合参，注意外观形色与脉候虚实，详析疾病阴阳、虚实、脏腑、气血、上下之属，明辨证之善恶、轻重、深浅；治疗上主张以证遣方，内外兼治，内治开创内消、托里法，外治则有砭镰、针烙、灸疗、贴脐、追蚀诸法。危亦林的《世医得效方》是一本创伤外科专著，对伤科的发展有很大的贡献，记载了使用夹板、铁钳、凿、剪刀、桑白线等器材，进行各种创伤手术。在使用全身麻醉方面，该书对麻醉药的组成、适应证、剂量均有具体的说明。

明代中医外科专著较多，薛己的《外科枢要》记载了有关外科病的理论、经验、方药，第一次详细地记述了新生儿破伤风的诊治和预防；《疬疡机要》是中医学第一部麻风病专著。汪机《外科理例》提出了"治外必本诸内"的思想，主张外病内治，切戒滥用刀针，治疗上强调调理元气，提出托里、疏通、和营卫三大法则，并创制了玉真散治疗破伤风。

明代以后，以整体观念为主流的中医外科学逐渐形成"正宗派"、"全生派"、"心得派"三大学术流派。

"正宗派"——陈实功的《外科正宗》成就最大，该书收录自唐到明的外科治法，故后人有"列证最详，论治最精"的评价，誉为中医外科"正宗派"的开山。该书提出"痈疽虽属外科，用药即同内伤"，强调脾胃对外科尤为紧要，反对无原则地使用寒凉，攻伐胃气，并力辟当时"只重内治轻视外治"的倾向，载有"截肢"、"除死骨"、"切开引流"、"手法复位"等外科手术和外治法。清代祁坤《外科大成》、《医宗金鉴·外科心法要诀》，是"正宗派"的继承和发挥。

"全生派"——王维德的《外科证治全生集》被誉为"全生派"的代表作，创立了以阴阳为主的外科辨治法则，其言："凭经治症，天下皆然；分别阴阳，唯余一家。"重视疮疡阴阳辨证，主张"以消为贵，以托为畏"，反对滥用刀针，而以温通为大法。所创制的阳和汤、醒消丸、小金丹、犀黄丸及外敷之阳和解凝膏，至今仍有实用价值。

"心得派"——高秉钧（锦庭）的《疡科心得集》吸收温病学说的成果，确立"审部求因"的诊治规律，指出疡科之证，在上部者属风温、风热，用牛蒡解肌汤以辛凉轻散；在下部者，属湿火湿热，用萆薢化毒汤以清化湿热；在中部者，多属气郁火郁，用升阳散火汤、柴胡清肝汤以解郁清肝；将邪毒内陷证分为火陷、干陷、虚陷的"三陷变局"，在临证中善于应用治疗温病的犀角地黄汤、紫雪丹、至宝丹等治疗疔疮走黄。

近代中医外科专著包括吴尚先的《理瀹骈文》、张山雷的《疡科纲要》、马培之的《外科传薪集》及《外科摘要》等，都各有特色，对中医外科的发展具有一定的影响。

尽管汉唐时代中医外科走在世界前列，但宋代以后中医外科手术技术日渐衰落。所以，传统中医外科的内容仅包括了疮疡、瘿、岩、乳病、皮肤、痔瘘、水火烫伤、虫兽咬伤等体表外科疾病，以及骨伤、耳鼻喉眼、口腔等学科的部分范畴。清朝末年，由于闭关自守，尤其是鸦片战争以后，中医外科整体水平明显落后。而相比之下，同一时期的 1840 年前后，现代外科先后解决了感染、出血、疼痛三大问题，使整体水平得到跨越式的发展。

（二）现代外科简史

外科原来的含义为手工、工艺的意思。古希腊的伟大医学家希波克拉底是外科的奠基人。19世纪 40 年代，医学发展先后解决了手术疼痛、伤口感染和止血、输血等问题，为外科学的发展开辟了一个新时代。1846 年美国 Morton 首先采用乙醚作为全身麻醉剂。1846 年匈牙利 Semmelweis 首先提出产检用漂白粉洗手，产妇死亡率由 10% 降至 1%。1867 年英国 Lister 采用苯酚冲洗手术器械、湿纱盖伤口，截肢死亡率由 46% 降至 15%。1877 年德国 Bergmann 采用蒸汽灭菌。1872 年英国 Wells 介绍止血钳。1873 年德国 Esmarch 在截肢时提倡用止血带，是解决手术出血的创始者。1901 年美国 Landsteiner 发现血型，从此可用输血来补偿手术时的失血。1915 年德国 Lewisohn 提出了混加枸橼酸钠溶液，使血不凝固的间接输血法，以后又有血库的建立，才使输血简便易行。1929 年英国 Fleming 发现了青霉素。1935 年德国 Domagk 提倡用磺胺类药，此后各国研制出一系列抗菌药物，为外科学的进步奠定了基础。现代科学技术的进步，使微创手术成为现代外科的发展方向；而血管外科、显微外科技术的应用，也使器官移植得到迅速发展，外科手术不再是单纯的器官破坏，而是着眼于组织重建和功能的恢复。

（三）中西医结合外科简史

1958 年建立中医学院，编写中医教材，选派中医造诣较高的医生到西医院校系统学习西医，开办西医离职学习中医高研班。1980 年卫生部召开了中医和中西医结合工作会议，提出"中医、西医和中西医结合这三支力量都要大力发展、长期并存的方针"。1981 年召开了全国中西医结合研究会代表大会，建立了十多个专业委员会，出版了全国性中西医结合杂志。

外科领域，20 世纪 60 年代天津市急腹症研究所和遵义医学院率先对中西医结合治疗急腹症进行临床研究，大胆引进中医药治疗，扩大了非手术范围，减少了术后并发症，巩固了术后疗效。70年代在辨证与辨病研究的基础上进行剂型改革和开展实验研究。80 年代以来，现代科学技术的引进和应用，在诊断和治疗手段方面达到了较高层次。中西医结合外科的具体进展包括：

（1）针刺止痛——针刺麻醉：古老的针灸医术，跨进现代外科手术室大门，是在新中国建立之后，结束了近代由于西方医学的传入，中医（包括针灸在内）备受歧视、濒于灭亡的悲惨历史。1950年 8 月，在北京召开了第一届全国卫生大会，会议强调"中医必须学习科学的理论，使其经验得以整理"，而"西医必须研究中医的经验……向中医学习"，并确定"团结中西医"的卫生工作原则，提出以针灸和中药的研究，作为中西医结合的突破口。正是在这种良好氛围下，50 年代初，部分外科工作者开始和针灸医师合作，通过一系列研究，针灸从单纯的治疗疼痛性疾病，进而叩开现代外科手术大门；从用于手术后止痛，逐步作为某些手术中用药的辅助措施，乃至部分代替术前用药，这无论在认识上还是实践上都是极其重要的进展。

在党的中西医结合政策下针刺麻醉得到进一步发展。1959 年《上海中医药杂志》的《针刺应用于局部麻醉的初步观察》是世界上在科学杂志公开发表的第一篇关于针刺麻醉的科学论文。1959 年 12 月世界上第一部有关针刺麻醉的专著《针灸麻醉》问世。1971 年我国在《红旗》杂志上发表了关于针刺麻醉的文章后,针刺麻醉受到世界学者的重视。在临床应用中,镇痛原理的研究深入到介质水平,对经络的实质研究起到极大的推动作用。针刺麻醉的诞生不仅仅是一种新的麻醉方法的诞生,而且是我国针灸医学新进展的标志;不仅为麻醉学提供了新的概念,促进外科手术学上的改革,也是中西医结合外科发展的体现。

(2)周围血管病——从"四妙勇安汤"治疗血栓闭塞性脉管炎,发展至对周围血管疾病的系统治疗。中医学并无血管外科专科,但有关周围血管和淋巴管外科疾病的描述散见于历代文献中,最早见于《内经》:"发于足趾,名曰脱痈,其状赤黑,不死,急斩之,不则死矣"。四妙勇安汤、当归四逆汤、抵当汤等方剂,至今仍被广泛应用于治疗周围血管疾病和淋巴管疾病。现代医学的处理原则是着重于防止病变进展,改善和增进下肢血液循环。中医将理气活血、化瘀通络作为本病的基本治法。从 60 年代的"四妙勇安汤"治疗血栓闭塞性脉管炎,发展至对周围血管疾病的系统治疗,在异病同治的基础上进行剂型改革、方法更新,提高了临床治疗水平。

(3)烧伤——"祛腐生肌"与"煨脓长肉"特色疗法的运用,抢救了不少大面积的烧伤病人。中医学在治疗烧伤方面历史悠久,早在晋代《肘后备急方》中就有"烫火烧伤用年久石灰敷之,或加油调"及"猪脂煎柳白皮成膏"外敷的记载。在烧伤早期和感染期,西医抗休克、抗感染等治疗措施必不可少,对于修复期,中医药的内治、外敷则显示出其独特的优势。在中医"祛腐生肌"、"煨脓长肉"、"祛瘀生新"理论的指导下,结合西医对烧伤病理、生理认识和治疗,抢救了不少大面积的烧伤病人,处于世界领先水平。

(4)中西医结合危重病急救医学,提出了"三证三法"的治疗原则,即毒热证和清热解毒法,血瘀证和活血化瘀法,虚损证和扶正固本法。还提出"菌毒并治"的观点,认为多数中药具有拮抗内毒素的作用,结合抗生素的杀菌抑菌达到既杀菌又解毒的目的。

(5)围术期中西医结合研究,提出快速康复是围术期中西医结合研究的核心理念。认识到急腹症腹部术后的病机特点主要是阳明腑实证与血瘀状态并存,活血化瘀、通里攻下、清热解毒、补气养血是主要治则;而腹部择期术后的病机特点则是虚实夹杂、虚证为主,中医药在围术期的广泛参与,能改善胃肠功能,消除胀、痛、痞、满,促进术后功能的恢复,减少并发症,巩固手术疗效。

三、如何学习中西医结合外科学

(一)正确理解中西医结合外科学的理念与内涵

中西医结合的理念是要把中医学与现代医学有机结合起来,更好地为人类健康服务。因此,中西医结合外科学必须继承传统中医外科的整体辨证论治思维与内外特色治法,继承既往中西医结合的宝贵经验,吸取现代医学理论精华与先进诊疗技术,开展围术期中西医结合研究,发展具有中国特色的中西医结合外科事业。

(二)学习中西医结合外科学的方法

(1)牢固树立"以病人为中心"的思想。外科医生肩负病人的终生重托,必须牢固树立全心全意为人民服务的思想,加强工作责任感和使命感,倡导良好的医德医风,刻苦学习业务知识,在技术上精益求精,千万不可"见病不见人"、"见利忘义",争取成为一个人民群众爱戴的医生。

(2)坚持正确的学习方向,练就扎实的中医学与现代医学基本功。外科学包括中医外科学、西医外科学、中西医结合外科学。中西医结合是我国临床医学发展的必然趋势,但作为学科还不很成熟。因此学习外科学必须全面学习，掌握中医外科、西医外科基本功。基本功包括基本理论、基本知识和基本技能。基本理论包括外科疾病的病因、发展机理、病程演化过程等理论基础。基本知识包括对主要外科疾病的认识、主要的诊断和治疗方法（药物内外治、手术等）。基本技能包括各种医疗文书的书写、体格检查、诊断技术、手术的基本操作、中医的望闻问切等。有了扎实的基本功，不仅减少了独立工作的困难，且可迅速提高医疗技术水平。

（3）重视理论与实践的结合，建立正确的手术观，勇于创新中西医结合外科的理论，正确运用手术这一扶正祛邪的重要手段。

外科学是一门实践性很强的临床应用学科，中西医结合外科是在长期的临床实践中不断探索形成的，更需要在临床实践中充实、完善。学习外科强调勇于实践，勤于操作，善于分析，乐于总结。这样才能不断提高自身的业务能力。如何建立正确的手术观，这是学好外科的首要问题。认为手术属西医，摒弃手术搞"纯中医"的观点是不可取的。手术历来是中医扶正祛邪的重要手段，中医外科也从来不反对手术，两千多年前的《内经·灵枢》就有"治之不衰，急斩之"的截肢手术记载，以及后来华佗发明麻沸散用于手术麻醉，"刮骨疗疮"；隋代《诸病源候论》有腹网（网膜）脱出手术和肠吻合术的记载；唐代孙思邈用葱管行导尿术等可见古代医学家历来都把手术作为外治法的重要内容。

另一方面，唯手术观的"一把刀主义"也是错误的。手术是外科治疗的重要手段之一，但不是万能。手术必须承担风险，给机体带来损伤和破坏，手术还会诱发并发症。手术的成功有赖于术前的周密考虑，严格选择适应证，术中认真细致，一丝不苟的操作及术后保证到位的综合治疗和护理。是否选用手术治疗，必须权衡病人所得到的收益和可能发生的损害，绝不能凭个人好恶来决定。目前由于科学技术进步，开放、破坏性手术逐步为微创、再造性的手术所取代。加强中西医结合围术期处理研究，就显得越来越重要了。

（4）各取所长，学好中西医结合外科学。虽然中、西医学的理论体系由于受各自传统文化的影响而有所不同，但是两者的研究对象、目的却是完全相同的，那就是人和疾病，保持和增进人类健康、防病治病等。中、西医学历来都试图以自己最新、最先进的理论来诠释、认识疾病的发生发展规律，并在同疾病的斗争过程中不断总结出各自的经验。中医重在整体辨证，同病异治、异病同治是中医理论的特色，对指导疾病诊疗，尤其是疑难杂症的治疗及康复预后功不可没。中医外科学强调整体辨证与局部辨证相结合，强调外科病机与气血辨证的关系，优选内服药与外治法的应用，传统中医外科的"消"、"托"、"补"三大治法至今仍有效指导外科感染性疾病的临床治疗。现代医学技术发展日新月异，各种诊疗手段层出不穷，强调局部及微观的准确性，对于疾病的诊断及治疗方案的制订十分重要。但是中、西医学并非水火不容，实现中西医结合，B超、CT、MR、心电图等现代科学手段可以作为中医四诊的延伸；调节水、电解质与酸碱平衡也是调整阴阳的内容；补液、输血等支持疗法是补益气血、养阴生津的创新手段，是现代中医的发展。因此善于学会用中西两法诊断和治疗外科常见病，善于观察分析中西医各自的优势，取长补短，不断探索创新中西医结合的新理论、新方法，实行"病症（证）同治"，才能得出最佳诊疗方案，提高治疗水平。

中西医结合外科是一门实践性很强的创新性临床学科。中西医结合是理论与临床实践的结合，学术与技术的结合，用脑思维与动手实践的有机结合，而且也应该是高水平、高层次的结合，很多领域值得我们努力探索。让我们为创立具有中国特色的中西医结合外科而共同努力！

（陈志强　蔡炳勤）

第二章 外科证治概论

第一节 传统中医外科的范围、疾病命名与分类释义

一、传统中医外科的范围与疾病命名

中医学历史悠久，医事制度上分科变革较多，外科专著中的治疗范围也不完全相同，因此，外科的范围也就没有明确的界限。历代医事制度上的分科，最早在《周礼·天官》设有食医、疾医、疡医、兽医的制度，其中疡医掌肿疡、溃疡、金疡、折疡。如说"未溃为肿疡，已溃为溃疡"，是指痈、疽、疖、流注等病。金疡是被刀、釜、剑、矢等物所伤；折疡是击扑、坠跌等所致的损伤，均归在疡医的范围。历代外科著作中都附有伤科疾病，在很长时间内，伤科隶属于外科学科，直至元代危亦林著《世医得效方》，专辟正骨兼金镞科，才逐渐分立外科与伤科。唐宋之时，外科称疮肿科，明清一般称疮疡科；而外科的定名，是在明代汪机著的《外科理例》前序中，才明确肯定外科的含义，其说"以其痈疽、疮疡皆见于外，故以外科名之"，说明外科的名称是从痈疽、疮疡生于人体外部这个特点而来，也与内科相对而称为外科。从外科专书所载疾病来看，大多叙述人体外部的疾病，宋代东轩居士的《卫济宝书》载有痈、疽、疖、疔、痔疾、眼病等，元代齐德之《外科精义》载有皮肤病和化脓性疾病，《疮疡经验全书》载有痈、疽、疔毒、皮肤病、痔漏、咽喉、牙舌诸症等。因此，中医外科的范围是包括疾病生于人的体表，能够用肉眼可以直接诊察到的，有局部症状可凭的，如痈、疽、疖、疔、发、流注、流痰、瘰疬、乳房病、瘿、瘤、岩、皮肤病、肛肠病、虫兽咬伤、水火烫伤及眼病、耳病、鼻病、咽喉（包括舌、唇、齿）病等。

需注意的是，传统中医外科与现代外科有着截然不同的概念。现代外科一般以需要手术或手法为主要疗法的疾病为对象，而内科一般以应用药物为主要疗法的疾病为对象。传统中医外科的范围以病位区分于内科，而现代外科的范围以治疗方法（是否以手术疗法或手法治疗为主）区分于内科。但随着医学科学的发展和诊疗方法的改进，外科的范畴均在不断发展和变化，而且两种医学体系之间的相互交融也导致中医外科范围的不断变化。现代外科疾病也不是都需要手术治疗，而常是在一定的发展阶段才需要手术，如化脓性感染，在早期一般先用药物治疗，形成脓肿时才需要切开引流。而一部分内科疾病在它发展到某一阶段也需手术治疗，如胃十二指肠溃疡引起穿孔或大出血时，常需要手术治疗。有的原来认为应当手术的疾病，现在可以改用非手术疗法治疗，如许多急性单纯性阑尾炎可以通过中西医结合保守疗法使病情痊愈。有的原来不能施行手术的疾病，现在也已创造了有效的手术疗法，如大多数的先天性心脏病，应用了全身麻醉或体外循环，可以用手术方法来纠正。肠痈（急性阑尾炎）在中医学中原属于内科疾病范畴，随着中西医外科学之间的相互渗透，中西医结合保守疗法取得了较好疗效，许多《中医外科学》书中也将其列入中医外科范畴。精浊、精癃是中医外科中两个新的病名，相当于现代外科的前列腺炎、前列腺增生症范畴，而根据两者的发病部位和临床表现，中医文献中相似病名白浊、癃闭均属内科范畴。所以，对于中医外科的范围，既要掌握其划分的原则、与现代外科范围的不同，又要用联系、发展与变化的观念去理解和认识。

至于外科病名，与其他专科一样，由于历代中医外科著作颇多，各家著作所载外科疾病的病名，由于地区不同，方言不一，使病名繁多而不统一，而且一个病名有时包括多种性质的疾病。例如，

同一癣病，就包括了多种皮肤增厚并伴有鳞屑或渗液、边界清楚的急慢性皮肤病，根据其性质、临床特征、发病部位不同，有牛皮癣、松皮癣、干癣、湿癣、圆癣、花斑癣、头癣、脚癣、手癣、体癣之分。有的同一性质的疾病，因所患部位、阶段、形态等不同，而取有几个病名，如蛇串疮，又称蛇丹、缠腰火丹、蜘蛛疮。外科疾病虽然名目繁多，但从它的命名含义来看，还是有一定规律可循，一般是依据部位、穴位、脏腑、病因、症状、形态、颜色、疾病特性、范围大小、传染性等分别加以命名的。例如，以部位命名，如颈痈、背疽、手发背；以穴位命名，如人中疔、委中毒；以脏腑命名，如肠痈、肺痈；以病因命名，如冻疮、水火烫伤、破伤风、漆疮；以症状命名，如红丝疔、麻风、乳头破碎；以形态命名，如岩、蛇头疔、鹅掌风；以颜色命名，如白癜风、丹毒；以疾病特性命名，如烂疔、流注；以范围大小命名，如小的为疖，大的为痈，更大的为发；以传染性命名，如疫疔。以上所述乃是各家著作中常用的疾病命名方法，至于一些个别的命名方法，因较少应用，故不作介绍。

随着西学东渐，中西医学理论的交贯渗透、相互沟通，一些现代外科病名的引入，也为传统中医病名的诊断带来混乱，如同样一个"痈"，传统中医的"痈"是一种发生于体表皮肉之间的急性化脓性疾患，相当于现代医学的浅表脓肿或急性化脓性淋巴结炎；现代医学的"痈"是指多个相邻的毛囊及其所属皮脂腺和汗腺的急性化脓性感染，相当于传统中医的有头疽。这种同病异名、同名异病、概念混淆、病名不规范的现象，给学习传统中医外科带来一定的困难。随着高等中医药院校的《中医外科学》教材、国家中医药管理局颁发的《中医病证诊断疗效标准》和国家技术监督局颁发的《中医临床诊疗术语》，为中医外科病名的整理、分化、分类等进行了规范，对于疾病的中医命名原则、命名形式、取舍依据、中西医病名对照的原则与方法，逐渐取得了较为统一的认识。

二、分类释义

外科疾病的分类，最早见于《灵枢·痈疽》，以壅为痈，以阻为疽，痈疽总是气血稽留、营卫不通之证，统言一切外科疾病。然痈、疽病候、病机有异，其以大而浅者为痈，六腑受伤；深而恶者为疽，五脏受伤，合脏腑而分论之。书云："黄帝曰：夫子言痈疽，何以别之？岐伯曰：营卫稽留于经脉之中，则血泣而不行，不行则卫气从之而不通，壅遏而不得行，故热。大热不止，热胜则肉腐，肉腐则为脓。然不能陷，骨髓不为焦枯，五脏不为伤，故命曰痈。黄帝曰：何谓疽？岐伯曰：热气淳盛，下陷肌肤，筋髓枯，内连五脏，血气竭，当其痈下，筋骨良肉皆无余，故命曰疽。疽者，上之皮夭以坚，上如牛领之皮；痈者，其皮上薄以泽。此其候也。"后世医家又以疮疡统论一切外科疾病，且以病变所处的皮肉、经脉、筋骨、脏腑、部位、穴位来分别各种疾病，并根据疮疡发病过程中各个阶段临床表现的不同，将未溃者统称为肿疡，已溃者统称为溃疡。但这样的分类笼统，不实用。即使采取以部位、穴位等命名来加以区分，也不能分清疾病的性质，因此予以逐一分类加以进行释义。

1. **疡** 有时也称为外疡，是一切外科疾病的总称，所以古代也将外科称为疡科，外科医生称为疡医。

2. **疮疡** 广义的说，是一切体表外科疾患的总称；狭义的说，是指感染因素引起体表的化脓性疾病。《外科启玄·明疮疡标本论》曰："夫疮疡者，乃疮之总名也。疮者伤也，肌肉腐坏痛痒，苦楚伤烂而成，故名曰疮。疮之一字，所包者广矣。虽有痈疽、疔疖、瘰疬、疥癣、疳毒、痘疹等分，其名亦止大概而言也。"《周礼》即有肿疡、溃疡、金疡、折疡之分，统属疡医所司，故古代称外科为疡科，称外科医生为疡医，许多外科专著也均冠以"疡"字，如《疡医大全》、《疡科心得集》、《疡科纲要》等，"疡"字遂成了外科的同义词。但目前"疮疡"一词只狭义地指外科中的一切感染性疾病。肿疡、溃疡的注释以《外科发挥》的论述最为精当，其言："肿疡，谓疮疡未出脓者；溃疡，谓疮疡已出脓者。"

3. **肿疡** 指一切体表外科疾病尚未溃破的肿块。

4. **溃疡** 指一切外科疾病溃破的疮面。

5. **痈** 有外痈、内痈两大类。外痈是指生于体表部皮肉之间的急性化脓性炎症，局部具有红肿热痛的特征（少数初起局部皮色不变），一般范围在6～9cm者称痈。内痈是生于脏腑的脓肿，如肝痈、肺痈、肠痈。

6. **有头疽** 初起即有粟米状脓头，红肿热痛，易向深部及周围扩散，溃破之后，状如蜂窝，范围常超过9cm以上，甚至大逾30cm者，称有头疽，相当于现代医学的痈。

7. **发** 其病变范围较痈为大。特征是在皮下疏松的部位突然红肿蔓延成片，灼热疼痛，红肿以中心最为明显，四周较淡，边缘不清，3～5日皮肤湿烂，随即变成色黑腐溃，或中软不溃，相当于现代医学的蜂窝织炎。

8. **疖** 生于皮肤浅表的急性化脓性疾病，局部有红肿热痛，但突起根浅，肿势局限，范围多在3cm左右，易脓，易溃，出脓即愈，相当于现代医学的毛囊炎。

9. **疔** 疔字初见于《内经》："膏粱之变，足生大丁"。盖丁与疔同，是泛指一切体表疮疡发病迅速而危险性较大者。目前临床上所称疔的含义是，凡发病在颜面、手等部位，病势急剧，易迅速蔓散，可造成损筋伤骨，或引起走黄危险的就称为疔。

10. **无头疽** 是一种骨与关节间的急性化脓性疾病，发于骨骼及关节间，患部漫肿，皮色不变，疼痛彻骨，难消难溃难敛，溃后多伤筋骨，如附骨疽、环跳疽，相当于现代医学的化脓性骨关节炎。

11. **流注** "流者，行也；注者，住也"，说明流注是由他处病灶的毒邪，随血流扩散到肌肉深部，停住了而发生的转移性、多发性脓肿。其具有初起漫肿微痛，结块不甚显者，皮色如常，发生无固定部位，并有此处未愈而他处又起，容易走窜的特点，相当于现代医学的多发性深部脓肿。

12. **丹毒** 是皮肤突然变赤，如丹涂脂染的急性感染。起病突然，局部皮肤焮红肿胀，并迅速向四周蔓延，或间有大小不等水疱，有时一面消退，一面发展。因发生部位不同名称各异，如发于头面部的称抱头火丹，发于腰胯部的称内发丹毒，发于下肢的俗称流火等。本病与现代医学的丹毒同名。

13. **走黄** 是由于疔毒走散入血，内攻脏腑而引起的一种全身性化脓性感染。一般以颜面部疔疮合并走黄者最为多见。

14. **内陷** 凡生疮疡，正不胜邪，毒不外泄，反陷入里，客于营血，内传脏腑而引起的全身性化脓性感染，称为内陷。除疔疮毒邪走散入血称为"走黄"外，其他疮疡引起毒邪内传脏腑者大多称为内陷。临床上因有头疽并发本症者较为多见，故又称"疽毒内陷"，并因其发生在有头疽的不同阶段，故又分为"火陷"、"干陷"、"虚陷"。

15. **瘰疬** 因其结核累累如串珠状，故称瘰疬。《医林集要》说："又有结核在项腋，或两乳房，或两胯软肉处……属冷证也。"《外科心法要诀》说："小者为瘰，大者为疬"，"项前颈后侧旁生……成疬日久不收功"。由此可见本病发生在颈侧、腋下、乳房、腹股沟等部位，病变表现为结成核状，性质是冷证（阴证），并与痨症有关。目前一致认为瘰疬是阴证，相当于现代医学的淋巴结结核。

16. **流痰** 是好发于骨关节间的疾病。其起病缓慢，化脓亦迟，溃后流脓清稀，或夹有败絮样（干酪样）物质，且不易愈合，每多损伤筋骨而形成残疾，即现代医学所称的骨关节结核。如发于膝关节部的称"鹤膝流痰"，发于髋关节部的称"环跳流痰"等。

17. **疫疔** 其疮形呈中黑凹陷，形如脐状，是一种急性传染病，故与一般疔疮不同，多见于畜牧业或皮毛制革的工作者等。《证治准绳》说："疔疮者……或感疫死牛、马、猪、羊之毒"，乃指此病的发病原因。疫疔好发于头面，其次是颈项、手臂等部，相当于现代医学的皮肤炭疽。有关疫疔之名，古代外科专著并无此名，古称"鱼脐疔"，于1964年在全国教材会议通过用"疫疔"一名，沿用至今。

18. **烂疔** 因最易腐烂，其势更急，可危及生命，故也与一般疔疮不同，《备急千金要方》疔肿门说："烂疔其状色稍黑，有白斑，疮溃有脓水流出，大小如匙面"，描述了烂疔的特征。本病好发于小腿、足背的皮肉间，而臀、膈、手背等处则偶或有之，相当于现代医学的气性坏疽。

19. 臁疮　是发生在小腿部的慢性溃疡，生于小腿下 1/3 踝骨上 9cm 的内外臁处。溃疡日久难敛，或虽经收口，每因破伤而复发，相当于现代医学的下肢慢性溃疡。

20. 结核　是泛指一切皮肉之间的圆形肿块。如《圣济总录》所说"结聚成核"之意。《外科心法要诀》说："此证生于皮里膜外，结如果核，坚而不痛。"此证多生于四肢或胸腹部。因此，除急性化脓性疾患引起附近淋巴结肿大称瘰核、慢性淋巴结炎称痰核外，尚包括皮下囊肿及小的良性肿瘤或恶性肿瘤。此外，明清以前把乳房部的各种肿块也统称"乳房结核"，尔后以病的性质逐渐加以区分。总之，古代文献中所说的结核，均指发生皮肉间性质不同或不明的肿块，是一种症状，而不是病名，更不是指结核杆菌所致的结核性疾患。附述于此，以资鉴别。

21. 疮　皮肤浅表起丘疹、疱疹，破后腐烂的疾病统称为疮。如黄水疮、疥疮等。

22. 疳　凡黏膜部发生浅表溃疡，呈凹形，有腐肉而脓液不多的称为疳。如发于口腔的称口疳，发于牙龈部的称牙疳，发于龟头黏膜部的称下疳。

23. 斑　《丹溪心法》说："斑乃有色点而无头粒者是也"，对斑指出了确切的定义。故皮肤的色素改变称为斑，如雀斑、汗斑、黧黑斑等。

24. 疹　《丹溪心法》说："疹为浮小而有头粒者"，指出了疹的特点。凡皮肤间发丘疹，如痱子、痤疮等皆为丘疹性疾患。

25. 痦　皮肤上的汗疹称痦，如白痦（汗疱）。

26. 痘　皮肤上起小水疱，内含浆液性的疾患称痘，如水痘。

27. 癣　癣的含义甚广，凡皮肤增厚伴有鳞屑或有渗液的皮肤病，统称为癣。《证治准绳》说："癣之状，起于肌肤瘾疹，或圆或斜，或如莓苔走散"，"搔则出白屑"，"搔则多汁"，"其状如牛领之皮厚而且坚"，从其所说包括多种急慢性皮肤病，如牛皮癣（神经性皮炎）、湿癣（湿疹）、干癣（慢性湿疹）、圆癣（体癣、股癣）等。

28. 疥　包括两个含义：一是指有传染性，皮损为丘疹的皮肤病称疥，如疥疮；二是指全身性剧痒的皮肤病，如干疥（皮肤瘙痒症）。《诸病源候论》说："湿疥者，小疮皮薄，常有汁出，并皆有虫，人往往以针头挑得，状如水内瘑虫……"又说："干疥但痒，搔之皮起作干痂……"明确指出了两种疥的不同含义。

29. 疣　为皮肤上良性赘生物，《医学入门》说："疣多患于手背及指间，或如黄豆大……拔之则丝长三四寸许"，指出了疣的特点。《外科正宗》、《外科心法要诀》记载的枯筋箭，也是疣，即现代医学所称的寻常疣。

30. 痔　痔有峙突的意思，凡肛门和耳、鼻孔窍等处，有小肉突起者，都可称痔。《医学纲目》说："如大泽之中有小山突出为痔。在人九窍中，凡有小肉突出皆曰痔，不独生于肛门边。"如生于鼻腔内的称鼻痔（鼻息肉），生于耳道内的称耳痔（耳道息肉），生于肛门齿线上的称内痔。此外，尚有以病变形态而命名的，如葡萄痔（属血栓外痔一类）、珊瑚痔、樱桃痔（属直肠息肉一类）等。由于痔的发病以肛门部较为多见，故归属在肛门病类。

31. 漏　凡溃疡疮孔处流脓经久淋漓不止，好像滴漏一样，故名曰漏，是以症状命名。漏的含义，包括两种不同性质的病理改变：一为现称的瘘管，是指体表与脏腑之间的病理性管道，具有内口和外口；一为窦道，指深部组织通向体表的病理性盲管，一般只具有一个外口。两者在外口部均有脓水经久淋漓不止。如肛漏是属瘘管，它如瘰疬溃破后之成漏，以及乳痈合并之乳漏等均为窦道。

32. 肛裂　是指肛管内深及全层皮肤的棱形裂口。有关肛裂的病名，在古代外科专著中未有记载。而对其症状及发病原因等，在《外科心法要诀·痔疮》中提及："肛门围绕，折纹破裂，便结者，火燥也"。

33. 肛门周围痈疽　是指肛门周围的急性化脓性炎症。它包括肛门周围多种疾病，如生于肛门内外的肛门痈，生于会阴部的悬痈，生于尾骨略上的坐马痈，生于尾臀穴高骨上的鹳口疽等。这些痈疽溃后久不收口，大多形成肛瘘，故统称为肛门周围痈疽，即现代医学所指的肛门直肠周围脓肿。

34.**脱肛** 《证治要诀》说："肛门者，大肠之下截也"，故大肠之下截脱出谓之脱肛。以解剖部位来说，是指直肠黏膜或直肠壁的全层脱出。

35.**瘿** 瘿如缨络之状而得名，病变多发于颈部结喉之处。古代文献中分有五瘿，凡局部皮色不变，漫肿不痛，皮宽不急，按之软绵者称"气瘿"（单纯性甲状腺肿）；或有结块能随吞咽动作而上下移动，始终不溃者称"肉瘿"（甲状腺腺瘤或囊肿）；结块按之坚硬如石，表面凹凸不平，随吞咽动作的移动性减少或推之不移者称"石瘿"；至于"筋骨（脉）呈露曰筋瘿"、"赤脉交结曰血瘿"，此两瘿皆为气瘿与石瘿的合并症。相当于现代医学的甲状腺疾病。

36.**瘤** 凡瘀血、浊气、痰滞停留于人体组织之中，因其聚而成形结成块状物者称为瘤。本病随处可生，发于皮肉筋骨之内，中医文献中分有六瘤，即气瘤（神经纤维瘤）、肉瘤（脂肪瘤）、筋瘤（静脉曲张）、血瘤（海绵状血管瘤）、骨瘤（骨瘤、骨肉瘤）、脂瘤（皮脂腺囊肿）。

37.**岩** 凡病变部肿块坚硬如石，高低不平，状似岩突，破溃后疮口中间凹陷很深，形如岩穴，故名岩。生于乳房的称乳岩，生于阴茎部的称肾岩（阴茎癌），生于唇部的称唇岩等。岩与癌同。

38.**失荣** 为颈部的恶性肿瘤。常发于颈部两侧或耳的前后，肿块坚硬如石，推之不移，病的后期，病人面容消瘦，状如树木失去荣华，枝枯皮焦而命名，相当于现代医学的颈部淋巴结继发或原发恶性肿瘤。

39.**翻花疮** 为皮肤肿瘤，以其病损部位溃破之后，不能愈合，胬肉突出，疮口外翻，好似花蕊一般，头大根小，一旦碰伤，流血不止，相当于现代医学的鳞状上皮癌、基底细胞癌及良性乳头状瘤等。

40.**锁肛痔** 为肛门部的恶性肿瘤，凡直肠内赘生物堵塞肛道，引起肛门狭窄，犹如块物锁住肛门者，称锁肛痔。《外科大成》说："锁肛痔，肛门内外如竹节锁紧，形如海蜇，里急后重，便粪细而带扁，时流臭水……"，大多是指肛管直肠癌晚期。

41.**风** "风为百病之长"，故外科以风来取名的疾病很多，病种也很广泛，包括疮疡、皮肤、口腔、肛门等疾病，如破伤风、骨槽风（下颌骨骨髓炎）、麻风、白癜风、鹅掌风（手癣）、喉风（喉头水肿）、唇风（剥脱性唇炎）、肠风（便血、肛旁脓肿）等。这些以风取名的疾病有共同特点，就是多与风邪有关，多数为起病较急，发展较快的急性疾患。

42.**毒** 外科以毒来取名的疾病很多，且病种庞杂，不能代表某一种性质的疾病，如委中毒（腘窝部急性淋巴结炎）、时毒（流行性腮腺炎）、便毒（腹股沟淋巴结炎）、阴毒（恶性肿瘤）、丹毒、眼胞菌毒等。此外，对某些外科疾病，一时不能定出确切的病名，也常用毒来取名，如无名肿毒、胎毒、痧毒等。由于以毒取名的疾患不能概括某一性质的疾病，故临床已较少应用。

43.**痰** 以痰取名的外科疾病大多发于皮里膜外，肿硬似馒，皮色不变，按之有囊性感，将溃皮色转为暗红，溃后，或出黏液，或脓中夹有败絮样物质等表现。因此，以痰取名的疾病，归纳起来大致相当于西医的两大类疾病：一类是结核性疾病，如流痰（骨关节结核）、肾俞虚痰（腰部冷脓肿）、穿拐痰（踝关节结核）、乳痰（乳房部结核）；一类是腺体性的囊肿性疾病，如痰包（舌下腺囊肿）、痰瘤（颌下腺囊肿）等。

以上介绍了历代著作中比较常用的一些病名，加以分类释义，作为入门学习之用。

第二节 病 因 病 理

一、病因

外科病因理论源于中医学说，尤其是《内经》、《伤寒论》等经典著作，如《素问·调经论》说：

"夫邪之生也，或生于阴，或生于阳。其生于阳者，得之风雨寒暑；其生于阴者，得之饮食居处，阴阳喜怒。"《伤寒杂病论》指出："千般疢难，不越三条。一者，经络受邪入脏腑，为内所因也；二者，四肢九窍，血脉相传，壅塞不通，为外皮肤所中也；三者，房室、金刃、虫兽所伤。以此详之，病由都尽。"奠定了外科病因的理论基础。历代医家对外科病因的论述也有所阐发，归纳如下：

（一）外感六淫

六淫邪毒能直接或间接地侵害人体，从而发生外科各类疾病。《外科启玄》说："天地有六淫之气，乃风寒暑湿燥火，人感受之则营气不从，变生痈肿疔疖。"六淫致病，有一定的季节性，即春温，夏热，秋燥，冬寒。春天是生发的季节，故旧患痼疾的病情在春季易复发或加重，证多属风温风热。而冬天寒冷季节，以冻疮、脱疽等气血凝聚疾病为多见。不同地区因自然环境、生活习惯的不同，致病因素也有差异。如北方高寒地带，脱疽病较南方多见；南方地势低洼、高温多湿，则湿疮足癣、臁疮、痔等病常见。

六淫邪毒每种病邪，各有自身的特性。风属阳邪，燥烈上行多变，故发病迅速多侵犯人体上部。临床表现为局部肿势宣浮，皮色微红或不变，痛无定处，走注甚速，常伴恶风，头痛等全身症状。暑为热邪，具有热微则痒，热甚则痛，热胜肉腐等特征，其临床表现患部焮红，灼热，肿胀，糜烂滋水，痒痛交加。暑盛长夏，暑必兼湿，故常伴口渴胸闷，纳呆神疲等全身症状。湿为阴邪，重浊黏腻，其性趋下，故湿邪为患的外科病，多生于下半身，每多缠绵难愈或反复发作。其肿势软绵或起水疱，流水浸淫，常伴腹胀纳呆，身重便溏等全身症状。燥有凉燥温燥之分。秋风初凉，西风肃杀，感之者多病凉燥；久晴无雨，风热过胜，感之者多为温燥。燥邪伤人阴液，侵犯皮肤、黏膜，临床表现为皮肤干燥，枯槁，瘙痒，脱屑，甚或皲裂，若邪毒乘虚而入，则成手足疔疮。全身常伴口唇干燥，咽干便结等症。寒为阴邪，寒性收引，易致局部气血凝滞，筋脉失养而成冻疮、脱疽等病。寒邪多侵袭关节筋骨，临床表现多为皮色不变或青紫，不红不热，肿势散漫，痛有定处，得暖则舒，化脓迟缓，常伴肢冷恶寒，小便清长等全身症状。火为阳邪，为热之重，火性炎上，来势暴急，如生于头面部的疔疮，其临床表现为发病迅速，来势凶猛，局部焮红灼热，疼痛剧烈，脓腐迅速或有皮下瘀斑。常伴口渴喜饮，小便短赤，大便干结等全身症状。

外感六淫，可一邪为患，但更多时候是合邪致病。如痰火上结致颈部的瘰疬，湿热下注致阴囊的囊痈。由于风、寒、暑，湿均能化热生火，所以外科疾病的发生，尤以"热毒"、"火毒"为常见，正如《医宗金鉴·外科心法要诀》所说："痈疽原是火毒生"。

六淫致病，必须是在人体全身或局部抗病能力低下，或毒力特强超过人体正常的防卫能力才会致病。正如《内经》所说："正气存内，邪不可干"，"风雨寒暑不得虚，邪不能独伤人"。

（二）感受特殊之毒

毒是中医外科常见的致病因素。可因四时不正之气，由六淫演变而成，也可误食或接触动、植物所致。因虫兽咬伤，感受特殊之毒而发病，如毒蛇咬伤、狂犬病；接触疫死牛、马、猪、羊而感染疫毒的疫疔；因虫蜇刺伤后引起的虫咬皮炎；某些人由于禀性不耐，接触生漆后而发漆疮；此外，凡未能找到明确致病的病邪者也称为毒，如无名肿毒；尚有金刃竹木创伤后所致的疮疡也属毒，如外伤染毒等。

（三）外来伤害

凡跌扑损伤，水火烫伤，电灼或冻伤，都可直接伤害人体，引起局部气血凝滞，热胜肉腐等，而成瘀血流注、烧伤、冻伤等外伤性疾病。若因外伤而邪毒乘虚入侵，可致手足疔疮或破伤风等；若伤后筋脉瘀阻，气血运行失常，则发为股肿脱疽。

（四）情志内伤

情志包括喜、怒、忧、思、悲、恐、惊等人体的内在精神活动，故又称七情。七情致病，在外科疾病中以肝气郁结致病居多。如郁怒伤肝，肝气郁结，化热动火；肝郁伤脾，脾失健运，痰湿内生，导致气郁、火郁、痰湿阻于经络，气血凝滞，结聚成块，上结于颈部而成瘰疬瘿瘤。又如肝主疏泄，产妇精神过度紧张，易致肝胃不和，使乳汁积滞，乳络不畅，瘀久化热，热灼于内，以致经络阻塞，气血凝滞，导致乳痈的发生。至于肿瘤的发病更与情志内伤有关，朱丹溪论乳岩中指出，乳岩是由于"忧怒郁闷，朝夕积累，脾气消阻，肝气横逆"所致；失荣之病，《医宗金鉴》说："忧思恚怒，气郁血热与火凝结而成"。七情所致的外科疾病，大多在乳房、胸胁、颈侧等肝经循行部位。

（五）饮食不节

恣食膏粱厚味，醇酒炙煿或辛辣刺激之品，再感外邪，外发肌肤，易生疮疖疔肿。故《素问·生气通天论》谓："膏粱之变，足生大丁。"由于饮食不节，脏腑蕴毒而内发的疮疡，较单纯感受外邪所生的疮疡病情重，如糖尿病（消渴）合并有头疽。

（六）房室损伤与劳倦损伤

房劳损伤主要是指性生活过度、或早婚多育导致肾精亏损。肾伤则骨髓空虚，外邪乘隙入侵，阻滞气机，化为痰瘀，结聚骨与关节而成流痰。肾阴不足，水亏不能济火，则虚火上炎，灼津为痰，痰火结聚而成瘰疬。肝肾同源，肝肾亏虚，寒湿外受，凝聚经络，筋脉失养而成脱疽。肾虚则膀胱气化不利，疏泄无权，水湿停留，湿热蕴于下焦而致尿石、精浊、癃闭等诸症从生。劳倦损伤指劳神，劳力过度而致病。劳则伤气，倦则伤脾，脾不健运，中气虚弱，失摄下陷而成痔疮、脱肛、疝气等疾病。

（七）痰饮瘀血

痰饮和瘀血虽是外科疾病发展变化过程中形成的病理产物，也是致病的常见因素。痰滞于经络脏腑易成积聚；外达皮肉骨节则结为瘿瘤，痰包，瘰疬流痰。离经积滞之血称瘀血。外因跌打损伤，手术创伤；内因气虚不摄及血热妄行。瘀血结于皮肉间形成肿块，停于脏腑成癥积，日久也可转为岩证。

以上各种致病因素可以单独致病，也可以几种因素同时而致病，对每种疾病的致病因素应该具体分析，分别对待。此外，外科致病因素与发病部位有一定联系。一般而言，生于人体上部多属于风温、风热，发于人体中部，多属气郁、火郁，发于人体下部，多因寒湿、湿热。对于临床分析病因，有一定参考价值。

二、病理

外科疾病总的发病机理主要是气血凝滞，营气不从，经络阻塞，脏腑失和。人体气血循环全身，周流不息，当人体为外感六淫邪毒、外来伤害、情志内伤等致病因素破坏了气血的正常运行，形成了局部的气血凝滞，阻于肌肤，或留于筋骨，或致脏腑失和，即可发生外科疾病。经络是气血循行的通道，分布于人体各部，内连于脏腑，外通于体表的皮、肉、筋、骨等处，也是沟通人体内外器官的桥梁，所以当各种致病因素，引起局部气血凝滞，势必引起经络阻塞，从而反应到人体的体表，即产生局部病变和功能障碍。当病邪过盛，通过经络的传导，由外传里，内侵脏腑，就会导致脏腑功能失常，产生一系列的全身症状；若为脏腑内在的病变，推动无力，也会导致经络阻塞，气血凝滞，由里及表，产生疾病。

疾病的发生和发展为动态的变化，因此病理过程也是不断地发展和变化。当致病因素造成了局部气血凝滞之后，通过治疗，去除致病因素，使气血运行恢复正常，则使外科病变得以消散吸收而痊愈。如果气血凝滞进一步发展，不但累及局部，而且病邪会侵入脏腑，扩散全身，危及生命。

外科疾病的发生与否，与人体的气血及脏腑功能盛衰有着密切的关系。气血旺盛、脏腑功能正常者，即使外感六淫邪毒、内伤七情也不一定发病，反之则易发病。此外，气血盛衰与脏腑功能直接关系着外科疾病的发生、发展与预后，对整个病程的长短有着一定的影响。例如，气血充足，外科疮疡不仅易于起发、破溃，而且也易于生肌长肉而愈合；如气虚者则难于起发、破溃；血虚者则难以生肌收口。由此可见，气血与脏腑功能的盛衰，对外科疾病的预后和治疗都有着密切关系。

综上所述，外科疾病病机是由于各种致病因素造成局部气血凝滞，经络阻塞，营气不从，脏腑失和的结果。但是按照中医理论学说，阴阳平衡失调才是疾病发生、发展的根本原因，气血、脏腑、经络均是寓于阴阳之中。所以，外科疾病的根本原因仍然是阴阳失调，阴阳学说仍是外科疾病辨证的总纲。

第三节　外科辨证

一、辨病与辨证相结合

先辨病后辨证，辨病与辨证相结合是现代中医外科诊疗疾病的特点。辨病为确定治疗原则与判断预后奠定基础，辨证为论治方案提供依据。

辨病就是辨识具体的疾病。任何疾病都有一定的临床特点，其发生发展及转归、预后也有一定的规律。辨病的目的在于掌握疾病发生发展的规律，并与相关疾病进行鉴别诊断，进而确定治疗原则。例如，炎症粘连与肿瘤均可导致肠梗阻，但不同原因引起的肠梗阻治疗原则差别很大，首先辨病（病因），炎症或粘连性肠梗阻首选保守治疗，而肿瘤引起的梗阻则需要积极的手术治疗。再如乳房肿块，应首先确定肿块的性质，若为良性乳腺增生则预后良好，可采取情志调理及药物保守治疗，但若乳腺肿块为恶性病变则危害较大，需尽快手术根治或配合放疗化疗及中医药综合治疗，若已有转移者则预后较差。

辨证是在中医理论指导下，运用正确的思维方法和"四诊"来收集与疾病有关的临床资料，然后依据八纲辨证、藏象学说、病邪学说、经络学说等进行综合分析和归纳，进而对其病变的病因病位、病变机理、功能状态及演变趋势等作出综合性的评定，从而得出不同的证候概念。现代中医外科辨证不仅要对全身症候辨证，对外科疾病独有的局部症状及体征辨证，还要结合现代检查结果辨证（即微观辨证）。例如，骨关节结核（流痰）的整体辨证，针对局部症状进展缓慢，不红不热，化脓也迟，溃后脓稀薄如痰，不易收口的特点，以阳证阴证来辨属阴证；但结合全身症状来辨，病的后期，若日渐消瘦，精神萎顿，面色无华，形体畏寒，心悸，失眠，自汗，舌淡红，苔薄白，脉细或虚大者，属气血两亏；若午后潮热，夜间盗汗，口燥咽干，食欲减退，或咳嗽痰血，舌红少苔，脉细数者，属阴虚火旺。又如外科疮疡全身症状不明显时，结合局部疮疡皮温灼热、颜色红活焮赤、肿型高起等进行局部辨证，其属热属阳应用清热解毒之法；若局部疮疡皮温不热或微热、颜色紫暗或皮色不变、肿型平塌下陷、坚硬如石或软如棉等，进行局部辨证，其属阴属虚宜用温补之法。

整体辨证和局部辨证在不同层次体现了其各自的优势，互相补充，相辅相成，构成了传统中医辨证论治体系，凸显出中医药的疗效与优势。但是，随着现代科学技术的发展，越来越多的现代诊疗技术正在被现代中医所采用，这种利用现代医学检验成果融入到现代中医辨证论治体系的辨证方法即微观辨证。微观辨证将包括建立在生物学、解剖学、微生物学，尤其是生物化学、影像学等学科基础上的现代医学的实验室、影像等检验指标纳入到中医辨证论治体系中，将传统辨证体系运用渗透到现代医学科技的细胞、亚细胞乃至分子水平，大大地拓宽了传统中医辨证的视野，提高了现代中医的诊治水平。微观辨证能够有利于病证的诊断，起到"见微知著"的作用。例如，乳腺癌微小病灶期，病人无明显症状，整体辨证无法确诊，局部辨证也不能发现肿块，而通过乳腺钼靶检查或彩超检查，可以发现微小病灶，通过病理可进一步确诊，及时治疗。微观辨证还可帮助判定病情的邪正盛衰与指导治疗。例如，严重外科感染的病人，除了局部肿痛、全身发热、苔黄脉数、检查血常规白细胞升高、B超CT发现局部病灶等实证表现以外，若检验也有血红蛋白下降和贫血明显，则提示辨证应为正气亏虚，本虚标实，更要加强支持疗法以扶持正气，托毒外出，才能更利于治疗康复。微观辨证还可协助判定病情预后。应当强调的是，整体辨证、局部辨证与微观辨证既相对独立，又相辅相成，不可或缺，临床必须扬长避短，结合应用。

在中西医结合的辨证过程中，尤其应注重"同病异治"与"异病同治"原则的运用。"同病异治"是指在同一种疾病当中，由于在疾病发展的不同阶段，病理变化不同，即证不相同，根据辨证论治的原则，治法也就不同；"异病同治"是指尽管面对不同的疾病，按照中医辨证论治的原则，根据四诊所见，若辨为同一证候，则治法也相同。例如，外科感染无论"内痈"、"外痈"，炎症感染初期多为邪毒结聚，均宜采用消法，包括解表通里清热、理湿行气和营等中医药内服外敷等方法及抗生素的综合应用，使未成之形得以消散。在成脓期应采用外治引流脓液排毒；内治扶正托毒，包括中药和白蛋白、维生素等，以托毒外出。溃后生肌长肉期宜采用补法，包括中药补养气血、补养肝肾、理脾和胃等及增加各类营养，促使伤口愈合。又如"异病同治"原则的运用，无论是胃癌还是乳腺癌根治术后化疗过程中配合应用中药的"增效减毒"治疗。只要出现消化系统的恶心、呕吐、厌食等脾胃不和证候，均可应用健脾和胃治则，方用逍遥散或香砂六君子汤加减；化疗的骨髓抑制反应则应用补气养血治则，方用十全大补汤，或用参芪扶正注射液治疗；若为气阴两虚者应补气养阴，肝肾两亏者则滋补肝肾。

二、"四诊"在外科辨证的应用

望、闻、问、切四诊涵盖了现代医学问诊及体格检查视、触、叩、听的范畴。"望"诊相当于"视"诊；"切"诊包括"触"诊和"叩"诊；"闻"诊包括听声音和闻气味，包含现代医学"听诊"内容，中医与现代医学均有"问"诊，前者除了诊断以外，重在了解辨证内容。实际上，四诊的每一个诊法均包含辨病与辨证，是诊断外科疾病的重要手段。四诊的内容虽有不同，但彼此之间是互相联系而不可分割的，所以，四诊必须相互参合，综合分析，方能对疾病作出正确的诊断和辨证。

（一）望诊

望诊（视诊）包括通过医者的视觉，观察病人的局部、整体情况及舌象等。

1. 局部病变　外科疾病多数有局部病变，以资辨别。某些疾病有其好发部位，如疔疮多发于面部手足，冻疮好发于暴露部位或四肢末端，带状疱疹（蛇串疮）常发于胁肋部，银屑病（白疕）好发于头发、四肢伸侧。疮疡之病，以未溃者称"肿疡"，已溃者称"溃疡"。凡肿疡红者多为热证，白者多为寒证，青紫色多为血瘀，黑色者为死肌。恶性溃疡，疮面多呈翻花或如岩穴，有的溃疡底部见有珍珠样结节，疮周色泽暗红，内有紫黑腐坏组织，渗流血水。下肢慢性溃疡（臁疮）的溃疡边缘起有缸口，周围皮肤乌黑。

通过观察局部病变及引流物也可对病情进行判断。如胃管引流物为黄绿色则考虑胆汁反流，若为咖啡色、暗红色则上消化道出血可能性大。腹部肠型多数由肠道梗阻引起，根据蠕动波的方向、形态可以大致判断梗阻的部位。观察伤口有无红肿、分泌物及裂口可判断是否感染及伤口愈合情况。

值得提出的是，现代影像学也是局部望诊的一个不可缺少的重要组成部分，它使得局部望诊更加直观甚至对疾病的诊断和治疗起到决定性的作用。例如，B超、X线、CT、MRI可深入看到人体内部的病变，病理活检则可以准确判断病变组织的性质，成为诊断的金标准。

2. 精神　主要望病人的精神意识状态，对判断疾病的预后有帮助。《洞天奥旨》说："疮疡形容憔悴，精神昏短……者死"，又说："疮疡奇痛奇疼而有神气，此生之机也"。凡病人精神振作，形容自如，目光有神，呼吸均匀，是正气未衰，无论新久疾病，皆属佳兆。若精神萎顿，包括嗜睡、意识模糊、昏睡、昏迷、谵妄等，形容憔悴，目陷睛暗，呼吸急促或不均匀，是正气已衰，不论急慢性疾病，均属凶险。

3.形态　通过观察病人的外形体态能提示病变的所在，有助于诊断。若病人行路脚跛者，多为下肢筋骨关节有病；驼背者，多为脊椎有病。若颈项强硬不能转侧者，提示颈项部有病变，如颈痈。若病人以手托下颌，而呈颈缩俯形之态，多为颈椎结核（流痰）。妇女手托乳房缓慢而行者，多为急性乳腺炎（乳痈）。再如急腹症的望诊，腹痛病人若仰卧，双腿蜷曲，借以减轻腹部肌肉的紧张程度，多见于急性腹膜炎。若病人辗转反侧，坐卧不安，多见于胆石症、肾绞痛等。若病人不能自己调整或变换身体的位置，多见于极度衰竭或意识丧失者。

4.舌象　包括观察舌质、舌苔和舌的形态三方面的变化。舌为心之苗，苔为胃气之反映，因此脏腑气血的虚实、病邪的深浅、津液的盈亏，均在舌质和舌苔上表现出来。如舌质红，在外科急性病见之多属热证，慢性疾病见之则多属阴虚。红而起刺者属热极；红而干燥者属热盛而津液不足；舌绛为邪热入于营分，多见于疔疮走黄、有头疽内陷。舌质淡白，一般多为气血两虚；如淡白而胖，多属阳虚，多见于疮疡溃后脓出过多的病人，或为慢性消耗性疾病，如流痰。舌胖嫩而舌边有齿痕，多属气虚、阳虚，系统性红蝴蝶疮后期或应用大剂量激素之后，常能见到此种舌质形态。舌光如镜，舌质红绛，伴有口糜，为病久阴伤胃虚，应用大剂量抗生素之后，也能见到此种舌质。青紫舌，多属瘀血征象，常见于瘀血流注。白苔，见于外科疾病兼有表证，或属寒证，或属脾胃有湿。黄苔多为邪热蕴结，疮疡在化脓阶段多见此苔。腻苔，多为湿重的征象，白腻为寒湿，黄腻为湿热。若黄腻不化，舌绛起刺，体温升高，疮疡兼见疮陷色暗，则为病情恶化或并发内陷、走黄之象。黑苔有寒热之分，热者是苔黑乌燥，为热极似火，火过炭黑所致；寒者是苔黑而薄湿润，为阳虚极寒，命门火衰，黑色上泛所致。

（二）闻诊

闻诊包括听诊与嗅诊两方面的内容，一是以听觉来听辨病人的声音，如语言、呼吸、呕吐、呃逆等；二是以嗅觉来嗅辨病人分泌物的气味，如脓液、痰涕等。

1.听声音　病人谵语狂言，多是疮疡、热毒走黄或内陷的证候之一；呻吟呼号，为疮疡毒势鸱张或溃烂时出现剧烈疼痛的表现，常见于指疔、有头疽等酿脓期、岩症晚期、脱疽后期等。病人气粗喘急，是走黄或内陷毒邪传肺的危重证候之一；气息低促，是正气不足的虚脱现象，多见于久病之人，如岩症晚期等。若急性病病人，由气粗喘息转为气息低促，为正气已伤，病情也更为危重。

除了直接听诊以外，现代还可以借助听诊器对体内脏器活动进行听诊，通过声音的性质、强弱来判断疾病。例如，腹部听诊，肠鸣音活跃，多见于急性胃肠炎、服泻药后或胃肠道大出血；若肠鸣音亢进或有气过水音，多见于机械性肠梗阻；若肠鸣音消失，多见于急性腹膜炎或麻痹性肠梗阻。

2.嗅气味　主要是嗅辨脓液。溃疡脓无特殊气味者，容易痊愈；如脓液腥臭难闻，病在深里，则较难愈。如肛门直肠周围痈疽溃脓臭秽，则易成瘘管。儿童头部糜烂结有黄痂，伴有鼠尿臭者是头癣。小腿部腐烂坏死，有浅棕色混浊稀薄脓液，并有恶臭气味者，可能是气性坏疽（烂疔）。其他如已损骨之化脓性指头炎（蛇头疔）、皮脂腺瘤（脂瘤）合并感染等其脓腺及分泌物也多带有臭秽。再如胃肠等腹部手术后，若引流液出现粪臭味则提示肠瘘的可能。呕吐物若带发酵、腐败气味提示胃潴留；带粪臭味提示低位小肠梗阻。脓液质稠、臭味重多见于革兰阳性菌感染；脓液质稀、臭味较轻多见于革兰阴性菌感染。

三、问诊

通过询问病人或病人的家属，以得知疾病的发生经过和症状，帮助疾病的诊断。问诊的顺序，包括现病史，如主要明显的痛苦感觉，发病日期，发病时的初起症状和病情演变情况，发病的可能原因和诱因，发病后的治疗经过（包括药物、手术、X线摄片、病理切片、其他各项检验等）。还应追询与现病有关的过去史，家庭中有无遗传性或传染性疾病，以及其他的个人史如月经、胎产、职业等。例如，急性感染性腹泻，每天排便次数可多达10次以上，若为细菌感染，常有黏液血便或脓血便。阿米巴痢疾的粪便呈暗红色或果酱样。腹泻伴有皮疹或皮下出血者多见于败血症、伤寒或副伤寒、过敏性紫癜等。当生活条件改变、精神紧张出现便秘多为原发性便秘。尿频尿急伴无痛性血尿多见于膀胱癌。老年男性尿频伴有尿线细，进行性排尿困难见于前列腺增生。多尿伴有多饮多食和消瘦者多见于糖尿病。少尿伴肾绞痛见于肾动脉血栓形成或栓塞、肾结石。大便长期秘结，带血色鲜，便时疼痛，多为内痔、肛裂之症。大便形状变细，次数增多，有里急后重，排便不尽感，粪便内有血、脓、黏液，并有特殊臭味，为肛管直肠癌之症状。

问诊对正确辨证有十分重要的作用。例如，问寒热，疮疡阳证，初起体温逐渐上升，常在37.5～38℃，多因火毒内发，外感风邪所致。如寒多热少，为风寒表证；热多寒少，为风温表证。中期发热持续不退，常为38～39℃，兼之疮疡肿势渐渐增大，这是酿脓的现象。后期，脓毒已泄，发热逐渐下降，属一般正常规律。若脓泄而发热依然不退，是为毒邪未去，正不胜邪。若疮疡中、后期，出现寒战高热，多为毒邪走黄或内陷。疮疡阴证，初起一般多不发热，中期可有低热，后期则往来潮热。再如问汗液，若痛证而见汗出热退，是邪随汗泄，为消散的现象；如汗出热不退，是邪盛难消，为酿脓的表现。若暑湿流注，汗出热不退，除有酿脓之变外，还应考虑有续发的可能。如流痰、瘰疬等病出现潮热、盗汗或自汗，多是阴虚火旺或气血不足的现象，而且两者常相互为患。问饮食，渴喜引饮，多为热重；渴不多饮，多为湿重。纳食有味，为脾胃运化功能正常，病情较轻；纳食不思，为脾胃已衰，病情较重或疮疡病势进展。瘾疹常与食海鱼、虾、蟹等有关。问二便，大便秘结，小便短赤黄浊，为火毒湿热内盛的现象；如大便溏薄，小便清长，为寒湿内蕴的表现。

四、切诊

因脉诊、触诊及叩诊均是通过手的触摸、叩击来搜集病历资料，因此将其同归于切诊之列。

（一）脉诊

外科疾病的发生发展与全身脏腑气血等有着密切的关系，虽有局部症状可以辨证，但如不切脉，就无法详细辨识病情的变化。正如《疡医选粹》说："痈疽固有形之病，目可得而识也。其真元之虚实，治法补泻，不脉何以知之"，扼要地说明了脉诊对诊断及治疗均有指导意义。在此仅将与外科有关常见的脉象归纳分述于下。

1. **浮脉**　肿疡脉浮有力，为风寒、风热在表，或为风热邪毒客于上部；脉浮无力，为气血不足；溃疡脉浮，若非外感之邪未净，则有续发的可能；若外感之邪已散，疡无续发则为气从外泄，是正虚而邪未去。

2. **沉脉**　肿疡脉沉，是邪气深闭，病在深部，为寒凝络道，气血壅塞；溃疡脉沉，是遗毒在内，气血凝滞未解。

3. **迟脉**　肿疡多为寒邪内蕴，气血衰少；溃疡脉迟，多是脓毒已泄，邪去正衰。

4. **数脉**　肿疡脉数，为热邪蕴结，其势正盛，或为酿脓；溃疡脉数，为热邪未净，毒邪未化，正气已衰。

5. **滑脉**　肿疡脉滑而数，为热盛，为有痰，或为酿脓；溃疡脉滑而大，为热邪未退，或痰多气虚。

6. **涩脉**　肿疡脉涩，涩滞有力，为气结、血瘀、痰凝，经络闭塞，为邪毒内阻之象；溃疡脉涩，为阴血不足之象。

7. **大脉**　肿疡脉大，为邪盛正实；溃疡脉大，为邪盛病进，其毒难化。

8. **小脉**　肿疡脉见细小，为正不胜邪；溃疡脉细而小，大多属气血两虚。

以上所述为临床常见的八种脉象，八脉之中可以单见，也可兼见。如浮数互见属表病，沉迟互见属里病。并以浮数滑大为阳脉，多属热、属实、属阳；沉迟涩小为阴脉，多属寒、属虚、属阴。一般热、实、阳证易愈，寒、虚、阴证难治。

切脉时还须注意"脉证相符"，方可得出正确的判断。一般来说，外科疾病在未溃之前，正是邪盛之时，应见有余之脉；已溃之后为邪去正衰之际，应见不足之脉，这是正常的现象。若未溃之时见不足之脉，如虚、弱、细、缓等脉，则为气血衰竭，毒深邪盛；已溃之后见有余之脉，如实、洪、弦、紧等脉，则为邪盛气滞难化。这都是"脉证不符"的现象。若外科疾病在肿疡或溃疡之时，见到结、代之脉，属气血衰弱，寒痰瘀血凝滞，为不良现象；若在痛极之时，也可偶尔出现结、代之脉，则不一定是坏象。不论肿疡、溃疡而见散、促之脉，为气血衰弱，脏腑之气将绝，且病邪尚在进展，预后每多不良。

脉诊是四诊中重要诊断方法之一，但必须结合望、闻、问三诊同时进行，才能全面深入地分析疾病的病因，确定病证的性质，从而得到正确的诊断，指导治疗。

（二）触诊

触诊是利用手的感觉触摸病变局部进行诊断的一种方法。外科疾病大多有形可见，因此触诊检查有助于正确的辨证和确定疾病的性质。如触及有明显肿块，界限分明，高肿，灼热，轻按即痛，重按剧痛拒按者，多为阳证、实证；如触之无明显肿块，或肿块界限不清，平塌漫肿，不热或微热，重按隐痛或不痛，或喜按者，多为阴证、虚证。但若要了解肿块的性质，则需从以下七个方面着手，以腹部肿块为例：

1. **部位**　某些部位的肿块常来源于该部的脏器，如上腹中部触到肿块常为胃或胰腺的肿瘤、囊肿或胃内结石（可以移动）；右肋下肿块常与肝和胆有关；两侧腹部的肿块常为结肠的肿瘤；脐周或右下腹不规则，有压痛的肿块常为结核性腹膜炎所致肠粘连；下腹两侧类圆形、可活动，具有压痛的肿块可能系腹腔淋巴结肿大，如位于较深、坚硬不规则的肿块则可能系腹膜后肿瘤；卵巢囊肿多有蒂，故可在腹腔内游走；腹股沟韧带上方的肿块可能来自卵巢及其他盆腔器官。

2. **大小**　凡触及的肿块均应测量其上下（纵长）、左右（横宽）和前后径（深厚）。前后径难以测出时，可大概估计，明确大小以便于动态观察。为了形象化，也可以用公认大小的实物作比喻，如鸡蛋、拳头、核桃等。巨大肿块多发生于卵巢、肾、肝、胰和子宫等实质性脏器，且以囊肿居多。腹膜后淋巴结结核和肿瘤也可达到很大的程度。胃、肠道肿物很少超过其内腔横径，因为未达横径长度就已出现梗阻；如肿块大小变异不定，甚至自行消失，则可能是痉挛、充气的肠袢所引起。

3. **形态**　触到肿块应注意其形状、轮廓、边缘和表面情况是否规则。圆形且表面光滑的肿块多为良性，以囊肿或淋巴结居多。形态不规则，表面凸凹不平且坚硬者，应多考虑恶性肿瘤、炎性肿物或结核性肿块。索条状或管状肿物，短时间内形态多变者，多为蛔虫团或肠套叠。如在右上腹触到边缘光滑的卵圆形肿物。应疑为胆囊积液。左上腹肿块有明显切迹多为脾脏。

4. **质地**　肿块若为实质性的，其质地可能柔韧、中等硬或坚硬，见于肿瘤、炎性或结核浸润块，如胃癌、肝癌、回盲部结核等。肿块若为囊性，质地柔软，见于囊肿、脓肿，如卵巢囊肿、多囊肾等。

5. **压痛**　炎性肿块有明显压痛。如位于右下腹的肿块压痛明显，常为阑尾脓肿、肠结核或克罗恩病等。与脏器有关的肿瘤压痛可轻重不等。

6. **搏动**　消瘦者可以在腹部见到或触到动脉的搏动。如在腹中线附近触到明显的膨胀性搏动，则应考虑腹主动脉或其分支的动脉瘤。有时尚可触及震颤。

7. **移动度**　如果肿块随呼吸而上下移动，多为肝、脾、胃、肾或其肿物，胆囊因附在肝下，横结肠因借胃结肠韧带与胃相连，故其肿物亦随呼吸而上下移动。肝脏和胆囊的移动度大，不易用手固定。如果肿块能用手推动者，可能来自胃、肠或肠系膜。移动度大的多为带蒂的肿物或游走的脏器。局部炎性肿块或脓肿及腹腔后壁的肿瘤，一般不能移动。此外，还应注意所触及的肿块与腹壁和皮肤的关系，以区别腹腔内外的病变。

（三）叩诊

根据叩诊的目的和叩诊的手法不同又分为直接叩诊法和间接叩诊法两种。叩诊多用于确定肺尖宽度、肺下缘位置、胸膜病变、胸膜腔中液体多少或气体有无、肺部病变大小与性质、纵隔宽度、心界大小与形状、肝脾的边界、腹水有无与多少，以及子宫、卵巢、膀胱有无胀大等情况。另外用手或叩诊锤直接叩击被检查部位，诊察反射情况和有无疼痛反应也属叩诊。

叩诊时被叩击部位产生的反响称为叩诊音（percussion sound）。叩诊音在临床上分为清音、浊音、鼓音、实音、过清音五种。清音（resonance）是正常肺部的叩诊音。浊音（dullness）在叩击心或肝被肺段边缘所覆盖的部分时产生。在病理状态下如肺炎（肺组织含气量减少）可出现浊音；但若有消化道穿孔，气体进入腹膜腔，又会出现叩诊肝浊音界消失的情况。鼓音（tympany）在正常情况下可见于胃泡区和腹部，病理情况下可见于肺内空洞、气胸、肠胀气等。实音（flatness）是叩击心和肝等实质脏器所产生的音响。在病理状态下可见于大量胸腔积液或肺实变等；膀胱充盈或有尿潴留时叩诊下腹部也为实音。过清音（hyperresonance）是正常成人不会出现的一种病态叩击音，临床上常见于肺组织含气量增多、弹性减弱时，如肺气肿。

五、辨阴证阳证

阴阳辨证是八纲辨证的总纲，所以，诊治外科疾病，也自先必须辨别它的阴阳属性。一般按以下要点加以分辨：

1. **发病缓急**　急性发作的病属阳；慢性发作的病属阴。
2. **病位深浅**　病发于皮肉的属阳；发于筋骨的属阴。
3. **皮肤颜色**　红活焮赤的属阳；紫暗或皮色不变的属阴。
4. **皮肤温度**　灼热的属阳；不热或微热的属阴。
5. **肿形高度**　肿胀形势高起的属阳；平坦下陷的属阴。
6. **肿胀范围**　肿胀局限，根脚收束的属阳；肿胀范围不局限，根脚散漫的属阴。
7. **肿块硬度**　肿块软硬适度，溃后渐消的属阳；坚硬如石，或柔软如棉的属阴。
8. **疼痛感觉**　疼痛比较剧烈的属阳；不痛、隐痛、酸痛或抽痛的属阴。
9. **脓液稀稠**　溃后脓液稠厚的属阳；稀薄或纯血水的属阴。
10. **病程长短**　阳证的病程比较短；阴证的病程比较长。
11. **全身症状**　阳证初起常伴有形寒发热，口渴，纳呆，大便秘结，小便短赤，溃后症状逐渐消失；阴证初起一般无明显症状，酿脓期常有骨蒸潮热，颧红，或面色㿠白，神疲，自汗，盗汗等症状，溃脓后更甚。
12. **预后顺逆**　阳证易消，易溃，易敛，预后多顺（良好）；阴证难消，难溃，难敛，预后多逆（不良）。

阳证可归纳为表、实、热证；阴证包括了里、虚、寒证。临床表现往往阴阳互见或相互转化，必须细辨。在辨阴证阳证的过程中，要作深入的分析，了解症状的主要方面，疾病的性质及全部过程，这样才能作出正确的辨证，提供有效的治疗方法。

六、辨肿痛痒脓麻木

外科疾病常有局部不同程度的自觉症状和他觉症状，如肿、痛、痒、脓、麻木等各种损害，引起这些症状的原因不同，程度各异。临床应根据不同情况，辨清疾病的性质，便于诊断和治疗。

（一）辨肿

肿是由各种致病因素引起的经络阻隔、气血凝滞而成的。由于病人体质的强弱与致病原因的不同，肿的临床表现也有差异。具体如下所述：

1. **火** 肿而色红，皮薄光泽，灼热疼痛。
2. **寒** 肿而木硬，皮色不泽，不红不热，常伴有酸痛。
3. **风** 漫肿宣浮，或游走无定，不红微热，轻微疼痛。
4. **湿** 肿而皮肉重垂胀急，深则按之如烂棉不起，浅则光亮如水疱，破流黄水，浸淫皮肤。
5. **痰** 肿势或软如棉馒，或硬如结核，不红不热。
6. **气** 肿势皮紧内软，不红不热，常随喜怒消长。
7. **郁结** 肿势坚硬如石，或边缘有棱角，形如岩突，不红不热。
8. **瘀血** 肿而胀急，色初暗褐，后转青紫，逐渐变黄消退。

由于病变部位组织有疏松与致密的不同，肿的程度也有差异。一般而言，凡病发于皮肤、肌肉之间者，肿势高实，皮肤灼红；若病发于筋骨、关节之间，往往漫肿而皮色不变。

（二）辨痛

痛是由多种因素导致气血凝滞、阻塞不通而成。应从引起疼痛的原因、发作情况、疼痛性状等方面进一步辨认，同时痛也要与肿结合起来辨。以其疼痛原因来辨：

1. **热** 皮色灼红，灼热疼痛，遇冷则痛减。
2. **寒** 皮色不红，不热，酸痛，得温则痛缓。
3. **风** 痛无定处，忽彼忽此，走注甚速。
4. **气** 攻痛无常，时感抽掣，喜缓怒甚。
5. **化脓** 肿势急胀，痛无止时，如有鸡啄，按之中软应指。
6. **瘀血** 初起隐痛，微胀，微热，皮色暗褐，继则皮色青紫而胀痛。

（三）辨痒

痒是风、湿、热、虫之邪客于皮肤肌表，营卫不和；或因血虚风燥阻于皮肤间，肤失濡养所致。痒是皮肤病的一个重要自觉症状，由于病因不同，表现有别。以其原因来辨：

1. **风胜** 走窜无定，遍体作痒，抓破血溢，随破随收，不致化腐，多为干性，如牛皮癣、白疕、瘾疹等。
2. **湿胜** 浸淫四窜，黄水淋漓，最易沿表皮蚀烂，越腐越痒，多为湿性，或有传染性，如急性湿疮、脓疱疮，后者有传染性。
3. **热胜** 皮肤瘾疹，灼红灼热作痒，或只发于暴露部位，或遍布全身，甚则糜烂，滋水淋漓，结痂成片，常不传染，如接触性皮炎。
4. **虫淫** 浸淫蔓延，黄水频流，状如虫行皮中，其痒尤甚，最易传染，如手足癣、疥疮等。
5. **血虚** 皮肤变厚、干燥、脱屑、作痒，很少糜烂流滋水，如慢性湿疹。

另外，要注意鉴别溃疡护理不善，脓液浸渍皮肤，或外用药等引起皮肤过敏作痒；或伤口与溃疡新肌渐生之际，皮肉间亦会感觉微微作痒。后者是毒邪渐化，气血渐充，助养新肉，将要收口的佳象。

（四）辨脓

判断是否成脓，对确定诊断及内外治法均有十分重要的意义。观察脓的性质、色泽和气味变化，用以分析病人体质之盛衰，病情的顺逆，有一定的指导作用。

1. 辨脓的方法

（1）按触法：用手指按于患部，觉灼热濡软应指者为脓已成。

（2）透光法：主要用于检查指（趾）病灶。以左手遮住患指（趾），置光源于被检指下面直射患处，若见有深黑色阴影者为有脓，全指清晰潮红者为无脓。

（3）点压法：手指部的脓肿若脓液很少可用点压法检查，用棉签或大头针尾等小圆钝物点压患处，有局限性的剧痛点者为脓已成。

（4）穿刺法：消毒后用注射器在患处穿刺抽脓不仅能辨别是否有脓，以及对脓肿切开进行定位，同时还可采取脓液标本作细菌学检查。

（5）超声波或 CT 检查：可以测知脓腔的深浅、大小及与周围组织的关系，对于内脏脓肿的检查尤为重要。

2. 辨脓的形质、色泽和气味

（1）脓的性质：脓液稠厚者元气较充，淡薄者其人元气多弱。若脓由稀薄转稠厚，为体虚渐复；如脓由稠厚转为稀薄，为体质渐衰。若脓成日久不泄，一旦溃破，如脓稀似粉浆污水，或夹有败絮样物质，而色晦腥臭者，为气血衰竭，属败象。

（2）脓的色泽：黄白质稠，色泽鲜明者，为气血充足。如脓色绿黑稀薄者，为蓄毒日久，有损伤筋骨之可能。如脓中夹有瘀血，色紫成块者，为血络受伤。如脓色如姜汁，则每多兼患黄疸，病势较重。

（3）脓的气味：一般略带腥味，其质必稠，大多是顺证现象；脓液腥秽恶臭的，其质必薄，大多是逆证现象，而且常是穿膜损骨之征。

结合病史与发病时间，可对辨脓有帮助。如痈一般化脓为 7 天，暑湿流注 14 天，手足疔疮 10 天左右，乳痈约为 10 天，流痰需 6 个月～1 年以上。但应注意，如肿疡用抗生素治疗或过用寒凉不能消散者，化脓的时间则均可延迟。

（五）辨麻木

麻木是由于气血运行不畅，经脉失养而成。如疔疮、有头疽坚肿色褐，麻木不知痛痒，为毒邪炽盛，常伴有较重的全身症状；又如麻风、脱疽初起患部麻木不仁，不知痛痒，是气血不运，经络阻塞，属顽固难愈之阴证。

七、辨溃疡形色

一般阳证疮疡的溃疡，色红活，四围起白边，腐肉易脱，新肌易生，疮口易敛，知觉正常；阴证溃疡则疮面灰黯，脓液清稀或流污血水，腐肉难脱，新肉不生，疮口经久难敛。如疮面腐肉已尽，而脓水灰薄，新肉不生，状如镜面，光白板亮，为虚陷之证。溃疡的特殊形态，有助于疾病的诊断，如瘰疬疮口有空腔或伴漏管，脓水稀薄，夹有败絮样物。附骨疽、流痰之溃疡，疮口凹陷，四周乌黑，常伴漏管形成。岩性溃疡多呈翻花如岩状，溃疡底部或有珍珠样结节，内有紫黑坏死组织，渗流血水。麻风溃疡呈空凿形，常深可及骨。梅毒性溃疡，其边缘削直如凿成或略微内凹，其基底高低不平，有暗黄色坏死组织而带臭味。

八、辨经络部位

根据疮疡所患部位的经络归属进行辨证称经络辨证。头项正中属督脉经；两旁属足太阳膀胱经。面部、乳部属阳明胃经（乳房属胃经，乳外属足少阳胆经，乳头属足厥阴肝经）。耳部前后属足少阳胆经和手少阳三焦经。手、足心部：手心属手厥阴心包经；足心属足少阴肾经。背部：总属阳经（因背为阳，中行为督脉之所主，两旁为足太阳膀胱经）。腿部：外侧属足三阳经；内侧属手三阴经。腹部：总属阴经（因腹为阴，中行为任脉之所主）。其他如生于目部为肝经所主；生于耳内为肾经所主；生于鼻内为肺经所主；生于舌部为心经所主；生于口唇为脾经所主。

手足十二经脉有气血多少之分，手阳明大肠经、足阳明胃经为多气多血之经；手太阳小肠经、足太阳膀胱经、手厥阴心包经、足厥阴肝经为多血少气之经；手少阳三焦经、足少阳胆经、手少阴心经、足少阴肾经、手太阴肺经、足太阴脾经为多气少血之经。

由于疮疡所发部位和经络的不同，治法就有分别。凡外疡发于多血少气之经，血多则凝滞必甚，气少则外发较缓，故治疗时注重破血，注重补托。发于多气少血之经，气多则结必甚，血少则收敛较难，故治疗时要注重行气，注重滋养。发于多气多血之经，病多易溃易敛，实证居多，故治疗时要注重行气活血。如乳痈所患部位属足阳明胃经，治宜行气通乳；瘰疬属足少阳胆经，治宜行滞、滋养。此外，还可结合经络之所主的一定部位而选用一些引经药物，使药力直达患处。如手太阳经用黄柏、藁本，足太阳经用羌活，手阳明经用升麻、石膏、葛根，足阳明经用白芷、升麻、石膏，手少阳经用柴胡、连翘、地骨皮（上）、青皮（中）、附子（下），足少阳经用柴胡、青皮，手太阴经用桂枝、升麻、白芷、葱白，足太阴经用升麻、苍术、白芍，手厥阴经用柴胡、丹皮，足厥阴经用柴胡、青皮、川芎、吴茱萸，手少阴经用黄连、细辛，足少阴经用独活、知母、细辛。

九、辨善恶顺逆

辨善恶顺逆，是判断外科疾病预后好坏。"善"是指好的现象，"恶"是坏的现象；"顺"是正常，"逆"是反常的表现。"五善七恶"、"顺逆吉凶"的描述，是历代医家长期临床实践中经验的总结，善恶多指全身症状表现，顺逆多指局部情况，具体运用时必须综合分析，才能对外科疾病的预后作出判断。

（一）五善

1. **心善**　精神爽快，言语清亮，舌润不渴，寝寐安宁。
2. **肝善**　身体轻便，不怒不惊，指甲红润，二便通利。
3. **脾善**　唇色滋润，饮食知味，脓黄而稠，大便和调。
4. **肺善**　声音响亮，不喘不咳，呼吸均匀，皮肤润泽。
5. **肾善**　身无潮热，口和齿润，小便清长，夜卧安静。

（二）七恶

1. **心恶**　神志昏糊，心烦舌燥，疮色紫黑，言语呢喃。
2. **肝恶**　身体强直，目难正视，疮流血水，惊悸时作。
3. **脾恶**　形容消瘦，疮陷脓臭，不思饮食，纳药呕吐。
4. **肺恶**　皮肤枯槁，痰多音暗，呼吸喘急，鼻翼煽动。
5. **肾恶**　时渴引饮，面容惨黑，咽喉干燥，阴囊内缩。
6. **脏腑败坏**　身体浮肿，呕吐呃逆，肠鸣泄泻，口糜满布。
7. **气血衰竭（阳脱）**　疮陷色暗，时流污水，汗出肢冷，嗜卧语低。

（三）顺证

1. **初起**　由小渐大，疮顶高突，焮红疼痛，根脚不散。
2. **已成**　顶高根收，皮薄光亮，易脓易腐。
3. **溃后**　脓液稠厚黄白，色鲜不臭，腐肉易脱，肿消痛减。
4. **收口**　疮面红活鲜润，新肉易生，疮口易敛，感觉正常。

（四）逆证

1. **初起**　形如黍米，疮顶平塌，根脚散漫，不痛不热。
2. **已成**　疮顶软陷，肿硬紫暗，不脓不腐。
3. **溃后**　皮烂肉坚无脓，时流血水，肿痛不减。
4. **收口**　脓水清稀，腐肉虽脱，新肉不生，色败臭秽，疮口经久难敛，疮面不知痛痒。

善恶顺逆诸证，可以互为转化，因此，见到善证、顺证，不可疏忽大意；出现逆恶之证也不必惊惶失措，及时积极救治。

第四节　治　法

中医外科治法有内治、外治之分。整体观念与辨证论治仍是指导治疗的基础，而运用透脓、托毒等法治疗外科疾病，是其专科特点；而外治中的外用药物、手术疗法和其他疗法中的药线、垫棉等法，则又为外科所独有。局部表现必须与全身情况相结合进行整体辨证，构成了中医外科的独特辨证体系，又决定了中医外科必须内治外治相结合。一般来说，轻浅小疾，单用外治法即能治愈；而大病重疾，若非中西医结合、内外治并举则难以奏效。一些以手术治疗为主的外科疾病，通过围术期的中医药介入处理，能调整提高机体的抗病能力，减少手术并发症，缩短术后康复时间。现代外科手术的飞跃发展，为传统的中医外科进一步拓展内、外治法，提供了更为广阔的发展空间。

一、内治法

由于历史上中医外科以体表感染性疾病（疮疡）居多，而疮疡一般可分为初起、成脓、溃后三个阶段，所以内治法有消、托、补三个总的原则。

（一）内治法的三个总则

1. **消法**　即运用各种治法方药，使肿疡病证在初起阶段得以消散吸收的治法，是一切肿疡初起的治法总则。消法应视导致各种疾病的不同致病因素及人体气血的盛衰而辨证立法。消法贵乎早用，即使不能内消，也可移深居浅，转重为轻。若肿疡已至中期（成脓期），则不可用内消之法，以免气血受损，毒散不收，反而不易治愈。

2. **托法**　即用补益气血和活血透脓的药物，扶助正气，托毒外出的治疗方法。适用于肿疡中期（成脓期），正虚毒盛，不能托毒外出的虚证。或虽正气未衰，但毒邪炽盛，肿势不束，脓毒难透者，可用透脓的药物，促其早日脓出毒泄。如毒邪炽盛的，还需加用清热解毒药物。托法是中医外科内治法的一大特色。

3. **补法**　用补养的药物恢复正气，助养新生，使疮口早日愈合的治法称为补法。适用于溃疡的后期，毒势已去，元气虚弱，脓水清稀，疮口难敛之虚证。气血虚弱者，宜补益气血；脾胃虚弱者，宜健脾和胃；肝肾不足者，宜滋养肝肾。但余毒未尽之时，勿用补法，以免留邪为患。

（二）内治法的具体运用

根据病因、病情体质的不同，内治法临床常用的有解表、通里、清热、温通、祛痰、理湿、行气、和营、内托、补益、养胃等法。

1. **解表法**　是用解表发汗的药物达邪外出，使外证消散的治法，有辛凉、辛温之分。

（1）辛凉解表方：用于外感风热证。如银翘散能疏风清热，治疮疡焮红肿痛，邪气在表，头昏少汗，发热重，恶寒轻者；牛蒡解肌汤祛风清热，化痰消肿，治头面、颈项痈毒初起以风火痰热见证者。

（2）辛温解表方：用于外感风寒证。如荆防败毒散发表邪，治风寒相搏，邪气在表，发生疮疡，头痛，无汗，恶寒重，发热轻者。万灵丹解表发汗，祛风理湿，温通经络，治附骨疽风寒湿邪型初起，恶寒发热，筋骨疼痛，以及麻风初起，麻木不仁等证。

解表法应注意凡疮疡溃后，日久不敛，体质虚弱者，即使有表证存在，也不宜发汗太过，否则汗出过多，体质更虚。

2. **通里法** 是用泻下的药物，疏泄脏腑邪毒，以除积导滞，通瘀散结，泻热定痛，消散疮疡的治法，分峻下、寒下、温下、润下等法，其中攻下和润下为临床所常用。方剂举例：

（1）攻下法：用于表证已罢，热邪入腑，内结不散。大承气汤有通便泄热之功，适用于疮疡实热阳证便结里实及肠梗阻等。内疏黄连汤通二便，除里热，治痈疽热毒在里，壮热烦渴，胸胀便秘，苔黄腻，脉沉数者。

（2）润下法：用于阴虚肠燥便秘。润肠汤有养血、滋水、润肠之功。适用于血虚津枯肠燥便秘，老年虚秘。

应注意运用通里攻下法时，须掌握好适应证，尤以年老体衰、妇女妊娠或月经期更宜慎用。使用时应中病即止，不宜过剂，否则会损耗正气。

3. **清热法** 是用寒凉药物清解体内热毒的方法。热邪火毒是外科疾患的主要致病因素，因而清热法在外科中的应用非常广泛。根据火热之盛衰、邪侵犯之部位、正气之虚实，分别立法治之。

（1）清热解毒法：用于红肿热痛之阳证，如疖、疔、有头疽等，症见局部红肿热痛，疮形高突，发热，口渴饮冷，便干尿黄，舌红苔黄，脉弦数。代表方剂是五味消毒饮。

（2）清气分热：用于疮疡红肿或皮色不变，灼热疼痛之阳证，或皮肤病之热证。如痈、脓疱疮等。症见疮疡红肿或皮色微红，灼热疼痛，皮损糜烂，流脓或滋水，伴壮热、口渴饮水，大便燥结，舌苔薄黄，脉数或滑数。代表方剂是黄连解毒汤。

（3）清血分热：用于疔毒走黄、大面积烧伤、烂疔等血分热毒者，舌质红苔黄腻，脉弦数或滑数。代表方剂是犀角地黄汤、清营汤。

（4）清心开窍：用于热毒内攻心神。如疔疮走黄、疽毒内陷等。症见神昏谵语，烦躁不安，甚或昏愦不语，舌苔焦黑而干，舌质红绛，脉细数。代表方剂是安宫牛黄丸、紫雪丹、至宝丹。

（5）养阴清热：用于急性疮疡后期或慢性外科疾患化脓阶段，出现阴伤有热，阴虚火旺者。症见午后或夜间低热，五心烦热，溃疡而脓液稀薄，腐肉未尽，疮面紫红，舌光无苔，脉细数。代表方剂是知柏地黄汤。

（6）清骨蒸潮热：用于流痰、瘰疬等阴虚疾患。症见潮热不退，虚烦不寐，舌光红无苔。代表方剂是清骨散。

注意应用清热药切勿太过，以免损伤胃气。尤其在疮疡溃后，过用寒凉还会影响疮口愈合。

4. **温通法** 是应用温经通络、散寒化痰的药物，驱散阴寒凝滞之邪以治疗寒证的治法。主要用于流痰、脱疽、冻疮等寒邪痹阻于经络、骨骼形成的里寒证，或寒痰夹杂证。代表方剂是阳和汤、独活寄生汤、当归四逆汤。

应注意阴虚有热者不可用本法，因温燥之药能助火劫阴。

5. **祛痰法** 是用咸寒化痰软坚药，消散痰凝肿块的治法。临床应针对不同病因，配合其他治法一起使用。常用方剂：疏风化痰适用于风热挟痰之病证，如牛蒡解肌汤合二陈汤；解郁化痰适用于气郁挟痰之病证，如逍遥散和二陈汤；养营化痰适用于体虚挟痰之病证，如香贝养荣汤。

应注意因痰所致的外科病，每与气滞、火热相合，要少应用温化之品，以免助火生热。

6. **理湿法** 是用燥湿或淡渗的药物祛除湿邪的治法。湿在上宜化，在中宜燥，在下宜利。湿多夹风、寒、热，临床多与其他治法同用。常用方剂：清热利湿方，如二妙方、萆薢渗湿汤、五神汤、龙胆泻肝汤等；祛风除湿方，如豨莶丸。

（1）清热利湿：用于湿热交并之证。如湿疮、接触性皮炎、臁疮等肌肤焮红作痒，滋水淋漓者。用二妙丸、萆薢渗湿汤。若患处灼热肿痛，热重于湿，如委中毒、附骨疽等，则可选用五神汤；若病变在肝经部位，且因湿热引起的乳发、脐痈、囊痈、蛇串疮等病，则宜清泻肝火、湿热，可用龙胆泻肝汤。

（2）祛风除湿：适用于风湿袭于肌表之证，如白驳风，可用豨莶丸。

注意湿为黏腻之邪，易聚难化，常与热、风、寒、暑等邪相合而发病，又可化燥、化寒，故治疗时须结合应用清热、祛风、散寒、清暑等法。理湿方药过用每能伤阴，故阴虚津亏者宜慎用。

7. 行气法 是运用理气药调畅气机，疏通气血，以达到消肿散坚止痛的治法。气为血帅，血随气行，行气法多与活血药配合使用。外科疾患由气血凝滞者最为多见，而七情所伤，肝气郁结，也能导致气血凝滞，发为瘿瘤、岩癖等症，故外科临床常用疏肝解郁理气之法。常用方剂：逍遥散或清肝解郁汤。适用于外科病因气分郁滞所致者，症见肿块坚硬，不红不热，或肿势皮紧内软，随喜怒而消长，如气瘿、乳癖、乳岩等。

注意行气药物多有香燥辛温特性，容易耗气伤阴，故气虚、阴虚或火盛病人慎用。

8. 和营法 是用和营活血的药物，疏通经络，调畅血脉，使病症肿消痛止的治法。常用方剂：桃红四物汤、活血化坚汤。适用于经络阻隔，瘀血凝滞，肿疡或溃后肿硬疼痛不减，结块色红较淡或不红或青紫者，而以急性炎症性疾病迁延至慢性炎症阶段最为适宜。

应注意和营法在临床上有时需与其他治法合并应用。若有寒邪者，宜与祛寒药同用；血虚者，宜与养血药同用；痰、气、瘀互结为患，宜与理气化痰药同用等。

9. 内托法 是用透托药和补托药使致病毒邪移深就浅，趋于局限，不致旁窜内陷的治法。托法又分透托法和补托法两类。透托法用于肿疡已成，毒盛正气不虚，尚未溃破或溃而脓出不畅之实证。补托法用于肿疡毒势方盛，正气已虚，不能托毒外出之虚证。常用方剂：

（1）透脓散：透脓托毒。治痈疽，内脓已成，不易外溃者。

（2）托里消毒散：补益气血，托毒消肿。用治疮疡体虚邪盛，脓毒不易外泄者。

（3）薏苡附子败酱散：温化利湿排脓，治肠痈脓已成，而有伤阳肢冷自汗者。

应注意透脓法不宜用之过早，肿疡初起未成脓时勿用。补托法在正实毒盛的情况下不可施用，以免滋长毒邪，使病势加剧。此外，内托法常须与和营、清热等法合并使用。

10. 补益法 是用补虚扶正药，补益气血，消除虚弱，恢复正气，助养新肉生长，使疮口早日愈合的治法。即《内经》所说"虚者补之"，"损者益之"之意。补益法分益气、养血、滋阴、温阳四个方面。常用方剂：益气方，如四君子汤；养血方，如四物汤；气血双补方，如八珍汤；滋阴方，如六味地黄丸；温阳方，如附桂八味丸或右归丸。

补法一般多用于疮疡中、后期。补气方药中加活血药、滋阴方中常加温阳药，相互配合，增加药效。若火毒未清而见虚象者，应清补结合。使用补法首先要顾护脾胃，补剂多滋腻碍胃，故常加入白术、陈皮、砂仁、枳壳等以健脾理气，或先以健脾醒胃为先，然后再补。

11. 养胃法 是用扶持胃气之药使纳谷旺盛，以壮气血生化之源的治法。多应用于疮疡后期调理阶段，分理脾和胃、和胃化浊及清养胃阴等法。常用方剂：

（1）理脾和胃：异功散。健脾，理气，和胃。适用于脾胃虚弱，运化失职而见纳呆食少，大便溏薄的病人。

（2）和胃化浊：二陈汤。适用于湿浊中阻，胃失降和，症见胸闷泛恶，苔腻脉濡的病人。

（3）清养胃阴：益胃汤。适用于胃阴不足的病人。

理脾和胃、和胃化浊二法的适应证中均有胃纳不佳之症，但前者适用于脾虚而运化失常，后者适用于湿浊中阻而运化失常，区分的要点在于腻苔之厚薄，舌质之淡与不淡，以及有无便溏、胸闷、欲呕之症。养胃法的应用，要抓住舌质光红这一特征。

以上各种内治法，虽各有适应证，但临床病情复杂多变，往往需要根据实际情况，灵活应用。

二、外治法

外治法是应用药物和手术或配合一定器械，直接作用于体表局部的治疗方法。外治法在外科疾病的治疗中占有重要的地位，轻浅病变可单用外治收功，危重证候必须内外治并举才能取效。传统的外治法是中医学的宝贵遗产，有待继承发扬和推广。

外治法与内治法一样，必须根据疾病发展过程中的不同阶段，不同证候，选用不同的治疗方法。常用的外治法有以下三类：

（一）药物疗法

药物疗法是将不同剂型的各种药物施用于局部的治疗方法。本疗法分别有膏药、油膏、箍围药、掺药、草药等。

1. 膏药 古代称薄贴，现代称硬膏。膏药是按配方用若干药物浸于植物油中煎熬去渣，存油加入黄丹再煎，利用黄丹在高热下经过物理变化，凝结而成的制剂，俗称药肉；但也有不用煎熬，经捣烂而成的膏药制剂，再用竹签将药肉摊在纸或布上而成。膏药使用前多需加温软化，对局部有热疗的物理作用，又因其黏附性强，对局部有固定和保护作用。

适应证：一切外科病初起、已成、溃后各个阶段，均可应用。由于膏药方剂的组成不同，运用的药物有温凉之差别，所以在应用时就有各种不同的适应证。如太乙膏性偏清凉，功能消肿、清火、解毒，适用于阳证肿疡。千捶膏除了能消肿解毒以外，尚能提脓、祛腐、止痛，初起贴之能消，已成贴之能溃，溃后贴之能祛腐，适用于一切阳证疮疡已溃及未溃者。阳和解凝膏性偏温热，功能温经和阳、祛风散寒、调气活血、化痰通络，适用于阴证未溃者。

注意点：膏药常与掺药配合使用，以提高疗效。膏药摊制的形式有厚薄之分，在具体运用上也各有所宜。如薄型的膏药，多适用于溃疡，宜于勤换；厚型的膏药，多适用于肿疡，宜于少换。膏药因其黏附性强而透气性差，易致丘疹、水疱、瘙痒、湿烂等，俗称膏药风（接触性皮炎），临床应以注意。

2. 油膏 又称软膏，是将药物和油类煎熬或调匀而成。常用作油膏的调剂有猪脂、羊脂、麻油、松脂、黄蜡、白蜡、川蜡及凡士林等。油膏较膏药柔软、滑润，无板硬不适之感，对凹陷、折缝处的病灶或溃疡面，更为适宜，有代替膏药之势。

适应证：用于肿疡、溃疡、肛门病及皮肤病糜烂结痂渗液不多者。金黄油膏、玉露油膏适用于阳证肿疡、肛门周围痈疽等病。冲和膏适用于半阴半阳证。回阳玉龙油膏适用于阴证。生肌玉红膏、红油膏、生肌白玉膏功能活血祛腐、解毒止痛、润肤生肌收口。疯油膏功能润燥杀虫止痒，适用于牛皮癣、慢性湿疮、皲裂等。青黛散油膏功能收湿止痒、清热解毒，适用于蛇串疮、急慢性湿疮等皮肤焮肿痒痛，渗液不多之症。消痔膏功能消痔退肿止痛，适用于内痔、赘皮外痔、血栓痔等出血、水肿、疼痛之症。

注意点：若疮口分泌较多，皮肤湿烂者，摊贴油膏宜薄而勤换。若对凡士林过敏者，则改用其他植物油调制的油膏；溃疡腐肉已脱，新肉生长之时，也宜薄贴，以免肉芽过长，影响疮口愈合。

3. 箍围药 古称敷贴，是用中药粉末加不同水剂调成糊状敷贴患部的方法。其能使初起肿疡得以消散；或使邪毒趋于局限，早期成脓和破溃；溃后余肿未消者得以化毒消肿，是目前外科应用最普遍的一种外治法。

适应证：外疡初起、成脓及溃后，肿势散漫不聚，均可使用。金黄散、玉露散、四黄散药性寒凉，功能清热消肿，散瘀化痰，适用于红、肿、热、痛的一切阳证。回阳玉龙散药性温热，功能温经活血、散寒化痰，适用于不红不热的一切阴证。冲和散药性平和，功能行气疏风、活血定痛、散瘀消肿，适用于疮形肿而不高，痛而不甚，微红微热，介于阴阳之间的半阴半阳证。双柏散能活血祛瘀，消肿止痛。用于疮疡初起红肿热痛、腹腔炎症包块、静脉炎等。

注意点：调制时阳证多用菊花汁、银花露或冷茶汁调制；半阴半阳证多用葱、姜、韭捣汁或用蜂蜜调；阴证多用醋、酒调敷。用于肿疡时箍围药的外围需大于肿势范围，宜厚敷；用于溃疡时则宜空出中央，四周堆药。每次换药时需清洁消毒皮肤，箍围药干结时需另加调剂后再敷。

4. 掺药　掺布于膏药或油膏上或直接掺布于病变部位的粉剂称为掺药，也称散剂。

掺药的种类很多，治疗范围很广，不论溃疡和肿疡，消散、提脓、收口等均可应用；掺药配制时应研制极细，研至无声为度。其植物类药品，宜另研筛过；矿物类药品，宜水飞；麝香、樟脑、冰片、朱砂粉、牛黄等香料贵重药品，宜另研后下，再与其他药物和匀，使之成为散剂方可应用。有香料的药粉，宜以瓷瓶贮藏，塞紧瓶盖，以免香气走散。

（1）消散药：具有渗透和消散作用，使病变肿消毒散。适用于病变初起而局限者。阳毒内消散、红灵丹有活血止痛、消肿化痰之功，适用于一切阳证。阴毒内消散、桂麝散、黑退消有温经活血、破坚化痰、散风逐寒之功，适用于一切阴证。注意若病变部肿势不局限者，选用箍围药较宜。

（2）提脓祛腐药：凡溃疡初期，脓栓未溶，腐肉未脱，或脓水不净，新肉未生的阶段，均宜使用。

提脓祛腐的主药是升丹，有小升丹和大升丹之分。小升丹又称"三仙丹"，其配制的处方中只有水银、火硝和明矾三种原料。大升丹的配制处方除上述三种药品外，尚有皂矾、朱砂（硫化汞）、雄黄（三硫化二砷，含砷70%）及铅等。升药又可依其炼制所得成品的颜色而分为"红升"和"黄升"两种，两者的物理性质、化学成分、药理作用和临床用法等大同小异。升丹化学成分主要为汞化合物，如氧化汞、硝酸汞等。汞化合物多含有毒，能杀菌，起消毒作用。由于汞离子能和病菌呼吸酶中的硫氢基结合，使之固定而失去原有活动力，终致病原菌不能呼吸趋于死亡。而硝酸汞是可溶性盐类，加水分解而成酸性溶液，对人体组织有缓和的腐蚀作用，可使病变组织与药物接触面的蛋白质凝固坏死，逐渐与健康组织分离而后脱落，产生了所谓"祛腐"的作用。目前常用的是小升丹，临床使用时，若疮口大者，可掺于疮口上；疮口小者，可黏附在药线上插入；亦可掺于膏药、油膏上盖贴。因纯用升丹药性太猛，常加入赋形药（如熟石膏粉）配成九一丹、八二丹、七三丹、五五丹、九黄丹等使用。若对升丹有过敏者，可改用黑虎丹作提脓祛腐药。

注意点：升丹有毒性、腐蚀性，故口、眼、唇等部位忌用，大面积疮面也不宜应用，以免发生汞中毒。升丹越陈越好，放置陈久可使药性缓和而减少刺激。

（3）腐蚀药与平胬药：腐蚀药又称追蚀药，能使疮疡不正常的组织腐蚀枯落。平胬药是能平复疮口增生的药物。对痔疮、瘰疬、赘疣、息肉或疮疡破溃后疮口太小，或日久僵硬，或胬肉突出等均可应用。如白降丹功能腐蚀平胬，治脓腐难去，或已成漏管，肿疡成脓不能自溃，及赘疣、瘰疬等证；用时以清水调涂疮头上，亦可用米糊为条，插入疮口中，外盖膏药。平胬丹有轻度腐蚀平胬之功，治疮疡有胬肉突出，影响排脓，妨碍收口，用之可使胬肉平复。枯痔散一般用于痔疮，将此药涂敷于痔核表面，使其焦枯脱落。三品一条枪插入患处，能腐蚀漏管，也可以蚀去内痔，攻溃瘰疬。

注意点：腐蚀药一般含有汞、砒成分，腐蚀力较其他药物为大，应用时必须谨慎。头面、指、趾等肉薄近骨之处，不宜使用过烈的腐蚀药物。若有过敏者应禁用。

（4）生肌收口药：具有收敛收涩、促进肉芽生长的作用。如珍珠散、生肌散、八宝丹等，用于各种溃疡腐肉已净时。注意脓毒未清，腐肉未尽时不宜早用。临床应用常配合内服补益药和食物营养，内外兼施，以助新生。

（5）止血药：具有收涩凝血作用，用于疮口出血。如桃花散、圣金刀散掺布于出血之处，外用纱布包扎固定，可以达到止血的目的。注意若大出血时，必须配合手术与内治等方法救治。

（6）清热收涩药：有清热收涩止痒作用。用于皮肤病糜烂渗液不多的损害面，达到清热、燥湿、止痒的目的。如青黛散有收涩止痒、清热解毒之功，治皮肤病红肿痒痛渗出者。三石散收涩生肌作用较好，故用于皮肤糜烂，稍有渗液而已无红热者。注意一般不用于表皮糜烂、渗液较多病人，以免用后渗液不能流出而致过敏性皮炎。

5. 酊剂 将组成方剂的各种药物浸泡于酒精溶液内而成。如红灵酒有活血、消肿、止痛之功，用于冻疮、脱疽未溃之时。复方土槿皮酊功能杀虫止痒，用治手足癣。注意酊剂刺激性强，疮疡已溃或皮肤病糜烂面、近阴囊处勿用。

6. 洗剂 是将方药研成细末与水溶液混在一起而成。适用于急性、过敏性皮肤病，酒皶鼻和粉刺等。如三黄洗剂有清热止痒之功，用于一切急性皮肤病，如湿疮、接触性皮炎，皮损为潮红、肿胀、丘疹等。颠倒散洗剂有清热散瘀之功，用于酒皶鼻、粉刺。注意凡皮损处有糜烂渗液较多者、脓液结痂等，或深在性皮肤病，不宜使用。

7. 草药 用新鲜草药或加调料直接敷于局部病灶。适用于阳性肿疡，或创伤、毒蛇咬伤、皮肤病等。常用药物：①消肿解毒药：蒲公英、紫花地丁、马齿苋、丝瓜叶、芙蓉花叶、野菊花叶、七叶一枝花等捣烂后敷贴患外。②清热止血药：旱莲草、白毛根、丝瓜叶等，适用于浅表创伤出血。③祛风止痒药：徐长卿、蛇床子、地肤子、泽漆、羊蹄根等，用于皮肤病止痒。④治蛇伤药：田基黄、半边莲等。用鲜草药外敷时，必先洗净，最好用1：5000高锰酸钾溶液浸泡后捣烂外敷，也可选用盐、糖、醋等配剂外敷。

（二）手术疗法

手术疗法是运用各种器械和手法操作来进行治疗的方法，它在外科治疗中也占着十分重要的位置。由于疾病不同，方法各异，常用的方法有切开法、烙法、砭镰法、挂线法、结扎法等，手术操作时必须严格消毒，局部麻醉，并注意出血、刀晕等。

1. 切开法 是用手术刀切开脓肿，排出脓液的方法。

适用于疮疡已成脓者。切开前，应先予穿刺排除血瘤、岩肿等证。切开排脓后一般要放置引流。切口位置应选择在脓肿稍低的部位，可使脓液畅流。切口应尽量沿皮肤的自然纹理切开；手指脓肿，应从侧方切开；关节区附近的脓肿切开，切口尽量避免越过关节；若在关节区脓肿，一般施行横切口，纵切口在瘢痕形成后能影响关节功能；乳房部应以乳头为中心，放射形切开，免伤乳囊。

注意点：病人虚弱、空腹时，应先予补液、进食后再行切开。脓腔较大，脓液过多时，不要快速一次排尽，以免晕厥。勿暴力挤压脓腔，以免脓毒扩散。

2. 烙法 是应用针和烙器在火上加热后进行手术操作的一种方法。

（1）火针烙法：古称燔针焠刺，是指将针具烧红后刺破患部的治疗方法。先将特制的粗针加热烧红后刺进脓腔，可代替切开；有减少损伤，通畅引流的优点。一般适用于乳痈，亦适用于附骨疽、流痰等肉厚脓深的阴证。

（2）烙铁烙法：主要利用器械烧灼病变处，非但可以止血，而且又能烫治病根。目前以电灼器代替火烙。适用于止血及赘疣、息肉突出等。

3. 砭镰法 俗称飞针，是用三棱针或刀尖刺患处皮肤或黏膜，放出少量血液，使热毒随血外泄的方法。适用于丹毒、红丝疔等急性阳证。

4. 挂线法 是用线或橡皮筋挂在瘘管上，利用线的紧束力，阻断血供，组织坏死脱落而挂断瘘管的方法。多适用于瘘管或窦道。

操作方法：橡皮筋挂线法是先用球头银丝自甲孔探入管道，从乙孔穿出，然后用丝线做成双套结，将橡皮筋线一根结扎在自乙孔穿出的银丝球头部，再由乙孔退回管道，从甲孔抽出。这样，橡皮筋线与丝线贯穿瘘管两口之间，将扎在球头上的丝线与橡皮筋剪开（丝线暂时保留在管道内，以备橡皮筋线在结扎折断时，用以另引橡皮筋线作更换用），然后收紧橡皮筋线，打一个单结，再将所垫的两根丝线，各自分别在橡皮筋线上打结处予以结缚固定。另一固定橡皮筋的方法：将橡皮筋两头并在一起用血管钳夹住，稍拉紧，于血管钳上再加上钳（稍留出空隙），用丝线在二钳空间扎紧。将下钳下拉紧，松去上钳，在下钳下橡皮筋上再用钳夹住，于二钳间打好第二道结后松去止血钳，剪去过长的丝线和橡皮筋线头，最后抽出管道内保留的丝线。

如果用普通丝线或纸裹药线挂线法，则在挂线以后，需每隔2～3天收紧一次，缩短收口日期。而橡皮筋线因有弹性，一般一次结紧后即可自动收紧切开，所以目前多采用橡皮筋挂线法。

5. 结扎法 又称缠扎法，是利用线的紧力，使患部气血不通，结扎远端的病变组织坏死脱落的外治法。结扎血管断端以制止活动性出血也属结扎法。一般用于痔核结扎。

操作方法：凡头小蒂大的痔核，可以缝针贯穿其根部，再用"8"字式结扎或"回"字形结扎。

（三）其他疗法

1. 引流法 脓肿切开或自溃后，脓毒未净，腐肉未脱，必须应用引流方法，使脓尽腐脱新生。引流法有药线引流、导管引流、扩创引流等。

（1）药线引流：药线又称药条、药捻，大多采用桑皮纸、丝棉纸或拷贝纸线黏附外捻药物而成。常用的药物有红升丹、白降丹等。既有治疗作用，又有探查脓腔、瘘管之用。药线的类别有外粘药物及内裹药物两类，目前临床上大多应用外粘药物的药线。方法是将药线插入脓腔，借药物的药理作用提脓祛腐，借纸线的物理作用引导脓水外流；并使坏死组织附着于药线上，达到提脓祛腐、拔毒生肌的目的。适用于疮口过小，脓水不易排出者，或已成瘘管、窦道者，均可使用。

（2）导管引流：用特制的导管插入引流不畅的脓腔，使脓毒从导管引出。适用于脓腔较深及体腔内感染手术后，脓液引流不畅者。

（3）扩创引流：用手术扩大创口，使脓腔引流通畅。适用于疮疡溃后位置偏上，溃口太小，造成袋脓；瘰疬瘘管形成，脂瘤感染等。

2. 垫棉法 用棉花或纱布折叠成块，衬垫疮部敷料上，加压包扎，促使脓腔粘合的方法。适用于脓腔在疮口下方有袋脓者，或脓腐已净，新肉已生，而皮肤与肌肉一时不能粘合者。注意红肿热痛尚未消退时不可应用，以免留邪。

3. 药筒拔法 是用药物与竹筒一起煎煮后，乘热急合疮上，借药物的作用和竹筒负压抽吸的原理，吸出疮面的脓毒的方法。目前较少使用。

4. 灸法 用药物在患处燃烧，借助药力和热力的作用，祛寒散瘀，通络拔毒。有明灸、隔灸、悬灸之分。明灸是将艾绒着肤施灸；隔灸是在艾绒与皮肤中间加置姜片；悬灸是将艾条悬于皮肤上方施灸。适用于肿疡初起坚肿，或风寒湿凝聚筋骨，或疮疡久溃不愈。

5. 熏法 是用药物燃烧后，取其烟气上熏，借着药力与热力的作用，使腠理疏通，气血流畅的一种外治法。适用于肿疡、溃疡和皮肤病。神灯照法功能活血消肿、解毒止痛，适用于痈疽轻证，未成者自消，已成脓者自溃，不腐者即腐。桑柴火烘法功能助阳通络、消肿散坚、化腐、生肌、止痛，适用于疮疡坚而不溃，溃而不腐，新肉不生，疼痛不止之症。烟熏法功能杀虫止痒，适用于干燥而无渗液的各种顽固性皮肤病。

6. 熨法 是用药物粗末加酒、醋炒热布包，直接熨摩患处以流畅气血、疏通腠理的疗法。常用的药物有葱、生香附、蚕砂、吴茱萸、皮硝等。适用于风寒湿凝滞筋骨，乳痈初起或麻痹性肠梗阻等。但阳证肿疡不宜使用。

7. 热烘疗法 是在病变部位涂药后，再加热烘的一种疗法。通过热力的作用，使局部气血流畅，腠理开疏，药物渗入，从而达到治疗目的。适用于鹅掌风、慢性湿疮、牛皮癣等皮肤干燥、瘙痒之症。注意本法禁用于急性皮肤病。

8. 洗涤法 是用药物煎汤洗涤以解除毒邪的治法，包括熏洗、冲洗、浸泡等。适用于疮疡溃后脓水淋漓不尽或腐肉不脱，以及皮肤病瘙痒，渗出，脱屑及痔疮肿痛等。

（白遵光　陈志强）

第三章 无 菌 术

微生物在周围环境中普遍存在，因微生物污染造成伤口或手术创面感染曾经是困扰外科发展的重要原因之一。1867 年英国医生 Lister 采用苯酚预防手术伤口化脓，开创了现代医学无菌术的先河。在我国，类似的无菌术早在《本草纲目》中已有记载，采用苍术、艾叶、白芷、丁香、硫黄等烟熏进行空气消毒（辟秽），直到 20 世纪七八十年代此方法仍在广泛应用。随着现代医学的发展，无菌术已从手术创面及器材的抗菌（消毒）与灭菌，不断延伸扩展到许多的临床诊疗过程中，成为预防医院内感染的必要措施之一。因此，医护人员必须具有严格的无菌观念，在一切诊疗工作中认真遵守无菌原则。

第一节　无菌术与抗菌术

无菌术（asepsis）：又称灭菌术，指杀灭一切活的微生物。通常采用高温、紫外线、电离辐射或环氧乙烷等物理或化学方法来彻底消灭医疗物品上黏附的微生物，其中高温灭菌最为普遍。如手术器械、手术衣、手术巾和纱布等都应用高温灭菌。电离辐射主要用于药物如抗生素、类固醇、维生素等的灭菌。环氧乙烷具有很强的杀菌作用和穿透特性，故常用于各类器材和物品的灭菌。紫外线则可杀灭悬浮在空气和物体表面的细菌、真菌、支原体和病毒，但穿透性弱，不能透过普通布料，通常只用于室内空气灭菌。

抗菌术（antisepsis）：俗称消毒，指杀灭致病性病原微生物，但不要求杀灭所有微生物（如芽孢等）。常用化学方法，如碘酊、乙醇、碘伏和戊二醛等，主要用于病人手术区皮肤和手术人员手臂皮肤的消毒，也用于器械的浸泡消毒。

无菌原则：为避免已灭菌的物品及已作消毒的手术人员或手术区域不再被污染而做出的规定，这些规定任何人都应严格遵守，否则无菌术的目的就不能达到。

一、手术器械、用品和敷料的灭菌消毒

手术器械、用品和敷料的灭菌消毒须达到下列要求：①杀灭各种致病微生物；②杀菌不仅在物体表面而且达到管腔内部和关节铰链处等；③物品消毒后材料无被侵蚀，结构无被破坏，功能保持良好；④消毒时间尽可能节省。

（一）灭菌法

1. **高压蒸气灭菌法**　最常用、效果可靠，可分为下排气式和预真空式两类。目前应用最多的是下排气式灭菌器，有不同的式样和大小，如手提式、卧式及立式等，其基本结构和工作原理相同，即由一个具有两层壁的耐高压的锅炉构成。蒸气进入消毒室内积聚而使压力增高，温度也随之升高。当蒸气压达到 102.97～137.2kPa（1.05～1.40kg/m²）时，温度可达 121～126℃，维持 30 分钟即能杀死包括耐抗力顽强的细菌芽胞在内的一切病原微生物。此法用于能耐受高温的物品灭菌，如金属器械、玻璃、搪瓷器皿、敷料等。

注意事项：①物品包裹不应过大，一般应小于 55cm×33cm×22cm，包扎不应过紧。②包裹在

灭菌器内排列不要太紧密。③物品包装内外须放贴灭菌指示纸片。④易燃易爆物品如碘仿、苯类等，禁用高压蒸气灭菌法。锐利器械如刀、剪不宜用此法灭菌，以免变钝。⑤瓶装液体灭菌时，要用玻璃纸和纱布包扎瓶口，如用橡皮塞的，应插入针头排气。⑥灭菌时应排尽锅内冷空气，检查安全阀是否性能良好。灭菌完毕待压力降至零方可开启，以防发生爆炸危险。⑦已灭菌的物品应做记号，以便识别，应与未灭菌的物品分开放置。⑧物品灭菌后，一般可保留 2 周。

2. 煮沸灭菌法 适用于金属器械、玻璃及橡胶类物品，在水中煮沸至 100℃并持续 15～20 分钟，可杀灭一般的细菌，但杀灭细菌芽胞需煮沸 1 小时以上。如加入碳酸氢钠使水成为 2%碱性溶液，沸点温度可提高到 105℃，灭菌时间可缩短至 10 分钟，并可防止金属物品生锈。高原地区气压低，水的沸点亦低，煮沸灭菌的时间需相应延长。为节省时间和保证质量，高原地区可应用压力锅作煮沸灭菌。压力锅的蒸气压力一般为 127.5kPa，锅内最高温度可达 124℃左右，10 分钟即可灭菌。

注意事项：①物品必须完全浸没于水中；②橡胶和丝线类应于水煮沸后放入，持续煮沸 15 分钟后取出，以免煮沸过久影响质量；③玻璃类物品要用纱布包好放入冷水中煮，以免骤热而破裂，注射器应拔出内蕊并用纱布包好；④灭菌时间从水煮沸后算起，如果中途加入其他物品，应重新计算时间；⑤煮沸器的锅盖应严密关闭以保持沸水温度；⑥锐利器械如刀、剪等不宜用此法，以免变钝。

（二）消毒法

1. 药液浸泡消毒法 锐利器械、内镜、塑胶制品等不适于热力灭菌的器械可用此法，常用的化学消毒剂有：

（1）70%乙醇溶液：具有较强杀菌作用，细菌与之接触后 1～2 分钟内死亡。一般浸泡 30 分钟，每周过滤并核对浓度 1 次。

（2）10%甲醛溶液：适用于导尿管、塑料类、有机玻璃的消毒。一般浸泡 30 分钟。因气味刺激性大，有致癌作用，现已少用。

（3）2%戊二醛溶液：灭菌效果好，对病毒杀灭有效，浸泡 30 分钟。常用于刀片、剪刀、缝针及显微器械的消毒。灭菌时间为 10 小时。药液宜每周更换一次。

（4）0.55%邻苯二甲醛溶液：用于不需要杀灭细胞芽胞的医疗器械消毒。在 20℃以上时，浸泡 5 分钟以上。与戊二醛相比，邻苯二甲醛的杀菌谱更广，使用浓度更低，杀菌时间更短，刺激性更小，腐蚀性更弱。

注意事项：①浸泡前要擦净器械上的油脂；②物品必须全部浸入溶液内；③剪刀、血管钳等的关节要张开，管瓶类物品的内外壁均应浸泡在消毒液中；④使用前用灭菌盐水将物品上药液冲洗干净，以免残留药液造成组织损害。

2. 气体熏蒸法 优点是物体不会潮湿，常用甲醛、环氧乙烷、过氧化氢等。

（1）甲醛：将物品置于容器内，底层器皿内盛入 40%甲醛，再加入高锰酸钾使其气化，紧闭熏蒸 1 小时可达消毒目的。

（2）环氧乙烷：本品在 10.8℃即蒸发成气态，杀菌力和穿透力均强，常用于不耐高温或不宜浸泡的物品消毒。由于环氧乙烷刺激性强及有致畸性，须采用专门的消毒器，做好尾气排放处理，避免皮肤接触药液和吸入蒸气。

（3）过氧化氢：在专用灭菌设备内激发产生辉光放电，以过氧化氢为介质，形成低温等离子体，发挥灭菌作用。过氧化氢作用浓度为＞6mg/L，温度为 45～65℃，时间为 28～75 分钟。灭菌前物品应充分干燥。

（三）手术器材和敷料的清洁处理

金属器械、玻璃、搪瓷物品使用后需用酶洗涤剂浸泡清洗，特别注意沟、槽、轴节等处的去污。

金属器械须擦油防锈，管状器材需注意冲洗内腔，然后风干。特殊感染病人如金黄色葡萄球菌、铜绿假单胞菌、破伤风，以及气性坏疽、病毒性肝炎及艾滋病者等使用过的器械应作特殊处理。一次性用品用后焚烧处理。

二、病人手术区的准备

病人手术区准备目的是消灭手术切口周围皮肤上的细菌，避免引起创面感染。

（一）局部皮肤处理

择期手术病人术前应擦身、洗澡、更衣及手术区皮肤清洁。注意清除皮肤上的油脂、胶布残迹及脐、腋、会阴等处的污垢，剃去腋毛、阴毛及手术区毛发。剃毛时间以接近手术为佳，剃毛时注意不要损伤皮肤。手术部位皮肤消毒常规采用 2.5%～3%碘酊涂擦，待干后用 70%乙醇涂擦两次去除碘酊。婴幼儿面部、口腔、肛门、外生殖器等处皮肤或黏膜一般采用灭菌王或碘伏涂擦两遍消毒。0.75%的吡烷酮碘的作用持久，对皮肤刺激性小，常用作植皮手术供皮区的皮肤消毒。外伤创面的清创首先用肥皂液和清水刷净创面周围皮肤，再用生理盐水和过氧化氢充分冲洗创口，去除黏附的异物、污垢和细菌，使污染伤口接近清洁伤口的清洁度，然后再用碘酊、酒精消毒皮肤。

注意事项：①皮肤涂擦消毒时，应由手术区中心向四周涂擦，但感染伤口或肛门则应自手术区外周向感染伤口或会阴肛门涂擦。已接触污染部位的药液纱布不应再返擦清洁处。②手术区皮肤的消毒范围为距切口边缘 15cm 的区域，若术中有可能延长切口，则应适当扩大消毒范围。图 3-1～图 3-8 为不同手术部位的皮肤消毒范围。

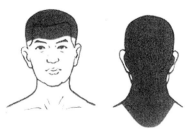

图3-1　颅脑手术

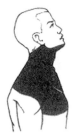

图3-2　颈部手术

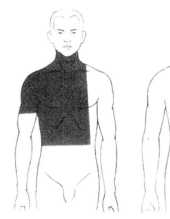

图 3-3　胸部手术

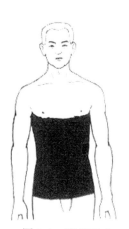

图 3-4　腹部手术

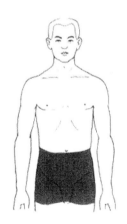

图 3-5　腹股沟和阴囊部手术

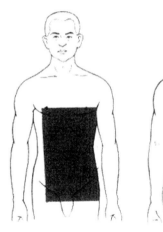

图 3-6　肾部手术

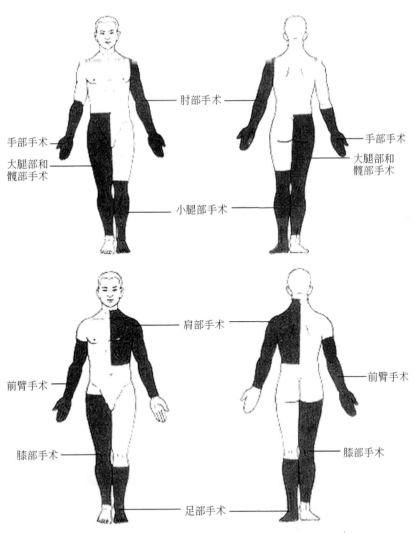

图 3-7　四肢手术

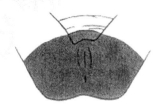

图 3-8　会阴部和肛门部手术

（二）手术区铺巾方法

皮肤消毒后，需用无菌的布单遮盖术野以外的皮肤，以减少和避免术野的污染。小手术铺盖一块孔巾即可，较大手术须用多块无菌巾铺盖，而且至少要铺盖两层无菌布单。例如，第一层用四块无菌巾遮盖切口四周皮肤，每块无菌巾的术野侧双折少许。注意：①铺巾顺序是先铺操作者对面的一侧或相对不洁区如会阴部、下腹部，最后铺靠近操作者的一侧；②用巾钳在交角处钳夹、固定布单。无菌巾铺下后，不可随便移动；③如位置不准确，只能由手术区向外移，不能从外向手术区移动。然后再铺第二层的中单和第三层大单。大单的头端应盖过手术床头架，两侧和足端垂下超过手术台边 30cm。此外，目前还普遍在铺人单后的手术区皮肤上粘贴无菌薄膜，使皮肤切开后薄膜仍黏附在伤口边缘，防止皮肤残留细菌移位进入伤口。

三、手术人员的准备

手术人员的准备包括换鞋、更衣、戴帽戴口罩、手和前臂刷洗消毒、穿无菌手术衣和戴手套等，要求帽子要盖住全部头发，口罩要盖住口鼻，指甲须剪短并除去甲缘下积垢。

（一）外科刷手法

1. 肥皂刷手法　是传统洗手方法。先用肥皂作一般洗手，再用无菌毛刷蘸煮过的肥皂水刷洗，从手指到肘上 10cm。一次刷完后，手指朝上肘朝下，用清水冲净手臂上的肥皂水。反复刷洗三遍，共约 10 分钟，用无菌毛巾从手向肘部擦干手臂（注意擦过肘部的毛巾不可再擦手部）。然后将手浸泡于 70%乙醇溶液内达肘上 6cm 消毒 5 分钟，完毕后保持拱手姿势，自然风干后穿无菌手术衣。此过程手臂不应下垂，也不可接触未经消毒的物品，否则应重新洗手。

本法目前已逐渐被下述的灭菌剂刷手法所代替，因后者刷洗时间短、效果好，无菌作用保持时间较长。新型手消毒剂的出现使消毒过程逐渐简化，各种消毒剂的使用要求略有不同，但都强调消毒前的皮肤清洁步骤。

2. 碘而康刷手法　先肥皂水擦洗双手至肘上 10cm，3 分钟后清水冲净，用无菌纱布擦干。用浸透 0.5%碘而康纱布涂擦手和前臂 1 遍，稍干后穿手术衣和戴手套。

3. 灭菌王刷手法　双手用肥皂水擦洗至肘上 10cm，流水冲净，用无菌刷蘸灭菌王 3～5ml 刷洗手、臂 3 分钟，流水冲净后用无菌纱布擦干，再用灭菌王液涂擦手和前臂 3 分钟。待干后穿手术衣和戴手套。

（二）穿手术衣和戴手套方法

1. 穿无菌手术衣　手臂消毒后取无菌手术衣，双手抓住衣领两端内侧，轻轻将手术衣抖开，注意勿将衣服外面对向自己或碰触到其他物品，双手快速插入衣袖内，两臂前伸，让台下人员协助穿上，双手露出袖口后，双臂交叉提起腰带略向后递，由别人在身后将带系紧。

2. 戴无菌手套　有干手套和湿手套两种戴法。

（1）戴干手套法：先用无菌滑石粉轻擦双手使之干燥光滑，左手在打开的手套包内捏住手套套口外翻折处取出手套。先将右手插入手套内戴好（注意右手不能触及手套外面），再用已戴好手套的右手插入左手手套翻折的内侧，让空出的左手插入手套内（注意已戴手套的右手不可触碰左手皮肤）。将手套翻折部回翻盖住手术衣袖口，最后用无菌生理盐水冲净手套外的滑石粉。由于滑石粉等可能带来的肉芽肿、伤口炎症及术后粘连等不良反应，目前已不主张使用有粉手套。

（2）戴湿手套法：先向手套内盛入适量无菌水，使手套撑开便于穿戴。戴好手套后将手向上竖起，使水顺前臂向肘部下流，再穿手术衣。

完成一台手术后接做第二台时，手术人员应按下列步骤更换手套和手术衣：①洗净手套上的血渍、污物，先脱手术衣后脱手套；②用流动清水冲洗双手，用无菌毛巾擦干手臂再涂消毒液、待干；③重新穿手术衣和戴手套；④若刚完成的是感染手术或手套破损，应重新洗手并进行手臂消毒。

（三）手术中的无菌操作原则

已消毒的物品或手术区遭污染的后果，轻则引起伤口感染，重者可致手术失败甚至危及病人生命。为了防范污染，制定了一些严格的规章，即无菌操作原则。所有手术室内工作人员包括参观人员均应严格遵守以下无菌原则：

（1）手术人员洗手后，手臂即不准再接触未经消毒的物品，穿无菌手术衣和戴无菌手套后，肩以上、腰以下、背部及手术台平面以下的无菌单，均应视为有菌区，不能接触。

（2）不能在手术人员肩以上、腰以下和背后传递无菌器械物品；坠落至手术台或无菌巾单以外的器械物品不能拾回使用，需重新消毒后才能使用。

（3）术中手套破损或接触到非无菌区，应及时更换，衣袖如接触有菌物品，应加戴无菌袖套或更换手术衣。

（4）术中如无菌单被浸湿透或接触到有菌物品时，应加盖无菌单；病人如需更换体位，另选切口做手术时，需重新消毒铺巾。

（5）手术中同侧手术人员需调换位置时，应先后退一步，以背对背转身方式交换位置。

（6）皮肤切开前或切口皮肤缝合前，需用70%乙醇消毒皮肤。

（7）皮肤切口边缘应以大纱布垫或无菌巾覆盖，并用巾钳或缝线固定。切开空腔脏器前，先用无菌盐水纱布垫保护好周围组织，以防止或减少腔内容物污染。

（8）术中手术台上人员禁止无必要的谈笑，咳嗽或打喷嚏时要避开手术区；注意有无灰尘、小昆虫或汗液落入手术区内。

（9）手术当日，原则上应先参加洁净手术，然后施行污染或感染的手术，患有上呼吸道感染或手臂皮肤破损或有化脓性感染者不应参加手术。给感染伤口换药后应彻底刷洗双手。特殊感染病人手术时必须采取包括手术间在内的隔离技术。

（10）参观人员不可贴近手术人员或站得太高，不可随意在室内来回走动；患有上呼吸道感染者禁止入手术室。入手术室前更换手术室的参观衣和鞋，并戴好帽子口罩，参观人员人数应有所控制。

第二节　手术室的设置和管理原则

一、手术室的设置

手术室宜设在环境比较安静、易于保持清洁、楼层明亮又无直接强烈阳光照射的地方。高层建筑宜选在顶层，配有专用电梯接送病人。并尽量靠近手术科病区和急症室。

手术室房间的数量、面积大小，应根据医院的规模、性质及手术科室床位的数量及开展手术工作的需要而定。无菌手术室与污染手术室应当分开，可单独设立急症清创门诊小手术室，手术室房间大小宜适中、实用。一般为24～40m²。

手术台一般位于房间中央，其上方屋顶悬挂无影灯，室内配备器械台、麻醉台、麻醉机、药品橱、敷料橱、吸引器、氧气瓶或供氧管道、麻醉及心肺功能监护仪、时钟、阅片灯、温湿度计及有关预警信号装置。

手术室还应附设更衣室、洗手室、消毒灭菌室、普通器械敷料室、无菌麻醉手术器材室、药品室、麻醉苏醒室、办公室等。

现代手术室采用封闭式结构，墙壁采用平整的钢板涂层，内衬隔音材料，墙角成弧形，地面采用抗静电材料铺设，室内空气采用专设管道设备和高效滤器进行层流循环过滤和温度湿度调节，不仅无须空气消毒而达到很高的洁净度，而且具有恒温和恒湿作用。此类手术室还设有镶嵌在墙壁内的橱柜，配备足够的电力、各种气源和负压吸引终端及通讯和信息处理系统。

二、手术室的一般管理

（1）层流手术室要定期进行空气净化消毒。当日第一台手术开始前需要高净化运行1小时。

（2）每次手术结束后，都应彻底擦拭地面，清除污液和杂物，并进行空气净化消毒。接台手术前需密闭高净化运行15～30分钟。

（3）多台手术时，应先作无菌手术，后作污染或感染手术。

（4）患有急性感染性疾病，尤其是上呼吸道感染者，不得进入手术室。凡进入手术室的人员，必须换上手术室的清洁鞋帽、衣裤和口罩。参观手术的人员不宜超过2人。

第三节　手术基本器械及其用法

常用手术器械包括刀、剪、钳、针、镊等，多选用碳钢材料镀铬或镍制成，具有精致轻便、易于把持、刀刃锋利、结构圆滑、弹性好、韧性强、不生锈、耐高温等特点。手术器械种类多、用途广、更新快，可分为普通手术器械和专科手术器械两大类，而普通手术器械是一切手术操作的基础。因此，正确了解各种手术器械的结构特点、基本性能是正确使用和灵活应用器械的前提和保证。

1. **手术刀**（scalpel，surgical blade）　由刀柄和刀片组成，刀柄有长短和大小之分，以标在刀柄末端的数字区分。刀片也有大、中、小号之分，亦可根据刀刃形状分为圆刃、弯刃、三角尖刃刀片等。刀片的尾部刻有数字以示区别。此外还有特殊的高频电刀、彭氏吸刮解剖器（PMOD）、激光刀、超声刀、微波刀、等离子刀等，这些新技术新设备的使用，极大地拓展了外科手术领域，简化了手术流程，降低了手术风险，正发挥出越来越重要的作用。正确的执刀方法有执弓式、执笔式、抓持式、反挑式四种。

2. **剪刀**（scissors）　用作剪断缝线、敷料及组织等。

3. **手术镊**（forceps）　用于夹持组织和手术材料，有有齿镊（组织镊）和无齿镊（平镊、敷料镊）之分。前者尖端有钩齿，夹持组织牢固，但对组织损伤也较重。夹持筋膜、肌腱、皮肤等坚韧组织时选用有齿镊。无齿镊的尖端无钩齿，用于夹持软组织、脏器及敷料。

4. **止血钳**（hemostat forceps）　是手术器械中数量最多的器械，有弯钳、直钳、直角钳和弧形钳等。

（1）蚊式血管钳（hemostat）：有直、弯两种，细小精巧，用于脏器、面部及整形等精细创面的钳夹止血，不宜用作钳夹大块组织。

（2）直血管钳（straight clamp）：用于夹持浅层组织出血点，协助拔针等。

（3）弯血管钳（kelly clamp）：用于深部组织或内脏血管出血的钳夹止血。

（4）有齿血管钳（Kocker's clamp）：用以夹持较厚组织及易滑脱组织内的出血血管，如肠系膜、大网膜等。前端齿可防止滑脱，但不能用于皮下止血。

（5）持针钳（neddle holder）：结构与血管钳类似，用于夹持缝针作缝合，有时也用作打结。缝针宜夹在靠近钳尖的前部，将缝线重叠部分也夹在钳嘴内。执针钳方法有指套法、掌握法和掌指法。

5. **缝针**　用于各种组织的缝合，由针尖、针体和针眼三部分组成。针尖有圆形、三角形及铲形三种；针体也有圆形、三角形及铲形三种。针眼供引线用。另外有一种针线一体的缝合针，无针眼，对组织损伤小。

6.其他常用钳类器械

（1）海绵钳（卵圆钳）：也称持物钳，用于夹持、传递已消毒的物品。

（2）巾钳：用作固定布巾。

（3）爪形肠钳（阑尾钳）：轻巧富有弹性，钳住后不损组织，用于钳夹较脆弱的脏器或组织，如小肠、阑尾系膜等。

（4）组织钳（鼠齿钳）：弹性好，头端有一排细齿，用来夹持纱布和皮下组织，也常用于挟持组织或皮瓣作牵引。

（5）剥离子钳：用作钳夹黄豆大小的纱布球，钝性分离粘连脏器、组织间隙、血管鞘膜和神经周围组织等重要结构。

（6）有齿直血管钳：钳臂长、钳夹力大，常用于钳夹大网膜、肠的断端、颈前肌肉、盆腔韧带和血管断端等，其尖端有齿可防止组织滑脱。

（7）直角钳：用于游离和绕过重要血管、胆道等组织的后壁。

（8）肠钳：扁平而有弹性，无损伤，用于暂时阻断胃肠道。

（9）肾蒂钳：用于肾切除时夹持肾蒂。

7.牵引钩类（retractors） 也称拉钩，用于显露术野，常用者有：

（1）皮肤拉钩：呈耙状，用于浅表手术时拉开皮肤，显露术野。

（2）甲状腺拉钩：呈直角的平钩，用于显露甲状腺，也常用于腹部皮肤切开的皮肤肌肉牵引。

（3）阑尾拉钩：亦呈钩状，用于阑尾、疝手术时的显露，有时亦用于腹壁牵拉。

（4）腹部平头拉钩：为宽大的平滑钩，用于腹腔较大术野的牵拉。

（5）S拉钩：呈"S"状，用于肝、胆、脾、胰、肠道等手术时显露深部术野。

（6）自动拉钩：牵开固定后，无须再用人力牵拉，用于腹腔、盆腔和胸腔手术。

8.探针、刮匙类 探针（probe）用于探查窦道、瘘管等，有槽探针用于脓肿探查引流，胆道探针用于探查胆道，尿道探针用于尿道的探查。刮匙（curette）用于窦道伤口及坏死组织的刮除。

第四节　手术基本操作

手术的基本操作主要是切开、暴露、分离、止血、缝合和打结，无论什么手术都离不开这些基本操作。

一、切开与手术入路

手术以切开皮肤开始，继而显露并进入病变部位。切口的选择和设计显然十分重要，不仅考虑暴露是否合适，而且涉及术后外观审美。多年来根据病变和术式设计了许多典型的切口，对手术的成功和审美起了重要作用。理想的手术切口应为：①能充分显露术野，便利手术操作。原则上切口应尽量接近病变部位，且能适应术中需要延长和扩大切口；②组织损伤、术后炎症反应和瘢痕形成最小；③适应局部解剖和生理特点，伤口愈合后能最大限度恢复功能和外形美观。皮肤切开后可用电刀、激光刀等切开皮下组织，可同时起止血作用。

二、分离

分离有锐性分离和钝性分离两种，两种方法经常结合使用。锐性分离是利用刀和剪将致密的组织切开分离，切缘整齐，组织细胞损伤少。钝性分离则利用血管钳、刀柄、组织剪头和手指等剥离较疏松的组织，特别是分离较大的血管神经时，钝性分离可避免其损伤。

三、止血

常用的止血方法有压迫、结扎和电凝等方法。

（一）压迫止血法

压迫止血法是用压力使血管破口缩小或闭合，并通过血小板、纤维蛋白和红细胞迅速形成血栓，使出血停止，常用于组织渗血。

（二）结扎止血法

结扎止血法分单纯结扎和缝合结扎两种。单纯结扎是用止血钳钳夹出血点后用丝线在钳下结扎，缝合结扎先将线缝在结扎点附近再结扎，可避免结扎线脱落或用于单纯结扎有困难时。对易于游离的血管采取分离血管后以血管钳钳夹，再结扎、切断血管，可减少出血。器官切除时常用此方法处理大血管。

（三）电凝止血法

高频电流通过电灼器与局部组织接触产生高热，使组织炭化凝结止血。此法常用于广泛的点状出血，其优点是止血快捷，伤口内线结少。但有凝血功能障碍时止血效果差，有伤口污染时易发生感染。应注意：①使用前须检查电灼器工作状态，室内有无开放的乙醚或其他易燃化学物质；②电灼时先用纱布吸去电灼部位的血液；③电灼器或导电的血管钳、镊子不可接触其他组织；④要经常清除电灼器头端的炭痂，保证止血效果。

（四）血管阻断法

术中切除病变组织出血多时，如肝右叶部分切除，可利用止血带原理，用带子先阻断肝动脉和门静脉，减少切肝时出血。但须限制血管阻断时间。

（五）血管修复法

较大的血管损伤需行血管修复，以维持其分布区域的血液循环。若为血管壁线形裂损伤可作缝合修复，若血管完全断裂或前、后壁贯通损伤，应游离其远近两端作修整，如果断端对合无明显张力，可只作血管接吻；若如血管缺损较长不能对接或对接后张力过大时，则需作血管移植（自体静脉或人造血管）。有的血管壁缺损也可用静脉壁片添补修复。

（六）其他

骨蜡和银夹，前者常用于骨髓出血；银夹主要用于脑外科和血管外科止血。

四、缝合

缝合的目的是闭合已切开的组织伤口、协助止血、重建器官结构，以促进伤口愈合和恢复功能。

（一）缝合的步骤

以皮肤的间断缝合为例说明缝合的步骤。

1. **进针** 缝合时左手执有齿镊，提起皮肤边缘；右手执持针钳，用腕臂力顺针的弧度垂直将针刺入皮肤，经皮下从对侧切口皮肤垂直穿出。

2. **拔针** 用有齿镊夹持针前部顺针弧度外拔，同时持针钳从针后部顺势推针。

3. **出针、夹针** 当针要完全拔出时，阻力已很小，可松开持针钳，单用镊子夹针继续外拔，持针钳迅速转位钳夹针体，将针完全拔出。由第一助手打结，第二助手剪线，完成缝合步骤。

（二）注意事项

①应根据组织层次分层缝合，并使层间接触严密、对合良好，无死腔残留；②缝合处的张力适度；③选用合适的缝合材料；④缝合处愈合后不影响功能（如肠管吻合无狭窄）。

（三）缝合方法

缝合方法分为单纯缝合、外翻缝合和内翻缝合三类。每一类又可按缝合线是否为连续分为间断与连续缝合两种；另外尚可按缝线与组织间的位置关系分为水平缝合、荷包缝合、U 字缝合、8 字缝合等。目前已有专用的皮肤缝合器，使用金属钉，极大地缩短了缝合时间，减少了线头反应。

五、引流

使体腔、器官组织腔洞内的积气、积血、积液或坏死感染物引出体外或引离原处的方法称为引流，如胶管引流、烟卷引流和胸腔闭式引流等。胃肠减压、留置尿管、空腔器官造口或吻合（内流管）等也属于广义的引流。引流的目的是：①排除脓液和坏死组织；②预防血液、渗出液或消化液等在体腔或手术创面内蓄积；③促使创面死腔缩小或闭合。此外，为防止某些创口内部未愈而皮肤过早闭合，如肛瘘，易重新形成瘘管，也需放置引流。引流可分被动和主动两类。

主要并发症：①感染，引流物放置时间过长引起局部感染；②纤维粘连，纱布引起的粘连最多，胶管次之，塑料管较少；③引流物固定不良或断裂，落入胸腹腔或伤口内；④引流管压迫肠管、血管等引起穿孔或出血；⑤偶尔引流管可能被缝合到深处，不能如期取出。

注意事项：①引流口尽量与切口分开；②引流管不应置于中腹部，以免加重小肠粘连；③引流管勿直接压迫胃肠的吻合口，以免引起愈合不良发生吻合口瘘；④引流物一定要放置到引流腔隙的最低位，以利引流彻底；⑤引流管固定要牢固，以防止脱出或进入伤口内；⑥根据需要选择合理的引流物：皮下引流一般选用橡胶片，位置较浅及估计引流液不多者可选用烟卷引流，引流较多或需长期留置者，选用胶管或双套管；⑦经常检查引流物的牢固性，术后及时拔除，并检查其完整性。

六、剪线与拆线

正确的剪线方法是结扎完毕后，将线尾提起略偏向左侧，将剪刀微张开，顺线尾向下滑动至结的上端，再将剪刀向上倾斜 45°将线剪断，剪线应在明视下进行，为了防止线结松开，须在线结外留一段线头，一般丝线留 1～2mm；可吸收肠线、尼龙线留 3～4mm。

拆线时间应根据切口的部位、大小、病人年龄、营养状况，以及伤口张力大小等全面考虑。老年人、营养状况较差者愈合相对较慢，小儿愈合相对较快；张力较大影响血运时，愈合也延迟。拆线时间一般规定：头、面、颈部 4～5 天；下腹部和会阴 6～7 天；胸部、上腹部、背和臀部 7～9天；四肢 10～12 天（近关节处可适当延长）；减张缝合 14 天。有的可根据情况采用间断拆线。对感染化脓的伤口应及时拆除缝线撑开引流。

（李向宇）

第四章 麻 醉

第一节 概 论

一、麻醉的基本概念

麻醉最初的想法是消除疾病或手术创伤引起的疼痛，因此简单理解麻醉（anesthesia）就是止痛。但当今的麻醉已不仅仅局限于消除疼痛，而且要将病人的呼吸、循环、代谢等各种生理功能调控在正常水平。因此，麻醉是用药物或其他方法，使病人的全身或某一局部暂时失去感觉和痛觉，为手术操作提供良好条件，同时调控病人的生理功能使之维持在正常水平的医疗技术。

二、祖国医学麻醉发展史

祖国医学在两千多年前已有麻醉或止痛方面的传说或记载。例如，在公元 200 年，名医华佗即用酒和"麻沸散"作全身麻醉，在《后汉书·华佗传》中记载"以酒服麻沸散，既醉无所觉"。公元 652 年孙思邈的《备急千金要方》和公元 752 年王焘的《外台秘要》中记载了用大麻镇痛，用蟾酥、白僵蚕作为镇痛或麻醉用药。公元 1220 年《履岩本草》中记载曼陀罗花有镇痛作用。元代危亦林于 1337 年《世医得效方》中记载了麻药"草乌散"。他还论述了"用麻药法"："颠扑损伤，骨肉疼痛，整顿不得，先用麻药服，待其不识痛处，方可下手。或服后麻不倒，可加曼陀罗花及草乌五钱，用好酒调些少与服，若其人如酒醉，即不可加药"。这里危氏已把曼陀罗花作为较强的麻药来使用。他还指出，麻药的用量和用法，应视病人的年龄、体质、病情而有所不同："被伤有老有幼，有无力，有出血甚者，比（此）药逐时相度入用，不可过多。亦有重者，若见麻不倒者，又旋添些；更未倒，又添酒调服少许。已倒便住药，切不可过多"。提示当时麻药的使用已达相当高的水平。至明清时期，医学文献中如《证治学准绳》有治疗"诸痛"的麻药，《医宗金鉴》列有外敷麻药，《伤科方书》记有"杨花散"，《外科方外奇方》所述"动刀针外敷麻药"等。

20 世纪 50 年代，我国医务人员在继承和发扬针灸疗法的基础上发现了针刺的镇痛作用。目前针刺复合麻醉已应用于头颈、甲状腺、四肢、颅脑及心、胸等多种手术。在针麻原理研究方面也取得了许多成果。

三、现代麻醉学的发展

现代麻醉起源于 1844 年笑气（氧化亚氮）止痛作用的发现和 1846 年乙醚吸入麻醉的成功。其后发现了有局部麻醉作用的可卡因。1905 年合成了普鲁卡因，使局部麻醉得到快速发展。20 世纪初，发现了巴比妥药物的静脉麻醉作用，又开创了静脉全身麻醉。20 世纪下半叶以来，随着麻醉药物、器材和仪器的研发与应用，麻醉技术和麻醉安全性得到不断提高完善，当今的麻醉学科已发展成为集临床麻醉、重症监测治疗与急救复苏、急慢性疼痛诊疗，以及医教研为一身的临床二级学科。

四、麻醉的临床分类

临床上按麻醉方法的不同，可分为五类。

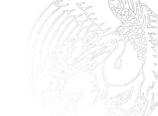

（1）全身麻醉：包括吸入全麻和静脉全麻。

（2）椎管内麻醉：有蛛网膜下腔阻滞麻醉和硬膜外腔阻滞麻醉。

（3）局部麻醉：包括表面麻醉、局部浸润麻醉、区域阻滞、神经丛阻滞麻醉。

（4）复合麻醉：同时用多种麻醉药物或麻醉方法进行麻醉。

（5）针刺麻醉：按刺激方法可分为电针、手法运针和水针麻醉等。

第二节　麻醉前准备和麻醉前用药

一、麻醉前评估

麻醉前需常规访视病人，通过病史复习、体格检查和了解各项检查结果，掌握病人的病情，并评估病人对麻醉、手术的耐受能力。美国麻醉医师协会（ASA）制定了病情分级标准，为病情评估提供参考。病人健康状况分级见表 4-1。

表 4-1　ASA 病情分级

分级	标准
Ⅰ级	体格健康，发育正常，器官功能正常
Ⅱ级	有轻度系统性疾病，功能代偿健全
Ⅲ级	有较严重系统性疾病，体力活动受限，但尚能应付日常活动
Ⅳ级	有严重系统性疾病，已丧失日常活动能力，且经常面临生命威胁
Ⅴ级	无论手术与否，生命难以维持 24 小时的濒死病人
Ⅵ级	确诊为脑死亡，其器官拟用于器官移植手术供体

注：如系急诊，则在每级数字后标注"急"或"E"字，表示风险较择期手术增加

一般认为，病情为Ⅰ、Ⅱ级者，能较好耐受麻醉，麻醉经过平稳。Ⅲ级者对接受麻醉有一定危险，麻醉前需充分估计麻醉中和麻醉后可能发生的并发症，并制订有效的防治措施。只要准备充分，处理得当，仍可顺利完成手术麻醉。病情Ⅳ级和Ⅴ级病人的麻醉危险性极大，一般不宜实施择期手术。

二、麻醉前准备

为了使麻醉手术安全顺利进行，麻醉前必须做好以下准备工作：

1. **全身状况准备**　低蛋白血症、贫血、血容量不足、电解质紊乱、心肺异常改变等，均可降低病人对麻醉、手术的耐受力。术前应作出正确评价，并尽量予以纠正。

2. **精神状态准备**　面对麻醉和手术，病人难免产生紧张、焦虑和恐惧。因此，访视病人时应以关心和鼓励的方法消除其顾虑和焦虑。将麻醉的相关问题和注意事项与病人进行适当的沟通和解释，耐心听取和解答病人提出的问题，以取得病人的理解、信任和合作。

3. **胃肠道准备**　择期手术病人需常规禁食，防止术中、术后因呕吐反流造成误吸或窒息。麻醉前一般禁食 8 小时，禁饮 2 小时；小儿禁食（奶）4～8 小时，禁饮 2～3 小时。急症病人也应充分考虑胃排空问题，饱胃又急需行手术者，选用全麻时，可考虑行清醒气管内插管，以避免或减少误吸的发生。

4. **麻醉器材药品准备**　为了使麻醉顺利实施、及时发现和准确处理意外事件，麻醉前必须准备好麻醉机、监护仪和各类麻醉、急救器材药品等。

三、麻醉前用药

1. **目的** 在于：①消除病人紧张、焦虑情绪及恐惧感。②提高病人的痛阈，缓和或解除原发疾病或麻醉前有创操作引起的疼痛，同时也可减少全麻药用量及其不良反应。③抑制呼吸道腺体分泌，保持呼吸通畅呼，降低误吸发生率。④消除因手术或麻醉引起的不良反应。

2. **药物选择** 一般来说，全麻病人以镇静药和抗胆碱药为主，有剧痛者可加用麻醉性镇痛药。椎管内麻醉病人以镇静药为主。临床常用的麻醉前用药及剂量见表4-2。

表4-2 临床常用的麻醉前用药及剂量

药物类型	药名	作用	用法和用量（成人）
镇静药	地西泮	镇静、催眠、抗焦虑、抗惊厥	肌内注射 5～10mg
	咪哒唑仑		肌内注射 0.04～0.08mg/kg
催眠药	苯巴比妥	镇静、催眠抗惊厥	肌内注射 0.1～0.2g
镇痛药	吗啡	镇痛、镇静	肌内注射 0.1mg/kg
	哌替啶		肌内注射 1mg/kg
抗胆碱药	阿托品	抑制腺体分泌、解除平滑肌痉挛和迷走神经兴奋	肌内注射 0.01～0.02mg/kg
	东莨菪碱		肌内注射 0.2～0.6mg

注：肌注即肌内注射

第三节 全身麻醉

麻醉药经呼吸道吸入或经静脉、肌内注射进入体内，对中枢神经系统产生抑制，出现神志消失、全身痛觉丧失、生理反射抑制和一定程度的肌肉松弛，称为全身麻醉（general anesthesia）。这种中枢抑制是可逆性的，也可以通过控制给药来调控。

一、全身麻醉药

1. **吸入麻醉药** 是指经呼吸道吸入人体内并产生全身麻醉作用的药物。目前常用的有氧化亚氮（N_2O）、安氟醚（enflurane）（恩氟烷）、异氟醚（isoflurane）（异氟烷）、七氟醚（sevoflurane）（七氟烷）和地氟醚（desflurane）（地氟烷）等。上述吸入麻醉药中 N_2O 的麻醉效能最弱，对心肝肾的影响也最轻。安氟醚、异氟醚、七氟醚和地氟醚都属于强效吸入麻醉药，麻醉性能较强，对心脏和呼吸都有一定的抑制作用。安氟醚的特点是深麻醉时脑电图可出现癫痫样棘波和爆发性抑制，异氟醚的气味有刺激性，易引起病人呛咳和屏气；七氟醚对呼吸道的刺激性小，适合用于吸入诱导麻醉，但在干燥钠石灰中可分解产生有害物质。地氟醚麻醉诱导和苏醒都非常快，但单独吸入诱导容易产生激动和咳嗽。

为了比较不同吸入全麻药的作用强度，常以最低肺泡有效浓度（MAC）来衡量。MAC是指吸入某种麻醉药后，使50%的病人在切皮刺激时不出现体动反应时的肺泡药物浓度。因此，MAC值越小者麻醉效能越强。常用吸入麻醉药及其理化性质见表4-3。

表4-3 常用吸入麻醉药及其理化性质

药物	分子量	油/气分配系数	血/气分配系数	代谢率（%）	MAC值
笑气	44	1.4	0.47	0.004	105
乙醚	74	65	12	2.1～3.6	1.92

药物	分子量	油/气分配系数	血/气分配系数	代谢率（%）	MAC 值
氟烷	197	224	2.4	15～20	0.75
恩氟醚	184	97	1.9	2～5	1.68
异氟醚	184	91	1.4	0.2	1.16
七氟醚	200	55	0.6	2～3	1.71
地氟醚	168	18.7	0.42	0.02	6.00

2. 静脉麻醉药　经静脉注射进入体内，用于中枢神经系统而产生全身麻醉作用的药物，称为静脉麻醉药。主要有硫喷妥钠（thiopental sodium）、丙泊酚（propofol）、依托咪酯（etomidate）、氯胺酮（ketamine）和羟丁酸钠（γ-OH）等。

硫喷妥钠和异丙酚（丙泊酚）静脉注射后 1 分钟内即可意识消失，进入麻醉状态，两者均有直接抑制心肌、扩张血管和抑制呼吸中枢作用，剂量过大或注射速度过快容易出现低血压和中枢性呼吸抑制。依托咪酯也有相似的起效速度，且对心率、血压、心排血量和呼吸的影响较轻。氯胺酮的起效速度与上述药物相似，其特点是镇痛作用强，因兴奋交感神经而出现心率加快、血压升高，对呼吸影响也较轻，主要缺点是苏醒期梦幻发生率高，且使眼压和颅内压升高。羟丁酸钠与上述药物有所不同，麻醉作用较弱，起效也较慢，需数分钟才能进入麻醉状态。

目前异丙酚是最常使用的全麻药，用于快速全麻诱导，也常常用于短小手术，异丙酚还常常静脉滴注用于全麻维持。由于依托咪酯和氯胺酮对循环和呼吸抑制较轻，常常用于危重病人的麻醉。氯胺酮也常用于短小手术和小儿的麻醉。

3. 肌肉松弛药（简称肌松药）　主要作用在神经肌肉接头，暂时阻断正常神经肌肉兴奋传递，从而使肌肉松弛。其分去极化和非去极化两类，前者主要有琥珀胆碱（scoline），后者有箭毒碱（tubocurarine）、泮库溴铵（pancuronium）、维库溴铵（vecuronium）和阿曲库铵（atracurium）等。

琥珀胆碱起效快、肌肉松弛完全，静脉给药后 1 分钟即可行气管插管。箭毒碱是最早应用于临床的肌松药，起效较慢，作用时效较长，不良反应也多，已被淘汰。泮库溴铵为长效肌松药，因有解迷走神经作用引起心率增加及 40%以原形经肾排出，高血压、心肌缺血、肝肾功能差和重症肌无力病人应慎用或禁用。维库溴铵为中效肌松药，无解迷走神经作用，用于全麻诱导插管和术中肌肉松弛维持。阿曲库铵作用时间略短于维库溴铵，常用于全麻诱导气管插管和术中肌肉松弛维持。其主要特点降解不依赖于肝肾功能和有组胺释放作用，引起皮疹、心动过速、低血压或支气管痉挛等。

4. 麻醉性镇痛药　即阿片类药物，包括吗啡（morphine）、哌替啶（pethidine，度冷丁）和芬太尼（fentanyl）等。这类药均有很强的镇痛作用，也有一定的镇静作用，引起欣快感和呼吸抑制，有成瘾性。吗啡和度冷丁主要用于创伤和手术麻醉镇痛，也常用作麻醉前用药和术后镇痛。芬太尼的镇痛效能为吗啡 100 倍，作用时间较短，常用于麻醉诱导和维持，也用于术后镇痛。芬太尼家族还有瑞芬太尼（remifentanil）、舒芬太尼（sufentanil）和阿芬太尼（afentanil）等不同药动药效特性的成员。

5. 麻醉辅助用药　包括具有镇静、催眠、抗焦虑等作用的地西泮（diazepam，安定）和咪达唑仑（midazolam，咪唑安定），具有静和镇吐作用的氟哌利多（droperidol），以及具有镇静催眠和抗交感抗焦虑作用的右美托咪定（dexmedetomidine）等。

二、麻醉机

麻醉机是麻醉及急救不可缺少的设备，其作用是为病人提供氧气、吸入麻醉药和进行人工通气。麻醉机的基本结构见图 4-1。

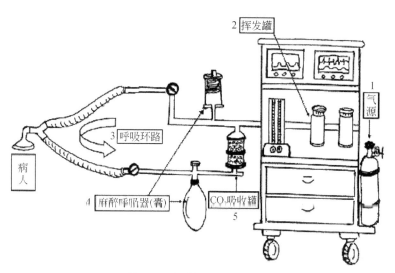

图 4-1　麻醉机结构示意图

1. **气源**　来自于压缩气瓶或中心供气，一般提供氧气、氧化亚氮和压缩空气。

2. **蒸发器（挥发罐）**　使液态麻醉药蒸发为气体，并通过调节蒸发器刻度控制麻药输出浓度。

3. **呼吸环路**　是一环形回路，新鲜气体和麻醉气输入环路后随吸气进入肺内，肺内气体又通过呼气呼出体外或经 CO_2 吸收后再用。因此呼吸环路有开放式、循环紧闭式和半开放半紧闭式等几种。

4. **麻醉呼吸器（囊）**　可分为定容型和定压型两种类型，主要用作人工通气，可对潮气量、每分钟通气量、气道限压、呼吸频率、吸/呼时间比（I∶E）等呼吸参数进行调节。

5. **CO_2 吸收罐**　内装 CO_2 吸收剂（如钠石灰），吸收清除呼吸环路中的 CO_2。

三、全身麻醉实施

1. **全麻诱导**　指从麻醉给药使病人由清醒进入麻醉状态，并完成气管插管的过程，主要有以下几种方法：

（1）吸入诱导法：指通过吸入麻醉气体如七氟醚等使病人进入麻醉状态，其方法又有开放点滴法和面罩吸入法两种。开放点滴法由于可控性差且污染环境，现已淘汰。面罩吸入法是由麻醉机蒸发器给药，经面罩吸入病人肺内，麻药浓度可逐渐增加，病人容易接受。意识消失后注射肌松药行气管内插管。

（2）静脉诱导法：通过静脉注射异丙酚等使病人进入麻醉状态，再配合肌松药行气管内插管。静脉诱导较为迅速，病人也较舒适，无环境污染。但对循环有抑制，应根据病情选择合适药物和剂量。

2. **全身麻醉维持**　是继续给药维持适当的麻醉深度以满足手术的要求，同时，要保障病人循环和呼吸等生命体征的稳定。方法有以下几种：

（1）吸入维持：继续吸入一定浓度的麻醉气体来维持适当的麻醉深度。目前常用异氟醚或七氟醚，或复合 N_2O。N_2O 的吸入浓度一般为 50%～70%，为防范缺氧需有氧监测。

（2）静脉维持：分次注射或连续输注异丙酚、芬太尼等药物来维持手术所需麻醉深度。

（3）复合维持：两种或两种以上全麻药复合应用，如在应用异丙酚或芬太尼的同时复合吸入异氟醚，此称为静吸复合麻醉。复合麻醉的优点是避免单一药物应用剂量过大引发不良反应。

3. **麻醉深度判断**　临床上常常通过病人的一些生理反应来粗略判断麻醉深度，一般可分为浅麻醉、外科麻醉和深麻醉三期（表 4-4），对于掌握麻醉深度有一定参考意义。

表 4-4　临床麻醉深度判断

麻醉分期	呼吸	循环	眼征	其他
浅麻醉期	不规则，呛咳，气道阻力↑，喉痉挛	血压↑，心率↑	眼球运动（+），眼睑反射（+），流泪	吞咽反射（+），出汗，分泌物↑，刺激时体动
外科麻醉期	规律，气道阻力↓	血压稍低且稳定，手术刺激无改变	眼睑反射（−），眼球固定中央	刺激时无体动，黏膜分泌物消失
深麻醉期	膈肌呼吸呼吸↑	血压↓	瞳孔散大，光反射（−）	

四、全身麻醉并发症及其处理

1. 反流与误吸　全麻后病人的意识和咽喉反射受抑制，易出现呕吐或胃内容反流，对于未行气管插管的病人，易将反流物误吸气道，导致气道堵塞和急性肺损伤。因此，麻醉前应严格禁饮禁食，肠梗阻、肠功能未恢复或急诊饱胃病人麻醉前应插胃管减压。全麻时应尽量选择清醒气管插管。

2. 呼吸道梗阻　以声门为界分为上呼吸道梗阻和下呼吸道梗阻。前者常见于麻醉后舌后坠、口咽异物堵塞，也见于喉水肿和喉痉挛；下呼吸道梗阻多见于支气管痉挛、气管及支气管异物、气管导管堵塞或扭折等。处理措施包括：托下颌、清除分泌物、置入口咽通气道；喉水肿轻者可面罩给氧、静脉注射利尿剂和皮质激素，重者应行气管插管或气管切开。喉痉挛轻度者经加压面罩给氧待其解除，严重者用粗针头环甲膜穿刺加压给氧，或静脉注射肌松药后气管插管。支气管痉挛者给予支气管舒张剂、氨茶碱及皮质激素，异物堵塞者行气道吸引或借助纤维支气管镜清除之。

3. 通气量不足　麻醉后通气不足十分常见，主要原因是麻醉药物抑制和肌松药作用，表现为通气不足、CO_2 潴留和低氧血症。主要处理是以机械通气维持直到呼吸功能恢复，必要时应用拮抗药。

4. 低血压　当收缩压下降超过基础值的 30% 或低于 80mmHg 者为低血压，常由于麻醉药抑制所致，麻醉前血容量不足者更为明显，术中出血又未能及时补充血容量者也易发生。低血压时应参照 CVP 或其他血流动力学参数采取补充血容量、应用心血管药物处理。

5. 高血压　当收缩压高于基础值 30% 或舒张压高于 100mmHg 者为高血压，常见原因是伤害刺激较强而麻醉不足，原有高血压、甲状腺功能亢进、嗜铬细胞瘤、高颅压者更易发生。高血压的处理首先是适当加深麻醉，然后酌情应用血管扩张剂、利尿剂、β受体阻滞剂。

6. 心律失常　窦性心动过速与高血压同时出现时，常为浅麻醉的表现，应适当加深麻醉。低血容量、贫血及缺氧时，心率均可增快，应针对病因进行治疗。手术牵拉内脏（如胆囊）或心眼反射时，可致心动过缓，严重者可致心搏骤停，应嘱外科医师立即暂停操作，必要时静脉注射阿托品。麻醉下发生的偶发室性期前收缩无须特殊治疗，如频发室性期前收缩，可静脉注射利多卡因予以纠正。

7. 体温异常和恶性高热　婴幼儿的体温调节中枢尚未发育完善，在低温或高温环境下容易引起体温过低或过高。低体温可加剧全身的抑制，高体温则可引起抽搐惊厥。另一称之为恶性高热的遗传性疾病，是肌细胞的氧化磷酸过程异常被琥珀胆碱或氟烷等麻醉剂激活，导致氧化产热不断，体温急剧上升超过 42℃，引起抽搐惊厥，死亡率很高。

五、麻醉监测

麻醉状态下，病人的全身生理功能都会受到不同程度削弱，加上手术创伤和失血等打击，病人在麻醉期间出现生理异常是非常多见的。有时，这些异常变化不仅发生迅速，而且有致命性危险，如严重低血压、心律紊乱、呼吸抑制、通气障碍、低氧血症等，如不及时发现和处理，将带来严重后果。因此麻醉中生理功能监测非常重要。

常用的麻醉监测主要有：①呼吸监测：包括呼吸频率、潮气量、每分通气量、呼吸道阻力、吸

入氧浓度及呼气末 CO_2 浓度等。②循环监测：无创血压、心电、脉搏、血氧饱和度、有创血压、中心静脉压监测等。③麻醉药浓度监测：氧化亚氮、安氟醚、异氟醚、七氟醚及地氟醚等的吸入和呼出浓度监测。④其他：体温、脑电图、肌肉松弛、血气分析、血电解质和血糖等。

第四节　气管内插管术

气管插管是经口腔或鼻腔将导管插入气管内，目的是：①便于保持气道通畅；②便于实施人工通气；③便于吸入全麻药给药。因此，凡全身麻醉下实施手术尤其是颅脑、胸内和腹内手术、俯卧位手术、呼吸道难以保持通畅手术（如肿瘤压迫气管）、麻醉中需应用肌松药，以及其他呼吸难以控制的手术，都应行气管插管。危重病人手术或抢救也需气管插管。

1. **经口明视插管**　方法步骤如下：①将病人头后仰，右手拇指向下食指向上掰开下颌使口腔张开。②左手执喉镜放入口腔，将舌推向左侧并缓慢推进，见到悬雍垂后，稍上提喉镜并继续前进，直到看见会厌。③如使用弯镜片插管，喉镜前端置于会厌根部后，提拉挑起会厌以显露声门，见图4-2A。如使用直镜片插管，喉镜应直抵会厌下方显露声门，见图 4-2B。④右手持气管导管，明视下插入声门，插入深度成人为声门下 4～5cm，导管尖端至中切牙（门齿）的距离为 18～22cm。⑤确认导管深度合适后固定。确认方法：a.轻压胸廓可听到导管口气流声；b.人工通气时，双侧胸廓对称起伏；c. 双肺听诊呼吸音对称；d.自主呼吸时，联接麻醉机可见呼吸囊随呼吸膨缩；e.有气体监测者，可见 ET-CO₂ 波形。随着科技发展，气管插管器材与技术有了很大进步，各类视频喉镜、插管光棒及插管软镜和硬镜等层出不穷，使过去的许多困难插管变得不再困难了。

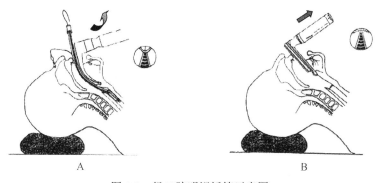

图4-2　经口腔明视插管示意图
A.弯喉镜片插管；B.直喉镜片插管

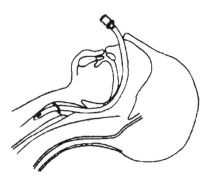

图4-3　经鼻腔盲探插管

2. **经鼻腔盲探插管**　方法如下：①插管前行鼻腔、口咽表面麻醉，鼻腔黏膜滴入麻黄碱收缩血管，适当给予镇静药物；②经鼻孔插入导管，根据自主呼吸气流强弱调整导管前进方向，找到气流最强的位置；③待吸气时（此时声门张开），迅速将导管推进，如进入声门则感到推进阻力减小，病人此时多有咳嗽反射，表明导管插入气管内（图4-3），应立即静脉注射麻醉药和（或）肌松药加深麻醉。如导管推进后呼出气流消失，为插入食管的表现。应将导管退至鼻咽部重插。

3. **拔管指征与拔管**　拔管时最好能达到以下 2 项要求：①睁眼，意识恢复，清醒合作；②自主呼吸恢复，呼吸频率＜30/min，潮气量＞300ml，呼吸方式正常；③吞咽和呛咳反射恢复；④脱机自主呼吸 10 分钟，脉搏血氧饱和度维持在正常范围；⑤肌力恢复，可将头部抬离床面，伸舌有力。

拔管前应吸除气管内、口腔和咽部分泌物。拔管时监测心率、血压和 SpO_2，密切观察病人呼吸情况，如存在通气不足时，可面罩人工辅助通气，必要时行重新气管插管。

4. 气管插管并发症　①嘴唇、鼻腔、口腔、咽喉及气管咽黏膜损伤出血，牙齿损伤或脱落。②呛咳、喉及支气管痉挛，喉水肿。③导管插入过深导致单肺通气、缺氧或术后肺不张。插入太浅又易意外脱出，导管过软容易受压变形、扭折而引起梗阻。④心率增快、血压增高，迷走神经反射致心律失常甚至心搏骤停。

第五节　局部麻醉

局部麻醉（regional anesthesia）是指应用局麻药物暂时性阻断身体某一区域的神经传导的麻醉方法，包括表面麻醉、局部浸润麻醉、区域阻滞麻醉和局部静脉麻醉等。

一、常用局麻药

根据分子结构可简单把目前常用局麻药分为酯类和酰胺类两种，前者以普鲁卡因为代表，后者则为利多卡因。依作用时间不同又分为短、中、长效局麻药，如普鲁卡因属短效，利多卡因和丁卡因属中效，而布比卡因和罗哌卡因属于长效。表 4-5 列出几种常用局麻药的主要药理特性。

表 4-5　临床常用局部麻醉药物及药理特性

	普鲁卡因	丁卡因	利多卡因	布比卡因	罗哌卡因
属类	酯类	酯类	酰胺类	酰胺类	酰胺类
麻醉性能					
效能	+	+++	++	+++	+++
弥散性能	+	+	+++	++	++
毒性	+	+++	++	++	++
起效时间					
表面麻醉	−	慢	中	−	−
局部浸润	快	−	快	快	快
神经阻滞	慢	慢	快	中	中
作用时间（小时）	0.75～1	2～3	1～2	5～6	4～6
一次极量（mg）（成人）	1000	40（表麻）80（N 阻滞）	100（表麻）400（N 阻滞）	150	150

二、局麻药的不良反应及处理

1. 过敏反应　酯类局麻药多见，酰胺类极罕见，表现为应用局麻药后出现荨麻疹、咽喉水肿、支气管痉挛、低血压和血管神经性水肿等，严重者可危及病人生命。预防措施是作皮试，阳性者禁用，或改用酰胺类局麻药。

2. 毒性反应　局麻药吸收入血液后，当血药浓度超过一定阈值时，就会发生局麻药的全身毒性反应，严重者可致死。其程度与血药浓度有直接关系。

毒性反应的常见原因：①一次用药量超过极量（见表 4-5）；②局麻药误注入血管内；③注药部位血运丰富，未酌情减量；④病人体质衰弱等导致耐受力降低；⑤高敏反应：小剂量用药即出现毒性反应者。

局麻药毒性反应主要表现为中枢神经症状和心血管反应。轻度毒性反应时，病人常出现嗜睡、眩晕等，心率、血压可无明显变化；中度毒性反应时病人多语、寒战、惊恐不安和定向障碍等，并有血压升高、心率增快。如果继续发展至重度，则可意识丧失，继而抽搐惊厥，甚至出现呼吸和循环衰竭而致死。循环衰竭是局麻药抑制心肌收缩力、阻滞心脏传导系统和扩张周围血管作用的结果，导致血压下降、心动过缓，甚至心搏骤停。

为了预防局麻药毒性反应的发生，一次用药量不应超过极量，注药前应回吸无血液。根据具体情况或用药部位酌减剂量，或药液内加入适量肾上腺素或麻黄碱。麻醉前应用咪唑安定等镇静药可减少毒性反应的发生。

一旦发生毒性反应，应立即停止用药，面罩吸氧。静脉注射咪唑安定有预防和控制抽搐作用。如出现抽搐或惊厥，可增加咪唑安定剂量到 5～10mg，或加用琥珀胆碱，并行气管内插管控制呼吸。一旦呼吸心跳停止，应立即进行心肺复苏。严重局麻药中毒时应尽快静脉滴注脂肪乳剂解救。

三、局麻方法

1. 表面麻醉　将局麻药喷洒于黏膜表面，使其透过黏膜阻滞黏膜下的神经末梢，使黏膜疼痛感觉消失，称表面麻醉。其是眼、鼻、咽喉、气管、尿道等部位常用的麻醉方法。常用丁卡因或利多卡因。

2. 局部浸润麻醉　将局麻药注射于手术区的组织内，阻滞神经末梢而达到麻醉作用，称局部浸

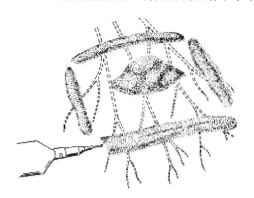

图 4-4　小肿物的区域神经阻滞示意图

润麻醉。基本方法是：先在手术拟行切口一端进针，沿切口方向皮内注药成橘皮样隆起，称条形皮丘。再将针拔出，在第一个条形皮丘的顶端再进针注药，如此反复操作使在整个切口线上形成皮丘带。再经皮丘向皮下组织注射局麻药，即可切开皮肤和皮下组织。如手术要达到深层组织，则要加深层浸润，如此浸润一层切开一层，以期麻醉确切。常用药物为普鲁卡因或利多卡因。

3. 区域阻滞麻醉　在手术区域四周和底部注射局麻药，阻滞进入手术区的神经纤维，称区域阻滞麻醉，适用于肿块切除手术（图 4-4），特别是乳房良性肿瘤的切除术、头皮手术等。常用药物为利多卡因或罗哌卡因。

4. 神经阻滞麻醉　在神经干、丛、节的周围注射局麻药，阻滞其冲动传导，使所支配区域产生麻醉作用，称神经阻滞麻醉。此种操作方法称为神经阻滞。常用神经阻滞有臂丛神经、颈丛神经、肋间神经、坐骨神经、指〔趾〕神经干阻滞等。超声技术的应用，使当今的神经阻滞得以在影像可视化引导下精确实施。以下介绍几种常用的神经阻滞。

（1）臂丛神经阻滞：臂神经丛主要由 C_5～C_8 和 T_1 脊神经的前支组成。这些神经自椎间孔穿出后，经过前、中斜角肌之间的肌间沟，在肌间沟中相互合并组成臂丛。然后在锁骨上方第一肋骨面上横过而进入腋窝，并形成主要终末神经，即正中神经、桡神经、尺神经和肌皮神经。在肌间沟中，臂丛为椎前筋膜和斜角肌筋膜所形成的鞘膜包裹，此鞘膜在锁骨上方延伸为锁骨下动脉鞘膜，在腋窝则形成腋鞘。臂丛神经阻滞可在肌间沟、锁骨上和腋窝三处进行，分别称为肌间沟径路、锁骨上径路和腋路（图 4-5）。阻滞时应将局麻药注入鞘内，起效会更快更确切。

1）肌间沟径路：病人仰卧，头偏向对侧，手臂贴身旁使肩下垂。嘱病人略抬头以显露胸锁乳突肌，用手指于胸锁乳突肌后缘，锁骨上 2～3cm 处向外滑动，可摸到一条纵行小肌肉即前斜角肌。

滑过前斜角肌为一沟状凹陷即为前、中斜角肌肌间沟，此沟呈上小下大的三角形。自环状软骨作一水平线与肌间沟的交点即为穿刺点。用 7 号针头与皮肤垂直进针，刺破椎前筋膜时可有突破感，然后向内向对侧肩胛下角方向进针。当针触及臂神经丛时，病人常诉"异感"，此时回抽无血或脑脊液，即可注射局麻药（图4-6）。常用 1%利多卡因和 0.25%布比卡因混合液共 20～25ml。

2）锁骨上径路：病人体位同肌间沟径路法，患侧肩下垫一薄枕，确定锁骨中点后，可在锁骨上窝深处摸到锁骨下动脉搏动，臂丛神经即在其外侧。在锁骨中点上 1cm 处进针，并向后、内、下方向推进，当病人诉有上肢放射异感时，回抽如无血或空气，即可注入局麻药液。

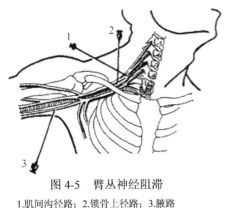

图 4-5　臂丛神经阻滞

1.肌间沟径路；2.锁骨上径路；3.腋路

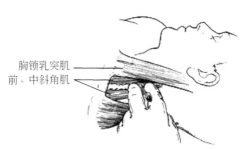

图 4-6　臂丛神经阻滞－肌间沟径路

3）腋路：病人仰卧，患肢外展90°，前臂再向上屈曲90°。在上臂内侧摸到腋动脉搏动，并向腋窝顶部摸到搏动的最高点。持 7 号针头在动脉的桡侧缘或尺侧缘与皮肤垂直方向刺入。刺破鞘膜时有明显的突破感，若见针头随动脉搏动跳动，表明针尖在腋鞘内。回抽无血注入配好的局麻药液。

适应证与并发症：肌间沟臂神经丛阻滞可用于肩部和上肢手术，腋径路适用于前臂和手部手术。主要并发症是局麻药毒性反应，常由于误注血管内或吸收过快所致。肌间沟和锁骨上径路还可发生膈神经麻痹、喉返神经麻痹和霍纳综合征。如穿刺不当，锁骨上径路可发生气胸，肌间沟径路可引起高位硬膜外阻滞，或药液误注入蛛网膜下腔而引起全脊椎麻醉。

（2）颈丛阻滞：C_1～C_4脊神经出椎间孔后行经横突尖，发出分支再组合形成颈丛（图4-7），支配颈部肌组织和皮肤。颈丛又分为颈深丛和颈浅丛。颈深丛在斜角肌间与臂丛神经处于同一水平，并同为椎前筋膜覆盖。颈浅丛沿胸锁乳突肌后缘从筋膜下穿出至表面（图4-8）。

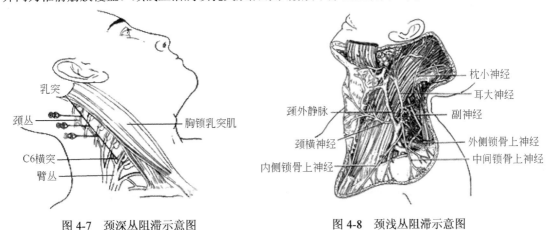

图 4-7　颈深丛阻滞示意图

图 4-8　颈浅丛阻滞示意图

1）颈深丛阻滞：常采用 C_4 横突处一针法阻滞。病人仰卧，头转向对侧，C_4 横突位于胸锁乳突肌和颈外静脉交叉点处，用手指按压常可摸到横突。用 7 号针头在此水平刺入 2～3cm 可触及横突骨质，回抽无血浓或脑脊液，注入局麻药液 10ml。

2）颈浅丛阻滞：体位同上。在胸锁乳突肌后缘中点垂直进针至皮下，注射 1%利多卡因 6～8ml；或在此点注射 3～4ml，再沿胸锁乳突肌后缘向头侧和尾侧各注射 2～3ml。

适应证和并发症：可用于颈部手术，如甲状腺手术、气管切开术等。颈深丛阻滞时，因颈部血管丰富，吸收较快或误入颈内静脉或椎动脉，可发生局麻药毒性反应。如误注入硬膜外腔或蛛网膜下腔，可引起高位硬膜外阻滞或全脊椎麻醉。另外，还可引起膈神经麻痹、喉返神经麻痹和霍纳综合征，故不能同时作双侧颈深丛阻滞。

5. 肋间神经阻滞 T_1～T_{12} 脊神经的前支在肋骨角处沿肋骨下缘贴着肋间动脉下面向前伸进，支配相应的肋间肌、腹壁肌及皮肤。肋间神经阻滞在肋骨角或腋后线外进行。病人侧卧或俯卧，上股外展，前臂上举。摸清神经所处的肋骨后，左手示指将皮肤轻轻上移，右手持 7 号针头注射器在肋骨接近下缘处垂直刺入，触及肋骨骨质（图 4-9）后松开左手，针头随皮肤下移，滑过肋骨下缘后缓慢刺入 0.2～0.3cm，此时令病人屏气，回抽无血或空气后注入局麻药液 3～5ml。并发症主要有气胸和局麻药毒性反应。超声引导外周神经阻滞有助于减少此类并发症。

6. 指（趾）神经阻滞 指神经位于指骨两侧，其阻滞可在手指根部或掌骨间进行。方法是在指根背侧部进针，向前滑过指骨至掌侧皮下，注射 1%利多卡因 1ml。再退针至进针点皮下注药 1ml。手指另一侧如法注射（图 4-10）。掌骨间阻滞在手背部掌骨间进针，直达掌面皮下。随着针头推进和拔出时，注射 l%利多卡因 4～5ml。趾神经阻滞可参照指神经阻滞法。指（趾）神经阻滞主要用于手指或脚趾手术。注意局麻药内不可加入肾上腺素，注药量也不能太多，以免血管收缩或受压引起组织缺血坏死。

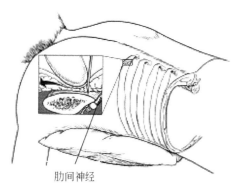

肋间神经

图 4-9　肋间神经阻滞

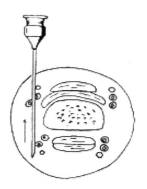

图 4-10　指（趾）神经阻滞

第六节　椎管内麻醉

椎管内麻醉（neuraxial anesthesia）包括蛛网膜下腔阻滞麻醉和硬膜外腔阻滞麻醉。前者是将局麻药注入蛛网膜下腔，使所在节段脊神经根被阻滞，又称脊麻（spinal anesthesia）或腰麻（spinal anesthesia）；硬膜外腔阻滞麻醉是将局麻药注入硬膜外腔间隙，使相应节段脊神经和交感神经阻滞，又称硬膜外麻醉（epidural anesthesia），骶管阻滞也属于硬膜外阻滞。

一、椎管内麻醉的解剖与生理基础

1. 椎管的解剖　脊椎由 7 节颈椎、12 节胸椎、5 节腰椎、融合成一块的 5 节骶椎及 4 节尾椎组成。成人脊椎呈现 4 个弯曲，颈曲和腰曲向前，胸曲和骶曲向后。典型椎骨包括椎体及椎弓两个主要部分。椎体的功能是承重，两侧椎弓（椎弓根及椎板）从外侧向后围成椎孔，起保护脊髓的作用。每一椎板有 7 个突起（图 4-11），椎弓根上下有切迹，相邻的切迹围成椎间孔，供脊神经通过。

位于上、下两个棘突之间的间隙是椎管内麻醉的必经之路。从颈椎到第 4 胸椎棘突与椎体的横截面呈水平方向，穿刺时可垂直进针。从第 4 胸椎至第 12 胸椎，棘突呈叠瓦状排列，穿刺方向要向头侧斜 45°～60°，方能进入，而腰椎的棘突又与椎体平行，垂直进针较易刺入椎管。

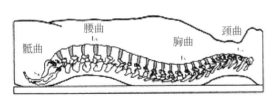
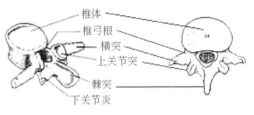

图 4-11　脊柱解剖

2. 椎管外软组织　相邻两节椎骨的椎弓由三条韧带相互连接，从内向外的顺序是黄韧带、棘间韧带及棘上韧带（图 4-12）。黄韧带几乎全由坚韧厚实的弹力纤维构成，穿刺时借助于穿刺针，可触知此韧带的坚实感，针再前进，一旦失去阻力，便知进入硬膜外间隙。棘间韧带是比较薄弱的韧带，连接上下两棘突。棘上韧带是连接自第 7 颈椎到骶骨棘突的圆柱形质地坚实的纤维束，宽约1.0cm，在腰部最宽，不少老年人可发生钙化使其坚硬如骨，甚至无法经正中线穿刺，而须避开钙化的棘上韧带进行穿刺。

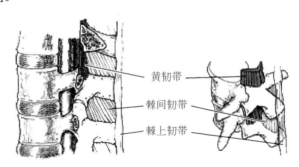

图 4-12　脊柱的韧带连接

3. 脊髓及脊神经　脊髓上端从枕大孔开始，在胚胎期充满整个椎管腔，至新生儿终止于第 3 腰椎或第 4 腰椎，成人多止于第 1 腰椎体下沿至第 2 腰椎上沿之间。一般颈部下段脊髓与脊椎相差 1 个节段，上胸段差 2 个节段，下胸段差 3 个节段，腰椎则相差 4～5 个节段。因此，成人在第 2 腰椎以下的蛛网膜下腔只有脊神经根，即马尾神经。所以，行脊麻时多选择第 2 或第 3 腰椎以下的间隙，以免损伤脊髓。

脊神经有 31 对，包括 8 对颈神经、12 对胸神经、5 对腰神经、5 对骶神经和 1 对尾神经。每条脊神经由前、后根合并而成。后根为感觉纤维，前根为运动纤维。

按神经根从脊髓的不同节段发出，而称为神经节段。脊神经节段分布及主要体表标志如下（图 4-13）：颈 2 神经：甲状软骨部皮肤；胸 2 神经：胸骨柄上缘；胸 4 神经：两侧乳头连线；胸 6 神经：剑突下；胸 8 神经：季肋部肋缘；胸 10 神经：平脐；胸 12 神经：耻骨联合上缘为；腰1～3 神经：大腿前面；腰 4～5 神经：小腿前面和足背；骶神经：支配足、小腿及大腿后面、骶部和会阴部；颈 4～胸 1 神经支配上肢。

4. 椎管内腔和间隙　脊髓容纳在椎管内，为脊膜所包裹。脊膜从内向外分三层，即软膜、蛛网膜和硬脊膜。软膜覆盖脊髓表面与蛛网膜之间形成蛛网膜下腔。硬脊膜与蛛网膜几乎贴在一起两层之间的潜在腔隙即硬膜下间隙，而硬脊膜内、外两层之间的间隙为硬脊膜外间隙即硬脊膜外腔（图4-14）。

蛛网膜下腔内含脑脊液，在腰2以下，内无脊髓，且蛛网膜下腔前后径较宽，穿刺安全。硬膜下间隙为一潜在的结缔组织间隙，内含少量浆性组织液。硬膜外腔是一环绕硬脊膜囊的潜在腔隙，内有疏松的结缔组织和脂肪组织，并有极为丰富的静脉丛，穿刺或置入硬膜外导管时，有可能损伤静脉丛引起出血，若注入药物易被迅速吸收，可导致局麻药中毒。

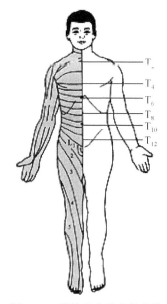

图 4-13　脊神经在体表的节段

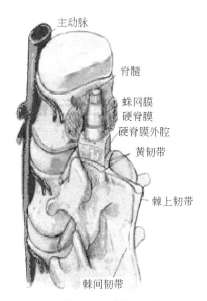

图 4-14　椎管内结构

二、椎管内麻醉生理学基础

脊麻是把局麻药注入蛛网膜下腔的脑脊液中，从而产生的阻滞麻醉。局麻药阻滞顺序先从自主神经开始，次之感觉神经纤维，最后阻滞运动神经纤维及有髓鞘的本体感觉纤维。消退顺序与阻滞顺序则相反。交感神经、感觉神经、运动神经阻滞的平面并不一致，一般情况下交感神经阻滞的平面比感觉消失的平面高2～4神经节段，感觉消失的平面比运动神经阻滞平面高1～4节段。

硬膜外腔阻滞麻醉的作用机制是局麻药注入硬膜外间隙后，沿硬膜外间隙上下扩散，阻滞脊神经根。尚有少量药物可直接透过硬膜及蛛网膜，进入脑脊液中。局麻药在硬膜外腔中要进行扩散分布，需要比蛛网膜下腔阻滞大得多的容量才能导致足够平面的硬膜外腔阻滞麻醉，所以容量是决定硬膜外阻滞麻醉的重要因素，而浓度则是决定其阻滞程度重要因素。

三、椎管内麻醉对机体的影响

1. 对循环系统的影响　　局麻药阻滞胸腰段（T_1～L_2）的交感神经，可引起血管张力下降，表现为外周血管扩张，心排血量及血压均有一定程度的下降。当高平面阻滞时，更由于心脏加速神经纤维（T_1～T_4）被抑制而致心动过缓。如果阻滞平面在T_5以下，循环功能可借上半身未阻滞区域血管收缩来代偿，可使血压降低幅度维持在基础值的20%以内。

2. 对呼吸系统的影响　　亦取决于阻滞平面的高低，尤以运动神经阻滞范围更为重要。高平面蛛网膜下腔阻滞或上胸段硬膜外腔阻滞麻醉时，可使肋间肌麻痹，影响呼吸肌收缩，呼吸受到抑制，但只要膈神经未被麻痹，则仍能保持基本的肺通气量。如腹肌也被麻痹，则深呼吸受到影响，呼吸储备能力减弱。

3. 对胃肠道的影响　由于交感神经被阻滞，迷走神经兴奋性增强，可引起胃肠蠕动亢进，容易发生恶心呕吐。此外，硬膜外阻滞时可使胃黏膜内 pH 升高，因此，硬膜外麻醉期间及术后镇痛对胃黏膜可有一定的保护作用。

4. 对泌尿的影响　肾功能有较好的生理储备，椎管内麻醉时虽然肾血流减少，但没有临床意义。椎管内麻醉使膀胱内括约肌收缩及膀胱逼尿肌松弛，使膀胱排尿功能受抑制导致尿潴留，病人常常需要使用尿管。

四、蛛网膜下腔阻滞麻醉

蛛网膜下腔阻滞麻醉（subarachnoid block anesthesia）系把局麻药注入蛛网膜下腔，使脊神经根、背根神经节及脊髓表面部分产生不同程度的暂时性阻滞，常简称为脊麻或腰麻。

1. 适应证

（1）下腹部手术：如阑尾切除术、疝修补术等。

（2）肛门及会阴部手术：如痔切除术、肛瘘切除术、阴茎及睾丸切除术等。

（3）盆腔手术，包括一些妇产科及泌尿外科手术：如子宫及附件切除术、膀胱手术、下尿道手术及开放性前列腺切除术等。

（4）下肢手术包括下肢骨、血管、截肢及皮肤移植手术，止痛效果可比硬膜外阻滞更完全，且可避免止血带不适。

2. 禁忌证

（1）精神病、严重神经官能症及小儿等不能合作的病人。

（2）严重低血容量的病人。

（3）凝血功能异常的病人。

（4）穿刺部位有炎症或感染的病人者。

（5）中枢神经系统疾病，特别是脊髓或脊神经根病变者及颅内高压病人。

（6）脊椎外伤或有严重腰背痛病史者。

（7）败血症病人。

3. 穿刺技术

（1）穿刺体位：一般可取侧卧位或坐位（图 4-15），以前者最常用。

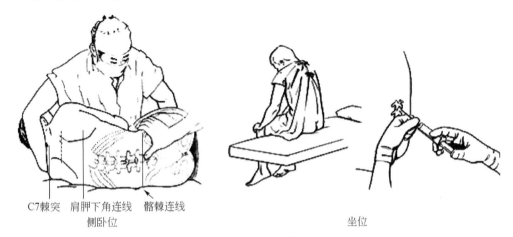

C7棘突　肩胛下角连线　髂棘连线
侧卧位　　　　　　　　　　　　坐位

图 4-15　穿刺体位

侧卧位：取左侧或右侧卧位，两手抱膝，大腿贴近腹壁。头尽量向胸部屈曲，使腰背部向后弓成弧形，棘突间隙张开，便于穿刺。采用重比重局麻药液时，手术侧置于下方，采用轻比重液时，手术侧应置于上方。

坐位：臀部与手术台边沿相齐，两足踏于凳上，两手置膝，头前曲，使腰背部向后弓出。这种体位需有助手协助。如果病人于坐位时出现头晕或血压变化等症状，应立即平卧，经处理后改用侧卧位穿刺。鞍区麻醉一般需要取坐位。

（2）穿刺部位：脊麻穿刺常选用 $L_3 \sim L_4$ 棘突间隙，此处的蛛网膜下腔最宽，脊髓于此也已形成终丝，故无伤及脊髓之虞。确定穿刺点的方法是：取两侧髂嵴的最高点作联线，与脊柱相交处，即为 L_4 或 $L_3 \sim L_4$ 棘突间隙。穿刺前须严格皮肤消毒及铺巾。

（3）穿刺方法：穿刺点先用 1%利多卡因作皮内、皮下和棘间韧带逐层浸润。常用的蛛网膜下腔穿刺术有以下两种。

直入法：用手指固定穿刺点皮肤，将穿刺针丁棘突间隙中点，与病人背部垂直缓慢刺入，并仔细体会针尖处的阻力变化。当针穿过黄韧带时，有阻力突然消失的"落空感"，继续推进常有第二个"落空感"，提示针尖已穿破硬膜与蛛网膜而进入蛛网膜下腔。

旁入法：于棘突间隙中点旁开1cm并向下 1cm 处作局部浸润。穿刺针与后正中矢状面成10°～15°角刺入，穿过黄韧带、硬脊膜及蛛网膜而达蛛网膜下腔。本法可避开棘上和棘间韧带，适用于有韧带钙化的老年病人。

针尖进入蛛网膜下腔后，拔出针芯即可见脑脊液流出，如无脑脊液流出则可用注射器缓慢抽吸。经上述处理仍无脑脊液流出者，应重新穿刺。经3～4 次穿刺而仍未能成功者，应改换间隙另行穿刺。

4. 常用局麻药物　脊麻较常用的局麻药有布比卡因和罗哌卡因。麻醉时间可维持2～4 小时。

由于脊麻有神经损伤的顾虑，目前不主张高浓度局麻药，或局麻药中添加葡萄糖或血管收缩药等。如果需要稀释局麻药，主张在注入前用脑脊液与局麻药按1：1 的容量混合。

5. 影响阻滞平面的因素　阻滞平面是指皮肤感觉消失的界限，麻醉药注入蛛网膜下腔后，须在短时间内主动调节和控制麻醉平面达到手术所需的范围，避免麻醉平面过高。这不仅关系到麻醉成败，且与病人安危有密切关系。以下是影响腰麻平面的几个主要因素。①药液的比重：轻比重与重比重扩散方向不同；②局麻药剂量：剂量越大，阻滞更完全且扩散范围越宽；③药液的容积：容积大扩散宽，反之则窄；④穿刺间隙：穿刺位置高在（L_3 以上），容易往上扩散，反之平面容易偏低；⑤病人体位：注意药液比重与体位的配合来调节麻醉平面，坐位可作鞍区麻醉；⑥注药速度：速度越快，麻醉范围越广。常用注药速度为 1ml/5s。以上因素中，最重要的是局麻药的容积和比重，体位的影响主要在5～10 分钟内起作用，超过此时限，体位调节的作用基本消失。

6. 并发症及其处理

（1）血压下降和心动过缓：脊麻平面超过 T_4 后，常发生明显的血压下降和心动过缓。血压下降主要是由于交感神经节前神经纤维被阻滞，周围血管扩张所造成。心率缓慢是由于交感神经部分被阻滞，迷走神经呈相对亢进或麻醉平面超过 T_4，心加速神经被阻滞所致。血压下降的处理应首先考虑补充血容量，如无效可给予升压药物。对心率缓慢者可考虑静脉注射阿托品以降低迷走神经张力。

（2）呼吸抑制：因胸段脊神经阻滞引起肋间肌麻痹，可出现胸式呼吸减弱，腹式呼吸增强，严重时病人潮气量减少，咳嗽无力，甚至发绀。应迅速给予吸氧，必要时面罩辅助呼吸。如果发生全脊麻而引起呼吸停止，血压骤降或心搏骤停，应立即施行气管内插管人工控制呼吸、维持循环等措施进行抢救。

（3）恶心呕吐：主要原因有三方面。①血压骤降，脑供血减少，兴奋呕吐中枢；②迷走神经功能亢进，胃肠蠕动增加；③内脏手术操作。一旦出现恶心呕吐，应检查是否有麻醉平面过高及血压下降，并采取相应措施；或暂停手术以减少牵拉刺激，或施行内脏神经阻滞。若仍不能制止呕吐，可考虑使用恩丹西酮或氟哌利多等镇吐药物。

（4）头痛：主要是脑脊液外流所致的低压性头痛，与穿刺针粗细和穿刺技术有明显关系，22G

针（较粗）穿刺的发生率约为 9%，26G 穿刺针（较细）为 1%。多发生于麻醉后 1～3 天。头高时加重，平卧后减轻或消失。处理：嘱病人去枕平卧休息，服止痛片或地西泮可减轻症状。

（5）尿潴留：为支配膀胱的骶神经恢复较晚所致。另外，切口疼痛和病人不习惯床上排尿亦可加重尿潴留的发生。治疗可针刺足三里、热敷下腹部膀胱区，或用副交感神经兴奋药卡巴胆碱肌内注射，必要时予以留置导尿。

（6）马尾丛综合征：特点为感觉和运动障碍局限于会阴区和下肢远端，是马尾丛神经受损的结果。穿刺损伤马尾纤维，数周或数月多可自愈；如为化学性损害（如用错药物），则恢复困难。并发症轻则较长时间尿潴留，需保留导尿，重则大小便失禁。主要以预防为主，穿刺操作轻柔，注药前认真核对药物。

五、硬膜外腔阻滞麻醉

将局麻药注入硬脊膜外间隙，阻滞脊神经根，使脊神经根、背根神经节产生不同程度的暂时性阻滞，称为硬膜外腔阻滞麻醉，简称硬膜外麻醉。因在硬膜外腔放置了硬膜外导管，可根据病情、手术范围和时间，分次给药，可使麻醉时间延长，并发症也明显减少。

1. 适应证　理论上硬膜外阻滞可用于除头面部及颅脑以外的任何手术。但从安全角度考虑，硬膜外麻醉主要用于腹部及腹部以下的手术。颈部、上肢及胸部虽可应用，但管理较复杂，采用时要慎重。

2. 禁忌证

（1）精神病、严重神经官能症及小儿等不能合作的病人。

（2）低血容量休克：因其交感阻滞作用使血管扩张，可导致严重的低血压。

（3）穿刺部位或附近皮肤感染者，可能使感染播散。

（4）低凝状态：可引起硬膜外腔出血、硬膜外腔血肿形成，重者甚至可致截瘫。

（5）脊柱有严重外伤、结核或恶性肿瘤病人。

（6）败血症：可能导致硬膜外脓肿。

（7）急性心力衰竭、冠心病发作期、精神病病人等。

3. 穿刺技术

（1）穿刺体位及穿刺部位定点：穿刺体位有侧卧位及坐位两种，临床上多采用侧卧位。穿刺点应根据手术部位选定，一般选取支配手术范围中央的相应棘突间下降 1～2 个间隙。穿刺体位和穿刺间隙的定位方法与脊麻相同。

（2）穿刺方法：有直入法和侧入法两种（图 4-16）。颈椎、胸椎上段及腰椎的棘突相互平行，多用直入法；胸椎中、下段胸椎棘突呈叠瓦状，间隙狭窄，穿刺困难及老年人棘上韧带钙化者可选用侧入法。两种穿刺方法同脊麻的穿刺方法。当穿破黄韧带时可感觉到阻力消失的"落空感"，回吸无脑脊液流出，即可判断穿刺针已进入硬膜外腔。向硬膜外腔置入硬膜外导管约5cm 后退出穿刺针，调整导管在硬膜外腔的长度（一般留腔内 3～4cm），接注射器，回吸无血或脑脊液，注入少许生理盐水，如无阻力，即可固定导管。

除上述指标外，临床上还有负压试验、气泡外溢试验及试验剂量等方法来判断导管是否在硬膜外间隙。

穿刺置管成功后，即应注入试验剂量 2% 利多卡因 3～5ml，目的是排除误入蛛网膜下腔的可能。如无

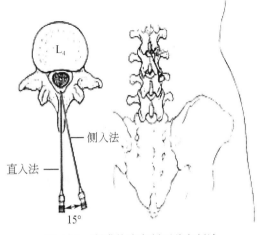

图 4-16　硬膜外腔穿刺两种穿刺法

蛛网膜下腔阻滞征象，可每隔 5 分钟注入 3～5ml 麻药，直至阻滞范围满足手术要求为止；也可根据临床经验一次性注入预定量，达到手术要求阻滞平面所用局麻药总和即首次用量，一般需 15～20ml，之后每 40～60 分钟给予 5～10ml 或追加首次用量的 1/3～1/2，直至手术结束。

4. 常用药物 用于硬膜外阻滞的局麻药应该具备弥散性强、穿透性强、毒性小，且起效较快、维持时间长等特点。目前常用的局麻药有利多卡因、布比卡因及罗哌卡因。利多卡因作用快，5～10 分钟即可发挥作用，阻滞完善，效果好。布比卡因 4～10 分钟起效，可维持 4～6 小时，但肌肉松弛效果稍差。临床上也常将 2%利多卡因与 0.5 布比卡因按 1∶1 容积比例配置成混合液使用，可发挥利多卡因作用快、阻滞完善和布比卡因长效作用的各自优点，实践证明效果非常满意。

罗哌卡因是长效酰胺类局麻药，其特点是对运动神经的阻滞起效慢、而且强度较弱且维持时间也短。一般在 10～20 分钟起效，持续时间为 4～6 小时。鉴于罗哌卡因的这种明显的感觉-运动阻滞分离特点，临床上常用罗哌卡因硬膜外阻滞作术后镇痛及无痛分娩。

5. 影响麻醉平面的因素

（1）药物容量：是影响麻醉平面的重要因素。容量越大，阻滞范围越广，反之，则阻滞范围越窄。

（2）局麻药浓度：是影响阻滞麻醉程度和平面的重要因素。

（3）导管的位置和方向：导管向头端时，药物易向上扩散；向尾端时，则多向下扩散 1～2 个节段，但仍以向头侧扩散为主。

（4）注药速度：注速速度越快，阻滞范围越广，反之，则阻滞范围窄。但临床实践证明，快速注药对扩大阻滞范围的作用有限。

（5）病人的情况：婴幼儿、老年人硬膜外间隙小，用药量须减少。妊娠后期，由于下腔静脉受压，间隙相对变小，药物容易扩散，用药量也须减少。某些病理因素，如脱水、血容量不足等，可加速药物扩散，用药应格外慎重。

决定硬膜外阻滞范围的最主要因素是药物的容量，而决定阻滞完善程度及作用持续时间的主要因素则是药物的浓度。根据穿刺部位和手术要求的不同，应对局麻药的浓度作不同的选择。浓度的选择与病人全身情况有关，健壮病人所需的浓度宜偏高，虚弱或年老病人浓度则应偏低。

6. 骶管阻滞（sacral block） 是经骶裂孔穿刺，将局麻药注入骶管腔以阻滞脊神经的阻滞麻醉方法，是硬膜外腔阻滞麻醉的一种特殊方式。适用于直肠、肛门会阴部手术，也可用于婴幼儿及学龄前儿童的腹部手术。

骶裂孔和骶角是骶管穿刺点的重要解剖标志，其定位方法是：先摸清尾骨尖，沿中线向头方向摸至 3～4cm 处（成人），可触及一个有弹性的凹陷，即为骶裂孔，在孔的两旁可触到蚕豆大的骨质隆起，是为骶角。两骶角联线的中点，即为穿刺点。此点也位于两侧髂后上棘分别向对侧骶角作一连线的交点处（图 4-17）。

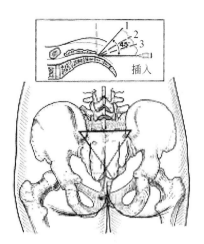

骶管穿刺术：可取侧卧位或俯卧位，侧卧位时体位同脊麻。俯卧位时，髋部垫枕以抬高骶部。于骶裂孔中心作皮丘，将穿刺针与床平面约成 45℃角刺入皮肤，当针尖刺到骶尾韧带时有韧感，稍将针干向尾侧方向倾倒并继续进针，当穿破骶尾韧带时有阻力消失感觉。此时将针干向尾侧方向继续调整至水平位，并将穿刺针再向前推进 1～2cm，即达骶管腔。接上注射器，抽吸无脑脊液，注射少量空气无阻力，也无皮下隆起，证实针尖在骶管腔内，即可注入试验剂量，观察无蛛网膜下腔阻滞现象后，再注入局麻药液。

骶管有丰富的静脉丛，除容易穿刺损伤出血外，对

图 4-17　骶管阻滞穿刺点定位和穿刺方法

麻药的吸收也快，故较易引起毒性反应。此外，当抽吸有较多回血时，应放弃骶管阻滞，改用腰部硬膜外阻滞。有条件时可以在超声引导下实施骶管阻滞，有助于提高成功率。

7. 硬膜外腔阻滞麻醉并发症及其处理

（1）局麻药中毒反应：由于硬膜外阻滞通常需要用大剂量局麻药，容易导致全身中毒反应，尤其是局麻药误入血管内更易发生。局麻药在硬膜外腔中容易吸收，但只要不误入血管内，给药剂量不超过推荐剂量，则很少出现毒性反应。常见的毒性反应是由局麻药误入血管所致，因此，导管置好后应反复回抽无血液和脑脊液后方能注入局麻药。局麻药中毒反应及其处理见相应内容。

（2）低血压：低血压的发生率和严重程度与麻醉平面有密切关系。其因交感神经被阻滞，使血管扩张，回心血量减少所致。如原有高血压或血容量不足，代偿能力差，更易发生。处理：快速静脉输液扩容，如无效，可静脉注射升压药。

（3）呼吸抑制：与麻醉平面和局麻药浓度有关。感觉阻滞平面在 T_8 以下时，基本不受影响。达到 T_2 时，通气储备下降。平面越高，则影响越大。但硬膜外腔阻滞能控制局麻药浓度，从而可控制运动神经阻滞程度。如颈段给 1%～1.3%利多卡因，上胸段用 1.3%～1.5%利多卡因，平面虽高，尚不致严重影响呼吸功能。一旦发生呼吸抑制，应给予吸氧，必要时行气管插管和人工呼吸。

（4）全脊髓麻醉（简称全脊麻）：因硬膜外阻滞的局麻药用量大，如果大剂量的局麻药误入蛛网膜下腔，则可导致全脊麻。由于硬膜外穿刺针孔较大，误入蛛网膜下腔时多有脑脊液流出。但如果穿刺针斜面部分进入蛛网膜下腔，脑脊液有可能不易流出，此时如注入硬膜外麻醉剂量的局麻药，很可能出现全脊麻。全脊麻的主要特征是注药后迅速发展的广泛的感觉和运动神经阻滞。临床表现最常见有血压急剧下降，出现膈神经阻滞和肋间肌麻痹，导致呼吸衰竭甚至呼吸停止，继而可出现意识消失甚至昏迷。

对全脊麻应紧急处理，主要是有效维持循环和呼吸功能，如立即行气管内插管人工控制通气，加速输液及应用升压药物维持血压。全脊麻持续时间与使用的局麻药有关，利多卡因可持续 1～1.5 小时，而布比卡因持续 1.5～3.0 小时。尽管全脊麻来势凶险，影响病人的生命安全，但只要诊断和处理及时，大多数病人依然能够恢复。

（5）神经损伤：穿刺时操作粗暴或导管质地过硬，均可损伤脊神经根，表现为术后该神经根分布区疼痛，感觉障碍。处理上可采取对症治疗，多数病人数周或数月后自愈，一般预后较好。

（6）硬膜外血肿：硬外腔静脉丛损伤出血，一般能很快自行止血。但有凝血机制障碍或正在抗凝治疗，则可形成血肿，压迫脊髓，严重时可致截瘫，表现为麻醉持久不退，腰背部剧痛。一旦发生应及时诊断，必要时行椎板切开减压，清除血肿。

（7）恶心呕吐和尿潴留：与腰麻同。

六、蛛网膜下腔-硬脊膜外腔联合麻醉（腰硬联合麻醉）

腰硬联合麻醉（combined spinal-epidural anesthesia）即同时联合应用脊麻和硬膜外麻醉两种方法进行手术麻醉。

（1）麻醉方法：病人准备同硬膜外腔阻滞，当硬膜外穿刺针进入硬膜外间隙后，用一根特制的 25G 长脊麻针经硬膜外针腔插入，刺过硬膜时会有落空感，拔出脊麻针针芯见有脑脊液流出，即证实已达蛛网膜下腔。将脊麻量的局麻药液缓慢注入，然后拔除脊麻针，再按硬膜外麻醉方法置入硬膜外导管，进行连续硬膜外腔阻滞麻醉。

（2）腰硬联合麻醉的优缺点：脊麻的阻滞效果完善，除镇痛效果确切外，还能获得较好的肌肉松弛，且起效快。但脊麻较易导致阻滞平面过高，对循环系统的影响程度较硬膜外麻醉明显。硬膜外腔阻滞麻醉则可通过调节局麻药的浓度和容量，根据病情和手术对麻醉平面的需要进行给药。硬膜外腔麻醉还可根据手术需要，任意延长麻醉时间。但单纯硬膜外腔阻滞往往是一种不够完善的麻醉。鉴于脊麻及硬膜外腔麻醉各有其优缺点，采用腰硬膜外联合麻醉技术，既有脊麻的起效时间快、阻滞效果好的优点，也可通过硬膜外置管提供长时间手术麻醉及术后镇痛，是目前临床上常用的麻醉方法之一。

（3）麻醉管理与并发症及其处理基本同脊麻和硬膜外腔麻醉。

第七节　针　刺　麻　醉

针刺麻醉（acupuncture anesthesia）是指在人体某些穴位或特定部位进行刺激，达到镇痛的效果，从而能够施行手术操作的麻醉方法。其是根据针刺能够止痛的经验发展起来的，是中西医结合的新成就。目前，针刺麻醉的手术范围已扩大到开颅、开胸、甲状腺、盆腔、腹部、四肢等手术。其原理目前认为与经络、神经、体液等有关。

一、针刺麻醉的特点

1.**安全、镇痛**　针刺对人体无不良影响，针刺的镇痛作用可减少全身麻醉用药量；尤其适合于体质衰弱或对麻醉药物过敏的病人。

2.**便于发挥病人的配合作用**　例如，甲状腺手术时，通过病人术中配合发音，可防止误伤喉返神经。

3.**恢复快、发症较少**　由于针刺穴位具有调整身体各种功能的作用，针刺麻醉时病人的血压、脉搏比较平稳，术后恢复较快，术后头痛、恶性呕吐、腹胀及尿潴留等并发症也较少。

二、针麻的术前准备

（1）确定针麻手术方案，向病人说明针刺麻醉注意事项，取得病人的合作。

（2）对手术较复杂的病人，术前可通过试针使病人体会针感（得气），即酸、麻、重、胀感，同时也可预计病人对针刺麻醉的效果，以便采取适宜的刺激量。

（3）对开胸手术造成的开放性气胸练习腹式深呼吸，教病人缓慢而均匀地用腹式深呼吸。

（4）麻醉前一般可在术前 1 小时肌内注射苯巴比妥钠 0.1～0.2g，切皮前用哌替啶 25～50mg 静脉或穴位注射。一般不宜使病人意识消失。

三、穴位的选择

1.**根据经络学说取穴**

（1）循经取穴：根据"经络所过主治疗所及"的原理，在手术切口部位（或附近）所通过的经络及手术涉及脏器所属经络上取穴。如足三里属足阳明胃经，临床上常用以治疗腹部疾病，所以是胃手术或腹部手术的常用穴位。

（2）辨证取穴：运用脏腑的基本功能选取有关经脉，例如，根据"肝开窍于目"，选足厥阴肝上的经穴位进行眼科手术；根据"肾主骨"，骨科手术选用足少阴肾经上的穴位。

（3）邻近取穴：在手术部位附近取穴，是根据"以痛为俞"的取穴原则，但同时应配合循经取穴或辨证取穴，以加强局部的镇痛效果。

2.**根据神经学说取穴**

（1）近神经节段取穴：即按手术部位或循支配脏器的神经节段取穴。如甲状腺手术取扶突穴位，因其邻近颈浅神经丛；拔牙术可根据相应部位选用下关、颊车、人中或承浆等。

（2）远神经节段取穴：选取针感较强的穴位，如合谷、内关，可应用到头面部、颈部和胸部的手术，这些穴位与手术部位是不属于同一或邻近脊椎节段的，因此称远神经节段取穴。

（3）刺激神经干：四肢矫形手术可采用直接刺激神经干，通过极泉穴刺激臂丛神经实施上肢手术。

四、穴位刺激方法

在穴位上快速进针至一定深度诱导针感出现，然后运用某种刺激方法和足够刺激量，以达到镇痛目的，常用的刺激方法有以下两种。

1. **手法运针**　用捻转或提插方法给病人以中等强度刺激。捻转频率每分钟约 200 次以下，幅度是 90°～300°，提插幅度在 10mm 以内。

2. **电脉搏冲刺激**　进针后，经手法运针至出现针感再接上电极，电刺激强度应逐渐加大到使局部肌肉出现微弱的抽动为止，一次通电的时间不宜过长。电针频率为每分钟几十次至每秒几百次不等，通电时要由小到大，逐渐增加电量，断电前也应降低强度，以免造成刺激强度的突然变化，引起病人不适感。通常近节段取穴宜用高频，远端取穴宜用低频。

针刺麻醉时，要求手术者操作稳、准、轻、快和耐心，才能提高针刺麻醉的效果。针刺麻醉目前还存在镇痛不全、内脏牵拉反应、肌肉不松弛等三大问题，有待进一步研究。

第八节　麻醉期间的监测和管理

病人在手术麻醉期间，外科疾病或并存疾病、麻醉方法和药物、手术创伤和失血及体位改变等因素都可对生理功能造成不同程度的影响，严重者可危及生命安全。因此，麻醉期间应密切观察和监测病人的各种生理功能的变化，主动采取措施预防严重的生理变化，尽早发现并及时纠正，避免发生严重并发症。

一、呼吸监测和管理

麻醉期间最容易和最先受到影响的是呼吸功能。几乎所有的全身麻醉药物均有不同程度的呼吸抑制；椎管内麻醉的平面过高也可引起严重的呼吸抑制；阻滞麻醉的阻滞范围过广也可对呼吸肌力引起严重影响；麻醉的辅助用药、手术体位、手术方式及并存的呼吸疾病都是麻醉期间影响呼吸功能的重要因素。因此，维持麻醉期间正常的呼吸功能至关重要。麻醉期间的呼吸功能指标包括动脉血氧分压（PaO_2）、二氧化碳分压（$PaCO_2$）和血液 pH（同时受代谢因素的影响）等主要参数。对于保持自主呼吸的病人应观察呼吸运动的类型和呼吸的幅度、频率和节律，同时观察口唇黏膜、皮肤及手术视野出血的颜色，以判断病人的通气和氧合情况。手术麻醉期间必须持续监测 SpO_2，全麻病人还应监测潮气量、气道压力、呼吸频率、顺应性及 $P_{ET}CO_2$，必要时检查动脉血气分析，以保证病人的呼吸功能正常。

二、循环监测和管理

麻醉期间循环功能的稳定直接影响着病人的安全、康复和远期的预后。麻醉期间应常规监测心电图、血压及 SpO_2，应每隔 5～10 分钟记录一次心率、血压、脉搏等参数，并记录手术重要步骤、出血量、输液种类、输液量、尿量及用药。 麻醉期间引起循环功能障碍的可能原因包括：外科疾病和并存疾病的病理生理改变，麻醉方式和麻醉药物的影响，手术对循环的影响等。当发生循环功能障碍时应从病人、外科因素和麻醉等几方面做出判断，病人因素主要是应对血容量、心脏代偿功能和血管的舒缩状态做出快速正确判断，并进行有的放矢的处理。麻醉期间维持适当的血容量非常重要，血压降低往往与血容量的降低有关，应根据术前的禁食、脱水和心肾功能等情况，对术前液体丢失量和术中失血进行补充。建立必要的循环功能监测有助于临床判断，连续动脉血压监测、中心静脉压、脉搏变异指数和下肢抬高试验等均对循环监测和管理有指导意义。麻醉过浅可引起机体的应激反应、血压升高、心率增快和氧耗增加；麻醉过深则可引起心肌功能受到抑制、外周血管舒张、阻力下降，麻醉期间监测麻醉深度，使用适当的血管活性药物以维持正常的循环功能也是必不可少的。

三、体温的监测和管理

体温是重要的生命体征之一，因此手术的体温监测很有必要。小儿因体温中枢发育尚未完善、体表面积较大，术中发生体温异常更为常见。体温过高可使代谢增快、氧耗量增高，严重者可引起代谢性酸中毒和高热惊厥。体温降低时，药物代谢减慢，对麻醉药物耐受能力降低引起麻醉过深的循环抑制，苏醒延迟；低温可引起心血管并发症发生率增加，甚至发生室颤；低温会影响凝血功能异常，增加出血量；低温还可增加伤口的感染率，影响伤口的愈合。引起低体温的原因包括：手术间室温过低、静脉输液和术野冲洗液温度较低、手术创面过大、手术时间较长、麻醉药物对血管的扩张作用等因素。全麻病人的体温监测部位可采用鼻咽温，某些情况下还应监测中心体温（食管或直肠温度），清醒病人也可用红外耳温枪监测体温。常用的保温措施包括保温毯、暖风机、输液加温等。

四、麻醉深度监测

全身麻醉病人理想的麻醉深度应该是保证病人术中无痛觉（镇痛作用）和无意识活动（镇静作用），术后苏醒完善且无术中知晓。随着电子计算机技术的广泛应用，麻醉深度的监测技术发展迅速，其中以脑电双频指数（bispectral index，BIS）在临床上应用最广泛，BIS把麻醉深度（实际未镇静深度）进行了量化处理，其监测范围 0～100，数值越小，麻醉深度越深，反之亦然。还有其他监测仪器能显示麻醉深度状态，如数量化脑电图（quantitative electroencephalogram，q-EEG），诱发电位（evoked potential，EP），Narcotrend 等。监测麻醉深度能准确地监测麻醉不同阶段的麻醉深度，有利于指导麻醉药物的使用，监测病人的苏醒程度。

五、控制性降压

在某些手术麻醉过程中，为了降低血管张力、减少手术野的渗血以方便手术操作、减少失血量，或控制血压过度升高、防止心血管并发症的发生，麻醉期间需要利用药物和（或）麻醉技术使动脉血压降低并控制在一定水平，称为控制性降压。血压降低有可能使生命器官的血流量减少，发生缺氧和功能障碍的危险。因此，必须严格掌握适应证和血压控制标准，并在降压期间加强监测，维持正常的血管内容量，维持重要脏器的灌注。有严重器官疾病（如心脏病、高血压、肝肾功能障碍等）及低血容量、休克及严重贫血者，禁止行控制性降压。术前血压正常者，应控制收缩压不低于80mmHg，或平均动脉压在 50～60mmHg；或以降低基础血压的30%为标准，尽可能缩短控制性降压的时间。

六、其他

麻醉期间还应监测病人的全身情况，非全麻病人应注意神志和表情的变化。另外水电解质、酸碱平衡、血糖、凝血功能的监测和处理也很重要。

第九节　麻醉恢复期的监测和管理

手术和麻醉虽然结束，但由于麻醉的作用和手术创伤的影响，在麻醉恢复期病人易出现病理生理紊乱，严重时可危及病人的生命，其潜在的风险甚至高于麻醉诱导期，需要加强监护和治疗。因此，应重视麻醉后恢复室（postanesthesia care unit，PACU）的建立和管理。

一、呼吸系统的监测和处理

在麻醉恢复期，随着麻醉药和肌松药物作用的逐渐消除，自主呼吸的频率和潮气量逐渐恢复。呼吸系统的监测指标包括呼吸频率、潮气量、每分钟通气量、血氧饱和度（SpO_2）、血气分析及呼吸的通畅程度、皮肤黏膜颜色等。在麻醉恢复期，呼吸系统容易发生以下并发症。

1.通气不足　在麻醉恢复期发生通气不足，主要表现为呼吸频率慢、潮气量低，或呼吸浅快，$SpO_2 < 95\%$，$PaCO_2 > 45mmHg$，最大吸气负压$< 20mmHg$。其主要原因为麻醉药物和肌松药的残余作用，呼吸道梗阻，疼痛，胸廓活动受限或病人原有肺部疾病等。治疗主要是对因处理，积极给予呼吸支持。对麻醉药物的残余作用可以适当使用相应拮抗药。

2.呼吸道梗阻

（1）上呼吸道梗阻：在病人拔除气管导管后，最常见的上呼吸道梗阻有舌后缀、上呼吸道分泌物聚集，咽喉梗阻和喉头水肿的发生较少见，但如发生，情况紧急，应迅速诊断并及时给予治疗，严重时需行气管切开或环甲膜穿刺通气。

（2）下呼吸道梗阻：常见原因是呼吸道分泌物、呕吐物、血液和脓液等阻塞气道，病人有呼吸道梗阻的表现。

二、循环系统的监测和处理

1.低血压　术后低血压的主要原因是低血容量和低心排血量。造成低血容量的原因包括术前术中失血失液没有得到足够补充，或者仍有活动性出血，残余麻醉药使外周血管扩张等。低心排血量的原因有：心脏原有病变，麻醉药物及其他药物对心肌的抑制，苏醒过程的心律失常，缺血缺氧，酸碱失衡等。对低血压的处理主要是针对病因处理，低血容量者应该积极输血输液，而低心排血量则须及时使用血管活性药物。

2.高血压　在苏醒期高血压的主要原因包括麻醉药的扩血管作用消失，疼痛，不能耐受气管导管、胃管或尿管，术中补液过多，二氧化碳蓄积。对高血压的处理主要是及时去除病因，适当镇静和使用扩血管药物和β受体阻滞剂等，避免出现严重高血压而引起心脑血管意外的发生。

3.心律失常　术后心律失常的原因有缺氧、高碳酸血症、疼痛、酸碱失衡、电解质紊乱、贫血、药物等。

三、全麻后苏醒延迟的处理

全麻后苏醒延迟常见原因为全麻药的残余作用，包括吸入及静脉全麻药、肌松药和麻醉性镇痛药等。其可因病人的病理生理改变而引起药物代谢和排泄时间延长所致，如高龄、肝肾功能障碍、低温等。此外麻醉期间发生的并发症，如酸碱失衡、电解质紊乱、血糖异常、脑出血或脑血栓形成等，亦可引起病人的意识障碍。遇此情况，首先应维持呼吸和循环稳定，进一步检查原因，针对病因治疗。

四、恶心呕吐的防治

恶心、呕吐是麻醉恢复期容易出现的并发症，以全麻后病人发生率较高，尤其是使用了吸入麻醉药及麻醉时间较长者，使用过麻醉性镇痛药、有呕吐病史、无吸烟史及女性病人也是恶心呕吐的高危因素。对于高危病人需提前处理和预防，包括复合区域神经阻滞减少阿片类药物的使用，早期应用止呕药物如昂丹司琼、氟哌利多和地塞米松等。针刺对恶心、呕吐也有一定的效果。对于已发生的恶心、呕吐，应首先分析原因，包括疼痛、低血压、低氧血症、上消化道出血、颅内压增高、咽喉部血液或分泌物刺激、腹部梗阻。

第十节 体外循环

体外循环（extracorporeal circulation，ECC）是指使用特殊装置将人体静脉血引出体外，进行人工气体交换、温度调节和过滤等处理，再泵入人体动脉内的一项生命支持技术，又称心肺转流术（cardiopulmonary bypass，CPB）。其目的是暂时取代人体的心、肺功能，维持全身重要组织器官的血液供应和气体交换。体外循环技术是心脏外科、某些特殊疾病手术及重症抢救的保障条件。

一、体外循环的基本装置与功能

1. **血泵** 用于替代心脏泵功能的泵装置。常采用以下两种技术中的一种：①非搏动泵：通过泵头转动挤压泵管单向排出血液，泵出血液方式为平流；②搏动泵：泵出血液方式具有搏动性，有利于微循环的灌注。

2. **氧合器** 氧合器替代病人自身的肺进行重要的气体交换。有两种类型：①鼓泡式氧合器：将氧气与引出的静脉血直接接触，形成血气泡，进行氧合并排出二氧化碳，再经除泡滤过后成为氧合血。由于气、血直接接触，容易引起血液蛋白变性和有形成分破坏，安全使用时间受限。②膜式氧合器：将血液通过可透气的高分子薄膜或中空管壁进行气体交换。气、血不直接接触，明显减少了微气栓形成和血液成分的破坏。

3. **变温器** 是 CPB 的关键部分，因为它用来调节病人血液的温度。在整个 CPB 过程中，病人 20%～35%的循环血量在体外暴露于手术室的室温条件下，很容易引起低体温。将水箱内的水温调节至设定值，通过管道输入与氧合器为一体的冷热交换器，从而升高或降低氧合器内的血液温度。在变温尤其是复温过程中，如果变温器内水温与血温温差＞10℃，很容易产生微气栓。复温时水温＞42℃，容易导致溶血和血液蛋白变性。

4. **微栓过滤器** 是血液回到体内前的最后一道关口。动脉管道滤器孔大小为 20～40μm，能够消除血液中的颗粒和微气栓而提高病人的安全性。置于动脉端管路，滤除各种微栓子，如微气栓、血栓、脂肪栓及微小组织块等。

5. **附属装置** 包括各种血管插管、连接管道、贮血器及监测系统等。

二、体外循环的实施

（一）体外循环的准备

1. **制订体外循环方案** 根据病情和手术方案制订个体化的体外循环方案。选择合适的体外循环插管、连接管路与材料，确保人工心肺机的良好工作状态。

2. **体外循环的预充和血液稀释** 连接好静脉引流管、氧合器、血泵和动脉管道，转流前先充满液体，并充分排尽动脉管道内空气的过程称为预充。预充液应根据病人情况选择晶体溶液、胶体溶液或血浆、白蛋白或血液等液体，维持水、电解质和酸碱平衡，并进行适当的血液稀释。转流后预充液对血液有稀释作用，现多采用中度血液稀释，血细胞比容为 22%～25%。如果用晶体溶液预充，需加肝素 10mg/L；而用血液制品预充，应加肝素 40mg/L。

（二）体外循环的实施

1. **建立体外循环** 由中心静脉注射肝素 300～400U/kg，维持全血活化凝血时间（ACT）＞ 480～600 秒。顺序插入升主动脉导管，上、下腔静脉引流管（或腔静脉-右心房引流管），并与预充好的人工心肺机连接。

2. 体外循环与低温　根据手术需要实施低温技术。临床上分为：①浅低温（32～35℃）；②中低温（26～31℃）；③深低温（20～25℃）；④超深低温（15～20℃）。一般以浅低温常用。常温和浅低温现较多应用于非停跳体外循环。

3. 体外循环转流　人工心肺机的灌注流量应根据病人体重或体表面积计算。成人常温灌注流量一般为 2.2～2.8 L/（m²·min）。由于儿童基础代谢率高，如体重为 10～15kg 的患儿灌注流量可为 2.6～3.2 L/（m²·min）或 100～150 ml/（kg·min），低于 10kg 的患儿可高达 150～200ml/（kg·min）。心肺转流开始，心内直视手术常需束紧腔静脉阻断带，钳闭升主动脉和在心停搏下进行。从转流开始到心内直视手术前，从开放升主动脉到停止转流这两段时间，由于主动脉血流来自心脏射血和血泵泵血，这种转流方式称为并行循环。在此期间通过体外循环装置调节血温与体温。转流结束后，静脉注射适量鱼精蛋白中和肝素的抗凝作用，按序拔除下腔、上腔静脉引流管和主动脉插管。通过注入病人体内的肝素总量计算出所需的鱼精蛋白量：通常每 100 单位的肝素需 1～1.3mg 的鱼精蛋白。为降低低血压发生的可能性，应在 5～10 分钟内缓慢完成鱼精蛋白静脉注射。

停止转流的指标：心电图基本恢复正常，心脏充盈适度，心肌收缩有力，平均动脉压 60～80mmHg，直肠温度 35～36℃，鼻咽温度 36～37℃，血红蛋白浓度成人≥80g/L，儿童≥90g/L，婴幼儿≥110 g/L，血气、电解质正常。

4. 体外循环监测　为保证体外循环期间的安全性，常规监测 MAP 并维持于 50～70mmHg；通过监测 CVP，以评估血容量高低和腔静脉引流的通畅程度。而血泵的泵压可反映主动脉插管端的阻力和通畅程度。此外，还应严密监测 ACT、体温与血温、灌注流量与压力、尿量与尿色、血气分析和电解质等指标。

三、心肌保护

为给术者一个静止的术野，必须暂时钳闭升主动脉，阻断冠状动脉血液循环，造成了心肌缺血缺氧及再灌注损伤，为了能提供良好的心肌保护，所采用的预防治疗措施和方法称为心肌保护。目前最常采用的是主动脉内灌注冷心脏停搏液及辅助全身或局部低温。即在钳闭升主动脉后，经主动脉根部灌注 4℃ 含钾心脏停搏液，使心肌迅速停止活动，减少心肌能量消耗。常用含钾浓度为 20mmol/L，每隔 20～30 分钟重复灌注。同时用冰水或冰泥在心脏表面降温至 15℃，最大限度地降低心肌代谢和能量需求，保存心肌的能量储备，提高心肌对缺血缺氧的耐受能力。心脏停搏液可分为晶体液、含血停搏液和全氟化合物三类。常用的晶体停搏液为 Thomas 医院停搏液。临床应用的趋势是不再使用纯晶体停搏液，而使用含血停搏液。全氟化合物具有更好的携氧供氧的效果。当病人的射血分数＜40%，含血停搏液的心肌保护作用优于晶体停搏液。

心脏停搏液的灌注方法有三种：①顺行灌注：经升主动脉前壁插入灌注针或灌注管间歇或持续灌注。②逆行灌注：直视或闭式将特制带囊的冠状静脉灌注管置入冠状静脉窦，灌注停搏液时囊袋自动膨起，堵住管外窦口间隙，避免停搏液漏入右心房。③顺行-逆行联合灌注：多为先顺灌后逆灌的方法，可减少在冠状动脉反复插管，灌注时不中断手术操作，有助于缩短心肌缺血时间。

近年来，体外膜式氧合（extracorporeal membrane oxygenation，ECMO）与体外生命支持（extracorporeal life support，ECLS）已应用于临床，是指针对一些呼吸或循环衰竭病人，通过体外循环设备，较长时间辅助或替代心肺功能的技术。目的是为心、肺疾病治疗与功能恢复争取时间。

（洪庆雄　招伟贤）

第五章 输 血

　　输血（blood transfusion）是抢救失血性休克的重要手段，也是其他严重贫血重要的治疗措施。输血可以补充循环血量不足，增加血液携氧能力，提高血浆白蛋白、球蛋白和凝血因子水平，它与麻醉、无菌术一起被称为促进近代外科发展的三大要素。

　　祖国医学认为血是构成人体和维持生命活动的基本物质之一，可分为有形之血与无形之血。清代张隐庵认为："有形之血，行于脉中，无形之血，行于脉外"。现代医学的"血"属于中医"有形之血"的范畴。中医学的"血"、"津液"和"津血同源"概念，以及由脾胃运化生成的津液渗注于脉中成为血液等，类似于现代医学的血管外液与血液之间的关系。

第一节 概 论

一、血型

　　血型（blood type）是人类的遗传性状之一。人类的红细胞、白细胞和血小板表面存在着许多不同的抗原，这些不同抗原就构成了血型系统。一般所说的血型是指红细胞血型，由存在于红细胞表面的多种抗原所决定（这些抗原又称凝集原），常说的红细胞血型包括 ABO 血型、Lewis 血型、MN 血型、P 血型和 Rh 血型，ABO 血型最常见。

（一）ABO 血型及血型鉴定

　　红细胞表面含有不同的凝集原（抗原），血清中含有不同的凝集素（抗体），按红细胞所含凝集原及血清中所含凝集素的不同将血型分为 A、B、AB、O 四型。A 型血红细胞含 A 凝集原而血清中含抗 B 凝集素；B 型血红细胞含 B 凝集原而血清中含抗 A 凝集素；AB 型血红细胞含 A 和 B 凝集原而血清中不含凝集素；O 型血红细胞不含 A 和 B 凝集原而血清中含抗 A 和抗 B 凝集素。除 ABO 系统外，还有 Rh 和 ABO 亚型等血型系统，其中 Rh 阴性血型，对临床输血有重要意义，须引起注意。

　　血型鉴定通常采用正、反定型来确定。正定型是用标准的抗 A 和抗 B 血清测定受检者红细胞上的抗原，反定型用标准的 A 型、B 型和 O 型红细胞抗原测受检者血清中的抗体，从而鉴定出 A、B、O 或 AB 血型。

（二）交叉配血试验

　　在输全血和红细胞之前，除需证明供血者与受血者的 ABO 血型相同外，还必须常规做交叉配血试验。交叉配血试验分为直接试验和间接试验。直接试验是指把受血者血清与供血者的红细胞混悬液相混合，间接试验则是指把供血者血清与受血者的红细胞混悬液相混合，两者必须同时进行，均无凝集或溶血发生，才能输血。

（三）紧急输血的策略

　　临床上会碰到一些急需输血的情况，但没有足够的时间完成血液定型和交叉配血试验，此种情况下可以按下列步骤进行输血治疗：

（1）用晶体液如生理盐水、乳酸林格液，或人工胶体液如羟乙基淀粉液、琥珀酰明胶液等进行血容量补充，以维持循环功能。

（2）抽血作血型鉴定及交叉配血。

（3）紧急情况下，来不及血型鉴定及交叉配血，可选择输注 O 型、Rh 阴性或阳性的洗涤红细胞。

二、血液的保存

血液一旦离开人体将迅速凝固。血液保存是指采用一定的保存液（或称保养液）来防止血液凝固和提供代谢所需能量物质，并低温（4～6℃）保存，降低红细胞的代谢，延长血液在体外的保存期限。

（一）常用保存方法

1.**枸橼酸葡萄糖液**　即 ACD 保存液，是目前临床上最常用的保存液，主要含枸橼酸、枸橼酸钠和葡萄糖。其中枸橼酸盐起抗凝作用，葡萄糖给红细胞酵解提供能量。ACD 保存液一般能保存血液21天。

2.**枸橼酸磷酸盐葡萄糖液**　称 CPD 保存液，加入的磷酸盐作为缓冲剂，使血液在保存期 pH 不致下降过低，并使红细胞中的2,3-二磷酸甘油酯（2,3-DPG）得以保护，可延长血液的保存期到28天。

3.**ACD-APO4 液和 CPDA-1 液**　ACD-APO4 液是在上述 ACD 液中加入维生素 B_4（6-氨基嘌呤磷酸盐），可使血液的保存期延长至60天；CPDA-1 液则在 CPD 液中加入腺嘌呤，使保存期延长至35天，但这些方法在临床上应用并不多。

4.**肝素**　是临床常用抗凝药物，通过抑制凝血酶形成和血小板聚集而起抗凝作用。但由于作用时间短，不能用作长期血液保存，主要用于术中短期保存血液及体外循环或血液透析时的抗凝。

（二）库存血液的生化和血液学变化

低温下保存的血液仍然会发生许多变化，例如，红细胞仍会缓慢的代谢，释放出乳酸和 CO_2 等可使血液的 pH 降低。血管生长因子可随储存时间延长而水平增加，此对癌症病人是不利的；红细胞的形态会发生异常改变，导致细胞活力和细胞膜功能下降；在 ACD 液中保存的红细胞平均以每天1%的速度死亡，保存21天的血液存活红细胞约为80%；白细胞最多只能保持5天，7天后完全消失；血小板更甚，48小时即显著减少，第5天全部被破坏。

三、输血的注意事项

输血前必须仔细核对病人和供血者的姓名、血型和交叉配血结果，并检查血袋是否有破损渗漏，血液颜色有无异常等。血液输入体内前必须经滤器过滤。标准的滤器孔径是170μm。为避免对红细胞产生破坏或凝血，除生理盐水外，输血过程中不可向全血或浓缩红细胞内加入任何药物，即使是葡萄糖液也会使红细胞凝集，随之发生溶血。输血过程还需严密观察病人的反应，检查体温、脉搏、血压及尿的颜色等。输完的血袋应保留1天，以便需要时化验复查。

第二节　输血的适应证、并发症及其防治

一、适应证

（一）大量失血

严重创伤、手术或其他各种原因所致的低血容量休克是输血的主要适应证。一般认为，健康人

一次失血量在全身血容量的 10% 即 500ml 以内者，可通过吸收组织间液进入血管使血容量和循环功能得到代偿，不会引起明显的生理功能改变；当失血量为血容量 10%～20%，即 500～1000ml 时，应根据血容量缺失和低血压的严重程度，同时参照血红蛋白含量（Hb）和血细胞比容（Hct）制订治疗方案。首先是输入晶体液或代血浆补充血容量，若循环功能得到维持，可不必输血或血浆；当失血量超过 20% 达 1000ml 以上者，常有血容量明显不足和血压下降，Hct 也会降低。当 Hct 低于 25%～30% 的输血临界值时，应在输入晶体液和代血浆的同时给予输血，现多输注浓缩红细胞，一般不输全血；若失血量超过 30% 即 1500ml，可在输入晶体液和人工胶体液的同时输入浓缩红细胞，也可部分输给全血。对于出血量达血容量 50%～80% 以上者，除输入人工胶体和输血外，还须补充血浆及白蛋白。对于因失血造成的凝血功能障碍者，尚需补充血小板、冷沉淀物及新鲜冰冻血浆等，以改善凝血机制。出现凝血功能不足或低蛋白血症时可给予新鲜冰冻血浆或血浆白蛋白。

术中失血量的判断目前多采用称重法，方法是将沾染血液的敷料称重后减去敷料本身的重量，再加上吸引瓶内的血量即为手术失血量。此外手术期间多次测量 Hb 或 Hct 也可大致估计失血量。

根据 2000 年国家临床输血相关指南建议：Hb＞100g/L 者不需要输血；Hb＜70/L 者可输入浓缩红细胞；Hb 介于 70～100g/L 者，应根据病人的具体情况决定是否输血。例如，病人存在明显心肌缺血或呼吸功能不全等时，可以考虑将 Hb 水平增加到 100g/L。

（二）贫血或低蛋白血症

外科病人术前如有明显贫血或低蛋白血症者，应设法予以纠正。对于血容量正常的贫血病人一般只需给予浓缩红细胞；合并低蛋白血症者可在给予浓缩红细胞的同时补充血浆或白蛋白。近期研究证明，许多术前贫血病人存在体内铁储备不足，鉴于输血存在的风险，建议择期手术病人给予铁剂和促红细胞生成素治疗而不是输血。

（三）凝血异常

由于凝血因子不足所致凝血功能障碍常常需要借助成分输血纠正，例如，大量失血和输血输液导致消耗性和稀释性凝血功能障碍时，可给予新鲜冰冻血浆纠正，若血小板减少症或血小板功能障碍可输注血小板。甲型血友病病人输Ⅷ因子或抗血友病球蛋白、纤维蛋白原缺少症者给予冷沉淀或纤维蛋白原制剂等。

（四）严重感染

以往认为，对体质差并感染的病人采取少量多次输血改善营养，提供抗体、补体提高病人的抗感染能力，但鉴于输血的风险和此种治疗作用的不确定性，现已不主张这样做了。只有在免疫力明显低下、用抗生素难以控制的严重感染或白细胞明显缺乏的病人才考虑给予丙种球蛋白或浓缩粒细胞治疗。输入粒细胞还有引起巨细胞等病毒感染或引发肺损害等并发症，故应格外慎重。

二、输血的并发症及其防治

经严格筛查的输血一般是安全的，但不良反应和并发症的发生率仍可达 12%，严重者可危及生命。临床常见的输血并发症可分为早期和晚期两大类。早期并发症发生在血液输入时或与大量输血有关，而晚期则在输血结束一段时间后才发生，主要指输血传播的疾病（表 5-1）。

表 5-1　常见的输血反应和并发症

常见输血并发症	非溶血性发热发应
	变态反应（过敏反应）
	溶血反应
	细菌污染反应
	循环超负荷
	输血相关的急性肺损伤
	输血相关性移植物抗宿主病
大量输血并发症	酸碱平衡失调、电解质紊乱
	凝血功能障碍
	体温过低
	微小血栓输入
输血传播的疾病	肝炎、艾滋病、疟疾等

（一）常见输血并发症

1. 非溶血性发热反应　发热是最常见的早期输血并发症之一，发生率约 2%，多在输血后 15 分钟～2 小时内发生，往往先有发冷或寒战，继以高热，体温可高达 39～40℃，伴有皮肤潮红、头痛，多数血压无变化。持续时间少则十几分钟，多则 1～2 小时后缓解。

发热反应的主要原因：①免疫反应。受血者体内存在对抗供血者白细胞或血小板的抗体，如白细胞凝集素、白细胞抗 HLA 抗体、粒细胞特异抗体及血小板抗体等。这些抗体与输入的白细胞和血小板发生作用，引起发热。反复输血的病人或经产妇更常见。②致热原。血液中的异体蛋白质、细菌代谢产物或死菌等，输入人体后即可引起发热反应。

预防措施：应严格消毒输血器具，控制致热原。有条件者选用洗涤红细胞，或用经滤器过滤的去白细胞血，可以减少免疫反应所致的发热。

发热反应发生后，要立即减慢输血速度，严重者须停止输血。同时给予解热镇痛药和镇静药对症处理，如阿司匹林 1g，必要时可重复给一次。寒战时可给予镇静药物，如静脉注射曲马多 50～100mg。抗组胺药物对发热反应无预防作用。

2. 变态反应　或称过敏反应，其发生率仅次于发热反应。最多见的是皮肤反应，出现红斑、点状或成片的荨麻疹伴瘙痒，此与血浆蛋白引起免疫性抗原抗体反应有关。其次是呼吸道反应，表现为咳嗽、呼吸困难、喘鸣等类似于支气管哮喘表现，可伴面色潮红或腹痛腹泻症状。其原因可能与 IgA 的抗原抗体反应有关，因为这类病人大多缺乏 IgA，以往的输血或妊娠导致体内生成 IgA 抗体，这些抗体与输血时输入的 IgA 发生反应，导致补体激活和血管活性物质释放所致，故此类过敏反应常常在输入几毫升全血或血液制品后即可发生。最严重的输血过敏反应当属过敏性休克，病人可出现神志不清甚至危及生命。发生皮肤反应的处理是暂停输血和使用抗组胺药物，如 30 分钟内症状无改善，须停止输血。出现呼吸道反应者应停止输血，给予抗过敏药物，如苯海拉明 25mg，异丙嗪 25mg，地塞米松 5mg 静脉注射，严重呼吸困难者作气管插管或切开，以防止窒息。对过敏性休克病人应立即组织抢救，静脉给予多巴胺或苯肾上腺素或肾上腺素支持心血管功能。

3. 溶血反应　多数由于 ABO 血型不合，即输入的血液与受血者血液发生免疫反应而溶血，少数是因输入的冻存红细胞脆性增加，尤当振荡或接触低渗液体而破坏，或库存血中破损红细胞较多等非免疫性因素所致。免疫性溶血反应是输血最严重的并发症，输入十几毫升即出现寒战、高热、呼吸困难、腰背酸痛、心前区压迫感、头痛、休克、血红蛋白尿、肾衰竭及异常出血等，死亡率极高。手术中的麻醉病人最早的征象是伤口渗血和低血压。

怀疑溶血反应时，应立即停止输血，核对受血者与供血者姓名和血型。以下措施可协助诊断：①抽取静脉血检测游离血红蛋白含量或观察血浆颜色。正常血浆呈黄色澄清半透明，当输入异型血超过 8～10ml，血浆游离血红蛋白增至 25%，血浆即呈红色。②观察病人每小时尿量和尿液颜色或作尿血红蛋白测定。③对供血者和受血者输血前后血样本重新作血型化验和交叉配血试验。④抽血作细菌涂片和培养，排除细菌污染反应。⑤查找有无非免疫性溶血反应因素。

主要预防措施是避免异型输血，关键是加强工作责任心，输血前严格核对病人与供血者姓名、血袋编号和配血报告。治疗重点是：①抗休克。静脉注射甲基强的松，输入明胶或羟乙基淀粉代血浆、白蛋白等纠正低血容量和维持血压，同时纠正电解质失调和酸中毒。溶血原因查明后，可输同型新鲜血液，以补充凝血因子和纠正溶血性贫血。②保护肾功能。静脉输入 5% 碳酸氢钠 250ml 碱化尿液，促使血红蛋白结晶溶解，防止肾小管阻塞。血压稳定后，给予呋塞米或 20% 甘露醇利尿，防止肾衰竭。后期如出现无尿、氮质血症或高钾血症者，可予腹膜或血液透析。③防治弥散性血管内凝血（DIC）。输入血型不合血量超过 200ml 时，要考虑使用肝素防止 DIC。④换血疗法。去除循环中血型不合的红细胞、抗原-抗体复合物及其他有害物质。

延迟性溶血反应，表现为输血后 7～14 天出现不明原因的发热、贫血、黄疸和血红蛋白尿。主要是由输入未被发现的抗体所引起，一般并不严重，经上述方法处理后，多可以治愈，但个别可引发全身炎症反应，出现体温升高或下降，心律失常，白细胞溶解、减少，血压升高或降低，甚至发生休克、急性呼吸窘迫综合征、多脏器功能衰竭。

4. 细菌污染反应 较少见，但后果严重。污染血液的细菌种类繁多，可以是非致病菌或致病菌，后者大多数是革兰阴性细菌，如大肠杆菌。这类细菌可在 4～6℃冷藏温度中迅速滋生。如果污染菌为非致病性，由于毒性小，可能只引起一些类似发热反应的症状。但因多数是毒性大的致病菌，即使输入 10～20ml，也可立刻发生休克。低温冷藏条件下生长的革兰阴性杆菌，其内毒素所致的休克和 DIC 尤为严重。病人表现为烦躁不安、剧烈寒战、高热、呼吸困难、发绀、腹痛和休克，可出现血红蛋白尿和急性肾衰竭。

简单而快速的诊断方法是对血袋内剩余血作直接涂片检查，同时取病人和血袋血进行细菌培养。必要时对病人的血、尿重复作多次培养。

预防措施是从采血到输血全程的各个环节都要严格遵守无菌操作。凡血袋内血浆浑浊，有絮状物或血浆呈玫瑰红色（溶血）或黄褐色，以及血浆中有较多气泡者，均应认为有细菌污染可能而废弃不用，以策安全。治疗与感染性休克的治疗相同。

5. 循环超负荷 心脏代偿功能减退的病人，如心脏病病人、老年人、幼儿或慢性严重贫血病人（红细胞减少而血容量增多），输血过量或速度过快，可因循环超负荷而造成心力衰竭和急性肺水肿。早期症状是头部剧烈胀痛、胸紧、呼吸困难、发绀、咳嗽、大量血性泡沫痰。检查可发现颈静脉怒张、肺部湿啰音、静脉压升高、胸部摄片显示肺水肿影像，严重者可致死。治疗应立即停止输血，半坐位，吸氧和利尿。无效者，四肢轮扎止血带，以减少回心血量。预防在于严格控制输血速度，或采用换血输血法，即抽出病人的血浆后再输入等量的浓缩红细胞。

6. 输血相关的急性肺损伤 输血相关的急性肺损伤（transfusion-related acute lung injury，TRALI）发生机制为供血者血浆中存在白细胞凝集素或 HLA 特异性抗体所致。TRALI 临床上可表现为急性呼吸困难、严重的双侧肺水肿及低氧血症，可伴有发热及低血压。常与肺部感染、吸入性肺炎等非输血所致的 ARDS 难以区别。诊断应先排除心源性呼吸困难。治疗措施主要包括吸氧及机械通气，多数病人在 48～96 小时内临床症状明显缓解。预防 TRALI 的措施为，禁用多次妊娠供血者的血浆作为血液制品。

7. 输血相关性移植物抗宿主病 输血相关性移植物抗宿主病（transfusion associated graft versus host disease，TA-GVHD）是将有免疫活性的淋巴细胞输入有严重免疫缺陷的受血者体内后，输入的淋巴细胞作为移植物增殖，对受血者的组织产生反应。临床症状可有发热、皮疹、肝炎、腹泻、骨髓抑制和感染等，严重者可致死亡。TA-GVHD 至今无有效的治疗手段，应以注重预防为主。接受骨髓移植、加强化疗或放射治疗的病人输注含淋巴细胞的血液成分时，应将血制品经γ射线照射等物理方法处理，去除免疫活性淋巴细胞。

（二）大量输血相关并发症

大量输血指一次输血量达全身血容量的 1～1.5 倍，或在 1 小时内输血量达到全身总血容量的1/2，或在 20 分钟内输血速度超过 15ml/（kg·min）。大量输血常见于多发性创伤、消化道大出血、复杂心血管手术、肝移植、急诊产科及某些复杂肿瘤切除手术等。大失血的处理，首先是通过输入代血浆（羟乙基淀粉或明胶液）维持循环血量以保障心脏充盈和血排心量，同时输入红细胞使血红蛋白达到 70～80g/L，以保证血液携氧和向组织器官供氧。此外，是设法维持正常的凝血功能和血液电解质和酸碱平衡。为便于指导处理，大失血病人应有动脉血压、中心静脉压、体温、动脉血气、凝血功能及尿量等方面的监测。大量输血时血液系统常发生以下显著变化：

1. 酸碱失调和电解质紊乱 大量输血输入大量枸橼酸钠可导致枸橼酸中毒、血液酸碱失调和血钾异常等血液生化改变。虽然枸橼酸盐可很快经三羧酸循环代谢，并产生碳酸氢钠。但若输入过多或肝功能异常者，可因枸橼酸堆积并与钙结合，使血钙降低，出现心肌抑制、心律失常、Q-T 时间延长、低血压及肌肉强直性抽搐等低钙表现，称为"枸橼酸中毒"。库存血随着保存时间的延长，血浆酸性和钾离子浓度增高。当大量输入时可致代谢性酸中毒或高钾血症，尤其对已有高血钾的病人（如挤压伤合并肾功能不全者）。但也须警惕，当大量枸橼酸盐代谢后产生的碳酸氢钠，又可能会引起代谢性碱中毒，并使血浆中的钾重新返回细胞内，反而导致低血钾发生。因此，大量输血时应注意经常监测动脉血气和电解质，以准确把握病情及指导治疗。

2. 凝血功能障碍 大量失血本身导致 V、VIII、IX 及血小板等凝血因子丢失，而大量快速输入库血又使循环血液中的凝血因子进一步稀释降低，导致消耗性和稀释性凝血功能障碍、创面渗血难止。防治办法是每输库血 2～3 单位，补充新鲜冰冻血浆 1 单位。必要时补充冷沉淀、浓缩血小板或凝血酶原复合物等。

3. 体温过低 大量输入未经加温的库血易致体温降低，若体温降低到 30℃ 以下容易诱发心律失常。低温还可降低枸橼酸盐和乳酸的代谢，导致代谢性酸中毒和低钙血症。因此，大量输血应有体温监测，血液输入前须适当加温。

4. 微小血栓输入 库血中可形成微细的凝聚物，并可能透过输血器的滤网输入体内，大量输血时输入大量的微聚物可引起肺毛细血管阻塞和肺栓塞，导致肺功能不全或急性呼吸窘迫综合征发生。

三、输血传播疾病

传染病通过输血输入，而导致受血者感染，是当今临床输血的严峻问题。最常见且严重的是输血后肝炎，我国发生率达 7.6%～19.7%，主要有乙型肝炎和丙型肝炎。近年来迅速蔓延的艾滋病（AIDS），也可经输血传播，国内已发现因使用血液制品而感染艾滋病的病人。此外，疟疾、梅毒、巨细胞病毒感染、黑热病、回归热和布氏杆菌等，均可通过输血传播。

预防输血传播疾病的措施包括：①严格掌握输血适应证，避免非必要的输血；②杜绝传染病病人和可疑传染病者献血；③对血液和血液制品进行检测，如 HbsAg、抗 HBc 及 HIV 等检测；④在血液制品生产过程中采用加热或其他有效方法灭活病毒；⑤鼓励自体输血。

第三节　血液成分及成分输血

一、血液成分及其制品

血液成分一般可分为细胞和血浆蛋白两大部分。全血各种成分分离过程见图 5-1。

（一）细胞成分

1. 红细胞制品 依照制备方式的不同有以下几种制剂：①浓缩红细胞。其细胞压积可达 0.70，优点是不含或少含血浆，容量小而增加血红蛋白含量效果好，又不致引起明显循环负荷过重。主要用于血容量正常的贫血病人，特别是老年病人、心功能不全病人及慢性贫血儿童病人。②少白细胞红细胞。这种红细胞制品去除了 70% 的白细胞，适用于多次输血后产生白细胞凝集抗体病人，可避免输血后发生发热反应。③洗涤红细胞。80%～90% 的白细胞、血小板和 99% 以上的血浆蛋白被清洗去除，适应证与上述少白细胞红细胞相同，特别适用于器官移植、尿毒症及血液透析（高血钾症）病人。

2. 白细胞制品 主要有浓缩粒细胞，用于治疗因粒细胞减少而抗生素治疗无效的严重感染。由于输注后并发症多，现已较少应用。

3. 血小板制品 有富血小板血浆和浓缩血小板等，用于因血小板减少所致的出血病人，如严重再生障碍性贫血、大量输库血或心脏手术体外循环后血小板减少。成人输注 2 袋（单位）血小板 1

小时后血小板数量可至少增加 $5×10^9$/L。

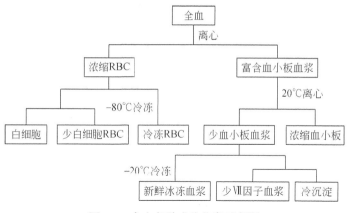

图 5-1　全血各种成分分离示意图

（二）血浆成分

血浆成分主要含白蛋白、免疫球蛋白和各种凝血制品。

1. 新鲜冰冻血浆和普通冰冻血浆　新鲜冰冻血浆是采血后 6 小时内分离血细胞，并立即置于 -30～-20℃环境中。冻存的血浆，除含白蛋白和球蛋白外，还可保存所含的凝血因子。新鲜冰冻血浆在 4℃解冻时，分离出冷沉淀后再行冻存即为普通冰冻血浆。冷沉淀主要含Ⅷ因子和纤维蛋白原等凝血因子。新鲜血浆与普通冰冻血浆的主要不同是后者不含各种凝血因子（特别是不稳定的 V 和Ⅷ因子）。因此，新鲜冰冻血浆适用于多种凝血因子缺乏所致凝血障碍病人，如肝功能不全、DIC 和大量输库血后引起的出血倾向；也适用于免疫球蛋白缺乏感染性疾病的治疗。但新鲜冰冻血浆在 -30～-20℃保存一年后，凝血因子大部分已损失，故仅可作为普通冰冻血浆使用，并可继续保存到 5 年。普通冰冻血浆主要用于补充血容量，如休克、烧伤和手术等所致的血容量丢失。普通冰冻血浆一次输用量不宜超过 1000ml，否则需加用新鲜冰冻血浆。

2. 冷沉淀　是血浆在 4℃冷藏时不溶的沉淀物，内含丰富的纤维蛋白原、凝血因子Ⅷ和ⅩⅢ（纤维蛋白稳定因子），适用于血友病和继发性纤维蛋白原缺乏所致的凝血障碍。

3. 其他凝血因子　①浓缩抗血友病因子（AHF）；②浓缩凝血酶原复合物（Ⅸ因子复合物）；③浓缩凝血因子Ⅷ；④抗凝血酶Ⅲ；⑤纤维蛋白原制剂等，适用于血友病和各种有关凝血因子缺乏引起的出血。

4. 白蛋白　有 25%、20% 或 5% 三种制剂。20% 或 25% 的浓缩白蛋白制剂具有脱水和扩充血浆容量作用。5% 白蛋白溶液用于提高血浆蛋白和补充血容量。

5. 免疫球蛋白　有正常人免疫球蛋白、静脉注射丙种球蛋白和特异性免疫球蛋白等。专供肌内注射的正常人免疫球蛋白，大都用于各种传染病的预防；静脉注射丙种球蛋白与抗生素合用，以治疗单用抗生素不能控制的感染。

6. 其他　如 $α_2$-巨球蛋白是正常人血浆中的一种血浆蛋白质，是多种蛋白水解酶的抑制物，具有促进受放射损伤的造血组织的恢复、抑制肿瘤生长和清除循环中的蛋白水解酶等重要生理功能。临床使用的 $α_2$-巨球蛋白是从健康血浆中制备的，浓度为 5%。

二、成分输血

成分输血是把血液中的各种有效成分经过分离、提纯和浓缩，制成不同的血液制品，根据不同病人的需要而选择应用，真正做到缺什么补什么，故又称血液成分疗法。

（一）全血的特点

全血集中了所有血细胞的抗原，包括红细胞 26 个血型系统的 400 多种抗原，以及 124 种人类白细胞抗原在内的白细胞抗原和血小板自身特有的抗原等。这些抗原与全血同时输入可刺激受血者机体产生相应的抗体，当再次输血时，必然引起抗原抗体反应的输血反应发生。成分输血所接受的抗原种类和数量相对较少，发生不良反应的机会也较少。因此长期以来输用全血的观点显然是不正确的。此外，临床上需要输血的病人中，许多只需补充血液中的某一、二种成分，如血小板减少者只需补充浓缩血小板，血友病者只需补充抗血友病因子，贫血病人主要补充红细胞。若给这些病人输全血，血中许多成分不仅无用和不必要，反而会引起不良反应。因此，输全血发生的发热、过敏及溶血等反应均明显多于成分输血。故即使对急性失血的病人，目前也不主张输全血。

（二）成分输血的优点

（1）可根据病人缺乏的血液成分进行针对性补充，真正做到缺什么补什么，而且输入所需成分浓度大、纯度高，很快能达到治疗所需要的水平。例如，因血小板减少而出血的病人只要输入 400～500ml 浓缩血小板即可达到止血所需血小板浓度，但若以输新鲜全血来达到上述目的，则需输入全血 3000～5000ml，其益处与弊端显而易见。

（2）成分输血可避免输入与治疗无关成分造成的心、肝和肾脏负担，同时也减少对免疫系统的刺激，减少各种输血反应和输血并发症的发生。

（3）成分输血可最大限度地节省血源，做到一血多用。一般 400ml 全血只能输给一个病人，如将其分离成血液成分制品则可同时得到红细胞、血浆、浓缩血小板、抗血友病因子（冷沉淀、AHF）等，可分别供给几个病人使用。

（4）血液成分分离后单独保存稳定性更好，更便于保存。一般情况下全血只能保存 3 周，而冰冻红细胞可保存 10 年，冰冻血浆可保存 6 个月～1 年。

第四节　血浆代用品和人造血

一、血浆代用品

血浆代用品是以天然或人工合成的高分子物质制成的胶体溶液，可以代替血浆扩充血容量。理想的代血浆应该是，分子量和胶体渗透压近似血浆蛋白，能较长时间在循环中保持适当浓度，不在体内蓄积，也不会导致红细胞聚集、凝血障碍及伤口出血。产品无抗原性和致敏性，对身体无害。目前临床常用的主要有羟乙基淀粉液和明胶液。

（一）羟乙基淀粉液

由玉米或土豆支链淀粉制成。根据其分子量大小、羟基取代级（程度）和溶液浓度的不同，生产出多种制剂供临床使用。目前临床上主要有分子量 20 万，取代级 0.5（200 000/0.5）和分子量 13 万，取代级 0.4（130 000/0.4）的两种 6%羟乙基淀粉液。前者输入人体后，在血中的存留率 4 小时为 80%，24 小时为 60%，后者略为低些。羟乙基淀粉无毒、无抗原性和无过敏反应性，但有影响凝血和组织残留作用，因此而造成肾功能损害。分子量较小、取代级较低的羟乙基淀粉（130 000/0.4）制剂上述不良作用较少。

（二）明胶液

目前常用的 4% 琥珀明胶液由于分子量较小，在血管内存留的时间也较短，半衰期为 2～3 小时。因此，当失血后以明胶恢复血容量后，尚需继续补给一定量的明胶才能维持正常血容量。由于明胶对凝血几无影响，也无明显组织残留，使用也无明确限制，故在体外循环心脏手术和其他外科手术中广泛使用。

二、人造血

上述血浆代用品虽具有良好的胶体特性，以扩充血容量和维持循环功能，但均无携氧功能。为解决此问题，目前已研制出两种具有携氧功能的血液代用品，即全氟碳化合物和无基质血红蛋白，前者通过化学合成，后者则取自牛血红蛋白。两者均具有很好的携带和释放氧的功能，目前仍在临床一期实验当中。

第五节　血液管理和血液保护

鉴于异体输血存在风险和血液制品供应紧张，围术期采取各种技术减少各种血液成分丢失，以减免异体输血及控制不必要的输血，此称为血液管理或血液保护。这些技术包括：贫血或无贫血病人术前应用铁剂和促红素改善贫血或增强机体耐受手术失血能力、术前自体血储备、手术开始前等容血液稀释、术前血小板和凝血因子分离储备、应用抗纤溶药物、术中创面失血回收及控制性低血压和低中心静脉压等。

自体输血或称自身输血是指将术前储备的病人自体血液、或手术开始前等容血液稀释时抽取的病人自体血液在需要时再输还本人，或术中收集手术创面的出血，经洗涤处理后回输给病人。目前自体输血有以下三种。

一、回收式自体输血

回收式自体输血，是将收集到的创伤后体腔内积血或手术过程中的失血经抗凝、过滤后再回输给病人。该技术主要适用于外伤性脾破裂、异位妊娠破裂等造成的腹腔内出血；心血管、骨科及其他出血量较大的手术。方法是将创面出血与抗凝剂（肝素）混合后收集到贮血器中，经过滤后再离心洗涤去除血浆、细胞碎片、血红蛋白及肝素等无形成分，最后得到 Hct 为 50%～60% 的洗涤红细胞。

自体血回收存在一定并发症，若洗涤不完全，回收的红细胞中可能含一些有害物质，如脂肪、微栓、空气、游离血红蛋白、肝素等。大量自体血回收会导致稀释性凝血异常，甚至引起类似 DIC 的凝血异常现象，即自体血液回收综合征。出血回输的总量最好限制在 3500ml 内，大量回输时适当补充新鲜冰冻血浆或血小板悬液。

自体血回收的禁忌证：①手术伤口为感染或污染创面；②血液受胃肠道内容物、消化液或尿液等污染；③有脓毒血症或菌血症者；④恶性肿瘤手术或血液受到恶性肿瘤细胞污染；⑤胸、腹腔开放性损伤，超过 4 小时以上；⑥手术创面使用过促凝血药物者。

二、稀释式自体输血

对无贫血并预计手术失血达 1～2L 的病人可采用此方法。具体是在麻醉后手术开始前，开放二条静脉通道，一条采血，另一条输注代血浆，使采血过程保持病人的血容量正常。采血量取决于病人状况和术中可能的失血情况，一般为血容量的 10%～20%，以血液稀释后 Hct 不低于 30%、Hb 不低于 100g/L 为度。采集的血液保存于 4℃ 冰箱内。当手术失血量超过 300ml 时，可开始输给自体血。适当的等容性血液稀释不会影响供氧和凝血机制，而且有利于降低血液黏稠度和改善微循环。但对于凝血因子缺乏，以及存在心功能不全、阻塞性肺部疾病、肝肾功能不全或贫血者均属于禁忌证。

三、预存式自体输血

对于体质较好的择期手术病人，预计术中失血较多或属于稀有血型者，于术前每隔 5～7 日采血一次，储存备用。为使采集的血液不致保存过久，可于第二次采血后将最先采的血回输，第二次采血量达两次的总和。如此在术前经三次采血，可得到自体血 1500ml，供术中、术后应用。采血期间及时补充铁剂、促红素、维生素 C、叶酸及营养支持。

（赵高峰 招伟贤）

第六章 水、电解质和酸碱的平衡与失调

体液是指机体内的液体，由水、电解质、低分子化合物和蛋白质等组成。体液广泛分布在细胞内外，既是组织细胞结构的组成成分又是组织细胞赖以生存和发挥功能的内环境。当体液的容量（总量）和质量（构成）出现异常时，即为内环境的稳态遭受破坏，组织细胞的生存将受到威胁，不仅不能发挥正常功能，甚至造成死亡。因此维持正常的体液平衡对于组织细胞乃至机体整体的生命活动都具有非常重要的意义。

祖国医学对于体液代谢及其平衡早有所认识。中医的"津液"与近代"体液"的概念相似，认为津液是人体一切正常水液的总称，包括各脏腑组织器官内的液体及其正常的分泌物，如肺津、胃液、肠液及涕、泪等。津液也是构成人体和维持人体生命活动的基本物质。津和液同属于水液，一般说，性质清稀，流动性大，主要布散于体表皮肤、肌肉和孔窍，并能渗注于血脉，起滋润作用的称为津；性质较稠厚，流动性小，灌注于骨节、脏腑、脑、髓等组织，起濡养作用的称为液。津和液可以相互转化，可分而不可离，所以常以津液并称。中医学将津液的功能归纳为以下四个方面。①滋养作用：津液布散全身，滋养内脏、皮肤、黏膜、肌肉等器官；②滋润作用：分泌的唾液、泪水和关节液等，滋润各个孔窍和滑利关节；③变化为血液；④变化为汗液、尿液及肠液，同废物一起排出。

中医学对津液的生成、输布和排泄等代谢过程也有许多描述，认为肺、脾、肾三脏起着重要作用。"肺"为水之上源，主行水而通调水道。肺又通过宣发输布津液于皮毛，化生汗液；通过肃降将多余及含浊的水液下输肾与膀胱。"脾"主运化，一方面将饮食水谷中水液之清者运化为津液，灌溉四旁，为胃行其津液，散精于肺而布散全身；另一方面将多余及含浊的水液转输到肺。"肾"主水，主津液，对津液的生成、输布和排泄起着极为重要的主宰作用。肺气肃降下输到肾的水液，经肾的蒸腾气化，清者化为津液蒸腾上升，向全身布散；浊者化为尿液，下降入膀胱。而尿液的排泄对全身津液的代谢平衡，起着重要的调节作用。同时，胃的游溢精气、肺的通调水道、脾的运化、小肠的分清别浊、膀胱的气化和开阖，都依赖于肾的蒸腾气化。因此，肺、脾、肾任何一个脏器的功能失调，均可影响津液代谢的平衡，从而形成伤津、脱液等津液不足，或水湿、痰饮津液环流障碍，发生水肿、腹水等水液停聚等病变。在疾病的辨证施治过程中尤其重视保持津液，有"保一分津液，存一分生机"的说法。此外，我国民间发明的汤液疗法，以及滋阴生津、生津增液、生津救阴等，都是液体疗法的宝贵实践与经验总结。

第一节 水、电解质和酸碱的生理平衡

一、体液的组成、分布和代谢

水和电解质是体液的主要成分。其量与性别、年龄及胖瘦有关。肌肉组织含水量较多（75%～80%），脂肪组织含水量较少（10%～30%）。因此成年男性的体液量约为体重的60%，女性约占体重的50%。小儿的脂肪较少，故新生儿体液量可达体重的80%。随其年龄增大，体内脂肪也逐渐增多，14岁之后已与成人相似。

体液可分为细胞内液和细胞外液两大部分，细胞内液绝大部分存在于骨骼肌中，男性约占体重的 40%，女性的肌肉不如男性发达，故女性的细胞内液约占体重的 30%。细胞外液则男、女性均占体重的 20%。细胞外液又可分为血浆和组织间液。血浆量约占体重的 5%，组织间液量约占体重的 15%。绝大部分的组织间液能迅速地与血浆或细胞内液进行交换并取得平衡，以维持机体的水和电解质平衡，故又可称其为功能性细胞外液。另有一小部分组织间液仅有缓慢交换和取得平衡的能力，它们具有各自的功能，但在维持体液平衡方面的作用甚小，故称为非功能性细胞外液。结缔组织液和所谓透细胞液，如脑脊液、关节液和消化液等，都属于非功能性细胞外液。但是，有些非功能性细胞外液的变化导致机体水、电解质和酸碱平衡失调却是很显著的。最常见的就是胃肠消化液的大量丢失。非功能性细胞外液占体重的 1%～2%，占组织间液的 10%左右。

细胞外液中最主要的阳离子是 Na^+，主要的阴离子是 Cl^-、HCO_3^- 和蛋白质。细胞内液中的主要阳离子是 K^+ 和 Mg^{2+}，主要离子是 HPO_4^{2+} 和蛋白质。细胞内、外液的渗透压相等，正常血浆渗透压为 290～310 mmol/L。渗透压的稳定对维持细胞内、外液平衡具有非常重要的意义。

水的代谢指人体对水的摄入和排出。每日排出水量和摄入量基本相等。正常人每日需水量为 2000～2500ml，其中直接饮水 1000～1500ml，代谢氧化生成水约 300ml，食物中含水约 700ml。通过四个途径排泄。①尿液：人体每日排尿 1000～1500ml。②皮肤：正常情况下皮肤每日蒸发的水分约为 500ml；如伴有出汗，丢失的水分可数倍于皮肤蒸发；发热时，体温每升高 1℃，皮肤蒸发的水分将增加 100ml。由于汗液所含的 Na^+ 和 Cl^- 都较低，故大量出汗会导致高渗性缺水。③呼吸：正常成人每日呼出的水分约为 400ml，过度通气时丢失水分更多。以上两种水分的丢失因不易察觉，统称为不显性失水，但属于机体代谢必失之水分，在进行补液治疗时，必须将不显性失水量考虑在内。④粪便：每日约有 100ml 水分随粪便排出。

人体的 Na^+ 主要来自于饮食，尤其是食盐，每日需 3.5～5.5g（平均 4.5g），过剩的 Na^+ 主要由尿液排出，小部分经汗液排出。正常成人体内 Na^+ 的总量约为 3700mmol，每日从尿液中排出的 Na^+ 为 70～90mmol。

二、体液平衡及渗透压的调节

体液及渗透压的稳定是由神经-内分泌系统调节的。体液的渗透压通过下丘脑-垂体-抗利尿激素系统来调节，而血容量通过肾素-血管紧张素-醛固酮系统调节。两系统共同作用于肾，调节水及电解质的吸收和排泄。血容量与渗透压相比，前者对机体更为重要，故当血容量锐减又兼有血浆渗透压降低时，前者对抗利尿激素分泌的促进作用远远大于低渗透压对抗利尿激素分泌的抑制作用，目的是优先保持和恢复血容量。

机体失水时，细胞外液的渗透压会增高，刺激下丘脑-垂体-抗利尿激素系统，产生口渴感而主动增加饮水。抗利尿激素的分泌增加使远曲小管和集合管上皮细胞对水重吸收，减少尿量生成，使已升高的细胞外液渗透压降至正常。反之，体内水分增多时，细胞外液的渗透压降低，口渴反应被抑制，抗利尿激素的分泌也会减少，肾远曲小管和集合管上皮对水分的重吸收减少，排出多余的水分，使细胞外液渗透压回升至正常。抗利尿激素的分泌反应对细胞外液渗透压变化十分敏感，只要血浆渗透压较正常有±2%的变化，该激素的分泌就有相应的变化。

肾小球旁细胞分泌的肾素和肾上腺皮质激素能增加醛固酮的分泌。后者可促进远曲小管对 Na^+ 的重吸收和增加 K^+、H^+ 的排泄，随着钠重吸收增加，水的重吸收也增多，从而使已降低的细胞外液量增加至正常。

三、酸碱平衡的维持

正常人体的体液保持着一定的 pH（动脉血浆 pH 为 7.40±0.05）以保证正常的生理活动和代谢功能。机体在代谢过程中，不断产生酸性物质和碱性物质，使体液中的 H^+ 浓度经常有所变动。为

了使细胞外液的 H^+ 浓度波动不至太大，人体通过体液的缓冲系统、肺的呼吸和肾的排泄作用实现对酸碱的调节。

血液中的缓冲系统以 HCO_3^-/H_2CO_3 最为重要。HCO_3^- 正常值平均为 24mmol/L，H_2CO_3 正常值是 1.2mmol/L，两者相比值 HCO_3^-/H_2CO_3=24/1.2=20：1。只要 HCO_3^-/H_2CO_3 的比值保持为 20：1，无论 HCO_3^-/H_2CO_3 绝对值发生何种变化，血浆的 pH 仍然保持为 7.4。肺对酸碱平衡的调节作用主要是通过 CO_2 经呼吸排出，使血中 $PaCO_2$ 下降，也即调节了血中的 H_2CO_3。肾通过改变排出固定酸及保留碱性物质的数量，来维持血浆 HCO_3^- 浓度，保持血液的 pH 不变，在酸碱平衡调节中发挥最重要的作用。肾调节酸碱平衡的机制为：①Na^+-H^+ 交换：即"保 Na^+ 排 H^+"；②HCO_3^- 重吸收；③产生 NH_3 并与 H^+ 结合成 NH_4^+ 排出；④尿的酸化，排出 H^+。

第二节 体液代谢失调

体液平衡失调可以有三种表现：容量失调、浓度失调和成分失调。容量失调是指体液以等渗的方式减少或增加，即各种成分按相等的比例增减，浓度保持不变，因此只会引起细胞外液总量的变化，而对细胞内液总量影响不大。浓度失调是指体液的变化以水分的增减为主，溶质的含量变化不大，因此体液中的渗透微粒（溶质）随水分的增减而发生浓度改变。因此浓度失调的最大特点是导致体液的渗透压改变而严重影响细胞的功能。由于钠离子占细胞外液渗透微粒的 90%，容易发生钠浓度失调的低钠或高钠血症。成分失调是指细胞外液中除钠以外的其他离子的浓度失调，例如，钾失调导致低钾或高钾血症、钙失调导致低钙或高钙血症、H^+ 失调导致酸中毒或碱中毒等。成分失调也会对细胞的生理活动产生严重影响。

一、水和钠的代谢紊乱

在细胞外液中，水和钠的关系非常密切，故一旦发生代谢紊乱，缺水和失钠常同时存在。不同原因引起的水和钠的代谢紊乱，在缺水和失钠的程度上会有所不同，既可水和钠按比例丧失，也可缺水少于缺钠，或多于缺钠。这些不同形式的水钠代谢紊乱可引起不同的病理生理和临床表现，可归纳为下列几种：

（一）等渗性缺水

等渗性缺水（isotonic dehydration）又称急性缺水或混合性缺水，水和钠成比例地丧失，因此血清钠和细胞外液的渗透压仍在正常范围。等渗性缺水可造成细胞外液量（包括循环血量）迅速减少，但细胞外液的渗透压基本不变，因此细胞内液并不会立即代偿性地向细胞外间隙转移。但长时间等渗性缺水，细胞内液也将逐渐外移，随同细胞外液一起丧失，引起细胞内缺水。等渗性缺水时，机体会通过以下机制代偿：首先是肾血流减少，位于入球小动脉壁的压力感受器感受到压力的下降而兴奋，触发肾素-醛固酮系统的反应；其次是肾小球滤过减少，远曲小管内原尿的 Na^+ 减少，同样触发增加醛固酮的分泌。其后，醛固酮促进远曲小管对钠的重吸收，水分也随之重吸收增加，从而代偿性地使细胞外液量回升。

1.病因 常见的有：①消化液急性丧失，如肠瘘、大量呕吐等；②体液向第三间隙转移：如转移或渗出到感染区、软组织、腹腔或腹膜后等，常见于腹膜炎、肠梗阻、烧伤等。

2.临床表现 病人表现为恶心、厌食、乏力、少尿等，但不口渴，舌干燥，眼窝凹陷，皮肤干燥、松弛。若在短期内体液丧失量达到体重的 5%，即丧失细胞外液的 25%，会出现脉搏细速、肢端湿冷、血压不稳定或下降等血容量不足之症状。当体液继续丧失达体重的 6%～7% 时（相当于丧失细胞外液的 30%～35%），会有休克表现。休克的微循环障碍必然导致酸性代谢产物的大量产生和积聚，因此常并发代谢性酸中毒。如果病人丧失的体液主要为胃液，因大量 H^+ 丧失，可并发代谢性碱中毒。

3. 诊断　追查会发现有消化液或其他体液大量丧失的病史，实验室检查可发现有血液浓缩现象，包括红细胞计数、血红蛋白量和血细胞比容均明显增高。血清 Na^+、Cl^- 等一般无明显降低。尿比重增高。动脉血气分析可判别是否有酸（碱）中毒存在。

4. 治疗　等渗性缺水的治疗首先应设法消除原发病，然后通过静脉输液恢复细胞外液容量，常用液体是平衡盐溶液或等渗盐水，在细胞外液得到补充的同时使血容量也得到补充。对细胞外液的丧失量已达到体重的 5%，需从静脉快速滴注上述溶液约 3000ml（按体重 60kg 计算），以恢复其血容量。注意所输注的液体应该是含钠的等渗液，如果输注不含钠的葡萄糖溶液则会导致低钠血症。另外，静脉快速输液时必须监测心脏功能，包括心率、中心静脉压或肺动脉楔压等。对血容量缺失表现不明显者，可先给予病人上述用量的 1/2～2/3，即 1500～2000ml。此外，还应补给每日生理需要水量 2000ml 和氯化钠 4.5g。

平衡盐溶液的电解质含量和细胞外液相仿，治疗等渗性缺水比较理想。目前常用的平衡盐溶液有乳酸钠和复方氯化钠溶液（1.25%碳酸氢钠溶液和等渗盐水之比为 1：2）两种。如果单用等渗盐水，因溶液中的 Cl^- 含量比血清 Cl^- 含量高 50mmol/L（Cl^- 含量分别为 154mmol/L 及 103mmol/L），大量输入后有导致血 Cl^- 过高，引起高氯性酸中毒的危险。

在纠正缺水后，排钾量会有所增加，同时血清 K^+ 因细胞外液量的增加而被稀释降低，故应注意预防低钾血症的发生。一般在补充血容量使尿量达 40ml/h 时才始补钾。

（二）低渗性缺水

低渗性缺水（hypotonic dehydration）又称慢性缺水或继发性缺水。此时水和钠同时缺失，但失钠多于缺水，故血清钠低于正常范围，细胞外液呈低渗状态。机体代偿机制为：抗利尿激素的分泌减少，使水在肾小管内的重吸收减少，尿量排出增多，从而提高细胞外液的渗透压。但这样会使细胞外液总量更为减少，于是细胞间液进入血液循环，以部分地补偿血容量。为避免循环血量的再减少，机体将不再顾及渗透压的维持。肾素-醛固酮系统兴奋，减少肾排钠，增加 Cl^- 和水的重吸收。血容量下降又会刺激垂体后叶，使抗利尿激素分泌增多，增加水重吸收，出现少尿。如血容量继续减少，上述代偿功能无法维持血容量时，即出现休克。

1. 病因　主要病因有：①胃肠道消化液持续性丢失，如反复呕吐、长期胃肠减压引流或慢性肠梗阻，以致大量钠随消化液而排出；②大创面的慢性渗液；③应用排钠利尿剂如氯噻酮、依他尼酸（利尿酸）等时，未注意补给适量的钠盐，以致体内缺钠程度多于缺水；④等渗性缺水治疗时补充水分过多。

2. 临床表现　低渗性缺水的临床表现随缺钠程度而有所不同。一般均无口渴感，常见症状有恶心、呕吐、头晕、视力模糊、软弱无力、起立时容易晕倒等。当循环血量明显不足时，肾的滤过量相应减少，以致体内代谢产物潴留，可出现神志淡漠、肌痉挛性疼痛、腱反射减弱和昏迷等。

根据缺钠程度，低渗性缺水可分为三度：①轻度缺钠者血钠浓度在 135mmol/L 以下，病人感疲乏、头晕、手足麻木。尿 Na^+ 减少。②中度缺钠者血钠浓度在 130mmol/L 以下，病人除有上述症状外，尚有恶心、呕吐、脉搏细速，血压不稳定或下降，脉压变小，浅静脉萎陷，视力模糊，站立性晕倒。尿量少，尿中几乎不含钠和氯。③重度缺钠者血钠浓度在 120mmol/L 以下，病人神志不清，肌痉挛性抽痛，腱反射减弱或消失，出现木僵、昏迷和休克。

3. 诊断　如病人有上述特点的体液丢失病史和临床表现，可初步诊断为低渗性缺水。进一步的检查包括：①尿比重常在 1.010 以下，尿 Na^+ 和 Cl^- 明显减少；②血钠浓度低于 135mmol/L。血钠浓度越低，病情越重；③红细胞计数、血红蛋白量、血细胞比容及血尿素氮值等均有增高。

4. 治疗　应积极处理致病原因。针对低渗性缺水时缺钠多于缺水及血容量不足的情况，应静脉滴注含盐溶液或高渗盐水，以纠正细胞外液的低渗状态和恢复血容量。静脉输液原则是：输注速度应先快后慢，总输入量应分次完成。每8～12小时根据临床表现及检测资料，包括血 Na^+、Cl^- 浓度，动脉血气分析和中心静脉压等，随时调整输液计划。低渗性缺水的补钠量可按下列公式计算：需补充的钠量（mmol）=［血钠正常值（mmo/L）-血钠测得值（mmol/L）］×体重（kg）×0.6（女性为0.5）。

举例：一女性病人，体重60kg，血钠浓度为130mmol/L。补钠量=（142-130）×60×0.5=360mmol。以17mmol Na^+ 相当于1g钠盐计算，补氯化钠量约为21g。当天先补1/2量，即10.5g，加每天正常需要量4.5g。若给予5%葡萄糖盐水1500ml，即可基本达到补钠量。其余的一半钠可在第二天补给。此外还应补给每日生理液体量2000ml。

必须强调，公式计算的结果是机体绝对钠缺失量，一般是不宜一次性完全补足的，通常先补充缺钠量的　部分，以解除急性症状，使血容量有所纠正，并希望肾功能得到改善。如果将计算的补钠总量全部快速输入是非常危险的，因为所造成的血容量过高，会增加此类病人的心、肺、肾负荷，容易导致并发症发生。所以应采取分次的方式纠正，并注意观察病人的表现及监测血钠浓度。

重度缺钠出现休克者，应先用晶体液（复方乳酸氯化钠溶液、等渗盐水）和胶体液（羟乙基淀粉、琥珀明胶或白蛋白）补足血容量。晶体液的用量一般要比胶体液用量大2～3倍。然后可静脉滴注高渗盐水，推荐使用3%高渗盐水，并监测血钠浓度，目标是第1小时使血钠浓度升高5mmol/L。1小时后血钠升高5mmol/L，症状改善，停止输注高渗盐水，改用生理盐水，保持静脉通道通畅，维持血钠稳定。1小时后血钠升高5mmol/L，但症状无改善，应继续滴注3%高渗盐水，使血钠浓度每小时增加1mmol/L。有下列任何一种情况停止滴注高渗盐水：①症状改善；②血钠升高幅度达10mmol/L；③血钠浓度达到130mmol/L。尽快纠正血钠过低，以进一步恢复细胞外液容量和渗透压，使细胞内过多的水分向外转移。输注高渗盐水时应严格控制滴速及监测血钠浓度，第1个24小时限制血钠升高超过10mmol/L，第2个24小时血钠升高<8mmol/L，直到血钠达到130mmol/L。以后根据病情及血钠浓度再调整治疗方案。

在补充血容量和钠盐后，合并存在的酸中毒常可同时得到纠正，所以不需在一开始就用碱性药物治疗。如酸中毒仍未完全纠正，可静脉滴注5%碳酸氢钠溶液100～200ml或平衡盐溶液200ml。在尿量达到40ml/h后，同样要注意补钾。

（三）高渗性缺水

高渗性缺水（hypertonic dehydration），又称原发性缺水。缺水多于缺钠，故血清钠高于正常，细胞外液的渗透压升高。严重缺水时，细胞内液向细胞外间隙转移，结果导致细胞内、外液量都有所减少。最后，由于脑细胞缺水而导致脑功能障碍的严重后果。机体代偿机制是：高渗状态刺激位于视丘下部的口渴中枢，病人感到口渴而饮水，以降低细胞外液渗透压。另外，细胞外液的高渗状态可引起抗利尿激素分泌增多，使肾小管对水的重吸收增加，尿量减少，使细胞外液的渗透压降低和恢复其容量。如缺水加重致循环血量显著减少，又会引起醛固酮分泌增加，加强对钠和水的重吸收，以维持血容量。

1.病因　主要为：①摄入水分不够，如食管癌致吞咽困难，重危病人的给水不足，经鼻胃管或空肠造口管给予高浓度肠内营养溶液等；②水分丧失过多，如高热大量出汗（汗中含氯化钠0.25%）、大面积烧伤暴露疗法、尿崩症等。

2.临床表现　高渗性缺水可分三度：轻度缺水者缺水量为体重的2%～4%，除口渴外，无其他症状。中度缺水者缺水量为体重的4%～6%，有极度口渴、乏力、尿少和尿比重增高；唇舌干燥，皮肤失去弹性，眼窝下陷；常有烦躁不安。重度缺水者缺水量超过体重的6%，除有上述症状外，会出现躁狂、幻觉、谵妄，甚至昏迷。

3.诊断　病史和临床表现有助于高渗性缺水的诊断。实验室检查包括：①尿比重增高；②红细胞计数、血红蛋白量、血细胞比容轻度升高；③血钠浓度升高，在 150mmol/L 以上。

4. 治疗 首要治疗就是解除病因。无法口服的病人，可静脉滴注 5%葡萄糖溶液或低渗的 0.45%氯化钠溶液。所需补充液体量可先根据临床表现，估计丧失水量占体重的百分比。然后按每丧失体重的 1%补液 400～500ml 计算。为避免输入过量造成水中毒，计算所得的补水量，一般可分在 2 天内补给。治疗一天后应监测全身情况及血钠浓度，酌情调整次日的补给量。此外，补液量中还应包括每天正常需要量 2000ml。

应该注意，高渗性缺水者实际上也有缺钠，只是缺水更多。所以，在纠正时应该适当的补钠，否则可能导致低钠血症。如需纠正同时存在的缺钾，可在尿量超过 40ml/h 后补钾。经上述补液治疗后若仍存在酸中毒，可酌情补给碳酸氢钠溶液。

（四）水中毒

水中毒（water intoxication），又称稀释性低血钠，指机体的摄入水总量超过了排出水量，以致水分在体内潴留，引起血浆渗透压下降和循环血量增多。

1. 病因 ①各种原因所致的抗利尿激素分泌过多；②肾功能不全，排尿能力下降；③机体摄入水分过多或接受过多的静脉输液。此时，细胞外液量明显增加，血清钠浓度降低，渗透压亦下降。

2. 临床表现 急性水中毒的发病急骤。水过多所致的脑细胞肿胀可造成颅内压增高，引起一系列神经、精神症状，如头痛、嗜睡、躁动、精神紊乱、定向能力失常、谵妄，甚至昏迷。若发生脑疝则出现相应的神经定位体征。慢性水中毒的症状往往被原发疾病的症状所掩盖，可有软弱无力、恶心、呕吐、嗜睡等。体重明显增加，皮肤苍白而湿润。

3. 诊断 实验室检查可发现：红细胞计数、血红蛋白量、血细胞比容和血浆蛋白量均降低；血浆渗透压降低，血细胞平均比容增加和红细胞平均血红蛋白浓度降低。

4. 治疗 水中毒一经诊断，应立即停止水分摄入。程度较轻者，在机体排出多余的水分后，水中毒即可解除。程度严重者，除禁水外，还需用利尿剂以促进水分的排出。一般可用渗透性利尿剂，如 20%甘露醇或 25%山梨醇 200ml 静脉内快速滴注（20 分钟内滴完），可减轻脑细胞水肿和增加水分排出。也可静脉注射袢利尿剂，如呋塞米和依他尼酸。对于肾功能不全者，可通过透析治疗滤除过多水分。

对于水中毒，预防显得更重要。有许多因素容易引起抗利激素的分泌过多，如疼痛、失血、休克、创伤及大手术等。对于这类病人的输液治疗，应注意避免过量。急性肾功能不全和慢性心功能不全者，更应严格限制入水量。

二、体内钾的异常

钾是机体重要的矿物质之一。体内钾总含量的 98%存在于细胞内，是细胞内最主要的电解质。细胞外液的含钾量仅是总量的 2%。正常血钾浓度为 3.5～5.5mmol/L。钾有许多重要的生理功能：参与并维持细胞的正常代谢，维持细胞内液的渗透压和酸碱平衡，维持神经肌肉组织的兴奋性，以及维持心肌正常功能等。钾的代谢异常有低钾血症和高钾血症，以前者常见。

（一）低钾血症

低钾血症（Hypokalemia）指血钾浓度低于 3.5mmol/L。

1. 病因 常见原因：①长期进食不足；②应用呋塞米、依他尼酸等利尿剂，肾小管性酸中毒，急性肾衰竭的多尿期及盐皮质激素（醛固酮）过多使肾排出钾过多；③补液病人长期接受不含钾盐的液体，或静脉营养液中钾盐补充不足；④呕吐、持续胃肠减压、肠瘘等钾从肾外途径丧失；⑤钾向组织内转移，见于大量输注葡萄糖和胰岛素，或代谢性、呼吸性碱中毒者。

2. 临床表现 主要表现为各种神经肌肉功能紊乱：①骨骼肌无力是最早的临床表现，先是四肢软弱无力，以后可延及躯干和呼吸肌，一旦呼吸肌受累，可致呼吸困难或窒息。体检显示软瘫、腱反射减退或消失。②胃肠道平滑肌麻痹：病人有厌食、恶心、呕吐、腹胀、肠蠕动消失等肠麻痹表现。③心肌电活动异常：主要表现为传导阻滞和节律异常。典型的心电图改变为早期出现 T 波降低、变平或倒置，随后出现 ST 段降低、QT 间期延长和 U 波。但并非每个病人都有心电图改变，故不应单凭心电图异常来诊断低钾血症。应该注意，低钾血症的临床表现有时可以很不明显，特别是当病人伴有严重的细胞外液减少时。这时的临床表现主要是缺水、缺钠所致的症状。但当缺水被纠正之后，由于钾浓度被进一步稀释，此时即会出现低血钾表现。此外，低钾血症可致代谢性碱中毒，一方面是由于细胞内 K^+ 外移进行 Na^+、H^+ 交换（每移出 3 个 K^+，即有 2 个 Na^+ 和 1 个 H^+ 移入细胞内），使细胞外液的 H^+ 浓度降低；另一方面，远曲肾小管排 K^+ 减少，排 H^+ 增多，导致低钾性碱中毒发生。此时，尿却呈酸性（反常性酸性尿）。

3.诊断　根据病史和临床表现和检查血清钾浓度低于 3.5mmol/L 可作出诊断。心电图检查可作为辅助诊断手段（图 6-1）。

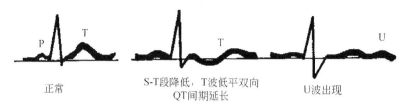

图 6-1　低钾血症的心电图变化

4.治疗　对造成低钾血症的病因作积极处理，有助于低钾血症的纠正。

由于钾主要分布在细胞内，通过临床表现或血清钾检查很难确定体内钾的缺失程度，根据血钾测定结果进行计算反映的只是细胞外液的钾缺失，依然不能反映细胞内的情况。因此用公式计算的补钾量实用价值并不大。临床上通常采取分次补钾方法，边补边观察。对于无法口服钾剂的病人都需经静脉补给。补钾量可参考血钾浓度降低程度，每天补钾 40~80mmol 不等。以每克氯化钾相等于 13.4mmol 钾计算，每天补氯化钾 3~6g。少数缺钾病人，上述补钾量往往无法纠正低钾血症，补充钾量需递增，每天可能高达 100~200mmol。静脉补充钾有浓度及速度的限制，每升输液中含钾量不宜超过 40mmol（相当于氯化钾 3g），溶液应缓慢滴注，输入钾量应控制在 20mmol/h 以下。因为细胞外液的钾总量仅 60mmol，如果含钾溶液输入过快，血钾浓度可能短期内增高许多，将有致命的危险。如果病人伴有休克，应先输给晶体液及胶体液，尽快恢复其血容量。待尿量超过 40ml/h 后，再静脉补钾。临床上常用的钾制剂是 10%氯化钾。低钾血症常伴有细胞外液的碱中毒，在补氯化钾后，一起输入的 Cl 有助于减轻碱中毒。此外，氯缺乏还会影响肾的保钾能力，所以输给氯化钾，不仅补充了 K^+，还可增强肾的保钾作用。由于补钾量是分次给予，因此要完成纠正体内的缺钾，常需连续 3~5 天的治疗。

（二）高钾血症

血钾浓度超过 5.5mmol/L 即为高钾血症（Hypercalemia）。

1.病因　常见原因有：①进入体内（或血液内）的钾量太多，如口服或静脉输入氯化钾，使用含钾药物，以及大量输入保存期较久的库血等；②肾排钾功能减退，如急性及慢性肾衰竭；应用保钾利尿剂如螺内酯（螺内酯）、氨苯喋啶等；以及盐皮质激素不足等；③细胞内钾的移出，如溶血、组织损伤（如挤压综合征），以及酸中毒等。

2.临床表现　无特异性临床表现。可有神志模糊、感觉异常和肢体软弱无力等。严重高钾血症者有微循环障碍的临床表现，如皮肤苍白、发冷、青紫、低血压等。常有心动过缓或心律不齐。最危险的是高血钾可致心搏骤停。特别是血钾浓度超过 7mmol/L，都会有心电图的异常变化。典型的心电图改变为早期 T 波高而尖，QT 间期延长，随后出现 QRS 增宽，PR 间期缩短（图 6-2）。

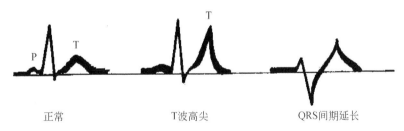

| 正常 | T波高尖 | QRS间期延长 |

图 6-2　高钾血症的心电图变化

3. **诊断**　有引起高钾血症原因的病人，当出现用原发病无法解释的临床表现时，应考虑有高钾血症的可能。应立即做血钾浓度的监测，当血清钾超过 5.5mmol/L 即可确诊。心电图有辅助诊断价值。

4. **治疗**　由于高钾血症有导致心搏突然停止的危险，因此高钾血症一经诊断，应积极予以治疗。首先停用一切含钾的药物或溶液，然后采取以下降低血钾的措施：

（1）促使 K^+ 暂时转入细胞内：①静脉滴注 5%碳酸氢钠溶液 100～200ml。血液碱化后细胞内的 H^+ 向外移出，而血清 K^+ 则移入细胞内。同时，高渗的碱溶液输入后可使血容量增加，也使血清 K^+ 得到稀释而降低浓度。此外，注入的 Na^+ 可使肾远曲小管的 Na^+、K^+ 交换增加，促进 K^+ 从尿中排出。②输注葡萄糖-胰岛素液：在 25%葡萄糖溶液 100～200ml 中加入胰岛素 5～10U（每 5g 糖加入正规胰岛素 1U），静脉滴注，可使 K^+ 转入细胞内，从而暂时降低血钾浓度。每 3～4 小时可重复使用。③对于肾功能不全，不能输液过多者，可用 10%葡萄糖钙 100ml、11.2%乳酸钠溶液 50ml 和 25%葡萄糖溶液 400ml，加入胰岛素 20U，24 小时缓慢静脉滴入。

（2）阳离子交换树脂的应用：每次口服 15g，每日 4 次。可增加消化道钾离子排出。为防止便秘、粪块堵塞，可同时口服山梨醇或甘露醇以导泻。

（3）抗毒药物-钙剂的使用：钙与钾有对抗作用，缓慢静脉注射 10%葡萄糖酸钙 10～20ml 或 5%氯化钙 10ml，能缓解高 K^+ 对心肌的毒性作用。此法 5～10 分钟内无效可重复使用。也可将 10%葡萄糖酸钙或 5%氯化钙溶液 30～40ml 加入静脉补液内滴注（此处需注意血钙迅速升高可加重洋地黄的心脏毒性，故如病人应用洋地黄类制剂，钙剂应用需慎重，推注速度要慢，或避免使用）。

（4）透析疗法：有腹透析和血液透析两种。可在上述治疗仍无法降低血钾浓度时应用。

三、钙异常

体内绝大部分钙（99%）以磷酸钙和碳酸钙的形式储存于骨骼中，细胞外液的钙仅占总钙量的 0.1%。血钙浓度为 2.25～2.75mmol/L，相当恒定。其中约 50%为蛋白结合钙，5%为与有机酸结合的钙，这两部分合称非离子化钙；其余的 45%为离子化钙，这部分离子钙在维持神经肌肉功能稳定方面发挥作用。离子化和非离子化钙的比率受血液 pH 影响，pH 降低可使离子化钙增加，反之减少。钙代谢紊乱包括高钙血症和低钙血症，以后者常见。

（一）低钙血症

低钙血症（hypocalcemia），常见于急性重症胰腺炎、坏死性筋膜炎、肾衰竭、消化道瘘和甲状旁腺功能受损等，后者是指甲状腺切除手术影响了甲状旁腺的血供或甲状旁腺被一并切除，或是颈部放射治疗使甲状旁腺受累。

低钙血症的临床表现主要为神经肌肉兴奋性增加，如容易激动、手足抽搐、肌肉痛、腱反射亢进、Chvostek 征阳性，以及口周和指（趾）尖麻木与针刺感等。血钙浓度低于 2mmol/L 有诊断价值。

低钙血症的治疗首先是积极治疗原发疾病，同时应用钙剂治疗。一般以 10%葡萄糖酸钙 10～20ml 或 5%氯化钙 10ml 静脉注射，症状很快得到缓解。必要时可 8～12 小时后重复给药。同时治疗可能存在的碱中毒，有利于提高血清中离子化钙的含量。对需长期治疗的病人，可口服钙剂及补充维生素 D，以逐步减少钙剂的静脉用量。

（二）高钙血症

高钙血症（hypercalcernia），主要见于甲状旁腺功能亢进症者，如甲状旁腺增生或腺瘤；其次是骨转移性癌，特别是在接受雌激素治疗的骨转移性乳癌病人。转移至骨骼的肿瘤细胞可破坏骨质释放骨钙，使血清钙升高。

高钙血症早期症状有疲乏、厌食、恶心、呕吐和体重下降，血钙浓度进一步增高时，可出现严重头痛、背和四肢疼痛、口渴和多尿等。甲状旁腺功能亢进者在患病后期可出现全身骨质脱钙，易发生病理性骨折。血钙浓度高达 4～5mmol/L 时可能有生命危险。

对于甲状旁腺功能亢进者，应作手术治疗，切除腺瘤或增生的腺组织之后，可彻底治愈。对于骨转移癌病人，可预防性地给予低钙饮食，并注意补充足够水分，以利于钙的排泄。

四、镁异常

镁是体内含量占第四位的阳离子。正常成人体内镁总量约为 1000mmol，约合 23.5g，其中一半存在于骨骼，其余几乎都存在于细胞内，仅有 1%存在于细胞外液中。镁的主要生理功能是参与神经活动的控制、神经肌肉兴奋性的传递、肌肉的收缩活动等，并对心肌的电活动和血管张力产生影响。正常血镁浓度 0.70～1.10mmol/L。饮食摄入的镁大部分从粪便排出，其余经肾排出。肾有很好的保镁作用。

（一）镁缺乏

饥饿、吸收障碍综合征、胃肠消化液慢性丢失（如肠瘘）等，是导致镁缺乏（magnesium deficiency）的主要原因。急性胰腺炎及长期肠内或肠外营养液中未加适量的镁制剂等，也可导致镁缺乏。

镁缺乏主要表现为神经、肌肉及中枢神经系统功能亢进，其症状及体征可与钙缺乏相似，如面容苍白、肌震颤、手足搐搦及 Chvostek 征阳性、记忆力减退、精神紧张、易激动，严重者有烦躁不安、谵妄及惊厥等。

若存在诱发因素，又出现上述症状，则应疑有镁缺乏。临床上镁缺乏者常伴有钾和钙的缺乏。补充钾及钙使低钾和低钙血症得到纠正之后，如果症状未缓解，应怀疑低镁血症的存在。应用这种"排除法"的原因是：血镁浓度与机体镁缺乏不一定相平行，即镁缺乏时血镁浓度不一定降低。对镁缺乏有诊断价值的是镁负荷试验：正常人静脉滴注氯化镁或硫酸镁 0.25mmol/kg 后，90%的镁很快从尿中排出；而在镁缺乏者，输入镁的 40%～80%被保留在体内，从尿中排出的镁大大减少。

镁缺乏时可用氯化镁溶液或硫酸镁溶液静脉补充，可按每天 0.25mmol/kg 的剂量补充镁盐。25%硫酸镁溶液 1ml 含镁 1mmol，60kg 体重者可补 25%硫酸镁 15ml。静脉补充镁制剂时，要注意输注速度不能太快，以免引起急性镁中毒，严重者会因此导致心搏骤停。完全纠正镁缺乏需时较长，故在解除症状后，仍应每天补镁，持续 1～3 周。一般每天用量为 5～10mmol，相当于 25%硫酸镁 5～10ml，肌内注射或稀释后静脉滴注。如果出现镁中毒，可立即静脉注射葡萄糖酸钙或氯化钙溶液对抗。

（二）镁过多

体内镁过多（magnesium excess）主要发生在肾功能不全时，偶可见于应用硫酸镁治疗过程中。血镁水平常与血钾浓度相平行，故在急、慢性肾衰竭时，需及时监测血钾及血镁水平。烧伤早期、广泛外伤或外科应激反应、严重细胞外液量不足和严重酸中毒等也可引起血清镁增高，血清镁浓度可>3mmol/L。

镁过多的临床表现有乏力、疲倦、腱反射消失和血压下降等。血清镁浓度明显增高时，可发生心脏传导系统障碍，心电图出现与高钾血症相似的改变，如 PR 间期延长，QRS 波增宽和 T 波增高等。晚期可出现呼吸抑制、嗜睡和昏迷，甚至心搏骤停。

发现镁过多之后，应立即停止给镁。经静脉缓慢注射 2.5～5mmol 葡萄糖酸钙（相当于 10% 葡萄糖酸钙溶液 10～20ml）或氯化钙溶液，以对抗镁对心脏和肌肉的抑制。同时要积极纠正酸中毒和缺水。如血清镁浓度仍无下降或症状仍不减轻，可考虑采用透析治疗。

五、磷异常

成人体内磷含量为 700～800g，其中 85% 存在于骨骼，其余以有机磷酸脂形式存在于软组织中。细胞外液中含磷仅 2g，正常血清无机磷浓度为 0.96～1.62mmol/L。磷对机体有十分重要的作用：磷是核酸、磷脂等的基本成分，是高能磷酸键的成分之一，参与蛋白质的磷酸化过程，以磷脂形式参与细胞膜的组成，参与某些凝血因子的成分，以及作为磷酸盐参与酸碱平衡的维持等。

（一）低磷血症

低磷血症（hypophosphatemia）指血清无机磷浓度<0.96mmol/L。其病因有：甲状旁腺功能亢进症、严重烧伤或感染；大量葡萄糖及胰岛素输入使磷进入细胞内；磷摄入不足，特别是长期肠外营养支持时未补充磷制剂。

临床上低磷血症的发生率并不低，由于其缺乏特异性的临床表现常易被忽略。低磷血症可有神经肌肉症状，如头晕、厌食、肌无力等。重症者可有抽搐、精神错乱、昏迷，甚至可因呼吸肌无力而危及生命。

对低磷血症要有警惕，采取预防措施。对需长期静脉输液者，应每天补充磷 10mmol，可用甘油磷酸钠 10ml。严重低磷者，可酌情增加磷制剂用量，但需注意密切监测血清磷水平。对甲状旁腺功能亢进者，手术治疗可使低磷血症得到纠正。

（二）高磷血症

高磷血症（hyperphosphatemia）指血清无机磷浓度>1.62mmol/L。临床上很少见。主要病因有：急性肾衰竭、甲状旁腺功能低下等。酸中毒或淋巴瘤等化疗时可使磷从细胞内逸出，导致血清磷升高。

临床表现：由于高磷可导致低钙血症发生，从而出现一系列低血钙的症状。因异位钙化可出现肾功能受损的表现。

治疗：除对原发病作防治外，可针对低钙血症进行处理，急性肾衰竭伴明显高磷血症者，可透析治疗。

第三节　酸碱平衡失调

机体在代谢过程中不断摄入或产生酸性及碱性物质，正常情况下可通过体内的缓冲系统及肺和肾的调节，使体液的酸碱度维持在正常范围之内（pH 7.35～7.45）。但是，如果酸性或碱物质产生量过大，或者肺和肾的调节功能障碍时，就会产生不同形式的酸碱失调。原发性的酸碱平衡失调可分为代谢性酸中毒、代谢性碱中毒、呼吸性酸中毒和呼吸性碱中毒四种。有时可同时存在两种以上的原发性酸碱失调，此即为混合型酸碱平衡失调。

任何一种酸碱失调发生后，机体都会通过代偿机制减轻酸碱紊乱，尽量使体液的 pH 恢复至正常范围。机体的这种代偿，可根据其纠正程度分为部分代偿、代偿及过度代偿。

根据酸碱平衡公式（Hnderson-Hasselbach 方程式），正常动脉血的 pH 为：

pH=6.4+1ogHCO$_3^-$/（0.03×PaCO$_2$）=6.1+1og 24/0.03×40=6.1+1og20/1=7.40

pH、HCO$_3^-$ 及 PaCO$_2$ 是机体酸碱平衡的三大基本要素。其中，HCO$_3^-$ 的原发性减少或增加，可引起代谢性酸中毒或碱中毒。PaCO$_2$ 的原发性增加或减少，则引起呼吸性酸中毒或碱中毒。

一、代谢性酸中毒

代谢性酸中毒（metabolic acidosis）临床上最常见。由于酸性物质产生过多，或 HCO$_3^-$ 丢失过多，均可引起代谢性酸中毒。

1. 主要病因 ①碱性物质丢失过多：见于腹泻、肠瘘、胆瘘和胰瘘等，经消化液丢失的 HCO$_3^-$ 过多。应用碳酸肝酶制剂（如乙酰唑胺），可使肾小管排 H$^+$ 及重吸收 HCO$_3^-$ 减少，导致酸中毒。②酸性物质过多：休克时急性循环衰竭、组织缺血缺氧，可使丙酮酸及乳酸大量产生，发生乳酸性酸中毒。糖尿病或长期不能进食，体内脂肪分解过多，可形成大量酮体，引起酮症酸中毒。抽搐、心搏骤停等也能引起体内有机酸过多。某些应用氯化铵、盐酸精氨酸或盐酸的治疗，如果剂量过多，可致血中 Cl$^-$ 增多，HCO$_3^-$ 减少，也可引起酸中毒。③肾功能不全：肾小管功能障碍，内生性 H$^+$ 不能排出体外，或 HCO$_3^-$ 吸收减少，均可致酸中毒。其中，远曲小管性酸中毒是排 H$^+$ 功能障碍所致，而近曲小管性酸中毒则由 HCO$_3^-$ 重吸收障碍造成。

2. 代谢性酸中毒的代偿 ①呼吸代偿：任何原因所致 HCO$_3^-$ 减少，使血浆中 H$_2$CO$_3$ 相对过多。机体很快会出现呼吸代偿反应。H$^+$ 浓度的增高刺激呼吸中枢，使呼吸加深加快，加速 CO$_2$ 的呼出，降低 PaCO$_2$，HCO$_3^-$/H$_2$CO$_3$ 的比值重新接近 20：1，保持血 pH 在正常范围。此即为代偿性代谢性酸中毒。②肾脏代偿：HCO$_3^-$ 减少使肾小管上皮细胞中的碳酸酐酶和谷氨酰胺酶活性开始增高，增加 H$_2$CO$_3$ 离解为 H$^+$ 和 HCO$_3^-$，H$^+$ 通过与 NH$_3$ 形成 NH$_4^+$ 后增加排出，而 HCO$_3^-$ 重吸收补充消耗了的碱储备。但是，这些代偿还是相当有限的。

3. 临床表现 轻度代谢性酸中毒可无明显症状。重症病人疲乏、眩晕、嗜睡，可有感觉迟钝或烦躁；最明显的表现是呼吸变得又深又快，呼吸肌收缩明显。呼吸频率可高达每分钟 40～50 次。呼出气带有酮味。病人面颊潮红，心率加快，血压常偏低，可出现腱反射减弱或消失、神志不清或昏迷。常伴有缺水的症状。代谢性酸中毒可降低心肌收缩力和周围血管对儿茶酚胺的敏感性，使病人容易发生心律不齐、急性肾功能不全和休克。一旦产生则很难纠治。

4. 诊断 根据病人有严重腹泻、肠瘘或休克等的病史，又有深而快的呼吸，即应怀疑有代谢性酸中毒。血气分析可以明确诊断，并能判断代偿情况和酸中毒的严重程度。代偿期的 pH 可在正常范围，HCO$_3^-$、BE（碱剩余）和 PaCO$_2$ 均有一定程度的降低。失代偿时血液 pH 和 HCO$_3^-$ 明显下降。由于呼吸因素即 PaCO$_2$ 对 HCO$_3^-$ 和 BE 检测值会产生影响，当用 HCO$_3^-$ 和 BE 判定酸中毒程度时，需要对受异常 PaCO$_2$ 影响的 HCO$_3^-$ 和 BE 值进行矫正方准确。

5. 治疗 首要治疗是去除病因。由于机体可加快肺部通气以排出更多 CO$_2$，又能通过肾排出 H$^+$、保留 Na$^+$ 及 HCO$_3^-$。因此只要能消除病因，再纠正缺水，较轻的代谢性酸中毒（血浆 HCO$_3^-$ 为 16～18mmol/L）常可自行纠正，不必应用碱性药物。低血容量性休克伴有轻度的代谢性酸中毒，经补液、输血纠正休克后，代谢性酸中毒可随之纠正。这类病人不宜过早使用碱剂，否则反而可能造成代谢性碱中毒。

重症酸中毒时血浆 HCO$_3^-$ 低于 10mmol/L，应立即给予输液和应用碱剂治疗。常用碱剂是碳酸氢钠溶液。该溶液进入体液后即离解为 Na$^+$ 和 HCO$_3^-$。HCO$_3^-$ 与体液中的 H$^+$ 化合成 H$_2$CO$_3$，再离解为 H$_2$O 及 CO$_2$，CO$_2$ 从肺呼出，从而使体内的 H$^+$ 减少，酸中毒得到改善。留在体内的 Na$^+$ 可提高细胞外液渗透压和增加血容量。5%碳酸氢钠每 100ml 含有 Na$^+$ 和 HCO$_3^-$ 各 60mmol。临床上根据酸中毒严重程度计算 5%NaHCO$_3$ 的补给量。一般首次剂量为 100～250ml。用后 2～4 小时复查动脉血气及血浆电解质浓度，根据结果再决定是否需继续给药。临床纠正酸中毒的治疗原则是边治疗边观察，使酸中毒逐步纠正。酸中毒时血浆离子化的 Ca^{2+} 增多，故即使病人有低钙血症，也可以不出现手足抽搐。但酸中毒被纠正后，离子化的 Ca^{2+} 减少，便会发生手足抽搐。应及时给予葡萄糖酸钙补充。过快地纠正酸中毒还能引起大量 K^+ 转移至细胞内，引起低钾血症，也须注意。

二、代谢性碱中毒

体内 H^+ 丢失或 HCO_3^- 增多可引起代谢性碱中毒（metabolic alkalosis）。

1. 主要病因 ①胃液丧失过多：是最常见的原因，见于严重呕吐、长期胃肠减压等。由于 H^+ 和 Cl^- 大量丢失导致血清 Cl^- 降低，肾近曲小管原尿中带负电荷的 Cl^- 减少。为维持离子平衡，代偿性地增加 HCO_3^- 重吸收，导致碱中毒发生。大量丧失胃液也使 Na^+ 丢失，作为代偿不得不增加 K^+ 与 Na^+ 和 H^+ 与 Na^+ 的交换，使 Na^+ 得到保留，但排出了 K^+ 和 H^+，造成低钾血症和碱中毒。②碱性物质摄入过多：长期服用碱性药物中和胃内的盐酸，使肠液中的 HCO_3^- 没有足够的 H^+ 中和，HCO_3^- 被重吸收入血而导致碱中毒。以往常用碳酸氢钠治疗溃疡病而导致碱中毒发生，目前此法已基本不用。大量输注库存血，抗凝剂枸橼酸钠入血后可转化成 HCO_3^-，也可致碱中毒。③缺钾：低钾血症时 K^+ 从细胞内移至细胞外，每 3 个 K^+ 从细胞内移出，就有 2 个 Na^+ 和 1 个 H^+ 从细胞外移入，引起细胞内酸中毒和细胞外碱中毒。此外，在血容量不足情况下，机体为保存 Na^+，肾远曲小管增多 K^+ 和 H^+ 的排出，HCO_3^- 的重吸收也增加，进一步加重了细胞外的碱中毒和低钾血症，此时会出现反常性酸性尿。④利尿剂的作用：呋塞米、依他尼酸等能抑制近曲小管对 Na^+ 和 Cl^- 的重吸收，并不影响远曲小管内 Na^+ 与 H^+ 的交换。因此，随尿排出的 Cl^- 比 Na^+ 多，导致血液的 Na^+ 和 HCO_3^- 增多，发生低氯性碱中毒。

2. 代谢性碱中毒的代偿 ①呼吸代偿：血浆 H^+ 浓度下降使呼吸中枢的兴奋性降低，导致呼吸变浅变慢、CO_2 排出减少和 $PaCO_2$ 升高，若 HCO_3^-/H_2CO_3 的比值接近 20：1，仍可保持 pH 在正常范围。②肾脏代偿：肾小管上皮细胞中的碳酸酐酶和谷氨酰胺酶活性降低，使 H^+ 排泌和 NH_3 生成减少。HCO_3^- 的生成和重吸收减少，以减低血中 HCO_3^- 浓度。

代谢性碱中毒时，氧合血红蛋白解离曲线左移，氧不易从氧合血红蛋白中释出。此时尽管病人的血氧含量和氧饱和度均正常，但组织仍然存在缺氧。

3. 临床表现和诊断 根据病史可作出初步诊断。一般无明显症状，有时可有呼吸变浅变慢，或精神神经方面的异常，如嗜睡、精神错乱或谵妄等。可以有低钾血症和缺水的临床表现。严重时可因脑和其他器官的代谢障碍而发生昏迷。血气分析可确定诊断并评估其严重程度。代偿期血液 pH 可基本正常，HCO_3^- 和 BE（碱剩余）均有一定程度的增高。失代偿时，血 pH 和 HCO_3^- 明显增高，$PaCO_2$ 正常。可伴有低氧血症和低钾血症。

4. 治疗 应积极治疗原发疾病。对丧失胃液所致的代谢性碱中毒，可输注等渗盐水或葡萄糖盐水，既恢复了细胞外液量，又补充了 Cl^-。经过这种治疗即可纠正轻度低氯性碱中毒。必要时可补充盐酸精氨酸，既可补充 Cl^-，又可中和过多的 HCO_3^-。另外，碱中毒时几乎都同时存在低钾血症，故当尿量超过 40ml/h 应补给氯化钾。补 K^+ 之后可纠正细胞内、外离子的异常交换，终止从尿中继续排 H^+，有利于加速碱中毒的纠正。

严重碱中毒（血浆 HCO_3^- 45～50mmol/L，pH＞7.65）时，为迅速中和细胞外液中过多的 HCO_3^-，可应用稀释的盐酸溶液。0.1mol/L 或 0.2mol/L 的盐酸可安全有效用于治疗重症、顽固性代谢性碱中毒。1mol/L 盐酸 150ml 加入生理盐水 1000ml 或 5%葡萄糖溶液 1000ml 中（盐酸浓度稀释成0.15mol/L），经中心静脉缓慢滴入（25～50ml/h）。切忌将此酸溶液经周围静脉输入，因为一旦渗漏可导致软组织严重坏死。治疗中每 4～6 小时监测血气和血电解质，必要时第二天可重复治疗。纠正碱中毒不宜过于迅速，而且也不要求完全纠正，关键是解除病因（如完全性幽门梗阻），碱中毒就可以彻底治愈。

三、呼吸性酸中毒

呼吸性酸中毒（respiratory acidosis）是由于肺泡通气及换气功能减弱，不能有效排出 CO_2，以致 $PaCO_2$ 增高和高碳酸血症形成，临床上非常多见。

1.常见原因　全身麻醉过深、镇静剂过量、中枢神经系统损伤、气胸、急性肺水肿和呼吸机使用不当等，均可导致呼吸功能障碍和急性高碳酸血症发生。另外，肺组织广泛纤维化、重度肺气肿等慢性阻塞性肺部疾患，换气功能障碍或肺泡通气/灌流比例失调，都可引起 CO_2 在体内潴留。胸部手术后痰液堵塞气道、肺不张、胸腔积液、肺炎，加上切口疼痛、腹胀等因素，均可使通气量减少。

2.呼吸性酸中毒的代偿　首先通过血液的缓冲系统。CO_2 与水化合后离解为 H^+ 和 HCO_3^-，再与血液中 HCO_3^- 与 Na_2HPO_4 结合，形成 $NaHCO_3$ 和 NaH_2PO_4 从尿中排出，以减少体内的 H_2CO_3。另一途径是通过肾小管上皮的碳酸酐酶和谷氨酰胺酶，增加 H^+ 生成与排泌，并与 NH_3 结合形成 NH_4^+，以增加 H^+ 的排出。上述无论是经血液缓冲系统还是经肾途径，对呼吸性酸中毒的代偿都是十分有限的。

3.临床表现和诊断　病人可有胸闷、呼吸困难、躁动不安等，换气不足致缺氧时，可有头痛、紫绀。随着酸中毒的加重，可出现血压下降、谵妄、昏迷等。脑缺氧可致脑水肿甚至脑疝形成，最后是呼吸和心搏骤停。

病人有呼吸障碍的病史，又出现上述症状，应怀疑有呼吸性酸中毒。动脉血气分析 pH 明显降低、$PaCO_2$ 增高，但血浆 HCO_3^- 可正常。慢性呼吸性酸中毒时，血 pH 下降不明显，$PaCO_2$ 增高显著，血 HCO_3^- 亦有增高。

4.治疗　呼吸性酸中毒常常发生快，机体对此的代偿能力较差，而且常常合并缺氧，对机体的危害性极大。因此除了尽快查出原发病因外，治疗措施首先是设法改善肺通气。经气管插管行人工通气能快捷有效改善肺通气，可迅速排出潴留体内的 CO_2，并可通过提高吸入氧浓度改善缺氧。尽管引起慢性呼吸酸中毒的原发疾病大多很难治愈，但针对性地采取控制感染、扩张小支气管、促进排痰等措施，可改善换气功能和减轻酸中毒程度。

四、呼吸性碱中毒

1.病因　呼吸性碱中毒（respiratory alkalosis）是由于肺泡通气过度，CO_2 排出过多，$PaCO_2$ 过低所致，又称低碳酸血症。引起通气过度的原因很多，如癔病、忧虑、疼痛、发热、创伤、中枢神经系统疾病、低氧血症、肝衰竭，以及呼吸机辅助通气过度等。

2.呼吸性碱中毒的代偿　$PaCO_2$ 下降使呼吸中枢的兴奋性降低，呼吸变浅变慢和通气量减少，以减少 CO_2 排出，代偿 H_2CO_3 的降低。这种代偿的代价是减少通气，会因通气不足导致缺氧。肾脏也可通过肾小管上皮减少 H^+ 分泌和减少 HCO_3^- 重吸收进行代偿。

3.临床表现和诊断　发病初始可有呼吸急促和过度通气，呼吸性碱中毒发生后，可有眩晕，手、足和口周麻木或针刺感，肌震颤及手足搐搦等，常伴心率加快。危重病人发生急性呼吸性碱中毒常提示预后不良，或将发生急性呼吸窘迫综合征。结合病史和临床表现，可作出诊断。此时血 pH 增高，$PaCO_2$ 和 HCO_3^- 下降。

4.治疗　原发疾病应予积极治疗。用纸袋罩住口鼻，增加呼吸道死腔，可减少 CO_2 的呼出。或吸入含 $5\%CO_2$ 的氧气。如系呼吸机使用不当造成通气过度，应调整呼吸频率及潮气量。危重病人或中枢神经系统病变所致的呼吸急促，可用药物阻断其自主呼吸，再用呼吸机行辅助通气。

第四节　水、电解质和酸碱平衡失调的处理原则

　　水、电解质和酸碱平衡失调是临床上很常见的病理生理改变。无论是哪一种平衡失调，都会造成机体代谢的紊乱，进一步恶化则可能导致器官功能衰竭，甚至死亡。因此，如何维持病人水、电解质及酸碱平衡，如何及时纠正已产生的平衡失调，成为临床工作的首要任务。处理水、电解质及酸碱平衡失调的原则是：

　　（1）充分掌握病史，详细检查病人体征。大多数水、电解质及酸碱失衡都能从病史、症状及体征中获得有价值的信息，得出初步诊断。

　　1）了解是否存在可导致水、电解质及酸碱失衡失调的原发病。如严重呕吐、腹泻、长期摄入不足、严重感染或败血症等。

　　2）有无水、电解质及酸碱失衡失调的症状及体征。如脱水、尿少、呼吸浅快、精神异常等。

　　（2）即刻的实验室检查

　　1）血、尿常规，血细胞比容，肝肾功能，血糖。

　　2）血清 K^+、Na^+、Cl^-、Ca^{2+}、Mg^{2+} 及 Pi（无机磷）。

　　3）动脉血血气分析。

　　4）必要时做血、尿渗透压测定。

　　（3）综合病史及上述实验室资料，确定水、电解质及酸碱失衡失调的类型及程度。

　　（4）在积极治疗原发病的同时，制订纠正水、电解质及酸碱平衡失调的治疗方案。如果存在多种失调，应分轻重缓急，依次予以调整纠正。以下是要优先处理的问题：

　　1）积极恢复病人的血容量，保证循环状态良好。

　　2）缺氧状态应予以积极纠正。

　　3）严重的酸中毒或碱中毒的纠正。

　　4）重度高钾血症的治疗。

　　纠正任何一种失调不可能一步到位，用药量也缺少理想的计算公式作依据。临床实践时应密切观察病情变化，边治疗边调整方案。最理想的治疗结果往往是在原发病已被彻底治愈之际。

（李　杰　招伟贤）

第七章 外科营养

营养（nutrition）指机体为维持正常生长发育和生理功能而摄取、吸收和利用食物及其营养物质的生物学过程。这个生物学过程是人类为了维持生活和生存所必需的。疾病引起进食不足、疾病或手术引起的机体代谢改变等都能影响病人的营养状况。营养不良仍是困扰外科手术病人的重要问题，它能增加手术的危险性，削弱病人对手术和感染的耐受力，以及影响术后的恢复过程。随着代谢研究的深入与临床经验的积累，现代围术期营养支持的目的不再是单纯地维持手术病人的氮平衡、保持病人的瘦体组织（lean body mass，LBM），而是为了提供细胞所需的营养底物进行正常代谢，维护脏器、组织和免疫功能，促进脏器组织的修复，加速病人的康复。营养支持目的的变化使得围术期营养支持的必要性增加，更提高了营养支持的难度。但同时应强调的是，营养支持并非急诊处理措施，而是在病人生命体征平稳后才按适应证和使用规范进行。

中医认为，疾病的发生，主要取决于"正"、"邪"两方面的因素。所谓"正气"是指人体的机能活动及其抗病能力，简称为"正"；所谓"邪气"，是指各种致病因素，简称为"邪"。疾病的发生和变化，就是在一定条件下邪正斗争的反映。正如《内经》所云："正气存内，邪不可干"；"邪之所凑，其气必虚"。人体正气的强弱，主要取决于体制因素、精神状态、生活环境及营养、身体锻炼等情况。营养是人体正气的重要组成部分。对于外科病人来说，手术和各种治疗作为治病驱邪的手段，均有可能损伤人体的"正气"，但其营养状况又与机体抵御疾病、耐受伤害打击的能力及病后康复密切相关，因此，应把重视"扶正"的理念贯穿到整个外科治疗过程。

目前的营养支持方式可分为肠外营养（parenteral nutrition，PN）和肠内营养（enteral nutrition，EN）。

第一节 机体代谢与营养支持

营养支持的目的是维持与改善机体器官、组织及细胞的代谢与功能，促进病人康复。营养不足和营养过度对机体都是不利的。

一、正常情况时的能量代谢

正常成人一般每日约需能量1800kcal，由食物供给。机体的能量贮备包括糖原、蛋白质及脂肪。糖原（碳水化合物）的含量有限，供能仅约3765.6kJ（900kcal），只占一天正常需要量的1/2左右。体内无贮备的蛋白质，均是各器官、组织的组成部分，若蛋白质作为能量而被消耗（如饥饿或应激状态下），必然会使器官功能受损。显然，蛋白质不能被作为能源来考虑。脂肪是体内最大的能源仓库，贮量约15kg；饥饿时消耗脂肪以供能，对组织器官的功能影响不大，但在消耗脂肪的同时，也有一定量的蛋白质被氧化供能。在正常情况下，机体热量分配中约15%来自氨基酸，85%来自碳水化合物和脂肪。

（一）基础代谢的估算

人体的能量消耗主要在以下四方面：①基础代谢；②体力和脑力活动；③食物特殊动力作用；

④生长发育。前三项是成人每日的总能量消耗。生长发育期儿童及孕妇的能量需要应加上第 4 项。在空腹、清醒、安静的非应激状态下，适宜的气温（18～25℃）环境中人体基本的生命活动，进行新陈代谢消耗的热能，即为基础能量消耗（basal energy expenditure，BEE）。单位时间内人体每 $1m^2$ 体表面积所消耗的为此基础代谢的热能称为基础代谢率。

机体的基础代谢能耗可按 Harris-Benedict 公式计算：男性　BEE（kcal）=66.5+13.7×W+5.0×H−6.8×A；女性 BEE（kcal）=655.1+9.56×W+1.85×H−4.68×A；公式中 W 代表体重（kg），H 为身高（cm），A 为年龄（年）。但经过代谢检测仪的检测校正，病人的实际静息能量消耗（resting energy expenditure，REE）比 H-B 公式计算的 BEE 值低 10%左右；因此，粗略估算，成人每天的热量需要为 104.6kJ（25kcal）/kg。

一般中等身高体重、住院准备手术的病人，体力活动减少，若仅仅起来坐在床边活动，则仅需增加基础代谢的 10%左右；若能起床活动，则增加基础代谢的 20%～25%；若安静卧床发热的病人，则体温每升高 1℃，增加基础代谢的 13%；若有明显消瘦的病人，应按其理想体重计算。术后无并发症，则基础代谢略高于术前，约增高 10%；若有腹膜炎等并发症时，则需增加 20%～25%。

（二）营养物质（营养素）

1. 蛋白质　是人体中唯一的氮元素供应源；构成蛋白质的基本单位是氨基酸，肝脏是人体内合成蛋白质的唯一场所。机体组织结构的构成与更新、各种生理活动的进行包括创伤组织的修复都必须有蛋白质参与。正常机体每天蛋白质（氨基酸）需要量为 0.8～1.0g/kg，相当于氮量 0.15g/kg。创伤应激状态及组织修复时需要量增加，每天可达 1.2～1.5g/kg（含氮 0.2～0.25g/kg）。因此向外科围术期病人提供足够的热量和蛋白质极为重要，并且需要按一定的热氮比来补充热量。一般每提供 1g 氮的同时提供 419～628kJ（100～150kcal）的非蛋白热卡；因为只有在热量充分保证的情况下，才会有正常的蛋白质合成。因体内并没有所谓储存的蛋白质，其都存在于一定的结构中（如细胞的组成）和发挥一定的生理功能，故围术期充分保证蛋白质的数量和质量对外科病人有特别重要的意义。

2. 脂肪　是人体能量的主要储存形式，主要的生理作用是氧化供能，每 1g 脂肪氧化可供能 37.68kJ（9kcal），远高于等质量蛋白质或碳水化合物产生的热量。其较糖类难以消化吸收，且脂溶性维生素 A、维生素 D、维生素 E、维生素 K 等需随脂肪一起才能吸收。人体对某些不饱和脂肪酸具有很强的合成能力，但亚油酸、亚麻酸及二十碳四烯酸不能在体内合成，称为必需脂肪酸，一般认为每天摄入 50g 脂肪即能满足必需脂肪酸供给并保证脂溶性维生素的吸收。长期胃肠外营养缺乏这些成分，可致必需脂肪酸缺乏症。

3. 碳水化合物　是供给热量最经济最有效的物质，最易消化吸收；并且体内某些组织主要利用碳水化合物作为热量来源，如血红细胞、骨髓、周围神经和肾上腺髓质；同时，为创伤愈合所必需的成纤维细胞和吞噬细胞也利用葡萄糖作为主要热量来源。碳水化合物是我国膳食的主要成分，摄入后在上段小肠被酶水解为单糖而吸收，其中一半以上是葡萄糖，其余是果糖和乳糖。1g 单糖氧化可供能 16.74kJ（4kcal）。每人每天最少需摄入 50～100g 糖，否则会引起酮症，组织蛋白分解过多。

4. 无机盐、维生素及微量元素　无机盐参与维持细胞的正常代谢、细胞内外渗透压和酸碱平衡、神经肌肉的兴奋性，以及心血管系统的稳定性。正常成年人每天需要氯化钠 4.5～9g，钾为 2.5～3.4g；每天经口摄入钙约为 800mg，吸收约为 20%或 250mg。

维生素虽不提供能量，也不是组织细胞的结构成分，需要甚微，但它是一类维持正常生命活动所必需的有机化合物，多数维生素依赖食物提供。目前临床上对外科病人的每天推荐量皆稍高：硫胺素 5～10mg，维生素 B_2 5～10mg，尼克酰胺 100mg，泛酸 20mg，吡多醇（B_6）4mg，叶酸 400μg，维生素 B_1 25μg，维生素 C 500mg 以上。

微量元素占人体总重量的 0.01%，尽管含量十分少，但对代谢十分重要。目前人体内已发现 81 种微量元素，其中 15 种微量元素在代谢中担当重要的角色，并且有关碘、铁、锌、氟、铬、铜、硒和锰的缺乏症已有报道，故这八种微量元素已被认为是每天必需营养成分。正常饮食一般不会缺乏，每天可从膳食中获取铁 15mg、锌 15mg、硒 50mg、碘 150mg，但长期肠外营养支持时须注意补充。

二、禁食时机体代谢的变化

机体对饥饿的代谢反应是调节机体的能量需要，减少活动和降低基础代谢率，减少能量消耗，从而减少机体组织的分解，尽可能保存机体蛋白质，使生命得以延续。

（一）内分泌及代谢变化

为适应饥饿时机体代谢的改变，内分泌系统通过调整胰岛素、胰高糖素、生长激素、儿茶酚胺、甲状腺素、肾上腺皮质激素及抗利尿激素等的分泌，来调整体内糖、蛋白质及脂肪等的代谢。例如，饥饿时血糖下降，体内胰岛素分泌立即减少，胰高糖素和儿茶酚胺等分泌增加，使糖原分解加速、糖生成增加，维持血糖稳定。随着饥饿时间延长，上述增加的分解代谢激素可促使氨基酸自肌肉组织流出，经糖异生作用维持血糖。同时，体内脂肪水解供能也增加，并逐步成为最主要能源。充分利用脂肪供能和尽量减少蛋白质分解，是饥饿后期机体生存的自身保护措施；反映在尿氮排出量的变化，初期为 8.5g/d，饥饿后期减至 2～4g/d。饥饿时钠、钾、镁的排出增加，与组织分解代谢增加有关。

（二）机体组成的改变

饥饿时由于大量脂肪、蛋白质分解和水分丢失，全身的组织、器官出现重量减轻和功能下降。例如，肾脏浓缩能力降低、肝脏蛋白丢失、胃肠排空运动延迟、消化酶分泌减少、肠上皮细胞萎缩、肺的通气及换气能力减弱，甚至可出现心脏萎缩和功能减退，最终导致衰竭、死亡。

三、创伤或感染时的机体代谢变化改变

（一）神经、内分泌反应

创伤或感染刺激信号经外周神经传至下丘脑，再通过神经-内分泌的系列反应，发生交感神经兴奋增加，胰岛素分泌减少，肾上腺素、去甲肾上腺素、胰高糖素、促肾上腺皮质激素、肾上腺皮质激素及抗利尿激素分泌增加。

（二）机体代谢变化

在应激状态下，机体全身出现高代谢反应，静息能量消耗（REE）明显增高、高血糖和蛋白质分解增强。依创伤或感染的严重程度不同，REE 可增加 20%～40%不等。大面积烧伤者 REE 可增加 50%～100%，严重颅脑损伤时 REE 也可持续增高达 100%。对有发热的病人，体温每升高 1℃，则能量需求量约增加 13%。但普通择期手术后 REE 的增高仅 10%左右。适当增加创伤、感染病人的热量供应有助于减轻机体的分解代谢。创伤时机体代谢也易出现紊乱，例如，对胰岛素抵抗导致糖利用率下降和糖异生失控，出现严重高血糖和糖尿；大量蛋白质分解致尿氮排出增加和负氮平衡；代谢紊乱可致水、电解质及酸碱平衡失调。

第二节　营养状况的评定与监测

营养状况的评定与监测由两部分组成：营养评价和代谢评价。营养评价包括客观和主观指标的

变化；前者主要通过体格检查、人体测量和实验室检查获知，后者则主要通过病史、主诉等获得。代谢评价包括对人体各脏器功能的检查和分析，及人体对营养干预后产生的代谢反应。进行营养评估的目标之一是将病人的营养不良从罹患的疾病中分辨出来，及早作出干预治疗；同时它也是对营养支持后临床效果评价的主要指标。

一、营养不良的分型

1. 成人干瘦或单纯饥饿型营养不良　主要原因是热量摄入不足，常见于慢性疾病或长期饥饿病人，表现为脂肪、肌肉消耗和严重消瘦，皮皱厚度和上臂围减少，躯体和内脏肌肉量减少、血浆白蛋白显著降低，但免疫力、伤口愈合能力和短期应激能力尚完好，病人精神及食欲尚好。

2. 低蛋白血症或急性内脏蛋白消耗型　常见于长期蛋白质摄入不足或创伤、感染状态。此型病人虽然脂肪储备和肌肉块可正常，但血浆白蛋白明显减少、淋巴细胞计数下降，易出现毛发脱落、全身水肿及伤口愈合延迟，也易遭受革兰阴性菌败血症或严重真菌感染。

3. 混合型营养不良　为最严重的一类营养不良，主要是由于蛋白质和热量的摄入均不足所致。常见于晚期肿瘤病人和消化道瘘等病人，此类病人一方面营养热量摄入受限，另一方面又在高代谢状态下大量消耗，导致感染、伤口不愈、病情恶化和死亡。

二、营养评定的内容

1. 体格测量　①体重：在排除脱水或水肿等影响因素后，体重低于标准体重10%~20%为轻度营养不良，低于20%~40%为中度营养不良，低于40%以上为重度营养不良。②三头肌皮皱厚度和上臂周径测定：反映体脂贮备和全身肌肉含量。若测定值低于标准值10%，提示存在营养不良。

2. 三甲基组氨酸测定　三甲基组氨酸是肌纤蛋白和肌球蛋白的最终分解产物，不再被机体利用，测定尿中的排出量可反映机体蛋白质分解量，其值越大，提示体内分解代谢亢进，负氮平衡明显。

3. 内脏蛋白测定　包括血清清蛋白（白蛋白）、转铁蛋白及前白蛋白浓度测定，是营养评定的重要指标（表7-1）。白蛋白的半衰期较长（20天），转铁蛋白及前白蛋白的半衰期均较短，分别为8天及2天，因此，后者更能反映短期内的营养状态变化。

表 7-1　内脏蛋白正常及营养不良指标

项目	正常值	营养不良		
		轻	中	重
白蛋白（g/L）	>35	28~34	21~27	<21
转铁蛋白（g/L）	2.0~2.5	1.8~2.0	1.6~1.8	<1.6
前白蛋白（g/L）	0.18~0.45	0.14~0.16	0.10~0.14	<0.10

4. 淋巴细胞计数　周围淋巴细胞计数可反映机体免疫状态。计数$<1.5×10^9$/L 常提示营养不良。

5. 氮平衡试验　在没有消化道及其他额外的体液丢失（如消化道瘘或大面积烧伤等）情况下，机体蛋白质分解基本以尿素形式从尿中排出。因此测定24小时收集尿中的尿素氮含量，再加2~3g经粪便和皮肤排出含氮物，即为出氮量。入氮量指从静脉输入的氨基酸液的含氮量。由此可测得病人的氮平衡状态，指导营养治疗。

三、几种常用的围术期营养状态评估方案

（1）身体组成评价法（body composition assessment，BCA）（表7-2）。

表 7-2　身体组成评价法

	正常	轻度营养不良	中度营养不良	重度营养不良
体重 （理想正常值的%）	>90	80～90	60～79	<60
体质指数	18.5～23	17～18.4	16～16.9	<16
三头肌皮褶厚度 （正常值的%）	>90	80～90	60～80	<60
上臂肌围 （正常值的%）	>90	80～90	60～79	<60
肌酐身高指数 （正常值的%）	>95	85～94	70～84	<70
白蛋白（g/L）	>35	28～34	21～27	<21
转铁蛋白（g/L）	2.0～2.5	1.8～2.0	1.6～1.8	<1.6
前白蛋白（g/L）	0.18～0.45	0.14～0.16	0.10～0.14	<0.10
总淋巴细胞计数 （$\times 10^9$/L）	>1.5	1.2～1.5	0.8～1.2	<0.8
氮平衡（g/d）	±1	-10～-5	-15～-10	<-15

（2）住院病人营养风险筛查。

营养风险筛查方法 2002（nutrition risk screening，NRS 2002）是欧洲肠内、肠外营养学会发表的一种新的营养评定工具。其采用评分的方法来对营养风险加以量度，也能前瞻性地动态判断病人营养状态的变化。经过多年循证医学的证明，其目前已成为住院病人营养不良风险评定的首选工具。

营养风险筛查需要用体质指数（body mass index，BMI）。2002 年中国肥胖问题工作组根据 1990 年以来中国 13 项流行病学调查数据得出中国人 BMI 正常值（18.5 ≤ BMI <24）。用于筛查的 4 个问题是：①原发疾病对营养状态影响的严重程度。②近期内 3 个月体重的变化。③近一周饮食摄入量的变化。④体质指数（身高、体重）。通过床旁问诊和简便人体测量即可评定。同时将年龄作为营养风险因素之一，70 岁以上判定营养风险程度为 1 分。

第一步：首次营养筛查（表 7-3）。

表 7-3　首次营养筛查

筛查项目	是	否
1. BMI<20.5		
2.病人在过去 3 个月有体重下降		
3.病人在过去的 1 周内有摄食减少		
4.病人有严重疾病（如 ICU 治疗）		

注：是，如果以上任一问题回答"是"，则直接进入第二步营养筛查。否，如果所有的问题回答"否"，应每周重复调查 1 次。比如病人计划接受腹部大手术治疗，可以进行预防性的营养支持计划，能够减少发生营养风险

第二步：第二次营养筛查（表 7-4）。

表 7-4　第二次营养筛查

营养状态受损评分		疾病的严重 程度评分 △	
没有 （0分）	正常营养状态	没有 （0分）	正常营养需要量
轻度 （1分）	3 个月内体重丢失＞5%或食物摄入比 正常需要量低 25%～50%	轻度 （1分）	需要量轻度提高：髋关节骨折、慢性疾病 有急性并发症者、肝硬化*、COPD*、 血液透析、糖尿病、一般肿瘤病人
中度 （2分）	一般情况差或 2 个月内体重丢失＞5% 或者食物摄入比正常需要量低 50%～75%	中度 （2分）	需要量中度增加：腹部大手术*、卒中*、 重度肺炎、血液恶性肿瘤
重度 （3分）	BMI＜18.5 且一般情况差或 1 个月内 体重丢失＞5%（或 3 个月体重下降 15%）或者前一周食物摄入比正常 需要量低 75%～100%	重度 （3分）	需要量明显增加：颅脑损伤*、骨髓移植、 大于 APACHE10 分的 ICU 病人
分值		分值	

年龄超过 70 岁者总分加 1 分（即年龄调整后总分值）

NRS 2002 总评分计算方法为 3 项评分相加，即营养状态受损评分+疾病严重程度评分＋年龄评分

结论：总分值≥3 分：病人处于营养风险，开始制订营养治疗计划。总分值＜3 分：每周复查营养风险筛查

* 表示经过循证医学验证过的疾病

Δ 表示 NRS 2002 疾病严重程度评分中对于疾病严重程度的定义：1 分：慢性疾病病人因出现并发症而住院治疗，病人虚弱但不需卧床。蛋白质需要量略有增加，但可以通过口服和补充来弥补。2 分：病人需要卧床，如腹部大手术后，蛋白质需要量相应增加，但大多数人仍可以通过人工营养得到恢复。3 分：病人在加强病房中靠机械通气支持，蛋白质需要量增加而且不能被人工营养支持所弥补，但是通过人工营养可以使蛋白质分解和氮丢失明显减少

对于下列所有 NRS 评分≥3 分的病人应设定营养支持计划，包括以下情况：①严重营养状态受损（≥3 分）；②严重疾病（≥3 分）；③中度营养状态受损＋轻度疾病（2＋1 分）；④轻度营养状态受损＋中度疾病（1＋2 分）。

（3）营养风险指数（nutrition risk index，NRI）：主要用于临床腹部大手术和胸外科术前病人全肠外营养支持效果的评价。NRI=1.519×（血清中白蛋白浓度，g/L）+41.7×（目前体重÷既往平日体重，kg）。

本指数 NRI＞100 代表营养状况正常；NRI 介于 97.5～100 之间表示轻度营养不良；NRI 介于 83.5～97.5 表示中度营养不良；NRI＜83.5 表示重度营养不良。

第三节　营养支持方法

在外科病人中，疾病本身和有关的诊断、处理手段如禁食、肠道准备和胃肠减压等，都能影响到病人的营养，导致体内蛋白质不足。而在手术后，由于禁食和创伤所引起的代谢改变，病人的营养状况又将进一步受到影响。所以，外科病人在不同程度上都存在着营养问题。但这一情况并不意味着病人都需要进行营养的支持。一般说来，营养情况较好的病人或不存在严重创伤或感染的病人，并不需要特殊的营养支持，通过病因治疗和补充液体与电解质等，以及在较短时间恢复进食，即可使病人顺利恢复，营养状况也能逐渐改善。只有严重营养不良的病人和一些严重创伤、感染或术后发生严重并发症，估计在较长一段时间内不能很好进食的病人，才需要采取营养治疗。

外科营养支持的基本原则是：只要胃肠道有功能，尽量采用肠内营养。具体应用时应根据病人的实际情况而定：①肠内营养与肠外营养两者之间优先选用肠内营养，包括经鼻胃管、胃造口、空肠造口灌食等。②需较长时间营养支持应设法应用胃肠内营养。③肠内营养不能满足病人营养需要时可用肠外营养补充。④经中心静脉肠外营养支持（CPN）与经外周静脉营养支持（PPN）之间优先选用经外周静脉营养支持。⑤营养需要的要求较高或希望短期内改善营养状态时可选用经中心静脉肠外营养支持。

一、肠内营养

凡胃肠道功能正常，或存在部分功能者，营养支持时应首选肠内营养。现代医学已经证实，肠内营养能使营养物质经肠道吸收入肝，在肝内合成机体所需的各种成分，且可发挥肝脏的解毒作用，符合生理状态。食物的直接刺激有利于预防肠黏膜萎缩，保护肠屏障功能；某些营养素（如谷氨酰胺）可直接被黏膜细胞利用，有利于其代谢及增生。

（一）适应证

（1）胃肠道功能不良者，如短肠综合征、消化道瘘、中重症急性胰腺炎、广泛的不易手术切除的克罗恩病等导致胃肠道吸收功能障碍的疾病，在病情稳定后，可配合肠内营养支持，多采用要素型制剂经营养管或胃肠造口输入。

（2）胃肠功能正常，但摄入受限者。复杂手术后、脑外伤昏迷、大面积烧伤、非胃肠道疾病的危重病症等，这类病人胃肠道功能基本正常，应尽量采用肠内营养支持。

（3）胃肠道完整，但胃肠脏器功能不良者。如糖尿病或肝肾衰竭者。

（二）禁忌证

（1）处于严重应激状态病人，如上消化道出血、顽固性呕吐、腹膜炎或腹泻急性期中。
（2）肠梗阻及严重炎性肠病病人。
（3）严重肠吸收功能不良综合征及衰弱的病人。
（4）年龄小于 3 个月的婴儿及先天性氨基酸代谢缺陷病的儿童。
（5）严重糖尿病、接受高剂量类固醇药物治疗及糖代谢异常的病人。
（6）肠内营养并发症的危险性大于益处者。

（三）肠内营养制剂

肠内营养制剂不同于通常意义的食品，前者更被强调易消化吸收或不需消化即能吸收。制剂有粉剂和溶液两种，前者需加水后使用，两者均含有碳水化合物、蛋白质、脂肪或其分解产物，以及生理需要的无机盐、维生素和微量元素等。两溶液的最终浓度为 24%，可供能量为 4.18kJ（1kcal）/ml。其大致可分为四类：

1. **要素型制剂** 是由单体物质，如氨基酸或蛋白水解物、葡萄糖、脂肪、无机盐、维生素和微量元素组成；成分明确、营养全面，既能为人体提供必需的热量和营养素，又无须消化即可直接或接近直接被吸收和利用，含残渣量少。但其口感较差，适合于胃肠道消化、吸收功能部分受损的病人，如短肠综合征、胰腺炎等。

2. **非要素型制剂** 又称整蛋白型制剂，是以整蛋白或蛋白质游离物为氮源，渗透压接近等渗（300～450mmol/L）；具有口感较好、使用方便（口服或管饲均可）、耐受性好的特点；适用于胃肠功能较好的病人，是应用最为广泛的肠内营养制剂。

3. **组件型制剂** 是仅以某种或某类营养素为主的肠内营养制剂，可对完全制剂补充或强化，以适合病人的特殊需要。

4. 特殊治疗用制剂　根据疾病的不同特点给予病人个体化的营养支持，如创伤、肝功能衰竭、肾衰竭、肿瘤、糖尿病、婴儿等专用制剂。

（四）肠内营养的途径及选择

肠内营养输入途径主要取决于病人胃肠道解剖的连续性、功能的完整性、肠内营养实施的预计时间、有无误吸可能等因素。

由于肠内营养制剂均有特殊气味，口服常不易被接受，或口服量不能达到治疗剂量，因此常需经鼻胃管、鼻十二指肠管或鼻空肠管等输入，空肠造瘘管也是常用的输入途径。口服与管饲的区别在于管饲可以保证营养液的均匀输注，充分发挥胃肠道的消化吸收功能。口服对胃肠道功能的要求较高，只适合于能口服摄食、但摄入量不足者。

管饲输入的方法可采用一次性输入、间歇重力滴注或连续输注（如肠内营养注射泵）的方式进行。具体方式取决于配方饮食的性质、喂养管的类型与大小、管端的位置及营养的需要量。

值得注意的是，无论选择何种肠内营养的供给方式，有几点是必须注意的。①温度：肠内营养输注泵管（在人体内之前）可局部加温至 $30\sim40℃$，以增加胃肠道对肠内营养耐受性；但切忌整体营养制剂直接加热，因易导致变质。②洁净度：注意洗手及器具卫生，避免抗生素、制酸药过度使用，以减少和避免腹胀、腹泻。③适应度：根据胃肠功能，选择合适肠内营养配方剂型；必要时，建议应用益生菌、消化酶及消化液自体回输。

（五）并发症及其防治

1. 机械性并发症　主要是由操作不当所致，包括导管放置不当，鼻、咽、食管及胃的损伤，肠内营养导管堵塞、脱出、拔出困难，造口并发症等。

2. 胃肠道并发症　主要表现为恶心、呕吐、腹胀、腹泻、肠黏膜萎缩、肠痉挛甚至肠梗阻。多数原因为肠内营养制剂选择不当、制剂污染、输注方式不正确等引起，可以通过合理的选择和操作来预防及纠正。

3. 代谢性并发症　常见的有高糖血症和低糖血症，高渗性非酮性昏迷，电解质紊乱和高碳酸血症，再进食综合征等。主要原因是病人原发疾病对代谢干扰较大，或者是同时采用其他药物治疗及不恰当应用了特殊治疗用制剂。

4. 感染性并发症　误吸和吸入性肺炎最容易发生在胃内喂养者，是肠内营养一种常见且严重的并发症，死亡率很高。为了预防吸入性肺炎的发生，胃内喂养时应注意以下几点：在灌注营养液时及灌注后 1h 病人的床头应抬高 $30°\sim45°$；尽量采用间歇性或连续性灌注而不用一次性灌注；定时检查胃残液量；对胃蠕动功能不佳等误吸发生高危者，应采用空肠造口行肠内营养。在经胃造口和空肠造口行肠内营养的病人还要注意避免肠内营养导管周围瘘或感染。

二、肠外营养

肠外营养也称人工胃，是通过消化道以外的途径（静脉）供给病人所需要的全部营养物质，以抑制催化代谢，促进合成代谢并维持结构蛋白的功能，使机体在不进食的情况下维持良好营养状态。其与一般静脉补液的根本区别在于后者仅能供给病人所需的部分热量及电解质（表7-5）。

（一）适应证

凡不能或不宜经胃肠摄食超过 $5\sim7$ 天的病人，都是肠外营养的适应证。具体包括：
（1）高代谢状态：如大面积烧伤、多发性骨折等。
（2）短肠综合征、胃肠道皮肤瘘及急性坏死性胰腺炎等病情不稳定者。
（3）肠道急性炎症性疾病的活动期：如克罗恩病，广泛溃疡性结肠炎等。

（4）胃肠道梗阻：如慢性幽门梗阻、慢性肠梗阻等。

（5）复杂的手术，特别是腹部大手术后。

（6）恶性肿瘤需要接受大面积放疗或化疗的病人。

（二）禁忌证

（1）胃肠功能正常、适应肠内营养或 5 天内可恢复胃肠功能者。

（2）不可治愈、无存活希望、临终、不可逆昏迷及终末期肝肾衰竭的病人。

（3）需急诊手术、术前不可能实施营养支持者。

（4）血流动力学不稳定或严重代谢紊乱需要控制者，如休克、重度脓毒血症者。

（三）肠外营养制剂

1. 制剂组成　主要有葡萄糖、脂肪乳剂、复方氨基酸、电解质、维生素和微量元素等。

（1）葡萄糖：是肠外营养的主要能源物质，来源丰富、价格低廉，机体所有器官、组织都能利用葡萄糖。通过血糖和尿糖监测，还可了解其利用情况。缺点是：用于肠外营养葡萄糖的浓度（25%或 50%）及渗透压均很高，对静脉壁的刺激很大，常须经中心静脉输注。另外，人体对葡萄糖的利用有限，为 5mg/（kg·min），输入过量或过快可导致高血糖，出现糖尿甚至高渗性非酮性昏迷。应激状态下机体对葡萄糖的利用能力下降，多余的糖将转化为脂肪而沉积在器官内，如肝脂肪浸润、胆汁淤积等，损害其功能。因此葡萄糖不能作为肠外营养的单一能源物质。

（2）脂肪乳剂：分为长链脂肪乳（长链三酰甘油）、物理混合中/长链脂肪乳（长链三酰甘油和可快速转换的中链三酰甘油）、结构脂肪乳；可提供热量、生物合成碳原子及必需脂肪酸；具有能量密度高、等渗、不从尿排泄、富含必需脂肪酸、对静脉壁无刺激、可经外周静脉输入等特点。一般情况下，肠外营养中常由其提供 30%～50%的热量，剂量为 0.7～1.3g 三酰甘油/（kg·d）；严重应激状态下，可增加至 1.5g 三酰甘油/（kg·d）。单独输注时速度要慢，1.2～1.7mg/（kg·min），500ml 的输注需用 5～6 小时；输注太快可致胸闷、心悸或发热等反应。存在高脂血症（血三酰甘油＞4.6mmol/L）的病人，脂肪乳摄入量应减少或停用。

（3）复方氨基酸：是肠外营养的唯一氮源。按合理模式配制的结晶、左旋氨基酸溶液符合人体合成代谢的需要，分平衡型和特殊型两类。平衡型氨基酸溶液含必需氨基酸（EAA）8 种，非必需氨基酸（NEAA）8～12 种，符合正常机体代谢需要，适用于大多数病人；特殊型氨基酸溶液配方成分不同，专用于不同的疾病，如肝氨［含支链氨基酸（BCAA）较多，而芳香氨基酸较少，不经肝代谢］、肾氨（含 8 种 EAA，NEAA 仅含精氨酸、组氨酸）等。肠外营养时推荐的氨基酸摄入量为 1.2～1.5g/（kg·d），严重分解代谢状态下需要量可增加至 2.0～2.5g/（kg·d）。注意在输注氨基酸时应同时提供足量的非蛋白热量，以保证氨基酸能够被机体有效地利用。

（4）电解质：肠外营养时需补充钾、钠、氯、钙、镁及磷，可选用 10%氯化钾、10%氯化钠、10%葡萄糖酸钙、25%硫酸镁、甘油磷酸钠等。

（5）维生素：用于肠外营养的复方维生素制剂有水溶性及脂溶性两种，均为复方制剂。每支注射液含有正常人每天需要的各种维生素。

（6）微量元素：复方注射液含有正常人每天需要量的锌、铜、锰、铁、碘等多种微量元素。

2. 全合一营养系统（all in one，AIO）　将各种营养素在体外用 3L 塑料袋混合后再输给病人，是最合理的方法。其优点在于：①同时进入体内的各种营养素，各司其职，对合成代谢有利；②混合后高浓度葡萄糖可被稀释、渗透压降低，使经周围静脉滴注成为可能；③混合后滴注，使单位时间内的脂肪乳剂输入量大大低于脂肪乳剂的单瓶滴注，可避免因脂肪乳剂滴注过快引起的胸闷心悸等不良反应；④全封闭的滴注系统大大减少因排气及更换输液瓶引起的污染机会。

AIO 的配制原则：①氨基酸、葡萄糖、脂肪乳的容量之比为 2∶1∶1，或 1∶1∶1，或 2∶1∶

0.5。②总容量应大于 1.5L。③混合液种葡萄糖最终浓度为 10%～20%，以利于混合液的稳定。

AIO 的配制程序：①将电解质、微量元素、胰岛素加入葡萄糖或氨基酸液中。②磷酸盐加入另一瓶氨基酸液中。③脂溶性维生素和水溶性维生素加入脂肪乳剂中。④将含有添加剂的氨基酸、葡萄糖与脂肪乳剂分别经 AIO 容器（3L 输液袋）的三个输入口先注入葡萄糖和氨基酸液，最后混入脂肪乳剂。⑤配制应不间断地一次完成，并不断加以摇动使混合均匀。⑥充袋完毕时尽量挤出袋中剩留空气，然后将配液管在接头处拔开，把连接输液袋的管口封闭。⑦全合一营养混合液的配制应由专人负责，严格按无菌规程进行（表 7-5）。

表 7-5 肠外营养每天推荐量

能量物质	需要量
葡萄糖	2～4g/（kg·d）
脂肪	1～1.5g/（kg·d）
氨基酸	0.6～1.5g/（kg·d）
电解质	钠 80～100mmol，钾 60～150mmol，氯 80～100mmol，钙 5～10mmol，镁 8～12mmol，磷 10～30mmol
水溶性维生素	维生素 B_1 3mg，维生素 B_2 3.6mg，维生素 B_6 4 mg，维生素 B_{12} 5μg，泛酸 15mg，烟酰胺 40mg，叶酸 400μg，维生素 C 100mg
脂溶性维生素	维生素 A 2500U，维生素 D 100U，维生素 E 10mg，维生素 K_1 10mg
微量元素	铜 0.3mg，碘 131 μg，锌 3.2mg，硒 30～60 μg，钼 19 μg，锰 0.2～0.3mg，铬 10～20 μg，铁 1.2mg 等

其中，总热量为 20～30kcal/（kg·d）［每 1kcal/（kg·d）给水量 1～1.5ml］，其中含氮量 0.1～0.25g/（kg·d）。

近年来随着新技术、新材料的更替，已出现了标准化、工业化生产的即用型预混式多腔袋。这种营养袋中有隔膜分开形成以防相互发生反应的分隔腔，分装葡萄糖、氨基酸和脂肪乳，临用前用手加压即可撕开隔膜，使各种成分立即混合后立即使用。即用型预混式多腔袋节省了配制所需的设备，简化了配制步骤，常温下可保持较长时间，甚至在病人家中也可完成，且在添加过程中发生差错和污染的概率比用非预混制剂配置营养袋低得多。但即用型预混式多腔袋的缺点也很明显，就是无法做到配方的个体化，尤其是在电解质和能量方面；即便是配方最全面的工业化预混液，有时仍因病情变化而需另外添加不同的营养素。

（四）肠外营养的途径及选择

选择肠外营养输注途径取决于病人的血管穿刺史、静脉解剖条件、凝血状态、预期使用肠外营养的时间、护理的环境（住院与否）及原发疾病的性质等因素。

用量小、PN 支持不超过 2 周者最常选择短暂的外周静脉静脉导管（PVC）；需长期 PN 支持的病人，则以中心静脉导管（CVC）为主。中心静脉导管又可分为经外周穿刺置入中心静脉导管（PICC）、直接经皮穿刺中心静脉导管、隧道式中心静脉导管（CVTC）、输液港（catherter-port）。

肠外营养的输注有持续输注法和循环输注法两种。持续输注法是指营养液在 24 小时内均匀持续输入体内；可使各种营养素同时按比例输入，对机体氮源、热量及其他营养物质的供给处于持续稳定状态，对机体的内环境及代谢影响较小。循环输注法是在持续输注营养液稳定的基础上缩短输注时间，使病人有一段不输液时间，适用于病情稳定、需长期肠外营养且肠外营养素量无变化的病人。

肠外营养输注时需注意：①根据病情及生化检查，酌情调整各种电解质。②在含钙的"全合一"肠外营养液中添加肝素，可导致脂肪乳剂颗粒破坏，因此不建议在"全合一"营养液中常规添加肝素。③营养液中需加入正规胰岛素以控制血糖，一般情况下胰岛素：葡萄糖=1U：（8～10）g，过程中需监测血糖情况，及时调整；胰岛素加入输注袋内，因被输注袋吸附而丢失约 30%，因此胰岛素应在营养液输注前加入，以避免丧失活性。④各种特殊病人营养液的组成应有所改变：a. 糖尿病病人：加大胰岛素，减少糖；可适当增加脂肪乳。b. 肝硬化病人：代偿期，不受限；失代偿期，用量减少 1/2，改用支链氨基酸及中长链脂肪乳。c. 肾衰竭病人：糖、脂肪乳用量不限，氨基酸选用必需氨基酸为主。

（五）并发症及防治

1. 与中心静脉置管及输液护理有关的技术性并发症　穿刺损伤肺或血管导致血、气胸、纵隔或皮下血肿、神经或胸导管损伤等。空气栓塞可发生在穿刺置管过程中或输液完毕或导管接头松脱，空气进入静脉内，一旦发生，后果严重，甚至导致死亡，应特别注意。长时间中心静脉置管可产生脓毒血症，预防措施有：置管应严格遵守无菌技术；避免中心静脉导管的多用途使用，如输血、抽血及测压等；全营养混合液采用全封闭系统输注；定期作导管护理等。

2. 与代谢有关的并发症

（1）补充不足所致的并发症：①血清电解质紊乱：在没有额外丢失的情况下，全肠外营养每天约需补充钾 50mmol，钠 40mmol，钙及镁 20～30mmol，磷 10ml。其中低钾及低磷血症较常见；低钾、低氯血症又可导致代谢性碱中毒。②微量元素缺乏：锌缺乏较多见，表现为口周及肢体皮疹、皮肤皲裂及神经炎等；铜缺乏易产生小细胞性贫血；铬缺乏可导致难控制的高血糖。③必需脂肪酸缺乏：脂肪乳剂补充不足可发生必需脂肪酸缺乏，表现为皮肤干燥、鳞状脱屑、脱发及伤口愈合迟缓等。

（2）与输入高渗葡萄糖有关的并发症：①低血糖及高血糖：低血糖是由于外源性胰岛素用量过大或突然停止输注高浓度葡萄糖溶液（内含胰岛素）所致；应用由脂肪乳供应 40%～50%的热卡后，这种并发症已少见。高血糖主要是由于葡萄糖溶液输注速度太快或机体对糖利用率下降所致；严重的高血糖（血糖浓度超过 40mmol/L）可导致高渗性非酮性昏迷，有生命危险。对高糖血症者，应在肠外营养液中增加胰岛素补充［1U∶（1～4）g］，随时监测血糖水平。重症者应立即停用含糖溶液，以 250ml/h 速度输入低渗盐水（0.45%），降低血浆渗透压。同时输入胰岛素（10～20U/h）降低血糖水平。需注意常同时存在的低钾血症。②肝功能损害：主要原因是葡萄糖超负荷引起肝脂肪变性，表现为血胆红素浓度和转氨酶升高。减少此并发症的方法是加用脂肪乳剂，减少葡萄糖用量。

（3）与输注氨基酸有关的并发症：①高氯性代谢性酸中毒和高血氨症：20 年前较多见，目前用含游离氨低的氨基酸溶液，该并发症已少发生。②肝功能不正常的病人，输入含色氨酸、苯丙氨酸的溶液，由于苯核族氨基酸量大，可以改变血浆氨基酸谱引起脑病。

（4）其他并发症：长期肠外营养病人可发生胆汁潴留性肝炎、肠屏障功能减退、胆囊内胆泥和结石形成等。

（六）肠外营养的监测

（1）全身情况：有无脱水、水肿、发热、黄疸等。

（2）电解质、血糖及血气分析：开始每天测定，3 天后稳定，视情况每周测 1～2 次。

（3）肝功能能测定：每 1～2 周 1 次。

（4）营养指标：包括体重、淋巴细胞计数、血清白蛋白、转铁蛋白等，每 1～2 周 1 次。有条件时行氮平衡测定。

三、联合营养及序贯营养治疗

在临床实际工作中，选择营养支持的方法时，还应考虑下列条件：①是否可应用胃肠道营养，包括经鼻胃管、胃造口、空肠造口灌食等。②需要进行营养支持时间的长短。③是否能经周围静脉输注营养物质。术前营养不良的病人多有胃肠功能障碍，故常用肠外营养加强或全赖肠外营养支持；术后短期内胃肠功能尚未恢复正常时，可用肠外营养；胃肠功能恢复后，则需营养支持的时间又较长时，可设法应用肠内营养。

而事实上，外科围术期或多或少均存在胃肠道功能紊乱的问题，在胃肠外科尤为突出。此时，肠内营养治疗几乎无法提供病人所需的能量支持，而长时间全肠外营养治疗又有其明显的弊端，所以，肠内营养+肠外营养的联合营养支持模式就成为了临床的首选。目前，已有多项循证医学证实：当肠内营养供能＜60%机体需要时，必须加入肠外营养支持；而肠内营养供能≥30%机体需要时，即可以维持肠屏障功能免遭破坏。所以，目前已明确倡导联合营养支持，采用"序贯疗法"。

所谓"序贯疗法"，最早是20世纪80年代的一种抗菌药物的新型治疗用药模式，它是指对急性或中、重度感染住院的病人，先胃肠外给药（多为静脉给药），待到临床症状或体征有明显改善后（一般需3～5天），及时改为口服给药的一种治疗方法。

而联合营养治疗的"序贯疗法"则是先以肠外营养支持为主，逐渐向肠内营养支持过渡。具体方法是：如胃肠功能存在，术后1～3天以氨基酸为氮源的肠内营养制剂，并逐天增加剂量，术后第4天以氨基酸为氮源的肠内营养制剂联合短肽类制剂过渡；术后1～4天应用肠内营养热量不足部分，按热量计算给予部分肠外营养补充；术后5～7天全量整蛋白型肠内营养制剂，停用肠外营养。

以下的序贯营养方案可供参考：手术后第1～2天氨基酸制剂（维沃肠内营养粉80.4g、化水300ml）经空肠营养管及肠内营养泵输注20～30 ml/h，第2～3天短肽制剂（500～1000 ml/d）经空肠营养管及泵输注30～50ml/h，第4～5天整蛋白制剂（500～1500ml/d）经空肠营养管及泵输注50～80ml/h或口服，逐渐减少至停肠外营养，必要时可输入葡萄糖、电解质及维生素；最后，由肠内营养向肠内营养+流食、半流食、普食逐渐过渡。

由此可见，从临床病人的需要，肠内与肠外两条营养支持的途径缺一不可，具有相辅相成的作用；正如学者所言，全肠内营养是理想，全肠外营养是无奈，肠内+肠外营养治疗是现实；而中国目前的情况正是：追求理想，接受现实，面对无奈。我国大部分的围术期外科营养治疗仍欠规范，肠外营养比例远高于肠内营养；如何合理、科学、规范地选择正确的围术期营养治疗，是我们今后努力的方向。

四、外科营养的中医辨证论治

现代营养学认为，凡胃肠道功能正常，或存在部分功能者，营养支持时应首选肠内营养。这与中医传统理论"脾胃为后天之本，气血生化之源"存在着一致性。《脾胃论》中指出："元气之充足，皆由胃气之无所伤，而后能滋养元气；若胃气之本弱，饮食自倍，则脾胃之气即伤，而元气亦不能充，而诸病之所由生"，强调脾胃乃元气之本，元气之充足，皆有脾胃之气无所伤，而后能滋养元气。因此，无论在术前或术后，若脾胃功能失于健运，功能一日不复，后续之药食的应用则要受一日的限制，进而则气血生化无权，机体无以润养，会导致各种虚证的出现，或为气虚，或为血虚，进一步则可发为阴虚、阳虚、阴阳俱虚。故凡是能够进食的病人，都可以通过调理脾胃功能，促进食欲与胃肠营养的吸收，改善营养状况，促进机体的康复。另外，通过中医辨证，也可以针对气血阴阳虚实等虚证"虚则补之"，以增强病人"正气"，改善其功能状态。值得再次指出的是，中医辨证论治营养不良绝非急诊处理措施，应该在病人生命体征平稳后才按适应证规范和使用规范进行。

一般来说，外科围术期营养不良以虚证或虚实夹杂证为主，常见证型及治则方药有：

1. 脾胃气虚 食少纳呆，腹胀便溏，面色萎黄，肌肉消瘦，肢倦乏力，四肢浮肿，小便清长，大便溏薄等。舌淡嫩或有齿痕，苔白，脉缓无力。治宜益气健脾。方选四君子汤或六君子汤。成药可予健脾开胃饮、启脾丸等。

2. 脾阳虚 纳减腹胀，腹痛绵绵，喜温喜按，形寒气怯，四肢不温，面白不华或虚浮，口淡不渴，大便稀溏；舌淡胖或有齿印，苔白滑，脉沉迟无力。治宜温运中阳。方选理中汤。成药可予附桂理中丸、肾气丸等。

3. 脾气下陷　脘腹重坠作胀，食后益甚，或便意频数、肛门重坠，或久泄不止，甚或脱肛，或子宫下垂，或小便浑浊如米泔；常伴气短乏力，倦怠懒言，头晕目眩，面色无华；舌胖苔白滑腻，脉缓弱。治宜益气升提。方选补中益气汤。成药可予补中益气丸等。

4. 寒湿困脾　脘腹胀闷或痛，口腻纳呆，泛恶欲吐，口淡不渴，腹痛便溏，头身困重，或肢体浮肿、小便短少，或身目发黄、其色晦暗不泽；舌体胖，苔白腻或白滑。治宜温中化湿。方选胃苓汤。成药可予健脾渗湿颗粒、参苓白术散、香砂养胃丸等。

5. 胃寒证　胃纳减退，脘腹空痛、冷痛，得食、得暖、得按痛减，嗳气发凉，泛吐清水或清冷涎沫，口淡无味，大便稀溏。四肢欠温，舌淡胖嫩，舌苔白润，脉沉迟无力。治宜温中散寒。方选厚朴温中汤。成药予胃气止痛丸、理中丸等。

6. 胃阴不足　口干舌燥，饥不欲食，胃脘嘈杂，或痞闷不舒，大便干结，小便短少；舌红少津，脉细数。治宜滋养胃阴。方选益胃汤。成药可予参梅养胃冲剂、健脾丸等。

7. 肝胃不和　脘腹痞胀疼痛，痛而欲吐或欲泻，泻而不爽，腹痛走窜不定，矢气频作，矢气后胀痛得减，大便秘结。舌苔厚，脉弦。治宜行气导滞。方选枳实导滞丸。成药可予四逆散、柴胡疏肝散等。

8. 肝郁脾虚　胸胁胀满窜痛，善太息，情怀抑郁，或急躁易怒，纳呆腹胀，便溏不爽，肠鸣矢气，或腹痛欲泻，泻后痛减，或大便溏结不调；舌苔白，脉弦或缓弱。治宜疏肝健脾。方选逍遥散加减。成药可予加味逍遥丸、柴胡疏肝散等。

9. 脾肾阳虚　面色苍白，形寒肢冷，腰膝或下腹冷痛，久泄久痢不止，或五更泄泻，完谷不化，粪质清冷，或面浮身肿，小便不利，甚则腹胀如鼓；舌质淡胖，舌苔白滑，脉沉迟无力。治宜健脾温肾。方选附子理中丸。成药可予加味肾气丸、十全大补丸等。

10. 血虚证　面色不华，唇甲苍白，健忘，失眠多梦；舌淡脉细。治宜补脾养血。方选四物汤或归脾汤加减。成药可予人参养荣丸、益血生胶囊、复方阿胶浆等。

11. 气血两虚　面色苍白，疲倦乏力，头晕，耳鸣，眼花，心悸，头发稀疏枯槁；舌质淡或质红无苔，或镜面舌，脉细数无力。治宜补气养血。方选八珍汤加减。成药可予十全大补丸、贞芪扶正冲剂、养血当归精、复方阿胶浆等。

12. 气阴两虚　神疲乏力，失眠多梦，口舌干燥，五心烦热；舌淡尖红少津，苔薄白或淡黄，脉细数。治宜益气养阴。方选生脉散加减。成药可予百令胶囊、生脉胶囊等。

除了根据辨证应用中药内服恢复胃肠功能，促进营养吸收以外，还可辨证应用针灸及敷贴、外熨等中医外治法，促进脾胃功能康复。

（陈志强　陈经宝）

第八章 休　克

休克（shock）是机体遭受强烈的致病因素侵袭后，由于有效循环血量锐减，机体失去代偿，组织缺血缺氧，神经-体液因子失调的一种临床症候群。其主要特点是：重要脏器组织中的微循环灌流不足，代谢紊乱和全身各系统的功能障碍。氧供给不足和需求增加是休克的本质，产生炎症介质是休克的特征，因此恢复对组织细胞的氧供、促进其有效利用，重建氧的供需平衡和保持正常的细胞功能是治疗休克的关键环节。休克的病理生理变化，是一个从亚临床阶段的组织灌注不足向多器官功能障碍综合征（MODS）或多器官衰竭（MOF）发展的连续过程。因此，应根据休克不同阶段的特点采取相应的防止措施。

中医学认为休克属"厥证"、"脱证"的范畴，厥者为急，脱者为危，因此休克是由于邪毒内陷或内伤脏气或失血亡津所致的气血逆乱、正气耗脱的一类急危证。根据中医辨证，休克早期主要表现为气阴耗伤，中、晚期多为真阴衰竭或阳气暴脱证。

第一节　休克的病因与分类

一、休克的病因

休克的病因很多，包括创伤、失血、感染、过敏、心脏损害等。中医认为休克的病因包括亡血失津、六淫秽恶、气机紊乱及痰饮内伏等。

二、休克的分类

临床较习惯按病因对休克进行分类，现在也较多采用血流动力学特征进行分类，因为更有利于指导治疗。按病因通常分为以下几类：

1. 低血容量性休克　包括失血性休克、失液性休克和创伤性休克等。此类休克均由于血液或体液丢失导致有效循环血容量严重不足所致。

2. 感染性休克　以往也有称败血症休克、脓毒性休克等，现趋向称作感染性休克。

3. 心源性休克　是各种心脏疾病导致的心泵功能衰竭而引发的休克。

4. 过敏性休克　是对药物、异体蛋白等发生过敏反应，导致全身血管骤然扩张、有效循环血量不足所引发的休克。最典型的是青霉素过敏性休克。

5. 神经性休克　是由于剧烈伤害刺激（如疼痛、外伤等）引发强烈神经反射，导致血管扩张、周围血管阻力锐减和有效循环量相对不足。

在外科休克中，最常见的是低血容量性休克和感染性休克。根据休克发生时的血流动力学特征，又可将其分类为以下四类：①低血容量性休克；②心源性休克；③梗阻性休克，如肺动脉栓塞引起的休克；④分布性休克，包括上述的感染性、过敏性和神经性休克。

第二节 病 理 生 理

虽然不同类型休克的病因各不相同，但都有血流动力学异常、微循环和细胞代谢障碍，并最终发展至器官和系统衰竭的相同病理生理过程。因此，常常以低血容量性休克的发生发展来阐明休克病理生理变化的一般规律。

一、血流动力学变化

休克发生初期，首先是交感神经兴奋，导致心跳加快、心排血量一定程度增加；其次选择性收缩外周血管，如皮肤、骨骼肌和内脏（肝、脾、胃肠）等血管，使循环血量重新分布，保证心、脑等重要器官的有效灌注。如果有效循环血量得不到及时纠正甚或进一步降低，上述机制无法满足需要而导致休克发生，出现下述血流动力学异常。

1. **低血压** 是多数休克的特征，但低血压不是休克的本质，单凭血压的高低不能准确估计组织器官的血流灌注状况。因此，休克时既要重视低血压的处理，更要重视组织灌注的改善。

2. **中心静脉压（CVP）和肺毛细血管楔压（PCWP）变化** 两者分别反映右心和左心的前负荷，也间接反映血容量状况。低血容量休克时由于回心血量减少，CVP 和 PCWP 均降低。

3. **心排血量和外周血管阻力变化** 多数休克如低血容量休克和心源性休克时，往往是心排血量减少、外周血管阻力增高。

二、微循环的变化

典型休克的微循环改变可有下述的四阶段。不同原因所致的休克有着不同的微循环改变，下面是低血容量性休克时微循环的典型改变。

1. **缺血期** 有效循环血量减少和低血压引起交感神经兴奋，并通过神经和体液途径触发交感-肾上腺反应，儿茶酚胺大量分泌，使周围组织（皮肤、骨骼肌）和内脏器官（肝、脾、肠道）的小血管和微血管的平滑肌强烈收缩，尤其是毛细血管前括约肌的收缩，使流经真毛细血管网的血流显著减少。这种血流减少导致血管内静水压降低，使组织间液回流进入血管增多，一定程度上起补偿回心血量的作用，但组织却处于低灌注、缺氧状态。此时若能及时去除病因，积极容量复苏，休克常较容易纠正。

2. **淤血期** 随着微循环低灌注时间的延长，组织中氧和营养物质的供给减少，细胞代谢紊乱和无氧代谢增加，生成大量的乳酸、丙酮酸等酸性有害物质不能有效清除，高浓度堆积在微循环，使前毛细血管括约肌逐渐麻痹而松弛，血液进入毛细血管，但毛细血管后括约肌和小静脉对酸中毒的耐受性较大，仍处在收缩状态。血液淤积使血管内静水压力增高，加之缺氧和酸中毒造成的毛细血管通透性增高，水分和小分子血浆蛋白渗出血管外，循环血量进一步减少，并出现血液浓缩、黏稠度增加。此外，组织内的肥大细胞受缺氧刺激分泌组胺，后者也可促进处于关闭状态的毛细血管网开放，造成组织内大量的毛细血管同时开放，大量血液停滞在毛细血管内，回心血量大大减少，使有效循环血量进一步减少、血压进一步下降。

3. **弥散性血管内凝血（DIC）期** 滞留在微循环内的血液，由于黏稠度增加和酸性血液的高凝特性，使红细胞和血小板易在毛细血管内发生凝集，形成微细血栓，导致 DIC 的发生。DIC 又可大量消耗各种凝血因子，并激活纤维蛋白溶解系统，结果导致严重的出血倾向。休克发展到 DIC 阶段，表示进入微循环衰竭期，病情危重。此阶段的微循环变化为休克的失代偿期。

4. **器官功能衰竭期** 组织持续性严重缺血、缺氧，特别是 DIC 发生后组织的灌流甚至可停止，细胞缺氧和代谢障碍最终导致细胞内的溶酶体破裂，多种酸性水解酶释出，既可直接消化组织蛋白、破坏细胞和组织的结构，还可催化蛋白质形成各种激肽，进一步造成细胞自身溶解和周围的细胞损害，最终导致器官功能损害而衰竭。当一般情况下，毛细血管的阻塞和组织缺血超过1小时，受害细胞将停止代谢，导致不可逆性细胞损害和器官功能衰竭。

三、器官功能损害

随着微循环障碍的持续，细胞和组织器官的缺血、缺氧损害也逐渐明显。当器官功能明显受损时，称为器官功能不全或障碍；当器官功能严重损害难以逆转时，可称之为器官功能衰竭；当多个器官同出现功能损害或衰竭时，称之为多器官功能障碍（MODS）或多器官功能衰竭（MOF）。MODS的发生与休克的原因和休克持续时间的长短有密切关系。低血容量性休克只要容量复苏及时，一般较少引起MODS。感染性休克或休克持续超过10小时者，容易继发器官功能损害，包括心、肺、肾、肝、胃肠、脑、肾上腺和胰腺等，其中心、肺、肾衰竭是造成休克死亡的三大原因。

四、休克的中医病因病理

中医学认为休克属"厥证"、"脱证"的范畴，其病因包括六淫秽恶、亡血失津、气机紊乱、痰饮内伏等。这些病因造成气血津液大量耗损和脏腑、阴阳失调，最终导致气脱、血脱甚至亡阴、亡阳的各类厥脱证发生。

与休克的发生发展过程相似，厥脱证也有由早期的气阴耗伤发展到中期的真阴耗竭，以及到晚期和末期的阳气暴脱和阴阳俱脱的发生发展过程。现简述如下：①气阴耗伤：属于厥脱证的早期证型，是外感六淫或内伤七情后在郁结化火成毒，导致耗气伤阴。病人表现为神倦，口渴、汗出，四肢不温或稍暖，舌红苔薄，脉细数，与低血容量性或感染性休克早期表现相似。②真阴耗竭：是气阴耗伤的进一步发展，是由于严重创伤造成血气津液大量丢失，或外感的热邪内陷营血，大量消耗津液，导致阴不敛阳，虚阳外越。病人出现头晕眼花，面色苍白，四肢厥冷，唇干淡白，脉细数无力等表现，与休克的中期或失血性休克相似。③阳气暴脱：由于大量失血或大吐大汗大泄导致的真阴耗竭未能得到有效救治，进一步发展导致阳随阴亡的阳气暴脱，病人神志淡漠，面色苍白，四肢厥冷，冷汗淋漓，体温不升，脉细微欲绝或不能及。常见于心源性休克或其他休克的晚期。④阴阳俱脱：是亡阴亡阳的后期，阳气和真阴都大量耗竭，见于各类休克的末期。病人神志昏迷，汗出如油，周身俱冷，二便失禁，瞳仁散大，脉沉微欲绝。

第三节　临床表现与监测

临床上通常根据休克病程将休克划分为早期和晚期两个阶段，分别称之为休克代偿期和休克抑制（失代偿）期。两阶段的临床表现、治疗及预后均显著不同。

一、休克代偿期

低血容量性休克的早期，血容量丧失在20%以内时，机体即出现中枢神经系统兴奋性增高、交感神经活动增强的代偿反应，表现为精神紧张、烦躁不安、皮肤苍白、手足厥冷、心率加速、过度通气等。动脉血压可以正常或稍高，尤其小动脉收缩使舒张压升高，但脉压是减小的，尿量也因肾血流降低而减少。这时，如果处理及时、得当，休克可以很快纠正；否则，病情可进一步发展进入休克的失代偿期。

二、休克抑制期

病人神清淡漠、反应迟钝，甚至可出现意识模糊或昏迷；冒冷汗、口唇肢端发绀；脉搏细速、血压进行性下降。严重时，全身皮肤、黏膜明显发绀，四肢厥冷，脉搏摸不清、血压测不出，尿少甚至无尿。若出现进行性呼吸困难及吸氧不能改善的低氧血症，提示肺组织的急性损害已发展为呼吸困难综合征；若发生消化道出血，表示病情已发展至弥散性血管内凝血阶段；若病人出现神志淡漠、反应迟钝、或甚至神志不清或昏迷者，表明休克已导致不同程度的脑损害。有关休克的程度与表现的临床评估见表8-1。

表 8-1　休克的表现与临床评估

指标	轻度	中度	重度
神志及表情	清醒、易激动	烦躁、谵妄	淡漠迟钝甚至昏迷
面、唇肤色	苍白	苍白	苍白到紫绀
浅表静脉	细	显著萎陷	萎陷如条索
毛细血管充盈试验	稍延长	明显延长	显著延长
肢端温度	稍凉	厥冷	湿冷
脉搏（次/分）	稍快	120 左右	>120 或打不到
收缩压（mmHg）	稍高、正常或稍低	80 左右	<60 或测不到
脉压（mmHg）	<30	10～20	<10 或测不到
中心静脉压	降低	明显降低	0
尿量（ml/h）	少量	5～10	0
血容量丢失估计	15%～20%	25%～35%	35%～45%

三、休克的监测

对休克病人实施监测，目的是为了更准确评估病情和指导治疗，包括一般情况监测和特殊的循环功能监测。

（一）一般情况监测

一般情况包括病人的神志（精神状态）、皮肤颜色与温度、尿量、脉象等，是通过对这些情况的观察，对休克病情作出粗略的判断，特点是简便快捷，无须借助特殊仪器（参见表7-1）。精神状态反映脑组织的血流灌注情况。神志清楚、反应良好者，表明脑组织的血液循环仍能得到良好的维持；神志淡漠或烦躁、头晕、眼花，或从卧位改为坐位时出现晕厥者，提示循环血量明显不足。

肢体皮肤色泽和温度反映体表血流灌注情况。四肢温暖，皮肤干燥，轻压指甲或口唇时，局部暂时缺血苍白，松开压迫后迅速转红润，表明休克好转或病情较轻。如果四肢皮肤苍白、湿冷，轻压指甲或口唇时颜色变苍白，松开压迫后灌注恢复缓慢等，均表明组织灌注不良，休克病情较重。

尿量是反映肾血流灌注的指标。留置导尿管，观察每小时尿量是简便有效的休克评估指标。尿量每小时少于 25ml，比重增加，表明肾血管仍处于收缩状态或血容量仍明显不足。如血压正常，但尿量仍少，尿比重降低，可能已发生急性肾衰竭。如果尿量稳定在每小时 30ml 以上，表示休克已基本纠正。

脉象是反映休克程度的简便指标，脉搏越是弱、甚至触不可及者反映休克病情越重。

（二）循环功能监测

血容量、心泵功能和血管功能（张力）是构成循环功能的三个主要成分，循环功能监测的目的是了解此三个成分的状态，为休克处理提供指导。循环监测指标较多，方法上又有创伤性和无创性两种。最简便的是脉搏、无创性血压和脉搏血氧饱和度监测，复杂一些的有 CVP、创伤性动脉压监测等，再复杂的有通过漂浮导管等有创性方法监测心排血量和其他血流动力学指标。临床上应根据休克的程度和评估是否存在困难合理选用。一般原则是先用简单无创监测方法，若无创监测不能满足评估需要再采用复杂的有创监测方法。以下简要介绍一些常用监测参数。

1. **心率与脉搏**　可通过心电或脉搏氧饱和度监测得到。通过心率，可了解休克时心脏的代偿情况。心率加速常出现在血压下降之前。有时血压虽然仍低，但脉搏清楚，手足温暖，往往表示休克趋于好转。休克指数［脉率/收缩期血压（mmHg）］可以帮助判定有无休克及其程度。正常为 0.5，超过 1.0～1.5，表示存在休克；在 2.0 以上，表示休克严重。

2. **血压**　是反映循环功能的重要指标。在休克代偿期，血压可保持或接近正常。如出现血压逐渐下降，或收缩压低于 90mmHg，脉压小于 20mmHg 是休克存在的证据。血压回升，脉压增大，表明休克有好转。血压监测通常采用袖带血压计法，特点是简便无创，但其测定为非连续性，血压不稳定时难以及时反映血压的变化，在低血压时测定误差也较大。严重休克时主张采用有创的直接动脉监测，方法是作动脉穿刺置入套管针，再连接压力传感器，通过显示器显示连续的动脉测压力曲线和动脉收缩、舒张和平均压。动脉直接测压具有反应快和准确性高的优点，尤其适合于血压不稳定和明显低血压时。应当强调，血压并不是反映休克及其程度最敏感的指标，因为临床上常常可看到，低血压的发生常常滞后于心排血量的下降，这种滞后有时可达 40 分钟，而当血压恢复似乎已正常，但心排血量却仍未完全恢复。因此，在判断休克时，应结合其他参数进行综合分析。

3. **中心静脉压（CVP）**　反映右心的前负荷，又一定程度上反映血容量状况，故又称容量负荷。监测方法是通过中心静脉穿刺置管到上腔和下腔静脉交界处，连接标尺或压力传感器即可得到 CVP 读数，正常值为 5～10cmH$_2$O。休克时 CVP 的变化一般比动脉压的变化出现早。低血压时，若中心静脉压低于 5cmH$_2$O，表示血容量不足；高于 15cmH$_2$O 时，提示心功能不全；高于 20cmH$_2$O 时，则表示有充血性心力衰竭发生。静脉血管床过度收缩或肺循环阻力增加时 CVP 也可升高。动态测定中心静脉压并观察其变化，要比单凭一次测定所得的结果更有意义。应当注意，CVP 一般只反映右心而不能直接反映左心的功能状况，因此当出现左心功能不全时 CVP 监测常常难以及时发现。

4. **漂浮导管监测**　又称 Swan-Ganz 导管或肺动脉导管监测。漂浮导管是含 3～4 腔，长约 120cm 的导管，导管前端有一可充气膨胀的小气囊。基本原理是，从周围静脉插入漂浮导管到上腔静脉后，将气囊充气，使其随血流漂入右心房、右心室及肺动脉，当气囊嵌顿在肺动脉分支时，所测定的压力为肺毛细血管楔压（PCWP），气囊放气后测定的压力为肺动脉压（PAP，正常值：10～22mmHg）。PCWP 可反映左心房和左心室舒张末期的压力，正常值为 6～15mmHg。急性左心衰竭肺水肿时，PCWP 可超过 30mmHg。PCWP 低于正常值反映血容量不足（较 CVP 敏感）；低血容量休克时，常常以 PCWP 作为指标进行快速容量复苏，而心源性休克时又以 PCWP 作为输液控制的指示。通过漂浮导管还可作心排血量测定，结合体表面积、PCWP 和 CVP 可计算心脏指数、肺血管阻力和外周血管阻力等参数（详见第九章表 9-3 和图 9-1、图 9-2）。通过这些参数可全面了解循环系统的功能状态，为休克的治疗提供有力依据。

5. **血气分析**　借助动脉血气分析可了解肺的氧合和全身的氧代谢状况。休克早期，由于过度通气 PaCO$_2$ 一般都低于正常值，PaO$_2$ 可维持正常。休克后期由于肺换气功能受损 PaO$_2$ 开始下降。休克晚期由于肺严重损害，不仅严重血氧降低，而且出现高碳酸血症，PaCO$_2$ 超过 45～50mmHg，同时出现代谢性并呼吸性酸中毒。另外，结合混合静脉血气和心排血量测定，可对全身的氧供给与氧消耗进行测定并评估氧债，从而在氧代谢层面对休克进行监测、评估和实施治疗。氧代谢参数主要有：动脉氧含量（CaO$_2$）、静脉氧含量（CvO$_2$）、全身氧供（DO$_2$）、氧耗（VO$_2$）和氧摄取率（O$_2$ER）等。计算公式如下：

CaO$_2$（ml/100ml 血液）＝［（1.34×SaO$_2$×Hb）＋（PaO$_2$×0.0031）］

CvO$_2$（ml/100ml 血液）＝［（1.34×SvO$_2$×Hb）＋（PvO$_2$×0.0031）］

$$DO_2 \left[ml/(min \cdot m^2)\right] = \left[(1.36 \times SaO_2 \times Hb) + (PaO_2 \times 0.0031)\right] \times CO \times 10$$

$$VO_2 \left[ml/(min \cdot m^2)\right] = (CaO_2\text{-}CvO_2) \times CO \times 10$$

正常时 DO_2 应达 550 ml/（min·m²）以上，VO_2 应在 150 ml/（min·m²）左右。休克治疗时通过监测并调控 DO_2，至少应使其恢复到正常水平。对于严重休克应力求使 DO_2 达到正常以上的理想水平，将有助于偿还组织氧债、逆转休克和防治多器官功能衰竭的发生。

6.DIC 的实验室检查　对疑有 DIC 的病人，应进行有关血小板、凝血因子及反映纤维蛋白溶解方面的检查，如血小板计数、凝血酶原时间、血浆纤维蛋白原、抗凝血酶Ⅲ（AT-Ⅲ）、纤溶酶原（PLG）及纤维蛋白降解产物（FDP）等。应注意区分早期的高凝与晚期的低凝阶段。当休克病人有出血倾向，同时血小板计数低于 $80 \times 10^9/L$，FDP 高于 $400\mu g/L$，AT-Ⅲ高于 171mg/L 及 PLG 高于 271mg/L，说明已进入 DIC 的纤溶亢进阶段。

第四节　休克的治疗

虽然休克的原因很多，休克的类型也有多种，但都存在有效循环血量不足、微循环灌注不良和组织细胞代谢及功能障碍的改变。因此，休克的治疗原则应是尽早去除引起休克的原因，尽快恢复有效循环血量和微循环灌注，增进细胞的代谢与功能的恢复。

一、一般紧急治疗

积极处理引起休克的原发病，如创伤制动和控制活动性大出血等。采取头和躯干上部抬高 20°～30°，下肢抬高 15°～20°的体位，有助于增加静脉回心血量和减轻呼吸的负担。及早建立有效的静脉通路，以便输血、输液和应用治疗药物。保证呼吸道通畅，早期予以鼻管或面罩吸氧，避免血液氧合不足。注意给病人保暖，但不加温，以免皮肤血管扩张而影响生命器官的血流量和增加氧消耗。保持病人安静，避免躁动或过多的搬动。

二、补充血容量

恢复循环血量又称容量复苏，是休克治疗的根本措施。应在连续监测动脉血压、尿量和 CVP 的基础上，结合病人皮肤温度、末梢循环、脉搏幅度及毛细血管充盈时间等微循环情况，判断补充血容量的效果。通常首先采用晶体液，继而选用羟乙基淀粉、明胶和右旋糖酐等胶体液。对于失血量大的失血性休克，除以晶体液和胶体液补充循环容量外，尚应适当补充红细胞或全血，使血细胞比容（Hct）至少恢复到 0.25 以上，休克前体质较差的病人应使 Hct 恢复到 0.30 以上，才能保证氧供和有效纠治休克。容量复苏不仅要补充已丧失的血容量（全血、血浆和体液的丧失量），还要补充扩大了的毛细血管床容量。故容量复苏所需的胶体和晶体液量有时会很大，甚至可超过临床估计的液体损失量很多。休克时间越长，症状越严重，需要补充血容量的液体也越多。现代危重休克病人的治疗已普遍在血流动力学的监测下进行，根据 CVP、PCWP、CI 和 SVR 等指标来估计血容量、心脏功能及外周血管功能情况。此外，还可根据氧供和氧耗指标来指导和评估休克的治疗。

三、积极处理原发病

外科疾病所引起的休克，许多存在着需要手术处理的原发病变，消除这些病变是休克治疗的重要环节之一，如内脏大出血、肠袢坏死、消化道穿孔及并发弥漫性腹膜炎等。如不及时消除这些原发病变，休克将难以控制。因此，应在快速恢复有效循环血量的同时，及时施行手术去除原发病变，才能更有效控制休克的发展。某些内脏严重损伤合并大出血的休克病人，单纯靠容量复苏无法改善休克时，应在积极进行抗休克的同时，及早进行手术，才不致延误抢救的时机。

四、纠正酸碱平衡失调

休克时因组织缺氧而出现不同程度的代谢性酸中毒，但在休克早期常因过度换气引起低碳酸血症和呼吸性碱中毒。一定程度上缓解代谢性酸中毒的严重程度，故一般不宜在早期应用碱性药物。因为补碱导致血液 pH 增高和碱中毒可使血红蛋白氧离曲线左移，氧不易从血红蛋白释出，组织更易发生缺氧。一般说来，机体获得充足的血容量后，使微循环障碍得到解除，酸中毒可逐渐消失。如应用平衡盐溶液作容量复苏者，因溶液中含有一定量的碱性成分，可无须再输注碱性药物。对于休克严重晚期病人，特别是抗休克措施开始较晚或在复苏效果较差的病人中，常有严重酸中毒存在，应及时补碱。补碱后应按血气分析的结果调整剂量。常用的碱性药物为 5%碳酸氢钠溶液，一般可根据动脉血气中 BE 缺损程度计算用量。

五、心血管药物的应用

无论何种类型休克，都是心血管功能失代偿的结果。因此，应用心血管药物调动和提高心脏及血管的代偿水平，无疑将有助于休克的防治。但必须明白：①不同类型休克的心血管状态差别甚大，例如，失血性休克时因血容量不足和心排血量降低，小动脉一般处于收缩状态，外周血管阻力是增高的；而脓毒性休克常常是外周血管阻力降低、心排血量增加的。②休克早期主要与毛细血管前微血管痉挛有关，后期则与微静脉和小静脉痉挛有关，治疗原则应当是血管扩张剂配合扩容治疗。③血管收缩剂一般只能短时应急使用，例如，在扩容治疗中，为避免长时间低血压，或在危急情况下为避免严重低血压造成的严重不良后果（如心搏骤停），可暂时使用血管收缩药提升血压。但其结果必然会使某些组织的血管收缩更加剧烈，组织缺血缺氧也更加重，也会带来不堪的后果。因此提升血压之后应进一步加大抗休克的力度。④为兼顾各重要脏器的灌注水平，应联合应用血管收缩剂与扩张剂：例如，去甲肾上腺素与硝酸甘油或硝普钠联合静脉滴注，可增加心脏指数、降低外周阻力，使血压提高到 80mmHg 以上，尿量维持在 40ml/h 以上。⑤为了更合理应用心血管药物，有条件者应借助血流动力学监测，根据血容量、心脏功能和外周血管的舒缩状况合理选用血管活性药物。以下是常用的药物：

1. **去甲肾上腺素** 是以α受体兴奋为主的血管收缩剂，具有强烈收缩血管、提高周围循环阻力和升高血压的作用，籍此增加冠状动脉的灌注压和血流量。常用剂量为 $0.1\sim1.0\mu g/$（kg·min）。但应当切记，只有某些高动力性休克合并外周血管阻力明显降低和低血压病人，才试图以去甲肾上腺素提高血压和改善血流的分布，多数休克的治疗是很少应用去甲肾上腺素的。

2. **间羟胺**（阿拉明） 可间接兴奋α受体和β受体，对心脏和血管的作用和去甲肾上腺素相似。但作用较弱，维持时间较长，约 30 分钟。静脉注射一次量为 $0.1\sim1.0mg$，静脉给药以 $1\sim10\mu g/$（kg·min）给予。

3. **苯肾上腺素**（新福林） 是纯α受体激动剂，对心脏几无作用，仅有收缩血管和升高血压的作用。作用维持时间也较短，约为 10 分钟。静脉注射 $0.1\sim1.0mg/$次，静脉滴注速度为 $1\sim10\mu g/$（kg·min）。

4. **多巴胺** 是最常用的血管活性药物，具有α受体、β_1 受体和多巴胺受体激动作用。多巴胺的药理作用与剂量有关。小剂量 $[<10\mu g/$（kg·min）$]$ 用药主要兴奋β_1 受体和多巴胺受体，起到增强心肌收缩力、增加心率和心排血量作用，并扩张肾和胃肠道等内脏的血管；大剂量 $[>15\mu g/$（kg·min）$]$ 时兴奋α受体，增加外周血管阻力和提升血压。抗休克时主要取多巴胺的强心和扩张内脏血管的作用，故宜采取小剂量给药。由于多巴胺收缩血管的作用相对较弱，对于某些外周血管阻力特别低的低血压状态，为提升血压，可将小剂量多巴胺与其他缩血管药物合用，而不过多增加多巴胺的剂量。

多巴酚丁胺的作用与多巴胺类似，但对心肌的正性肌力作用较多巴胺强，同时轻微降低外周血管阻力，故增加心排血量和降低 PCWP 的作用明显，有利于改善心泵功能。常用量为 2.5～20μg/（kg·min）。

5. 异丙肾上腺素 是β受体兴奋剂，能增加心率、扩张血管，增加心脏收缩力和心排血量，主要用于严重心动过缓。由于增加心脏耗氧和容易诱发心动过速或其他心律失常，不能用于心源性休克，当心率超过 120 次 / 分时也不宜应用。一般以 0.5～1μg/（kg·min）的速度静脉滴注。

6. 血管扩张剂 分α受体阻滞剂、血管平滑肌松弛剂和抗胆碱能药物等。前者包括酚妥拉明、酚苄明等，能解除去甲肾上腺素所引起的小血管收缩和微循环淤滞并增强左心室收缩力。酚妥拉明一般以 0.1～0.5mg / kg 加于 100ml 液体中静脉滴注。血管平滑肌松弛药主要有硝酸甘油和硝普钠，直接松弛血管平滑肌使血管扩张，降低周围血管阻力和增加冠状动脉血流量作用。常用剂量硝酸甘油为 0.1～5.0μg/（kg·min），硝普钠为 0.1～1.0μg/（kg·min）。抗胆碱能药物包括阿托品、山莨菪碱和东莨菪碱。临床上较多用于休克治疗的是山莨菪碱（人工合成品为 654-2），可对抗乙酰胆碱所致平滑肌痉挛使血管舒张，从而改善微循环。还可通过抑制花生四烯酸代谢，降低白三烯、前列腺素的释放而保护细胞，是良好的细胞膜稳定剂。主要用于感染、中毒性休克时外周血管痉挛状态，有助于改善微循环、提升血压和稳定病情。用法是 10mg 静脉注射，每 15 分钟一次，或以每小时 40～80mg 的速度持续静脉输注，直到临床症状改善。

血管扩张剂具有解除小动脉和小静脉痉挛、关闭动脉短路、疏通微循环和增加组织灌注作用，是休克治疗的重要药物。但应注意，血管扩张药治疗的前提条件是充分的容量复苏，因为血管扩张药使血管容积增加，若血容量不足可引起显著的血压下降，甚至因血压骤降而造成死亡。对于已充分输液，中心静脉压高于正常，但血压、脉搏仍无改善，又无其他心力衰竭表现的休克病人，可考虑使用血管扩张药。

7. 强心药 包括儿茶酚胺类、洋地黄类和非洋地黄类药物。儿茶酚胺类强心药起效快，作用强，但增加心肌氧耗，常用的主要有多巴胺、多巴酚丁胺和肾上腺素（剂量和用法见上）。强心苷起效较慢，作用也相对较弱，但不增加心肌氧耗。常以西地兰静脉注射快速洋地黄化，首次剂量 0.4mg 缓慢静脉注射，有效时可再给维持量，每天量可达 0.8mg。而非洋地黄类主要有氨力农（amrinone）和米力农（milrinone），此类药除通过正性肌力作用增加 CI 和 DO_2 外，起β$_2$受体兴奋作用，可能有助于舒张微循环血管，增加组织 DO_2 和改善 VO_2。

六、治疗 DIC

对 DIC 早期血液的呈高凝状态，可用肝素抗凝，一般 1.0mg/kg，6 小时一次，成人首次可用 10 000U（1mg 相当于 125U 左右）。有时还使用抗纤溶药如氨甲苯酸、氨基己酸。随着 DIC 后期，凝血因子大量消耗，出血倾向明显甚至大出血时，则需要补充凝血因子，如冷沉淀、血浆等，重建凝血和纤溶的动态平衡。

七、皮质类固醇和其他药物的应用

皮质类固醇可用于感染性休克和其他较严重的休克。其作用主要有：①阻断α受体兴奋作用，使血管扩张，降低外周血管阻力，改善微循环；②保护细胞内溶酶体膜，防止溶酶体破裂；③增强心肌收缩力，增加心排血量；④增进线粒体功能和防止白细胞凝集；⑤促进糖异生，使乳酸转化为葡萄糖，减轻酸中毒。一般主张应用大剂量，如地塞米松 0.5～1.0mg/kg 静脉注射。为了防止过多应用皮质类固醇后可能产生的不良反应，一般只用 1～2 次。

此外，休克时细胞线粒体内 ATP 合成明显下降、能量生成减少，细胞缺乏能量。外源性 ATP 能够通过正常骨骼肌细胞膜，尤以缺血、缺氧致细胞膜通透性增强时药物进入更容易。应用三磷酸腺苷-氯化镁（ATP-$MgCl_2$）溶液治疗，具有增加细胞内能量、恢复细胞膜钠-钾泵的作用，使细胞肿胀得以消除，细胞功能得以恢复。

其他类药物包括：①钙通道阻断剂如维拉帕米、硝苯地平等，具有防止钙离子内流、保护细胞结构与功能的作用。②吗啡类拮抗剂纳络酮，可改善组织血流灌注和防止细胞功能失常。③氧自由基清除剂超氧化物歧化酶（SOD），能减轻缺血再灌注损伤中氧自由基对组织的破坏作用。④某些前列腺素如前列环素（PGI_2）和PGE_1等具有改善微循环的作用。

八、辨证论治

1. **气阴耗伤** 神萎倦怠，口渴汗出，气息微促，四肢不温 或稍暖，舌红苔薄，脉细数。治宜益气养阴固脱，用生脉散加减。针剂：参麦注射液 20ml 加 25%葡萄糖水 20ml 静脉注射，每隔 10～15 分钟一次，连续 3～5 次，或以 50～100ml 加 5%葡萄糖水（或盐水）250～500ml 静脉滴注，直至病情好转为止。

2. **真阴衰竭** 神恍惊悸，面色淡红，身热心烦，四肢温暖，口渴欲饮而饮不解渴，尿少气促，舌光剥无苔，脉虚数或结代。治宜育阴潜阳、救逆固脱，用三甲复脉汤加减。针剂可用生脉或参麦注射液 60～100ml 静脉滴注。

3. **阳气暴脱** 汗出肢冷，气息微促，大汗淋漓，体温不升，舌淡脉微欲绝或不能及。治宜回阳救逆，用参附汤或四逆汤加减。本证亦是厥脱证中之重证，故附子用量可至 60～90g，在大剂服用上方的同时给予参附青注射液或参附注射液静脉注射以回阳救逆。针剂：参附青注射液 100ml 加 5%葡萄糖水（或盐水）400～500ml 静脉滴注。初起滴速宜快，后酌情减慢，直至阳气回复为止；或参附注射液 60～100ml 静脉滴注。若肢冷息微，汁出如油，阴竭阳脱者，参附青或参附注射液与参麦或生脉注射液合用，用量同前。

4. **阴阳俱脱** 神志昏迷，肢冷气少，手撒尿遗，舌淡胖，脉沉微欲绝。治宜阴阳双补，参附注射液 50ml 加入 50%葡萄糖液 40ml 静脉注射，1～2 次后再以生脉注射液 20～40ml 加 5%葡萄糖液 40ml，每 20～30 分钟 1 次，静脉注射，配合晶体、胶体 1500～3000ml 静脉滴注，直至血压稳定再调整剂量。

此外，由于病因病机不同，亦可见下列诸证：①热毒炽盛证：壮热，口渴，烦躁，便结，舌红，苔黄燥，脉沉细而数。治宜清热解毒，可用白虎汤或黄连解毒汤或承气汤等加减。②心气不足证：怔忡不安，气促，舌淡，脉细而促，或结代，治宜益气养心，可用炙甘草汤加减，或参麦、生脉、参附之类注射液。③气滞血瘀证：口唇青紫，皮肤瘀斑，腹胀，舌暗紫，脉沉细而涩。治宜行气活血，可用四逆散或血府逐瘀汤加减，或丹参注射液 20～30ml 加 5%葡萄糖水 250ml 静脉滴注。

5. **针灸治疗** 电针取人中、素髎或加内关、涌泉。轻者取单穴，重者双穴或三穴。电压 6～9伏，频率 100～120 次。耳针取肾上腺、皮质下、心等，两耳交叉取穴，间歇留针 1～2 小时。艾炙，用艾条灸关元 15 分钟，艾火与皮肤表面的距离以病人能够耐受为度，适用于阳脱的病人。

第五节　几种常见外科休克

一、低血容量休克

低血容量休克（hypovolemic shock）常因大量出血或体液丢失，或液体积存于第三间隙，导致有效循环量降低而引起休克，包括失血性休克和创伤性休克。失血性休克见于大血管破裂、腹部损伤引起的肝、脾破裂，胃、十二指肠出血，门静脉高压症所致的食管、胃底曲张静脉破裂出血等。当急性失血超过全身总血量的 20%（约 1000ml）时，即可出现休克。创伤性休克多见于严重的外伤，如严重组织损伤、复杂性骨折、挤压伤或大手术等，因创面血液或血浆丢失，或损伤处炎性肿胀和体液渗出，可造成大量的细胞外液和血浆丧失。另外受损组织释放的组胺和蛋白酶等活性物质，可引起微血管扩张和通透性增高，致有效循环血量进一步降低。此外，创伤和疼痛还可引起神经-内分泌系统剧烈的反应，导致心血管功能的损害；有的创伤如胸部损伤还可直接影响心肺功能等，创伤时多方面复杂的病理生理改变终致休克的发生。

低血容量导致低心排血量和低血压是此类休克的特征，治疗原则是控制失血、及时补充血容量和纠正低血压。治疗如下：

（一）补充血容量

可参照表 8-1 血压和脉率的关系估计失血量进行血容量补充。虽然失血性休克主要是丢失血液，但容量治疗时并不需要全部补充血液。方法是先静脉快速滴注乳酸林格液和人工代血浆 1000～2000ml。若病人血压恢复正常，并能继续维持时，表明失血量较小且已不再继续出血。若病人的血细胞比容＞30%，则仍可继续输给上述溶液（补充量可达估计失血量的 1～3 倍），可不必输血。如失血量大或继续有失血者，经上述治疗仍不能维持循环容量时，应接着输浓缩红细胞或全血，以改善贫血和供氧。输血过程中仍应补给部分等渗盐水或乳酸林格液。这种晶体液和血液合用的血容量补充方法，可补充钠和水分，纠正细胞内脱水和功能性细胞外液减少，同时可降低血细胞比容和纤维蛋白原含量，减少毛细血管内血液的黏度和改善微循环的灌注。临床上常以血压结合中心静脉压的测定指导补液，见表 8-2。随着血容量补充和组织灌注的恢复，组织内蓄积的乳酸进入循环而引起酸血症，应给予碳酸氢钠予以纠正。

表 8-2　通过 CVP 与动脉压关系评估血容量

CVP	动脉压	血容量状况	处理原则
低	低	血容量严重不足	充分补液
低	正常	血容量不足	适当补液
高	低	心功能不全或血容量过多	强心，舒张血管
高	正常	容量血管过度收缩	舒张血管
正常	低	心功能不全或血容量不足	补液试验*

*示补液试验：于 5～10 分钟内静脉滴注生理盐水 250ml，如血压升高而中心静脉压不变，提示血容量不足；如血压不变而中心静脉压升高 3～5cmH$_2$O，则提示心功能不全

近年来对低血容量休克复苏早期采用 7.5%的高渗氯化钠或 7.5%氯化钠-羟乙基淀粉液，具有快速恢复血容量、加强心肌收缩力、增加心排血量和提升血压，以及扩张小血管、改善微循环的作用，其机制与细胞外液迅速向血管内转移有关。7.5%氯化钠的推荐剂量为 4ml/kg。主要不良反应是高血钠、继发低钾、静脉炎及血小板聚集等。

（二）创面及其他处理

在容量治疗中如仍存在明显出血，尤其是肝、脾破裂和急性活动性上消化道出血时，血容量常难以保持，休克也不易纠正，应在补充血容量的同时积极进行手术准备，及早施行手术止血。此外，创伤病人常伴随明显疼痛，应需给予适当镇痛与镇静处理，对创伤部位也需作处理，如骨折固定（制动），迅速处理开放性或张力性气胸等。

（三）辨证论治

根据低血容量性休克不同阶段的表现，可分为以下三种证型作辨证施治：

（1）阴厥型：病人烦躁不安，汗出咽干，舌红少津，脉细无力。口渴欲饮，唇甲紫暗，皮肤皱

瘪，四肢乏力，尿少或无。治则：益气固脱，养血生津。方药：①人参养营汤加减。②生脉注射液40～60ml 加入 5%葡萄糖 250ml 中静脉滴注，1～2 次 / 日。

（2）寒厥型：病人精神萎靡，反应迟钝，大汗淋漓，身冷畏寒，口淡不渴，心悸胸闷，四肢厥冷尿少或无，舌淡苔白，脉微欲绝。治则：回阳救逆。方药：①四味回阳汤加减，或四逆汤加减。②参芪扶正注射液 250ml 静脉滴注，1～2 次 / 日。

（3）厥逆型：病人面色灰白，精神恍惚，汗出身冷，口燥咽干，肌肤干皱，四肢厥冷，尿少或无；舌淡无苔，脉细欲绝。治则：阴阳双补，救逆固脱。方药：①保元汤和固阴煎加减。②生脉注射液 40～60ml 加 5%葡萄糖 250ml，静脉滴注，1 次 / 日。③参芪扶正注射液 250ml 静脉滴注，1～2 次 / 日。

需要指出的是，低血容量性休克常常需要外科手术干预，手术前应禁饮禁食，此时不宜予中药汤剂口服。因此，中医辨证施治的主要切入点是在处理失血的病因（手术）之后。

二、感染性休克

感染性休克（septic shock）是外科常见和治疗较困难的一类休克，可继发于以释放内毒素的革兰阴性杆菌为主的感染，如急性腹膜炎、胆道感染、绞窄性肠梗阻及泌尿系感染等，称为内毒素性休克。内毒素与体内的补体、抗体或其他成分结合后，可刺激交感神经引起血管痉挛并损伤血管内皮细胞。同时，内毒素可促使组胺、激肽、前列腺素及溶酶体酶等炎性介质释放，引起全身性炎症反应；结果导致微循环障碍、代谢紊乱及器官功能不全等。然而，在确诊为感染性休克的病人中，可能未见明显的感染病灶者，但具有全身炎症反应综合征（systemic inflammatory response syndrome, SIRS）表现，如：①体温>38℃或<36℃；②心率>90 次/分；③呼吸急促>20 次/分或过度通气，$PaCO_2$<30mmHg；④白细胞计数>12×10^9/L 或<4×10^9/L，或未成熟白细胞>0.1%。

感染性休克的血流动力学有高动力型和低动力型两种。前者外周血管扩张、阻力降低，CO 正常或增高（又称高排低阻型），组织的血流分布异常和动静脉短路开放增加，细胞代谢障碍和能量生成不足。病人皮肤比较温暖干燥，又称暖休克。低动力型（又称低排高阻型）外周血管收缩，微循环淤滞，大量毛细血管渗出致血容量和 CO 减少。病人皮肤湿冷，又称冷休克。表 8-3 是两类感染性休克的临床表现。

表 8-3　感染性休克的临床表现

临床表现	冷休克（高阻力型）	暖休克（低阻力型）
神志	躁动、淡漠或嗜睡	清醒
皮肤色泽	苍白、发绀或花斑样发绀	淡红或潮红
皮肤温度	湿冷或冷汗	比较温暖、干燥
毛细血管充盈时间	延长	1～2 秒
脉搏	细速	慢、搏动清楚
脉压（mmHg）	<20	>20
尿量（每小时）	<25ml	>30ml

实际上"暖休克"较少见，仅是一部分革兰阳性菌感染引起的早期休克。"冷休克"较多见，可由革兰阴性菌感染引起；而且革兰阳性菌感染的休克加重时也成为"冷休克"。至晚期，病人心力衰竭、外周血管瘫痪，就成为低排低阻型休克。

感染性休克的病理生理变化比较复杂，治疗也比较困难。原则是在休克未纠正以前，应着重治疗休克，同时治疗感染；在休克纠正后，则应着重治疗感染。治疗如下：

1.补充血容量　此类病人休克的治疗首先以输注平衡盐溶液为主，配合适当的胶体液、血浆或血液来恢复足够的循环血量。一般应作中心静脉压监测维持正常 CVP，同时要求血红蛋白达到100g/L，血细胞比容 30%～35%，以保证正常的心脏充盈压、动脉血氧含量和较理想的血液黏度。感染性休克的病人，常有心肌和肾功能受损，故也应根据 CVP 监测，调节输液量和输液速度，防止过多的输液导致不良后果。

2. **控制感染**　主要措施是应用抗菌药物和处理原发感染灶。对病原菌尚未确定的病人，可根据临床判断最可能的致病菌种应用抗菌药，或选用广谱抗菌药。如腹腔内感染多数情况下以肠道的多种致病菌感染为主，可考虑选用第三代头孢菌素，如头孢呢酮钠、头孢他啶，加用甲硝唑、替硝唑等，或加用青霉素或广谱青霉素等。已知致病菌种时，则应选用敏感而较窄谱的抗菌药。原发感染病灶的存在是发生休克的主要原因，应尽早处理，才能纠正休克和巩固疗效。

3. **纠正酸碱失衡**　感染性休克时常伴有严重的酸中毒，且发生较早，需及时纠正。一般在补充血容量的同时，经另一静脉通路滴注 5%碳酸氢钠 200ml，并根据动脉血气分析结果，再作补充。

4. **应用心血管药物**　经补充血容量、纠正酸中毒而休克未见好转时，应采用血管扩张药物治疗，还可与以α受体兴奋为主，兼有轻度兴奋β受体的血管收缩剂和兼有兴奋β受体作用的α受体阻滞剂联合应用，以抵消血管收缩作用，保持、增强β受体兴奋作用，又不致使心率增加过多。如山莨菪碱、多巴胺等合用间羟胺、去甲肾上腺素，或去甲肾上腺素和酚妥拉明的联合应用等。感染性休克并发心功能损害时，可给予强心苷、β受体激活剂多巴酚丁胺等改善心功能。

5. **皮质激素治疗**　糖皮质激素能抑制多种炎性介质的释放和稳定溶酶体膜，缓解 SIRS。但应用限于早期、用量宜大，可达正常用量的 10～20 倍，维持不宜超过 48 小时。否则有发生急性胃黏膜损害和免疫抑制等严重并发症的危险。

6. **其他治疗**　包括营养支持，对并发的 DIC、重要器官功能不全的处理等。

7. **辨证论治**　感染性休克属中医"厥证"的范畴，不同阶段有不同的证型：

（1）热伤气阴：神志淡漠，反应迟钝，身热汗出，口干喜饮，四肢厥冷，唇甲紫绀，小便短赤，大便秘结，舌红苔黄，脉细而沉。治宜益气养阴，清热固脱。方选生脉散加清热解毒之品。或加用生脉注射液 40～60ml 加入 5%葡萄糖 250ml 中静脉滴注。

（2）热伤营血：精神恍惚，语声低微，唇甲紫绀，四肢厥冷，发斑。出血；舌暗紫有瘀点，脉细数。治宜气血两清，益气养阴。方选清营汤加减。或加用清开灵注射液 20ml 加入 0.9%盐水 250ml 中静脉滴注。

（刁德昌　万　进　招伟贤）

第九章 重症监测治疗与心肺脑复苏

第一节 概　述

重症医学（critical care medicine，CCM）与重症医学科（intensive care unit，ICU）是近几十年发展起来的一门学科，它集中了医院最先进的监测设备和治疗手段，为急危重症病人的抢救、多器官功能障碍病人的救治和生命的延续提供支持。ICU 的技术水平直接反映医院的综合救治能力，体现了医院的整体医疗水平。

作为集现代化医疗和护理技术于一体的 ICU，对人员和设备的要求很高，其设立应根据医院的规模、技术力量和设备条件而定。目前我国只限于二级以上综合医院开设，目的是把危重病人集中起来，在人力、物力和技术上给予最佳保障，也有利于医疗资源的充分利用。随着重症医学的不断发展，各专科 ICU 也逐渐兴起，如外科重症监护病房（SICU）、急诊重症监护病房（EICU）、心血管重症监护病房（CCU）等。专科 ICU 的设立有利于对不同类型重症病人的针对性救治。

外科病人由于遭受外科疾病及手术的打击，在围术期容易出现病情恶化，导致各类并发症发生甚至死亡，原先患有慢性系统性疾病的病人尤为如此。如能对这类病人进行有效的器官功能监测并实施针对性治疗，则可大大改善病人预后，降低死亡率。外科重症监测治疗就是基于这些发现发展起来的，并逐渐形成了重症监测治疗学。近年来，在危重医学领域的中西医结合从基础理论到临床实践都取得了很大进展，在急危重症疾病的救治中发挥了重要作用。

第二节 病情评估与监测

一、病情评估

对于重症病人，首先要对其病情进行评估。急性生理及慢性健康评估系统（acute physiology and chronic health evaluation，APACHE Ⅱ）和治疗干预评分系统（therapeutic intervention scoring system，TISS）（表 9-1，表 9-2）是常用的评估工具。APACHE Ⅱ 是根据病人的年龄、急性病理生理改变及慢性健康状况等进行综合评分；TISS 评分则是根据病人所需要采取的诊疗和护理措施进行评分。积分越高，病情越危重，预后也越差。

表 9-1　APACHE Ⅱ评分标准

生理指标	不正常值高限					不正常值低限			
	+4	+3	+2	+1	0	+1	+2	+3	+4
1.肛温（℃）	≥41	39～40.9		38.5～38.9	36～38.4	34～35.9	32～33.9	30～31.9	≤29.9
2.MAP（mmHg**）	≥160	130～159	110～129		70～109		50～69		≤49

生理指标	不正常值高限					不正常值低限			
	+4	+3	+2	+1	0	+1	+2	+3	+4
3.心室率（次/分）	≥180	140～179	110～139		70～109	55～69			≤39
4.呼吸（次/分）	≥50	35～49		25～34	12～24	10～11	6～9		≤5
5.氧合									
a. A aDO₂（F₁O₂>0.5）	≥500	350～499	200～349		<200				
b. PaO₂（F₁O₂>0.5）					>70	61～70		55～60	<55
6.动脉血 pH	≥7.7	7.6～7.69		7.5～7.59	7.33～7.49		7.25～7.32	7.15～7.24	≤7.15
7.血浆钠（mmol/l）	≥180	160～179	155～159	150～154	130～149		120～129	111～119	≤110
8.血浆钾（mmol/l）	≥7	6～6.9		5.5～5.9	3.5～5.4	3～3.4	2.5～2.9		<2.5
9.血浆肌酐（μmol/l）	≥309.4	176.8～309.3	132.6～176.7	53.04～132.5			<53.04		
（急性肾衰竭分加倍）		300.56	167.96	123.76					
10.Hct（%）	≥60		50～59.9	46～49.9	30～45.9		20～29.9		<20
11.白细胞（×10⁹/L）	≥40		20～9.9	15～9.9	3～4.9		1～.9		<1

12.Glasgow 评分（GCS）＝15－实测 GCS 值

A.总急性生理评分（APS）＝12 项评分总和：

B.年龄评分：

年龄（岁）	评分值
<44	0
45～54	2
55～64	3
65～74	5
≥75	6

C.慢性健康状况评分：

器官功能严重障碍或免疫力低下病人的评分*：

a.不能手术或急诊手术者－5 分

b.择期手术者－2 分

APACHF Ⅱ 评分＝A＋B＋C

A：APS 评分

B：年龄评分

C：慢性健康状况评分

APACHE Ⅱ 总值评分：

*器官功能严重障碍指入院前按以下标准作出过诊断：

肝脏：证实有门脉高压及上消化道出血史；肝衰竭/脑病/昏迷史；活检证实有肝硬化。

心血管系统：纽约心脏学会分级标准Ⅳ级。

呼吸系统：慢性限制性、阻塞性或肺血管疾患导致的活动严重受限，如不能登楼梯或进行一般家务劳动；有慢性缺氧，高碳酸血症，继发性红细胞增多症；严重的肺动脉高压（＞40mmHg），或依赖呼吸机。

肾脏：长期接受血液透析。

免疫功能低下：接受抑制免疫治疗、化疗、放射治疗；近期或长期接受大剂量激素治疗；晚期白血病、淋巴瘤、艾滋病等抗感染能力低下。

＊＊ 1mmHg＝0.133kPa

表 9-2　TISS 评分标准

评分	标准	
4 分	1）心搏骤停或电除颤后（48 小时内）	11）加压输血
	2）控制呼吸，用或不用 PEEP	12）抗休克裤（MAST）
	3）控制呼吸，间断或持续用肌松药	13）监测颅内压
	4）食管静脉出血，三腔管压迫止血	14）输血小板
	5）持续动脉内输液	15）主动脉球囊反搏（IABP）
	6）放置肺动脉漂浮导管	16）急诊手术（24 小时内）
	7）心房和（或）心室起搏	17）急性消化道出血灌洗
	8）病情不稳定者行血液透析	18）急诊行内镜或纤维支气管镜检查
	9）腹膜透析	19）应用血管活性药物（>1 种）
	10）人工低温	
3 分	1）静脉营养（包括肾、心、肝功能衰竭营养）	15）电转复治疗心律失常
	2）备用起搏器	16）应用降温毯
	3）胸腔引流	17）动脉置管测压
	4）IMV 或辅助通气	18）48 小时内快速毛地黄化
	5）应用 CPAP 治疗	19）测定心排血量
	6）经中心静脉输高浓度钾	20）快速利尿治疗体液超负荷或脑水肿
	7）经鼻或口气管内插管	21）积极纠正代谢性碱中毒
	8）无人工气道者行气管内吸引	22）积极纠正代谢性酸中毒
	9）代谢平衡复杂，频繁调整出入量	23）紧急行胸腔、腹膜后或心包穿刺
	10）频繁或急查动脉血气及出凝血参数（>4 次/班）	24）积极抗凝治疗（最初 48 小时）
	11）频繁成分输血（>5 单位/24h）	25）因容量超负荷行静脉放血
	12）非常规静脉单次注药	26）静脉应用 2 种以上抗生素
	13）静脉滴注一种血管活性药物	27）药物治疗惊厥或代谢性脑病（发病 48 小时内）
	14）持续静脉滴注抗心律失常药物	28）复杂性骨牵引
2 分	1）监测 CVP	7）因体液丢失过多行补液治疗
	2）同时开放 2 条静脉输液	8）静脉化疗
	3）病情稳定者行血液透析	9）每小时记录神经生命体征
	4）48 小时内的气管切开	10）频繁更换敷料
	5）气管内插管或气管切开者接 T 型管或面罩吸氧自主呼吸	11）静脉滴注垂体后叶素
	6）鼻饲	
1 分	1）监测 ECG	5）常规记录 24 小时出入量
	2）每小时记录生命体征	6）急查血常规
	3）开放 1 条静脉输液	7）按计划间歇静脉用药
	4）慢性抗凝治疗	8）常规更换敷料

评分		标准	
1分	9）常规骨牵引	14）静脉应用抗生素（<2种）	
	10）气管切开护理	15）胸部物理治疗	
	11）褥疮	16）伤口、瘘管或肠瘘需加强冲洗、包扎或清创	
	12）留置导尿管	17）胃肠减压	
	13）吸氧治疗（鼻管或面罩）	18）外周静脉营养或脂乳输入	

二、循环功能监测与评估

（一）主要监测项目

1. 心电图　是常规监测项目，可动态了解心率和心律的变化及心肌的供血、供氧情况。

2. 动脉血压　分有创和无创监测两种。有创血压监测常常在桡动脉或足背动脉穿刺，置入套管针后连接压力传感器和监护仪，连续、实时监测血压。严重休克或循环功能不稳定病人常常采用此种血压监测。

3. 中心静脉压（CVP）　可通过颈内静脉、锁骨下静脉或股静脉穿刺置入导管，经上腔或下腔静脉到达靠近右心房入口附近进行监测，正常值 5～12cmH$_2$O。CVP 反映右心房的充盈压力及右心室舒张期的充盈状况，借此评估血容量状况。CVP 动态监测有助于了解心脏功能与血容量之间的关系。

4. 肺动脉导管监测　又称漂浮导管，是一种含有多个管腔的多功能导管。经静脉置入后，导管顺血流漂入右心房、右心室、肺动脉，最后停留在肺动脉分支处，可分别进行右房压（RAP，意义同 CVP）、肺动脉压（PAP）和肺毛细血管楔压（PCWP）的测定（图 9-1，图 9-2），还可连续测定心排血量。根据上述测定参数可计算心脏指数（CI）、每搏指数（SI）、左右心室作功指数（LVWI、RVWI）、肺血管阻力和外周血管阻力指数（PVRI 和 SVRI）。带有光纤的漂浮导管还可监测肺动脉的混合静脉血氧饱和度。由于漂浮导管既可测定血流动力，又可评价全身的氧供和氧耗，对循环功能的评估和疗效观察十分有用，被视为血流动力学监测的"金标准"。

随着近年来微创血流动力学监测的兴起，肺动脉导管监测的应用价值受到质疑。然而，对于心脏手术和危重病人，由于肺动脉导管监测能全面、准确评估心脏功能和氧供需情况，对于指导临床用药和治疗仍具有重要意义。

血流动力学参数及正常值见表 9-3。

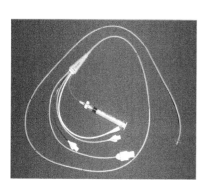

图 9-1　漂浮导管

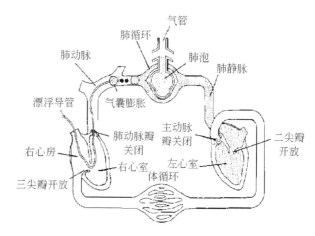

图 9-2　漂浮导管监测示意图

表 9-3　血流动力学参数及正常值

检测参数	正常值	计算参数	正常值	计算公式
右房压（RAP）	0～8mmHg	肺血管阻力（PVR）	100～250dyn（s/cm^5）	
		肺循环总阻力（PTR）	150～300dyn（s/cm^5）	
肺动脉压（PAP）	23/9mmHg	体循环阻力（SVR）	770～1500dyn（s/cm^5）	
		左室功（LVW）		
		左室每搏功（LVSW）		
肺毛细血管楔压（PCWP）	5～15mmHg	右室功（RVW）		
		右室每搏功（RVSW）		
		心脏指数（CI）	2.5～4.0L/（min·m^2）	CO÷BSA（体表面积）
心排血量（CO）	5～6L/min	每搏指数（SI）	40～65ml/（次·m^2）	CO×1000÷（HR×BSA）
		肺血管阻力指数（PVRI）	225～315dyn/（s·cm^5）	MPAP－PCWP×80×BSA÷CO
心率（HR）	60～90 次/分	外周血管阻力指数（SVRI）	1900～2400dyn/（s·cm^5）	MAP－RAP×80×BSA÷CO
动脉压（ABP）	90～120/60～80mmHg	左心室作功指数（LVWI）	2.9～4.2kg/（m·m^2）	0.0136×（MAP－PCWP）×CI
		左心室每搏功指数（LVSWI）	40～60g/（m·m^2）	0.0136×（MAP－PCWP）×SI
每搏输出量（SV）	60～90ml/次	右心室作功指数（RVWI）	0.54～1.1kg/（m·m^2）	0.0136×（MPAP－RAP）×CI
		右心室每搏功指数（RVSWI）	5～10g/（m·m^2）	0.0136×（MPAP－RAP）×SI

5. 微创血流动力学监测　脉搏指示连续心排血量监测技术（pulse index continuous cardiac output，PICCO）利用经肺热稀释技术和脉搏波型轮廓分析技术，可单次或连续监测心排血量（cardiac output，CO），并可计算胸内血容量（ITBV）和血管外肺水（EVLW）。该监测技术需建立中心静脉导管，并将一根特殊导管置入股动脉或腋动脉，即可精确、连续监测血流动力学数据，及时准确了解病人心功能及血流动力学状况。因此，PICCO 监测仪已在危重病病人中广泛应用。

　　FloTrac/Vigileo 监测系统是近年来应用于临床的另一种微创血流动力学监测系统。它是通过分析外周动脉压力波形信息，连续计算 CO、SV、每搏量变异（stroke volume variation，SVV）等血流动力学指标。在机械通气过程中随着胸腔内压力的周期性变化，SV 也会发生周期性变化，SVV 就是基于机械通气时心肺交互作用这一原理，通过记录单位时间内每次心脏搏动时的 SV，计算出它在该段时间内的变异程度。SVV 可预测机体对于液体治疗的反应性。

　　6. 微循环监测　微循环血流状态直接影响组织器官的供血供氧和生理功能，微循环监测十分重要。临床上主要通过肢体末梢颜色、充盈试验、尿量、皮肤温度等进行监测（表 9-4）。

表 9-4　微循环血流状态的观察

观察项目	血流良好	血流差
末梢颜色	红	苍白或发绀
充盈试验	苍白区恢复快	恢复迟缓

观察项目	血流良好	血流差
尿量（ml/h）	成人>30	
	儿童>20	尿少或尿闭
	婴儿>10	
血压（mmHg）	收缩压>80	
	脉压>30	任何一项低于左列数值
	舒张压>39	
皮肤温度	末梢温暖	凉
脉率	正常范围	细弱而快速

（二）循环功能评估

应当从血容量、心脏功能和血管张力三方面对循环功能进行评估。由于临床上血压和中心静脉压较容易监测，常通过两者分析评价循环功能（表 9-5）。

表 9-5　中心静脉压与动脉血压关系的临床意义

CVP	BP	临床意义
低	低	血容量不足
低	正常	血容量轻度不足
高	低	心功能不全，血容量相对过多
高	正常	容量血管收缩，肺循环阻力高
正常	低	心排血量低，容量血管过度收缩，血容量不足或正常

由于休克病人常有循环血量、心脏功能和组织器官灌注异常，这些异常可使血流动力学数据出现变化，根据血流动力学的变化特征又可对休克进行分型和鉴别（表 9-6）。

表 9-6　各类休克的血流动力学改变

休克类型	BP	HR	CO	SVR	CVP/PAWP
低血容量休克	↓	↑	↓	↑	↓
心源性休克	↓	↑	↓	↑	↑
感染性休克	↓	↑	↓—↑	↓—↑	↑
神经性休克	↓	↑	↓	↓	↓
过敏性休克	↓	↓↑	↓	↓	↓

注：↑：升高，↓：降低，↑↓：波动，↑—↓：先高后低，↓—↑：先低后高，HR：心率，SVR：外周血管阻力，PCWP：肺毛细血管楔压

心排血量是心脏功能的量化指标，当心排血量降低时，可根据漂浮导管测定的 CVP 和 PCWP 值与心排血量的关系进行分析，可对心排血量降低的原因鉴别诊断（表 9-7）。

表 9-7 低心排血量的鉴别诊断

诊断	RAP/CVP	PCWP
低血容量	↓	↓
左心衰竭	— ↑	↑
右心衰竭	↑	—
肺栓塞	↑	—
慢性肺高压	↑	—
心包填塞	↑	↑

注：↑：高于正常，—：正常，↓：低于正常，RAP：右心房压力

三、呼吸功能监测与评估

（一）主要监测项目

1. **通气功能**　指肺泡与外界的气体交换，可通过面罩或气管内插管进行测定。通气功能参数有潮气量（V_T）、呼吸频率（RR）、分钟通气量（MV）、死腔量（V_D）、气道压力与阻力（P 与 R）及顺应性（Cp）等（表 9-8）。

2. **氧合功能**　指肺泡与血液的气体交换能力，通过血气分析进行测定。氧合参数有动脉氧分压（PaO_2）、动脉氧饱和度（SaO_2）和氧合指数（PaO_2/FiO_2）等（表 9-8）。

表 9-8 常用呼吸功能监测参数

参数	正常值	机械通气指征
潮气量（V_T）	5～7ml/kg	<4 ml/kg
呼吸频率（RR）	12～20 次/分	>35 次/分
肺活量（VC）	65～75ml/kg	<15ml/kg
最大吸气力（MIF）	75～100cmH$_2$O	<25cmH$_2$O
死腔量/潮气量（V_D/V_T）	0.25～0.40	>0.60
二氧化碳分压（$PaCO_2$）	35～45mmHg	>55mmHg
氧分压（PaO_2）	80～100mmHg	<70mmHg（吸氧）
血氧饱和度（SaO_2）	0.96～1.00	0.92
肺内分流量（Qs/Qt）	0.03～0.05	>0.20
氧合指数（PaO_2/FiO_2）	>400	<300

3. **脉搏氧饱和度（SpO_2）**　是无创性血氧饱和度监测方法，与动脉血气监测结果相似，监测方法也十分方便，只需将探头夹在指端即可连续监测。但需注意，SpO_2 数值易受亚甲蓝染料、蓝色指甲油等影响，肢端循环不良时亦可影响监测。

4. **呼吸气体监测**　包括吸入和呼出（呼气末）的氧浓度、二氧化碳分压。两者均可连续监测，后者可反映 CO_2 产量和通气是否足够，借此调整合适的通气量。呼气末二氧化碳分压（$P_{ET}CO_2$）监测还可帮助发现某些病理状态，如恶性高热、肺栓塞等。此外，可通过呼出二氧化碳曲线分析，了解小气道的气流阻力变化情况。

5. **动脉血气分析**　通过动脉血气分析，可获得酸碱度（pH）、二氧化碳分压（Pa CO_2）、氧分压（PaO_2）、剩余碱（BE）等参数，可综合反映肺的通气和弥散功能状况。配合呼气末氧浓度，可计

算肺泡-动脉氧分压差和肺内右向左分流率；配合混合静脉血气分析，还可计算动静脉氧含量差、全身氧供、氧耗和氧摄取率，综合反映呼吸系统、循环系统和血液系统的功能状态。近年来无创伤性经皮氧和二氧化碳监测已应用于临床，方法更为简便。

此外，动脉血气分析还可获得乳酸、血糖等指标。乳酸是糖无氧氧化的代谢产物，血乳酸测定可反映组织氧供和代谢状态及灌注情况。乳酸水平的增高可见于休克、心功能不全、血容量不足等组织缺氧状态。血乳酸浓度升高（＞4mmol/L）并持续48小时以上者，常提示预后不佳，病死率达80%以上。

6. 其他 胸部 X 线检查可了解肺部的炎症、肺水肿等情况。还可对肺间质含水量进行监测。

（二）呼吸功能评估

最简单的呼吸监测方法是观察病人的呼吸频率、呼吸运动及发绀情况等。SpO_2 监测是评价呼吸功能十分有效而简便的方法。在自主呼吸吸入空气时，若 SpO_2 不能维持在 90% 以上，说明呼吸功能已明显受损，需查找原因进行相应处理；若 V_T 正常，但吸入 50% 甚至更高的氧浓度仍不能维持 SpO_2 90% 以上，表明肺内问题严重，需立即人工通气支持及其他相应处理。

四、其他系统功能监测与评估

1. 肾功能 尿量是监测肾功能最简单有效的方法，包括每小时及 24 小时尿量。动态观察尿量变化，同时结合尿比重、pH、尿蛋白及血清肌酐、尿素氮含量测定等，有助于及时发现肾功能不全的早期征兆。

2. 水、电解质和酸碱平衡 通过记录 24 小时水、电解质出入量和每日动态测定血清钾、钠、氯，了解并评估电解质和水的平衡状态十分重要，因为电解质异常对机体产生多方面不良影响，例如，低血钾或高血钾都会影响心肌的电活动，导致心律紊乱甚至心搏骤停；低血钠可使细胞外液和血容量减少，而细胞内液则增加而导致细胞肿胀；高血钠可使细胞脱水，导致脑、心肾等重要器官功能损害。酸碱平衡失调不仅使重要器官的功能难以发挥正常作用，而且可影响药物的治疗反应，如严重酸中毒时可降低血管活性药物的效应。

3. 血液系统 常规检测包括血红蛋白含量（Hb）、血细胞比容（Hct）及白细胞计数与分类等。Hb 及 Hct 对于维持循环功能和全身氧供十分重要，重症病人应维持 Hb 100g/L、Hct 0.33 以上方属安全。对有凝血障碍者应检查血小板计数、凝血因子及纤溶活性等。

4. 肝功能 监测指标主要有血浆胆红素、白蛋白、球蛋白及酶学如 ALT、AST 等检查。肝功能异常时，亦可表现为血小板减少，凝血时间、凝血酶原时间延长，纤维蛋白原减少。

5. 胃肠道功能 应观察腹胀、腹痛、腹水、肠鸣音、排气排便等变化，肠麻痹和胃肠道出血常常是肠道功能损害的标志。

6. 其他 应观察精神、全身营养状况。必要时做微生物培养与药敏试验、内分泌检查等。

第三节 重症病人的治疗

除通过外科手术方法消除外科原发病外，还需通过呼吸、循环、血容量、体液平衡、营养及抗感染等多方面的支持治疗，维持生理功能稳定和促进康复。

一、呼吸治疗

重症病人手术后肺部感染、肺不张、呼吸功能不全和低氧血症等并发症非常多见，尤其颅脑手术、心胸外科和腹部大手术后，以及夹杂慢性阻塞性肺疾病、心脏病、肥胖、ASA Ⅲ～Ⅳ级、吸烟及 65 岁以上的老年病人，表现为血氧饱和度低于 90%，出现呼吸困难、高或低碳酸血症。持续低氧血症易致心血管意外和其他严重并发症发生。常用的呼吸治疗包括：

1. **氧疗** 指通过提高吸入氧浓度，使肺泡气的氧分压（P_AO_2）升高，达到提高 PaO_2、缓解或纠正低氧血症的目的。最简单的方法是鼻导管或面罩吸氧，也可用氧帐，或可通过气管切开或气管插管给氧。氧疗时需加强呼吸及氧浓度监测，注意调整吸入氧浓度（表 9-9），防止氧中毒，同时注意吸入气体的湿化和温度。

表 9-9 给氧方法和给氧流量对吸入氧浓度的调节

氧流量（L/min）	吸氧方法											
	鼻导管吸氧						面罩吸氧			贮气囊面罩吸氧		
	1	2	3	4	5	6	5~6	6~7	7~8	6	7	8~10
FiO_2	0.24	0.28	0.32	0.36	0.40	0.44	0.40	0.50	0.60	0.60	0.7	>0.80

2. **气道湿化及胸部理疗** 吸入湿化的气体，可防止分泌物干结堵塞。雾化液中根据需要加入支气管松弛药、黏痰溶解剂、抗生素等，有助于清除分泌物和抗感染。胸部理疗、翻身拍背、体位引流及气管内吸痰等，对于清除呼吸道分泌物，保持呼吸道通畅，增进胸壁活动能力，提高通气量和改善通气效果十分有用，常常可使低氧血症获得明显改善。

3. **机械通气** 当呼吸功能损害不能维持动脉血气在正常范围，即为呼吸衰竭，需要机械通气支持呼吸，其适应证包括：

（1）胸、腹部及其他大手术后呼吸衰竭，特别是肥胖，合并急、慢性肺疾病病人。

（2）肺损伤所致呼吸衰竭，如胃液反流误吸、肺感染、肺水肿、呼吸窘迫综合征。

（3）遭受重大打击后的呼吸功能不全，如严重休克、心肺复苏后期治疗。

（4）药物或毒物导致通气功能衰竭，如麻醉药、肌松药、农药等。

（5）换气功能衰竭，如肺小血管病变、广泛肺泡萎陷等。

（6）神经或肌肉疾病所致呼吸功能不全：脑、脊髓损伤，膈神经损伤，重症肌无力。

（7）恶病质或非特异性衰弱所致呼吸代偿能力不足者。

应该认识到，机械通气仅能为肺部疾病本身和其他治疗的恢复争取时间，所以必须加强病因治疗。此外，机械通气本身还可诱发或加重肺损伤，称为机械通气相关性肺损伤。

4. **重症病人的镇静** 对于需要气管插管行机械通气的重症病人，往往需要适当的镇痛镇静。若镇静药物使用不当，可抑制病人呼吸、循环和免疫功能。目前常用的镇静药物包括咪唑安定、丙泊酚、右美托咪定，部分病人可复合使用芬太尼等镇痛药物。

二、循环功能支持

1. **维持正常的循环血量** 根据血容量缺失情况及时、针对性予以补充，维持循环血量、血浆蛋白和血红蛋白在正常水平。充血性心力衰竭时应尽快利尿，以减轻心脏负荷。

2. **维持合适的心脏功能** 当心排血量不足时，常给予多巴胺和多巴酚丁胺治疗，效果不够满意时可联合使用洋地黄、米力农，必要时应用肾上腺素，目的是增加心排血量和提高动脉血压。

3. **调整合适的血管张力** 经上述处理后心排血量仍不满意时，可考虑给予血管扩张药降低外周血管阻力和心脏后负荷，以增加心排血量和改善组织灌注，如硝酸甘油或硝普钠。若由于外周血管阻力过低而不能有效灌注压时，可给予去氧肾上腺素或去甲肾上腺素纠治。

4. **纠治心律失常** 最常见的是窦性心动过速，其次是各类期前收缩。在合理选用各种抗心律失常药的同时，必须注意纠正心律失常的诱因，如血容量不足、疼痛刺激、缺氧、二氧化碳蓄积、酸碱平衡失调及电解质紊乱等。

三、纠正体液失衡和营养支持

重症病人常常存在体液失衡，如脱水或水过多、低钠或高钠、低钾或高钾、钙镁失调、酸中毒或碱中毒等，这些失衡既是器官功能受损和代偿不良的结果，又可成为其他器官功能恶化的病因，进一步加重循环、呼吸和肝、肾功能的损害。因此应根据检验结果及时予以纠正，打断这种不良循环。营养支持是通过胃肠道或静脉为病人提供能量和营养物质，并促进病人对能量的利用，尤其是病情较长的重症病人，以提高抗病能力和促进康复。

四、并发症的防治

1. 感染　重症病人常易发生感染，尤其是肺部。预防办法是合理选用创伤性的监测与治疗手段，加强无菌管理和合理应用抗生素。

2. 应激性胃炎　也是重症病人好发的并发症，主要表现为消化道出血。多发生在创伤或术后 2 周之内。预防措施包括：尽快纠正休克、改善低氧血症和纠正酸碱紊乱；尽早开始胃肠营养；应用抗酸药中和胃酸、H$_2$ 受体阻断药西咪替丁抑制胃酸分泌，使胃液 pH 达 4～5；氢氧化铝凝胶等保护胃黏膜；此外，及时停用肾上腺皮质激素类药物。

3. 深静脉血栓形成及肺栓塞　外科重症的死亡原因中，12%～15% 为肺动脉栓塞。75% 的肺动脉血栓来自于下肢深静脉及盆腔静脉，锁骨下静脉或上肢大静脉穿刺置管也可引起静脉血栓形成。可通过机械和药物方法预防血栓形成，如间断气压带压迫下肢（抗休克裤），被动或主动性下肢活动，促进血液回流防止淤滞。也常用肝素预防，500U 皮下注射，每 8～12 小时一次，使凝血酶原时间保持在正常值高限（31~36 秒）。对存在肺栓塞高危因素又不宜抗凝的病人，可经下肢静脉放置血栓过滤网预防。治疗包括抗凝、溶栓和手术取栓等。

4. 精神障碍　重症病人在治疗和康复过程可出现精神异常，发生率为 12.5%～38%，一般为可逆性，表现为不同程度的精神错乱，如兴奋、烦躁、激动、失眠、焦虑、恐惧甚至出现幻觉、意识和定向障碍等。多发生在术后 3～7 天，某些不良刺激如噪声、疼痛，或对病情和治疗缺乏了解，以及过分的治疗措施等均可诱发。预防主要包括心理护理、减少刺激和镇静等。术前正确估计病人精神状态，对易感病人做好预防工作。

第四节　几种常见外科重症

一、急性肺水肿

急性肺水肿（acute pulmonary edema）是危重病人的常见并发症，指液体过多积聚于肺间质及肺泡，导致肺的气体交换功能障碍。急性肺水肿当属中医"喘病"的范畴。

（一）病因病理

与下述因素有关：①肺毛细血管压增高；②肺毛细血管通透性增加；③肺淋巴系统引流障碍；④血浆胶体渗透压降低；⑤肺间质压下降；⑥颅脑损伤或其他创伤引发强烈应激反应，或血管收缩药应用不当。

（二）临床表现与诊断

肺水肿发生前病人可有恐惧、面色苍白、心动过速、血压升高和出冷汗等前驱症状。肺间质水肿时，病人即出现呼吸困难与急促，端坐呼吸，发绀，颈静脉怒张，喘鸣等。全麻状态或术后未醒的病人可无呼吸困难表现，但 SpO_2 不能维持正常。肺部听诊可闻及干啰音或少量湿啰音。当发展至肺泡性肺水肿时，病人呼吸困难更加严重，并有大量的淡红色泡沫痰。肺水肿晚期出现休克、神志模糊、心律失常。

肺水肿的主要诊断依据是，有肺水肿病因的病人出现呼吸困难，V_T 正常或增加而 SpO_2 降低，肺部闻及干或湿啰音，一般可做出诊断。

胸部 X 线检查对肺水肿有一定诊断价值。早期主要是肺上部，尤其肺尖部血管扩张和淤血，有显著的肺纹理增加。间质性肺水肿时因间质内积液，故肺野密度普遍增高，肺纹理增多、增粗和边缘模糊不清。

（三）治疗

治疗原则是降低肺血管压和改善肺毛细血管通透性，以减少液体向血管外渗透，同时充分给氧和正压辅助呼吸，改善低氧血症。

1. **降低肺血管静水压** 基本方法是减少肺循环血量和淤血：①应用多巴胺、多巴酚丁胺及西地兰（毛花苷丙）等增加心排血量，减少肺淤血；②酚妥拉明、硝酸甘油或硝普钠等扩张外周血管，减少回心血量和肺循环血量；通过下肢止血带也可减少回心血量；③应用吗啡镇静和减轻呼吸困难，同时兼降低外周静脉张力和扩张小动脉；④利尿药或超滤排除过多水分，减少循环血容量。

2. **减低肺毛细血管通透性** 全身炎症反应是引起肺毛细血管通透性增高的主要原因，故首先应设法予以消除。治疗上主要通过糖皮质激素抑制炎症性反应，以改善毛细血管通透性。一般在 24～48 小时内大剂量应用，如地塞米松首次静脉注射 30～40mg，随后 10～20mg／4～6h。用药最多不超过 72 小时，以免发生不良反应。

肺水肿病人应用白蛋白或血浆应当格外慎重，除非确实由于低蛋白血症引起的肺水肿，否则不仅无益，反而是有害的，如由血容量过多、心功能不全及血管通透性增加等引起的肺水肿。

3. **呼吸支持** 首先是充分供氧，通过呼吸面罩提高吸入气氧浓度。若仍不能纠正低氧血症，则应考虑采用加压呼吸，可通过面罩或气管内插管做正压通气。出现以下情况时应采用间歇性正压通气（IPPV）：高浓度给氧 FiO_2>0.60，仍不能使 PaO_2>50mmHg；肺活量<15ml／kg，或最大吸气力<-20cmH_2O；及 $PaCO_2$ 进行性增高等。IPPV 采用参数为：潮气量 8～10ml／kg，频率 12～14 次/分，吸气峰压不应高于 30cmH_2O。若 IPPV 时 FiO_2 达 0.6 以上仍不能明显提高 PaO_2，缺氧症状无明显改善，表明存在严重的肺内分流，应采用呼气末正压通气（PEEP）使过早关闭的气道开放和萎陷的肺泡复张，以减少肺内分流、提高 PaO_2。常采用的呼气末正压为 5～15cmH_2O。

二、急性呼吸窘迫综合征

急性呼吸窘迫综合征（acute respiratory distress syndrome；ARDS）是一种急性、弥漫性的炎症性肺损伤，可继发于严重感染、创伤、休克等肺内外疾病，以进行性呼吸窘迫和难治性低氧血症为临床特征的急性呼吸衰竭综合征，其共同病理特征有肺血管内皮和肺泡的损害、肺间质水肿等。本病属于中医学"喘证"、"暴喘"等疾病的范畴。

（一）病因病理

中医认为 ARDS 的发生与毒瘀内阻，气机不畅、热入营血，扰动心神，以及瘀毒伤正，邪退正衰等有关，最后导致正气耗散，阴阳欲竭。现代医学认为 ARDS 是休克、创伤、严重感染、急性肝肾衰竭、出血坏死性胰腺炎、颅内高压、大量输血输液等，触发全身炎症反应及白细胞在肺部聚集而引发。

（二）临床表现

ARDS 发生前常有感染、创伤、休克等基础病变，继而出现以下临床表现：

（1）初期：呼吸加快，有呼吸窘迫感，但常无明显的呼吸困难和发绀。肺部听诊无湿啰音（水泡音）。此时的呼吸窘迫感用一般的吸氧不能缓解。发病后可有一过渡阶段，病情表现似乎平稳，肺部理学检查和 X 线摄片可无明显异常。实际是心脏增加每搏输出量，对低氧血症起一定的代偿作用，而肺部病变仍在进展。

（2）进展期：病人出现明显的呼吸困难和发绀；呼吸道分泌物增多，肺部出现湿啰音；X 线胸片有广泛性点、片状阴影。意识发生障碍，如烦躁、谵妄或昏迷。体温可增高，白细胞计数增多。此时必须行气管插管加以机械通气，才能缓解缺氧症状。

（3）终末期：出现严重低氧血症，或合并高碳酸血症，病人陷入深昏迷，心律失常，心跳变慢乃至停止。此时行心肺复苏基本无效。

（三）诊断与鉴别诊断

在原发病的基础上，病人出现呼吸急速超过 30 次/分，并有窘迫感或烦躁不安者应高度怀疑，立即进行胸部物理学、放射学检查及心电、血气等检查。如排除气道阻塞、肺部感染、肺不张、急性心力衰竭等，就应考虑为 ARDS。试用面罩高浓度吸氧或人工辅助呼吸，如果呼吸窘迫和发绀有所缓解，意识状态等也有改善，应进一步监测血气变化和呼吸功能等，以明确 ARDS 的诊断。

ARDS 需与下列疾病鉴别：

（1）心源性肺水肿：见于各种原因引起的急性左心功能不全，其病理基础是由于左心衰竭，致肺循环流体静压升高，液体漏出肺毛细血管，故水肿液蛋白含量不高。ARDS 时则因肺泡毛细血管膜通透性增加，水肿液蛋白含量较高。根据病史、病理基础、临床表现，结合 X 线胸片和血气分析等，鉴别诊断多不困难。

（2）非心源性肺水肿：见于肝硬化和肾病综合征等引起的血浆胶体渗透压降低，还可见于胸腔抽液或抽气过多过快，或抽吸负压过大，使胸膜腔负压瞬间增大而形成复张后肺水肿。此类病人的特点是：病史明确，肺水肿的症状、体征及 X 线征象出现较快，治疗后消失也快；低氧血症一般不严重，吸氧后容易纠正。

（四）监测与评估

常常需要通过以下监测了解 ARDS 的病情进展和治疗反应：

（1）血气分析：正常 PaO_2 值应在 90mmHg 以上，ARDS 初期即使临床症状不严重，PaO_2 常已降低至 60mmHg。由于 PaO_2 可随吸入氧浓度（FiO_2）的增高而增加，以氧合指数 PaO_2/FiO_2 更能反映肺的换气功能损害和呼吸衰竭的程度。$PaCO_2$ 也是反映 ARDS 的指标，正常值为 40mmHg。ARDS 初期因呼吸加快而出现过度换气，$PaCO_2$ 常低于 35mmHg；在 ARDS 的后期，当出现 $PaCO_2$ 增高，提示肺的换气功能严重损害，病情危笃。

（2）呼吸功能监测包括：肺泡-动脉氧差（$A-aDO_2$，正常为 5～10mmHg）、死腔量与潮气量比（V_D/V_T，正常为 0.3）、肺内分流率（Qs/Qt，正常为 5%以下）、吸气力（正常值-100～-80cmH$_2$O）、功能残气量（FRC，正常者 30～40ml/kg）等。其中 $A-aDO_2$ 反映肺泡功能，V_D/V_T 反映肺排出 CO_2 的能力，Qs/Qt 反映肺血管变化对换气的影响。此三项监测结果在 ARDS 时均增加；而吸气力和 FRC 在 ARDS 时均降低。

（五）治疗

目前尚缺乏 ARDS 的有效治疗方法，重症 ARDS 病人的 ICU 病死率在 40%～50%。主要根据其病理生理改变和临床表现，采取中西医结合的综合性治疗措施，包括积极治疗原发病，控制感染，支持呼吸和循环功能，防治并发症等。

1. 原发病的治疗 是 ARDS 治疗的首要措施，如控制感染、纠正休克、清除坏死组织等。特别强调的是选用有效抗生素控制感染。

2. 呼吸治疗 机械通气是救治 ARDS 病人的关键措施，合理的机械通气治疗策略可显著降低病死率。通过呼吸机施行一定模式的机械呼吸和氧疗，改善肺泡换气功能和纠正低氧血症。通气模式的选择是机械通气实践时首先考虑的问题。容量控制通气（VCV）和压力控制通气（PCV）是临床中最常用的两类通气模式，何种类型的通气模式更适合 ARDS 病人仍不清楚，临床医务人员可以根据个人经验选择 PCV 或 VCV 模式。

①发病初期，病人呼吸加快，但全身症状较轻，可用面罩作持续气道正压通气（continuous positive airway pressure，CPAP）。在呼气末期施加 5～10cmH$_2$O 的压力，使肺泡复张，增加换气面积。面罩辅助呼吸的缺点是易致二氧化碳潴留和胃内容逆流后误吸。②ARDS 进展期：需借助气管插管行间歇正压通气，并施加呼气末正压（positive end expiratory pressure，PEEP），以复张萎陷的肺泡和增加功能残气量。为迅速改善低氧血症，呼吸机通气开始时可短时使用较高的 FiO$_2$，甚至吸入纯氧，使 PaO$_2$＞65mmHg，再逐步降低 FiO$_2$ 到 0.4，避免长时间吸入高浓度氧对肺的损害。为防止正压通气造成肺损伤，应避免气道压力过高，推荐 ARDS 病人机械通气时应采用肺保护性通气策略（限制 V$_T$≤7ml/kg 和平台压≤30cmH$_2$O）。

ARDS 的主要病理改变是肺广泛性充血水肿和肺泡内透明膜的形成，引起肺间质和肺泡水肿，肺泡 II 型细胞分泌的肺泡表面活性物质减少，导致肺泡萎陷。肺泡萎陷是肺泡通气/血流比例失调的主要原因，因此让萎陷的肺泡再次复张，并能保持膨胀状态成为呼吸治疗的重要目的。实施肺复张通气策略（recruitment maneuers，RM）的方法很多，如气道压力释放通气、高频震荡通气、俯卧位通气等。其中，引起广泛关注的有 3 种：控制性肺膨胀、高水平 PEEP 和叹息样通气。目前倡导的小潮气量肺复张通气策略，强调小潮气量、低平台压力和最佳 PEEP，可有效解决肺不张，改善氧合及肺复张，指南建议对中重度 ARDS 病人实施 RM。

3. 循环功能支持 注意纠正血容量不足，尤其注意纠正低蛋白血症和贫血。为维持稳定的循环功能，可应用多巴酚丁胺、多巴胺、西地兰、酚妥拉明、硝酸甘油等药物调整心血管状态，同时给予能量合剂及磷酸果糖等改善心肌代谢。

4. 其他药物治疗 肾上腺皮质激素如地塞米松、氢化可的松，可减轻炎症反应，但只宜短期应用；右旋糖酐 40、前列腺素 E$_1$、布洛芬和川芎嗪等，可改善肺微循环及减轻肺水肿；肺表面活性物质雾化吸入，可能改善肺泡功能；TNF-α 抗体和己酮可可碱可减少中性粒细胞在肺内聚积及造成损害，也可酌情使用。乌司他丁是一种水解酶抑制剂，可抑制炎症级联反应的多个环节，减轻肺损伤，改善 ARDS 病人预后。

5. 辨证论治 ARDS 的证候早期以实证为主，表现为气营两燔证和阳明腑实证；中期多为虚实夹杂证；晚期则多数出现正虚欲脱的临床表现。

（1）气营两燔和阳明腑实：呼吸急促，壮热躁动，肌肤发斑，或呕血便血，或大便秘结，或腹胀，神昏谵语，舌红或红绛或紫暗，舌苔厚腻或较燥，脉象沉实。治宜解毒清营，凉血通腑。方选犀角地黄汤合承气类方。阳明腑实甚者，重用大黄；瘀血明显者可加用地鳖虫、水蛭；神昏者合用安宫牛黄丸、局方至宝丹等。中成药用清开灵注射液、鱼腥草注射液、丹参注射液。

（2）虚实夹杂：高热渐退，汗出渐多，呼吸急促，神疲倦怠，甚者神昏日重，四末不温，舌质逐渐开始变淡，腻苔及水滑苔渐现，出现虚脉。治宜扶正祛邪。方选生脉散与犀角地黄汤合方。气虚阳虚明显者，加炮附子、肉桂等；有阳脱之象者，重用人参，加炮附子、山萸肉；出现阴伤者加鲜石斛、生山药、白茅根等；出现阴脱者重用五味子或山萸肉。中成药用生脉注射液、参麦注射液、参附注射液、清开灵注射液、鱼腥草注射液、丹参注射液。

（3）正虚欲脱：呼吸急促，神志淡漠，声低息微，汗漏不止，四肢微冷，舌淡，苔白润，脉微弱；或突然大汗不止，或汗出如油，神情恍惚，四肢逆冷，二便失禁，舌卷而颤，脉微欲绝。治宜扶正固脱。方选生脉散合参附汤。气阳欲脱明显者，重用人参、制附子，加肉桂粉冲服；阴脱明显者，重用山萸肉、麦冬，减制附子的用量。中成药用生脉注射液、参麦注射液、参附注射液。

三、围术期心功能不全

心功能不全又称心力衰竭（简称心衰），围术期心功能不全（perioperative cardiac failure）是由多种原因引起的心功能不全，以老年病人多见。本病中医也称为"心衰"。

（一）病因病理

围术期心衰的发生，常与病人夹杂的心脏疾病有关，如风湿性心脏病、缺血性心脏病（冠心病）、退行性心脏病（多见于老年人）和心肌病等。由于心脏的代偿作用，病人术前可无明显心衰表现，但当遭受手术创伤打击、应激反应、大失血又大量输血输液、低血压与缺氧、或发生感染和其他手术并发症时，心排血量无法满足机体的需要时，即可出现明显的心衰症状。

（二）临床表现与诊断

此类心衰的特点是遭受手术或外科疾病打击后急性发生，或在慢性心功能不全的基础上急性发生。可按以下方法对心衰简单分类。①按血流动力：分为低动力（低心排血量）与高动力（高心排血量）性心衰；②按部位：分为左心、右心与全心性衰竭；③按心动周期：分为收缩性与舒张性心衰。心力衰竭的临床表现大致可分为心脏改变、肺淤血和外周淤血等三方面。

1. **心脏改变**　出现心率过快或过缓及其他心律异常，并产生心悸、心慌等主观症状。心肌耗氧增加或供氧不足而并发各类心律失常，出现奔马律或交替脉是严重心力衰竭的特征。

2. **肺淤血**　是左心衰竭的主要表现。由于肺循环淤血，PCWP超过20mmHg，出现肺间质水肿、肺顺应性降低，病人呼吸急促，主诉气急。肺听诊可出现心性哮喘，但湿啰音常不明显。因此，在围术期发生急性左心衰竭时，哮鸣音及呼气性困难常是诊断的主要根据之一，亦是发生急性肺水肿的征象。

3. **外周淤血**　是右心衰竭的常见征象，表现为下肢肿胀、淤血性肝肿大和末梢发绀等，但PaO_2并不一定降低。如果末梢发绀伴有PaO_2降低时，镇静药的使用应很慎重；如PaO_2正常，则可在应用强心苷的同时给予镇静药，以增进治疗效果。外周淤血还可使肾小球滤过率降低，出现少尿和继发水、钠潴留而发生组织浮肿。

根据心脏及其他疾病史、心脏、肺循环和外周循环体征，结合实验室检查等，一般不难确立诊断。关键是查明导致心功能不全的基础病因及诱发因素，确定心力衰竭的程度，以便指导治疗。

要注意与一些易和心功能不全混淆的疾病鉴别诊断。例如，左心衰竭需与非心源性肺水肿、慢性阻塞性肺疾病、支气管哮喘、急性肺部感染、肺栓塞反复发作、肥胖症等鉴别；而右心衰竭则需与心包疾病、肾疾病、肝硬化、周期性水肿、周围静脉疾病等鉴别。

（三）治疗

治疗策略应是纠正基础病因，消除诱因，同时控制心衰。急性心衰由于病情危急，治疗首先是控制心衰。基本方法是：减轻心脏的前、后负荷；增强心肌收缩力，增加心排血量；维持心肌氧供需平衡。

1. **减轻心脏负荷**　首先给予呋塞米等利尿剂排除过多水分，减低心脏的前负荷，同时给予硝酸甘油或硝普钠等扩张血管，降低心脏的后负荷，实践表明减低负荷疗法比用强心药治疗效果更好。

2. **增强心肌收缩力**　给予多巴胺、肾上腺素、地高辛、米力农等药物，增加心排血量和降低

PCWP，因此，可用于肺淤血及（或）心排血量低的心功能不全病人。但这些药物在增强心肌收缩力的同时使心肌耗氧量相应增加，对急性心肌缺血并发急性心功能不全者要审慎。

3. 增加心肌氧供　氧疗是治疗急性左心衰的重要措施之一，特别是肺动脉高压者尤其重要。提高 PaO_2 增加氧供，既有利于心肌氧供，也有利于组织缺氧的改善。

4. 其他治疗　常用吗啡减轻急性左心衰肺水肿症状和提高治疗效果。

5. 辨证论治　"心衰"属本虚标实，虚实错杂，主要有以下几种证型：

（1）痰瘀内阻：心悸气短，动则尤甚，肢体浮肿，按之没指，双下肢为甚，面色晦暗，口唇、爪甲青紫，咳嗽痰多，甚则咯血，颈脉怒张，舌紫黯，体大有齿痕，苔腻，脉沉涩或结代。治宜化瘀利水。方选血府逐瘀汤合苓桂术甘汤。气滞明显者，加青皮、乌药；水湿壅盛者，加泽泻、通草。中成药用丹参滴丸、六神丸、复方丹参注射液。针灸选列缺、内关等穴位，毫针刺法，用泻法。

（2）痰水凌心：心悸气短，咳吐痰涎，胸脘痞满，口干渴，不欲饮，尿少浮肿，颜面虚浮，舌质暗淡，体大，有齿痕，苔白滑或厚，脉滑数。治宜豁痰利水。方选葶苈大枣泻肺汤合皂荚丸。心烦痰黄者，加黄连、瓜蒌以泻热除烦；心悸气短，浮肿尿少者，加五加皮、六神丸以强心利水；阳虚明显者，可合用真武汤；伴瘀血见证，加用复方丹参注射液。中成药用灯盏细辛注射液。

（3）心肾阳虚：心悸喘促，不能平卧，全身浮肿，尿少，脘腹胀满，肢冷畏寒，腰膝酸软，食少恶心，舌淡体大，有齿痕，苔白润，脉沉无力，或数疾、结、促。治宜温阳利水。方选真武汤加葶苈子、黄芪。伴阴虚者，并用生脉散合猪苓汤。兼瘀血证者，加苏木、川芎、丹参。中成药用参附注射液。针灸选神阙、关元等穴位，大艾炷灸。

四、急性肾衰竭

急性肾衰竭（acute renal failure）简称急性肾衰，是由多种原因引起的，表现为尿量明显减少和不同程度氮质血症的急性肾功能损害。本病属于中医学"肾衰"、"关格"、"水毒"等范畴。

（一）病因病理

急性肾衰常常继发于严重创伤、全身感染、休克、大失血、药物的肾毒性等，导致肾缺血和肾小管细胞变性坏死，肾功能迅速减退，代谢废物不能有效排泄产生氮质血症和水、电解质、酸碱失衡。泌尿障碍是急性肾衰的主要特征，一般以成人 24 小时尿量少于 400ml 称为少尿（oliguria），不足 100ml 称为无尿（anuria）。但尿量不是判断有无急性肾衰的唯一指标。有时 24h 尿量超过 800ml，但血中肌酐、尿素氮进行性升高，称为非少尿型急性肾衰，多见于手术和创伤后，易被忽略。根据病因不同，急性肾衰可分为肾前性、肾性、肾后性三类。

1. 肾前性　是由于脱水、出血和各类休克等所致血容量不足，或心力衰竭所致心排血量降低，或肾血管病变等引起肾灌注压不足，从而不能维持正常肾小球滤过率而引起。

2. 肾性　是肾实质急性损害所致，主要病变是急性肾小管坏死。大出血、感染性休克、血清过敏反应、氨基糖苷类抗生素（卡那霉素、链霉素等）、药物（造影剂、阿昔洛韦、顺铂、两性霉素 B）等，均可造成肾缺血或中毒性损害。有些因素既可造成肾缺血，又可引起肾中毒，如大面积深度烧伤、挤压综合征、感染性休克、肝肾综合征等。

3. 肾后性　是由于双侧肾输尿管或独肾的输尿管完全性梗阻所致。常见原因有结石、盆腔肿瘤压迫输尿管等。

（二）临床表现

急性肾衰的病理过程有肾小管坏死和修复两个阶段，临床过程相应地出现少尿或无尿和多尿两个不同时期，并引发相应的临床表现。

1. 少尿或无尿期　一般持续 7～14 天，有时可长达 1 个月。少尿期越长，提示病情越严重，是整个病程的主要阶段，表现为：

（1）水、电解质和酸碱平衡失调：包括①水中毒：因体内水分积蓄，导致高血压、心力衰竭、肺水肿及脑水肿等，出现恶心、呕吐、头晕、心悸、呼吸困难、浮肿、嗜睡以至昏迷等。②高钾血症：高血钾引发心律失常甚至心搏骤停，是急性肾衰死亡的常见原因之一。最初心电图变化表现为Q-T间期缩短及T波高尖；当血钾升高至6.5mmol/L以上，出现P-R间期增宽、Q-T时间延长和T波增高，进一步则引起心肌颤动或心搏骤停。③高镁血症：引起神经肌肉传导障碍，出现肌力无力、呼吸抑制、低血压、昏迷甚至心脏停搏。心电图表现为P-R间期延长，QRS波增宽。④高磷血症和低钙血症：低血钙会引起肌搐搦，并加重高血钾对心肌的毒性作用。⑤低钠血症：主要是水潴留的结果。⑥低氯血症。⑦代谢性酸中毒：突出表现为呼吸深而快，呼气带有酮味，面部潮红，并可出现胸闷、气急、软弱、嗜睡及神志不清或昏迷；严重时血压下降，心律失常，甚至发生心搏骤停。

（2）氮质血症：蛋白代谢产物（含氮物质）无法经肾排泄而在血中积聚，称为氮质血症。若伴随分解代谢增加，如伴有发热、感染、损伤时，血中尿素氮和肌酐浓度快速升高，提示病情严重，预后不良。与此同时，血内其他毒性物质如酚、胍等增加，形成尿毒症。临床表现为恶心、呕吐、头痛、烦躁、倦怠无力、意识模糊，甚至昏迷。可能合并心包炎、心肌病变、胸膜炎及肺炎等。

（3）出血倾向：由于血小板质量下降、凝血因子减少及毛细血管脆性增加，呈现出血倾向。常有皮下、口腔黏膜、牙龈及胃肠道出血。消化道出血更加速血钾和尿素氮的升高。有时可发生弥散性血管内凝血。

2. 多尿期　当24小时尿量增加至400ml以上，即进入多尿期。尿量不断增加，可达3000ml以上。一般历时14天。当肾功能逐渐恢复，尿量大幅度增加后，可出现低钾、低钠、低钙、低镁和脱水现象，仍处于氮质血症和水、电解质失衡状态。

（三）诊断

急性肾衰的诊断需根据病史及体格检查，结合尿量及尿液检查、血液检查等方面。

1. **病史及体格检查**　病史中必须注意低血压及其发生原因，有否输血或应用有肾毒性药物。对严重烧伤、创伤、感染及肝病病人，应高度警惕发生急性肾衰的可能。肾后性急性肾衰常表现为突然无尿，全身症状往往不明显，注意引起肾后输尿管梗阻的可能因素。

2. **尿量及尿液检查**　①留置导尿管，观察、收集和精确记录每小时尿量。②注意尿液物理性状：酱油色尿液提示有溶血或软组织严重破坏。③尿比重或尿渗透压测定：肾前性急性肾衰时尿液浓缩，尿比重和渗透压高。肾性急性肾衰通常为等渗尿，尿比重恒定于1.010～1.014。④尿常规检查：肾前性急性肾衰早期尿液检查常无异常。急性肾小管坏死时，显微镜检查可见肾衰管型，为有肾小管上皮细胞的大颗粒管型。肾后性急性肾衰则可无异常或有红细胞、白细胞。

3. **血液检查**　急性肾衰时血尿素氮和肌酐呈进行性升高，每天血尿素氮升高3.6～7.1mmol/L，血肌酐升高44.2～88.4mmol/L。

诊断急性肾衰时，需注意鉴别肾前性肾衰与肾性肾衰（表9-10）及肾性肾衰与肾后性肾衰。肾后性肾衰常表现为突然无尿。B超显示肾输尿管积水、平片发现阳性结石影、磁共振水成像显示尿路梗阻等有助于鉴别诊断。输尿管逆行插管既可进一步确定梗阻，又有治疗作用。

表 9-10　肾前性肾衰与肾性肾衰的鉴别

项目	肾前性肾衰	肾性肾衰
尿比重	>1.020	1.010~1.014
尿渗透压（mmol/L）	>500	<400
尿常规	正常	肾衰管型

项目	肾前性肾衰	肾性肾衰
尿钠（mmol/L）	<20	>40
尿肌酐/血肌酐	>30∶1	<20∶1
FE_{Na}（%）*	<1	>1
RFI**	<1	>1
血细胞比容	升高	下降
自由水清除率（ml/h）	<-20	<-1

*：滤过钠排泄分数=（UNa/PNa）×（PCr/UCr）×100；**：肾衰指数=UNa×（PCr/UCr）

（四）治疗

治疗原则是积极去除引发肾衰的原发病，维持内环境特别是电解质的稳定。同时结合中医辨证论治，能达到延缓肾衰恶化和减轻西药治疗不良反应的目的。

1. 限制水和电解质　严格记录 24 小时出入量，包括尿液、粪便、引流物、呕吐物量和异常出汗量。量出为入，以每天体重减少 0.5kg 为最佳。根据"显性失水＋非显性失水-内生水"计算每天补液量，宁少勿多，以免引起水中毒。通过中心静脉压或肺动脉楔压监测血容量状况。严禁钾的摄入，包括食物和药物中的钾。除了纠正酸中毒外，一般不补充钠盐，血钠维持在 130mmol/L 左右即可。此外，要注意钙的补充。

2. 维持营养　供给热量目的是使蛋白分解代谢降低至最低程度，减缓尿素氮和肌酐的升高，减轻代谢性酸中毒和高血钾。例如，每天静脉补充葡萄糖 100～200g，可使体内蛋白分解代谢减少 25～40g。可经胃肠道补充蛋白质，每天摄入 40g 不会加重氮质血症。透析时应适当增加蛋白质的补充，并注意补充维生素。

3. 预防和治疗高血钾　高血钾是少尿期主要死亡原因。 除严格控制钾摄入外，应减少导致高血钾的各种因素，如供给足够的热量、控制感染、清除坏死组织、纠正酸中毒、不输库存血等。当血钾超过 5.5mmol/L，可采用下述方法处理：10%葡萄糖酸钙 20ml 经静脉缓慢注射或加进葡萄糖液中静脉滴注，以对抗钾离子对心脏的毒性作用；也可静脉滴注 5%碳酸氢钠 100ml，或葡萄糖 25g加入胰岛素 6U 静脉滴注，使钾离子转入细胞内。上述方法起效快但作用时间短。当血钾超过6.5mmol/L 或心电呈高血钾波形时，应行透析治疗。

4. 纠正酸中毒　由急性肾衰所致的酸中毒一般发展较慢，并可通过呼吸代偿，不需紧急处理。当血浆 HCO_3^- 低于 15mmol/L 时才考虑碱性药物治疗。

5. 控制感染　预防和控制感染是减缓急性肾衰恶化的重要措施。各种插入体内的管道如静脉通路、导尿管等，都是引起感染的途径，应加强护理。需应用抗生素时，应避免有肾毒性及含钾药物，并根据其半衰期调整用量和治疗次数。

6. 血液净化　是清除体内废物的有效手段。当保守治疗无效而出现以下情况时，考虑采用血液净化技术：血肌酐超过 450μmol/L，血钾超过 6.5mmol/L，严重代谢性酸中毒，尿毒症症状加重，出现水中毒症状和体征等。常用方法有血液透析和腹膜透析。

7. 多尿期处理　治疗原则为保持水、电解质平衡，增进营养，增加蛋白质的补充，预防和治疗感染和其他并发症。当出现大量利尿时，既要防止水分和电解质的过度丢失，还要注意由于补液量过多导致多尿期的延长。一般补充前一天尿量的 2/3 或 1/2，呈轻度负平衡又不出现脱水现象。根据血中电解质水平做补充，维持平衡。当尿量超过 1500ml 时，可酌量口服钾盐；当尿量超过 3000ml时，应补钾 3～5g。此时，可适当补充胶体，以提高胶体渗透压。多尿期因水、电解质失衡和感染等导致的死亡并不少见，需加强监测治疗。

8. 辨证论治 本病证候多样，辨证也较复杂，但可从实证和虚证两方面辨证施治。

（1）实证：小便短赤，灼热，或闭塞不通，头昏胀，皮肤瘙痒，口黏口苦，或有溺臭，渴不多饮，大便不通，水肿，腹水，甚或高热烦躁，或见出血，苔厚浊，脉沉实有力。治宜祛浊复肾。方选温胆汤。热毒瘀滞者，合用清瘟败毒饮；水浊壅盛者，合用五苓散；邪毒害肾者，合用黄连解毒汤。中成药用川芎嗪、复方丹参注射液。针灸取中极、膀胱俞、阴陵泉等穴位，用泻法。

（2）虚证：面色㿠白，形寒肢冷，神疲乏力，全身浮肿，尿少清白或夜尿频多，腰酸膝软，食少便溏，或伴心慌气短，胸腔积液，腹水或见手足心热，口干咽燥，两目干涩，舌淡，脉沉虚无力。治宜补肾益气。偏于脾肾阳虚者，方选真武汤；偏于肝肾阴虚者，方选六味地黄丸。中成药用至灵胶囊、杞菊地黄丸、人参健脾丸、金匮肾气丸、黄芪注射液。针灸选神阙、关元等穴位，大艾炷灸。

9. 外治法 灌肠疗法、外敷疗法及穴位注射也有一定效果。

（五）预防

（1）减轻或消除急性肾衰高危因素的影响，以免引起肾缺血和中毒。

（2）及时正确地抗休克，保障有效血容量和解除肾血管收缩。

（3）注意保护肾功能：严重挤压伤或误输异型血时，及时给予碳酸氢钠碱化尿液和甘露醇利尿，防止血红蛋白、肌红蛋白阻塞肾小管或其他肾毒素损害肾小管上皮细胞；进行影响肾血流的手术前，应扩充血容量，术中及术后应用甘露醇或呋塞米保护肾功能，可静脉持续滴注多巴胺舒张肾血管，以增加肾小球滤过率和肾血浆流量。

（4）出现少尿时采取补液试验鉴别肾前性和肾性肾衰，同时可预防肾前性发展为肾性肾衰。若已发展到器质性急性肾衰，不论少尿型或多尿型，都必须严格按照急性肾衰处理。

五、急性肝衰竭

急性肝衰竭（acute hepatic failure）是指由多种因素引起的，在短时间内发生肝功能急剧恶化，导致肝脏功能发生严重障碍或失代偿，进而表现为黄疸、腹水、进行性神志改变和凝血功能障碍的综合征。急性肝衰竭病死率高，如不能及早诊断和治疗，往往预后较差。

（一）病因病理

在我国，85%～95%的肝衰竭是由病毒性肝炎引起的，尤以乙肝最为常见。此外，药物毒性损害也是引起急性肝衰竭的常见原因，如对乙酰氨基酚、甲基多巴、硫异烟肼等。四氯化碳、黄磷等化学物质及误食毒菌也可引起急性肝衰竭。肝巨大或弥漫性恶性肿瘤，尤其合并肝硬化时，也易并发急性肝衰竭。肝脏手术中，切除大范围肝脏组织，或肝血流阻断时间过长，均可导致肝损害，进而引发急性肝衰竭。

（二）临床表现

急性肝衰竭病人起病急，进展迅速。早期可为非特异性表现，如恶心、呕吐、腹痛、缺水及黄疸。进一步发展可出现意识障碍，主要是肝性脑病。肝衰竭时，代谢发生紊乱，如血中增多的游离脂肪酸、硫醇、酚、芳香族氨基酸等，均可能影响中枢神经；低血糖、酸碱失衡等也可影响脑功能；此外，缺氧或 DIC 等可使脑损害加重。肝性脑病根据严重程度分为四度：Ⅰ度（前驱期）为反应迟钝、情绪改变；Ⅱ度（昏迷前期）为瞌睡和行为不能自控；Ⅲ度（昏睡期或浅昏迷期）为嗜睡但尚可唤醒；Ⅳ度（昏迷期）为昏迷不醒，对刺激无反应，反射逐渐消失，常伴有呼吸、循环等方面的改变。

由于肝的代谢功能紊乱，血中硫醇增多，急性肝衰竭病人呼气常有特殊的甜酸气味，似烂水果味，称为肝臭。由于凝血因子合成减少或消耗增加，病人可出现皮肤出血斑点、注射部位出血或消化道出血。

急性肝衰竭亦可并发其他器官系统功能障碍。肾功能损害较为常见，部分病人可合并肝肾综合征；循环功能障碍表现为血压下降，与血管张力下降、心排血量减少有关；脑水肿及颅内压增高多发生在Ⅳ度肝性脑病病人，表现为血压高、心率慢、去大脑强直、癫痫发作等；肺毛细血管通透性增加，导致肺水肿的发生，表现为呼吸窘迫；多数病人可合并肺部、泌尿系等部位感染，是引起死亡的主要原因之一。

实验室检查方面，转氨酶升高，但大面积肝坏死时可出现胆-酶分离现象，表现为胆红素持续升高，而转氨酶不升高。血胆红素增高。凝血时间延长。

病理组织学表现为：肝脏进行性缩小，肝细胞一次性坏死，坏死面积≥肝实质的 2/3（或亚大块坏死，或桥接坏死），伴存活肝细胞严重变性，肝窦网状支架不塌陷或非完全性塌陷。

（三）诊断

急性肝衰竭的特征是起病急，发病 2 周内出现以Ⅱ度以上肝性脑病为特征的肝衰竭症候群。诊断依据主要包括：①既往无肝炎病史，以急性黄疸型肝炎起病。②起病后 2 周内出现极度乏力、伴明显的恶心、呕吐等严重的消化道症状。③迅速出现Ⅱ度以上的肝性脑病。④出血倾向明显，凝血酶原活动度≤40%，且排除其他原因。⑤肝浊音界进行性缩小。⑥病人黄疸急剧加深，起病初期可能黄疸很浅，甚至尚未出现黄疸，但上述表现者应考虑本病。

（四）治疗

1. 病因治疗　病毒性肝炎病人应考虑使用核苷类似物治疗乙肝相关的 AHF。可疑药物引起 AHF时应停用必需药物以外的所有药物。对于对乙酰氨基酚过量的病人，迅速给予 N-乙酰半胱氨酸治疗。

2. 一般支持治疗　营养支持，首选肠内营养。口服乳果糖以排软便 2～3 次/日为度。纠正酸碱失衡和电解质紊乱。

3. 预防感染　应全身使用广谱抗生素，必要时应使用抗真菌药物。

4. 防治多器官功能障碍　预防与应激相关的胃肠道出血；避免使用加重肾损害的药物；预防和治疗 ARDS。

5. 肝性脑病的治疗　使用甘露醇脱水；将体温降至 34～35℃；自身免疫性肝炎引起的肝性脑病可考虑使用激素。

6. 人工肝支持　此为直接支持肝脏功能的方法，将病人的血液通过体外的吸附作用和半透膜透析作用，以清除肝衰竭病人血中有害物质。

7. 肝移植　是治疗急性肝衰竭最有效的治疗手段，适用于经内科积极治疗和人工肝支持但疗效欠佳者。

8. 辨证论治　根据主要病症及四诊所见，辨证应用中药内服及外治法治疗。

（五）预防

急性肝衰竭的病死率较高，应尽量防避其发生。临床上能做到的是用药时注意对肝的不良反应。例如，结核病用利福平、硫异烟胺或吡嗪酰胺等治疗时，应检查血转氨酶、胆红素等，如发现肝功能有改变，应及时更改药物。外科施行创伤性较大的手术，术前应重视病人的肝功能情况，尤其对原有肝硬化、肝炎、黄疸、低蛋白血症等病变者，要有充分的准备。麻醉应避免用肝毒性药物。手术和术后过程中要尽可能防止缺氧、低血压或休克、感染等，以免损害肝细胞；术后要根据病情继续监测肝功能，保持呼吸循环良好、抗感染和维持营养代谢，维护肝脏功能。

第五节　心肺脑复苏

心跳骤停（cardiac arrest）是指心脏突然丧失有效排血功能而导致循环停止，全身组织缺血、缺氧的状态，也称心搏骤停。针对心跳骤停所采取的一切抢救措施，称为"心肺复苏"（cardiopulmonary resuscitation，CPR）。由于心肺复苏的最终目的是使病人的脑功能恢复，因此，以往的"心肺复苏"已发展为"心肺脑复苏（cardiopulmonary cerebral resuscitation，CPCR）"。本病属于中医学"卒死"的范畴。

一、病因病理

引起心跳骤停的原因很多，可以是心脏本身病变，如急性心肌梗死，但更多的是由非心脏疾病所引起，如缺氧、血容量不足、急性高钾血症、药物不良反应及迷走神经反射等。但无论何种原因，最终均导致冠脉血流减少、心肌缺氧及心律失常，从而致心跳骤停发生。中医认为卒死的发生多由心胸隐疾，又在外因作用下，致宗气外泄，心脏真阴逆乱外现，真气耗散；或邪实气机闭阻，升降痞隔，气血暴不周流，阴阳之气突然离决。

二、临床表现与诊断

心跳骤停抢救应当争分夺秒，诊断特别强调快和准，在 15～30 秒内明确诊断非常重要。以下征象可作为确诊依据：①原来清醒的病人突然神志丧失，呼之不应；②大动脉（颈动脉或股动脉）搏动消失；③自主呼吸停止，或一两次叹息样呼吸后停止；④瞳孔散大。

上述诊断依据中，①、②条最为重要，凭此即可确诊心跳骤停。切忌对怀疑病人反复进行血压测量和心音听诊，或等待 ECG 检查而延误抢救时机。

根据心电图、肉眼观察或以手触摸，心跳骤停可分为心室颤动、完全停搏、心电机械分离等三种类型。

三、治疗

心肺脑复苏的首要问题是争取时间，必须从确定诊断后立即开始组织抢救。院内心跳骤停的急救是否成功，依赖于能否有效监测及预防心跳骤停的发生。所以，美国心脏协会建议在院内建立快速反应小组（rapid response team，RRT）或医疗紧急小组（medical emergency team，MET）来预防心跳骤停。心肺脑复苏包括基本生命支持（basic life support，BLS）、高级生命支持（advanced life support，ALS）和复苏后治疗等几个阶段。在 BLS 和 ALS 阶段，现代医学已形成较为成熟而规范的治疗指南，心脏复苏后辅以中医药辨证治疗。

（一）基本生命支持

本阶段的目的是徒手或应用取之即得的设备，用简单易行的措施建立人工呼吸和循环支持，归纳起来为 ABC。a. air way，即开放气道，维持呼吸道通畅；b. breathing，进行人工呼吸；c.circulation，建立人工循环。根据 2015 年美国心脏协会心肺复苏和心血管急救指南，急救顺序变为胸外按压、开放气道和通气，即 CAB，以避免胸外按压开始的延迟。

1. 人工循环　人工循环与人工呼吸必须同时进行才能达到有效的复苏。人工循环的方法主要有以下几种：

（1）胸外心脏按压（external chest compression）：操作简便，是现场急救的首选方法（图 9-3）。2015 年美国心脏学会心肺复苏与心血管急救指南强调要不间断地进行心脏按压。胸外心脏按压时，病人必须平卧，背部有木板或地板等坚硬物体，施救者立于或跪于病人一侧。选择胸骨下半部为按压点，垂直加压。对成人实施胸外按压时，频率应达到 100～120 次/分，深度 5～6cm，两次胸外按压间的停顿应尽可能短。儿童胸外按压的深度至少要达到胸廓前后径的 1/3，如婴儿胸外按压深度约 4cm，儿童需 5cm。心脏按压与人工呼吸比为 30：2，直到人工气道的建立。人工气道建立后，每 6～8 秒进行一次人工呼吸或 8～10 次/分，而不中断心脏按压。

对目测有心跳骤停病人，如果除颤器或 AED 已经到达，就应立即施行除颤。若除颤器或 AED 未到达现场，就先施行 CPR 再除颤。非专业人士在发现病人意识消失和没有呼吸后可通过手机呼叫救护中心并立即开始CPR，且允许非专业人士仅进行胸外心脏按压，而不进行口对口人工呼吸。并强调避免把身体过度依靠在病人胸壁上，让胸廓能够完全回弹。确保胸外按压在整个 CPR 的比例至少达到 60%。

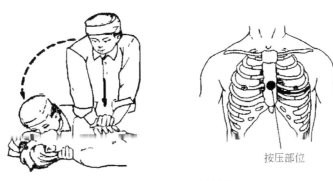

按压部位

图 9-3　胸外心脏按压

（2）机械胸外按压装置：根据胸外心脏按压原理设计制造的胸外机械压胸器，可替代人力进行胸外心脏按压。没有研究显示采用机械胸外按压装置比用人手进行 CPR 更为有效。人手进行 CPR 仍然是用来处理心跳骤停的最佳方法。机械胸外按压可适用于以下情况：人手不足，长时间 CPR，处理低温度的病人，在血管造影室内进行 CPR。

（3）开胸心脏按压（open chest cardiac compression，OCC）：方法要点是紧急消毒胸部皮肤，于胸骨左缘第 4 肋间切开皮肤和肌层进入胸腔，在心包外先进行按压，再剪开心包，手掌插入左室壁与心包之间进行按压。

2. 维持呼吸道通畅　昏迷病人因舌后坠而堵塞咽喉部呼吸道，设法使舌根离开咽后壁是保持呼吸道通畅和实施人工呼吸的首要条件，方法有：

（1）仰头抬颏法：操作者一手置于病人前额，向后加压使头后仰。同时另一手的三、四指置于病人的一侧下颌角，将下颌上抬而使舌根离开咽后壁。

（2）下颌前推法（托下颌法）：急救者双手拇指放在病人两侧颧骨上作支点，食指或中指放在病人耳垂下方的下颌角处作力点，将下颌向前、向上托起，使下切牙超过上切牙，此时舌根便离开咽后壁而解除了气道阻塞。

（3）清洁呼吸道：用吸引器清除口腔和呼吸道内异物或分泌物、呕吐物等，如现场无吸引设备，可将病人头部后仰并转向一侧，使分泌物离开喉头或流出口外。若分泌物多而黏稠或在声门附近深处，可用手指将其抠出。

3. 人工呼吸　实施人工呼吸的方法有多种，无须任何器材又较为简便的方法是口对口（鼻）人工呼吸法。口对口人工呼吸时，缓慢吹气时间应在 1 秒以上，并见胸部抬高，频率 8～10 次／分（每 6～8 秒通气 1 次）。注意避免吹入气量过大。

（二）高级生命支持

在初级心肺复苏的基础上，进一步做好前述的 A、B、C 工作；并通过应用药物、电除颤等手段，为自主心脏复跳和脑复苏提供有利的条件。

1. 控制气道 可通过放置通气道、喉罩、气管插管等办法进行。其中气管插管是最有效、最可靠的开放气道方法。

2. 人工通气和氧疗 可通过简易呼吸器或呼吸机进行人工通气和给氧治疗。

3. 药物治疗 可通过静脉、气管内、心内注射等途径给药，首选中心静脉给药。常用药物有：

（1）肾上腺素受体激动药：主要是肾上腺素、去甲肾上腺素、去氧肾上腺素和甲氧胺等，其中肾上腺素为心脏复苏的首选药物。肾上腺素的常用量为 0.5～1.0mg，若未能复苏，可 1～2 分钟后重复使用，并加倍增加剂量。

（2）碱性药物：严重酸中毒 pH<7.2 时，可明显减弱心肌收缩力，降低酶活性和心肌对儿茶酚胺的敏感性。因此，CPR 期间有必要适当给予碱性药物，如 5%NaHCO$_3$ 溶液 50～100ml。以后每 10 分钟追加初量的一半，或根据血气分析结果计算 NaHCO$_3$ 的用量。

（3）钙剂：能增加心肌的张力和收缩力，但过高的钙离子浓度可使心肌和血管平滑肌过度收缩，诱发心肌缺血、缺氧和心肌梗死。因此，在心肺复苏期间，使用钙剂应非常谨慎。一般只用于血浆高钾或低钙引起的心跳骤停，或在心跳已恢复但心肌收缩无力、血压不升时应用。因葡萄糖酸钙不易游离和起效慢，所以宜选用氯化钙注射液，常用 5%的氯化钙 5～10ml 静脉注射。

（4）抗心律失常药：心肺复苏后出现心律失常，多由于心肌供血不良所致。常用药物有利多卡因、溴苄胺、阿托品等。

4. 电除颤 心跳骤停病人中，50%以上表现为心室颤动，而电除颤是治疗心室颤动的最有效方法，故主张及早进行有效的电除颤。如果目击病人出现心跳骤停，应立即施行除颤。若非目击病人出现心跳骤停，应先施行 5 个循环（或 2 分钟）的 CPR 后再除颤。除颤每次只做 1 次，除颤后应即施行 CPR 2 分钟再检查心电（脉搏）。如除颤不成功，应立即做胸外心脏按压和人工呼吸。在开胸手术或胸内心脏按压时可做胸内直流电除颤。

（三）心脏复苏后处理和脑复苏

经初级和高级心脏复苏后，需进一步的生命支持治疗。此阶段持续时间较长，治疗任务也艰巨。处理的重点是维持循环和呼吸功能稳定，防止重要器官特别是神经中枢发生损害和并发症。此阶段辅以中医药治疗能提高复苏成功率。

1. 脑复苏的一般治疗措施 主要包括对心、肺、肾等重要脏器功能实施严密监测，维持呼吸和循环功能稳定，防治肾衰竭和缺氧性脑损伤，为脑复苏创造条件。

（1）缩短脑循环停止的绝对时间：心跳骤停发生后迅速诊断和开始有效的胸外心脏按压是缩短脑循环停止绝对时间的关键，这要求抢救人员争分夺秒开始心肺复苏。有条件时尽早进行电击除颤和开胸心脏按压，使自主循环尽快恢复，切实缩短绝对循环停止时间。

（2）确切有效的系统支持治疗：包括循环与呼吸功能及水、电解质和酸碱平衡等的维持，并注意肝、肾、胃肠道和血液等重要器官与系统的功能监测和维护，为脑复苏创造良好的基础。

（3）维持良好的颅内、外环境：①维持合适脑血流（CBF）：及时纠正低血压、维持平均动脉压等于或稍高于缺血前的水平、应用脱水剂降低颅内压等。②改善脑微循环：适度的血液稀释，使血细胞比容（Hct）在 30%～35%，可降低血液黏度，改善脑微循环。③提高血液氧含量：充分给氧和改善肺功能，使动脉血氧分压>100mmHg。充分氧合是缺血组织修复的保证。积极改善贫血、提高血液携氧量和维持恰当的心排血量有助于组织氧供。④控制高血糖。⑤防止体温升高。

2.脑复苏治疗的特殊措施

（1）低温脱水综合疗法：低温对脑组织有确实的保护作用，可降低脑代谢、减少氧耗、减轻脑水肿、缩小脑体积和降低颅内压，有利于减慢或制止脑细胞损害的进展和帮助脑细胞功能的恢复。低温还有抑制氧自由基产生，减少兴奋性氨基酸释放，抑制白三烯生成，促进酶活性恢复和保护血脑脊液屏障完整性等作用。但低温也有不良作用，如低温（＜28℃）可致严重心动过缓和室性心律失常，增高血黏度，干扰微循环，抑制机体免疫反应和增加肺部感染机会等。

头部冰帽有助于降低头部温度，降低脑代谢。低温治疗要点包括降温要早、降温足够、降温到底及合并脱水。

（2）高压氧治疗：高压氧用于完全性脑缺血病人脑复苏治疗具有特殊的治疗效果。完全性脑缺血病人的高压氧治疗一般采用 2.5～3atm，40～60 次的长疗程。

（3）其他疗法：可酌情应用皮质激素、巴比妥盐、Ca^{2+}通道阻滞药、自由基清除剂等。

3.辨证论治

（1）阴虚：唇干，手足蠕动，语声低微，或神志不清，舌瘦红少苔或短缩，脉细无力。治宜益气救阴。方选生脉散加减。

（2）阳虚：目闭口开，神昏，面色苍白，身凉肢厥，呼之多不应，舌淡或无法见及，脉沉微欲绝或迟或数。治宜回阳固脱。方选通脉四逆汤加减。

（3）实证：面赤，身热，呼吸急促，喉中有痰声，呼之多不应，舌红赤胖大或无法见及，脉洪大。治宜豁痰化瘀解毒，开窍醒神。方选菖蒲郁金汤加减。

若有发热等内热征象者治宜清热开窍，可选清开灵注射液或醒脑静脉注射射液；若见虚脱征象者治宜益气固脱，可选参麦注射液，或配合针刺人中、百会等穴位。

四、脑复苏后的评估

根据脑的受损程度和 CPR 的效果，脑复苏的最终结局根据 Glasgow-Pittsburg 的分级标准分为以下五个等级。

1 级（脑及总体情况优良）：清醒、健康，思维清晰，能从事日常工作和正常生活，可能有轻度神经及精神障碍。

2 级（轻度脑和总体残疾）：清醒，可自理生活，能在有保护的环境下参加工作，或伴有其他系统的中度功能残废，不能参加竞争性工作。

3 级（中度脑和总体残疾）：清醒，但有脑功能障碍，依赖别人料理生活，轻者可自行走动，重者痴呆或瘫痪。

4 级（植物状态或大脑死亡）：昏迷，自己不能移动，不能进食，大小便失禁，对指令不能思维，可自动睁眼但视物不能识别，发音无语言意义。具有上述表现，经各种治疗无效，病程超过 3 个月以上者，称为植物状态。

5 级（脑死亡）：从大脑、小脑、脑干，直至第一颈髓的全脑功能不可逆转的丧失。病人呈持续深昏迷状态，无自主呼吸，瞳孔散大、固定，对光发射消失，动眼反射、角膜及咽喉反射、睫反射等均消失，体温调节紊乱，脑电图呈平线。

（石永勇 赵高峰 招伟贤）

第十章 疼 痛 治 疗

疼痛是临床上最常见的症状之一，疼痛医学是一门既古老又年轻的学科，在古代甚至远古时代，人类就与疼痛进行着不懈的斗争，并且逐渐学会和积累了不少缓解疼痛的方法，但是到目前为止，对疼痛的机制还不是十分明了，不少疼痛性疾病仍然还缺乏确切的治疗方法。所以说它又是一门年轻的学科。疼痛是临床最为常见的主诉之一，大约有85%以上的病人来医院就诊的第一主诉就是某个部位的疼痛。疼痛也常常是威胁人类健康的一种信号，是当代医学和生命科学研究的重要课题。其临床表现形式千差万别，轻者稍纵即逝，重者痛不致生，不仅给病人带来肉体和精神上的痛苦，甚至会严重影响病人的正常工作和生活。

一、疼痛学简史

公元前1500年埃及用大麻、罂粟等止痛。公元前1世纪阿拉伯医生应用冷冻术止痛。在我国，古代著名医学家扁鹊提出用针灸、按摩等方法止痛。公元前457～227年，我国春秋战国时代的医书《黄帝内经》记载了针灸治疗头痛、耳痛、腰痛和胃痛等疼痛病症。1803年，德国科学家Friedrich Sertumer从鸦片中提炼出吗啡。1906年，化学家、药理学家和内科医师Paul Janssen博士在比利时合成芬太尼。1930年至1945年是现代疼痛治疗发展的重要阶段。1930年法国外科医生Leriche首先认为慢性疼痛是一种疾病状态。1936年，美国麻醉学家Rovenstine教授创立了疼痛门诊。

20世纪90年代以来，我国疼痛医学有了很大的发展，并开展了多种形式的国际交流与合作。现今，在疼痛基础研究和疼痛临床治疗方面都已达到较高的水平。

世界卫生组织（WHO）于2000年明确提出"慢性疼痛是一类疾病"。现已把疼痛称为继呼吸、脉搏、体温和血压之后的人类第五大生命体征。

二、疼痛的定义与机制

（1）定义：国际疼痛学研究会（IASP）给出疼痛的定义是：疼痛（pain）是一种不愉快的感受或情感体验，常常伴有组织损伤或潜在的组织损伤。而且，强调疼痛是一种主观上的感受，它广泛出现于各种疾病的病程中。

（2）疼痛发生机制：疼痛发生的确切机制目前尚未十分清楚。多年的研究表明，疼痛的发生与伤害感受器对组织伤害性刺激的捕获及通过传入神经纤维传导至中枢神经系统而产生疼痛感受有关；疼痛相关化学物质和细胞因子参与疼痛的发生机制；交感神经系统在慢性疼痛的形成和持续过程中具有重要作用。另外，认为初级传入纤维与脊髓背角神经元之间的突触传递可塑性变化是疼痛中枢敏感化的主要原因。

中医认为疼痛的致病机理是"邪之所凑，其气必虚"，病邪的得逞主要是由于机体的正常功能失调。"气"是指人体的正常功能，正气强盛，血气充盈，卫外固密，外邪就无从侵入，疾病也无从滋生。正气虚弱，卫外无力，则病邪乘虚而入。而"气滞血瘀，不通则痛；气血不足，不荣则痛"，为疼痛性疾患的基本病机。

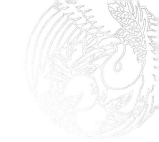

第一节　疼痛的分类

根据发生的部位、原因、性质及持续时间等，疼痛可有多种分类：

（1）根据疼痛剧烈程度分类：可分为轻度疼痛、中度疼痛和重度疼痛。

（2）根据疼痛的持续时间分类：可分为急性疼痛和慢性疼痛。急性疼痛是指疼痛持续时间小于6个月，如创伤、外科手术、急性炎症、急性心肌梗死等。慢性疼痛是指疼痛持续时间大于6个月，如晚期癌痛、慢性腰腿痛、三叉神经痛等。

（3）根据疼痛的部位分类：可分为浅表痛、深部痛和中枢性痛。

1）浅表痛：位于体表或黏膜，通常程度较为剧烈，定位准确，一般呈局灶性、区域性，性质多为锐痛，主要由 Aδ 有髓神经纤维传导。

2）深部痛：为内脏、关节、胸腹腔等部位的疼痛，程度较轻，定位不准确，多呈区域较为广泛的钝痛，有的伴有牵涉痛，主要由 C 类无髓神经纤维传导。

3）中枢性痛：主要指脊髓、脑干、丘脑、大脑皮层等中枢神经系统的病变或功能失调所引起的疼痛，如脊髓损伤、脑肿瘤、脊髓空洞症、脑出血等引起的疼痛。但如果只是由于颅内压增高或脑膜等结构受牵涉而引起的疼痛不应视为中枢性痛。

（4）其他分类：疼痛还可根据疼痛性质和特点分为：胀痛、麻痛、刺痛、灼痛、酸痛、绞痛、放射痛等。另外还有一些特殊疼痛如牵涉痛、心因性疼痛等。牵涉痛是指从起始疼痛部位扩散、放射到其他部位出现的疼痛，为某些内脏器官病变时，在体表一定区域产生感觉过敏或疼痛感觉的现象。心因性疼痛是指找不到引起疼痛的器质性病因或无足够器质性理由可以解释的慢性疼痛。

第二节　疼痛的临床评估方法

由于人体对疼痛的体验具有很大的差异性，同时疼痛的感受情感状态、疼痛经历及心理等诸多因素的影响，目前对疼痛强度的评估主要有主观评分法和客观评分法。

1. **主观评分法**　正由于疼痛的客观评估法尚不能真正反映病人个体临床实际中对于疼痛的正确评估，因此目前临床上较为普遍应用的仍然是主观的疼痛评分方法。

（1）视觉模拟评分法（VAS）：在纸上画一条 10cm 的线段，分别标出 0、1、2…10 字样，0 代表无痛，10 代表难以忍受的剧烈疼痛。让病人在线段上标出自己的疼痛程度（图 10-1）。此方法比较客观、敏感、较为可靠，是目前临床最为常用的疼痛定量评估方法。

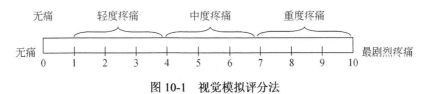

图 10-1　视觉模拟评分法

（2）语言评价量表（VRS）：是将疼痛测量尺与口述描绘评分法相结合而成。其特点是将描绘疼痛强度的词汇等通过测量尺图形来表达，使病人更容易理解和使用。VRS 将疼痛分为无痛、轻微疼痛、中度疼痛、重度疼痛和极重度疼痛。口述描绘评分法有 4 级评分、5 级评分、6 级评分、12级评分和 15 级评分等。各种口述描绘评分法均是根据疼痛的程度，采用从无痛到最严重疼痛的词汇表述。其中以 4 级评分或 5 级语言评分较简便、实用。

（3）数字评价量表（NRS）：是将 VAS 改用数字在表上表示，疼痛程度用 0 到 10 这 11 个数字表示。0 表示无痛，10 表示最痛。被测者根据个人疼痛感受在其中一个数作记号。

（4）疼痛问卷表：麦吉尔疼痛问卷表（MPQ），问卷包括 4 类 20 组疼痛描述词，从感觉、情感、评价和其他相关类四个方面因素及现时疼痛强度进行较全面的评价。每组词按疼痛程度递增的顺序排列，其中，1～10 组为感觉类，11～15 组为情感类，16 组为评价类，17～20 组为其他相关类。被测者在每一组词中选一个与自己痛觉程度相同的词。根据被测者所选的词在组中位置可得出一个相应数值（序号数），所有选出的词的数值之和为疼痛评定指数（PRI）。PRI 可以求出四类的总和，也可以分别计算。

2. 客观评分法 其特点是不受主观因素的干扰和影响，能够较为客观地反映个体间疼痛强度的差异，现今的客观评分方法有袖带法、压强法、针刺法、电刺激法、冷或热刺激法等对个体疼痛阈值进行测定。另外还有对机体内源性镇痛物质和伤害性致痛物质水平的定量测定，以及应用标准药物达到疼痛控制指标的滴定法等方法来直接或间接的准确评估疼痛的强度。虽然国内外不少专家进行了众多的研究和努力，但到目前为止，仍尚未能找到一种真正意义上的符合临床实际的客观评价方法。

第三节　疼痛对生理的影响

1. 精神情绪 急性疼痛可致病人焦虑、烦躁和不安，甚至恐惧。长期的慢性疼痛可使人表情淡漠、少动寡言，甚至精神抑郁。

2. 内分泌系统 疼痛所致应激反应可引发多种激素释放，如儿茶酚胺、皮质激素、血管紧张素 Ⅱ、抗利尿激素、醛固酮、胰高血糖素等升高而引起相应症状。

3. 循环系统 剧烈疼痛可引起交感神经兴奋，血中儿茶酚胺和血管紧张素 Ⅱ 水平升高、抗利尿激素水平升高，可导致 BP 升高、心动过速和心律失常、心肌耗氧增加。但内脏痛等深部疼痛可致副交感神经兴奋，BP 下降和 HR 减慢等。

4. 呼吸系统 疼痛可导致肌张力增加，肺顺应性下降，呼吸浅快，V／Q 比值下降等，可致低氧血症。同时疼痛使病人不敢用力呼吸和咳嗽，使积聚在小支气管内的分泌物不能及时排出，易引起肺炎和肺不张，特别对老年病人更易发生。

5. 消化系统 慢性疼痛可引起消化功能障碍，食欲缺乏。强烈的深部疼痛可致恶心、呕吐。

6. 泌尿系统 疼痛可致血管紧张素 Ⅱ 升高，引起肾血管反射性收缩，垂体抗利尿激素分泌增加，导致尿量减少。疼痛还可引起排尿困难，排尿不畅，尿潴留，易发生泌尿系统感染。

7. 免疫系统 疼痛可致免疫系统功能低下，增加感染和肿瘤扩散机会。

8. 凝血系统 急性疼痛可引起应激反应，使机体处于高凝状态，易导致血栓形成，增加如急性肺栓塞等发生概率。

第四节　慢性痛症疾病的治疗

一、慢性疼痛的诊疗范围

慢性疼痛主要有①头痛：偏头痛、紧张性头痛、丛集性头痛、混合性头痛、创伤后头痛等；②软组织源性疼痛：肌腱损伤、腱鞘炎、肌筋膜综合征、腰方肌、臀肌症候群、梨状肌综合征、足底筋膜炎等；③骨关节痛：如关节韧带损伤、骨关节炎、退行性骨关节病、类风湿关节炎等；④脊柱相关性疼痛：如颈（腰）椎间盘突出症、颈椎病、强直性脊柱炎、脊椎小关节功能紊乱、脊神经后支卡压综合征等；⑤神经病理性疼痛：如臂丛神经损伤、三叉神经痛、疱疹后神经痛、坐骨神经痛、舌咽神经痛等；⑥四肢血管性疾病：如肢端红痛症、血栓闭塞性血管炎、雷诺病、慢性静脉功能不全等；⑦代谢性疼痛疾病：如痛风、糖尿病性神经炎等；⑧精神源性（心源性）疼痛：如不定陈述综合征、错觉或幻觉痛、癔病性或忧郁性疼痛等；⑨其他及非疼痛性疾病：自主神经功能紊乱综合征、面肌痉挛、顽固性膈逆等。

二、疼痛诊断的基本方法与程序

在采取治疗措施之前，必须进行有计划、有步骤的诊断方法，尽量在治疗前明确诊断或作出初步诊断。疼痛诊断的内容和程序是：

（1）根据病人主诉详细询问病史。

（2）根据主诉和病史提供的疼痛部位和特征，进行重点体格检查，证实和发现压痛点和阳性体征。

（3）进行全面体格检查发现或排除其他部位和系统的疾病。

（4）根据体格检查后的初步诊断，进行必要的实验室检查和辅助检查，如影像学、超声波、肌电图、神经电生理、心电图等。

（5）必要时行诊断性神经阻滞。

三、慢性疼痛常用治疗方法

（一）药物治疗

药物治疗是疼痛治疗最基本、最常用的方法。一般慢性疼痛病人需较长时间用药，为了维持最低有效的血浆药物浓度，应采取定时定量用药。如待到疼痛发作时再予给药，往往需要较大剂量而维持时间也较短，效果不够理想。

1. 非麻醉性镇痛药 非甾体类消炎镇痛药（NSAIDs）是治疗非癌性慢性疼痛最为常用的药物。通常用于轻到中度的疼痛治疗，成瘾性很小。目前临床常用的 NSAIDs 药物有阿司匹林、对乙酰氨基酚、吲哚美辛、布洛芬、双氯芬酸、萘普生、氯唑沙宗等。这类药物对头痛、牙痛、神经痛、软组织损伤或关节痛的效果较好。除了对乙酰氨基酚外，非甾体类消炎镇痛药不但具有镇痛作用，还有较强的抗炎和抗风湿作用。近些年来，针对降低NSAIDs类药物的不良反应而开发了选择性COX-2抑制剂并已应用于临床，如塞来昔布、美洛昔康、尼美舒利等，它们对 COX-2 具有高选择性，临床评价较好，胃肠道不良反应显著降低。

2. 麻醉性镇痛药 主要为阿片类镇痛药，通过作用于中枢（脑和脊髓）的阿片受体而直接产生镇痛作用。通常用于急性剧痛和疼痛较为剧烈的慢性痛症及晚期癌痛的治疗。传统观念顾虑这类药物的成瘾性危害，因而在临床应用中使得不少疼痛病人常常得不到足够有效的镇痛治疗，然而近年来的许多研究表明：在患有剧烈疼痛的病人中，无论是慢性疼痛还是晚期癌痛病人中，长期足量使用阿片类镇痛药不仅有效而且安全。成瘾性的发生率也非常低。

目前临床常用药物有弱阿片类止痛药如可待因、双氢可待因和曲马多等，强阿片类药如吗啡、羟考酮、哌替啶、芬太尼、美沙酮、丁丙诺啡、二氢埃托啡等。

3. NMDA 受体拮抗剂 使用 NMDA 受体拮抗剂可提高吗啡的疗效，并明显提高难治性神经性痛的止痛效果。对阿片类止痛药产生耐受的病人，常伴有阿片受体功能下调和 NMDA 受体激活。氯胺酮是 NMDA 受体拮抗剂代表药物，低剂量氯胺酮复合强阿片药或局麻药全身或椎管内给药，治疗慢性神经病理性疼痛、触觉疼痛过敏或周围神经受损所致的疼痛具有良好的镇痛效果。

4. 抗抑郁药 具有抗抑郁、改善病人情绪和睡眠等作用，而且还有增加止痛药治疗效果的作用。慢性疼痛病人因长期受到疼痛的折磨，病人可出现精神忧郁，情绪低落等，可考虑应用抗忧郁药。

临床常用抗抑郁药有阿米替林、丙咪嗪、多塞平和马普替林等。

5. 抗惊厥药 该类药物主要用于神经损伤所致的放电样痛、撕裂样痛等慢性疼痛病人，如对三叉神经痛、带状疱疹后神经痛、臂丛神经等神经丛受损的病人具有很好的镇痛效果。常用药物有卡马西平、苯妥英钠和加巴喷丁等。

（二）局部痛点注射

许多慢性疼痛如腱鞘炎、肩周炎、肱骨外上髁炎、枕大神经痛、骨关节疼痛及慢性肌筋膜炎及部分关节疼痛等均在疼痛处有明显压痛点，比较固定和集中。即可在局部固定压痛点或扳机点（触发点）注药，每一痛点注射 0.5%～1%利多卡因（或 0.25%布比卡因）3～5ml，可加入曲安奈德或其他糖皮质激素混合使用，每周 1 次，3～4 次为 1 个疗程。

（三）神经阻滞治疗

神经阻滞是慢性疼痛治疗中广泛应用的一种治疗方法，是指对相关的神经末梢、神经干、神经丛、神经根、交感神经节等神经组织内或附近注入药物，阻断其疼痛部位的痛觉传导，同时还可改善疼痛部位的血液循环，减轻局部组织炎症水肿，从而达到消除肌肉痉挛，缓解疼痛症状的目的。临床上一般采用局麻药物进行神经阻滞治疗，但对晚期癌痛、顽固性疼痛如三叉神经痛则可选用神经破坏药物如无水乙醇或 5%～10%苯酚注射，对神经进行毁损，以达到长期止痛目的。另外，许多疾病的疼痛与交感神经有关，可通过交感神经阻滞进行治疗，例如，治疗急性期带状疱疹，不但可解除疼痛，而且还可降低后遗神经痛的发生率。常用的交感神经阻滞法有星状神经节阻滞和胸、腰交感神经阻滞。

1. 外周神经阻滞 头颈部、躯干和四肢的疼痛可根据神经分布阻滞相应的神经干或分支。如头面部疼痛最多见的三叉神经痛周围分支的阻滞，即可阻滞三叉神经的末梢分支眶上神经、眶下神经、颏神经；亦可阻滞出颅部位的分支，如圆孔的上颌支、卵圆孔的下颌支等。外周神经阻滞方法很多，如枕大神经痛可阻滞枕大神经，疱疹后神经痛根据侵犯的神经分布可进行臂丛神经阻滞或肋间神经阻滞，肩周炎可行肩胛上神经阻滞，慢性腰背痛可施行椎旁脊神经根阻滞等。可根据疼痛的原因、性质可分别选用局麻药、或加糖皮质激素和维生素 B 类药、神经破坏药等。

2. 椎管内阻滞

（1）硬脊膜外腔阻滞：硬脊膜外腔阻滞原本是手术室内实施麻醉的一种常用方法，经过多年来对硬脊膜外腔注药临床研究的不断深入，除了注射局麻药行硬脊膜外腔阻滞外，目前硬脊膜外腔注射阿片类药物和类固醇糖皮质激素在慢性疼痛治疗中亦得以广泛应用。局麻药可单独使用，但常与糖皮质激素或阿片类药物合用。类固醇激素可迅速减轻或消除因脊神经根受机械性压迫引起的神经根炎症，从而缓解症状。类固醇激素常选用泼尼松龙、地塞米松、曲安奈德等，常与局麻药混合药液使用。一般每周注射一次，3～4 次为一个疗程。根据病情可间隔 1～2 个月后再治疗一个疗程。阿片类药物常用吗啡，可用于晚期癌痛的治疗。

操作技术：见硬脊膜外腔阻滞麻醉相关章节。

适应证：主要治疗腰椎间盘突出症、慢性腰痛、缺血性疼痛综合征、带状疱疹和疱疹后神经痛、晚期癌痛的治疗等。

（2）蛛网膜下腔注射治疗：主要注射化学性神经破坏药物治疗晚期癌痛。临床上多应用无水乙醇或 5%～10%酚甘油作为神经破坏药物注入蛛网膜下腔。这种技术主要是选择性对椎管内脊神经感觉根（背根神经）进行阻断或毁损而起到阻断痛觉传导。

3. 交感神经阻滞 常用的交感神经阻滞有包括星状神经节阻滞、胸交感神经节阻滞、腰交感神经节阻滞、腹腔神经丛阻滞等。

（1）星状神经节阻滞：星状神经节由下颈交感神经节和第 1 胸交感神经节融合而成，位于第 7

颈椎和第 1 胸椎之间前外侧，支配头、颈和上肢。将局麻药注射到第 6 颈椎横突根部，即可出现同侧霍纳综合征和手指温度增高，提示阻滞有效。

适应证：适用于偏头痛、灼性神经痛、患肢痛、雷诺综合征、血管闭塞性脉管炎、带状疱疹等。

并发症：①局麻药的毒性反应；②药物意外注椎管内，引起血压下降，呼吸停止；③气胸；④膈神经麻痹；⑤喉返神经麻痹。

（2）胸交感神经节阻滞：操作必须在影像显示器引导下操作，即将药物注射到胸椎椎体前外侧缘胸交感神经节处（图 10-2）。

适应证：①胸、腹部带状疱疹和疱疹后神经痛；②胸壁原发或转移性癌痛。

并发症：①局麻药毒性反应；②药物意外注入椎管内，引起血压下降，呼吸停止；③穿刺角度不适当或穿刺部位过低，可导致气胸或血气胸；④无菌操作不严格，可引起感染造成深部脓肿。

（3）腰交感神经节阻滞：腰交感神经节位于腰椎椎体的前侧面，左右各有 4～5 对神经节，支配下肢。操作必须在影像显示器引导下操作，即将药物注射到腰椎椎体前外侧缘腰交感神经节处。

适应证：①治疗血管痉挛性疾病如雷诺病、血管闭塞性脉管炎、糖尿病性末梢神经痛、缺血性坏死、冻伤后疼痛等；②下肢带状疱疹和疱疹后神经痛；③恶性或癌性交感神经痛。

并发症：①局麻药毒性反应；②药物意外注入椎管内，引起血压下降、呼吸停止；③损伤大血管引起局部血肿。

（4）腹腔神经丛阻滞：该操作技术亦必须在影像显示器引导下进行。穿刺针针尖到 L_2 椎体稍前外侧缘，回抽无血后注射造影剂在 T_{12}～L_2 椎体前缘显示影像呈一条索状分布，即表明针尖已到达腹腔神经丛部位，即可注药（图 10-3）。

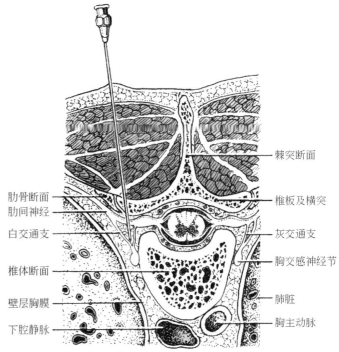

棘突断面
椎板及横突
灰交通支
胸交感神经节
肺脏
胸主动脉

肋骨断面
肋间神经
白交通支
椎体断面
壁层胸膜
下腔静脉

图 10-2　胸交感神经节阻滞示意图

适应证：①腹腔血管痉挛性疾病；②恶性或癌性交感神经痛；③良性内脏神经痛。

并发症：①局麻药毒性反应；②损伤大血管引起腹膜后血肿；③直立性低血压；④气胸或血气胸。

（四）经皮神经电刺激疗法

经皮神经电刺激疗法（TENS）为采用电脉冲刺激治疗仪，通过放置在身体相应部位皮肤上的电极板，将低频或高频脉冲电流透过皮肤刺激神经，以提高痛阈、缓解疼痛。电极板可直接放在疼痛部位或附近，或支配疼痛区域之神经部位。

（五）物理疗法

物理疗法在疼痛治疗中应用很广，种类很多，常用的有电疗、光疗、磁疗和石蜡疗法等。电疗法有短波、超短波、微波等高频电疗，以及直流电离子导入、感应电、电兴奋和间动电疗法等。光疗法常用近红外线和远红外线两种。其主要作用是消炎、镇痛、解痉、改善局部血液循环和兴奋神

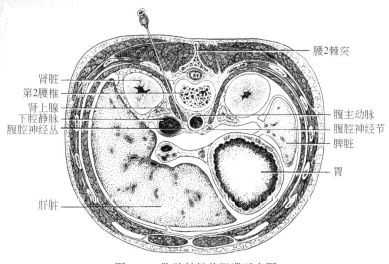

经肌肉等。

（六）心理疗法

心理疗法心理因素在慢性疼痛治疗中起着重要作用。心理疗法中的支持疗法就是医务人员采用解释、鼓励、安慰和保证等手段，帮助病人消除焦虑、忧郁和恐惧等不良心理因素，从而调动病人主观能动性，增强机体抗病痛的能力，积极配合治疗。此外，还有催眠与暗示疗法、认知疗法及生物反馈疗法等。

肾脏
第2腰椎
肾上腺
下腔静脉
腹腔神经丛
肝脏
腰2棘突
腹主动脉
腹腔神经节
脾脏
胃

图 10-3　腹腔神经丛阻滞示意图

（七）痛证的中医疗法

1. 敷贴疗法　是将特制的药物贴敷于穴位来治疗疾病。本疗法可泛治诸痛。具体运用时，要根据疼痛的性质、部位，选用相应的药物敷贴。如实证、热证，多用清热解毒、祛风疏表、活血化瘀之品；虚证、寒证，则宜用温经散寒、通阳化瘀之味。

2. 灸疗法　是利用艾绒或某种易燃材料和某种药物，在穴位或患处熏灼、贴敷，使其产生温热性或化学性刺激，通过经络腧穴的作用来调整人体生理功能的平衡，而达到治疗和保健目的的一种外治方法。灸法具有温通经络、行气活血、祛湿散寒、扶正祛邪之功。适用于寒邪所致，或属某一经络或部位气滞血瘀、经络阻滞引起的麻木、疼痛、肿胀等症，或气虚血亏而致的各种虚性神经痛。

3. 内服药物疗法　中药内服疗法是中医治疗中最主要、最基本的疗法。它是在中医学理论指导下，将中药制成汤剂、丸剂、散剂等不同剂型，根据病情需要选择最佳剂型内服，从而达到治疗疾病的方法。

4. 刮痧疗法　是利用边缘光滑的器具，如铜钱、瓷匙等，蘸香油或清水，在体表某处的皮肤上进行反复刮摩，从而治疗疾病目的。其具有宣通透泄、发散解表、行气止痛、调理脏腑功能等作用，多用于治疗感受暑湿秽浊引起的头痛、身痛诸证，也可用于风湿痹证。

5. 熏洗疗法　是将药物煎煮后，先用蒸气熏疗，再用药液洗身或洗局部患处而治疗疾病的一种外治方法。本疗法具有疏通腠理、祛风解表、消肿止痛、行气活血等作用，多用于治疗邪阻经络、气滞血瘀所致的诸多神经痛。

6. 针刀疗法　是一种中西医结合的新疗法，是将针刺疗法的针和手术疗法的刀有机地融为一体，主要适用于各种软组织粘连而引起的固定性疼痛。

7. 推拿疗法　又称按摩、按蹻、摩挲、理筋等，是医生根据病情在病人身体的特定部位或体表穴位，施用各种手法技巧，以矫正骨与关节解剖位置异常，改善神经肌肉功能，调整脏器的功能状态，以达到治疗目的，常用于治疗颈椎病、肩周炎、肱骨外上髁炎、腰肌劳损及神经痛等。

8. 拔罐疗法　是以罐为工具，利用燃烧热力排除罐内空气，造成负压，使罐吸附于腧穴或应施术的部位，产生温热刺激并造成皮肤充血、瘀血现象的一种疗法。其具有温经通络、祛湿逐寒、行气活血、消肿止痛的作用。

9. 针刺疗法　针刺疗法在我国具有悠久的历史，针刺疗法止痛确切，适用于各种急、慢性疼痛治疗。针刺方法分为体针和耳针两种，以体针疗法较常用。取穴原则：①近取法：在疼痛部位及其附近取穴，如颈肌筋膜炎取阿是穴；②远取法：根据循经取穴原则，选取于痛处相距较远的腧穴如腰背痛取委中穴；③远取与近取相结合：如偏头痛取合谷、印堂、攒竹等穴位；④随证取穴：根据某些腧穴具有主治一些特殊病症的特点选穴，如阴郄、后溪治盗汗，内关、郄门治心区痛等。另可依据辨证施治原则进行诊断和治疗，如腰痛可分寒湿、湿热、瘀血和肾虚等型。

四、癌症疼痛治疗

疼痛是癌症病人的最常见的症状，癌症初诊时，约25%病人伴有疼痛症状，抗癌治疗期约35%病人伴有疼痛，至癌症晚期，疼痛发生率明显上升，约为75%，且疼痛程度多较为剧烈。疼痛也是癌症病人最恐惧的症状之一，疼痛会严重影响病人的情绪、睡眠、生活、活动能力、与家人及朋友的关系，严重降低了病人的生活质量。

世界卫生组织（WHO）早在20世纪80年代就提出：到2000年在全世界范围内实现"让癌症病人无痛"的奋斗目标，并制订了癌痛病人三阶梯止痛治疗方案和用药原则。其具体内容主包括用药方法的"阶梯"概念和建议遵循的5项基本原则。

（一）癌痛三阶梯治疗（WHO 推荐）

1. 癌痛三阶梯治疗方案 选择镇痛药时，应根据疼痛的不同程度从低到高顺序分三阶梯来选择相对应阶梯的药物（图10-4）。

（1）第一阶梯：轻度疼痛时，选用非阿片类镇痛药，常选用非甾体消炎镇痛药（NSAIDs）。代表药物有阿司匹林。也可选用胃肠道反应较小的布洛芬、对乙酰氨基酚和塞来昔布等。

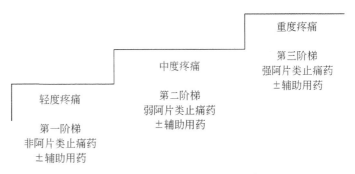

图10-4　癌痛三阶梯止痛方案示意图

（2）第二阶梯：在中度疼痛时，单用非阿片类镇痛药不能控制疼痛，应加用弱阿片类药以提高镇痛效果。代表药物为可待因。也可选用曲马多等。

（3）第三阶梯：重度疼痛时，选用强阿片类药，代表药物是吗啡。也可选用芬太尼等强阿片类药。

需要强调的是，选用镇痛药物时，应根据疼痛的强度而不是根据癌痛病人的预后或生命时限，选用阶梯用药目标是"让癌症病人无痛"。目前常用缓释或控释剂型。另外，在癌痛治疗中，常采取联合用药的方法，即加用一些辅助药以减少主药的用量和不良反应。常用的辅助用药有：①弱安定药，如地西泮和艾司唑仑等；②强安定药，如氯丙嗪和氟哌啶醇等；③抗忧郁药，如阿米替林等。

2. 癌痛三阶梯治疗原则

（1）按阶梯用药：是指止痛药物的选取应根据疼痛程度由轻到重，按顺序选择不同强度的止痛药。即轻度疼痛首选三阶梯的第一阶梯：非阿片止痛药物（以阿司匹林为代表）；如果达不到止痛效果或疼痛继续加剧为中度疼痛，则选用非阿片类药物加上弱阿片类药物（以可待因为代表）；若仍不能控制疼痛或疼痛加剧为重度疼痛，则选用强阿片类药（以吗啡为代表），并可同时加用非阿片类药物，后者既能增加阿片类药物的止痛效果，又可减少阿片类药物用量，降低药物成瘾性。

（2）首选口服药：首选口服及无创途径给药。口服用药，无创、方便、安全、经济。随着止痛药新剂型研究进展，及病人不同病情对给药途径的不同需求，除口服途径给药外，选择其他无创性给药途径日趋广泛应用，如透皮贴剂止痛治疗。若病人有吞咽困难，严重呕吐或胃肠梗阻时，可选用透皮贴剂、直肠栓剂等。必要时使用输液泵连续皮下输注。

（3）按时用药：是指止痛剂应有规律的按规定间隔给药。使用止痛药，必须先测定能控制病人疼痛的剂量，下次剂量应在前一次药效消失之前给予，这样可以保持疼痛连续缓解。有些病人因突发剧痛，可按需给药。

（4）个体化给药：由于个体差异，阿片类药物无理想标准用药剂量，滴定和收集整理能使疼痛得到有效缓解的剂量就是正确的剂量，故选用阿片类药物，应从小剂量开始，逐步增加至理想缓解疼痛且无明显不良反应的剂量为止。

（5）注意具体细节：对使用止痛药的病人要注意监护，密切观察其疼痛缓解程度，并及时采取必要措施，如及时调整用药剂量、更换镇痛药物种类或用药方式。同时，尽可能减少药物的不良反应，提高止痛治疗效果和病人用药依从性。

（二）椎管内注药

1. 硬膜外间隙注入阿片类药物　如吗啡、芬太尼等药物，可选择于疼痛部位相应的间隙进行穿刺，成功后置入导管以便反复注药。每次注入吗啡 1～2mg，用生理盐水 10ml 稀释，每天 1 次，也可应用镇痛泵连续给药。

2. 蛛网膜下腔内注入神经破坏性药物　常用苯酚或无水乙醇，破坏后根神经，使其产生脱髓鞘而达到止痛目的。

（1）苯酚：常用 5%～10%酚甘油，为重比重溶液。穿刺点应选择在拟麻痹脊神经根的中间点。病人痛侧向下侧卧位，穿刺针进入蛛网膜下隙后，将病人向背后倾斜 45°（即倒向操作者侧），然后缓慢注入酚甘油 0.5ml，最多不超过 1ml。这种体位可借助重比重药液下沉，使苯酚集中作用于痛侧神经。注药后保持原体位不变 20 分钟。

（2）无水乙醇：是轻比重溶液，病人应采取痛侧向上并前倾 45° 体位，使拟被麻痹的后根神经处于最高点。穿刺点的确定同上，穿刺成功后注入无水乙醇 0.5ml，需要时酌情补加，总量不超过 2ml。注药后维持原体位 30 分钟。

（三）放疗、化疗和激素疗法

放疗、化疗和激素疗法都是治疗癌症的方法，同时也可用作晚期癌症止痛。放疗或化疗用于对其敏感的癌瘤，可使肿块缩小，减少由于其压迫和侵犯神经组织引起的疼痛。对放疗敏感的癌瘤有精原细胞瘤、鼻咽癌、小细胞肺癌等。对于骨转移癌痛放疗效果显著。而化疗可用于乳癌、睾丸癌、卵巢癌等，肝动脉插管化疗对治疗肝癌有效。对于一些激素依赖性肿瘤可使用激素疗法，如雄激素和孕激素用于晚期乳癌，雌激素用于前列腺癌，都能起到止痛的作用。

（四）心理治疗

许多研究表明癌症病人的情感紊乱、心理痛苦也是决定疼痛强度的重要因素。在癌痛病人中，最主要的精神症状是调节异常、抑郁情感，其结果导致混合性抑郁焦虑症。当癌痛未获控制时，甚至可导致癌症相关性自杀。但是疼痛一旦被缓解后，精神症状均可明显减轻或消失。因此在积极治疗癌痛的同时，还应重视病人的心理治疗。

第五节　术后疼痛治疗

术后疼痛会给病人带来生理和心理伤害。难受的疼痛对病人的神经、心血管、呼吸、内分泌及代谢功能均产生不利影响，导致睡眠障碍、焦虑不安、康复延迟。控制不好的疼痛还会造成神经病理性疼痛，对病人远期的生活和工作造成不利影响。因此术后镇痛非常重要，是当今舒适医疗的一项标志性工作。

术后疼痛的原因主要是组织损伤引起的局部炎症和全身炎症反应，疼痛的性质多为躯体神经疼痛，是支配皮肤、肌肉等组织的躯体神经受到刺激所致，但也有部分属于内脏神经疼痛，如胸、腹腔手术后支配内脏组织的自主神经受刺激所引起。此外，术后疼痛还有静息痛和活动痛之分，前者是安静时出现的疼痛，后者则是在诸如下床活动或关节功能锻炼时出现的疼痛。

术后镇痛的基本方法主要有以下几种：药物镇痛、神经阻滞及电针镇痛。最近十几年发展起来的多模式镇痛，是将两种或多种作用机制不同药物、或镇痛方式复合应用，其优点是既可加强镇痛效应，又可避免或减少镇痛带来的不良反应。由于手术种类和创面大小及病人的状态的差别都会对疼痛感觉和镇痛需求造成影响，因此，术后镇痛需要综合考虑，选择对病人最合适的镇痛药物或镇痛方法，以期达到镇痛效果最佳、不良反应最少的目的。

一、药物镇痛

1. 常用药物

（1）阿片类药物：其中芬太尼、舒芬太尼、吗啡、羟考酮等主要激动 μ 阿片受体，属于强阿片，而布托啡诺、地佐辛等主要激动 κ 受体，归为弱阿片。

（2）非阿片药物：主要是非甾体抗炎药（NSAIDs）和氯胺酮等。阿司匹林是首个合成的非甾体类抗炎药。此类药物具有抗炎、退热和止痛作用，其中酮咯酸、氟比洛芬、氯诺昔康及帕瑞昔布等常用于术后镇痛。氯胺酮不良反应较明显，如谵妄、梦幻、恶心呕吐及心率加快、血压增高等心血管反应。

（3）其他药物：主要有氟哌利多和右美托咪定等，有镇静和加强镇痛作用，但前者有引起锥体外系症状的不良反应，右美托咪定有致心动过缓作用。此外局麻药也常常在术后镇痛中应用，如罗哌卡因、布比卡因及利多卡因等。

2. 系统药物镇痛

（1）非注射给药镇痛：包括口服、喷鼻或皮肤粘贴等给药途径，其中喷鼻适合于小儿。常用口服药物有 NSAIDs 类药、曲马多、右美沙芬、羟考酮等。经鼻黏膜给药有舒芬太尼、芬太尼及丁丙诺啡，经皮贴剂主要有芬太尼透皮贴剂。

（2）肌内注射镇痛：由于肌内注射给药受吸收效率影响较大，血药浓度通常上升较慢，而且波动大，难以做到快速有效镇痛。因此肌内注射镇痛方法并不是理想的术后镇痛方法。

（3）静脉注射镇痛：当伤口出现明显疼痛时，静脉注射吗啡或芬太尼，亦可使用曲马多等，疼痛缓解较为迅速。但静脉单次给药应注意呼吸抑制。

（4）持续输注镇痛：即通过微量注射泵将镇痛药物持续静脉输注达到并维持镇痛所需血药浓度的镇痛方式。有机械式泵和电子泵两种。泵内配好的镇痛药物按照一定的输注速度持续静脉输入而实现镇痛给药。病人还可以按压按钮增加一定量镇痛药，使镇痛更完善，此称病人自控镇痛（PCA）。

3. 不良反应及注意事项
吗啡类药物静脉镇痛的不良反应有：①呼吸抑制，表现为呼吸减慢或潮气量减小，呼吸抑制程度与剂量相关，严重者可导致呼吸停止。静脉输注吗啡时容易发生，芬太尼贴剂时效过长也可发生。发生呼吸抑制时可采用唤醒病人命令其呼吸或面罩辅助呼吸，必要时静脉注射纳洛酮 0.2mg 拮抗。②皮肤瘙痒，因组胺释放引起，使皮肤血管扩张。皮肤瘙痒严重者可以静脉注射纳洛酮 0.2mg。③便秘和排尿困难，是迷走神经兴奋致胃肠动力减弱所致。便秘者可服用果导或大承气汤等中药治疗；排尿困难护理无反应者可采取尿管导尿。④心动过缓：心率低于 50 次/分可考虑给予阿托品处理。⑤恶心呕吐，可静脉注射止吐药物如恩丹西酮、氟哌利多等；⑥胃肠反应，如腹痛、反酸、黏膜出血等，主要是 NSAID 类药物引起，一般较少见。

二、神经阻滞镇痛

神经阻滞镇痛包括硬膜外腔阻滞和外周神经阻滞，前者是通过穿刺置入导管到硬膜外腔，输注包含局麻药及吗啡等镇痛药物而实施镇痛。外周神经阻滞则是将局麻药注射到外周神经周围，阻断神经传导而实现镇痛。

1. 硬膜外腔镇痛

（1）基本方法：硬膜外腔穿刺或置管后注射局麻药和（或）阿片药物，可单次注药或置管连续输注。常用药物有布比卡因或罗哌卡因和吗啡。

（2）临床应用：硬膜外镇痛除可用于胸、腹部及下肢手术的术后镇痛，还可用于严重创伤疼痛、癌性疼痛的治疗及分娩镇痛。

（3）不良反应及注意事项：常见的有恶心、呕吐、瘙痒和尿潴留，偶见呼吸抑制，病人表现为意识淡漠或消失、瞳孔缩小呼吸减慢甚至暂停。因此镇痛期间需要关注病人生理体征，发生不良反应应及时对症处理。

2. 外周神经阻滞

（1）基本方法：将局麻药注射到外周神经周围阻断神经的传导从而产生镇痛。常用阻滞部位是臂丛神经、胸椎椎旁神经、腹横肌平面、腰椎椎旁神经或腰丛神经、股神经、坐骨神经等。外周神经阻滞以往主要依靠解剖标志定位，现在普遍采用超声影像引导。

（2）临床应用：臂丛神经阻滞可用于上肢手术后镇痛，胸椎椎旁阻滞可用于胸部手术后镇痛或胸壁疼痛治疗；腹横肌平面阻滞可用于腹部手术后伤口镇痛；腰丛神经阻滞或股神经加坐骨神经阻滞可用于下肢及关节的术后镇痛。

（3）不良反应及注意事项：要注意臂丛或股神经阻滞后导致上臂或下肢无力，容易导致病人下床活动时跌倒损伤。其他参见麻醉部分。

三、电针镇痛

1. 基本方法 常用电针镇痛有经皮穴位电刺激（TEAS）和经皮神经电刺激（TENS），前者是在穴位扎针或粘贴电极，后者则在手术切口两侧粘贴电极后连接电刺激仪实施电刺激镇痛。电针的穴位选择使用较多的穴位是合谷、内关、足三里、三阴交，刺激参数为 2/（50～100）Hz，刺激时间 30～50 分钟。间隔 6～12 小时后可以再次实施。经皮神经电刺激只需在伤口两侧粘贴 1～2 对电极，采用 50～100Hz 电刺激，3～5 分钟后伤口周围皮肤出现麻木感。联合应用 TEAS 和 TENS 可增强镇痛效应。

2. 临床应用 电针镇痛可用于各类术后镇痛。

四、多模式镇痛

由于单一药物或单一方法镇痛都难以获得理想效果，或镇痛不足或出现不良反应，因此复合两种或以上作用机制不同的药物或方法，实现在较小药物剂量下获得较好的镇痛效果，此谓之多模式镇痛。

（1）多模式药物镇痛：常用方法是复合阿片和 NSAID 类药物，例如，吗啡、舒芬太尼、芬太尼复合氟比洛芬或酮咯酸静脉输注，可应用于胸科或腹部等手术创伤较大、身体状况较好的病人；布托啡诺或地佐辛复合氟比洛芬、酮咯酸等，可用于 65 岁以上老年，身体状况较差，实施腹部、髋关节等中、大手术的病人等。

（2）多模式方法镇痛：有多种复合模式包括①硬膜外局麻药复合阿片；②静脉药物复合电针镇痛；③静脉药物复合外周神经阻滞；④静脉药物复合神经冷冻。

（3）超前镇痛：为了进一步改善术后镇痛，提出了超前镇痛（preemptive analgesia）的概念，又称为预先镇痛或预防性镇痛（preventive analgesia），是指在疼痛刺激之前给予止痛措施，给予一些弱的镇痛药物，如酮咯酸、普瑞巴林、曲马多等，以阻止疼痛向中枢神经传导，防止中枢对疼痛敏感化，使术后镇痛获得较好的效果又可减少镇痛用药，成为多模式镇痛方式之一。

（肖建斌　招伟贤）

第十一章 围术期处理

围术期（perioperative period）是指从明确诊断并确定手术治疗时起，到执行手术，直至术后康复的整个过程。

手术历来是扶正祛邪的重要手段之一。汉唐时代，中医外科走在世界前列。汉代华佗创制"麻沸散"用于麻醉，施行死骨剔除术和剖腹术。隋朝，巢元方的《诸病源候论》"金疮肠断候"中介绍腹部外科手术的经验，并首次记载了人工流产和肠吻合及血管结扎、拔牙等手术疗法。而在唐代，孙思邈的《备急千金要方》用葱管导尿，则比 1860 年法国发明橡皮管导尿早 1200 多年。

但是手术和麻醉都具有创伤性。手术创伤及术后恢复过程，会加重病人的生理负担。而且接受手术治疗的病人，难免会产生不同程度的心理压力。所以，除了熟练的手术操作以外，术前准备、术后康复的围术期处理，同样具有重要的意义。

手术前的围术期处理，主要是采取各种可能的措施，提高病人的体质及心理承受能力，以最佳状态迎接手术。术中的处理要以保证病人的生命体征平稳，尽量减少刺激与操作，确保手术顺利进行为目的。手术后的围术期处理，主要是采取各种措施，减少并发症，促使病人快速康复，提高生活质量。

具有五千年文明实践的中医中药所建立起来的整体调节与辨证论治的独特疗法，可以广泛地应用于外科病人的术前准备和术后康复。其中如何做到术后快速康复，已经成为现代外科手术围术期研究的重点，中医中药在术后快速康复方面有得天独厚的优势，取得了良好的临床疗效。

第一节 术前准备

术前准备主要包括以下方面：进一步明确诊断，确定手术适应证；完善有关检查，判断重要器官功能和病人对手术的耐受力，排除手术禁忌证；制订手术方案，征求病人和家属意见，履行签字手续；启动术前其他各项准备工作，包括麻醉前准备、备血、备皮和胃肠道准备等。

术前准备与疾病的轻重缓急、手术范围和性质有密切关系。通常手术可分为三类。①急症手术：由于病情十分急迫，需在最短时间内进行必要的准备，迅速实施手术。如外伤性肠破裂、呼吸道窒息、胸腹腔内大血管破裂等。②限期手术：施行手术的时间虽然也可以选择，但有一定限度，应在尽可能短的时间内作好术前准备。如各种恶性肿瘤根除术、胃十二指肠溃疡并发幽门梗阻的手术等。③择期手术：指施行手术迟早并不致影响效果的手术。如胃十二指肠溃疡的胃大部切除术、乳腺纤维腺瘤及腹股沟疝修补术等，可以在充分的术前准备后进行手术。

手术前不仅要明确外科疾病的诊断和手术适应证，而且要对病人的全身情况有足够的了解。要详细地询问病史，全面地进行体格检查，除一般检查外，还需针对一些重要器官功能进行特殊检查，包括心、肺、肝、肾、内分泌、血液、免疫系统功能及营养状态等，估计病人对手术的耐受力。并且针对存在的问题，在术前予以纠正，术中和术后加以防治。

病人对手术的耐受力，可以归纳为两类：①耐受力良好，指病人的全身情况较好，重要器官无器质性病变，或其功能处于代偿状态。对这一类病人，术前只要进行一般性准备。②耐受力不良，指病人的全身情况欠佳，疾病已经对全身造成明显影响；或重要器官有器质性病变，濒于或已有失代偿的表现。对这一类病人需作积极和细致的特殊准备，待全身情况改善后，方可施行手术。

病人对手术的耐受力与外科疾病的轻重缓急亦与手术方案的制订有密切的关系，急诊入院或全身情况欠佳又必须手术治疗的病人，手术方案只能选择解除主要问题、挽救生命。对手术耐受力不良的病人，要根据病人的实际情况，预早作好特殊准备。

一、特殊准备

1.营养不良 此类病人常伴有低蛋白血症，往往与贫血、血容量减少同时存在，因而耐受失血、休克的能力降低。低蛋白状况可引起组织水肿，影响愈合；营养不良的病人抵抗力低下，容易并发感染。因此，血浆清蛋白测定值在 30~35g/L，应补充富含蛋白质饮食予以纠正；如果低于 30g/L，则需输入血浆、人体白蛋白制剂才能在较短的时间内纠正。营养不良的中医辨证多属虚证，正气不足则抵抗力低下，邪气乘虚而入容易并发感染，影响伤口愈合和身体康复。如《内经》所云："正气存内，邪不可干；邪之所凑，其气必虚"。而"虚则补之"治法的实施，可根据病人阴阳气血及脏腑功能不足的实际情况辨证论治，采取应用静脉补液、补充血浆清蛋白、饮食疗法等直接补充；亦可以应用中医中药和锻炼等调理方法间接纠正；同时对兼夹邪实的要注意扶正祛邪并用。

2.高血压 血压在 160/100mmHg（21.3/13.3kPa）以下，无心、脑、肾脏器损害的，不必作特殊准备。血压过高者（高血压 3 级），麻醉和手术应激有并发脑血管意外和充血性心力衰竭等危险，术前应选用合适的降血压药物，使血压平稳在一定水平，但并不要求降至正常后才作手术，应控制血压使其下降20%左右，一般要求 SBP＜ 180mmHg、DBP ＜ 110mmHg，且稳定 1~2 周。服用降压药物的病人应服药至术前凌晨。

对于择期手术病人的降压目标，中青年病人应控制在正常血压水平；老年病人则降压至 140/90mmHg 左右为宜。对于伴有糖尿病的病人，降压的目标还应适当低些，以 130/80mmHg 为宜。注意降压不可过度，以免因严重的低血压而导致脑缺血或心肌缺血。但急诊手术或必须手术病人，则仍需进行手术治疗，术前可在严密监测下行控制性降压，调整血压至 140/90mmHg 左右，术中严密监测血流动力学，以确保手术期间心血管系统的稳定。

对于原有高血压病史、进入手术室后血压急骤升高的病人，应与麻醉医师共同处理。并根据病情和手术性质，决定实施或延期手术。

高血压的中医辨证认为其与情志失调、饮食不节、内伤虚损等因素有关，多属阴阳失调，阴虚阳亢。常见证候有阴虚阳亢、肝火亢盛、阴阳两虚和痰湿壅盛等，分别采取育阴潜阳、平肝泻火、祛湿除痰等治法。

3.心脏病 伴有心脏疾患的病人，施行手术的死亡率是非心脏病者的 2.8 倍，心脏病的类型与手术耐受力有关。非紫绀型先天性、风湿性和高血压心脏病，心律正常而无心力衰竭的趋势者，手术耐受力良好。冠状动脉硬化性心脏病有房室传导阻滞者，手术耐受力较差，必须作充分的术前准备。急性心肌炎、急性心肌梗死和心力衰竭者，手术耐受力甚差，除急症抢救外，应推迟手术。Goldman index 是评估心脏

表 11-1　Goldman 心脏危险指数系统（CRIS）

危险因素	得分
病史	
年龄>70 岁	5
心梗发病< 6 个月	10
主动脉瓣狭窄	3
体格检查	
充血性心衰表现（第三心音奔马率，颈静脉怒张）	11
卧床不起	3
实验室检查	
氧分压<8.0kPa（60mmHg）	3
一氧化碳分压>6.7kPa（50mmHg）	3
血钾<3mmol/L	3
血尿素氮>18mmol/L	3
血肌酐>267μmol/L	3
手术	
急诊	4
胸腔内	3
腹腔内	3
主动脉	3

病病人手术风险最常用的方法（表 11-1）。

严重并发症和死亡率：CRI 为 0~5 分，分别为 0.7%和 0.2%；CRI 为 6~12 分，分别为 5%和 2%；CRI 为 13~25 分，分别为 11%和 2%；CRI>25 分，分别为 22%和 56%。如 CRI 大于等于 26 分，只应施行紧急手术；总分在 13~25 分，术前应请心脏科医生会诊，考虑进行择期手术；总分<13 分，则手术的危险性小，与一般人无明显差别，多可经受各种手术。

手术前准备的注意事项：①有水、电解质失调的病人，术前应予纠正。②伴有贫血的病人，术前应少量多次输血。③有心律失常者，如为偶发的室性期外收缩，一般不需要特别处理。如有心房颤动伴有心室率增快者（心室率>100 次/分），或确定为冠心病并出现心动过缓者（心室率<50 次/分），应通过有效的内科治疗，尽可能使心率控制在正常范围内。④急性心肌梗死病人发病后 6 个月内，不宜施行择期手术；6 个月以上且无心绞痛发作者，可在良好的监护条件下施行手术。心力衰竭病人，最好在心力衰竭控制 3~4 周后，再施行手术。

心脏病属于中医的"心痹"、"真心痛"、"惊悸怔忡"、"水肿"等范畴，发病机理以心、脾、肾等脏腑功能失常为本，以气滞、血瘀、痰浊、寒湿等为标，临床常常虚实互见，表现为本虚标实。治疗时，标实为主者，当以治为急，分别采用通阳宣痹、活血化瘀、化痰开窍等法；本虚为主者，当以培本为先，分别采用益气养阴、温阳利水、健脾补血、回阳固脱等法。治疗时应权衡虚实、缓急而灵活运用。

4. 呼吸功能障碍 呼吸功能不全的主要表现是轻微活动后就出现呼吸困难。凡有呼吸功能不全的病人，术前都应了解呼吸病有关病史，做肺功能检查和动脉血气分析、心电图、胸片等，整体评估肺功能（表 11-2）。

表 11-2　动脉血气分析、肺最大通气量与肺功能关系

项目	肺功能		
	正常	轻度不全	重度不全
氧分压（kPa）	9.3↑	8.0	6.6↓
氧饱和度（%）	90↑	85~90	84↓
二氧化碳分压（kPa）	5.2	6.4	7.1↑
最大通气量（%）	70↑	60~70	60~40↓

术前准备应包括：①停止吸烟 2 周，鼓励病人多练习深呼吸和咳嗽，以增加肺通气量和排出呼吸道分泌物。②中医辨证多数按"咳嗽"、"喘证"论治，临床以风热犯肺、痰热壅肺、肺肾不足等证型为多见，可以采用中药煎剂、中成药或中药雾化吸入等方法。③应用麻黄碱、氨茶碱等支气管扩张剂及异丙肾上腺素等雾化吸入剂，对阻塞性肺功能不全有较好作用。经常发作哮喘的病人，可口服地塞米松等药物，以减轻支气管黏膜水肿。痰液稠厚的病人，可采用蒸气吸入，或口服药物使痰液稀薄，易于咳出。经常咳脓痰的病人，应于术前 3~5 天使用敏感抗生素，并指导病人作体位引流，促使脓性分泌物排出。④麻醉前给药量要适当，以免抑制呼吸。必要时使用能减少呼吸道分泌物的药物（如阿托品）。⑤重度肺功能不全及并发感染者，必须采取使用抗生素等中西医结合积极措施，改善肺功能、控制感染后才能施行手术。⑥急性呼吸系感染者，如为择期手术，应推迟至治愈后 1~2 周；如系急症手术，需用抗生素并避免吸入麻醉。

5. 肝脏疾病 肝炎和肝硬化是最常见的肝疾病。鉴于肝病病人，可无明确的肝病史，亦无明显的临床表现，因此，术前都应作肝功能检查，以便发现事实上存在的肝功能损害。

用于评价肝功能储备的 Child-pugh 评分见表 11-3。A 级、B 级和 C 级病人的手术死亡率分别为 0~5%、10%~15%和超过 25%。

表 11-3　Child-pugh 肝功能评分

	1 分	2 分	3 分
肝性脑病（分级）	无	1～2 度	3～4 度
腹水	无	轻度	中重度
总胆红素（μmol/L）	< 34.2	34.2～51.3	> 51.3
白蛋白（g/L）	> 35	28～35	< 28
凝血酶原时间延长（s）	< 4	4～6	> 6

注：分级：A 级，5～6 分；B 级，7～9 分；C 级，>10 分（包括 10 分）

A 级提示手术耐受力良好，B 级则必须审慎选择术式，限制手术范围；C 级手术耐受力差，除非急诊，一般不宜手术治疗。

吲哚氰绿（indocyanine green, ICG）排泄试验，$ICGR_{15}$ 被认为是反映肝脏储备功能的灵敏指标，特别适用于肝硬化或肝癌病人肝切除术前对肝切除范围的评估。如 $ICGR_{15}$＜10%，则可耐受半肝甚至扩大半肝的切除，$ICGR_{15}$ 为 10%～19%者只能耐受 2 个肝段切除，$ICGR_{15}$ 为 20%～29%者只能切除 1 个肝段或亚肝段切除，$ICGR_{15}$ 为 30%～39%者，亚肝段切除也不能，只能行局部剜除术，如 $ICGR_{15}$≥40%，则建议不做任何形式的肝切除，仅可行微波固化治疗。

多数肝功能损害病人经过治疗后能得到明显改善。措施包括：根据中医辨证，给予适当的中药或中成药，可以改善病人的整体情况，加强休息；高糖、高蛋白质饮食，改善营养状况；小量多次输给新鲜血液，或人血清蛋白制剂，可以纠正贫血、低蛋白血症，增加凝血因子，改善全身情况；同时应补充多种维生素（如维生素 B 族、维生素 C、维生素 K），甘草酸苷类等护肝药物的使用，以及缓泻剂（例如乳果糖等药物）的应用减少肠道内氨的吸收。一般来说，肝功能轻度损害者，不影响手术耐受力；肝功能损害较严重或濒于失代偿者，手术耐受力显著削弱，必须经过较长时间严格准备，方可施行择期手术；至于肝功能有严重损害，表现有明显营养不良、腹水、黄疸者；或急性肝炎病人，除急症抢救外，多不宜施行手术。

6. **肾脏疾病**　麻醉、手术创伤都会加重肾的负担。因此，凡有肾病者，都应进行肾功能检查。根据 24 小时内生肌酐廓清率和血尿素氮测定值判断，肾功能损害的程度大致可分三类，即轻、中和重度（表 11-4，表 11-5）。

表 11-4　肾功能损害程度

测定法	肾功能损害		
	轻度	中度	重度
24 小时肌酐廓清率	51～80	21～50	<20
血尿素氮（mmol / L）	7.5～14.3	14.6～25.0	25.3～35.7

表 11-5　我国 CRF 的分期方法

CRF 分期	肌酐清除率（Ccr）（ml/min）	血肌酐（Scr）（μmol/L）	说明
肾功能代偿期	50～80	133～177	大致相当 CKD2 期
肾功能失代偿期	20～50	186～442	大致相当 CKD3 期大致相当
肾衰竭期	10～20	451～707	CKD4 期大致相当 CKD5 期
尿毒症期	<10	≥707	

术前准备要点，应该是最大限度地改善肾功能。肾功能损害程度越重，手术耐受力也越差。注意维持术前水电解质、酸碱平衡，对于轻、中度肾功能损害病人，经过适当的中西医结合治疗，包括内服药物和外用灌肠等，多数能有效地改善病情，较好地耐受手术；重度损害者，需要在有效的透析疗法处理后，才能实施手术。

7. 糖尿病　糖尿病病人的手术耐受力差，术前应采取有效措施控制血糖水平，纠正水、电解质代谢失调和酸中毒，改善营养情况。凡施行有感染可能的手术，术前都应使用抗生素。

施行大手术前，糖尿病病人血糖以控制在轻度升高状态（5.6～11.2mmol／L）较为适宜，此时尿糖+～++。如果病人应用长效胰岛素或口服降血糖药，术前均应改用胰岛素皮下注射，每 4～6 小时 1 次，使血糖及尿糖控制于上述水平。

手术应在当日尽早施行，以缩短术前禁食时间，避免发生酮性酸中毒。取血作空腹血糖测定后，开始静脉滴注 5%葡萄糖溶液，取平时清晨胰岛素用量的 1／3～2／3 作皮下注射。术中，可按 5：1 的比例（葡萄糖 5g 加胰岛素 1U），在葡萄糖溶液中加入胰岛素。术后应根据血糖和尿糖测定结果，确定胰岛素用量。

8. 肾上腺皮质功能不全　除慢性肾上腺皮质功能不全的病人外，凡是正在用激素治疗或近期内曾用激素治疗 1～2 周者，肾上腺皮质功能就会受到抑制，应在术前 2 天开始应用氢化考的松，术中、术后根据情况决定激素用量及停药时间。

9. 免疫缺陷　各种原因导致的免疫功能缺陷，术后感染概率增高，术前应积极治疗，保证围术期安全，除给予纠正贫血、应用抗生素预防感染等治疗外，应注意免疫补偿治疗，如给予补充内种球蛋白和适当应用胸腺肽、干扰素和中医辨证论治等。

确定诊断及制订手术方案以后，主治医师应就病情、施行手术的必要性、可能取得的效果、手术的危险性、可能发生的并发症及术后恢复过程和预后，以恰当的言语对病人和家属作适度的解释，取得病人的信任和配合，使病人能以积极的心态接受手术和术后治疗。同时，也应就疾病的诊断、手术方式、术中和术后可能出现的不良反应、并发症及意外情况及术后治疗和预后估计等方面，向病人或家属作详细介绍和解释，以取得他们的理解和信任，并签署手术同意书。

上述工作完成以后，一旦确定了手术时间，就应启动术前的其他一般准备工作，以便为麻醉与手术作好最后准备。

二、一般准备

1. 心理准备　病人常常在手术前处于焦虑及对手术的恐惧中，针对病人的不同情况，医务人员应该采取不同的方法，使病人能较快适应环境，并正确面对手术。

2. 适应性训练　多数病人不习惯在床上大小便，术前需行卧床排便练习。术后病人常因切口疼痛而不愿咳嗽，应在术前教会正确咳嗽和咳痰的方法。吸烟的病人术前 2 周应停止吸烟。

3. 输血和补液　施行大中手术者，术前应做好血型检查和交叉配血，做好术前备血工作。凡有水、电解质及酸碱平衡失调和贫血的，均应在术前予以纠正。

4. 预防感染　要详细了解病人的基础疾病、营养状态、手术部位，以及是否是侵入性操作和管道停留、手术方式、时间，术中出血量等，这些都是导致感染风险增加的因素。在下列情况下，需预防性应用抗生素：①涉及感染病灶或切口接近感染区域的手术；②肠道手术；③操作时间长、创面大的手术；④开放性创伤，创面已污染或有广泛软组织损伤，创伤至实施清创的间隔时间较长，或清创所需时间较长及难以彻底清创者；⑤癌肿手术；⑥涉及大血管的手术；⑦需要植入人工制品的手术；⑧脏器移植术。

5. 营养支持　术前准备、手术创伤和术后饮食限制，不仅使消耗增加，而且会造成热量、蛋白质和维生素摄入不足，影响组织修复和创口愈合，削弱防御感染的能力。因此，对于择期或限期手术的病人，都应有一段时间（最好有 1 周左右），通过口服或静脉途径，提供充分的热量、蛋白质和维生素。

6. 胃肠道准备 从术前 8 小时开始禁食，术前 2 小时开始禁止饮水，以防因术中呕吐而引起窒息或吸入性肺炎。胃肠道等腹部手术者，术前 1～2 天开始进流质饮食，并于术前停留胃管；对于幽门梗阻的病人，术前数天除留置围观，尚需温盐水洗胃。如果施行的是结肠或直肠手术，应在术前一天口服番泻叶等泻药以清洁肠道，术晨行清洁灌肠或结肠灌洗；并于术前 2～3 天开始口服肠道制菌药物，以减少术后并发感染的机会。

7. 皮肤准备 若毛发影响操作，可于术前剃除。一般性手术毛发稀疏短小区域，无须常规剃毛，术前只要清洗手术区域皮肤即可。

8. 其他 手术前夜，可给予镇静剂，以保证睡眠充足。如发现病人有与疾病无关的体温升高，或妇女月经来潮等情况，应延迟手术日期。进手术室前，应排尽尿液；估计手术时间长的，或者施行的是盆腔手术，还应置留导尿管，使膀胱处于空虚状态，避免过度充盈。如果病人有活动义齿，应予取下，以免麻醉或手术过程中脱落而造成误咽或误吸。

三、手术前的中医辨证论治原则

术前准备主要是采取各种可能的措施，采取"对症下药"与"辨证论治"相结合的方法，提高病人的体质及心理承受能力，以最佳状态迎接手术。

（1）以消除或减轻病人入院后的症状或不适为目的。例如，病人入院时有"咳嗽"、"不寐"、"发热"、"郁证"、"虚证"等，应当根据四诊所见，分别辨证论治，消除或缓解有关不适或症状，以最佳状态迎接手术。

（2）以缓解病人的焦虑或不安为目的。术前焦虑多由于对手术的恐惧所引起，理气开郁、调畅气机、怡情易性是治疗术前焦虑的基本原则。证治分类：

1）肝气郁结：若见精神抑郁，情绪不宁，善太息，胸部满闷，胁肋胀痛，痛无定处，脘闷嗳气，不思饮食，大便失常，或女子月经不调，舌苔薄腻，脉弦。治宜疏肝解郁，理气畅中。方选柴胡疏肝散加减。针灸可选水沟、神门、内关、太冲、曲泉、膻中、期门等穴。

2）气郁化火：性情急躁易怒，胸胁胀满，口苦而干，或头痛、目赤、耳鸣，或嘈杂吞酸，大便秘结，舌红苔黄，脉弦数。治宜疏肝解郁，清肝泻火。方选丹栀逍遥丸加减。针灸可选水沟、神门、内关、太冲、行间、侠溪、外关等穴。

3）心神失养：精神恍惚，心神不宁，多疑易惊，悲忧善哭，喜怒无常，或时时欠伸，或手舞足蹈，骂詈喊叫等，舌淡苔薄，脉弦细。治宜甘润缓急，养心安神。方选甘麦大枣汤加减。针灸可选水沟、神门、内关、太冲、通里、心俞、三阴交、太溪等。

4）心脾两虚：多思善疑，心悸胆怯，失眠健忘，头晕神疲，面色不华，食欲不振，舌淡苔薄，脉细弱。治宜健脾养心，补益气血。方选归脾汤加减。针灸可选水沟、神门、内关、太冲、心俞、脾俞、足三里、三阴交等穴。

5）心肾阴虚：情绪不宁，心悸，眩晕，健忘，失眠，多梦，心烦易怒，口燥咽干，或遗精腰酸，妇女则月经不调，舌红少津，脉细数。治宜滋养心肾。方选天王补心丹加减。针灸可选水沟、神门、内关、太冲、太溪、三阴交、心俞、肾俞等穴。

（3）以增强病人术前体质为目的。对无明显不适、择期手术的病人，亦可根据其气血阴阳和脏腑不足进行适当调补，提高手术耐受力。

第二节 术后处理

在病人术毕送回病房前，就应整理好床位，备齐术后所需的用具，如胃肠减压装置、输液架、氧气等。病人送回病室后，要轻柔而平稳地搬移至病床，注意避免引流管脱出，然后接好各种引流管。做好保暖工作，在病人尚未清醒或麻醉未消失前，不要贴身放热水袋取暖，以免烫伤。病区应保持安静，少扰动病人。

手术后的处理首先是要严密观察生命体征。施行中、小型手术而情况平稳的病人，手术当日每隔 2~4 小时测定脉搏、呼吸和血压 1 次；大手术或有可能发生内出血、气管压迫者，必须密切观察，每 30~60 分钟应测定 1 次，并予记录。病情不稳定，或特殊手术后的病人，应送入监护病室，随时监测心率、血压、血氧分压等生理指标，直到病人情况稳定。要特别注意呼吸道梗阻，伤口、胸腹腔及胃肠道出血和休克等的早期表现，找出原因，及时处理。

要加强支持疗法，及时通过补液或进食提供营养；指导病人适当活动和锻炼，增强体质，促使早日康复。术后早期，病人因切口疼痛、体力消耗等原因，往往不愿活动，需要医护人员协助做好病床、口腔、皮肤的清洁工作，在饮水、进食、排便、咳嗽、咳痰及翻身等方面都应给予指导和帮助。同时要做好基础护理，防止肺部感染、尿路感染、褥疮、下肢深静脉血栓形成等常见并发症的发生。

一、卧位

手术后，应根据麻醉及病人的全身状况、术式、疾病的性质等选择卧式，使病人处于舒适和便于活动和护理的体位。全身麻醉而尚未清醒的病人，应平卧，头转向一侧，使口腔内分泌物或呕吐物易于流出，避免吸入气管。蛛网膜下腔麻醉病人，亦应平卧或头低卧位 12 小时，以防止因脑脊液外渗导致头痛。

施行颅脑手术后，如无休克或昏迷，可取 15°~30°头高脚低斜坡卧位。施行颈、胸手术后，多采用高半坐位卧式，便于呼吸及有效引流。腹部手术后，多取低半坐位卧式或斜坡卧位，以减少腹壁张力。脊柱或臀部手术后，可采用俯卧或仰卧位。腹腔内有污染的病人，在病情许可情况下，尽早改为半坐位或头高脚低位。

休克病人，应取平卧位，或下肢抬高 20°，头部和躯干抬高 5°的特殊体位。肥胖病人可取侧卧位，有利于呼吸和静脉回流。

二、术后监测

术后监测的目的在于随时了解术后病情变化动向和严重程度及对治疗的反应，以保证术后病人顺利康复。对于有心脏病和其他重危病人或施行较大复杂手术的病人术后监测应成为必需。术后监测项目可根据病情需要及临床医师的经验决定，主要包括以下：①心电监测；②动、静脉压监测；③呼吸功能监测；④肝、肾功能监测。

三、活动和起床

在病人手术后，原则上应该早期床上活动，争取在短期内起床活动。早期活动有利于增加肺活量，减少肺部并发症，改善全身血液循环，促进切口愈合，减少因静脉血流缓慢并发深静脉血栓形成的发生率；有利于肠道蠕动和膀胱收缩功能的恢复，从而减少腹胀和尿潴留的发生。有休克、心力衰竭、严重感染、出血、极度衰弱等情况，以及施行过若干有特殊固定、制动要求的手术病人，则不宜早期活动。

早期起床活动，应根据病人的耐受程度，逐步增加活动量。在病人已清醒、麻醉作用消失后，就应在床上活动，如深呼吸，四肢主动活动及间歇翻身等。足趾和踝关节伸屈活动，下肢肌松弛和收缩的交替运动，有利于促进静脉回流。痰多者，应定时咳嗽。手术后第 1~2 天开始，就可试行离床活动。先坐在床沿上，作深呼吸和咳嗽，再在床边站立，可试着站立排尿，并稍作走动或在椅上略坐片刻，然后逐步增加活动范围、次数和时间。

四、饮食和输液

何时开始进何种饮食，与手术范围大小及是否涉及胃肠道相关，常可以根据下列两种情况来掌握：

1. 非腹部手术 视手术大小、麻醉方法和病人的反应，来决定开始饮食的时间。一般的体表或肢体的手术，全身反应较轻者，术后即可进食。非腹部手术行蛛网膜下腔麻醉和硬脊膜外腔麻醉者，术后 4～6 小时根据病人需要而进饮食。全身麻醉者，应待麻醉清醒，恶心、呕吐反应消失后，方可进食。

2. 腹部手术 尤其是胃肠道手术，一般需禁食6～8小时后，无明显腹胀、腹痛及恶心、呕吐等胃肠道不适者，开始进少量流质饮食，逐步增加到全量流质饮食；一般在第 2～3 天肛门排气排便后开始进半流质，逐步恢复普通饮食。术后采用针刺足三里等中医外治法对恢复胃肠道功能有帮助。

禁食及少量流质饮食期间，应经静脉输液来供给水、电解质和营养。如禁食时间较长，还需通过静脉提供高价营养液，以免内源性能量和蛋白质过度消耗。

对于围术期病人，既要避免因低血容量导致的组织灌注不足和器官功能损害，也应注意容量负荷过多所致的组织水肿和心脏负荷增加。针对不同病人的个性化目标导向性补液治疗（goal directed fluid therapy，GDFT）可维持病人合适的循环容量和组织氧供，达到加快术后康复的目的（GDFT 的参考指标：维持血压下降程度≤20%，心率加快幅度≤20%，CVP 为 4～12mmHg，尿量维持在 >0.5ml/（kg·h），血乳酸≤2mmol/L，中心静脉血氧饱和度>65%，每搏出量变异≤13%）。

五、缝线拆除

术后要注意观察伤口，及时更换敷料，防止伤口感染，保证伤口正常愈合。缝线的拆除时间，可根据切口部位、局部血液供应情况、病人年龄决定。一般头、面、颈部在4～5天拆线，下腹部、会阴部6～7天，胸部、上腹部、背部、臀部7～9天，四肢10～12天（近关节处可适当延长），减张缝线 14 天。青少年病人可短拆线时间，年老、营养不良病人可延迟拆线时间，有时可采用间隔拆线。

对于初期完全缝合的切口，拆线时应记录切口愈合情况，这种切口可分为三类：①清洁切口（Ⅰ类切口），指缝合的无菌切口，如甲状腺大部切除术等。②可能污染切口（Ⅱ类切口），指手术时可能带有污染的缝合切口，如胃大部切除术等。皮肤不容易彻底灭菌的部位、6 小时内的伤口经过清创术缝合、新缝合的切口再度切开者，都属此类。③污染切口（Ⅲ类切口），指邻近感染区或组织直接暴露于感染物的切口，如阑尾穿孔的切除术、肠梗阻坏死的手术等。

切口的愈合也分为三级：①甲级愈合，用"甲"字代表，指愈合优良，无不良反应。②乙级愈合，用"乙"字代表，指愈合处有炎症反应，如红肿、硬结、血肿、积液等，但未化脓。③丙级愈合，用"丙"字代表，指切口化脓，需要作切开引流等处理。

应用上述分类分级的方法，观察切口愈合情况并作出记录。如甲状腺大部切除术后愈合优良，则记以"Ⅰ/甲"；胃大部切除术后切口血肿，则记以"Ⅱ/乙"，余类推。

六、引流物的处理

引流物的种类较多，可分别置于切口、体腔（如胸、腹腔引流管等）和空腔脏器（如胃肠减压管、导尿管等）。要经常检查术中放置的引流物，有无阻塞、扭曲等情况，确保引流通畅。换药时要注意将露在体外的部分妥善加以固定，以防落入体内或脱出，并应观察记录引流量、颜色、质地的变化。待引流量减少后，即可拔除。乳胶片引流一般在术后1～2天拔出。烟卷式大都在4～7天拔除。引流管多用于渗液较多者，一般引流液少于 50ml 则可拔除引流管。胃肠减压管一般在肠道功能恢复、肛门排气后，即可拔除。

七、各种不适的处理

（一）疼痛

约 80% 病人术后感到中到重度疼痛，术后良好的镇痛，有利于提高生命质量、缓解紧张焦虑，能够提高早期进食、早期活动的依从性，加快康复。麻醉作用消失后，切口皮肤受到刺激时会出现疼痛。如咳嗽、翻身会加剧切口疼痛，因此病人往往取比较合适的制动体位不愿移动。切口疼痛在术后初 24 小时内最剧烈，2～3 天后疼痛明显减轻。切口持续疼痛，或在减轻后再度加重，可能是切口血肿、炎症乃至脓肿形成，应仔细检查，及时处理。

处理原则：疼痛除造成病人痛苦外，重者还可以影响各器官的生理功能，必须有效地解除。具体内容请参考本书"疼痛治疗"章节内容。

（二）发热

发热可能是术后最常见的症状，术后发热不一定表示伴发感染。非感染性发热通常比感染性发热来得早。非感染性发热主要原因有手术时间长，广泛组织损伤，术中输血，药物过敏，麻醉剂引起肝中毒等。一般升高幅度在 1.0℃ 左右。如体温升高幅度过大，或恢复接近正常后再度发热，或发热持续不退，就应寻找原因。可能的原因是感染、致热原、脱水等。术后 24 小时以内发热，常常是由于代谢性或内分泌异常、低血压、肺不张和输血反应；术后 3～6 天的发热，要警惕感染的可能，如静脉内留置输液导管，可引起静脉炎，甚至脓毒症；留置导尿管并发尿路感染；手术切口和肺部感染。如果发热持续不退，要密切注意是否由更为严重的并发症所引起，如腹腔内术后残余脓肿或肠瘘等。

处理原则：除了应用退热药物等对症处理外，更应从病史和术后不同阶段可能引起发热原因的规律进行分析，进行必要的检查，如胸部 X 线片、创口分泌液的涂片和培养、血培养、尿液等，明确诊断并作针对性治疗。

术后发热的中医辨证论治，首要区分外感发热或内伤发热。若为外感发热，亦要首分寒热，再辨是否有湿郁食积等兼夹，以及是否表里同病，再辨证论治。

若为内伤发热者，多属脏腑功能失调，阴阳失衡所致，术后发热当辨虚实，属实者，治宜清热、生津、解郁、活血、除湿为主，适当配伍清热；属虚者，则应益气、养血、滋阴、温阳为主。证治分类：

（1）瘀热伤津。手术创伤，经络受损，瘀血内停，郁而发热，伤津耗气，多见术后发热，口干，伤口疼痛，焦虑。舌红苔黄。治宜清热生津，方选五味消毒饮合益胃饮加减。

（2）阴虚发热。午后潮热，或夜间发热，不欲近衣，烦躁，少寐多梦，盗汗，口干咽燥，舌质红，或有裂纹，苔少甚至无苔，脉细数。治宜滋阴清热，方选清骨汤加减。

（3）血虚发热。发热，热势多为低热，头晕眼花，神倦乏力，心悸不宁，面白少华，唇甲色淡，舌质淡，脉细弱。治宜益气养血，方选归脾汤加减。

（4）气虚发热。发热热势或低或高，常在劳累后发作或加剧，倦怠乏力，气短懒言，自汗，易于感冒，食少便溏，舌质淡，苔薄白，脉细弱。治宜益气健脾，甘温除热，方选补中益气汤加减。

（5）阳虚发热。发热而欲近衣，形寒怯冷，四肢不温，少气懒言，头晕嗜卧，腰膝酸软，纳少便溏，面色㿠白，舌质淡胖，或有齿痕，苔白润，脉沉细无力。治宜温补阳气，引火归原。方选金匮肾气丸加减。

（6）气郁发热。发热多为低热或潮热，热势常随情绪波动而起伏，精神抑郁，胁肋胀满，烦躁易怒，口干而苦，纳食减少，舌红，苔黄，脉弦数。治宜疏肝理气，解郁泻热。方选丹栀逍遥散加减。

（7）痰湿郁热。低热，午后热甚，心内烦热，胸闷脘痞，不思饮食，渴不欲饮，呕恶，大便稀薄或黏滞不爽，舌苔白腻或黄腻，脉濡数。治宜燥湿化痰，清热和中。方选黄连温胆汤合中和汤加减。

（8）血瘀发热。午后或夜晚发热，或自觉身体某些部位发热，口燥咽干，但不多饮，肢体或躯干有固定痛处或肿块，面色萎黄或晦暗，舌质青紫或有瘀点、瘀斑，脉弦或涩。治宜活血化瘀。方选血府逐瘀汤加减。

（三）恶心、呕吐

术后恶心、呕吐的常见原因是麻醉反应，待麻醉作用消失后，即可停止。其他原因如颅内压增高、糖尿病酸中毒、尿毒症、低钾、低钠等。如腹部手术后反复呕吐，有可能是急性胃扩张或肠梗阻。

处理原则：除了应用镇静、镇吐药物和针灸减轻症状外，应着重查明原因，进行针对性治疗。

中医认为，术后恶心呕吐期基本病机为胃失和降，胃气上逆，正如《圣济总录·呕吐门》所说，"呕吐者，胃气上而不下也"。以和胃降逆为基本治法，但尚需结合标本虚实进行辨治。实者重在祛邪，以求邪去胃安呕止之效；虚者重在扶正，以求正复胃和呕止之功。证治分类：

（1）外邪犯胃：突然呕吐，频频犯恶，胸脘满闷，或心中懊恼，伴恶寒发热，头身疼痛，舌苔白腻，脉濡。治宜疏邪解表，化浊和中。方选藿香正气散加减。针灸选穴：内关、足三里、中脘、上脘、胃俞。

（2）饮食停滞：呕吐酸腐量多，或吐出带有未消化的食物，嗳气厌食，脘腹胀满，大便秘结或溏泻，舌苔厚腻，脉滑实有力。治宜消食化滞，和胃降逆。方选保和丸加减。针灸选穴：内关、足三里、中脘、梁门、天枢。

（3）痰饮内阻：呕吐清水痰涎，或胃部如囊裹水，脘痞满闷，纳谷不佳，头眩，心悸，或逐渐消瘦，舌苔白滑而腻，脉沉弦滑。治宜温化痰饮，和胃降逆。方选小半夏汤合苓桂术甘汤加减。针灸选穴：内关、足三里、中脘、膻中、丰隆。

（4）肝气犯胃：呕吐吞酸，或干呕泛恶，脘胁胀痛，烦闷不舒，嗳气频频，每遇情志失调而发作或加重，舌边红，苔薄腻或微黄，脉弦。治宜疏肝和胃，降逆止呕。方选半夏厚朴汤合左金丸加减。针灸选穴：内关、足三里、中脘、阳陵泉、太冲。

（5）脾胃虚寒：饮食稍多即欲呕吐，时发时止，食入难化，胸脘痞闷，不思饮食，面色㿠白，倦怠乏力，四肢不温，口干不欲饮，大便溏薄，舌质淡，脉濡弱。治宜温中健脾，和胃降逆。方选理中丸加减。针灸选穴：内关、足三里、中脘、脾俞、胃俞。

（6）胃阴不足：呕吐反复发作，或时作干呕，恶心，似饥而不能食，胃脘嘈杂，口干咽燥，舌红少津，苔少，脉多细数。治宜滋阴胃阴，降逆止呕。方选麦门冬汤加减。针灸选穴：内关、足三里、中脘、阴陵泉。

（四）腹胀

术后早期腹胀一般是由于胃肠道蠕动受抑制，肠腔内积气不能排出所致。随着胃肠道蠕动恢复，肛门排气后，即可自行缓解。如手术后数日仍未排气，兼有腹胀而没有肠鸣音，可能是腹膜炎或其他原因所致的肠麻痹。严重腹胀可使膈肌升高，影响呼吸功能，也可使下腔静脉受压，影响血液回流。此外，对胃肠吻合口和腹壁切口的愈合也将发生影响，故需及时放置胃管持续胃肠减压处理。如非胃肠道手术，可应用促进肠蠕动的药物，直至肛门排气。

如腹胀伴有阵发性绞痛，肠鸣音亢进，甚至出现气过水声或金属音者，是早期肠粘连或其他原因（如腹内疝等）所引起的机械性肠梗阻，应作进一步检查和处理。经过严密观察下的非手术治疗不能好转者，需考虑再次手术解除梗阻，可参考"肠梗阻"章节内容处理。

中医认为术后腹胀病机为中焦气机不利，脾胃升降失职所致。治当以调理脾胃升降，行气除痞消满为基本法则，一般采用针灸、中药外敷腹部或中药灌肠等中医外治法，可以有效缓解病症；若能够进食者可以给予中药调理。证治分类：

（1）饮食内停：脘腹满闷而胀，进食尤甚，嗳腐吞酸，厌食呕吐，或大便不调，矢气频作，味臭如败卵，舌苔厚腻，脉滑。治宜消食和胃，行气消痞。方选保和丸加减。

（2）痰湿中阻：脘腹痞塞不舒，胸膈满闷，身重困倦，头昏纳呆，嗳气呕恶，口淡不渴，舌苔白厚腻，脉沉滑。治宜除湿化痰，理气和中。方选平胃散合二陈汤加减。

（3）湿热阻胃：脘腹胀闷不舒，灼热嘈杂，恶心呕吐，口干不欲饮，口苦，纳少，大便干结，或黏滞不畅，舌红，苔黄腻，脉滑数。治宜清热化湿，和胃消痞。方选泻心汤合连朴饮加减。

（4）肝胃不和：脘腹痞满不舒，胸胁胀满，心烦易怒，善太息，呕吐嗳气，或吐苦水，大便不畅，舌质淡红，苔薄白，脉弦。治宜疏肝解郁，和胃消痞。方选越鞠丸合枳术丸加减。

（5）脾胃虚弱：脘腹满闷，时轻时重，喜温喜按，纳呆便溏，神疲乏力，少气懒言，语声低微，舌质淡，苔薄白，脉细弱。治宜补气健脾，升清降浊。方选补中益气汤加减。

（6）胃阴不足：脘腹痞闷，嘈杂不舒，饥不欲食，恶心嗳气，口燥咽干，大便秘结，舌红少苔，脉细数。治宜养阴益胃，调中消痞。方选益胃汤加减。

（五）呃逆

手术后发生呃逆者并不少见，多为暂时性，但有时可为顽固性。呃逆的原因可能是神经中枢或膈肌直接受刺激引起。

处理原则：手术后早期发生者，可采用针刺内关、足三里、中脘等穴位，或压迫眶上缘，短时间吸入二氧化碳，抽吸胃内积气、积液，给予镇静或解痉药物。施行上腹部手术后，如果出现顽固性呃逆，要警惕吻合口或十二指肠残端漏，导致膈下感染之可能。应作 CT 或超声检查，一旦明确有膈下积液或感染，需要及时处理。

中医认为呃逆的主要病机为胃失和降，膈间气机不利，气逆动膈，病位在膈，病变脏腑关键在胃，当治以理气和胃、降逆平呃。证治分类：

（1）胃中寒冷：呃声沉缓有力，胸膈及胃脘不舒，得热则减，遇寒更甚，进食减少，喜食热饮，口淡不渴，舌苔白润，脉迟缓。 治宜温中散寒，降逆止呃。方选丁香散加减。针灸选穴：膈俞、内关、中脘、足三里、膻中、胃俞、建里。

（2）胃火上逆：呃声洪亮有力，冲逆而出，口臭烦渴，多喜冷饮，脘腹满闷，大便秘结，小便短赤，苔黄燥，脉滑数。治宜清胃泄热，降逆止呃。方选竹叶石膏汤加减。针灸选穴：膈俞、内关、中脘、足三里、膻中、胃俞、内庭。

（3）气机郁滞：呃逆连声，常因情志不畅而诱发或加重，胸胁满闷，脘腹胀满，嗳气纳减，肠鸣矢气，苔薄白，脉弦。治宜顺其解郁，和胃降逆。方选五磨饮子加减。针灸选穴：膈俞、内关、中脘、足三里、膻中、期门、太冲。

（4）脾胃阳虚：呃声低长无力，气不得续，泛吐清水，脘腹不舒，喜温喜按，面色㿠白，手足不温，食少乏力，大便溏薄，舌质淡，苔薄白，脉细弱。治宜温补脾胃止呃。方选理中丸加吴茱萸、丁香。针灸选穴：膈俞、内关、中脘、足三里、膻中、脾俞、胃俞。

（5）胃阴不足：呃声短促而不得续，口干咽燥，烦躁不安，不思饮食，或食后饱胀，大便干结，舌质红，苔少而干，脉细数。治宜养胃生津，降逆止呃。方选益胃汤合橘皮竹茹汤加减。针灸选穴：膈俞、内关、中脘、足三里、膻中、胃俞、三阴交。

（六）失眠

失眠多为术后创伤，迷走神经功能紊乱所致。对于焦虑病人术后当及时了解其疾苦，对症治疗和心理疏导；积极地进行病情沟通，打消病人疑虑。中医认为病人术后失眠多以虚证为主，多为阴血不足，心失所养，虚则补之。证治分类：

（1）心脾两虚：不寐，多梦易醒，心悸健忘，神疲食少，头晕目眩，四肢倦怠，腹胀便溏，面色少华，舌淡苔薄，脉细无力。治宜补益心脾，养血安神。方选归脾汤加减。针灸选穴：神门、印堂、四神聪、照海、申脉、心俞、脾俞、足三里。

（2）心肾不交：心烦不寐，入睡困难，心悸多梦，伴头晕耳鸣，腰膝酸软，潮热盗汗，五心烦热，咽干少津，男子遗精，女子月经不调，舌红少苔，脉细数。治宜滋阴降火，交通心肾。方选六味地黄丸合交泰丸加减。针灸选穴：神门、印堂、四神聪、照海、申脉、太溪、水泉、心俞、脾俞。

（3）心胆气虚：不寐，多噩梦，易于惊醒，触事易惊，终日惕惕，胆怯心悸，伴气短自汗，倦怠乏力，舌淡，脉弦细。治宜益气镇惊，安神定志。方选安神定志丸合酸枣仁汤加减。针灸选穴：神门、印堂、四神聪、照海、申脉、丘墟、心俞、内关。

（七）多汗

术后汗多病人，首先要明确有无低血糖、倾倒综合征、甲状腺功能亢进、帕金森等原因，注意适当液体支持治疗。中医认为术后多汗多因术后耗伤气血，阴阳失调，腠理不固，营卫失和，汗液外泄失常。证治分类：

（1）肺卫不固：汗出恶风，稍劳汗出尤甚，或表现半身、某一局部出汗，易于感冒，体倦乏力，周身酸楚，面色㿠白少华，苔薄白，脉细弱。治宜益气固表。方选桂枝加黄芪汤或玉屏风散加减。

（2）心血不足：自汗或盗汗，心悸少寐，神疲气短，面色不华，舌质淡，脉细。治宜养血补心。方选归脾汤加减。

（3）阴虚火旺：夜寐盗汗，或有自汗，五心烦热，或兼午后潮热，两颧色红，口渴，舌红少苔，脉细数。治宜滋阴降火。方选当归六黄汤加减。

（4）邪热郁蒸：蒸蒸汗出，汗黏，汗液易使衣服黄染，面赤烘热，烦躁，口苦，小便色黄，舌苔薄黄，脉弦数。治宜清肝泄热，化湿和营。方选龙胆泻肝汤加减。

（八）咳嗽

尤其是全麻术后病人，多由于全麻术后气管插管等原因导致。应排除肺部感染、咽喉部疾病等病变，可予雾化吸入或以喉可安、喉特灵等中成药含服。中医认为手术创伤、导致外邪入侵、化热伤津或者燥邪上扰，肾虚纳气不足等原因导致术后咳嗽、咽喉痛、咽部异物感等不适。证治分类：

（1）风寒袭肺：咳嗽声重，气急，咽痒，常伴鼻塞，流清涕，头痛，肢体酸楚，或见发热恶寒，无汗等表证，舌苔薄白，脉浮或浮紧。治宜疏风散寒，宣肺止咳。方选三拗汤或止嗽散加减。针灸选穴：列缺、天突、合谷、肺俞、风门。

（2）风热犯肺：咳嗽频剧，气粗或咳声嘶哑，喉燥咽痛，咳痰不爽，痰黏稠或黄，咳时汗出，常伴鼻流黄涕，口渴，头痛，身楚，或见恶风，身热等表证，舌苔薄黄，脉浮数或浮滑。治宜疏风清热，宣肺止咳。方选桑菊饮加减。针灸选穴：列缺、天突、合谷、肺俞、大椎。

（3）风燥伤肺：干咳，连声作呛，咽痒，咽喉干痛，唇鼻干燥，无痰或痰少，而粘连成丝，不易咯出，或痰中带血丝，口干，初起或伴鼻塞、头痛、微寒、身热等表证，舌质红干而少津，苔薄白或薄黄，脉浮数或小数。治宜疏风清肺，润燥止咳。方选桑杏汤加减。

（4）痰湿蕴肺：咳嗽反复发作，咳声重浊，痰多，因痰而嗽，痰出咳平，痰黏腻或稠厚成块，色白或带灰色，每于早晨或食后则咳甚痰多，进甘甜油腻食物加重，胸闷脘痞，呕恶食少，体倦，大便时溏，舌苔白腻，脉象濡滑。治宜燥湿化痰，理气止咳。方选二陈平胃散合三子养亲汤加减。针灸选穴：肺俞、天突、太渊、三阴交、丰隆、阴陵泉。

（5）痰热郁肺：咳嗽，气息粗促，或喉中有痰声，痰多质黏厚或稠黄，咳吐不爽，或有热腥味，或咳血痰，胸胁胀满，咳时引痛，面赤，或有身热，口干而黏，欲饮水，舌质红，舌苔薄黄腻，脉滑数。治宜清热肃肺，豁痰止咳。方选清金化痰汤加减。

（6）肝火犯肺：上气咳逆阵作，咳时面赤，咽干口苦，常感痰滞咽喉而咯之难出，量少质黏，或如絮条，胸胁胀痛，咳时引痛，症状可随情绪波动而增减，舌红或舌边红，舌苔薄黄少津，脉弦数。治宜清肝泻肺，顺气降火。方选黛蛤散加减泻白散加减。针灸选穴：肺俞、天突、太渊、三阴交、行间。

（7）肺阴亏耗：干咳，咳声短促，痰少黏白，或痰中带血丝，或声音逐渐嘶哑，口干咽燥，或午后潮热，颧红，盗汗，口干，日渐消瘦，神疲，舌红少苔，脉细数。治宜滋阴润肺，化痰止咳。方选沙参麦冬汤加减。针灸选穴：肺俞、天突、太渊、三阴交、膏肓。

（九）头痛头晕

全麻病人、神经科病人等术后出现头晕头痛，多因麻醉药物、病位和体位等原因导致。应首先排除急性脑血管意外，采取针对病因，控制血压，纠正体位等相应措施。并可给予七叶神安片等中成药口服。中医认为术后头痛、头晕病理变化，不外虚实两端。虚者为术后气、血、精不足，髓海失养；实者为风、火、痰、瘀扰乱，清窍失宁。证治分类：

（1）肝阳上亢：眩晕，耳鸣，头目胀痛，口苦，失眠多梦，遇烦郁怒而加重，甚则仆倒，颜面潮红，急躁易怒，肢麻震颤，舌红苔黄，脉弦或数。治宜平肝潜阳，清火熄风。方选天麻钩藤汤加减。针灸选穴：百会、风池、内关、太冲、行间、侠溪、太溪。

（2）痰湿中阻：眩晕，头重昏蒙，或伴视物旋转，胸闷恶心，呕吐痰涎，食少多寐，舌苔白腻，脉濡滑。治宜化痰祛湿，健脾和胃。方选半夏白术天麻汤加减。针灸选穴：百会、风池、内关、太冲、中脘、丰隆、阴陵泉。

（3）瘀血阻窍：眩晕，头痛，兼见健忘，失眠，心悸，精神不振，耳鸣耳聋，面唇紫暗，舌暗有瘀斑，脉涩或细涩。治宜祛瘀生新，活血通络。方选通窍活血汤加减。针灸选穴：百会、风池、内关、太冲、血海。

（4）气血亏虚：眩晕动则加剧，劳累即发，面色㿠白，神疲乏力，倦怠懒言，唇甲不华，发色不泽，心悸少寐，纳少腹胀，舌淡苔薄白，脉细弱。治宜补益气血，调养心脾。方选归脾汤加减。针灸选穴：百会、风池、肝俞、肾俞、足三里、气海、脾俞、胃俞。

（5）肾精不足：眩晕日久不愈，精神萎靡，腰酸膝软，少寐多梦，健忘，两目干涩，视力减退；或遗精滑泄，耳鸣齿摇；或颧红咽干，五心烦热，舌红少苔，脉细数。治宜滋养肝肾，益精填髓。方选左归丸加减。针灸选穴：百会、风池、肝俞、肾俞、足三里、志室、悬钟、三阴交。

第三节　术后并发症的处理

手术后，大部分病人顺利康复，但亦有少数病人可能发生并发症。了解其发生原因及临床表现，对指导预防和治疗有积极的意义。术后并发症可分为两类：一类是术后普遍可能发生的并发症；另一类是与手术方式相关的特殊并发症，如胃大部分切除术后的倾倒综合征。后一类将在有关章节内介绍。

一、术后出血

术中止血不完善、创面渗血未完全控制、原痉挛的小动脉断端舒张、结扎线脱落等，都是造成术后出血的原因。

临床表现和诊断：术后出血可以发生在手术切口、空腔脏器及体腔内。覆盖切口的敷料被血渗湿时，就应疑及手术切口出血。此时，应打开敷料检查伤口，如有血液持续涌出，或在拆除部分缝线后看到出血点，诊断即已明确。体腔手术以后出血位置隐蔽，后果严重。腹部手术后腹腔内出血，如果不是较大的血管出血，早期的临床表现不一定十分明显，特别是没有放置引流物者，只有通过密切的临床观察，必要时进行腹腔穿刺，才能明确诊断。如果是胸腔手术以后，从胸腔引流管内，每小时引流出血液量持续超过 100ml，就提示有内出血。拍胸部 X 线片或 CT、B 检查，可显示胸腔积液。术后早期出现失血性休克的各种临床表现，如烦躁，无高热、心脏疾患等原因的心率持续增快等，往往先于血压下降之前出现；中心静脉压低于 0.49kPa（5cmH$_2$O）；每小时尿量少于 25ml；在输给足够的血液和液体后，休克征象和检测指标均无好转，或继续加重，或一度好转后又恶化者，都提示有术后出血。胃肠道、泌尿系等空腔脏器术后出血会出现血便、血尿等临床表现。

预防和治疗：手术时务必严格止血；结扎务必规范牢靠；切口关闭前务必检查手术野有无出血点，都是预防术后出血的要点。一旦确诊为术后出血，都须及时再次手术止血。

二、尿潴留与尿路感染

手术后尿潴留较为多见，尤其是老年病人。全身麻醉或蛛网膜下腔麻醉后排尿反射受抑制，切口疼痛引起膀胱和后尿道括约肌反射性痉挛，以及病人不习惯床上排尿等，都是常见原因。

手术后尿潴留可引起尿路感染。凡是手术后 6～8 小时尚未排尿，或者虽有排尿，但尿量甚少，次数频繁，都应在下腹部耻骨上区作叩诊检查，如发现有明显浊音区，或经 B 超证实有尿潴留者，应及时处理。

处理原则：应安定病人情绪，焦急、紧张更会加重括约肌痉挛，使排尿困难。如无禁忌，可协助病人坐于床沿或立起排尿。下腹部热敷，轻柔按摩，针刺三阴交、关元、气海等穴位，用止痛镇静药解除切口疼痛，或用氯贝胆碱等刺激膀胱壁层肌收缩药物，都能促使病人自行排尿。如采用上述措施无效，则可在严格无菌技术下进行导尿。尿潴留时间过长，导尿时尿液量超过 500ml 者，应留置导尿管 1～2 天，有利于膀胱壁的迫尿肌恢复收缩力。有器质性病变，如骶前神经损伤、前列腺增生等，则需要留置导尿管。

尿潴留是术后并发尿路感染的基本原因。术后指导病人自主排尿防止尿潴留，及时处理尿潴留，是预防膀胱感染的主要措施。安置导尿管和冲洗膀胱时，应严格掌握无菌技术。尿路感染的治疗，主要是根据细菌培养结果，应用有效抗生素，根据辨证采用中医药治疗，维持充分的尿量，以及保持排尿通畅。具体处理还可以参考"泌尿男生殖系统"相关章节内容。

三、切口感染

切口感染是指清洁切口和可能污染切口并发感染。切口感染的原因除了细菌侵入外，还受血肿、异物、局部组织血供不良、全身抵抗力削弱等因素的影响。

临床表现和诊断：术后 3～4 天，切口疼痛加重，或减轻后又加重，并伴有体温升高，脉率加速，白细胞计数增高，即提示切口可能感染。体格检查时，可发现切口局部有红、肿、热和压痛，或有波动感等成脓的典型体征。有疑问时可以作局部穿刺、或拆除部分缝线后用血管钳撑开进行观察。凡有分泌液者，均应取标本作细菌学检查，以便明确诊断，并为选择有效的抗生素提供依据。术后伤口感染多因邪毒入侵，瘀热为患，甚者热盛肉腐而为脓。辨证论治与疮疡相同，具体内容请参考本书"外科证治概论"中的"外科辨证"与"治疗"章节，尤其适用于外科"消"、"托"、"补"三大内治法的应用。

预防和治疗：根据切口感染的发生原因，预防应着重于：①严格遵守无菌技术；②手术操作轻柔精细；③严格止血，避免切口渗血、血肿；④加强手术前后处理，增进病人抗感染能力。如切口已有早期炎症现象，应采取使用有效的抗生素和局部理疗等，使其不发展为脓肿。已形成脓肿者，应予切开引流，待创面清洁时，可考虑行二期缝合，以缩短愈合时间。

四、切口裂开

切口裂开可以发生在全身各个部位，但多见于腹部及肢体邻近关节部位的手术后，主要原因有：①营养不良，组织愈合能力差；②切口缝合技术有缺点；如缝线打结不紧，组织对合不全等；③腹腔内压力突然增高的动作，如剧烈咳嗽或严重腹胀等。

临床表现和诊断：切口裂开常发生于术后1周左右。往往在病人一次腹部突然用力时，自觉切口疼痛和突然松开，肠或网膜脱出，大量淡红色液体自切口流出。切口裂开分为完全和部分裂开：前者，切口全层裂开；后者，除皮肤缝线完整而未裂开外，深层组织全部破裂。

预防和治疗：除根据其原因采取适当措施外，对估计发生此并发症可能性很大的病人，可使用以下预防方法：①在依层缝合腹壁切口的基础上，加用全层腹壁减张缝线；②应在良好麻醉、腹壁松弛条件下缝合切口，避免强行缝合造成腹膜等组织撕裂；③及时处理腹胀；④病人咳嗽时，最好平卧，以减轻咳嗽时横膈突然大幅度下降，骤然增加的腹内压力；⑤适当的腹部加压包扎，也有一定的预防作用。

切口完全破裂时，要立刻用无菌敷料覆盖切口，送手术室，在良好的麻醉条件下重新予以缝合，同时加用减张缝线。鉴于切口裂开后常有肠麻痹，所以应采取胃肠减压。切口部分裂开的处理，按具体情况而定。

五、肺不张与肺部感染

肺不张与肺部感染常发生在胸、腹部大手术后，多见于老年人、长期吸烟和患有急慢性呼吸道感染者。这些病人肺的弹性回缩功能已有削弱；手术后，又由于呼吸活动受到限制，肺泡和支气管内容易积聚分泌物，如不能很好咳出，就会堵塞支气管，造成肺不张及肺部感染。

临床表现和诊断：多数为老年、体弱者，尤其是长期吸烟的病人，表现为术后早期发热、呼吸和心率增快等。颈部气管可能向患侧偏移。胸部叩诊时，常在肺底部可以发现浊音或实音区，听诊时有局限性湿啰音，呼吸音减弱、消失或为管性呼吸音。血气分析中氧分压下降和二氧化碳分压升高，胸部X线检查，出现典型的肺不张征象，就可确定诊断。继发感染时，体温明显升高，白细胞和中性粒细胞计数增加。

预防和治疗：保持顺畅的呼吸活动是主要的预防措施：①术前锻炼深呼吸。腹部手术者，需练习胸式深呼吸；胸部手术者，练习腹式深呼吸。②术后避免限制呼吸的固定。③减少肺泡和支气管内的分泌液。病人如有吸烟习惯，术前2周应停止吸烟。④鼓励咳痰，利用体位或药物以排出支气管内分泌物。⑤防止术后呕吐物或口腔分泌物误吸。⑥根据中医辨证，选用中药煎剂或中成药治疗。

术后并发肺不张，要鼓励病人深吸吸，帮助病人多翻身，解除支气管阻塞，使不张的肺重新膨胀。帮助病人咳痰的方法：用双手按住病人季肋部或切口两侧，限制腹部或胸的幅度，在深吸气后用力咳痰，并作间断深呼吸。痰液黏稠不易咳出，可使用蒸气吸入、超声雾化器或口服氯化铵等，使痰液变稀，以利咳出。如痰量持续过多，又不易咳出者，可经支气管镜吸痰，必要时可考虑作气管切开术，便于吸引痰液。同时根据痰液细菌培养给予敏感的抗生素治疗。

六、下肢深静脉血栓形成

下肢深静脉血栓形成有三个主要因素，即静脉壁损伤、血流缓慢和血凝固性增高。手术病人，由于体位不当，可导致静脉受压，手术创伤或经静脉输注液体及药物，可造成静脉壁损伤，卧床或制动使血流缓慢，手术创伤可引起反应性血液凝固性增高，从而具备了血栓形成的前提。高龄、肥胖、口服避孕药、髋关节或盆腔手术、恶性肿瘤、及静脉曲张等病人，术后特别容易发病被认为有血栓形成倾向的高危对象。由于静脉血栓形成后可引起早期的肺栓塞和后期的下肢深静脉功能不全，后果均十分严重，因此手术后的预防和早期诊断、早期处理仍然非常重要。

临床表现和诊断：临床上将下肢深静脉血栓形成分为小腿深静脉血栓形成和髂股静脉血栓形成两大类型。前者又称为周围型，后者又称为中央型。两者皆可通过血栓蔓延而累及整个肢体，称为混合型，术后病人出现症状时，多半属于这种类型。

1. 小腿深静脉血栓形成 发生于腓肠肌和比目鱼肌的小静脉丛内。因不影响下肢静脉回流，症状轻微。但有 1/4 病人向主干蔓延，可累及髂股静脉，产生明显的症状。其临床表现为：①小腿轻度疼痛和压痛。②小腿轻度水肿（70%）或无水肿（30%）。③Homans 征阳性：将足急剧背屈，使腓肠肌和比目鱼肌被动拉紧，可引起小腿肌肉深部的疼痛。

2. 髂股静脉血栓形成 髂股静脉血栓形成以左侧多见，是因左髂总静脉受到在其前方越过的右髂总动脉的压迫及左髂总静脉内存在着连接前后壁的带状结构所致。

原发性髂股静脉血栓形成是指血栓开始形成于髂股静脉内。临床表现为发病急剧，腹股沟区有自觉疼痛和压痛，有时可在股静脉的体表触及索状物。腹股沟区肿胀充血，继而整个下肢出现肿胀。继发性髂股静脉血栓形成是指血栓起源于小腿肌肉静脉丛，向上扩展至主干静脉，最后累及髂股静脉。发病率远较原发性髂股静脉血栓形成为高。股青肿是髂股静脉血栓形成的一种严重类型，较少见。病理特点是深、浅静脉广泛血栓形成，常伴有强烈的动脉痉挛。

小腿深静脉血栓形成的症状隐蔽，水肿不明显，容易漏诊。髂股静脉血栓形成和股青肿临床表现特异，诊断不难。作下肢静脉造影、同位素检查、多谱勒超声波和电阻抗体积描记检查等特殊检查有助于确诊，并可明确病变的部位和范围。

下肢深静脉血栓的处理主要强调早期发现、早期治疗。髂股静脉血栓形成在 48 小时以内者，可手术取栓。发病 3 天以内者，可用尿激酶溶栓；超过 3 天者，采用抗凝祛聚，防止血栓蔓延。中医中药以活血祛瘀为主，但须辨证论治。常用中成药有川芎嗪注射液、丹参注射液、丹参滴丸、田七胶囊等（可参照"周围血管病"章节内容处理）。

下肢深静脉血栓形成的严重并发症是肺栓塞。

预防下肢深静脉血栓形成应从两方面着手，即防止血流滞缓和血液高凝状态。对前者应强调早期起床活动。在卧床期间，鼓励病人作踝关节伸屈活动，也可用针灸疗法，通经活络。

第四节　手术后的中医辨证论治原则

手术解决主要病变以后，主要是采取各种可能的措施，扶正祛邪，减少并发症，提高生命质量，快速康复。辨证思路：

（1）手术后的病人，由于手术创伤、焦虑忧郁导致正气不足、气滞血瘀与发热津伤，是手术后的常见病机，所以，术后早期往往以"疼痛"、"发热"、"腹胀"、"失眠"等不适或症候较为多见，治宜扶正祛邪、调理脏腑为主，请参考本章"术后不适的处理"中医辨证论治内容。而术后 3～4 天体温降至正常以后，病邪渐退，则往往以气血两虚或气阴不足等虚证为主要矛盾，应以大补气血或补益气阴等扶正补虚为主要原则。

（2）由于手术已经去除病人的主要病变（不能切除肿瘤的病例除外），故术后应以消除其现有症状或不适为目的。例如，良性前列腺增生术前属于中医学"癃闭"范畴，治疗以补肾祛瘀、通条水道为主，但手术解除梗阻后，表现为尿频、尿急、尿道涩痛和轻度血尿等，应以"淋证"为辨，治宜清热利湿、活血通淋为主，可用小蓟饮子、八正散、石韦散等加减，后期则多表现为气血双亏，或气阴两伤，或脾胃失调等，治宜调养补虚、调理脾胃功能为主。

（3）术后辨证论治应在整体观念的指导下实施。补液、输血等营养支持疗法，手术、引流、使用抗生素等措施都可纳入"扶正祛邪"的范畴之内。例如，由于"津血同源"，脱水失液等导致津血大量耗损，血脉空虚，津枯血燥，有形之血又不能速生，应"急则治其标"，给予补液输血营养支持等补虚扶正治疗。而脓肿形成或毒瘤积聚属于有形之邪，采用手术或引流的方法，可使邪有出路，使邪去而正安。

（4）注意发挥中医综合治疗的优势。中医治疗除了口服药物以外，应包括中药静脉用药、外敷外洗外熨、针灸、推拿按摩、理疗、贴穴、灌肠、饮食疗法、心理治疗和指导锻炼等。不能口服进食的病人，尤其要充分发挥综合治疗的作用，达到减轻病人痛苦，促进康复的目的。

（5）如果出现术后合并症，应根据具体情况辨证论治（参考"术后并发症的处理"内容）。

（陈志强　仇成江）

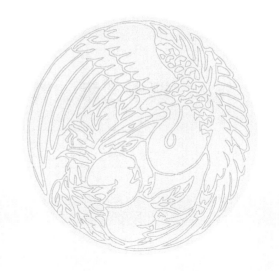

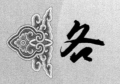

各　　论

第十二章 外科感染

第一节 概论

感染是指病原体入侵机体引起的局部或者全身炎症反应，外科感染一般指发生在组织损伤、空腔器官梗阻及手术后的感染，占所有外科疾病的 1/3～1/2，包括①非特异性感染，如疖、痈、蜂窝织炎、脓肿、急性阑尾炎、急性胆囊炎、急性骨髓炎等。②特异性感染，如结核病、破伤风、气性坏疽等。③发生在手术伤口、创伤或其邻近的感染，如伤口化脓、蜂窝织炎等。④手术后在远离伤口部位发生的感染，如膈下脓肿、盆腔脓肿等。⑤在器械检查或插管后发生的感染。

外科感染一般具有以下特点：①大部分由几种细菌引起。②多数有明显而突出的局部症状。③病变常比较集中在某个局部，发展后常引起化脓、坏死等，使组织遭受破坏，愈合后形成瘢痕组织，并影响功能。

外科感染通常分为非特异性感染和特异性感染两大类。

1. 非特异性感染 又称化脓性感染或一般感染，如疖、痈、丹毒、急性乳腺炎、急性阑尾炎等。常见致病菌有葡萄球菌、链球菌、大肠杆菌等。其特点是：同一种致病菌可以引起几种不同的化脓性感染，如金黄色葡萄球菌能引起疖、痈、脓肿、伤口感染等；不同的致病菌又可引起同一种疾病，如金黄色葡萄球菌、链球菌和大肠杆菌都能引起急性蜂窝织炎、伤口感染等；有化脓性炎症的共同特征，即红、肿、热、痛和功能障碍。防治上也有共同性。

2. 特异性感染 由特殊致病菌引起的感染，如结核病、破伤风、气性坏疽等。它们的致病菌、病程演变和防治方法等，都与非特异性感染不同。

外科感染还有其他分类，如按病程来分，可分为急性、亚急性和慢性三种，病程在 3 周以内者称为急性感染，超过 2 个月者为慢性感染，介于两者之间为亚急性感染。又如按感染的发生情况来分，可分为原发性感染、继发性感染、混合感染、二重感染及条件性感染和医院内感染等。条件性感染又称机会感染，指平常为非致病或致病力低的病原菌，由于数量多和毒性增大，或人体抵抗力下降，乘机侵入而引起的感染。医院内感染一般系指医院内因致病微生物侵入人体所引起的感染，通常是指在医院内发生的创伤和烧伤感染，以及呼吸系统和泌尿系统的感染，医院内感染的主要病菌是条件性病原菌。

一、病因病理

微生物普遍地存在于自然界，及人体皮肤、黏膜表面和消化道内，但一般并不致病。这是因为人体具有局部和全身防御功能。所以，人体组织接触致病菌，仅属污染，并不都发生感染。实验资料指出，每 1g 组织内的致病菌数一般需超过 106 个才引起感染。但局部有坏死组织、血肿或异物等时，抗感染的能力即大为削弱，每 1g 组织内有 100 个致病菌即能发生感染。当人体的防御功能损害或不足，或致病菌数量、毒力过大时，致病菌通过各种创伤或肉眼不能察觉的微小伤口进入人体组织处发生炎症反应，将致病菌限制于局部。吞噬作用是人体最重要的防御功能，主要通过血液中的中性白细胞、大单核细胞和分布于肝、脾、肺和淋巴结等器官内的网状内皮系统来完成。如果吞噬作用能很快将入侵的细菌消灭，则炎症停止发展，组织逐渐修复，可无明显的临床感染出现。

如果入侵的细菌量大，毒性强，则炎症反应剧烈，出现红、肿、热、痛等临床感染的表现。

感染的发生一般取决于人体的抵抗力、病菌种类、数量和毒力和正确的治疗等各种因素。近年来，越来越多的研究关注到肠道细菌易位与外科感染的关联。尤其是危重病人，大量的细菌和内毒素易位，引发机体过度的炎症反应，甚至可能发展为多器官功能衰竭。外科感染有三种结局：①局限化、吸收或形成脓肿；②转为慢性感染；③感染扩散。与外科感染有重要关系的化脓性致病菌有：

1. **葡萄球菌**　革兰染色阳性，常存在于人的鼻、咽部黏膜和皮肤及其附属的腺体。金黄色葡萄球菌的致病力强，主要产生溶血素、杀白细胞和血浆凝固酶等，造成多种感染，如疖、痈、脓肿、急性骨髓炎、伤口感染等。表皮葡萄球菌也能引起化脓性感染，特别是人造瓣膜、人造血管置换术后，但致病力弱。金黄色葡萄球菌感染的特点是局限性组织坏死，脓液稠厚、黄色、不臭。也能引起全身性感染，由于局限性的特点，常伴有转移性脓肿。

2. **链球菌**　革兰染色阳性，存在于口、鼻、咽和肠腔内。常见有溶血性链球菌、绿色链球菌和粪链球菌等三种。溶血性链球菌能产生溶血素和多种酶，能溶解细胞间质的透明质酸、纤维蛋白和其他蛋白质，破坏纤维质所形成的脓肿壁，使感染容易扩散。脓液特点比较稀薄，淡红色，量较多。典型的感染是急性蜂窝织炎、丹毒、淋巴管炎等。也易引起败血症，但一般不并发转移性脓肿。绿色链球菌是一些胆道感染和亚急性心内膜炎的致病菌。粪链球菌则是肠道和阑尾穿孔引起急性腹膜炎的混合致病菌之一。

3. **大肠杆菌**　革兰染色阴性，大量存在于肠道内，每克粪便内约有 10^8 个大肠杆菌。纯大肠杆菌感染产生的脓液并无臭味，但和其他致病菌一起造成混合感染，如阑尾脓肿、急性胆囊炎等，产生的脓液稠厚，有恶臭或粪臭。

4. **铜绿假单胞菌**　革兰染色阴性，常存在于肠道内和皮肤上。它对大多数抗菌药物不敏感，故成为继发感染的重要致病菌，特别是大面积烧伤的创面感染。有时能引起严重的败血症。脓液的特点是淡绿色，有特殊的甜腥臭。

5. **变形杆菌**　革兰染色阴性，存在于肠道和前尿道内，为尿路感染，急性腹膜炎和大面积烧伤感染的致病菌之一。变形杆菌对大多数抗菌药物有耐药性，故在抗菌药物治疗后，原来的混合感染可以变为单纯的变形杆菌感染，脓液具有特殊的恶臭。

6. **克雷伯菌、肠杆菌、沙雷菌**　革兰染色阴性，存在于肠道内，常为医院内感染致病菌。往往和葡萄球菌、大肠杆菌或铜绿假单胞菌等一起造成混合感染，甚至形成败血症。

7. **类杆菌**　革兰染色阴性的专性厌氧菌，存在于口腔、胃肠道和外生殖道内。它常是阑尾穿孔所致的腹膜炎和胃肠道手术后感染的致病菌，并常和其他需氧菌一起形成混合感染。脓液的特点是有恶臭，涂片可见革兰染色阴性杆菌，但细菌培养无菌生长。

中医认为本病的发生主要为外感六淫邪毒或特殊之毒，或外来伤害和内伤（情志内伤、饮食不节、劳倦损伤等）所致。上述致病因素侵入人体，引起局部气血凝滞，营卫不和，经络阻塞，产生肿痛症状，郁久化热，热胜肉腐化脓，从而导致脓肿形成。若疮疡毒邪炽盛，还可影响或侵犯脏腑，致脏腑功能失调。轻则发热，口渴，便秘，尿短赤等；重则恶心呕吐，烦躁不安，神昏谵语，咳嗽痰血等，甚至危及生命。正邪交争决定着疾病的发展和转归。

二、临床表现与诊断

红、肿、热、痛和功能障碍是化脓性感染的五个典型症状。但它们的程度和范围可随感染的位置、轻重和病程不同而不同，这些症状不一定全部出现，有些特异性感染可无上述症状，而有各自的特殊症状和体征。轻者可无全身症状。重者常有发热、头痛、全身不适、乏力、食欲减退、脉率加快等，可出现营养不良、贫血、水肿等。全身性感染严重的病人可以发生感染性休克。体表外科感染一般根据临床表现作出正确诊断。波动感是诊断脓肿的主要依据，结合穿刺确诊。实验室检查多有白细胞计数增多和核左移，超声波发现有液体可以帮助诊断脓肿，脓液作涂片和革兰染色检查可以初步明确病菌的种类，对疑有全身感染者应抽血作细菌培养检查。严重病人可出现水和电解质代谢失调，代谢性酸中毒等。

三、治疗

（一）辨证论治

外科感染的中医药治疗常须内治和外治相结合。内治法的总则为消、托、补。即初期尚未成脓时，用消法使之消散，常用有清热解毒、和营行瘀、行气、解表、温通、通里、理湿等治则。其中以清热解毒为最常用；中期脓成不溃或脓出不畅，用托法以托毒外出，托法分透托和补托法。后期体质虚弱者，用补法以恢复正气，使疮口早日愈合，常用益气、养血、滋阴、助阳等治则。众生丸、银翘解毒丸、金熊炎必克等中成药，可辨证选用。

（二）外治法

根据外科感染的初期、中期、后期分别进行辨证施治。感染初期，阳证宜箍毒消肿，选用金黄散、玉露散、金黄膏、玉露膏、太乙膏、千捶膏，可加掺红灵丹、阳毒内消散，或用清热解毒消肿的新鲜草药捣烂外敷；阴证可选用回阳玉龙散、回阳玉龙膏、阳和解凝膏，加掺黑退消、桂麝散、丁桂散；半阴半阳证选用冲和散、冲和油膏。中期脓熟时宜切开排脓。颜面疔疮忌过早切开，而蛇头疔、附骨疽应及早切开；手指疔宜从侧方切开以免影响屈伸功能。后期宜提脓祛腐，生肌收口，阳证用八二丹、九一丹；阴证用七三丹，五五丹；疮口太小或成瘘时，用白降丹、千金散药物腐蚀；疮面胬肉突出用平胬丹；腐脱脓尽用生肌散、八宝丹。西药外治可予局部热敷，肿胀明显者用50%硫酸镁溶液湿热敷，亦可选用含有抗生素的外用药物外敷。

（三）西药治疗

轻而局限的感染，不必全身用药。对较重、范围较大或有扩展趋势的感染，需全身使用抗生素。通常先根据各种致病菌引起感染的一般规律（如痈，主要由金黄色葡萄球菌引起，丹毒由链球菌引起），结合临床表现选用抗菌药物。再根据药物敏感试验选用最有效的抗生素，但应注意药物的不良反应。适当的支持疗法有助于疾病的恢复。

（四）外科干预

外科感染处理的关键在于恰当的外科干预和抗菌药物的合理应用。去除感染灶、通畅引流是外科治疗的基本原则，任何一种抗菌药物都不能取代引流等外科处理。外科干预包括脓肿的切开引流和局部病灶的切除。脓肿虽穿破但引流不畅者，可行扩创引流术。局部炎症剧烈，迅速扩展，或全身中毒症状明显者，亦可切开引流减压，以减轻局部和全身症状，阻止感染继续扩展。

第二节　皮肤和皮下的急性化脓性感染

一、疖

疖是指单个毛囊及其周围组织的急性细菌性化脓性感染。本病的特征为随处可生，局部红、肿、热、痛，虽肿但突起根浅，肿势局限，常大不逾寸，出脓即愈。《外科证治全书·发无定处证·疖》曰："湿热怫郁，先见红晕，次发肿痛，患不满寸，名曰疖毒，解暑汤主之。初起以发面一块调稀贴疖上，中留一孔即消。或以点毒丹点之亦消。如溃脓作痛者，贴洞无膏"。暑天发生者称"暑疖"、

"热疖"。疖病初起可分有头、无头两种。本病一般症状轻而易治，但也可因治疗或护理不当而形成"蝼蛄疖"；或反复发作，日久不愈而成"疖病"。

（一）病因病理

本病常因金黄色葡萄球菌和表皮葡萄球菌等化脓性细菌感染所致。人体皮肤的毛囊和皮脂腺通常有细菌存在，在全身或局部抵抗力下降时，细菌侵入而引起单个毛囊及其所属皮脂腺或汗腺的急性化脓性感染。可发生在任何有毛囊的皮肤区，因头、颈、面部、背部、腹股沟、会阴及小腿等处毛囊及皮脂腺丰富，故常好发于上述部位。因金黄葡萄球菌产生血浆凝固酶，可使感染部位的纤维蛋白原转变为纤维蛋白，从而限制了细菌的扩散，炎症特征多为局限性而有脓栓形成。中医认为，内郁湿火，外感风邪，蕴阻肌肤所致；或夏秋季节感受暑毒而生；或因汗出不畅，暑湿热蕴蒸肌肤，引起痱子，抓伤染毒而成。疖若处理不当，致脓毒旁窜，在头顶皮肉较薄处尤易蔓延、窜空而成蝼蛄疖。凡体质虚弱，或伴消渴者，容易发病。多个疖同时或反复发生在身体各部，称为疖病。

（二）临床表现与诊断

本病初始局部皮肤有红、肿、热、痛的小硬结，病变局限。若为有头疖，4～5天后，结块顶部形成脓头，硬结中央组织坏死、软化，出现黄白色的脓栓，可自行溃破而愈；无头疖则肿块无头，3～5天成脓，脓出后，数日收口而愈。暑疖初起局部皮肤红肿热痛，出现圆锥状结肿。蝼蛄疖多继发于小儿头皮的尤头疖。一种疮小而硬，溃破虽出脓水，但坚硬不退，疮口愈后易复发，此起彼伏；另一种疮大如梅李，相连 3～5 枚，溃破脓出，其口不敛，日久头皮窜空。也可损伤颅骨，形成死骨。疖病指臀、项、背或全身散发数个至数十个疖肿，此愈彼发。疖的全身症状一般不明显。尤其需注意面疖，特别是鼻、上唇及周围所谓"危险三角区"的疖症状明显、病情严重，特别是由于处理不当如被挤压时，可引起化脓性海绵状静脉窦炎，出现颜面部进行性肿胀，可有寒战、高热、头痛、呕吐、昏迷甚至死亡。不同部位同时发生几处疖，或者在一段时间内反复发生疖，称为疖病。与病人的抗感染能力较低或创面不洁等有关。

本病需与下列疾病鉴别诊断：

1. **皮下脓肿**　数目常为单个，肿势范围较大。成脓时肿势收束，按之中软有波动感。

2. **痈**　红肿范围多超过 9cm 以上，初起有多个粟粒状脓头，溃后状如蜂窝，全身症状明显，病程较长，属于中医学"有头疽"范畴。

3. **粉脂瘤感染**　患处素有结块，脓出夹有粉渣样物质。

4. **囊肿型粉刺**　初起为坚实丘疹，挤之有白色粉样物质，反复挤压可形成大小不等的结节。

（三）治疗

疖以局部治疗为主，但有时也需要全身中西医结合治疗，而疖病一般需要运用抗生素。疖在早期未溃时切忌挤压，可局部热敷。对已有脓头尚未破溃者可作切开引流或药线引流，但面部疖应尽量避免作切开。

1. **外治法**　本病初起小者以千捶膏盖贴或三黄洗剂外搽；大者用金黄散或玉露散以金银花露或菊花露调成糊状外敷；遍体发疮，破流脓水成片者，用青黛散麻油调敷。亦可选用热敷或透热、超短波、红外线等物理治疗；或外涂鱼石脂软膏。疖在早期未溃时，可外敷 20%鱼石脂软膏，或外搽莫匹罗星软膏。脓成者则切开排脓，掺九一丹、太乙膏盖贴，深者以药线引流。若肿块相互窜通成空壳者，宜作十字型剪开，若有出血，可用绷带缚扎以压迫止血，若有死骨者，待松动时可用镊子钳出。脓尽改用生肌散收口。

2. **辨证论治**

（1）热毒蕴结：轻者疖肿只有 1～2 个，多则散发全身，或簇集一处，或此愈彼起。可伴发热，口渴，溲赤，便秘。苔黄，脉数。治宜清热解毒。方选五味消毒饮加减。中成药选择清热消炎宁。

（2）暑热浸淫：发于夏秋季，以儿童及产妇多见。可有发热，口渴，便秘，溲赤，苔薄腻，脉滑数。治宜清暑化湿解毒。方选清暑汤加减。

（3）体虚毒恋：分阴虚内热和脾胃虚弱证。

1）阴虚内热：疖肿散发全身各处，肿块较大，伴口渴唇燥，易转变成有头疖。舌红苔少，脉细数。治宜养阴清热解毒。方选竹叶石膏汤加减。

2）脾胃虚弱：疖肿散发全身各处，溃脓，久不收口，脓水稀薄。伴面色萎黄，神疲乏力，纳少便溏。舌淡或边有齿印，苔薄，脉濡。治宜健脾和胃，清化湿热。方选参苓白术散。

3. 西药治疗　本病全身症状不明显者一般不用抗生素。疖初起时可用苯酚或碘酊点涂脓点，也可用针尖或小刀头将脓栓剔出，但禁忌挤压。 若有发热、头痛等全身症状，特别是面部疖或并发急性淋巴结炎、淋巴管炎时，可选用青霉素类或磺胺类（磺胺甲噁唑）等抗菌药物。

二、痈

痈是多个相邻毛囊及其周围组织同时发生急性细菌性化脓性感染，或由多个疖融合而成。临床上以局部皮肤有粟粒状脓头，焮热红肿胀痛，易向深部及周围扩散，脓头相继增多，溃烂之后，状如莲蓬蜂窝为特点。以中老年病人，尤其糖尿病病人多见，常好发于颈项、背部等厚韧皮肤部，属于中医学"有头疽"范畴。因患病部位不同，可有脑疽、对口疽、落头疽、发背、搭手、膻中疽、少腹疽等多种病名。

（一）病因病理

本病由细菌感染所致，常见致病菌为金黄色葡萄球菌。致病菌从损伤的皮肤或毛囊侵入，常由一个毛囊底部开始，沿下脂肪柱蔓延至皮下组织，沿着深筋膜向四周扩散，侵及附近的脂肪柱，再向上传入毛囊群而形成具有多个"脓头"的痈。中医认为本病因感受风温湿热之毒，凝聚肌肤而成；或由于七情内郁，气郁化火；或因房室不节，劳伤精气，以致肾水亏损，阴虚则火热炽盛；或由于平素恣食膏粱厚味，以致脾胃运化失常，湿热火毒内生，均可导致脏腑蕴毒，凝聚肌肤，营卫不和，气血凝滞而发为本病。体虚之际，更易发病，故消渴病人常伴发本病。若阴虚之体，水亏火炽，使热毒蕴结更甚；气血虚弱之体常因毒滞难化，不能透毒外出，容易内陷。

（二）临床表现与诊断

本病好发于中、老年人等抵抗力低下的病人，尤其是糖尿病病人。初起多在项、背等部位有痒痛感，伴恶寒、发热、头痛。化脓期可伴有发热、恶寒、全身不适、恶心、口渴、便秘、尿赤等全身症状。在项、背等部位出现一小片状皮肤肿硬，色暗红，其中有几个凸出点或脓点，继而皮肤肿块范围增大，脓点增大且可能增多，红肿疼痛加剧，然后中心开始化脓溃烂，状如蜂窝，溢出脓样分泌物，以后坏死皮肉逐渐脱落，红肿热痛减轻。血常规示白细胞计数和中性粒细胞比例明显增加。脓液细菌培养可培养出金黄色葡萄球菌。唇痈容易引起颅内化脓性海绵状静脉窦炎，危险性更大。

（三）治疗

本病治疗包括局部治疗和全身治疗。应积极处理原发病灶，脓成后及时切开引流。

1. 外治法　本病局部初起宜用冲和膏，或四黄水蜜外敷。亦可敷鱼石脂软膏、金黄散等敷贴，或涂布碘酒（原液稀释10倍），每天3～4次，或可用50%硫酸镁湿敷。中期脓头溃破，上方加掺八二丹或九一丹。脓水稀薄而带灰色者，改掺七三丹；若腐肉阻塞，脓腐不能畅泄，作十字切开，或于疮上掺红升丹，外盖四黄膏或凡士林纱布，周边敷四黄水蜜。后期脓腐脱尽，用生肌膏、白玉膏外敷；若疮口有空腔，皮肤与新肉一时不能黏合者，以棉垫加压包扎，使皮肉粘连，加速愈合。

2.辨证论治

（1）火毒凝结：局部红肿高突，灼热疼痛，根脚收束，脓液稠黄，能迅速化脓脱腐，全身发热，口渴，尿赤。苔黄，脉数有力。治宜清热泻火，和营托毒。方选黄连解毒汤合仙方活命饮加减。

（2）湿热壅滞：局部症状与火毒凝结相同。全身壮热，朝轻暮重，胸闷呕恶。苔白腻或黄腻，脉濡数。治宜清化湿热，和营托毒。方选仙方活命饮加减。

（3）阴虚火炽：肿势平塌，根脚散漫，皮色紫滞，疼痛剧烈，脓腐难化，脓水稀少或带血水。全身发热烦躁，口渴多饮，大便燥结，小便短赤。舌红，苔黄燥，脉细弦数。治宜滋阴生津，清热托毒。方选竹叶黄芪汤加减。

（4）气虚毒滞：肿势平塌，根脚散漫，皮色灰暗不泽，胀重木痛，腐肉不化，脓液稀少易成空腔。全身畏寒，高热，或身热不扬，小便频数，口渴喜热饮，精神萎靡，面色少华。舌淡红，苔白或微黄，脉数无力。治宜扶正托毒。方选托里消散加减。

3.西药治疗　可选用头孢类抗生素口服或静脉滴注，后期根据细菌培养和药物敏感试验结果更敏感药物。有糖尿病时应注意饮食管理，并及时应用胰岛素或降血糖药以控制高血糖。

4.切开引流　较小的痈在早期经上述处理后，坏死组织脱落，伤口逐渐愈合；大部分痈都因病变范围较大，引流不畅，感染不易控制而需要作切开引流术。可在麻醉下行切开排脓术，一般用"十"字或双"十"字，长度要超出炎症范围少许，深达筋膜或筋膜下。切开后将皮瓣向四周剥离，清除所有坏死组织和分隔。伤口用优琐溶液湿敷。术后注意创面渗血，渗出液过多时应及时更换敷料，等炎症控制后伤口内可使用生肌散，促使肉芽组织生长，进而创面收缩愈合。若皮肤缺损较大，在健康的肉芽组织形成后可进行植皮，加速愈合。病情较重者应卧床休息，加强营养，必要时输液或输血。对于糖尿病病人应控制血糖。

第三节　浅部急性淋巴结炎和淋巴管炎

浅部急性淋巴结炎和淋巴管炎是指发生于淋巴结和淋巴管的急性化脓性疾病，分别属于中医学"痈"和"红丝疔"范畴。急性淋巴结炎以局部光软无头，红肿疼痛，结块范围多在6～9cm，发病迅速，易肿、易脓、易溃、易敛，或有恶寒，发热，口渴等全身症状，一般不损伤筋骨，也不会造成内陷为特点。因发病部位不同而分为"颈痈"、"腋痈"、"胯腹痈"等，相当于颈部、腋部、腹股沟部等对应部位的急性化脓性淋巴结炎。

一、病因病理

本病由细菌感染引起，常见的致病菌为金黄色葡萄球菌和溶血性链球菌。致病菌从损伤破裂的皮肤或黏膜侵入，或从其他感染性病灶，经组织的淋巴间隙进入淋巴管内，引起淋巴管及其周围的急性炎症，称急性淋巴管炎。急性淋巴管炎继续扩散到局部的淋巴结，或化脓性病灶经淋巴管蔓延到所属区域的淋巴结，即可引起急性淋巴结炎。如上肢、乳腺、胸壁、背部和脐以上腹壁感染引起腋部淋巴结炎；下肢、脐以下腹壁、会阴和臀部的感染，可以发生腹股沟淋巴结炎；头面、口腔、颈部和肩部感染，引起颌下及颈部的淋巴结炎。

中医认为，痈的发生多因受邪毒感染或湿热内蕴所致。其中颈痈多因外感风温、风热，挟痰蕴结少阳阳明之络；亦有因乳蛾、口疳、龋齿或头面疮疖等感染毒邪而发。腋痈多由上肢皮肤破损染毒，或有疮疡等感染病灶，毒邪循经流窜所致；或因肝脾血热兼忿怒气郁，导致气血凝滞，经脉壅阻而成。胯腹痈（腹股沟淋巴结炎）多由湿热内蕴，气滞挟痰凝结而成；或由下肢、阴部破损，感染毒邪循经继发。红丝疔因内有火毒凝聚，外有手足破伤、皲裂，冻疮溃烂、脚湿气、湿疮等感染毒邪，以致毒流经脉，向上走窜而成。若火毒内攻，可成走黄之证。

二、临床表现与诊断

本病一般有口腔溃疡、龋齿或局部皮肤破损病史。急性淋巴结炎轻者仅有局部淋巴结肿大和略有压痛。较重者，局部有红、肿、热、痛，通过及时治疗，红肿即可消退；炎症扩展至淋巴结周围，几个淋巴结粘连成团，也可发展成脓肿。脓肿浅表者，有红肿热痛等典型症状。急性淋巴管炎可使管内淋巴回流障碍，同时使淋巴管周围组织有炎症变化。皮下浅层急性淋巴管炎在表皮呈现红色线条，扩展时红线向近近心端延伸（中医称"红丝疔"），轻度触痛。全身症状可有恶寒、发热、口干、尿赤、便秘等。局部可触及肿大淋巴结，压痛，表皮发红发热。淋巴结坏死，脓肿形成时有波动感，或溃破流脓，并有发热、白细胞增加等全身感染等炎症反应。B超检查可见局部肿大淋巴结。

本病需与以下疾病相鉴别：

1. **腮腺炎** 此病多发于腮部，常双侧发病，局部漫肿，边界不清，酸胀少痛，不化脓，7～10天消退，并有传染性。

2. **颈淋巴结炎** 虽也多由头面、口腔等部疾患引起，但结核肿形较小，推之活动，一般无全身症状。

3. **淋巴结核** 初起结块推之可动，疼痛不甚，约需3个月化脓，溃后脓水稀薄夹有败絮样物质，收口较慢。

4. **急性静脉炎** 有皮肤下索条状触痛，沿静脉走行分布，与血管内长期留置导管或输注刺激性药物有关，需与深部淋巴管炎相鉴别。

三、治疗

本病治疗首先是及时处理原发病灶，轻者用中药内服、外敷能短期治愈，重者采用中西医结合治疗，成脓宜行切开引流。

（一）外治法

本病早期可用四黄水蜜外敷，或冲和膏、阳和膏外敷以和营消肿。亦可用20%鱼石脂软膏或金霉素软膏外涂。早期红线条向近侧延长较快，可在皮肤消毒后用较粗的针头，沿红线分别选取几个点垂直刺入皮下，并局部再湿敷抗菌药液，以利抗炎。成脓期宜先行穿刺，判断有脓时，循经切开排脓，低位引流。腋窝部宜循腋皮纹切开，腘窝部刀口应在腘横纹偏下方，若有袋脓需及时扩创。疮口将敛时外敷生肌膏，促进愈合。病人应及时治疗口腔溃疡、龋齿及四肢皮肤感染等原发病，高热时应卧床休息，多饮水。发于下肢者宜抬高患肢，减少活动，促进回流。

（二）辨证论治

1. **风热痰毒** 多见于"颈痈"。颈旁结块，红肿热痛，伴恶寒发热头痛、口干、咽痛，苔薄白或薄黄，脉浮数。治宜散风清热，化痰消肿。方选牛蒡解肌汤或银翘散加减。

2. **肝郁痰火** 多见于"腋痈"。腋部暴肿热痛，全身发热，头痛，胸胁牵痛，口苦咽干。舌红，苔黄，脉弦数。治宜清肝解郁，消肿化毒。方选柴胡清肝汤加减。

3. **湿热壅结** 多见于"胯腹痈"。腹股沟结块肿痛，患肢拘急，全身发热，小便黄热。苔黄腻，脉数。治宜清热利湿解毒。方选五神汤合萆薢渗湿汤加减。

4. **火毒入营** 多见"红丝疔"。患肢红丝一条迅速向近端蔓延，全身寒战高热，烦渴头痛。苔黄腻，脉洪数。治宜清营凉血，解毒散结。方选黄连解毒汤合犀角地黄汤加减。

（三）西药治疗

口服针对金黄色葡萄球菌和溶血性链球菌有效的抗生素，如复方新诺明、红霉素等。

（四）其他疗法

针挑法，以三棱针沿红丝行径，寸寸挑断，并用拇指和食指轻按捏针孔出血。或用粗针取神道透至阳，大椎用粗针放血。隔蒜灸，用三棱针从红丝两端点刺出血，在红丝远心端放上独头蒜片（约5mm厚）后用艾条灸。

第四节 丹 毒

丹毒是皮肤淋巴管网受乙型溶血性链球菌感染所致的急性感染性疾病。其特点是局限性水肿性红斑，境界明显，发病迅速，好发于颜面及下肢。多数发生于下肢，其次为头面部。发生于头面者，称"抱头火丹"；发于胸腹者，称"内发丹毒"；发于下肢者，称"流火"；新生儿丹毒称"赤游丹"。

一、病因病理

丹毒是皮肤淋巴管网受β-溶血性链球菌感染所引起。溶血性链球菌从皮肤、黏膜的微小伤口处入侵，引起局部皮肤及其淋巴引流区的淋巴结的炎症反应，同时引起全身性炎症反应。中医认为本病由于素体血分有热，复感火毒，热毒搏结，郁阻肌肤而发，或由于皮肤、黏膜破损，毒邪乘隙侵入而成。发于头面者多夹风热，发于胸腹者多夹肝火，发于下肢者多夹湿热，新生儿丹毒多由胎热火毒所致。

二、临床表现与诊断

本病多有皮肤黏膜组织破损史，局部症状多发于下肢，其次为头面部。起病急，皮肤大片红斑、灼热、疼痛，稍微隆起高出皮面，边界较清楚，多见于下肢，病变范围扩展快。严重者可在红肿处伴发瘀点、紫斑、或大小不等的水疱。偶有化脓或皮肤坏死，病情加重时可出现全身性脓毒症。发于小腿者，愈后容易复发，常因反复发作，皮肤粗糙增厚，下肢肿胀而形成象皮腿（象皮肿）。新生儿丹毒常游走不定，多有皮肤坏死。全身症状表现为本病开始即可出现恶寒、发热、头痛、全身不适、便秘、尿赤等。严重者可出现高热不退，烦躁，神昏谵语等脓毒血症。查体局部皮肤发红，肿胀，肤温升高。近侧淋巴结常肿大，有压痛。如头面部丹毒可有颈淋巴结肿大，下肢丹毒可有腹股沟淋巴结肿大。血常规检查白细胞计数和中性粒细胞比例明显增加。

本病需与接触性皮炎鉴别，后者常有接触过敏物质史，皮损以肿胀、水疱、丘疹为主，焮热，瘙痒，一般无明显全身症状。

三、治疗

丹毒是一种急性炎症，症状重，宜用中西医结合，内治与外治结合，及时控制病情。

（一）外治法

用金黄散或玉露散冷开水或金银花露调敷，或以50%硫酸镁湿热敷。局部或周围皮肤涂碘酊以防感染蔓延。

（二）西药治疗

西药治疗可选用青霉素或头孢类等对致病菌敏感的抗生素治疗。

（三）辨证论治

1. **风热毒蕴**　发于头面部，恶寒发热，皮肤红灼热，肿胀疼痛，甚则发生水疱，眼胞肿胀难睁。舌红，苔薄黄，脉浮数。治宜散风清热，凉血解毒。方选普济消毒饮加减。

2. **湿热毒蕴**　发于下肢，局部红赤肿胀，灼热疼痛，亦可发生水疱，紫斑，甚至结毒化脓或皮肤坏死。反复发作，可形成象皮腿。苔黄腻，脉洪数。治宜清热利湿解毒。方选五神汤合萆薢渗湿汤加减。针灸取委中、承山穴，消毒后以三棱针或七星针轻刺皮肤，放血泄毒。

3. **胎火蕴毒**　发于新生儿，多见于臀部，局部红肿灼热，可呈游走性，壮热烦躁。治宜凉血清热解毒。方选犀角地黄汤合黄连解毒汤加减。

本病病人宜忌食辛辣、鱼腥、油腻等食物，应积极治疗原发病，如鼻窦炎、口腔溃疡等，与丹毒相关的足癣、溃疡、鼻窦炎必须彻底治疗，以防丹毒复发。发于下肢者宜卧床休息，抬高患肢。注意皮肤清洁，及时处理小创口；在接触丹毒病人或换药前后，应洗手消毒，防止交叉感染。

第五节　手部急性化脓性感染

手部急性化脓性感染是指甲、手部皮下、甲下、指头、腱鞘及掌间隙发生化脓性感染的统称。根据感染部位不同有不同名称。感染局限于指甲一侧称甲沟炎；感染经指甲基部蔓延双侧，称指甲周围炎；甲下成脓称指甲下脓肿；手指末节指腹化脓感染称脓性指头炎；致病菌侵入腱鞘称化脓性腱鞘炎；手部感染向深部蔓延侵犯手掌深部筋膜间隙称为掌中间隙脓肿及鱼际间隙脓肿。可单发或同时多处发病。本病属于中医学"手部疔疮"范畴。根据发病部位不同有不同病名。如生于指甲周围的，称沿爪疔；生于指头顶端的，称蛇头疔；生于指甲旁的，称蛇眼疔；生于手指螺纹的，称螺疔；生于手指骨节间的，称蛇节疔；生在手掌中心的，称托盘疔；生在指中节前如鱼肚的，称蛇腹疔或鱼肚疔。

一、病因病理

本病因细菌感染引起。主要病原菌为金黄色葡萄球菌，其次为链球菌、大肠杆菌等。病原菌通过受损皮肤伤口侵入而引起急性化脓性炎症。因手部皮肤较厚且角化明显，真皮与皮下深层的骨膜、腱鞘、掌深筋膜之间，有垂直的纤维条索连接，将软组织分成许多密闭的小腔隙，发生感染时，手指可无肿胀，而腔内压力则已极高，疼痛剧烈。并可迅速压迫末节手指滋养血管，导致指骨缺血、坏死、骨髓炎。掌部炎症肿胀可使掌面皮肤绷紧，但不易自行破溃而向近侧蔓延，容易导致腱鞘炎、滑囊炎和屈指肌腱鞘、掌部的滑液囊及掌深间隙感染。掌侧滑囊炎、深间隙炎时，因脓液渗出手背皮下疏松结缔组织，故手背肿胀明显。肌腱与腱鞘感染后导致病变部位的缩窄或瘢痕，将严重影响手指的运动与感觉等功能。中医认为本病发生常因手部外伤，感染邪毒，阻于皮肉之间，留于经络之中。内因脏腑蕴热蓄积，两邪相搏，致气血凝滞，经络壅阻而热胜肉腐，甚则腐筋蚀骨，或热毒内传而致疔毒走黄。

二、临床表现与诊断

病人一般有针尖、竹、木、鱼骨、修甲、昆虫咬伤等外伤史。手的解剖特点决定了手部感染的特殊性，多主要表现为局部症状和体征，病变严重时可有恶寒发热、全身不适等全身症状。血常规检查白细胞计数和中性粒细胞比例明显增加。手部急性化脓性感染可分为：

1. **甲沟炎和指头炎**　甲沟炎在一侧甲沟出现红肿热痛。脓性指头炎时指头红肿明显、刺痛或跳痛，化脓时甲沟皮下出现白色脓点，有波动感，但不易破溃。指头炎为手指末节掌面的皮下化脓性细菌感染，可出现恶寒发热、全身不适、白细胞计数增高等症状，感染加重时，神经末梢因受压和营养障碍而麻痹，指头疼痛反而减轻；皮色由红转白，表示局部组织趋于坏死，若末节指骨并发骨髓炎，则经久不愈。

2. 化脓性腱鞘炎 患指疼痛、肿胀，以中近指节为主，皮肤极度紧张，指关节轻度弯曲，勉强伸直则痛不可忍，触及肌腱处疼痛加剧。

3. 化脓性滑囊炎 桡侧滑囊炎并有拇指腱鞘炎，使拇指肿胀微屈，不能伸直和外展，拇指中节和大鱼际有触痛。尺侧滑囊炎多与小指腱鞘相连，使小指肿胀，连同无名指呈半屈状，小指和小鱼际有触痛。化脓性腱鞘炎、滑膜炎多发展迅速，24小时后即可出现明显的局部与全身症状，患指疼痛非常剧烈，多伴有发热、头痛、不适，白细胞计数增高等急性炎症表现。

4. 掌深间隙感染 鱼际间隙感染可因示指腱鞘炎加重或局部掌面受伤后感染所致。大鱼际感染时"虎口"肿胀、疼痛、触痛，示指与拇指微屈、伸直时剧痛。掌中间隙感染见掌心肿胀，使原有的凹陷变平，并有皮肤发白、疼痛、触痛，掌背和指蹼的肿胀较掌心更为明显，中指、无名指和小指均屈曲、伸直时剧痛，伴有发热、头痛、脉搏快、白细胞计数增加等全身症状，或腋窝淋巴结肿大、触痛。

三、治疗

甲沟炎可以 2%碘酊或入地金牛酊浸泡，或用四黄水蜜、金黄膏、或鱼石脂软膏外敷，并口服抗感染药物。脓性指头炎、掌侧化脓性腱鞘炎、滑囊炎和深间隙感染，宜采用中西医结合，内服与外治结合治疗。

若见局部红肿疼痛，全身有恶寒发热。舌红苔黄，脉数等。证属火毒凝结，治宜清热解毒。方选五味消毒饮加减。若见红肿明显，疼痛剧烈，肉腐为脓；或溃后肿痛不退，脓液不断，筋骨腐蚀。舌红苔黄，脉数等。证属热胜肉腐，治宜清热透脓托毒。方选仙方活命饮合透脓散加减。对症状明显的病人可选用青霉素或头孢类抗生素，或根据脓液细菌培养和药敏试验结果用药。

在感染已形成脓肿时，应及时作切开引流术。甲沟炎成脓宜沿甲旁0.2cm处切开引流。甲根处的脓肿，需要分离拔除一部分指甲甚至全片指甲，需注意避免甲床损伤。脓性指头炎宜在患指侧面纵行切开，切口尽可能长些，但近端不可超过关节。掌中间隙感染，手术时纵行切开中指和无名指的指蹼，切口不应超过手掌远端横纹，以免损伤掌浅弓动脉。鱼际间隙感染，手术切口可直接作在大鱼际最肿胀和波动最明显处。

病人平素应避免手指皮肤外伤，术后应适当制动休息，忌持重物，炎症开始消退时，即应开始进行功能锻炼，活动患处附近的关节，以尽早恢复其功能。

第六节　急性蜂窝织炎

急性蜂窝织炎是指疏松结缔组织的急性感染，可发生在皮下、筋膜下、肌肉间隙或深部蜂窝组织。其特点是在皮肤疏松的部位突然红肿蔓延成片、灼热疼痛，红肿以中心最明显，四周较淡，边界不清，有的3～5天皮肤湿烂，随即变成色褐腐溃，或中软而不溃，伴有明显的全身症状。本病属于中医学"发"范畴，其范围较"痈"为大。生于项前的"锁喉痈"和生于臀部的"臀痈"虽以痈命名，但实属"发"的范畴。此外，生于小腿的称"腓腨发"，生于手足背者称"手发背"、"足发背"。

一、病因病理

本病主要为乙型溶血性链球菌感染导致，其次为金黄色葡萄球菌，亦可为厌氧菌。皮肤、黏膜受伤或其他病变以后、皮下疏松结缔组织受到乙型溶血性链球菌等致病菌感染，引起急性化脓性炎症，因病菌有毒性较强的溶血酶、透明质酸酶、链激酶等，加之受侵组织的质地较疏松，这种化脓性感染呈弥漫性炎症，扩展迅速，与正常组织无明显界限，病变近侧的淋巴结常受感染，且常有明显的毒血症或有菌血症。中医认为，风湿毒邪客于肺胃，积热上蕴；或因痧痘之后，体虚余毒未清，热毒挟痰凝结；或因体弱，口唇齿龈生疮、感染邪毒而发为锁喉痈。因湿热火毒蕴结，或注射时感染毒邪而成者发为臀痈。

二、临床表现与诊断

由于病菌的种类与毒性、病人的状况、感染原因和部位的不同，临床上有以下几种类型：

1. 一般性皮下蜂窝织炎　多有皮肤损伤，或有手、足等部位的化脓性感染史。患处红肿热痛，指压后可稍褪色，红肿边界不清，病变部位近侧的淋巴结常肿痛，如面部蜂窝织炎时颈部淋巴结肿痛。病变加重扩大时，皮肤可起水疱，一部分变成褐色，或破溃出脓。伴恶寒发热和全身不适；重者可体温更高或过低，或出现意识障碍等。

2. 新生儿皮下坏疽　病变多在背部、臀部等经常受压处。初起时皮肤发红、质地稍变硬，继而病变范围扩大，中心部分色变暗变软，触之有浮动感，有的可起水疱；皮肤坏死时变成灰褐色或黑色，并可破溃。伴发热、不进乳、不安或昏睡，全身情况不良。

3. 老年皮下坏疽　以男性居多，病前常有长时间浸泡于热水并擦身，然后裸体躺在池边或长凳上休息史。发病时背部或侧卧时肢体着床部分有大片皮肤红肿疼痛，继而皮肤变成暗灰色，感觉迟钝，触之有波动感，穿刺可吸出脓性物。伴寒战发热、乏力、全身不适乏力。病情加重时，可有气急、心悸、头痛、烦躁、谵妄、昏睡等。

4. 口底、颌下急性蜂窝织炎　感染可起源于口腔或面部，多为小儿，因迅速波及咽喉而阻碍通气、病情危急。病儿有高热、不能正常进食、呼吸急迫；颌下肿胀明显、表皮仅有轻度红热，检视口底可见肿胀。起源于面部的颌下蜂窝织炎，局部表现红肿热痛，常向下方蔓延，全身反应较重；感染累及颈阔肌内结缔组织后，也可阻碍通气和吞咽。

5. 产气性皮下蜂窝织炎　发生于皮肤损伤后。该病菌为厌氧菌，如肠球菌、兼性大肠杆菌、类杆菌、兼性变形杆菌或产气梭状芽孢杆菌。炎症主要限于皮下结缔组织，未侵及肌肉层，不同于气性坏疽。初期表现类似蜂窝织炎；特点是扩展快且可触及皮下捻发音，伤口常有某种腥味，破溃后可有臭味，全身状态较快恶化。X线平片肌肉间可见气体影。

血常规检查白细胞计数增多。有浆液性或脓性分泌物时涂片检查病菌种类，病情较重时应取血和脓作细菌培养和药物敏感试验。

新生儿皮下坏疽初期有皮肤质地变硬时，应与硬皮病鉴别，后者皮肤不发红，体温不增高；小儿颌下蜂窝织炎引起呼吸急促、不能进食时，应与急性咽峡炎区别，后者颌下肿胀稍轻，而口咽内红肿明显；产气性皮下蜂窝织炎应与气性坏疽鉴别，后者由产气梭状芽孢杆菌引起的坏死性肌炎或蜂窝织炎为主。

三、治疗

急性蜂窝织炎是一种急性弥漫性化脓性感染，往往病情急重，宜及时采用中西医结合治疗。

（一）辨证论治

由于病位各异，病因病机有所区别，所以论治方药也有所不同。

1. 颌下急性蜂窝织炎（锁喉痈）

（1）痰热蕴结：红肿绕喉，坚硬疼痛，肿势散漫，壮热口渴，头痛项强、大便燥结、小便短赤。舌质红绛、苔黄腻、脉弦滑数或洪数。治宜散风清热，化痰解毒。方选牛蒡解肌汤加减。

（2）热胜肉腐：肿势局限，按之中软应指，脓出黄稠，热退肿减。舌红、苔黄、脉数。治宜清热化痰，和营托毒。方选普济消毒饮加减。

（3）热伤胃阴：溃后脓出稀薄，疮口有空壳，或脓从咽喉溃出，收口缓慢，胃纳不香、口干少液。舌光红、脉细。治宜清养胃阴。方选益胃汤加减。

2. 皮下蜂窝织炎（臀痈）

（1）湿火蕴结：臀部红肿热痛，或湿烂溃脓，恶寒发热，头痛骨楚，食欲不振。苔黄或黄腻，脉数。治宜清热解毒，和营化湿。方选黄连解毒汤合仙方活命饮加减。

（2）湿痰凝滞：漫肿不红，结块坚实，进展缓慢，多无全身症状。苔薄白或白腻，脉缓。治宜和营活血，利湿化痰。方选仙方活命饮合桃红四物汤加减。

（3）气血两虚：溃后腐肉大块脱落，疮口较深，形成空腔，收口缓慢，面色萎黄，神疲乏力，纳谷不香。舌质淡，苔薄白，脉细。治法为调补气血。方选八珍汤加减。

（二）西药治疗

本病一般单用新青霉素或头孢类抗生素，疑有厌氧菌感染时加用甲硝唑。疑有肠道菌感染时，加甲硝唑。应根据脓液细菌培养结果调整抗生素。

（三）外治法

本病早期以玉露散或双柏散以金银花露或菊花露调敷，或以 50% 硫酸镁湿热敷。脓成则切开排脓，以九一丹药线引流，外敷金黄膏或红油膏。口底及颌下急性蜂窝织炎则应争取及早切开减压，以防喉头水肿、压迫气管。其他各型蜂窝织炎，也可作多个小切口减压。脓尽改用生肌散、白玉膏外敷。若有空腔不易愈合，可以棉垫加压包扎。对产气性皮下蜂窝织炎，伤口应以 3% 过氧化氢液冲洗、湿敷处理。若病变进展，形成脓肿，应切开引流排脓。

同时应加强营养支持治疗，维持水电解质平衡，高热时可物理降温，呼吸急促时给予吸氧或辅助通气。

本病病人应重视皮肤日常清洁卫生，防治损伤，受伤后要及早医治。婴儿和老年人的抵抗能力较弱，更要重视生活护理。积极处理原发病，注意休息，忌食辛辣厚腻之品。对产气性皮下蜂窝织炎病人，采取隔离治疗措施。

第七节　全身性外科感染

病原菌侵入人体血液循环，并在其内生长繁殖或产生毒素，引起严重的全身感染症状或中毒症状的情况，统称为全身性感染。目前常见的是脓毒症和菌血症。脓毒症是指有全身性炎症反应表现，如体温、循环、呼吸等明显改变的外科感染的统称，区别于一般非侵入性的局部感染。菌血症是脓毒症中的一种，即血培养检出病原菌者。有别于以往偏向于一过性菌血症的概念，目前多指临床有明显感染症状的菌血症。本病属于中医学 "走黄"（疔疮毒邪走散者）、"内陷"（其他疮疡引起毒邪内传者）范畴。

一、病因病理

一般认为病菌数量多、毒力强和机体抗感染能力低下常导致全身性外科感染。常继发于严重创伤后的感染和各种化脓性感染，如大面积烧伤创面感染、开放性骨折合并感染、急性弥漫性腹膜炎、急性梗阻性化脓性胆管炎等。还应注意一些潜在的感染途径：如静脉导管感染（尤其是中心静脉置管）、肠源性感染、原有抗感染能力低下的病人（如糖尿病、尿毒症、长期或大量应用皮质激素病人），患化脓性感染后较易导致本病发生。

全身性感染的常见致病菌有：

1. 革兰阴性杆菌　常见为大肠杆菌、拟杆菌、铜绿假单胞菌、变形杆菌，其次为克雷伯菌、肠杆菌等。此类细菌主要毒性在于内毒素作用，其临床特点为脓毒症较重，可出现三低现象（低温、低白细胞、低血压）及感染性休克。

2. 革兰阳性球菌　常见的有三种：①金黄色葡萄球菌，菌株往往对β-内酰胺类、氨基糖苷类耐药，且倾向于血液播散，在体内形成脓肿。②表皮葡萄球菌。③肠球菌。

3. 无芽孢厌氧菌　常见是类杆菌、梭状杆菌、厌氧葡萄球菌和厌氧链球菌，2/3 同时有需氧菌。两类细菌协同作用，能使坏死组织增多，易于形成脓肿，脓液可有粪臭样恶臭，细菌培养一般无法检出。

4. 真菌　常见有白色念珠菌、曲霉菌、毛霉菌等，属于条件性感染。

全身化脓性感染可影响人体各组织器官，其病理改变随病原菌的种类、病程的长短和原发病灶的情况而不同。毒素一般引起实质脏器细胞的变性和坏死，病原菌本身可特别集中于某些组织器官造成损害。同时，人体代谢的严重紊乱可引起水和电解质代谢失调、酸中毒及氮质血症等，微循环受到影响，则导致感染性休克，甚至发生多器官功能衰竭。

中医认为，走黄是疔疮火毒炽盛，走散入血，内攻脏腑的一种危重疾病。生疔之后，因早期失治，未能及时控制毒势；或因挤压碰伤，或因过早切开，造成毒邪扩散；或误食辛热之药及酒肉鱼腥等物，或加艾灸，更增火毒，促使疔毒走散，毒入血分，内攻脏腑，而成走黄之病。内陷为外生疮疡，正不胜邪，毒不外泄，反陷入里，客于营血，内传脏腑的一种危重疾病。根据内陷发生于疮疡不同阶段，可分为火陷、干陷、虚陷。火陷证是因阴液不足，火毒炽盛，复因挤压，或治疗不当或失治，以致正不胜邪，毒邪内陷入营；干陷证多因气血两亏，正不胜邪，不能酿化成脓，托毒外出，以致正越虚、邪越盛，从而形成内闭外脱；虚陷证是毒邪虽已衰退，而气血大伤，脾气不复，肾阳亦衰，导致生化乏源，阴阳两竭。

二、临床表现与诊断

临床上不易区分脓毒症和菌血症，实际上菌血症是脓毒症中的一种，而两者可同时存在，形成脓毒败血症。由于病原菌的毒力和人体的防御能力的相互作用，两者亦可相互转化。但它们临床表现有许多共同之处。如两者一般起病急骤，伴有 40～41℃ 的高热、头痛、头晕、关节酸痛、食欲不振、恶心、呕吐、腹胀或腹胀、大汗、面色苍白或潮红等症状，甚者病情迅速恶化，出现神志淡漠或烦躁、谵妄、昏迷，脉率细速，呼吸急促或困难，肝脾肿大，严重者可出现黄疸或皮下出血瘀斑。辅助检查多见白细胞计数增加，中性粒细胞比例超过 80%，严重时白细胞内可出现毒性颗粒，但病人抵抗力削弱时，白细胞计数反而下降。尿中出现蛋白尿、管型和酮体，病情发展，可致感染性休克。

但两者亦有若干不同的临床表现，一般藉此可以鉴别。

1. 菌血症　高热前常有剧烈寒战，体温每日波动不大，呈稽留热型。血培养呈阳性，一般不出现转移性脓肿。

2. 脓毒症　高热前也常有剧烈寒战，寒战和高热的发作呈阵发性，间歇期体温可下降至正常或低于正常，呈弛张热型。从第二星期开始，转移性脓肿可陆续出现，并出现相应脏器脓肿的症状。

脓毒症的临床表现因感染致病菌种的不同，存在某些差异，可分为三大类型：

1. 革兰染色阳性细菌脓毒症　主要致病菌为金黄色葡萄球菌，其毒素能扩张外周血管，降低阻力。多见于严重的痈、急性蜂窝织炎、骨与关节化脓性感染等。临床特点：可有或无寒战，发热呈稽留热或弛张热。病人面色潮红、四肢温暖、干燥、多呈谵妄和昏迷。常有皮疹、腹泻、呕吐，可出现转移性脓肿，易并发心肌炎。发生休克的时间较晚，血压下降也较缓慢。

2. 革兰阴性杆菌脓毒症　常为大肠杆菌、铜绿假单胞菌、变形杆菌所致。多见于胆道、尿路、肠道及大面积烧伤感染等。其毒素可致外周血管收缩，管壁通透性增加，微循环淤滞，并形成微血栓、细胞缺血、缺氧。临床特点：一般以突然寒战开始，发热可呈间歇热，严重时体温不升或低于正常。病人四肢厥冷、发绀，少尿或无尿。白细胞计数增加不明显或减少。休克发生早，持续时间长。

3. 真菌脓毒症 常见致病菌为白色念珠菌。多发生在原有细菌感染经广谱抗生素治疗的基础上。临床表现酷似革兰染色阴性杆菌脓毒症。突然寒战、高热（39.5～40℃），一般情况迅速恶化，出现神志淡漠、嗜睡、血压下降和休克。周围血常规常可呈白血病样反应，出现晚幼粒细胞和中幼粒细胞。白细胞计数可达 25×10^9/L。

可根据一些特殊性的临床表现和实验室检查结果，区分致病菌为革兰染色阳性或阴性杆菌。对临床表现如寒战、发热、脉搏细速、低血压、腹胀、黏膜皮肤瘀斑或神志改变，不能用原发感染病来解释时，也应提高警惕，应密切观察，以免误诊和漏诊。确定致病菌应作血和脓液细菌培养，但因在发生脓毒症前多数病人已经用抗菌药物治疗，以致血液培养常得不到阳性结果，故应连续多次进行。最好在预计将发生寒战、发热前抽血作细菌培养，可提高阳性率，对多次血培养性阴性者，应考虑厌氧菌或真菌脓毒症，可作厌氧性血培养或作尿和血液真菌检查和培养。

三、治疗

全身化脓性感染是一种严重疾病。尤其是脓毒症，其预后差，死亡率高。故临床必须中西医结合治疗，提高病人全身抵抗力，消灭病菌。要及早处理原发感染灶，早期、大量、足疗程使用抗生素，中药则早期重剂清热、解毒、凉血之品，直折病势，后期则扶正驱邪，托毒外出。

（一）原发感染灶的处理

首先要明确感染的原发灶，作及时、彻底的处理，包括清除坏死组织和异物、消灭死腔、脓肿引流等。不能控制发展的坏疽肢体应迅速截去，留置体内的导管（如深静脉导管）感染时，应拔除导管并作细菌培养。局部初期未成脓时外用玉露膏、金黄膏或四黄水蜜外敷。中期成脓期宜切开引流，切开后用药线或蘸八二丹或七三丹插入疮口引流，外敷金黄膏，忌挤压疮口。收口期用生肌膏外敷以生肌收口，若疮口有胬肉高突，可用平胬丹、白玉膏外敷，或剪除胬肉，再敷以生肌膏。

（二）西药治疗

1. 抗菌药物的应用 重症感染不能等待培养结果，可先根据原发感染灶的性质、部位，与当地细菌微生态情况，及早联合应用足量有效的广谱抗生素，再根据细菌培养及抗生素敏感试验结果，调整抗菌药物。如革兰阳性菌，常用青霉素 800 万～1000 万单位或氨苄青霉素 8～12g，或头孢唑啉 4～6g 与庆大霉素 16 万～24 万单位或丁胺卡那霉素 0.8～1g 等，联合用药。或选用头孢曲松钠、头孢他啶、泰能等较强的抗生素。如属革兰阴性杆菌，选用阿米卡星 0.8～1g 或庆大霉素 16 万～20 万单位，或妥布霉素 16 万～24 万单位，或羧苄青霉素 10～20g 分次静脉注射。对真菌性脓毒症，应尽量停用广谱抗生素，改用对原来感染有效的窄谱抗生素，并全身应用抗真菌药物：如酮康唑或氟康唑等。

2. 支持治疗 适当予葡萄糖溶液、电解质溶液、氨基酸溶液等补充热量、水分、氮，纠正电解质紊乱和酸中毒，同时还需补充各种维生素，纠正贫血。不能进食者宜用肠外或肠内高营养。

3. 对症处理 控制高热，可用 75%酒精擦浴、冰敷等物理降温，严重者可用冬眠合剂Ⅰ号静脉滴注降温。对危重病人应早期在短期内应用大量激素，如甲泼尼龙、地塞米松或氢化可的松，以改善人体代谢，保持内环境的稳定。还应对受累的心、肺、肝、肾等重要脏器，以及原有的糖尿病、肝硬化、尿毒症等同时给予相应的处理。

（三）辨证论治

1. 走黄（毒盛入血）　局部疮顶陷黑无脓，肿势软漫，迅速扩散，皮色暗红，伴寒战高热、头痛烦躁。舌红绛，苔黄糙，脉洪数。治宜凉血、清热、解毒。方选五味消毒饮、犀角地黄汤、黄连解毒汤加减。若见神识昏糊，加紫雪丹 4.5g 分三次吞服或安宫牛黄丸 1 丸，每天 2 次；咳吐痰血，加川贝母、花粉、藕节炭；咳喘加鲜竹沥；大便溏泄，加黄芩炭、银花炭去金银花；大便秘结，苔黄腻，脉滑数有力，加生大黄、芒硝；呕吐口渴，加竹叶、生石膏；阴液损伤，加鲜石斛、元参、麦冬；痉厥，加羚羊角、钩藤、龙齿、茯神；并发黄疸，加生大黄、生山栀、茵陈。

2. 内陷

（1）邪盛热极：疽毒 1~2 候，疮顶平塌，根脚散漫，疮色紫滞，干枯无脓，灼热剧痛，壮热口渴，烦躁不安，神昏谵语，或胁肋隐痛，便秘溲赤。舌红绛，苔黄腻或糙，脉洪数或弦数。治宜凉血清热解毒，养阴清心开窍。方选清营汤合黄连解毒汤、安宫牛黄丸、紫雪丹加减。

（2）正虚邪盛：疽毒 2~3 候，脓腐不透，脓少而薄，疮面晦黯，发热或恶寒，神疲、食少、自汗、胁痛，神昏谵语，气息粗促。舌淡红，苔黄腻，脉虚数。或肢冷便溏，小便频数，体温反而不高。舌淡，苔灰腻，脉沉细。治宜补养气血，托毒透邪，佐以清心安神。方选托里消毒散、安宫牛黄丸加减。

（3）脾肾阳衰：疽毒 4 候，肿退腐脱，脓水灰薄、新肉不生，光白板亮，不知疼痛、虚热不退，形神萎顿，饮食日减，或腹痛便泄，肢冷自汗，气息低促。舌淡红，苔薄白或无苔，脉沉细或虚大无力。治宜温补脾肾。方选附子理中汤加减。

（4）阴伤胃败：局部症状同脾肾阳衰证，口舌生糜，纳少口干。舌红绛，光如镜面，脉细数。治宜生津养胃。方选益胃汤加减。

全身化脓性感染病人应卧床休息，给予营养丰富和易于消化的食物，需加强护理，注意口腔卫生，经常要为病人翻身，防止发生褥疮。应严密观察病人意识情况、脉搏、血压、呼吸和肺部情况，仔细检查有无转移性脓肿。

第八节　特异性感染

外科感染分非特异性和特异性感染，两者致病菌不同，临床上有不同的表现。非特异性感染又称化脓性感染或一般性感染，常见致病菌有葡萄球菌、链球菌、大肠埃希菌等。特异性感染的致病菌有结核病、破伤风、气性坏疽、念珠菌等，其在病程演变及治疗等方面与一般感染不同。

一、气性坏疽

气性坏疽是指由梭状芽孢杆菌感染引起的一种肌肉间广泛坏死的急性严重感染性疾病，具有起病急骤，病情凶险的特点。本病属于中医学 "烂疔"范畴。

（一）病因病理

本病致病菌为梭状芽孢杆菌，属厌氧菌。已知的梭状芽孢杆菌有多种，引起本病的主要有产气荚膜梭菌、水肿杆菌、腐败杆菌、溶组织杆菌等。这类细菌在人畜粪便与周围环境中（特别是泥土中）广泛存在。故伤后污染此菌的机会很多，但发生感染者不多，因为这类细菌在人体内生长繁殖需具备缺氧环境。感染往往是几种细菌的混合，常见如开放性骨折伴随血管损伤，挤压伤伴有深部肌肉损伤，上止血带时间过长或石膏包扎过紧，邻近肛周、会阴部位的严重创伤，继发此类感染的概率较高。由于这类细菌产生多种有害的外毒素与酶。有的酶通过脱氮、脱氨、发酵作用而产生大量不溶性气体如硫化氢、氮等，积聚在组织间；有的自身能溶组织蛋白，使组织细胞坏死、渗出、产生恶性水肿。由于气、水夹杂，急剧膨胀，局部张力迅速增加，皮肤表面可变如"木板样"硬，筋膜下张力急剧增加，从而压迫微血管，进一步加重组织的缺血、缺氧与失活，更有利于细菌繁殖与生长，形成恶性循环。这类细菌还可产生卵磷脂酶、透明质酸酶等，使细菌易于穿透组织间隙，快速扩散。

中医认为由于皮肉破损，接触潮湿泥土、脏物等，感染特殊毒气，加之湿热火毒内蕴，以致毒聚肌肤、气血凝滞，热胜肉腐而成。湿热火毒炽盛，走窜入营，则易成走黄重症。

（二）临床表现与诊断

本病多发生于开放性骨折、深层肌肉广泛性挫裂伤、伤口内有死腔和异物存留或伴有血管损伤以致局部血液供应不足的病人。多发于足部，亦偶见于前臂、上臂及手背等处。此类感染根据其感染部位与感染程度区分为蜂窝织炎与肌坏死。病人有意外创伤，污染泥土或人畜粪便史，潜伏期一般为 3～4 天。

病人常诉伤肢沉重或疼痛，持续加重，止痛剂不能奏效；初起局部焮热肿胀疼痛、皮色暗红，然后迅速腐烂，范围甚大成片，状如丹毒，局部肿胀与创伤程度不成比例，并迅速向上下蔓延，每小时都可见加重。伤口坏死变黑，中有大量浆液性或浆液血性渗出物，可渗湿厚层敷料，并可见气泡从伤口中冒出，气味臭秽（硫化氢等）。表面形成水疱，疱形呈凹形，轻按有捻发感，重按有污脓混合气泡溢出。由于局部张力，皮肤受压而发白，浅部静脉回流障碍，故皮肤表面可出现如大理石样斑纹。全身症状开始即有高热、寒战、头痛、烦躁不安，有恐惧或欣快感，皮肤、口唇变白，大量出汗，脉搏快速。随着病情加重，可发生溶血性贫血、黄疸、血红蛋白尿、酸中毒。可在 12～24 小时内全面恶化。

辅助检查：白细胞数升高、核左移，有溶血性贫血者可见血红蛋白下降，血红蛋白尿，渗出物涂片染色可发现革兰阳性染色粗大杆菌。X 线照常显示软组织间有积气。

早期诊断的重要依据是局部表现，伤口内分泌物涂片检查有革兰阳性染色粗大杆菌，X 线检查显示患处软组织间积气。尚需与以下情况鉴别：

1. 肺、食管损伤或手术所致的皮下气肿 一般不伴全身中毒症状，局部水肿、疼痛、皮肤改变均不明显，随时间推移常可自行吸收。

2. 一些兼性需氧菌感染 如大肠杆菌、克雷白菌感染产生一定气体，但主要是 CO_2，属可溶性气体，不易在组织间大量积聚，无特殊臭味。

3. 厌氧性链球菌产生 如链球菌蜂窝织炎、链球菌肌炎，病情发展较慢，全身中毒症状较轻，发展较缓，预后较好。

（三）治疗

气性坏疽是一种严重的急性特异性感染，发展迅速，如不及时处理，病人常致残，甚至死亡，应积极治疗。必须紧急进行局部手术，广泛切开引流，应用大剂量抗革兰阳性菌抗生素，尽早采用高压氧治疗，配合中药清热解毒，内服外敷。

1. 急救处理 在抢救严重休克或其他严重并发症的同时，确诊后应争取在 6 小时内进行急诊手术处理，越早越好，彻底清创，不但可挽救病人的生命，而且可以减少组织的坏死、降低截肢率。术前准备应包括静脉滴注大剂量抗生素（青霉素），输血等。准备时间尽量缩短，可选用氯氨酮静脉麻醉。由于深部病变往往超过表面显示的范围，故术中应充分暴露，作广泛多处纵深切开，切除一切坏死或已变性组织，清除死骨、异物。因细菌扩散的范围常超出肉眼病变的范围，所以应整块切除肌肉，包括肌肉的起点。如感染限于某一筋膜腔，应切除该筋膜腔的肌群，如整个肢体已广泛感染，应果断进行截肢，残端不作皮肤缝合。术中用大量 3%过氧化氢溶液冲洗创口，创口完全敞开，用过氧化氢溶液或 1：5000 高锰酸钾溶液纱布松填。术后以 1%过氧化氢等渗盐水持续冲洗、湿敷，必要时还要再次清创。行彻底清创后，每天用大量过氧化氢溶液冲洗创口，若腐肉与正常皮肉分界明显者，改掺 5%～10%蟾酥合剂或五五丹。腐肉脱落，掺生肌散、红油膏盖贴。为避免气性坏疽传播，应将病人隔离，病人接触过的污物、敷料应单独收集销毁。

2. 西药治疗　本病早期应用足量的抗生素，对这类感染，首选青霉素，每天应在 1000 万单位以上。大环内酯类（如琥乙红霉素、麦迪霉素）和甲硝唑、替硝唑等也有一定疗效。加强营养支持，注意维持水、电解质平衡，纠正贫血、低蛋白血症等。可输血、输液，补充大量维生素，保持足够尿量以利毒素排泄。可配合高压氧治疗，以提高组织间的含氧量以破坏厌氧环境，创造不适合细菌生长繁殖的环境，这一辅助治疗已越来越受到重视，可提高治愈率，减轻致残率，一般用 2.5～3 个大气压，每次 2～4 小时，第一天 3 次，以后第 2、3 天，每天 2 次。

3. 辨证论治

（1）湿火炽盛：初起患肢有沉重和紧束感，胀裂样疼痛，创口周围皮肤呈红色、肿胀发亮，按之陷下，迅速蔓延成片。肿胀剧烈，可出现水疱，皮肉腐烂，高热持续。舌红、苔薄白或黄，脉弦数。治宜清热、解毒、利湿。方选黄连解毒汤合三妙丸加减。

（2）毒入营分：胀热头痛，神昏谵语，气促，烦躁不安，呃逆呕吐。局部胀痛，伤口周围高度水肿发亮，迅速成暗紫色，间有血疱，肌肉腐烂，脓液稀薄，混有气泡溢出，气味恶臭。舌红绛、苔薄黄，脉洪滑数。治宜凉血解毒，清热利湿。方选犀角地黄汤、黄连解毒汤合三妙丸加减。神昏谵语，加安宫牛黄丸或紫雪丹醒神开窍；便秘者加生大黄以清热泻下。

二、破伤风

破伤风是由破伤风杆菌侵入体伤口，生长繁殖，产生毒素，所引起的一种急性特异性感染。破伤风杆菌广泛存在于泥土和人畜粪便中，是一种革兰染色阳性厌氧性芽孢杆菌。破伤风杆菌及其毒素都不能侵入正常的皮肤和黏膜，故破伤风都发生在伤后。一切开放性损伤如火器伤、开放性骨折、烧伤，甚至细小的伤口如木刺或锈钉刺伤，均有可能发生破伤风。破伤风也见于新生儿未经消毒的脐带残端和消毒不严的人工流产；并偶发于胃肠道手术后、摘除留在体内多年的异物后。此菌对环境有很强的抗力，能耐煮沸。创伤伤口的污染率很高，战场中污染率可达 25%～80%。但破伤风发病率只占污染者的 1%～2%，这提示发病必须具备其他因素，破伤风的发生除了和细菌毒力强、数量多，或缺乏免疫力等情况有关外，局部伤口的缺氧是发病的主要因素。因此，当伤口窄深、缺血、坏死组织多、引流不畅，并混有其他需氧化脓菌感染，后者消耗伤口内残留氧气，造成伤口局部缺氧时，破伤风便容易发生。泥土内含有的氯化钙能促使组织坏死，有利于厌氧菌繁殖，故带有泥土的锈钉或木刺的刺伤容易引起破伤风。本病属于中医学 "破伤风" 范畴；因外伤所致者，又称"金创痉"；产后发生者，称"产后痉"；新生儿断脐所致者，称"脐风撮口"。

（一）病因病理

破伤风杆菌在伤口的局部生长繁殖，产生的外毒素是造成破伤风的原因。外毒素有痉挛毒素和溶血毒素两种，前者是引起病人一系列临床症状和体征的主要毒素，对神经有特殊的亲和力，能引起肌痉挛；后者则能引起组织局部坏死和心肌损害。菌体及其外毒素，在局部并不引起明显的病理改变，伤口甚至无明显急性炎症或可能愈合。但痉挛毒素经由血液循环和淋巴系统，并附合在血清球蛋白上到达脊髓前角灰质或脑干的运动神经核。到达中枢神经系统后的毒素，主要结合在灰质中突触小体膜的神经节苷脂上，使其不能释放抑制性递质（甘氨酸或氨基丁酸），以致α运动神经系统失去正常的抑制性，引起特征性的全身横纹肌的紧张性收缩或阵发性痉挛。毒素也能影响交感神经，导致大汗、血压不稳定和心率增速等，故破伤风是一种毒血症。中医认为，由于皮肤受损，失于调治，营卫空虚，感受风邪，乘虚侵入，由外达里，风邪入里传肝，肝血不调，筋脉失于濡养，表现为四肢抽搐，角弓反张，牙关紧闭等肝风内动证。如不及时控制，必致风毒内陷，脏腑功能衰竭，甚至危及生命。

（二）临床表现与诊断

病人有外伤史。破伤风的潜伏期平均为 6～10 天，亦有短于 24 小时或长达 20～30 天，甚至数月，或仅在摘除存留体内多年的异物如子弹头或弹片后，才发生破伤风。新生儿破伤风一般在断脐带后 7 天左右发病，故俗称"七日风"。一般来说，潜伏期或前驱症状持续时间越短，症状越严重，死亡率越高。病人先有乏力、头晕、头痛、咬肌紧张酸胀、烦躁不安、打呵欠等前驱症状。这些前驱症状一般持续 12～24 小时，接着出现典型的肌强烈收缩，最初是咬肌，以后顺次为面肌、颈项肌、背腹肌、四肢肌群、膈肌和肋间肌。病人开始感到咀嚼不便，张口困难，随后有牙关紧闭；面部表情肌群呈阵发性痉挛，使病人具有独特的"苦笑"面容。颈项肌痉挛时，出现颈项强直，头略向后仰，不能做点头动作。背腹肌同时收缩，但背肌力量较强，以致腰部前凸，头及足后屈，形成背弓，称为"角弓反张"状。四肢肌收缩时，因屈肌较伸肌有力，肢体可出现屈膝、弯肘、半握拳等姿态。在持续紧张收缩的基础上，任何轻微刺激，如光线、声响、震动或触碰病人身体，均能诱发全身肌群的痉挛和抽搐。每次发作持续数秒至数分钟，病人面色紫绀，呼吸急促，口吐白沫，流涎，磨牙，头频频后仰，四肢抽搐不止，全身大汗淋漓，非常痛苦。发作的间歇期间，疼痛稍减，但肌肉仍不能完全松弛。强烈的肌痉挛，有时可使肌断裂，甚至发生骨折。膀胱括约肌痉挛又可引起尿潴留。持续性呼吸肌群和膈肌痉挛，可以造成呼吸停止，以致病人死亡。疾病期间，病人神志始终清楚，一般无高热。高热的出现往往提示有肺炎的发生。病程一般为 3～4 周。自第 2 周后，随病程的延长，症状逐渐减轻。但在痊愈后的一个较长时间内，某些肌群有时仍有紧张和反射亢进的现象。

少数病人表现为局部破伤风。仅有受伤部肌肉的持续性强直，可持续数周至数月，以后逐渐消退。但有时也可发展为全身性破伤风。除可发生上述的骨折、尿潴留和呼吸停止外，尚可发生窒息、肺部感染、酸中毒、循环衰竭等并发症。这些并发症往往是造成病人死亡的重要原因，应加强防治。

破伤风需与下列疾病相鉴别：

1. 化脓性脑膜炎 虽有"角弓反张"状和颈项强直等症状，但无阵发性痉挛。病人有剧烈头痛、高热、喷射性呕吐等，神志有时不清。脑脊液检查有压力增高、白细胞计数增多等。

2. 狂犬病 有被疯狗、猫咬伤史，以吞咽肌抽搐为主。咽肌应激性增强，病人听见水声或看见水，咽肌立即发生痉挛，剧痛，喝水不能下咽，并流大量口涎。

3. 其他 如颞颌关节炎、癫痫、癔病等。

（三）治疗

破伤风是一种极为严重的疾病，要采取积极综合治疗，尽快控制病情。现代医学治疗包括消除毒素来源，中和游离毒素，控制和解除痉挛，保持呼吸道通畅和防治并发症等。中医治疗以祛风、解毒、镇痉为原则。

1. 伤口处理 新鲜伤口用 3%过氧化氢溶液或 1∶1000 高锰酸钾溶反复冲洗和经常湿敷；初起结痂者，应去除痂皮，外敷玉真散；伤口溃烂，腐肉不尽者，宜外敷七三丹。后期伤口久不收口，可外敷生肌散、生肌玉红膏；有的伤口看上去已经愈合，应仔细检查伤口下有无窦道或无效腔。

2. 尽早使用破伤风抗毒素中和游离的毒素 因破伤风抗毒素和人体破伤风免疫球蛋白均无中和已与神经组织结合的毒素的作用，故应尽早使用，以中和游离的毒素。一般用 2 万～5 万 U 抗毒素加入 5%葡萄糖溶液 500～1000ml 内，由静脉缓慢滴入；剂量不宜过大，以免引起血清反应。对清创不够彻底的病人及严重病人，以后每天再用 1 万～2 万 U 抗毒素，作肌内注射或静脉滴注，共 3～5 天。新生儿破伤风可用 2 万 U 抗毒素由静脉滴注，此外也可作脐周注射。还有将抗毒素 5000～

1000U 作蛛网膜下腔注射的治疗方法，认为可使抗毒素直接进入脑组织内，效果较好，并可不再全身应用抗毒素。如同时加用泼尼松龙 12.5mg，可减少这种注射所引起的炎症和水肿反应。如有人体破伤风免疫球蛋白或已获得自动免疫的人的血清，则完全可以代替破伤风抗毒素。人体破伤风免疫球蛋白一般只需注射一次，剂量为 3000～6000U。

需要注意的是，破伤风的发病不能确保对破伤风的免疫，在确诊破伤风 1 个月后，应予 0.5ml 破伤风类毒素，并完成基础免疫注射。

3. 控制和解除痉挛　病人应住单间病室，专人护理，严密观察病情。绝对卧床休息，光线要柔和，尽量避免声、光、风、震动等外界刺激。严格遵守接触隔离原则，伤口换药器械应严格消毒，所有敷料应单独焚毁。注意防止发生褥疮。控制和解除痉挛是治疗过程中很重要的一环，如能做好，在极大程度上可防止窒息和肺部感染的发生，减少死亡。病情较轻者，使用镇静剂和安眠药物，以减少病人对外来刺激的敏感性。但忌用大剂量，以免造成病人深度昏迷。用哌潜啶（5mg 口服，10mg 静脉注射，每天 3～4 次）控制和解除痉挛，效果较好。也可用巴比妥钠（0.1～0.2g，肌内注射）或 10%水合氯醛（15ml 口服或 20～40ml 直肠灌注，每天 3 次）。病情较重者，可用氯丙嗪 50～100mg，加入 5%葡萄糖溶液 250ml 从静脉缓慢滴入，每天 4 次。抽搐严重，甚至不能作治疗和护理者，可用硫喷妥钠 0.5g 作肌内注射（要警惕发生喉头痉挛，用于已作气管切开的病人，比较安全），副醛 2～4ml，肌内注射（副醛有刺激呼吸道的副作用，有肺部感染者不宜使用），或肌松弛剂：如氯化琥珀胆碱、氯化筒箭毒碱、三磺秀铵酚、氨酰胆碱等（在气管切开及控制呼吸的条件下使用）。如并发高热、昏迷，可加用肾上腺皮质激素：如泼尼松 30mg 口服或氢化可的松 200～400mg，静脉滴注，每天 1 次。给予各种药物时，应尽量减少肌内注射的次数，能混合者可混合一次注射，或由静脉滴入；可口服的病人尽量改口服，以减少对病人的刺激。新生儿破伤风应慎用镇静解痉药物，可酌情使用洛贝林、尼可刹米等。

4. 抗生素　青霉素（80 万～100 万 U，肌内注射，每 4～6 小时 1 次）可抑制破伤风杆菌，并有助于其他感染的预防，可及早使用。也可给甲硝唑 500mg，口服，每 6 小时 1 次；或 1g，直肠内给药，每 8 小时 1 次，持续 7～10 天。

5. 辨证论治

（1）风毒在表：轻度吞咽困难和牙关紧闭，周身拘急，抽搐较轻，痉挛期短，间歇期长。舌淡红，苔薄白，脉数。治宜祛风镇痉。方选玉真散加减。针灸治疗牙关紧闭者取穴下关、颊车、合谷、内庭。

（2）风毒入里：角弓反张，频繁而间歇期短的全身肌肉痉挛，高热，面色青紫，呼吸急促，痰涎壅盛，胸腹满闷，腹壁板硬，时时汗出，大便秘结，小便不通。舌红绛，苔黄糙，脉弦数。治宜祛风止痉，清热解毒。方选木萸散加减。针灸治疗，角弓反张，取穴风府、大椎、长强、承山、昆仑；四肢抽搐，取穴曲池、外关、合谷、后溪、风池、阳陵泉、申脉、太冲。

6. 防治并发症　保持呼吸道通畅，对抽搐频繁而又不易用药物控制的病人，应早期作气管切开术；病床旁应备有抽吸器、人工呼吸器和氧气等，以便急救。补充水和电解质，以纠正强烈的肌痉挛、出汗及不能进食等所引起的水与电解质代谢失调，如脱水、酸中毒等。对症状较轻的病人，就争取在痉挛发作的间歇期间自己进食。对症状严重、不能进食或拒食者，应在抗痉挛药物的控制下或作气管切开术后，放置胃管进行管饲，或行全胃肠外营养。

（四）预防

破伤风是可以预防的，最可靠的预防方法是注射破伤风类毒素。通过类毒素的注射，人体内产生了抗体，并在较长时间内保持一定的浓度，可以中和进入体内的破伤风毒素，不致发病。加强工农业生产的劳动保护，避免创伤，普及新法接生，正确而及时地处理伤口等，也都是重要的预防措施。

1. 正确处理伤口　所有伤口都应进行及时彻底清创。对于污染严重的伤口，特别是战伤，要切除一切坏死及无活力的组织，清除异物，切开无效腔，敞开伤口，充分引流，不予缝合。如发现接生消毒不严时，须用3%过氧化氢溶液洗涤脐部，然后涂以碘酊消毒。

2. 自动免疫　应用类毒素注射，可以使人获得自动免疫。我国有些地区已在小儿中普遍推行百日咳、白喉、破伤风混合疫苗注射。"基础注射"共需皮下注射类毒素三次，两次注射之间须间隔4～6周。第一次0.5ml，第二年再注射1ml，作为"强化注射"。这样，体内所产生的抗毒素浓度可达具有保护作用的0.01U/ml，并能维持此水平5～10年。以后，每5～10年重复强化注射1ml。因此，凡10年内作过自动免疫者，伤后仅需注射类毒素0.5ml，即可预防破伤风；自动免疫注射已超过10年者，如伤口污染不重，也仅需注射类毒素0.5ml；如伤口污染严重，则在注射类毒素0.5ml 3～4小时后，再于其他部位肌内注射人体破伤风免疫球蛋白250～500U，使抗毒素先中和毒素。类毒素激起的主动免疫，可在抗毒素作用消失前后接着发挥其预防作用。

3. 被动免疫　一般适用于以前未注射过类毒素而有下列情况之一者：①污染明显的伤口；②细而深的刺伤；③严重的开放性损伤，如开放性颅脑损伤、开放性骨折、烧伤；④未能及时清创或处理欠当的伤口；⑤因某些陈旧性创伤而施行手术（如异物摘除）前。

目前习惯用的被动免疫法是注射从动物（牛或马）血清中精制所得的破伤风抗毒素（TAT）。它是一种异种蛋白，有抗原性，可导致过敏反应，而且在人体内存留的时间不长，6天后即开始被人体除去。因此，这种破伤风抗毒素还不理想。理想的制品是人体破伤风免疫球蛋白，它无过敏反应，1次注射后在人体内可存留4～5周，免疫效能比破伤风毒素在10倍以上。其预防剂量为250～500U，肌内注射。人体破伤风免疫蛋白来源较少，制备复杂，在目前尚不能普遍应用的情况下，注射破伤风抗毒素仍不失为一种主要的被动免疫法。伤后尽早肌内注射破伤风抗生素1500IU（1ml）。伤口污染严重者或受伤已超过12小时，剂量可加倍。成人与儿童的剂量相同。必要时可在2～3天后再注射1次。每次注射抗毒素前，应询问有无过敏史，并作皮内过敏试验：用0.1ml抗毒素，加等渗盐水稀释成1ml。在前臂屈面皮内注射稀释液0.1ml；但此法并不能完全避免过敏反应的发生，故最好不用这种抗毒素作注射。脱敏法注射是将1ml抗毒素用等渗盐稀释10倍，分为1ml、2ml、3ml、4ml，每半小时依次皮下注射一次。每次注射后，注意观察有无反应。如病人发生面苍白、软弱、荨麻疹或皮肤瘙痒、打喷嚏、咳嗽、关节疼痛甚至休克者，应立即皮下注射麻黄碱50mg或肾上腺素1mg（成人剂量），并停止抗毒素注射。

（黄学阳　刘　明　王建春）

第十三章　常见体表良性肿瘤

第一节　概　论

　　肿瘤是机体中成熟的或正在发育的正常细胞，在不同的相关因素的长期作用下，呈现过度增生和异常分化所形成的新生物。新生物一旦形成，不因病因消除而停止增生。它的生长不受正常机体生理调节，而是破坏正常组织与器官。肿瘤属于中医学"岩"、"瘤"、"积聚"、"石疽"等范畴。

　　根据病理形态和生物学行为，肿瘤可分为良性瘤、恶性瘤与交界瘤。良性肿瘤一般称为"瘤"，生长缓慢，病程长，不转移。恶性肿瘤来自上皮组织称为"癌"；来源于间叶组织称为"肉瘤"；胚胎性肿瘤常称为母细胞瘤，如肾母细胞瘤等。其共同特征是发展迅速，病程短，常有局部浸润和远处转移，往往导致宿主死亡。少数肿瘤，形态上属良性，但常浸润性生长，切除后易复发，多次复发的可出现远处转移，如腮腺混合瘤等，从生物学行为上显示良性与恶性之间的类型，称之为临界瘤。但某些恶性肿瘤仍沿用传统名称"瘤"或"病"，如恶性淋巴瘤、精原细胞瘤、白血病、霍奇金病等。

　　肿瘤，特别是恶性肿瘤的病因尚未明了。流行病学的调查、临床观察及实验研究发现，环境与行为对人类恶性肿瘤的发生有重要影响。据估计约80%以上的恶性肿瘤与环境因素有关。环境因素可分为致癌因素与促癌因素。机体的内在因素在肿瘤的发生、发展中也起着重要作用。环境因素主要包括：①化学因素，如烷化剂（有机农药、硫芥等），多环芳香烃类化合物（煤烟垢、煤焦油、沥青等），氨基偶氮类，亚硝胺类等。②物理因素，如电离辐射，紫外线。③生物因素，主要为病毒，分为DNA肿瘤病毒与RNA肿瘤病毒两大类。内在因素主要包括：①遗传因素，肿瘤有遗传倾向性，如结肠息肉病、乳癌、胃癌等。相当数量的食管癌、肝癌、鼻咽癌病人也有家族史。②内分泌因素，与肿瘤发生有关的激素，较明确的有雌激素和催乳素与乳癌有关，雌激素与子宫内膜癌有关等。③免疫因素，先天或后天免疫缺陷者易发生恶性肿瘤，如丙种球蛋白缺乏者易患血病和淋巴造血系统肿瘤，获得性免疫缺陷病（艾滋病）病人易患恶性肿瘤等。

　　瘤，留滞不去之义。凡瘀血、痰凝、浊气停留于人体组织中，所形成的赘生物称为瘤。瘤发生的原因，明代薛己认为："夫瘤者留也，随气凝滞，皆因脏腑受伤，气血乖违。"说明瘤是内脏功能失调，气血亏虚，导致寒热、瘀血、浊气、痰滞留著聚结而引起的一种疾病。

　　体表良性肿瘤的内治，主要是行气散结、散瘀消肿、化痰软坚三大法。后期以补益扶正为主，包括养气血、健脾胃、补肾气等。

一、行气散结

　　气聚可以为肿，气滞可以引起血瘀，也可使津液凝结为痰。气聚、气滞所引起的气瘤、筋瘤可应用行气散结法。常用药物有青皮、陈皮、木香、乳香等。

二、散瘀消肿

　　气滞不散，痰凝不化，久之则可致络阻血瘀。对于败血积瘀所致的血瘤、筋瘤及肿瘤难于消散时，宜应用散瘀消肿法。常用药物如三棱、莪术、鬼箭羽、炮山甲、土鳖虫等。

三、化痰散结

肿瘤已成，不痛不痒，或软或硬，多责之以痰湿、浊气所聚，常见于肉瘤、筋瘤和气瘤。宜应用化痰散结法，常用药物如昆布、海藻、南星、半夏、山慈菇、僵蚕、白芥子之类。

外治疗法，首选手术切除瘤体，疗效确切。还有药物敷贴法、缩瘤法、腐蚀法、枯瘤法、结扎法等，应根据病情选用。

第二节　常见体表肿瘤与肿块

体表肿瘤是指来源于皮肤、皮肤附件、皮下组织等浅表软组织的肿瘤。在临床上尚需与非真性肿瘤的肿瘤样肿块鉴别。

一、皮肤乳头状瘤

皮肤乳头状瘤是表皮乳头样结构的上皮增生所致，易恶变为皮肤癌。

1. 乳头状疣　多由病毒所致。表面可见乳头向外突出，见多根细柱状突出物，基底平整，不向表皮下伸延。有时可自行脱落。

2. 老年性色素疣　多见于头额部、暴露部位或躯干，高出皮面，黑色，斑块样，表面干燥、光滑或呈粗糙感。基底平整，不向表皮下伸延。局部扩大增高、出血破溃则有癌变可能。

二、皮肤癌

皮肤癌常见为基底细胞癌与鳞状细胞癌，多见于头面部、下肢。

1. 皮肤基底细胞癌　来源于皮肤或附件基底细胞，发展缓慢，呈浸润性生长，很少有血道或淋巴道转移。亦可同时伴色素增多，呈黑色，称色素性基底细胞癌，破溃者呈鼠咬状溃疡边缘。好发于头面，对放射线敏感，故可行放疗，早期也可手术切除。

2. 鳞状细胞癌　早期即可呈溃疡，常继发于慢性溃疡或慢性窦道开口，或瘢痕部的溃疡经久不愈而癌变。表面呈菜花状，边缘隆起不规则，底部不平，易出血，常伴感染致恶臭。可局部浸润及淋巴结转移。手术治疗为主，需行淋巴结清扫。放疗亦敏感，但不易根治。在下肢者严重时伴骨髓浸润，常需截肢。

三、痣与黑色素瘤

1. 黑痣　为色素斑块。可分为：①皮内痣：痣细胞位于表皮下，真皮层，多高出皮面，少见恶变。②交界痣：痣细胞位于基底细胞层，向表皮下延伸。局部扁平，色素较深，多位于手和足，易受外伤处。③混合痣：皮内痣与交界痣同时存在。当黑痣色素加深、变大，或有瘙痒、疼痛时，为恶变可能，应及时手术完整切除。

2. 黑色素瘤　为高度恶性肿瘤，发展迅速，妊娠时发展更快。若受外伤，如作不彻底切除或切取活检，可迅即出现卫星结节及转移，及早外科治疗。手术多为局部扩大切除，如截趾（指）或小截肢，4～6周后行区域淋巴结清扫。对较晚期或估计切除难达根治者，可进行免疫治疗或冷冻治疗，争取局部控制后再作手术治疗。

四、脂肪瘤

脂肪瘤是体表常见的一种良性肿瘤，由正常脂肪细胞集积而成。本病属于中医学"肉瘤"范畴。多发生于皮下，也可以发生在内脏等深部组织。脂肪瘤常呈局限性，有一层极薄的结缔组织包膜，包膜内即为脂肪细胞。有时脂肪细胞被结缔组织间隔所分开，成若干叶状，有时可和血管瘤并发，而成为脂肪血管瘤。

脂肪瘤好发于颈、肩、背、大腿及臀部，大小不一，呈扁平团块状，或分叶状。生长缓慢，多无自觉症状。扪诊时质地软而有弹性，有假性波动感，与表面皮肤无粘连。基底部则较广泛，但无粘连。极少成为恶性。

另有一种多发性脂肪瘤，常见于四肢、胸或腹部皮下，呈多个较小的圆形或卵圆形结节，较一般脂肪瘤略硬，压之有轻度疼痛，故又名痛性脂肪瘤。此外，尚有一种对称性脂肪瘤，表现为双侧对称特点，形成弥漫性或局限性脂肪增生，发展至筋膜及肌间隙，好发于颈部，呈马鞍畸形。体积较大时，可压迫气管而引起呼吸困难。治疗仍以手术治疗为主。

五、纤维瘤病变

纤维瘤由纤维组织构成，可见于任何年龄和任何部位。本病属于中医学"肉瘤"范畴。纤维瘤有软、硬两种。软者又称皮赘，通常有蒂，大小不等，柔软无弹性，多见于面、颈及胸背部。硬者，是指具有包膜的由增生纤维组织构成的硬性结节。其生长缓慢，大小不定，可由针尖至鸡蛋或更大，实性，圆形，质硬，光滑，界清，无粘连，活动度大，无压痛，很少引起压迫和功能障碍。临床可分为三类：

1. **纤维黄色瘤**　位于真皮层及皮下，多见于躯干、上臂近端。常由不明的外伤或瘙痒后小丘疹发展所致。质硬，边界不清呈浸润感，易误为恶性。直径一般在1cm以内，如增大应疑为纤维肉瘤变。

2. **隆突性皮纤维肉瘤**　多位于皮肤真皮层，多见于躯干。表面皮肤光薄，似菲薄的瘢痕疙瘩样隆突于表面。低度恶性，具假包膜。切除后局部极易复发，多次复发恶性度增高，手术切除应局部扩大，包括足够广泛的正常皮肤及相应筋膜。

3. **带状纤维瘤**　位于腹壁，多见女性，为腹肌外伤或产后修复性纤维瘤，常夹有增生的横纹肌纤维。生长缓慢，无痛，坚硬，不活动，呈浸润性生长，无包膜，与周围组织界限不清，治疗以手术完整切除为主，易复发。

六、神经鞘瘤与神经纤维瘤

神经鞘瘤位于体表，由鞘细胞组成，多见于四肢，分为中央型、边缘型。中央型肿瘤多呈梭形，手术应沿神经纵行方向切开，避免损伤。边缘型则见神经索沿肿瘤侧面而行，易手术摘除。神经纤维瘤为特殊软纤维组成，具有折光的神经纤维细胞并伴有少量神经索。可夹杂有脂肪、毛细血管等。为多发性，且常对称。神经纤维瘤呈象皮样肿型者为另一类型，好发于头顶或臀部，肿瘤由致密的纤维成分组成，其中为血管窦。

神经鞘瘤与神经纤维瘤属于中医学"气瘤"范畴。椭圆形、单发者多见。多发者称为神经纤维瘤病。中医认为，本病是由于劳倦过度，肺气损伤，卫气失调，腠理不密，外为寒邪所犯，气结而生；或长期忧思不解，肺气郁滞，卫气不行致气结。中医以宣肺调气、解郁散结为法，常用中药有人参、桔梗、川芎、当归、天花粉、黄芩（酒炒）、枳实、陈皮、半夏、白茯苓、胆南星、贝母、海藻、香附、石菖蒲、甘草等；中成药以通气散坚丸口服。若瘤生于面部，有损面容；或体积太大，妨碍肢体活动时，可手术切除。

七、血管瘤

血管瘤属于中医"血瘤"的范畴，是体表血络扩张，纵横丛集而形成的一种肿瘤。本病身体任何部位均可发生，但以四肢、躯干、面颈部为多见。瘤体外观呈暗红色或紫蓝色，亦可为正常皮色，小如豆粒，大如拳头，瘤体柔软，状如海绵，压之可以缩小，肢体活动时则胀大。常在出生后即发现，随着年龄增长而长大，长到某种程度后，可停止发展，瘤易因外伤擦破而出血，或破伤感染而形成慢性溃疡。按其结构分为三类。

1.毛细血管瘤 多见于婴儿，出生时或生后早期见皮肤有红点或小红斑，逐渐增大、红色加深并可隆起。境界分明，压之可稍退色，释手可复。早期可施行手术切除或以液氮冷冻治疗。

2.海绵状血管瘤 一般由小静脉和脂肪组织构成。皮下海绵状血管瘤可见局部轻微隆起，或呈青紫色，质软，境界不清，有的可有钙化结节，可触痛。应及早手术切除，必要时可行血管造影。亦可注射血管硬化剂（如 5%鱼肝油酸钠或 40%尿素等）治疗。

3.蔓状血管瘤 由较粗的血管构成，多为静脉，也可有动脉或动静脉瘘。可见于皮下、肌肉、骨组织，范围较大，甚至可超过一个肢体。外观常见蜿蜒的血管，有明显的压缩性和膨胀性。或可听到血管杂音，或可触到硬结。在下肢者皮肤可因营养障碍而变薄、着色，甚至破溃出血。累及较多的肌群者影响运动能力。治疗应及早手术，术前作血管造影检查。

八、囊性肿瘤及囊肿

（一）皮样囊肿

皮样囊肿是一种错构瘤，是由于胚胎期偏离原位的皮肤细胞原基而发生的先天性囊肿。囊壁除表皮细胞外，还可包含有毛囊、汗腺和皮脂腺等。囊腔内含有脱落的上皮细胞，皮脂腺等粥样分泌物，并混有角化物质、胆固醇结晶，呈白色或淡黄色。本病属于中医学"气瘤"范畴。

皮样囊肿多发现于幼儿或青年期。一般生长缓慢，体积不大，居于皮下组织中，与表层皮肤无粘连。触诊时柔软呈圆球状，有波动感，但有时较坚实。其基底部则常与深部组织有粘连。好发于眼眶四周、鼻根部、头枕部及口底等部位。

皮样囊肿应与皮脂腺囊肿相鉴别，后者的特点是与皮肤表面有坚密粘连，但与深层组织不粘连。也应该与表皮样囊肿相区别，后者常有外伤史。在鼻根部的皮样囊肿应与脑膜膨出、神经胶质瘤等相区别。脑膜膨出与颅腔相通，有压缩性及波动感，X 线摄片有助于鉴别诊断。

治疗主要是手术切除。如切除不净，有复发可能。基底部如与深层骨膜有粘连，也应将该部骨膜一并切除。鼻部皮样囊肿，常有窦道存在，窦道可穿经两鼻骨间骨缝内上方延伸一定距离，如摘除不彻底，极易复发。手术切除后，如局部出现凹陷畸形，应作整形修复手术。

（二）皮脂腺囊肿

皮脂腺囊肿又名粉瘤或粉刺，是因皮肤中皮脂腺囊管开口闭塞或狭窄而引起的皮脂分泌物潴留郁积，腺体逐渐肿大而形成。本病属于中医学"粉瘤"范畴。

皮脂腺囊肿可发生于任何年龄，但以青春发育期最易发生，好发于头面、背臀等部位，是一个或多个柔软或较坚实的圆球体，表面常与皮肤有粘连，但基底可移动。囊内充满白色粉膏状的皮脂腺分泌物和破碎的皮脂腺细胞，及大量胆固醇结晶，有恶臭味。表面皮肤有时可查到一个开口小孔，挤压时有少许白色粉状物被挤出。囊肿可存在多年而没有自觉症状。但容易感染，化脓破溃，并易复发。

治疗以手术切除为主。手术时应在与囊肿粘连的皮肤部位及其导管开口处作一梭形切口，连同囊肿一并切除。并发感染、形成脓肿时，应切开引流，清除皮脂和脓液，将少量升丹、或七三丹、或稀释后的白降丹塞入腔内，待囊壁被蚀尽后，再用生肌收口药。

（三）表皮样囊肿

表皮样囊肿是由移位表皮细胞碎片所形成的囊肿，也称上皮囊肿，可因皮肤受外伤后，表皮碎粒体移植于皮下，逐渐增殖发育，构成有囊壁腔的囊肿。囊内充满表皮角质物，呈白色干酪状角化物质，并混有脱落破碎的表皮细胞。本病属于中医学"粉瘤"范畴。趾及距底是好发部位，也好发于头部、颈部及背臀部。发现时常与外伤相隔很长时间。本病圆形或椭圆形，表面光滑，触诊时坚韧有张力，与表层皮肤略有粘连。一般无其他症状，但有时可发生继发性感染。治疗方法是手术摘除。

（四）腱鞘囊肿

腱鞘囊肿由关节囊腱鞘囊发生黏液性或胶样变性引起，多见于手腕、足背肌腱或关节附近。常在劳累过度，长期奔走或局部外伤后发生。肿块自指头到核桃大，呈圆形，表面光滑。初起推之可活动，按之有囊性感；日久则活动度不大，囊性感不显而表面坚实。有的单个发生，有的数个同时发生，有的局部有轻微酸痛及乏力感觉。本病属于中医学"胶瘤"范畴。治疗：首选手术治疗。也可采用抽液法：用9~12号针头，抽出囊液，抽完后，用醋酸可的松0.5ml（1.25mg），溶于1%普鲁卡因2ml囊内注射。重压法：用大拇指按住肿块中央顶端，用重力加压挤破，置方块棉垫于被压肿块处，再加压包扎固定，2天后去除。本法用于初起及囊性肿块效果较好。针刺法：局部常规消毒后，用三棱针在肿块顶端刺入，或用粗针头刺入肿物底部，多方穿刺，再用力重压，在针孔处有白色黏液挤出，然后外盖消毒纱布、绷带固定。

（黄学阳 刘 明 王建春）

第十四章 创 伤

创伤（injury）是指机械性因素作用于人体所造成的组织结构完整性的破坏或功能障碍。不论在平时还是在战时都极为常见，现代外科学是在处理创伤的基础上成长和发展而形成的，所以创伤是外科学的重要内容之一。本病属于中医学"外伤"、"内伤"等范畴。

一、病因病理

引起创伤的原因一般可分为四类：

1. **机械因素** 如锐器切割、钝器打击、挤压、火器伤等。
2. **物理因素** 如高温、寒冷、电流放射能等。
3. **化学因素** 如酸、碱、毒气等。
4. **生物因素** 如动物咬、蛇咬、虫蜇伤等。

中医认为，导致创伤发生发展的因素，无非内因与外因两个方面，外因主要系外力伤害，但与外感六淫及邪毒感染有密切的关系。内因是指人体内部影响而致损伤的因素，如年龄、体质、局部解剖结构等。但是，当外来暴力比较大，超越了人体防御力量或耐受力时，外力伤害就成为主要和决定的因素。人体创伤后由于皮肉筋骨损伤而引起气血瘀阻，经络阻塞，或津血亏损，或瘀血邪毒由表入里，而导致脏腑不和；亦可由于脏腑不和由里达表引起经络、气血、津液病变，导致皮肉筋骨病损，而产生一系列症状。

二、创伤的分类

对于各种各样的创伤，首先应该进行适当的分类，以便尽快对伤员作出正确的诊断，为治疗提供依据，提高救治工作的有效性和时效性。常用的分类方法有以下几种：

（一）按伤后皮肤完整性分类

按体表结构的完整性是否受到破坏，可将创伤分为开放性和闭合性两类。

1. **开放性创伤** 常见的开放性创伤有以下几种：

（1）擦伤（abrasion）：系致伤物与皮肤表面发生切线方向运动所致，即皮肤与物体粗糙面摩擦后而产生的浅表损伤。

（2）撕裂伤（laceration）：钝性暴力作用于体表，造成皮肤和皮下组织撕开和断裂，如头发、肢体被卷入高速运转的机器和皮带内，将大片头皮或大面积皮肤撕脱下来。撕裂伤伤口污染多较严重。

（3）切伤和砍伤（incised wounds or cut wounds）：切伤为利器切开体表所致，创缘整齐，深浅不一，深者可是神经、血管、肌腱、脏器断裂。因利器对周围组织损伤较轻，故切断的血管多无明显收缩，常出血较多。砍伤与切伤相似，但刃器较重，作用力较大，故伤口多较深，常伤及骨组织，伤后炎症反应较明显。

（4）刺伤（punctured wound）：多为尖细锐利物体刺入软组织所致的损伤。伤口一般较细小，并且较深，有时会伤及内脏，此类伤口易并发感染，尤其是厌氧菌感染。

2. **闭合性损伤**

（1）挫伤（contusion）：系钝性暴力或重物打击所致的皮下软组织损伤，主要表现为伤部肿胀、皮下瘀血，有压痛，严重者可有肌纤维撕裂和深部血肿。如致伤力为螺旋方向，形成的挫伤称为捻挫，其损伤更严重。内脏发生挫伤（如脑挫伤）时，可造成实质细胞坏死和功能障碍。

（2）扭伤（sprain）：指关节部位一侧受到过大的牵张力，相关的韧带超过其正常活动范围而造成的损伤，此时关节可能会出现一过性半脱位和韧带纤维部分撕裂，并有出血、局部肿胀、青紫和活动障碍。

（3）挤压伤（crush injury）：为肌肉丰富的肢体或躯干被重物挤压所致。伤部受压后可出现严重缺血，解除挤压后因液体从血管内外渗而出现严重肿胀，致使血管外间质压力增高，反转来又进一步阻碍伤部的血循环。此时血管内可发生血栓，组织细胞可出现变性坏死。大量的细胞崩解产物，如血红蛋白、肌红蛋白等，被吸收后可引起急性肾衰，即挤压综合征。

（4）震荡伤（concussion）：为头部受钝力打击所致的暂时性意识丧失，无明显或仅有很轻微的脑组织形态变化。

（5）关节脱位和半脱位（luxation and semiluxation）：为关节部位受到不均匀的暴力作用后所引起的损伤。骨骼完全脱离关节面者称为完全性脱位。部分脱离关节面者称为半脱位。

（6）闭合性骨折（closed internal fracture）：为强暴力作应于骨组织所产生的骨断裂。因致伤力和受力骨组织局部特性不同，骨折可表现出不同的形态和性质，如横断形、斜断形或螺旋形；粉碎性、压缩性或嵌入性；完全性或不完全安性，一处或多处等。

（7）闭合性内脏伤（closed internal injury）：为强暴力传入体内后所造成的内脏损伤。有时体表并无明显损伤，而体内脏器却遭受严重而广泛的损伤，如肺破裂、胃肠破裂或肝破裂等。

（二）按致伤部位分类

按伤部分类利于判断伤处重要脏器的损害和功能紊乱，如颅脑伤、额面颈部伤、胸部伤、腹部伤、脊柱脊髓伤、上肢伤、下肢伤、多发伤等。诊治时需进一步明确受伤的组织和器官，如软组织损伤、骨折、脱位或内脏破裂等。

（三）按致伤因素分类

1. 冷武（兵）器伤（cold weapon wounds）　是指不用火药发射，以其利刃或锐利处致伤的武器，如刀、枪、剑戟等。

2. 火器伤（firearm wound）　因各种枪弹、弹片、弹珠等投射物所致的损伤。此种损伤速度快、质量小、易发生破裂，大量能量迅速传递给人体组织，故常造成严重损伤。此外，小弹片（珠）常呈"面杀伤"，即一定范围内含有许多弹片（珠）散布，同一人可同时被许多弹片（珠）击中，从而造成多处受伤。

3. 烧伤（burns）　因热力作用而引起的损伤。在近代战争中，纵火类武器被大量使用，如汽油弹、铝热弹、火焰喷射器等，因此烧伤的发生率较高。在平时生活中，因火灾、接触炙热物体也可发生烧伤或烫伤。

4. 冷伤（cold injury）　因寒冷环境造成的全身性或局部性损伤，可分为冻结性损伤和非冻结性损伤两类。两者的区别在于：发生冻结性损伤的环境温度已达到组织冰点以下，且局部组织有冻结；而非冻结性损伤是长期或反复暴露于寒冷潮湿环境中导致的无组织冻结和融化过程的寒冷性损伤。

5. 冲击伤（blast injury）　为在冲击波作用下人体所产生的损伤，常可引起鼓膜破裂、肺出血、肺水肿和其他内脏出血，严重者可引起肺组织和小血管撕裂，导致空气入血，内脏破裂和骨折。

6. 化学伤（chemical injury）　化学物质作用于人体时可致伤，如窒息性毒剂光气（phosgene）和双光气（diphosgene）作用于呼吸道可引起中毒性肺水肿。

7. 放射性损伤（radiation injuries）　核爆炸时可产生大量的电离辐射，可有两种基本类型：一是电磁波（γ线）辐射，此时射线均有光速和穿透力；另一种为粒子（α、β和中子）辐射。人员在接受一定剂量（约 1Gy）的γ射线或中子射线辐射后可发生急性轻度放射病；如长时间接受小剂量的粒子辐射，可产生慢性放射损伤或慢性放射病。

8. 复合伤（combined injury） 凡两种或两种以上致伤因子同时或相继作用于机体所造成的损伤称为复合伤。如热力和冲击波作用造成的烧冲复合伤；毒剂与机械力作用造成的毒剂创伤复合伤等。

（四）按伤情严重程度分类

1. 轻伤 指一般轻微的扭伤、小撕裂伤等，不影响生命、无须住院治疗者。

2. 中伤 如四肢骨折和广泛软组织损伤，常需住院治疗者。

3. 重伤 指危及生命或治愈后有严重残疾者，有以下伤情之一者即为重伤：①有活动性大出血的损伤；②合并有休克的损伤；③颅脑损伤昏迷或颅内高压者；④胸腹部内脏损伤；⑤有呼吸道阻塞或呼吸功能障碍的损伤；⑥合并急性肾功能不全的损伤；⑦断肢、断指等丧失肢体功能的损伤；⑧合并有特殊致伤因素的损伤，如放射伤、大面积烧伤、强碱、强酸灼伤、毒气伤者。

创伤评分： 是一种相对量化的评分方法，以计分的形式评估创伤的严重程度。常用的有院前指数（PHI）、创伤指数（TI）、简明损伤定级（AIS）、损伤严重度评分（ISS）等。

三、创伤的修复

（一）损伤修复过程

损伤的修复和伤口的愈合大致经历以下三个基本阶段：

1. 炎症反应 伤后立即出现，常可持续 3～5 天。主要是血管和细胞反应、免疫应答、血液凝固和纤维蛋白的溶解，目的在于清除损伤或坏死的组织，为组织再生好修复奠定基础。

2. 组织增殖分化和肉芽组织形成 伤后 24～48 小时，伤缘上皮细胞开始增生，同时，伤处出现胞浆丰富、呈梭形或星形的成纤维细胞及成肌纤维细胞。随后新的毛细血管由破损处附近的小静脉长出。增生的成纤维细胞与新生的毛细血管合称为肉芽组织。肉芽组织因含丰富的血管和炎性渗出物，故色鲜红，较湿润，触之易出血。此时神经尚未长入，故无痛觉。肉芽组织除填补和修复缺损的组织外，还有较强的抗感染和吸收清除坏死组织的作用。

3. 组织塑性 开放性创伤 3～4 天后开始出现伤口收缩现象，以消除创面、恢复机体组织的连续性。随着愈合过程的进展，胶原纤维不断增加，成纤维细胞和毛细血管逐渐减少，最后转变为细胞和血管均减少而纤维较多的瘢痕组织。

（二）伤口的愈合类型

一般分为一期愈合和二期愈合两种类型。

1. 一期愈合 指创口小、清洁、无感染、不产生或产生很少肉芽组织的愈合。组织修复以原来的细胞为主，仅含少量纤维组织，常见于外科无菌手术切口或清创缝合的整齐伤口。

2. 二期愈合 以纤维组织修复为主，创口较大或不规则，创缘分离而难于对合或污染严重不能进行缝合的创口，需待大量肉芽组织生长和大片上皮覆盖才能愈合，愈合后瘢痕组织多，并可能影响功能。

（三）影响愈合的因素

影响愈合的因素主要包括感染、局部血运障碍、异物残留、药剂（如皮质激素、抗凝剂等）、营养不良、全身性疾病等，此外年龄也是影响愈合的因素之一。

四、临床表现与诊断

根据病史及症状，创伤的诊断并不困难，对于身体内部脏器损伤可根据临床体检及相关辅助检查帮助诊断。

（一）症状

1. 局部症状

（1）疼痛：受伤局部多有明显疼痛，一般多在 2～3 天后逐渐减轻，疼痛持续或加重表示可能并发感染。疼痛部位对受伤部位有诊断意义，因此在诊断尚未明确之前应慎用麻醉止痛药，以免掩盖病情。

（2）肿胀及瘀斑：为局部出血及炎性渗出所致，表现为伤部发红青紫、瘀斑或波动感。

（3）伤口及出血：为开放性创伤所共有。利器伤口整齐，出血较多，周围组织损伤较轻，但有时可深达组织血管或内脏，甚至危及生命。钝器伤的创面较粗糙，周围组织损伤常较广泛而严重，出血较少，有时表面虽无伤口，但已伤及内脏。出血的速度主要取决于受伤血管、脏器的性质和数量。

（4）功能障碍：组织结构破坏可直接造成功能障碍，局部炎症也可引起功能障碍，如咽喉创伤后水肿可造成窒息。此外，局部疼痛常使病人运动受限。若合并骨折、关节脱位、损伤或神经损伤，则功能障碍更为显著。

2. 全身症状

（1）体温升高：由于局部出血或组织坏死分解的产物吸收所致，故称为吸收热（应激性低热）。体温一般在 38℃左右。热度过高则提示有继发感染的可能。

（2）休克：严重创伤时，可并发创伤性休克，主要由于组织的严重损害和大量失血、失液所致。可有面色苍白、四肢湿冷、血压降低、脉搏快而细弱、尿少及意识障碍等休克的临床表现。

（3）尿量减少：见于严重挤压伤、大面积烧伤和创伤性休克。其发生原因主要是受伤肌肉释放出的大量肌红蛋白，并阻塞肾小管引起急性肾衰，称为挤压综合征，主要表现为少尿或无尿、代谢性酸中毒、氮质血症、高钾血症、尿毒症的症状。

（4）其他并发症：重度创伤并发感染或休克后，可诱发多器官功能不全综合征（MODS），如急性肾衰、成人呼吸窘迫综合征、应激性溃疡等。

（二）诊断

创伤的诊断不仅要明确有无创伤，还要及时判断创伤的原因、性质、部位、范围、程度等。创伤的诊断应遵循以下原则。

1. 详细询问病史　了解致伤原因、部位、受伤时间等受伤当时情况，以及伤后出现的症状及演变过程、初步处理等。必要时还需询问伤员既往健康情况和伤前情况，如伤员是否饮酒等，既往病史需注意有无其他相关病史。

2. 全面系统的体格检查　首先从整体上观察伤员情况，判断伤员的一般情况，区分伤情轻重，对于生命体征平稳者，可做进一步仔细检查；伤情较重者，可先着手抢救，在抢救中逐步检查。对于开放性损伤，如有进行性出血、开放性气胸、腹部肠管脱出等情况，应先做止血、堵塞和覆盖的处理，再做仔细检查。

检查分初步检查、详细检查和伤口检查，伤口检查时必须仔细观察伤口的形状、大小、边缘、深度、出血、异物、渗出物等。对于伤情较重者，伤口的详细检查应在手术室进行。

3. 辅助检查　在确保伤员安全的前提下，应进行有目的、恰当的辅助检查，有助于确诊和伤情的判断。血常规可提示贫血、血浓度或感染；尿常规可提示泌尿系损伤、糖尿病等；血生化可提示体液紊乱等；胸腔穿刺可证实血胸或气胸，腹腔穿刺可证实有无内脏破裂、出血，尿导管插入或灌洗试验可辅助诊断尿道或膀胱的损伤，心包穿刺可证实有无心包积血；X线平片可证实骨折、气胸、肺实变、气腹等，B超可辅助诊断有无肝、脾、肾等实质器官的损伤，CT可辅助诊断颅脑的损伤和某些腹部器官、腹膜后的损伤。

4. 密切观察病情　首先应观测呼吸、血压、脉搏、体温等生命体征，以及意识状态、体位等。尤其应注意有无窒息、大出血、休克等表现。有些潜在严重损伤如颅内血肿、腹部内脏破裂如肝脾包膜下破裂等，其早期症状可能较为隐蔽或被其他症状所掩盖，只有严密观察病情，才能及时发现，以便明确诊断和治疗。

五、治疗

（一）急救与转运

创伤的治疗从现场急救开始，其目的在于抢救伤员生命，并在保护生命安全的前提下，最大限度地保全组织器官的完整性，并促进其修复和功能恢复。

1. 一般的急救措施　创伤发生后，必须优先抢救的急症包括心跳、呼吸骤停，窒息，大出血，张力性气胸，休克等，常用的急救技术包括复苏、通气、止血、包扎、固定和搬运等。无明显生命危险的创伤应立即进行止血、包扎、制动等，并将伤员运送到医院，这个阶段的工作主要是为了减轻创伤刺激，避免再损伤和细菌污染。

（1）伤口止血：应根据出血的性质和伤口情况选择具体止血措施。常用止血方法有指压法、加压包扎法、填塞法、止血带法，但需注意各种止血方法都存在不同程度的弊端，需要根据情况选用不同止血方法。对于四肢伤口出血，使用止血带是最有效的临时止血方法。

（2）伤口包扎：目的是保护伤口、减少污染、压迫止血、固定骨折关节和敷料并止痛。包扎时应使用无菌敷料，缺少敷料时，应选用清洁织物。包扎应松紧适宜，以免脱落、移位或阻碍血液循环。

（3）创伤的制动：不但骨折时需要制动，其他的创伤也需要制动，可避免疼痛刺激和再损伤。肢体的制动可用夹板等，躯干的制动可借助担架和束带等。应注意搬运伤员时勿使伤处扭曲、移位、震动等。

（4）伤员的转送：严重创伤的病人，特别是大出血、多处创伤及断肢等，应从现场直接转送到医院手术室，进行迅速抢救。搬运昏迷伤员时，应将头偏向一侧，或采用半卧位或侧卧位以保持呼吸道通畅。

2. 循环支持　大出血必须立即止血，必要时应手术止血。对于大出血引起血容量不足者应扩充血容量，一般先输入等渗盐水或平衡液，继以浓缩红细胞或全血，需要时再输入胶体液、白蛋白、血浆等。对于创伤性休克者可在保证血容量充足的情况下给予多巴胺、间羟胺等血管活性药物。心搏骤停者应马上进行胸外按压，合并心室颤动者应在心电图检测下行电除颤，同时用气管辅助通气，有开胸指征者可行直接的心按摩。

3. 呼吸支持　伤后立即出现的呼吸障碍或衰竭，大多由于呼吸道梗阻或胸部伤，也可能由于颅脑伤、腹部伤、呼吸道烧伤、高位脊髓损伤等。不论何种原因，其急救的原则是：保持气道通畅，维持足够的通气量和肺泡换气功能。必要时气管插管或气管切开，张力性气胸穿刺排气或闭式引流，开放性气胸封闭伤口后闭式引流。

（二）一般处理

1. 抗感染　有以下情况者应预防性使用抗生素：①污染较重、失活组织和血凝块较多的开放性创伤，尤其是火器伤和爆炸伤；②额面、胃肠道和会阴损伤；③组织缺氧时间较长；④机体抵抗力低下，有免疫抑制或缺陷者。另外，开放性创伤应常规注射破伤风抗毒素。

2. 体液调整　创伤后常因大量体液丢失、摄入量减少、组织低灌注等原因而发生水电解质和酸碱平衡失调。原则上应依据中心静脉压（CVP）、尿量、血压及电解质检测结果进行体液调整。

3. 营养支持 严重创伤后分解代谢加速，胃肠功能降低或不能进食，因此出现体内细胞群缩减和负氮平衡。供给营养时主要是满足热量消耗和纠正负氮平衡，同时还需补给必要的维生素和微量元素。

4. 镇静止痛 剧烈疼痛可诱发或加重休克，在不影响病情观察的情况下选用药物镇静止痛。无昏迷或瘫痪的伤员可皮下或肌内注射哌替啶或吗啡止痛。

5. 辨证论治

（1）攻下逐瘀：适用于早期蓄瘀，便秘，腹胀，苔黄，脉数的体实病人。方选桃核承气汤、鸡鸣散等。

（2）行气活血：适用于气滞血瘀，局部肿痛，无里实热证，或宿伤而有瘀血内结及有某种禁忌而不能猛攻急下者。方选以活血化瘀为主的复元活血汤、活血止痛汤；行气为主的柴胡疏肝散、复元通气散；行气与活血并重的膈下逐瘀汤、顺气活血汤等。

（3）清热活血：适用于损伤引起的错经妄行，创伤感染，火毒内攻，热邪蕴结或壅聚成毒等证。方选加味犀角地黄汤、五味消毒饮；凉血止血方剂有十灰散、四生丸、小蓟饮子等。

（4）和营止痛：适用于损伤中期，仍有瘀凝、气滞，肿痛尚未尽除，而续用攻下治法又恐伤正气者。方选和营止痛汤、定痛和血汤、七厘散等。

（5）接骨续筋：适用于损伤中期筋骨已经连接，但尚未坚实者。方选续骨活血汤、新伤续断汤、接骨丹、接骨紫金丹等。

（6）舒筋活络：适用于骨折、脱位、伤筋的中期而有瘀血凝滞，筋膜粘连，或兼风湿，筋络发生挛缩、强直，关节屈伸不利者。方选舒筋活血汤、舒筋汤、蠲痹汤等。

（7）补气养血：适用于平素气血虚弱或气血耗损较重，筋骨萎软或迟缓愈合者。方选四君子汤、四物汤、八珍汤、十全大补汤等。

（8）补养脾胃：适用于损伤日久，脏腑气血亏损，脾胃虚弱，筋骨损伤修复缓慢者。方选参苓白术散、归脾汤等。

（9）补益肝肾：适用于损伤后期，年老体弱，骨折迟缓愈合，骨质疏松而肝肾虚弱者。方选壮筋养血汤、左归丸、右归丸等。

（10）温经通络：适用于损伤后气血运行不畅，或因阳气不足，腠理空虚，风寒湿邪乘虚侵袭经络；或筋骨损伤日久失治，气血凝滞，风寒湿邪滞留者。方选麻桂温经汤、乌头汤、大红丸、大活络丹、小活络丹等。

6. 外治法 损伤外治法是指对损伤局部进行治疗的方法。其方法有外用药物、手法理伤、夹缚固定、牵引和练功疗法等，可根据情况选择应用。

（三）闭合性损伤的处理

小范围软组织挫伤局部应予适当制动或固定，伤后早期可局部冷敷，以减少内出血。数日后可用热敷和理疗，以利炎症消散，口服或外敷活血化瘀药缓解疼痛和促进肿胀消退。骨折和脱位应现行复位，继用各种固定方法制动，直至骨折初步愈合和脱位关节周围组织修复。胸腔和腹腔的器官损伤大多需要紧急性手术处理，以免出血、消化液外漏等造成严重后果。较轻的腹腔内器官损伤，无明显腹膜炎者，可暂予支持疗法，密切观察病情变化。伤肢一旦出现肌筋膜间隙综合征趋势如肿胀严重、静脉回流障碍，应考虑作局部切开减压，以改善血液循环，避免组织缺氧坏死和毒素吸收。头皮血肿先加压包扎，待血肿液化后可穿刺吸液，继续加压包扎。脑震荡、脑挫伤等需用脱水剂及头部降温法等，以防止颅内压增高，必要时应手术处理。

（四）开放性损伤的处理

1. 清洁伤口 无细菌污染、创缘整齐、周围组织损伤轻的伤口，如无菌手术切口。此种切口应在无菌操作下进行冲洗、消毒、止血和缝合，以达到一期愈合。

2. 污染伤口　伤口表面已有细菌污染，因受伤时间短，细菌尚未深入组织中生长繁殖。此种伤口应通过彻底清创，力争一期缝合，使伤口获得一期愈合。清创缝合的伤口仍有发生感染的可能，发现有感染征象时及时处理。

3. 感染伤口　受伤时间较长，细菌已侵入组织并生长繁殖，引起感染和化脓的伤口。其处理原则是控制感染和伤口换药，促进伤口早期愈合。

六、清创术

清创术是指伤后早期充分清除坏失去生机的组织、血块、异物等有害物质，控制伤口出血，尽可能将已污染的伤口变为清洁伤口，为伤口早期愈合创造良好的局部条件。

1. 基本要求

（1）应扩大伤口，切开深筋膜，彻底止血，切除失活组织，取出异物，修整伤口边缘不整齐的组织，然后缝合伤口。火器伤伤口，除特殊部位（如头面部、手部和外阴部）外，一般不作初期缝合。

（2）清创最好在伤后 6 小时以内，否则应给予有效的抗生素预防感染，但最长不得超过伤后 72 小时。对于已有感染的伤口，应清除坏死组织和异物，改善引流。

（3）对于休克伤员应在伤情稳定后再清创；有活动性内出血者，应在抗休克的同时手术止血。

（4）根据先重后轻的原则，应对影响呼吸循环功能、出血不止或已上止血带的伤部，优先清创。处理多发伤时，应对危害最大的伤部先作清创。

（5）二期外科处理时，如发现引流不畅或有坏死组织时，应再次清创。

2. 清创方法和操作步骤

（1）先用纱布保护伤口，充分清洗伤口周围皮肤，去除污垢，并按无菌原则常规消毒、铺巾。

（2）沿肢体长轴（在关节部位，应作正常皮纹方向），作"S"形切口，扩大伤口，切开皮肤和深筋膜，充分显露伤道。切口长度以消除深部组织张力为度。如深筋膜下的张力较大，可在深筋膜上作十字形切口。

（3）由浅入深地逐层切除一切失活组织，皮肤一般只切除 0.2～0.3cm。

（4）清除血块、组织碎片和异物，特别是大关节腔内的异物，但远离主伤道的异物不要勉强取出，以免损伤多余的组织，扩大污染范围。

（5）长骨骨折时，除污染严重、远离原位的游离小碎骨片应取除外，与软组织相连或较大的游离碎骨片都应保留，并作适当复位，以防骨缺损。非承重的扁平骨碎片均应取除。

（6）妥善止血，有条件时，修补中等以上大小的主要血管；对肌断面的小出血点，可用热盐水纱布压迫止血或电灼止血，不必结扎。

（7）神经或肌腱损伤一般不做初期修复，应清除表面污物，断端行定位缝合，用肌或筋膜覆盖，避免暴露。

（8）清除完毕，用 3%过氧化氢溶液及灭菌盐水冲洗创腔，清除微小异物和组织碎片。创腔内用纱布疏松填充，外加敷料包扎，除有明显的感染或继发性出血外，不宜频繁更换敷料。

（9）伤口清创后除其前述的特殊部位外一般不做初期缝合。颅、胸、腹、关节腔的穿透伤，必须缝合腹膜、硬脑膜和关节腔。

（10）四肢骨折、关节伤和大块软组织伤，清创后要用夹板或前后石膏制动，或用金属外固定架固定，禁止管型石膏。

（11）盲管引流不畅时应作低位引流。

（12）早期清创后，为缩短愈合时间，**减少瘢痕、畸形和功能障碍，必须尽早封闭伤口**。

七、战伤

战伤是指战争中敌人武器直接或间接所致的损伤及战争环境所造成的某些损伤。

（一）特点

战伤（主要指火器伤）是特定条件下所产生的创伤，其临床病理过程和救治技术在许多方面与平时创伤是一致的，但也有其自身的特点。主要有以下几点：①伤员成批发生。战时伤员多成批发生，战时环境又不稳定，部队流动性大，因此治疗方法不可能按平时那样进行。②伤情复杂。战争中，特别是现代战争中，杀伤武器种类繁多，威力大，投射物速度快，火力密度和射击精度高，这使战伤变得更为复杂、严重、广泛、多发，而且复合伤也随之增多。③伤道感染严重。高速投射物击穿人体后，不仅使伤道周围组织破坏，甚至可使远离伤道的组织发生损伤，而且可将衣服碎片、泥土等污物带入伤道，使伤道发生污染，加之战时难以及时施行外科处理，故较平时创伤更易发生严重感染。

（二）分类

按致伤武器和致伤因素可分为以下几种：
（1）冷武器伤，指利刃或锐利的尖端的武器（如刀、剑、戟等）所致的损伤。
（2）火器伤，指用火药作动力来发射的武器（如枪、炮等）所致的损伤。
（3）其他战伤，如燃烧性武器所致的烧伤，低温环境下所致的冷伤，冲击波所致的冲击伤，化学武器所致的化学伤，核武器所致的放射损伤等。

（三）处理

其基本原则包括：①快抢快救，先抢后救；②全面检查，科学分类；③在后送中连续检测和治疗；④早期清创，延期缝合；⑤先重后轻，防治结合；⑥整体治疗。

（四）分级救治

由于战时伤员数量大，受到野战环境和战区卫生资源及设备等条件的限制，不可能如平时创伤那样由一个救治机构完成，而必须把一个伤员的全部治疗过程，从时间上、距离上分开，由从前到后配置的许多救治机构分级进行，由梯次配置于战区和后方的各级救治机构分工负责，在保持继承性和连续性的前提下共同完成。伤员在前线的救治机构进行急救，主要是挽救生命和稳定伤情，然后使用不同的后送工具逐级或越级运送到后方救治机构进行确定性治疗。战伤救治技术方面，强调火线急救，挽救生命，包括保持呼吸道通畅、止血、包扎、固定和搬运、后送等，在检伤分类的基础上，积极抗休克，维持呼吸、循环稳定。伤口的处理原则是尽早清创，除头、面、手和外阴部外，一般禁止初期缝合，此外需注意止痛、抗感染及后送途中的治疗等问题。

（秦　有　张晓波）

第十五章　烧　伤

烧伤，指由热水（油）、蒸气、火焰、炽热物体（如钢水、钢锭）等致伤因子引起的组织损伤。电流、激光、放射线或化学物质等引起的组织损伤和临床过程与热力烧伤相近，故临床上将其归在烧伤一类，冠以病因称之，如电烧伤、化学烧伤、放射线烧伤等。实际上它们与热力烧伤是有一定区别的。烧伤，中医古籍谓之火烧伤、汤火伤、火疮等，总称"水火烫伤"。

一、病因病理

烧伤是因热力、电、放射线、化学物质等接触人体，热能对局部（及全身）组织细胞的形态、功能和代谢造成损害所致。轻者仅为局部皮肉损伤，重者除皮肉损伤外，火毒炽盛，伤及体内阴津，或热毒内攻脏腑，以至阴阳失衡，脏腑不和，产生诸多变证，甚至危及生命。

烧伤的病理改变取决于热源的温度和接触皮肤的时间。一般认为，造成人体正常皮肤烧伤的温度阈为45℃，温度越高，作用时间越长，组织损伤越重。

（一）烧伤的局部改变

热力作用于皮肤、黏膜直接的局部病理变化是不同层次的细胞变性、坏死。若温度很高或长时间接触热力，不但皮肤被烧伤，有时肌肉甚至骨骼也可受损伤。

由于致伤因素的刺激和组织损伤后种种炎症介质的释放，烧伤区及其邻近组织的毛细血管扩张、充血、通透性增高，渗出类似血浆的渗液，此种炎性渗出的量与烧伤面积相关，成人烧伤面积达20%以上就有发生低血容量休克的可能。烧伤的表皮在7天左右脱落，如其下的真皮存活，则可完全愈合不留瘢痕。如烧伤达深层，真皮完全破坏，或仅少部残存，表皮脱落后其创面逐渐由瘢痕愈合。大面积烧伤之创面，防护不力、机体免疫功能低下甚易感染。感染后使愈合更为困难，局部感染并可发展为全身性感染。烧伤后的瘢痕挛缩可以致残。

（二）烧伤的全身反应

面积较小、较浅表的烧伤，除有疼痛外，无明显的全身反应。面积大、层次深的烧伤及并发感染的烧伤，可引起广泛的全身反应。烧伤的临床分期分为急性体液渗出期、急性感染期（伤后72小时水肿回收期至伤后2周左右）和创面修复期。

1. 血容量减少　体液渗出期：烧伤后体液立即渗出，伤后2~3小时即明显，很快发生水肿，6~8小时最快，16~24小时达到高峰。持续2~36小时，严重烧伤可延至48小时以上。严重烧伤的病人，非烧伤区组织，特别是一些内脏如脑、肺、消化道等的毛细血管通透性也增加；加之创面的水分蒸发；大面积烧伤时机体在短时间内可失去大量的水、电解质和蛋白质；以致引起低血容量性休克，是烧伤早期死亡的主要原因。48小时后潴留在组织间的渗液开始回收，血容量的减少逐渐停止。深度的烧伤尚可有红细胞的减少，但早期因有血浓缩，红细胞计数可仍正常。

2. 能量不足和氮负平衡　烧伤后机体能量消耗增加，蛋白质分解及合成速度均增加，而分解的速度超过了合成，这是氮负平衡的主要原因。

3. 水、电解质和酸碱紊乱　严重烧伤后，由于不显性失水大量增加，体液分布异常，侵袭性感染，内脏并发症及医源性因素等，都不同程度引起水、电解质和酸碱平衡失调，严重者可威胁生命。

（三）免疫功能

水电解质和酸碱紊乱、低蛋白血症与营养障碍均可使免疫力降低。创面容易并发感染、而且难以控制，容易扩散形成全身性感染。感染性休克是烧伤病人后期死亡的主要原因。

二、临床表现与诊断

身体接触热力、化学物质、电流及放射线等后，接触部位皮肤（和皮下组织、黏膜）出现红肿热痛、水疱、焦痂等，严重烧伤可出现昏迷、休克。为正确处理热烧伤，首先要判断烧伤的面积和深度，还要密切观察创面的变化和全身状态，并警觉并发症的发生。准确评估烧伤的面积与深度是判断伤情及预后和指导治疗的重要依据。

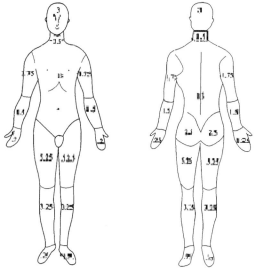

图 15-1　成人体表各部所占面积百分比例

（一）烧伤面积的估计

烧伤面积是以烧伤区域占体表面积的百分数表达。国内最常用的是中国九分法，介绍如下：

（1）将体表分为 11 个区域，每区各占体表的 9%，加会阴部 1%共为 100%。其分布是：头、面、颈为 9%（各占 3%），双上肢为 2 个 9%即 18%（单侧上臂、前臂、手分别为 3.5、3、2.5），躯干前后加会阴为 3 个 9%，即 27%（胸腹部占 13%，背除去臀部占 13%，会阴 1%），双下肢包括臀部为 5 个 9%加 1%即 46%（单侧臀部、大腿、小腿、足分别为 2.5、10.5、6.5、3.5）（图 15-1）。

（2）儿童的烧伤面积计算：上述方法只适用于成人，因儿童头部较大而下肢较小，且随年龄有变化；但其他部位的相对体表面积与成人大致相同。故只需将头部与双下肢面积按下列公式调整，其他部位仍沿用以上方式表达。

$$头颈部面积（\%）= 9 +（12-年龄）$$
$$双下肢面积（\%）= 46 -（12-年龄）$$

（3）手掌法：伤员五指并拢时手掌的面积约是体表面积的 1%。此法用于计算小面积散在的烧伤（图 15-2）。

（4）计算烧伤总面积时，一度烧伤面积不计在内；总面积后要分别标明浅二度、深二度、三度烧伤各自的面积；另外，吸入性损伤不计算面积，但在诊断中必须标明其严重程度（轻、中、重度）。

（二）烧伤深度的估计

烧伤的深度分法较多，一般采用三度四分法，即Ⅰ度、Ⅱ度（Ⅱ度又分为浅Ⅱ度和深Ⅱ度）和Ⅲ度。

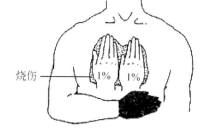

图 15-2　手掌估算法（并指掌面积占 1%）

Ⅰ度烧伤：仅伤及表皮，生发层健在。有轻度疼痛、烧灼感和感觉过敏，局部发红稍肿，皮温稍增高。3～5 天后脱屑而愈，不留瘢痕，又称红斑性烧伤。

Ⅱ度烧伤：烧伤达真皮层，局部出现水泡，分为浅、深二度：浅Ⅱ度烧伤至真皮乳头层，一部分生发层健存。其水泡较饱满，水泡破溃后其创面发红肿胀，渗出多，有剧痛和感觉过敏，皮温增高。若无感染，约两周可愈，愈后不留瘢痕，可有暂时的色素沉着。深Ⅱ度烧伤达真皮深层，残留皮肤附件。其水泡较小或较扁薄，水泡破裂后其创面浅红或红白相间，表面渗液较少，底部肿胀明显，或可见细网状的栓塞血管。皮肤感觉稍迟钝，但拔其毛发仍有痛感，皮温稍低。若无感染3～4周可愈，有轻度瘢痕，多不影响功能。

Ⅲ度烧伤：伤及皮肤全层，甚至深达皮下、肌肉、骨等。皮肤形成焦痂，故又称为焦痂性烧伤。创面焦痂蜡白、焦黄或炭化，无水泡，或可见树枝状栓塞血管，触之如皮革，感觉消失，拔毛亦不觉疼痛。皮温低，自然愈合甚慢，创面大者甚至难以自愈。常并发创面感染，愈合更慢。约3周焦痂逐渐分离脱落，创面通过向芽组织形成瘢痕愈合。不仅丧失皮肤功能，瘢痕挛缩常造成畸形。

在临床实践中，烧伤深度不一定立即能准确无误地识别，如浅Ⅱ度与深Ⅱ度、深Ⅱ度与Ⅲ度之间有时就不易区分。一种深度不一定形成一整片，而是几种深度相嵌地存在。两种深度的移行部有时不易判定其深度。休克或创面并发感染，可能会加重皮肤的损害（表15-1，图15-3）。

表15-1　烧伤深度鉴别

深度		损伤深度	外观及体征	感觉	拔毛	皮温	创面转归
Ⅰ度（红斑）		伤及表皮层，生发层健在	红斑，轻度肿胀，表面干燥	痛，微过敏	痛	微增	3～5天痊愈，无瘢痕
Ⅱ度（水疱）	浅Ⅱ	伤及真皮乳头层，部分生发层健在	水疱、基底红润，水肿明显	剧痛、感觉过敏	痛	增高	1～2周痊愈，无瘢痕
	深Ⅱ	伤及真皮深层，有皮肤附件残留	小疱，基底苍白，间有红色斑点，潮湿	疼痛，感觉迟钝	微痛	略低	3～4周痊愈，有较轻瘢痕
Ⅲ度（焦痂）		伤及皮肤全层，甚至皮下脂肪、肌肉、骨骼	创面蜡白、焦黄或炭化，干燥，无水疱如皮革状，可见粗大栓塞静脉支	痛觉消失，感觉迟钝	不痛，易拔除	发凉	3～4周后焦痂脱落，需植皮才能愈合，遗留瘢痕或畸形

（三）烧伤严重性分度

我国常用下列分度方法：

轻度烧伤：Ⅱ度烧伤面积在9%以下（儿童在5%以下）。

中度烧伤：Ⅱ度烧伤面积在10%～29%（儿童5%～15%），或Ⅲ度不足10%（儿童5%以下）。

重度烧伤：总面积30%～49%（儿童16%～25%），或Ⅲ度烧伤面积10%～19%（儿童6%～10%）；或虽总面积、Ⅲ度面积尚不到以上标准，但为呼吸道烧伤、化学烧伤、已有休克等并发症、合并有其他严重创伤者亦应列为重度伤。

特重烧伤：总面积50%（儿童25%）以上，或Ⅲ度伤超过20%（儿童10%）。

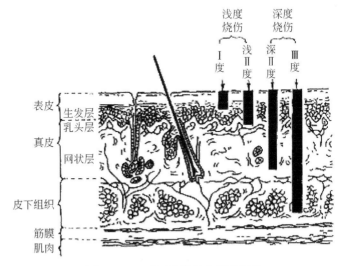

图15-3　三度四分法的组织学划分

（四）吸入性损伤

吸入性损伤又称"呼吸道烧伤"。除了热力引起外，燃烧时烟雾中还含有大量的化学物质如 CO

中毒、氰化物等，被吸入至下呼吸道，引起局部腐蚀或全身中毒。因此，在相对封闭的火灾现场，死于窒息者往往多于体表烧伤。对于吸入性损伤（呼吸道烧伤）的伤情判断：轻度：烧伤在咽喉以上，口、鼻、咽黏膜发白或脱落、充血水肿、分泌增多、鼻毛烧焦、刺激性咳嗽、吞咽困难或疼痛等。中度：烧伤在大支气管以上，除有上述症状外，尚有声嘶和呼吸困难，早期痰液较稀薄，常含有黑色炭粒。肺部偶有哮鸣或干啰音。重度：烧伤深及小支气管以下，除有上述症状外，呼吸困难发生较早且严重，往往不能因气管切开而改善，肺部呼吸音减低并有干湿啰音。重度吸入伤可使烧伤死亡率增加20%～40%。

（五）全身性反应和并发症

中度以上烧伤的严重性还应包含其全身反应和并发症发展的情况。发生并发症可使原本较轻的烧伤伤员发生危险，也可使已接近痊愈的病人转向死亡。因此，必需重视烧伤的全身反应及并发症的表现。及早发现，及早处理。

1. 低血容量性休克 多发生在烧伤后48小时内，中度以上伤均应考虑到此种可能，主要表现有脉搏增速、尿量减少、口渴、烦躁不安、恶心呕吐、肢体发凉，休克早期由于代偿性血管收缩，周围阻力增加，血压有时略有升高，舒张压升高更明显，使脉压变小。随着代偿不全，毛细血管床扩大，血容量与血管床比例失调，血压才开始下降。因此，对病人要严密地监测，及时补足血容量预防休克发生。

2. 烧伤感染 烧伤后细菌容易在创面生长繁殖引起感染，创面的表层感染容易看出，坏死组织或焦痂下的化脓感染需剪去焦痂方可发现。感染的创面应定期作细菌培养及药敏试验。创面的感染可能发展为烧伤败血症（脓毒血症），在伤后3～7天的水肿回收期及伤后3～4周的焦痂溶解期或作广泛切痂时都是其易发时期，一个病人可多次发生败血症。其临床表现为：高热（亦可表现为体温不升）、寒战、烦躁、谵妄或反应淡漠、嗜睡、脉搏加速、呼吸急促、腹胀、白细胞计数明显升高（或不升反降）、创面萎陷、色泽转暗、肉芽组织水肿糜烂、创面或健康皮肤出现出血斑点。严重者发展为感染性休克。

3. 重要器官功能衰竭 烧伤休克、烧伤败血症后很易并发内脏器官的功能衰竭，需加强监测，尤其是肾、肺、心脏等重要器官。

三、治疗

（一）现场急救

正确施行现场急救将为后继的治疗奠定良好的基础。现场急救的原则是：使伤员迅速脱离火源、保护创面、适当镇静止痛、保持呼吸道通畅、防治各种并发症与合并伤，作好转送前的准备工作。

（1）使伤员迅速脱离热源，扑灭身上的火焰。如为热液的烧伤应立刻剪脱衣服，衣服着火时切忌站立或奔跑呼叫，以防增加头面部烧伤或吸入性损伤。及时冷疗能防止热力继续作用于创面使其加深，并可减轻疼痛、减少渗出和水肿。方法是将烧伤创面在自来水下淋洗或浸入水中（水温一般为15～20℃），或用冷水浸湿的毛巾、纱垫等敷于创面。一般至冷疗停止后不再有剧痛为止，多需0.5～1小时。

化学物品烧伤应迅速用清水反复冲洗干净，减少致伤物继续伤害；抢救电烧伤在未断开电源之前，急救者切记不要接触伤员，断电后如发现伤员呼吸心跳停止，应在现场立即行体外心脏按摩和口对口人工呼吸。

（2）用各种现成的消毒敷料或清洁布单覆盖、包扎烧伤区，以保护创面。忌涂有颜色药物涂于创面，以免影响对烧伤深度的观察。

（3）注意维持病人情绪稳定，适当应用镇静止痛剂以减少刺激，疼痛剧烈可酌情使用地西泮、哌替啶等。

（4）保持呼吸道通畅，对吸入性损伤或面部烧伤有发生呼吸困难趋向者，根据可能条件行气管插管或切开，并给以吸氧。

（5）处理并发症与复合伤，大面积烧伤者应给予静脉滴注生理盐水、平衡盐溶液，以补充血容量。现场不具备输液条件者，可口服含盐饮料，但不宜单纯大量喝开水，以免水中毒。注意有无心跳及呼吸停止、复合伤，对大出血、窒息、开放性气胸、骨折、严重中毒等危及病人生命的情况应先施行相应的急救处理，合并有其他创伤者应按原则分别给予相应处理。

（6）大面积烧伤的伤员应争取在4～6小时内送到医疗单位。如严重烧伤者不能在伤后1～2小时内送到附近医院，应在原单位积极抗休克治疗或加作气管切开，待休克被控制后再转送。必须转送者应建立静脉输液通道，保证呼吸道通畅，必要时留置导尿管，观察尿量。

（二）小面积烧伤的治疗

小面积烧伤对全身的影响不大，故主要是对创面的治疗。创面可用1：1000苯扎溴铵或1：2000氯己定清洗、移除异物，浅Ⅱ度水疱皮应予保留，水疱大者，可用消毒空针抽去水疱液，深度烧伤的水疱皮应予清除。创面覆盖薄层油纱布保护创面，可添加适量抗生素，外层用吸水敷料均匀包扎，包扎范围应超过创周5cm。包扎时各手指、足趾间应以油纱布间隔开。每隔3～5天换药，如无感染不需更换内层油纱布。如有感染，则改为每天换药，直至创口愈合。

头、面、颈与会阴部烧伤不适合包扎处，则给予暴露疗法。将创面暴露于空气中，涂以烫伤油，有滋润、止痛之效。Ⅰ～Ⅱ度烧伤创面可用万花油或京万红（药膏）外搽，或虎杖粉以蓖麻油（或桐油）调敷创面，或用虎杖煎液湿敷；Ⅱ度烧伤一般两周内可痊愈。如Ⅲ度小面积烧伤应争取早日切痂植皮，以保存关节运动功能。

中期创面无感染者，可用万花油外搽或外敷；创面感染者，用黄连膏、生肌玉红膏外敷；渗液多时用2%黄连液湿敷。后期腐脱生新时，用生肌白玉膏掺生肌散或三黄珍珠膏外敷。以上局部处理同时，可适当给予抗生素、破伤风抗毒素及止痛镇静剂。

（三）大面积烧伤的治疗

中度以上的烧伤可引起明显的全身反应，大面积烧伤病人治疗的全过程要经历四期：体液渗出期（休克期）、急性感染期、创面修复期和功能康复期。体液渗出期需要积极防治低血容量性休克，急性感染期、创面修复期则需积极预防和抗感染，加强创面保护和处理，功能康复期则需加强肢体锻炼，必要时整形以恢复。

1. 防治烧伤休克 烧伤休克主要为烧伤局部或远隔部位毛细血管通透性增加导致体液丢失所致，早期迅即发生的心肌损害导致循环动力减弱也是烧伤休克发生与发展的重要因素。烧伤休克的发生时间与烧伤严重程度关系密切，面积越大，深度越深者，休克发生越早越重。

液体疗法是防治烧伤休克的主要措施。主要是根据烧伤面积和对病人情况的评估，补充丧失的体液，维持有效的血循环量。现场急救或轻度烧伤可进食者可予以烧伤饮料（每100ml开水中含食盐0.3g，碳酸氢钠0.15g，糖适量）。中度以上烧伤均应尽早静脉补液。补液量的计算有多种方案，现将常用方案介绍如下：

（1）补液总量：补液总量=因烧伤而丧失之体液量+生理需水量。此时的每天生理需水量，成人按每天5～10%葡萄糖溶液2000ml计，因烧伤而丧失的体液量的按以下方法计算：第一个24小时按每1%烧伤面积、每公斤体重为1.5ml。其成分比例，即电解质液与胶体液之比，广泛深度烧伤者与小儿烧伤其比例可改为1：1，即电解质液为0.75ml，胶体液为0.75ml。一般大面积烧伤比例为2：1，即电解质液为1ml，胶体液为0.5ml。第二个24小时按第一个24小时计算量的半量给予（生理需水量仍为2000ml）。以上所指电解质液以平衡盐溶液为首选，次为生理盐水；胶体液以血浆为佳，次为右旋糖酐、羟乙基淀粉、全血。可酌情采用。电解质液、胶体和水分应交替输入。

（2）输液速度：第一个 24 小时的补液总量平均分为二份，第一个 8 小时应输入总量的一半，余下的一半量在后 16 小时内均匀输完。输液时先将各种溶液分别分成若干份，以后按晶、胶、糖的顺序交替输入。如第一个 24 小时内休克已经纠正，第二个 24 小时的补液总量，可以匀速输入。第三个 24 小时（第三天）的输液量可据病情酌情补充。

（3）休克监测及补液量调整：以上仅为公式的估算量，实际上，每一病人的需要量并不尽相同。应根据以下的临床观察指标调整输液的成分和速度。应维持每小时尿量每公斤体重不低于 1ml、尿比重在 1.010～1.020，每分钟脉率在 120 次以下，收缩压维持在 90mmHg、脉压在 20mmHg 以上。神志安祥，无口渴，肢体温暖，血 pH 和 CO_2 结合力接近正常。延迟复苏病人第一个 24 小时需要的液体量多，补液速度快，应非常慎重，特别是幼儿。应在严密监护下进行，防止发生补液过多过快所致的并发症。

此外，广泛深度烧伤者，常伴有较严重的酸中毒和血红蛋白尿，为纠正酸中毒和避免血红蛋白降解产物在肾小管的沉积，在输液成分中可增配 1.25%碳酸氢钠。此外，严重烧伤后早期出现的心肌损害和功能降低也参与了烧伤休克的发生和发展，因此在按上述补液公式进行"容量补充"的同时，还可给予心肌保护或心力扶持药物，以增强循环"动力"功能。

2. 创面的处理　未发生休克的伤员，伤后可立即清创，已发生休克或有发生休克可能的较大面积烧伤伤员，应待休克已被控制后再进行创面的初期处理。创面初期处理或称烧伤清创术可在镇静止痛或者适当麻醉后进行。剪除毛发和过长的指（趾）甲，洗净创面周围的健康皮肤，以灭菌生理盐水或消毒液（如新洁尔灭、洗必泰）冲洗创面，拭去沾染物，剪去已破水泡的表皮，直至创面清洁。深度烧伤由于坏死组织多、组织液化、细菌定植难以避免，应正确选择外用抗菌药物。常用的有效外用药有 1%磺胺嘧啶银霜剂、碘附等。外用抗菌药物只能一定程度抑制细菌生长，仍需尽早采用手术切痂。周围健康皮肤用消毒液消毒。清创后应即肌内注射破伤风抗毒血清 1500IU。

将创面暴露于（干热）空气称为暴露疗法，适用于头、面、会阴部的烧伤，大面积烧伤也多应用暴露法。包扎疗法，较适合于四肢以Ⅱ度烧伤为主的创面，清创后创面覆以薄层油纱布，保护创面、不妨碍引流，外加厚 3～5cm 的敷料包扎，包扎时需均匀用力，如无感染迹象，可在 7～10 天更换敷料，此时浅Ⅱ度烧伤已可愈合。如发现创面已有感染，应按感染创面处理。半暴露疗法，清创后覆盖一层抗菌纱布或人工敷料为之半暴露，适用于早期无明显感染的Ⅱ度创面，若无感染迹象，可不换药，浅Ⅱ度创面可在敷料下愈合，一旦分泌物增多，表示局部感染，要随时清理。

早期切痂（切除深度烧伤组织达深筋膜平面）或削痂（削除坏死组织至健康平面），早期植皮消灭创面，可减少全身性感染发病率，降低脏器并发症，提高大面积烧伤的治愈率，并缩短住院日，并可有效防止畸形与功能障碍。削痂主要用于深Ⅱ度烧伤，削除去坏死组织，形成新鲜创面。如烧伤面积小，又不在功能部位，亦可待其自然脱痂后植皮，又称蚕蚀脱痂。

大面积深度烧伤病人健康皮肤所剩无几，需要皮肤移植的创面大，手术治疗中最大的难题是自体皮"供"与"求"的矛盾。植皮的方式根据烧伤后可以供皮区的大小而定。以大张中厚皮片最好，但大面积烧伤后供应区有限，所以有大张中厚皮片或薄皮片制成网状使其伸展张，或小片邮票状、粒状小皮片，在自体皮源不足时可采用自体皮与异体（种）皮相间、相嵌的植皮方式，分期分批手术。

3. 防治感染　烧伤感染的主要致病菌是革兰阴性杆菌，一般烧伤创面的病菌多为多菌种，耐药性较其他病区为高，病区内应避免交叉感染。对严重病人并发全身性感染时，可联合应用一种第三代头孢菌素和一种氨基糖苷类抗生素，从静脉滴注，待细菌学复查报告后，再予调整。需要注意的是，感染症状控制后，应及时停药，不能留待体温完全正常，因烧伤创面未修复前，一定程度的体温升高是不可避免的，敢于应用抗生素而不敢及时停用抗生素，反而导致体内菌群失调或二重感染（如真菌感染）。

4. 常见并发症防治　大面积烧伤常见的并发症有肺部并发症、心功能不全、肾功能不全、烧伤应激性溃疡、脑水肿等。肺部并发症居烧伤后各类并发症之首，多发生于伤后两周内，加强呼吸道管理及对症处理，选用有效抗生素等。在烧伤抗休克的同时，常规给予心肌保护和心功能扶持，平稳度过休克和防治严重感染，是防治心功能不全的关键。肾功能不全主要原因为休克和全身性感染，少数因化学烧伤中毒所致，早应用利尿剂以增加尿量，碱化尿液，如已发生急性肾衰者，应及早按少尿型肾衰治疗。对严重烧伤，常规给予抗酸、抗胆碱药物以保护胃黏膜，并给予 H_2 受体拮抗剂等，预防应激性溃疡。脑水肿可因缺氧、酸中毒、补液过多（尤其是水分过多）、中毒（CO、苯、汽油中毒等）、代谢紊乱（尿毒症、低钠血症、血氨增高等）、严重感染、头面部严重烧伤、肾功能不全、复合脑外伤等引起，应警惕其发生，控制输液量，必要时及早应用利尿剂及脱水剂。

5. 加强康复期锻炼 深度创面愈合后形成的瘢痕，严重者影响外观和功能，需要锻炼、工疗、体疗和整形以期恢复；某些器官功能损害及心理异常也需要一恢复过程。深Ⅱ度和Ⅲ度创面愈合后，常有瘙痒或疼痛、反复出现水疱，甚至破溃，并发感染，形成"残余创面"，这种现象的终止往往需要较长时间，严重大面积深度烧伤愈合后，由于大部分汗腺被毁，机体散热调节体温能力下降，在盛暑季节，这类伤员多感全身不适，常需2～3年调整适应过程。

（四）感染创面的处理

深度烧伤创面目前很难避免感染的发生，尤其是焦痂（痂皮）自溶脱落时。创面感染常见的菌种为铜绿假单胞菌、大肠杆菌、金黄色葡萄球菌、产气杆菌等。由于青霉素的广泛应用，溶血性链球菌感染已很少见，而真菌、病毒感染逐渐增多。

感染除可扩散至创面深层及四周组织，且可以导致脓毒血症和其他并发症，故应积极处理。主要原则是充分引流，去除坏死组织，完善覆盖，促使创面生长出健康的肉芽组织，逐渐形成瘢痕使创面愈合。对血运可达到的创面感染，可考虑全身应用敏感的抗生素；创面可根据脓液性质及其量的多少选用半暴露法、湿敷、浸浴法，使分泌物减少，有利于肉芽组织新生。较大的创面感染基本控制后，肉芽组织生长良好，应及时植皮，尽早消灭创面并使瘢痕组织少，保存较多的功能。

感染创面换药时可选用以下药物。一般的革兰阳性、阴性化脓菌可选用：呋喃西林、洗必泰、黄连、四季青等药液湿敷或清洗。铜绿假单胞菌感染可选用：乙酸、磺胺灭脓、磺胺嘧啶银等药液湿敷或制成霜剂涂布。真菌的创面感染常发生在后期，使用过多种抗生素、身体虚弱、免疫力低下时，创面可选用大蒜液、碘甘油、制霉菌素等，同时全身停用广谱抗生素和激素。

（五）全身性感染（烧伤败血症）的防治

烧伤败血症是主要的死亡原因，必须注意防治。虽在烧伤的全过程均可发生，但以伤后 2～3 天及在焦痂广泛分离、切痂时和烧伤后期身体虚弱之时最易发生。其防治的关键是预防与减少创面感染，尽早消灭创面。积极增强机体的抵抗力。合理使用抗生素。主要措施如下：

（1）严格执行消毒隔离制度。防止交叉感染。

（2）正确处理创面：及早清创，保持创面干燥。深度烧伤及早切痂植皮消灭创面。正确处理感染创面，扶植肉芽健康生长，防止细菌向深部扩展。及时植皮消灭创面。

（3）增强机体抵抗力，是防止败血症的基础。加强营养支持，纠正低蛋白血症和贫血，增强免疫功能。

（4）严密观察，及早发现败血症的临床表现，争取适时治疗。

（5）合理使用抗生素。伤后 2～3 天内宜联合应用抗生素，同时应反复取创面分泌物和血液作细菌培养，根据菌群变化及药敏情况及时调整用药。真菌感染应停用广谱抗生素和激素，应用抗真菌药（如氟康唑）。

（6）营养支持：及时足量的补充营养，有利于维护器官功能，增强肌体抵抗力，预防和控制感染，促进创面愈合。营养支持可经肠内或肠外营养，应尽可能用肠内营养支持。

（7）多器官并发症的防治：严重烧伤由于早期的低血容量休克，后期的感染性休克，炎症反应过程的各种介质的作用，大量的营养消耗，多种药物应用对各种器官的影响，均会导致多种器官并发症、功能障碍和功能衰竭。在烧伤的治疗过程中应经常保持警惕，及时调整方案。

（六）辨证论治

火为阳邪，灼伤人体，易于耗气伤津，甚或因阴损及阳，导致阴伤阳脱；或邪毒乘虚而入，火毒炽盛，内攻脏腑。后期病邪虽除，正气受损，易见气血两虚或阴伤胃败之证。

1. **火热伤津** 烧伤早期，症见发热，口干引饮，烦躁，便秘，尿短尿赤，唇红舌干；苔黄，脉洪大弦数或细数。治宜清热养阴为主。方选竹叶石膏汤加减。

2. **阴伤阳脱** 在火热伤津证的发展过程中，兼见精神萎疲，表情淡漠，气息微弱，四肢厥冷，汗出淋漓，言语不清，嗜睡；舌面光剥无苔，脉虚大无力或微细等。治宜扶阳救逆、固护阴液。方选参附汤合生脉散、四逆汤。

3. **火毒内陷** 壮热烦渴，躁动不安，口干唇焦，大便秘结，尿短赤，舌苔黄或黄燥，或焦干起刺，舌质红或红绛而干，脉弦数等。治宜清热凉血解毒。方选清营汤、黄连解毒汤合犀角地黄汤加减。或可加用安宫牛黄丸或紫雪丹。

4. **气血两虚** 烧伤后期邪热渐退，气阴未复，症见低热或不发热，形体消瘦、面色无华、神疲乏力、食欲不振、自汗、盗汗、创面肉芽色淡欠红活，上皮难长；舌质淡，苔薄白，脉虚数或濡缓。治宜调补气血为主。方选托里消毒散加减。

5. **脾胃虚弱** 烧伤后期，邪热已退，症见口舌生糜、口干津少、嗳气呃逆、纳呆食少、或腹胀便溏；舌光剥无苔，或舌质淡胖苔白，脉细数或细弱。治宜调理脾胃。方选益胃汤加减。

（黄学阳　刘　明　林兆丰）

第十六章 冷 伤

冷伤（cold injury）是由于低温造成的人体损伤。按损伤性质可分为两类：一类称非冻结性冷伤，系手或足暴露在寒冷（1～10℃）、潮湿条件较长时间（一般在12小时以上），血管处于长时间收缩或痉挛状态，继而发生血管持续扩张、血液淤滞，血细胞和体液外渗，局部渗血、淤血、水肿等。常见于肢体末梢部分如足、手、耳、鼻等部位，如冻疮、战壕足、浸渍足（手）等；另一类称冻结性冷伤，因人体接触冰点以下的低温，如野外遇暴风雪、陷入冰雪中或工作时不慎受到致冷剂（液氮、固体 CO_2 等）损伤等，人体发生强烈的血管收缩反应。细胞外液甚至连同细胞内液形成冰晶，冻融后发生坏死及炎症反应，局部血管扩张、充血、渗出及血栓形成等，心血管、脑和其他器官受害，不及时抢救，可直接致死。若按损伤范围分类，分局部冷伤（冻伤）和全身冷伤（冻僵）。

一、病因病理

冷伤的主要原因是低温，损伤的程度与寒冷的强度、受冻的时间成正比。全身性冷伤（冻僵）平时不多见，多发生于气温突然降低，暴风雪袭击，海上或高空失事，坠入冰水中等。

中医认为冻伤为感受寒邪，凝滞经脉，气滞血瘀所致。寒邪客于皮表则见皮肤麻木冷感、苍白或嫩红甚则水疱；寒邪入里，留于营卫，脉络闭阻，则见局部冷痛麻木，触觉丧失，暗红漫肿；寒邪郁久化热，则可见肉腐、皮烂之证；寒邪侵入脏腑，耗尽脏腑阳气，则机体衰竭。

二、临床表现与诊断

非冻结性冷伤主要表现为先有寒冷感和针刺样疼痛，皮肤苍白，可起水疱，去除水疱后见创面发红、有渗液，并发感染后形成糜烂或溃疡。战壕足和浸渍足还可感觉足部沉重、麻木、疼痛，严重者可诱发闭塞性血管病。

下面主要介绍冻结性冷伤。在冻融以前，伤处皮肤苍白、温度低、麻木刺痛，冻结性冷伤不易区分其深度。复温后不同深度的创面表现有所不同。依损害程度一般分为三度：

1. **Ⅰ度冻结性冷伤** 损伤在表皮层、受冻皮肤红肿、充血，自觉热、痒或灼痛。症状多在数日后消失。愈合后除表皮脱落外，不留瘢痕。

2. **Ⅱ度冻结性冷伤** 损伤达真皮层。除上述症状外，红肿更显著，伴有水疱，疱内为血清样液，有时可为血性。局部疼痛较剧，但感觉迟钝，对针刺、冷、热感觉消失。1～2天后疱内液体吸收，形成痂皮。如无感染，2～3周后脱痂痊愈，一般少有瘢痕。

3. **Ⅲ度冻结性冷伤** 损伤达全皮层，严重者可深至皮下组织、肌肉、骨骼，甚致使整个肢体坏死。开始复温后，可表现为Ⅱ度冻伤，但水疱为血性，随后皮肤逐渐变褐、变黑，以致坏死。有的一开始皮肤即变白，逐渐坏死。一般多为干性坏死，但如有广泛血栓形成、水肿和感染时，也可为湿性坏死。

严重Ⅲ度损伤可导致血栓形成与血管闭塞，损伤深达肌肉、骨骼，甚至肢体坏死，表面呈死灰色，无水疱；坏死组织与健康组织的分界在20天左右明显，通常呈干性坏死，也可并发感染而成湿性坏疽。治愈后多留有功能障碍或致残。

三、全身性冷伤的治疗

全身性冷伤开始时有寒战、苍白、发绀、疲乏无力、打呵欠等表现，随后出现肢体僵硬，幻觉或意识模糊甚至昏迷，心律失常，呼吸抑制，终至发生心跳呼吸骤停。病人如能得到抢救，其心跳呼吸虽可恢复，但常有心室颤动、低血压、休克等；呼吸道分泌物多或发生肺水肿；尿量少或发生急性肾衰；可发生多器官功能障碍。通常肛温在 28～30℃ 以上多可复苏，若低至 25℃ 左右，即有生命的危险。

（一）急救和复温

迅速使病人脱离寒冷环境和冰冻物体，切勿勉强卸脱与肢体冻结在一起的衣物。严禁火烤、雪搓、冷水浸泡或猛力捶打患部。应抓紧采用体表复温和中心复温的方法使病人快速复温，体表复温可采用温水浸浴、理疗等，一般用 40～42℃ 温水浸泡伤肢或浸浴全身 20～30 分钟，水量要足够，水温要较稳定。当发现冻区组织软化、皮肤转红，尤其是指（趾）甲床潮红，皮温达 36℃（全身冻僵浸泡复温时，肛温回复到 32℃ 左右），表明已达复温目的，不宜过久浸泡，以免增加组织代谢，影响恢复。对于颜面冻伤，可用 42℃ 的热水浸湿毛巾，局部热敷。在无热水条件下，可将冻肢置于自身或救护者身体温暖部位，以达复温的目的。中心复温可通过静脉滴注温热液体、腹膜透析或体外循环法进行加温。病人如有疼痛，可用镇痛剂或止痛剂。全身冻伤复温后首先要防治休克和维护呼吸功能。防治休克主要是补液、选用血管活性药、除颤等。为防治脑水肿和肾功能不全，可使用利尿剂。保持呼吸道通畅、给氧和呼吸兴奋剂、防治肺部感染、纠正酸碱失衡和电解质失衡、维持营养等。同时不能忽视局部冻伤的创面处理。

（二）辨证论治

1. 寒凝血瘀　局部麻木发凉，冷痛，肤色青紫或暗红，肿胀结块，或有水疱，发痒，或灼痛，感觉迟钝。舌苔白，舌或有瘀斑，脉沉或细。治以温阳散寒，调和营卫。方选桂枝加当归汤。

2. 寒凝化热　冻伤后，局部坏死，疮面溃烂流脓，四周红肿，疼痛加剧，伴有发热，口干。舌质红苔黄，脉数。治宜清热解毒，活血止痛。方选黄连解毒汤合四妙勇安汤。

3. 寒盛阳衰　时时寒战，四肢厥冷，蜷卧嗜睡，感觉麻木，肢端冷痛，面色苍白。舌淡苔白，脉沉迟；或神识不清，反应迟钝，知觉丧失，四肢厥冷，全身僵直，唇甲青紫，面色青灰，瞳孔散大，喘息微弱。脉微欲绝，或六脉俱无。治宜回阳救逆固脱，散寒通脉。方选四逆汤、独参汤加减。

4. 习惯性冻伤　每于寒季则发，局部麻木冷痛，肤色青紫，肿胀结块，或见痒痛，感觉迟钝，伴见少气畏寒，面色少华。舌淡苔白，脉细。治宜补养气血，温通血脉。方选人参养荣汤加减或当归四逆汤加减。

四、局部冻伤的治疗

（1）Ⅰ度冻伤的创面如较小可不包扎，保持创面干燥清洁，亦可用冻疮乳膏、冻疮酊、十滴水等外搽患处。一般数日可治愈。

（2）Ⅱ度冻伤将肢体浸泡在 40～42℃ 的 1：5000 高锰酸钾溶液中复温解冻并消毒后，创面干燥者可加软干纱布包扎；应注意保护小水泡，让其自然吸收后痂下愈合；不宜剪破水泡，以免局部感染影响愈合。有较大水泡者，可在无菌条件下作局部穿刺抽吸或低位切开引流，加压包扎处理。对于创面已有感染者，先敷抗菌药湿纱布，然行再用冻伤膏外敷或 10% 胡椒酒精浸液。亦可用温姜汤、温辣椒水外洗或隔姜灸。

（3）Ⅲ度冻伤多采用暴露疗法，保持创面清洁干燥，待坏死组织边界清楚时予以切除；若出现感染，则应作伤部多处切开减张引流。对并发湿性坏疽者，酌情作截肢（指、趾）术。一般 3 周后或需更长时间，创面分界线形成，炎症减轻或消失后才可施行。对于冻伤脱痂或坏死部分切除后伤面长久不能愈合者，宜待肉芽新鲜后行游离植皮。

必须注意，处理局部冻伤时，对于Ⅱ度、Ⅲ度冻伤未能判断者，按Ⅲ度治疗。局部冻伤的手术处理原则是：减少伤残，最大程度地保留尚有存活可能的肢体组织，组织的切除应等到有明显的分界后才进行，宁可等待稍久，也不应切除尚有活力的组织。

（4）Ⅲ度以上冻伤者尚需配合全身治疗，包括①注射破伤风抗毒素。②应用改善血液循环的药物，如低分子右旋糖酐、妥拉苏林、罂粟碱，中药丹参注射液等。③改善血液循环也可施行交感神经阻滞术。④应用抗感染药物。⑤营养支持。

寒冷季节在野外劳动、执勤，应着御寒防水服装，做好防寒保暖、防湿、尽量避免长久的静止不动。患过冻疮的人，在冬春季节尤需注意手、足、耳等部位的保暖，并可涂擦某些防冻疮霜剂。发生冻疮后，每天可用 42℃温水浸泡，每次 20 分钟，浸泡后用毛巾拭干。室温保持在 15℃以上，并注意局部保暖。如有糜烂和溃疡，可应用含抗菌药和皮质基的软膏或冻疮膏。

（林兆丰　刘　明）

第十七章 毒 蛇 咬 伤

毒蛇咬伤（snake bite）是较严重的外伤性疾病，我国大约有 50 余种毒蛇，剧毒者 10 余种。根据所分泌的蛇毒性质，大致可分为三类：神经毒为主的，如金环蛇、银环蛇、海蛇等；血循毒为主的，如竹叶青、五步蛇（尖吻蝮）、蝰蛇、龟壳花蛇等；混合毒的，如蝮蛇、眼镜王蛇、眼镜蛇等。

一、病因病理

毒蛇咬伤发病主要由神经毒素及血循毒素反应引起，神经毒素主要是阻断神经肌肉接头引起弛缓型麻痹，终致外周性呼吸衰竭，而导致死亡。血循毒素对心血管和血液系统产生多方面的毒性作用，主要表现在：心脏毒素损害心肌细胞结构及功能；出血毒素主要作用于细胞的黏合物质，使其通透性增加；溶血毒素分为直接和间接溶血因子，间接溶血因子把卵磷脂水解分出脂肪酸而成溶血卵磷脂（PLA_2），直接溶血因子在眼镜蛇、蝰蛇的蛇毒中，能直接溶解红细胞；细胞毒素能对多种细胞引起变性及溶解。另外蛇毒含有丰富的酶，主要有蛋白水解酶、磷脂酶 A、透明质酸酶、三磷酸腺苷酶、类凝血酶等。

中医认为本病属不内外因。蛇毒经皮肤伤口循经入脉，侵犯脏腑，致脏腑功能失调而发病。蛇毒系风火二毒，风者善行数变，火者生风动血，风毒偏盛，每多化火；火毒炽盛，极易生风。风毒初则在卫，火毒多直接犯营；毒入营血，形成火毒壅盛的里热实证；正不胜邪，则蛇毒内陷，可见闭证、脱证。风、火毒邪均为阳热之邪，具有发病急、变化快、病势凶险的特点。

二、临床表现与诊断

1.**神经毒** 局部伤口一般不红不肿，无渗液，微痛，麻木，所导向的淋巴结肿大和触痛。在被咬 1～4 小时后可出现全身中毒症状。开始有头晕、头重、眼花、四肢乏力、肌肉酸痛，继而出现眼睑下垂、咽痛、吞咽困难、流涎、舌僵难言、四肢瘫软、肌张力下降、反射减弱、胸闷、呼吸急促并由快变慢变浅、呼吸无力、呼吸道有大量分泌物，伴痰鸣音。由于呼吸困难而出现口唇发绀，血压短暂升高，心跳加快，四肢厥冷，自汗等。甚则呼吸肌麻痹致呼吸衰竭，自主呼吸消失。

2.**血循毒** 一般都有较粗大而深的毒牙痕，伤口剧痛、肿胀、起水疱、瘀斑，或出血不止，所属患侧淋巴结红肿压痛，伤口常形成溃疡。全身症状可在 1～24 小时出现。主要表现为血液系统受损害，有寒战发热、全身肌肉酸痛、皮下或内脏出血（尿血、血红蛋白尿、便血、衄血和吐血），继而发生贫血、黄疸等；严重者可出现急性肾衰、休克、循环衰竭。

3.**混合毒** 被咬伤后即感疼痛，逐渐加重，有麻木感，伤口周围皮肤迅速红肿。可扩展到整个肢体，常有水疱；严重者，伤口迅速变黑坏死，形成溃疡，所导向淋巴结肿大和触痛。全身症状主要表现为神经和血循环系统的损害，有头晕头痛、寒战发热、四肢无力、恶心呕吐、全身肌肉酸痛、肝大、黄疸，严重者可出现心功能衰竭、呼吸停止、急性肾衰。辅助检查可见血小板、纤维蛋白原减少，凝血酶原时间延长，血肌酐、尿素氮增高，肌酐磷酸激酶增加，肌红蛋白尿等异常改变。

有毒蛇咬伤史。咬伤处有一对（或 3～4 个）深且较粗大的牙痕，伤处出血或流血不止，周围可有血疱、水疱、瘀斑；自觉伤处疼痛或麻木；伤肢肿胀，且迅速向近心端蔓延（神经毒除外），有相应的全身中毒症状。辅助检查：用免疫学技术，检测病人标本（早期蛇伤局部挤出液或血迹）中蛇毒的蛇种特异性抗原成分，对致伤蛇种进行诊断。目前国内已有（天然胶乳凝集抑制试验）蛇种快速诊断药盒，可在 5～8 分钟内得出结果。另外，还有使用特异性蛇种诊断抗体（国产的有五步蛇、蝮蛇、竹叶青、眼镜蛇、银环蛇五种）的对流免疫电泳法等。

有毒蛇咬伤与无毒蛇咬伤的鉴别诊断，无毒蛇咬伤时，皮肤留下细小齿痕，局部稍痛，出血少或不出血，可起水疱，局部淋巴结不肿大，无触痛，无全身反应，实验室检查无异常。毒蛇咬伤，留下一对较深齿痕，蛇毒注入体内，引起严重中毒。被有毒蛇咬伤后可出现伤口剧烈、灼热、疼痛明显加剧，出血不止，周围皮肤有瘀斑或血疱，皮肤紫暗、坏死甚至溃疡（神经毒除外）；局部肿胀严重，迅速扩展，附近淋巴结肿大，触痛，多伴有全身症状，实验室检查有异常。

三、治疗

（一）急救处理

尽快对伤口进行及时有效的排毒、破坏蛇毒和减少蛇毒吸收。

1. 排毒 ①扩创法：常规皮肤消毒后，局部麻醉，沿牙痕作纵行或"十"字切口，可深达 2～3cm（避开血管、神经），并用手由近心端向远心端，由伤口四周向伤口中心方向反复推挤，使毒血排出，用 1/5000 的高锰酸钾溶液反复冲洗，减少蛇毒的吸收。如血循类毒蛇咬伤，此法应尽早运用，若咬伤超过半小时或伤口出血不止，均不宜运用。②吮吸法：用口吮、拔火罐或抽吸器等方法，将伤口毒血吸出，可同扩创法并用。

2. 破坏蛇毒 ①胰蛋白酶注射法：用胰蛋白酶 2000U 加 0.5%普鲁卡因 5～20ml，在牙痕中心及其周围注射，深达肌肉层，或于结扎上端进行套式封闭；根据病情，12 小时后仍可重复注射。注射时勿注入血管内。为预防胰蛋白酶的过敏反应，在用药前可肌内注射地塞米松 5mg。如无胰蛋白酶可用糜蛋白酶替代。②依地酸二钠注射液：2%依地酸二钠 25ml 加入 1%普鲁卡因 25ml 作局部浸润注射和环状封闭。③局部注射高锰酸钾溶液：1‰高锰酸钾溶液 1～2ml 沿牙痕伤口局部注射，对各种蛇毒均有直接破坏作用。溶液必须现配现用，早期应用可收到较好疗效。高锰酸钾对伤口有刺激性疼痛，但对局部组织损害轻微。不能与普鲁卡因混合使用，否则失去破坏蛇毒的作用。④烧灼法：如在野外被毒蛇咬伤，可用火柴头 5～7 个放在伤口上点燃烧灼 1～2 次，局部高温可使蛇蛋白凝固丧失毒性。

3. 结扎法 在毒蛇咬伤早期有效，于伤口的近心端缚扎，松紧度以阻断淋巴液、浅静脉回血而不妨碍动脉血流为原则。缚扎时间不要太长，应每隔 15～30 分钟放松 1～2 分钟，一般在伤口急救处理结束或服有效蛇药后半小时可解除缚扎。

4. 伤口处理 如患肢肿胀疼痛，可外敷双柏散以活血化瘀，清热解毒，消肿止痛。如患肢溃烂渗液多，可选用 1/5000 的呋喃西林溶液湿敷。如坏死组织多，则可清创，剪除坏死组织；伤口后期，肉芽新鲜，则用生肌膏外敷。

（二）西药治疗

本病主要是应用抗蛇毒血清中和或破坏体内的蛇毒；抑制蛇毒对机体的损害并保护机体组织器官；采用各种综合措施及加强支持疗法，减少并发症。

1. 抗蛇毒血清 抗蛇毒血清特异性高，效果确切，应用越早，疗效越好。有单价和多价两种，对于已知蛇类咬伤可用针对性强的单价血清，否则使用多价血清。我国现已研制成功 6 种抗蛇毒血清，即抗眼镜蛇毒血清、抗银环蛇毒血清、抗金环蛇毒血清、抗蝮蛇毒血清、抗蝰蛇毒血清、抗五步蛇毒血清。它们都是单价精制抗蛇毒血清，可迅速中和体内游离的蛇毒。抗蛇毒血清用前需作过敏试验，阳性者采用脱敏注射法。对于立即威胁病人生命的毒蛇（如眼镜王蛇、银环蛇）咬伤的病人，采用不作皮试，三叠法用药。即先肌内注射苯海拉明 25mg，接着将抗蛇毒血清 2ml 稀释于 200ml 生理盐水中作静脉滴注，每分钟 15 滴，15 分钟后无反应者，再加入应用剂量，摇匀后快速滴注。注射前应备好抗休克、抗过敏药物，以备抢救之用。如已明确致伤蛇种，可选择其相应的抗蛇毒血清，无相应抗蛇毒血清的，可选用相近毒型的抗毒血清联合应用。

2. 综合治疗　针对出血倾向、休克、肾功能不全、呼吸麻痹等器官功能不全，采取相应积极治疗措施。临床检查应重视神经、心血管与血液系统改变，区分蛇毒类别对于治疗有指导意义。①抗菌药物：选用广谱抗生素，必要时可行细菌培养，积极防治感染。②支持疗法：及时进行输液，必要时输血。常规给予吸氧，维持呼吸循环功能。普鲁卡因局部封闭对减轻局部疼痛有一定效果。重病人由于肠麻痹，不能进食，可适当补充水、电解质、能量和维生素。③破伤风抗毒素：对所有病人，都常规注射破伤风抗毒素 1500U。④利尿排毒：可注射呋塞米、甘露醇等；亦可服用茅根、车前草等。治疗中应避免使用中枢神经抑制剂、肌松弛剂、肾上腺素和抗凝剂。出现呼吸困难者给予吸氧，必要时行气管切开或用呼吸机辅助呼吸，同时注意保护各种脏器功能。

（三）辨证论治

1. 风毒　早期见头晕，头重，视物模糊，四肢乏力，肌肉酸痛，心悸，继而出现眼睑下垂，咽痛及吞咽困难，喉间痰鸣，流涎，舌僵难言，胸闷，烦躁，呼吸促而无力，口唇紫绀。局部伤口不红不肿，无渗液，微痛或麻木。舌淡红，脉略数。以祛风解毒，活血化痰解痉为法，方选玉真散加减。昏迷时，用安宫牛黄丸一丸，口服或将其捣碎，胃管注入。

2. 火毒　伤口红赤，肿胀，疼痛，蔓延迅速。伤口周围可出现水疱、血疱、瘀斑或出血，甚至溃烂、坏死。常伴有畏冷发热，烦躁，心悸，头痛头晕，咽干口渴等。舌质红，苔薄黄，脉数。以清热解毒，清营凉血为法，方选清瘟败毒饮加减。热毒内陷心包时，可服用安宫牛黄丸。

3. 血热妄行　多见于蛇伤早、中期。伤口出血不止，患肢见血疱、全身皮肤瘀斑，口、鼻、眼、二阴等七窍出血。脉弦数或细数，舌质绛而少苔，后期脉细弱，舌质淡。以凉血止血，解毒滋阴为法，方选犀角地黄汤加减。

4. 风火毒　表现为神经和血循环系统的损害，有头晕头痛，寒战发热，四肢无力，恶心呕吐，全身肌肉酸痛，肝大，黄疸。局部伤口剧痛，肿胀迅速，伴水疱、血疱及瘀斑。以泻火解毒，祛风解痉为法，方选玉真散合黄连解毒汤加减。

5. 心气不足　蛇伤后期，心悸，气短，面色苍白。唇舌青紫，脉促或结代。以益气养心为法，方选保元汤加减。

6. 脾不统血　多见于蛇伤中、后期。呕血、便血，皮下出血，齿衄，面色晦暗或萎黄，神倦无力，食欲不振。舌淡，脉细弱。以益气健脾，理血止血为法，方选归脾汤加减。

7. 肾阳虚衰　尿少或尿闭，全身浮肿，形寒肢冷。苔白色晦，脉沉细。以温阳利水为法，方选真武汤加减。

（四）其他疗法

1. 中成药　有广州蛇药流浸膏、南通蛇药（季德胜蛇药片）、湛江蛇药散、上海蛇药、青龙蛇药等，可以酌情选用口服或敷贴局部。部分新鲜草药外敷也对毒蛇咬伤有一定疗效，如七叶一枝花、八角莲、半边莲、田薯黄、白花蛇舌草等。

2. 针灸治疗　呼吸肌麻痹时，可配合针刺内关、膻中，耳针取肺区、皮质下，头针取胸腔与运动区等。

3. 手术治疗　如出现患肢严重肿胀或有波动感，可切开减压。当伤口创面巨大，难以自行修复，或肌腱外露、断损，肢体末端坏死，需行植皮术或截肢（指）术。

四、其他常见咬伤

（一）犬咬伤

被犬等患病动物咬伤后，若患病动物唾液中携有的致病病毒，可以引发狂犬病。自狂犬咬伤后到发病可有 10 天到数月的潜伏期，初起时伤口周围麻木、疼痛，渐渐扩散到整个肢体；继之出现发热、烦躁、易兴奋，乏力、吞咽困难，恐水，以及咽喉痉挛、伴流涎、多汗、心率快；最后出现肌瘫痪、昏迷、循环衰竭而死亡。狂犬病预后差、死亡率高，应当加强预防。

对于浅小的伤口可常规消毒，深大的伤口应立即清创，以生理盐水或稀释的碘伏液冲洗伤口，再用 3%过氧化氢液淋洗；伤口应开放引流，不宜作一期缝合。注射破伤风抗毒素 1500U，清创术前并给予抗生素预防感染。受疯犬、疯猫伤害的病人应当接受免疫治疗。使用动物源性狂犬病免疫球蛋白（RIG）应作过敏试验；人源制剂的 RIG，则不必使用抗过敏药物。采用狂犬病疫苗主动免疫在伤后第 1 天，3 天，7 天，14 天，28 天各注射一剂，共 5 剂。如曾经接受过全程主动免疫，则咬伤后不需被动免疫治疗，仅在伤后当天与第 3 天强化主动免疫各一次。

（二）虫蜇伤

1.蜂蜇伤 蜜蜂蜇后，局部出现红肿、疼痛，数小时后可自行消退如蜂刺留在伤口内，可引起局部化脓。黄蜂蜂毒的毒性较剧烈，蜇伤后局部肿痛明显，可出现全身症状，伤口一般不留蜂刺。群蜂蜜伤后症状严重，除皮肤红肿外，还有头晕目眩、恶心呕吐、面部水肿、呼吸困难、烦躁不安，出现昏迷、休克甚至死亡。对蜂毒过敏者，即使单一蜂蜇也可引发严重的全身反应。蜜蜂蜇伤后应拔除蜂刺，局部以弱碱液洗敷，再以南通蛇药糊剂敷于伤口，并口服蛇药片。中医认为蜂毒属于风火毒邪，以祛风清热解毒为法，可根据具体病症辨证论治。黄蜂蜇伤处局部以弱酸液冲洗。有全身症状严重者，应采取相应急救措施，同时给予肾上腺皮质激素等抗过敏药物。

2.蝎蜇伤 被蝎蜇后局部红肿、疼痛，蜇伤部位出现水疱，甚至局部组织坏死。有烦躁不安、头痛、头晕、发热、流涎、腹痛等全身症状。重者有呼吸急促、肺水肿、消化道出血等表现。蜇伤后应局部冷敷，蜇伤处近心端绑扎，口服及局部应用蛇药片。局部消毒，局麻下取出残留钩刺。伤口以弱碱性液体或高锰酸钾液清洗。全身症状重时，应补液、地塞米松静脉注射、肌注抗蝎毒血清等，并给予对症支持治疗。中医辨证论治参考"蜂蜇伤"内容。

3.蜈蚣咬伤 蜈蚣其毒液成分和黄蜂等昆虫的毒液成分相似，可使局部组织损害和发生过敏反应。蜈蚣头部第一对钳足有毒腺开口，咬人时释放出毒液，引起局部红肿、淋巴结炎、淋巴管炎，中毒症状重时，可有畏寒、发热、恶心、呕吐、谵妄、昏迷，甚至死亡。被蜈蚣咬后，伤口应以碱性液洗涤，口服及局部敷用南通蛇药。中医辨证论治参考"蜂蜇伤"内容。

4.毒蜘蛛咬伤 毒蜘蛛伤人可致过敏、死亡。毒蜘蛛有神经性蛋白毒，局部伤口不痛。毒入人体后引起局部损害和全身反应，严重者似毒蛇咬伤。治疗与蝎蜇伤相同。肌痉挛严重者，可注射新斯的明或箭毒。中医辨证论治参考"蜂蜇伤"内容。

（黄学阳　刘　明）

第十八章 器官移植

第一节 概　述

器官移植是 20 世纪最瞩目的医学成就，成为治疗临床器官终末期衰竭的重要手段。约公元前 430 年，《列子》中就记载神医扁鹊曾为俩人互换心脏以治病的故事。而西方在公元 348 年拜占庭时代，有取自尸体下肢移植治疗下肢坏疽的文献记录。1954 年 Murray 等在同卵孪生兄弟之间进行肾脏移植并获成功，随后其他各种器官移植陆续开展起来，到 20 世纪 80 年代初，伴随着血管吻合技术的成熟、器官保存技术的发展，以及对移植免疫的深入研究，解决了器官移植中血管吻合、移植物保存和器官排斥三大难题，推动了器官移植学科的全面发展。

迄今为止，全球已有 130 余万人接受了各种器官移植，活体亲属肾移植最长存活达 46 年。据中华医学会器官移植分会统计，截至 2009 年我国共进行心、肝、肺、肾等各种大器官移植 12 万余例，尸体肾移植最长存活超过 30 年，心脏移植最长存活 18 年。2015 年我国各类器官移植总数 10 057 例，占全球总数的 8.38%。

一、概念和分类

移植术是指将某一个的有活力的细胞、组织、器官即移植物，用手术或其他的方法移植到自体或另一个体（异体）的体表或体内的某一部位置使之能继续发挥原有功能。

供给移植物的个体称作供者，接受移植物的个体称作受者。移植物的供者和受者不属同一个体，称作异体移植术。

根据供者和受者在遗传基因的差异程度，异体移植术可分为三类：①同质移植，即供者和受者虽非同一个体，但两者遗传基因型完全相同，受者接受来自同系（同基因）供者移植物后不发生排斥反应（rejection）。同卵孪生之间的移植即属此类。②同种移植术，即供、受者属于同一种属但遗传基因不相同的个体间的移植，同种异体移植为临床最常见的移植类型。因供、受者遗传学上的差异，术后即使使用了免疫抑制措施，受者对移植物不可避免地产生程度不等的排斥反应。③异种移植术，即不同种属如猪与人之间的移植，术后如不采用合适的抑制免疫反应的措施，受者对异种移植物将发生强烈的异种排斥反应，此型移植尚动物试验阶段。

根据移植物植入部位，移植术可分为：①原位移植术，即移植物植入到该器官原来的正常解剖部位，如心脏移植、肝移植，移植前需将受者原来的器官切除。②异位移植术，即移植物植入的部位与该器官原有解剖位置不同，如肾移植、胰腺移植等。③旁原位移植术，即移植物植入到贴近受者同名器官的位置，不切除原来器官，如旁原位胰腺移植。

根据移植物供者来源分类：尸体供者分为有心跳的脑死亡尸体（brain death cadaver）和无心跳的尸体（non-heart-beating cadaver）。所谓脑死亡是指脑干或脑干以上中枢神经系统永久性地丧失功能。脑死亡者无自主呼吸、脑干反射消失，但尚有心跳。

我国现阶段公民逝世后器官捐献分为三大类：

1. 中国一类（C-Ⅰ）　国际标准化脑死亡器官捐献（DBD），即：脑死亡案例，经过严格医学检查后，各项指标符合脑死亡国际现行标准和国内最新脑死亡标准，由通过卫生部委托机构培训认证的脑死亡专家明确判定为脑死亡；家属完全理解并选择按脑死亡标准停止治疗、捐献器官；同时获得案例所在医院和相关领导部门的同意和支持。

2. **中国二类（C-Ⅱ）**　国际标准化心死亡器官捐献（DCD），即包括 Maastricht 标准分类中的 M-Ⅰ～Ⅴ类案例。

3. **中国三类（C-Ⅲ）**　中国过渡时期脑-心双死亡标准器官捐献（donation after brain death plus cardiac death，DBCD），即：虽已完全符合 DBD 标准，但鉴于对脑死亡法律支持框架缺位，现依严格程序按 DCD 实施，这样做实际上是将 C-Ⅰ类案例按 C-Ⅱ类处理。

活体又分为活体亲属（指有血缘关系如双亲与子女或兄弟姊妹）和活体非亲属，如配偶或其他人。活体供者在一定程度上可以缓解供者器官短缺的矛盾，获取的器官缺血时间短，有血缘关系的亲属供者还具有一定的免疫学优势。为缓解供体器官的日益短缺，活体供者的移植呈逐步上升趋势。

为了准确描述某种移植术时往往综合使用上述分类，如同种尸体原位肝移植术，活体亲属异位肾移植术等。

二、器官移植的主要问题

器官移植学科的发展，已经成为治疗慢性终末期疾病的重要手段，目前主要存在的主要问题是：①供体器官的严重短缺而等待移植的人群越来越多，许多终末期疾病病人由于不能及时得到合适的器官而死亡。中国每年约有 30 万病人等待器官移植，其中不到 1%的病人可获得捐献器官。②免疫抑制药物的毒副作用是移植器官长期存活的重大障碍，移植学家寄希望于诱导免疫耐受。③如何提高器官保存技术，进一步延长器官保存的时限，使器官在更大范围的分配。④器官移植的伦理学问题，如器官分配原则、脑死亡者器官捐献、边缘性供体器官使用等。

第二节　移　植　免　疫

移植免疫学是免疫学理论在移植领域中的具体应用，对移植免疫机制不断深入的认识不仅是临床器官移植发展的要求，也同时促进了基础免疫理论的丰富和发展。

机体对外来移植物的免疫应答是一个非常复杂的生物学过程，主要包括三个阶段：①识别相：淋巴细胞通过其表面的受体识别并结合抗原；②活化相：识别抗原的淋巴细胞发生活化、增殖和分化，产生效应细胞、效应分子和记忆性细胞；③效应相：效应细胞和细胞分子发挥作用，清除外来抗原。

一、移植抗原

1. **主要组织相容性抗原**　编码最强移植抗原的基因座位即为主要组织相容性复合体（MHC），因该类抗原首先在白细胞上发现，故人类的主要组织相容性抗原系统又称 HLA（human leukocyte antigens，HLA）。HLA 主要表达在所有体细胞膜表面，是引发同种移植排斥反应的最主要抗原。在人类，编码主要组织相容性抗原的 HLA 位于 6 号染色体短臂，其产物为 HLA 分子，包括 HLA-Ⅰ和Ⅱ类分子。

HLA-Ⅰ类抗原（HLA-A、B、C）表达于所有的有核细胞表面，而 HLA-Ⅱ抗原通常只表达于免疫活性细胞，主要是专职抗原递呈细胞，如树突状细胞、巨噬细胞、库普弗细胞及活化的 B 细胞和 T 细胞表面。MHC 具有广泛的多态性，这就使得 HLA 分子能够结合无数的抗原肽，并引起同种移植免疫反应。

2. **其他移植抗原**　如次要组织相容性抗原（mHC）、ABO 血型抗原、组织特异性抗原等，在同种移植免疫反应中亦起着一定的作用。

二、临床排斥反应的机制和分类

根据排斥反应（rejection）发生时间、免疫机制、临床表现、病理改变的不同，临床排斥反应主要分为超急性排斥反应、急性排斥反应、亚临床排斥应反和慢性排斥反应。

1. **超急性排斥反应**（hyperacute rejection，HAR）　是不可逆的体液免疫反应，通常是由于体内存在针对供者特异性抗原的预存抗体。一般在供体器官血液循环重新建立后 24 小时内出现；表现为移植物功能突然丧失，器官表面变紫，出现瘀斑，质地变软。其病因多为供、受者 ABO 血型不合和受者的血清预存抗供者抗体，多见于多次妊娠、再次移植、输血等受者。一旦发生超急性排斥反应，临床无有效治疗手段，免疫抑制药物无效，应尽快摘除移植物，但可通过术前严格的 ABO 血型配合、供体特异性抗体筛查及淋巴细胞毒试验而有效地预防。

2. **急性排斥反应**（acute rejection，AR）　是最常见的一种排斥反应，一般发生在移植术后 1 周至 6 个月内，临床上表现为发热、全身不适，移植物肿大和疼痛同时伴有移植物功能突然减退。自从使用 CsA 以来，急性排斥的典型临床症状已不太多见。急性排斥反应属于迟发型变态反应的细胞免疫现象，是移植物的 HLA 抗原刺激受者 T 淋巴细胞使之分化增殖，产生大量具有特异性的致敏淋巴细胞，可直接杀伤或通过释放各种淋巴因子杀伤靶细胞，排斥移植物。移植物组织病理学检查是诊断移植排斥反应的"金标准"，组织学特征为：弥漫性间质水肿，淋巴细胞浸润，移植物血管内膜淋巴细胞浸润伴有血管内血栓形成及纤维素样坏死。

急性排斥反应的处理，首选肾上腺糖皮质激素，大剂量皮质类固醇激素冲击治疗或调整免疫抑制药物及方案对急性排斥反应通常有效，90%～95%的急性排斥反应能被逆转。对耐激素、严重的急性排斥反应可给予抗胸腺细胞免疫球蛋白、OKT3 等治疗，少数无效者可辅以血浆置换、免疫吸附等。

3. **亚临床排斥反应**（subclinical rejection）　是指无排斥反应临床表现（移植物功能正常）但病理检查符合急性细胞性排斥反应。亚临床排斥反应与慢性移植物失功（chronic graft dysfunction，CGD）明确相关，为能及时诊断和干预，建议行移植物的计划性活检（protocol biopsy）。

4. **慢性排斥反应**（chronic rejection，CR）　表现为移植术数月或数年后逐渐出现的同种移植物功能减退直至衰竭。其确切机制包括术后早期急性排斥反应次数、HLA 错配、免疫抑制不足、供体特异性抗体产生等。其诊断主要依赖于病理活检，移植肾慢性排斥反应的特征性表现是肾动脉血管病、肾小球硬化和肾小管萎缩。慢性排斥反应治疗效果较差，往往需要再移植。

三、供受者免疫学选择的方法和意义

同种异体器官移植选择供者时，除了考虑年龄、解剖及生理、病理等因素外，还应当遵循免疫学原则，选取与受者组织相容性抗原适应的供者，减少术后排斥反应的发生率，提高移植效果。供受者的免疫学选择即通常所称的组织配型，其目的是：①测定供-受者间 HLA 和 ABO 血型的匹配程度。②分析受者血清中抗供者特异性抗体的反应性。

1. **ABO 抗原系统**　由于移植器官的细胞表面存在 ABO 血型抗原，若受者血清中存在相应的抗体，就可能发生超急性排斥反应。器官移植时供受者血型必须符合输血原则，其他血型抗原系统如 RH 血型也需要匹配。

2. **预存抗体的检测**　器官移植临床通常采用淋巴细胞毒试验检测受者血清中是否存在针对供者的特异性抗 HLA 抗体，实验原理为用受者血清与供者淋巴细胞再加补体一同孵育，如死亡淋巴细胞数＞10%则实验结果阳性，提示受者血清已致敏，提示有发生超急性排斥反应或加速性排斥反应的风险。该方法的缺点是其检测不到低浓度抗体，易导致假阴性结果。

群体反应性抗体（penal reactive antidody，PRA）：是在移植术前，将受者血清与二十个以上健康的无关个体淋巴细胞进行交叉配合试验，系统地了解受者群体反应性 HLA 抗体在体内的水平，可有效地筛选出高敏感病人，选择合适移植供者，避免超急性排斥反应。移植前输血、多次妊娠、长期血液透析和二次移植是受者致敏的主要因素。

目前认为，抗体介导的排斥反应（AMR）是导致移植肾失功的首要原因，受者体内预存或新生供者特异性抗体（DSA）是引起同种移植排斥反应的重要因素。随着移植免疫学检测技术的不断发展，临床可以准确检测 DSA 主要方法是酶链免疫吸附试验（ELISA）和 Luminex 单抗原微珠法，尤其后者精确性和灵敏性很高，肾移植术前准确检测 DSA 以确定有否不能接受的供者抗原，可以减少术后发生 AMR 的风险；术后随访及时发现新生 DSA，可早期干预，提高移植物长期生存率。

3. HLA 配型　虽然 HLA 系统含多种 I、II 类抗原基因，但多数情况下只检测三个位点：HLA-A、B、DR。一般认为 HLA-DR 位点相符对移植物及受者长期存活意义最大，其次为 HLA-B，影响最小的为 HLA-A。HLA 配型对于肾、心等脏器移植有很重要的意义，可提高长期存活率。若 HLA-A、HLA-B 和 HLA-DR 各位点均相符者，与 HLA 一致的同卵孪生间移植的效果相近，移植肾 10 年存活率可达 65%。配型差的病例虽然初期效果尚好，但到术后 10 年时，预计有 70% 的移植肾功能丧失。

四、免疫抑制剂

临床器官移植的免疫抑制治疗可分为基础治疗和挽救治疗。基础治疗即应用免疫抑制剂有效预防排斥反应的发生。由于移植物血流开通后即开始了免疫应答过程，故在术后早期免疫抑制剂用量较大，这一阶段称为诱导阶段。随后可逐渐减量，最终达到维持量以预防急性排斥反应的发生，多数情况下免疫抑制需终身维持。当急性排斥反应发生时，需加大免疫抑制剂用量或调整免疫抑制方案，以逆转排斥反应，此即挽救治疗。常用免疫抑制剂有：

1. **皮质类固醇激素**　皮质类固醇激素始终是预防和治疗同种异体移植排斥反应的一线药物。皮质类固醇激素主要用于免疫移植治疗的诱导和维持阶段，急性排斥的一线用药为大剂量甲泼尼龙冲击，可逆转约 80% 的急性排斥反应。长期应用皮质类固醇激素的不良反应亦十分常见，如药物性 Cushing 综合征、感染、高血压、糖尿病、白内障及骨无菌性坏死等。采用联合用药，激素用量可以减少，甚至经一段时间后可以停药。

2. **抗细胞增殖类药物**　①硫唑嘌呤（azathioprine，Aza）：是 6-硫基嘌呤咪唑衍生物，能抑制 DNA 及 RNA 合成，抑制 T 淋巴细胞增殖。主要毒副作用为骨髓抑制、肝毒性及胃肠道反应等。②霉酚酸酯（mycophenolate mofetil，MMF）：为半合成霉酚酸衍生物，免疫抑制机制是阻断经典途径的次黄嘌呤合成，从而特异性阻断活性淋巴细胞 DNA 合成。MMF 与 CsA/FK$_{506}$ 和 Pred 能有效减少急性排斥发生率，主要不良反应为腹泻、骨髓抑制等。

3. **钙神经素抑制剂**　①环孢素 A（cyclosproine A，CsA）：CsA 自 1978 年临床应用以来，极大地提高了移植成功率和远期存活，成为当代移植历史上的划时代药物。CsA 阻碍 IL-2 和其他 T 细胞激活所必需的细胞因子的表达，抑制了 T 细胞的活化、增殖。其主要的不良反应包括肾毒性、肝毒性、高血压、神经毒性、牙龈增生、多毛症等。②普乐可复（prograf）：又名 tacrolimus，作用机制与 CsA 相同，虽然体外实验单位剂量 FK506 的作用较 CsA 强 100 倍左右，但治疗指数两者接近。FK506 的肾毒性、肝毒性与 CsA 相似，神经毒性、致糖尿病作用可能较 CsA 稍多，但高血压发生较少，罕见牙龈增生、多毛症等药物不良反应。

4. **抗淋巴细胞制剂**　主要是一些免疫球蛋白制剂，包括多克隆抗体及单克隆抗体。抗淋巴细胞球蛋白和抗胸腺细胞球蛋白：为多克隆抗血清，可直接对 T 淋巴细胞产生细胞毒作用使之溶解，临床上多用于免疫抑制的诱导阶段。其不良反应较多，故目前在诱导治疗中不作为一线药物。

单克隆抗体有：①OKT3，为抗人淋巴细胞表面分子 CD3 的单克隆抗体，其作用特异性较强。注射 OKT3 后，循环中 CD3$^+$T 淋巴细胞的数量骤减，并丧失对抗原的识别能力，而淋巴细胞总数未见明显减少。应用 OKT3 后可出现全身性的细胞因子释放综合征，巨细胞病毒、EB 病毒和单纯疱疹病毒感染在应用 OKT3 后亦很常见。②抗白细胞介素 2 受体（IL-2R）单抗：主要用于免疫诱导，可以使急性排斥反应下降 30%左右，但感染的发生率随之增高，值得重视。

5. **西罗莫司**　为 991KD 的大环内酯类抗真菌药，疏水性。作用机制是抑制 T 细胞对 IL-2 及其他细胞因子反应，并抑制多种细胞因子（LI-1，IL-2，IL-4，IL-6 等）的信号传递，是一种疗效好、低毒、无肾毒性的新型免疫抑制剂。RAPA 与 CsA 或 FK506 合用呈协同作用，可减少 1/2～2/3 剂量。RAPA 同时具有抗肿瘤效应，而且抑制 TGF-β 的合成和分泌，可以逆转慢性排斥反应，因此有良好的应用前景。主要毒副作用：血管炎、高脂血症、骨髓抑制、切口延迟愈合和肝功能损害等。

其他免疫抑制新药如利妥昔单抗、咪唑立宾、来氟米特、硼替佐米等，为二线临床用药。

理想的免疫抑制治疗应该既保证移植物不被排斥和功能稳定、正常，同时维持尽可能小剂量的免疫抑制剂，使药物的毒副作用尽量降低。免疫抑制治疗的基本原则是联合用药，即选择数种分别作用于 T 细胞激活不同环节的药物组成免疫抑制方案，因此减少单一药物的剂量，从而减轻其毒副作用，并能增加药物的免疫抑制协同作用。目前一般以 FK506＋MMF＋皮质类固醇激素作为免疫抑制的基本药物方案。免疫抑制治疗还应遵循个体化原则，临床需要综合判断 HLA 配型、原发病类型、受者年龄、受者对药物的吸收程度及移植后的不同时间段等因素，给予合适的免疫抑制方案。

第三节　肾　移　植

肾脏移植（renal transplantation）越来越广泛地用来治疗不可逆慢性肾衰，肾移植与透析疗法相结合已成为目前对不可逆的慢性能衰的有效治疗措施。在临床各种器官移植中，肾脏移植开展得最早、最多，效果也最好。至 2005 年全球约有 50 万余人接受了肾移植，最长活体亲属肾移植有功能存活达到 46 年。我国肾移植始于 1960 年，20 世纪 70 年代后形成规模，2015 年全国施行 7000 余例肾移植，最长尸体肾移植移植肾有功能存活超过 33 年。临床肾移植所面临的移植免疫研究与其他组织和器官移植有其共性，大量的肾移植的经验对其他器官移植的开展起到了推动作用，所以肾移植在同种异体器官移植中具有特殊的重要地位。

一、适应证和禁忌证

各种终末期肾病都是肾移植的适应证。最常见的是肾小球肾炎，占 70%～90%，其次是慢性肾盂肾炎和代谢性疾病如糖尿病肾病，其他如遗传性肾炎、囊性肾炎、血管性肾病（如肾硬化症）均各占 1%左右，但这些原发病病人移植后的存活率均较低。

受者年龄与肾移植的效果有密切的关系，一般认为 12～50 岁较好。但近年来受者年龄范围较以往有所扩大，并无绝对的年龄限制。但对老年病人应严格选择，术前应排除冠心病、脑血管病等疾病。

合并恶性肿瘤或艾滋病系肾移植禁忌证。如患过肝炎、溃疡病、经过免疫抑制治疗可能引起全身状况恶化的疾病，应视为肾移植的相对禁忌证。如曾患过其他脏器疾病，如糖尿病、肺结核、狼疮、弥漫性血管炎和其他器官疾病，移植前应先得到控制。

二、手术方法

肾移植术式已较为成熟。移植肾异位移植在腹膜外髂窝，供肾动脉与受者髂内动脉端-端吻合或髂外动脉端-侧吻合，供肾静脉与受者髂外静脉端侧吻合，供肾输尿管与受者膀胱吻合。一般情况下受者原肾无须切除，特殊情况时如肾肿瘤、巨大多囊肾、顽固性肾性高血压、多发性或铸型结石合并顽固性感染、严重肾结核等需切除病肾（图 18-1）。

三、术后处理

本病术后主要是预防和治疗排斥反应，出现急性排斥反应时典型临床表现是移植肾肿胀，局部疼痛，尿量减少，血清肌酐值快速升高，有时合并发热。彩色多普勒检查有助于诊断，确诊手段是细针穿刺活检。预防排斥反应主要的原则是免疫抑制剂的联合用药，常用的免疫抑制方案是环孢素 A/他克莫司与硫唑嘌呤/霉酚酸酯和泼尼松三联治疗。由于治疗窗较窄，临床需监测环孢素 A/他克莫司和霉酚酸类的血清浓度，防止过高或过低。肾移植术后常见的并发症是移植肾功能延

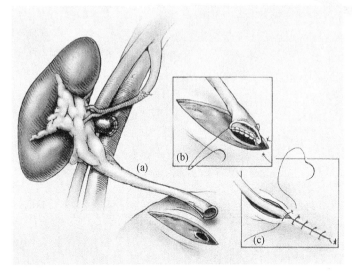

图 10-1　肾移植术式示意图

迟恢复、肺部或泌尿道感染、移植肾输尿管瘘、血管并发症和移植肾肾炎复发，免疫抑制可导致感染和肿瘤的发病率增高。

四、辨证论治

目前中医认为肾移植术后的病机主要是本虚标实，本虚主要指肾气虚弱，气血两虚，标实主要为湿热未净，血瘀内蕴。主要证型有：脾肾两虚，气血两虚，湿热内盛，血瘀等。而最常用的治法是活血化瘀，补肾健脾，益气养阴等。丹参、虫草制剂及雷公藤多苷在慢性移植肾功能不全上也有较多应用。

第四节　原位肝移植

原位肝移植是目前治疗终末期肝病最有效的方法，其疗效仅次于肾移植。全球每年肝移植10 000 余例，术后 1 年存活率达 90%，5 年存活率超过 70%，肝移植术后最长存活时间超过 40 年。我国开展原位肝移植始于 1977 年，2015 年实施 2620 例，最长生存者超过 18 年。

所有终末期肝病用其他各种疗法不能治愈，预计在短期内无法避免死亡者，都是原位肝移植的适应证。禁忌证包括：①恶性肿瘤有门静脉侵犯或肝外转移者；②全身性感染；③脑、心、肾等重要器官功能衰竭及有难以控制的心理变态和精神病。相对禁忌证包括门静脉血栓或栓塞、胆道感染所致的败血症及年龄 60 岁以上者。

良性终末期肝病的手术时机对提高手术成功率至关重要，一般认为应在病人发生威胁生命的并发症之前，即病人处于"住院依赖期"而非"监护依赖期"时实施肝移植手术。原发性肝癌的肝移植治疗国际上应用最广泛的筛选标准是 Milan 标准：单发肿瘤直径≤5cm，或多发肿瘤≤3 个，且最大肿瘤直径≤3cm，无大血管侵犯、淋巴结转移及肝外转移。

一、原位肝移植技术

1.原位全肝移植　指切除病肝后于原解剖位置植入供肝,按手术方式可分为有两种:一种是在体外静脉转流下施行的原位肝移植,切除病肝和肝后下腔静脉后,供肝植入时依次吻合肝上下腔静脉、门静脉、肝下下腔静脉、肝动脉和胆管;另一种是切除病肝时,保留受者肝后下腔静脉全部及肝静脉共主干,将后者与供肝的肝上下腔静脉作吻合。该术式无须阻断受者下腔静脉,毋须体外静脉转流,对受者全身循环影响较小。因移植肝如背驮在受者下腔静脉状,故称背驮式肝移植(图18-2,图18-3)。

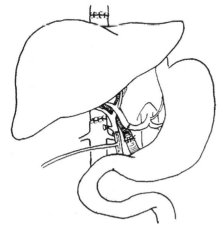

图 18-2　原位肝移植示意图

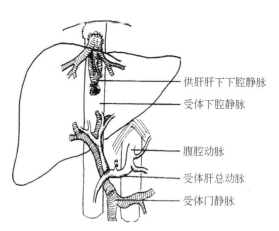

图 18-3　背驮式原位肝移植示意图

2.原位部分肝移植　包括减体积肝移植、劈离式肝移植及活体供肝肝移植。减体积肝移植式按Couinaud 的肝分段原则,根据供、受者体重比选择部分肝移植,通常将肝左外叶或左半肝移植给较供者小的受者;劈离式肝移植是将供肝一分为二,分别移植给两个不同受者,该术式扩大了尸体供肝的利用率;活体供肝肝移植是指供肝取自双亲、同胞或健康志愿者等活体。根据受者的具体情况,供肝可以选择活体左外叶、左叶或右叶的部分肝。切取部分供肝后,必须保证剩余的肝能维持受者的正常需要。虽然其疗效优于脑死亡尸体肝移植术,但该术式技术难度和风险均大。

3.多米诺肝脏移植　是指某些需要进行肝移植的疾病中,肝脏仅仅因为遗传缺陷导致全身系统性疾病,但是肝脏本身解剖结构正常,功能良好,将其切除的肝脏作为供肝,移植给另一受者的手术。通常使用家族性淀粉样多神经病病人切下的肝脏作为第二供体器官。

二、术后常见并发症

1.腹腔内出血　常见的原因有:终末期肝病引起的凝血功能障碍;血管吻合口出血或供肝修整不完善引起的供肝创面出血;合并门静脉高压症病人腹膜后侧支循环血管出血;腹腔内感染或脓肿侵及血管等。

2.急性排斥反应　肝移植术后 4 周内是急性排斥反应的高危期。临床常表现为发热、全身不适、胆汁量减少、颜色变淡及肝功能异常。肝活检病理学检查是最具价值的诊断依据,主要表现为门管区 T 淋巴细胞和单核细胞浸润,伴血管内皮炎和胆道上皮细胞凝集。正确的抗排斥治疗可以逆转超过 90% 的急性排斥反应。

3.慢性排斥反应　常发生在移植术后数月或数年,是一缓慢、进行性发展过程,主要表现为慢性进行性肝功能减退,最终发展至肝功能衰竭。病理学特征为胆道消融综合征:胆管上皮细胞坏死、脱落,最后被纤维结缔组织取代。慢性排斥反应一旦发生,难以逆转。

4. 其他并发症　原发性移植肝脏无功能（primary graft non-function，PNF），是导致早期移植肝功能衰竭的常见原因，多与供肝质量、移植术后血管吻合口狭窄、门静脉和肝动脉血栓形成等因素有关，唯一的治疗方法是再次进行肝移植；血管并发症有肝动脉血栓形成、肝动脉狭窄、门静脉血栓及下腔静脉狭窄和肝静脉狭窄等；肝移植术后胆道并发症如胆漏、胆道狭窄或梗阻，较为常见，迄今仍然是全球肝移植面临的难题，是目前导致肝移植失败的主要原因之一。其他还有感染、病毒性肝炎复发、恶性肿瘤复发、新生肿瘤、高血压和高血糖等。

三、辨证论治

肝移植受者术前多罹患终末期肝病，肝移植术后普遍存在阴阳气血失调，正气亏虚，肝血瘀阻和肝失疏泄等情况。因此，治宜根据临床辨证，分别施以益气扶正、活血化瘀、疏肝利胆、通腑泄浊等法。

第五节　其他脏器移植

现阶段临床已经开展了心脏移植、心肺联合移植、胰腺移植、胰肾联合移植，分别用于治疗终末期心脏病、肺病、1 型糖尿病合并肾衰竭等，技术相对成熟，长期生存者越来越多。小肠移植尚无固定术式，临床效果较差，主要是排斥反应发生率高且难以控制；肠道含有细菌，移植后受者感染率高；肠道功能复杂，移植小肠功能恢复率较低。腹部多器官联合移植，是将多个器官保持原有解剖关系的整块移植，即所有器官仅有一个总的血管蒂，整块切取后连在一起，外形像一串葡萄，移植时只需吻合血管蒂中的血管主干，所有移植的器官均能恢复血供，又称为器官串（簇）移植，目前主要开展肝-胰-十二指肠联合移植及肝-小肠联合移植。

（曹荣华）

第十九章　外科微创技术

第一节　概　论

手术是一种治疗手段，更是一种特殊情况下的创伤。外科手术切除病变之同时必然会对机体的局部或全身造成不同程度的损伤与破坏，甚至引起严重并发症而导致死亡。

外科医生每天都面对手术创伤给病人造成的痛楚，都在思考如何降低或减少手术操作对机体造成的过度损伤与不良后果，一直在努力追求更完美、更高的境界——"微创"技术。

一、微创的基本概念

微创，说得具体一点，就是一种创伤小、病人痛苦小、反应轻、恢复快的手术治疗方式，是指把手术对人体局部或全身的损伤控制到最小的程度，而又能取得最好的治疗效果。

著名的黄志强院士曾提出："对于微创外科，使手术达到最小的切口、最轻的全身炎症反应、最少的瘢痕愈合和最佳的内环境稳定"。

二、微创的基本要素

微创包含微创医学（minimally invasive medicine，MIM）与微创外科技术（minimally invasive surgery，MIS）。

微创医学（MIM）是将社会人文思想与医学微创理念融为一体的现代医学观念。前者强调医学要以人为本，病人至上，治病过程中要从人文关怀出发，在不违背医疗原则的基础上，确立以病人为中心的医疗方案，促进其心身全面康复；后者强调在诊断与治疗疾病的全过程，尽可能减轻或不损害机体内环境稳定性。

微创外科技术（MIS）包括腔镜外科技术、内镜外科技术和介入外科治疗技术。

第二节　腔镜外科技术

一、概述

1987年法国的Mouret医生在电视腹腔镜下完成了胆囊切除术，从此，开启了以腹腔镜手术为代表的微创外科时代。

二、腹腔镜外科手术设备、器械与基本技术

临床上应用的腔镜很多，如胸腔镜、腹腔镜、宫腔镜和关节腔镜等，其基本构件和操作原理相似。此处主要介绍腹腔镜。

（一）腹腔镜图像显示与存储系统

该系统由腹腔镜、高清晰度微型摄像头、数模转换器、高分辨率显示器、全自动冷光源和图像存储系统等组成。

（二）气腹系统

建立气腹的目的是为了在腹腔镜手术过程中造成腹内脏器与腹壁之间足够的暴露空间，为手术提供足够的空间和视野，避免意外损伤其他脏器。理想的充气气体必要条件是：①不易燃易爆；②不易形成血管内气栓；③气体吸收后无不良影响；④容易获取；⑤便于储存。目前大多使用二氧化。但是，用二氧化碳气腹造成的高碳酸血症对病人的呼吸、循环及肾脏血流动力学的影响也有待进一步研究。

（三）手术设备与器械

设备主要有高频电凝装置、激光器、超声刀、Cusa、氩气刀、冲洗吸引器等。手术器械主要有电钩、分离钳、抓钳、持钳、肠钳、吸引管、穿刺针、扇形牵拉钳、持针钳、术中胆道造影钳、打结器、施夹器、各类腔内切割缝合与吻合器等。

三、腹腔镜外科手术适应证及常用的手术

随着腹腔镜胆囊切除手术的开展，腹腔镜在临床上的应用越来越广泛，主要包括腹腔镜胆囊切除术、结肠切除术（良性肿瘤）、阑尾切除术、小肠切除术、疝修补术、甲状腺手术、胃部分切除术等。现在结直肠癌根治性切除术、胃癌根治术、解剖性右半肝切除术等也越来越普及。而全腹腔镜下胰十二指肠切除术（LPD 手术），手术极其复杂，且充满挑战，无异于登上腹部手术的"珠穆朗玛峰"，目前全世界能成熟开展的中心越来越多。

四、腹腔镜手术的并发症

腹腔镜手术的创伤微小并不等于它的手术危险也是微小的，腹腔镜手术除了可能发生与传统开腹手术同样的并发症以外，还可发生腹腔镜技术所导致的特有并发症。

（一）CO_2 气腹相关的并发症与不良反应

腹腔镜手术一般用 CO_2 气体建立气腹。气腹的建立必将对心肺功能产生一定程度的影响，如膈肌上抬、肺顺应性降低、有效通气减少、心排血量减少、下肢静脉瘀血和内脏血流减少等，并由此产生一系列并发症，包括皮下气肿、气胸、心包积气、气体栓塞、高碳酸血症与酸中毒、心律失常、下肢静脉瘀血和血栓形成、腹腔内缺血、体温下降等。

（二）与腹腔镜手术相关的并发症

1. **血管损伤**　术中血管损伤可发生于各种腹腔镜手术中，暴力穿刺是损伤后腹膜大血管的主要原因，其他则发生在手术操作过程中。根据损伤血管的部位，大致可分为以下三类：①腹膜后大血管，包括腹主动脉、下腔静脉、髂动静脉、门静脉等大血管，虽然这类损伤发生率较低，但死亡率很高；②腹壁、肠系膜和网膜血管等；③手术区血管，如在行 LC 时损伤肝蒂血管，包括肝动脉、门静脉和胆囊动脉及其分支等。

2. **内脏损伤**　腹腔镜术中内脏损伤并不少见，常因术中未能得到发现，术后发生腹膜炎等严重并发症而又未能及时确诊，造成严重后果。根据损伤脏器的不同可分为两类：①空腔脏器损伤：包括肝外胆管、小肠、结肠、胃、输尿管和膀胱等；②实质性脏器损伤：包括肝、脾、膈肌、肾、子

宫等。

3.腹壁并发症　腹腔镜手术的腹壁并发症主要是与戳孔有关，有戳孔出血与腹壁血肿、戳孔感染、腹壁坏死性筋膜炎和戳孔疝等。

第三节　内镜外科技术

1795 年德国人 Bozzini 将细铁管插入病人直肠以观察直肠病变，并于 1805 年提出了内镜的设想。初期的硬式内镜灵活度差，1957 年纤维胃-十二指肠镜的研制标志着进入了纤维内镜发展阶段。1983 年研制成功借助微型 CCD 图像传感器将图像显示至电视屏上的电子内镜，具有图像逼真、清晰度高、避免视疲劳和可供多人同时观看等特点。

内镜技术的基本原理

内镜（endoscope）从性能和质地角度分为硬质内镜和软质内镜。

1.硬质内镜　硬质内镜的结构原理是以纤维导光索将冷光源光线导入，镜身插入至体腔或潜在腔隙，依次观察腔内的各种病变，包括结石、异物、血块、溃疡或新生物等。硬质内镜虽然不能像软质内镜那样随意调节观测方向，但具有结构简单、操作方便、内镜不易受损等多种优点，至今在临床上仍被广泛应用，如膀胱镜。

2.软质内镜　其镜身及头端均可弯曲。完整的设备包括纤维、冷光源和附件（包括活检及治疗器械、摄影及电视装置）三部分。有多个腔道，术者在直视下可采用各种附件进行操作，包括活检及切除等。例如，胃镜、十二指肠镜、结肠镜、胆道镜及支气管镜等。

第四节　介入治疗技术

介入治疗技术（interventional therapy and technique）是以放射影像学为基础，在超声、CT、MRI、DSA 和 X 光透视等影像诊断设备的指引下，采用穿刺插管技术，对病变进行诊断与处理。

一、分类

根据介入途径不同分为经血管与不经血管两类：

1.经血管介入放射学（vascular interventional radiology）　在影像设备的引导下，将专用的导管或器械，通过大血管如股动脉、肱动脉、颈动脉或颈静脉等送入靶器官，进行造影诊断和治疗，包括活检、栓塞、球囊扩张、支架置入或药物灌注等。

2.非经血管介入放射学（non-vascular ineterventional radiology）　在影像设备的引导下，避开血管直接作局部病变穿刺活检；囊肿、脓肿或积液置管引流；局部注射麻醉药物以阻滞神经镇痛，或对原发肿瘤和转移癌肿施行局部注射无水酒精，以及激光、射频、微波或冷冻等治疗。

二、常用外科介入治疗技术

（一）经血管介入治疗技术

（1）经导管动脉内化疗栓塞术或栓塞术（transcatheter arterial chemoembolization or embolization，TACE or TAE）：前者是将抗肿瘤药物和栓塞剂（如碘油或明胶海绵颗粒）混合后通过介入导管注入肿瘤血管内，直接杀伤肿瘤细胞和引发肿瘤缺血、梗死或坏死。常用于不可切除肝癌的姑息性治疗；

门静脉主支或主干有癌栓、脾功能亢进及肝功能较差者应慎用。

后者常用的有栓塞剂及材料有碘油、明胶海绵颗粒、聚乙烯醇颗粒或弹簧小钢圈、氰基丙烯异丁酯和血管硬化剂（无水乙醇、鱼肝油酸钠）等。TAE 主要适用于消化道止血；大咯血；肝、脾、肾和后腹膜及骨盆外伤性大出血；其他可用于动脉瘤、脾功能亢进或肝脾动静脉瘘，以及各种动静脉畸形（瘘）等。

（2）经导管血管内药物灌注术（transcatheter intravascular infusion，TII）：经介入导管将药物直接注射到靶器官的供血动脉或静脉，以提高病变（靶组织）局部的药物浓度和治疗效果。临床常用于下列情况：

1）消化道出血：适用上、下消化道出血的诊断与止血，特别是对出血部位不明确时可注射造影剂先确定出血部位后再作止血处理。如胃十二指肠、小肠、结肠等部位的出血。

2）恶性肿瘤：适用于全身各部位的恶性实体肿瘤的治疗，包括无法切除的原发性或继发性恶性肿瘤的姑息性治疗，术前化疗、术后预防性或复发性肿瘤的局部化疗等。

3）器官供血不足性病变：如脑血管痉挛、急性非闭塞性肠系膜血管缺血；由于药物、冻损伤等引起的周围血管痉挛、动脉粥样硬化和雷诺病引起的肢体缺血性病变，通过介入导管注入血管解痉药物如硝酸甘油、罂粟碱等，以解除或改善缺血性病变的动脉痉挛、狭窄和闭塞引起的器官血供障碍。

4）动脉血栓形成：通过介入导管注入溶栓剂如尿激酶、链激酶到靶血管，以及时快速溶解心、脑、肺、肾、肠管和四肢等相应病变器官的血管内血栓。下列情况禁用溶栓剂：消化道出血、外伤性出血、脑出血性梗死、妊娠、产后和月经期间。

（3）经皮腔内血管成形术（percutaneous transluminal angioplasty，PTA）：是指经皮穿刺将球囊导管置入到血管腔内，对狭窄段血管进行扩张成形的一种技术。球囊有限度的挤压扩张时可使狭窄段血管内膜和中膜发生撕裂以达到扩张血管腔，扩张后的管径可由血压予以维持，而撕裂受损的血管内、中膜则由血小板沉积、纤维化、血管平滑肌细胞增生和血管内皮再生覆盖修复。PTA 同时可配合使用血管内支架（endovascular stent）以巩固和加强球囊扩张的治疗的效果。主要适用于粥样动脉硬化、大动脉炎、血管壁肌纤维发育不良、血管蹼、血管发育畸形；血管搭桥术后或移植血管吻合术后吻合口狭窄、布-加综合征下腔静脉膜性或节段性狭窄、闭塞及肝静脉狭窄和闭塞等。

此外，经血管介入治疗技术还包括经颈静脉肝内门体静脉分流术（transjugular intrahepatic portosystemic shunt，TIPS）、经皮血管内导管药盒系统植入术（percutaneous intravascular port-catheter system implantation）等。

（二）常用非血管途径的介入治疗技术

（1）经皮经肝穿刺胆道外引流术（percutaneous transhepatic biliary or choledocho drainage，PTBD or PTCD）：在超声或 X 线的引导下，经皮经肝穿刺肝内扩张的胆管。并置入导管进行胆道引流或减压。可作为不能耐受外科手术的急性梗阻性化脓性胆管炎暂时性外引流，也可作为肝门部胆管癌或胰头癌术前减轻黄疸、改善肝功能，以提高手术安全性的一种手段。

（2）经皮穿刺置入式微波组织凝固治疗技术（implant microwave tissue coagulation，IMTC）和射频消融术（radiofrequency ablation， RFA）：在超声的引导下，将微波治疗天线或射频探头插入靶组织癌肿内，通过微波或射频对局部产生的高温固化，使肿瘤及其周边组织迅速产生球形或扁球形的变性、坏死。

（3）超低温冷冻消融术（cryosurgical ablation.CSA）：其穿刺方法与上述两种方法相同，不一样的是 CSA 在肿瘤组织内产生-172℃以下的低温冷冻效应，可使癌肿发生凝固性坏死。

（4）经皮无水乙醇注射治疗（percutaneous ethanol injection therapy，PEI），电化学治疗（electrochemical treatment）：在超声的引导下穿刺肿瘤中心部位，分别注入无水乙醇或插入正负电极，使肿瘤产生凝固坏死。

（5）经皮穿刺置管引流术：在超声或 CT 的引导下，将穿刺导管置入脓腔或积液区局部，用于治疗肝脓肿、腹腔内脓肿，盆腔脓肿或积液等。

（三）介入外科技术的并发症

（1）经血管介入治疗技术相关并发症

1）穿刺并发症：常见为穿刺部位出血、血肿、血管内膜损伤或假性动脉瘤形成。穿刺前务必注意病人的凝血功能。

另外还有导管在血管内打结，断裂，甚至形成血栓，一旦栓子脱落可导致异位栓塞。

2）造影剂的反应：极少数病例会发生造影剂的过敏反应或对肾小管的损害。严重者可发生喉头水肿或过敏性休克。故对有过敏体质、肾功能不全、心功能不全、糖尿病或高龄体弱者，临床上应引起高度的重视。

（2）非血管途径的介入治疗技术相关并发症：主要为穿刺部位相关的组织和脏器损伤。如肝肿瘤射频消融治疗导致的胆囊或肠管损伤，胸腔穿刺引流引起的肺损伤，以及穿刺道出血。另外还有穿刺所致脓肿破溃扩散，肿瘤种植播散等。

（谭志健　沈展涛）

第二十章 颅脑疾病

第一节 概论

中医学认为，脑是人体中一个极为重要的器官，与生命攸关，不可丝毫受损。脑居颅内，由髓汇集而成，故名"髓海"，为奇恒之府之一。《灵枢·海论》曰："脑为髓之海，其输上在于其盖，下在风府。"它与全身骨髓有密切联系，故《素问·五藏生成》曰："诸髓者，皆属于脑。"具体功能表现在：

（1）脑与精神活动有关：脑是精髓汇聚之处，元神所居之府。《素问·脉要精微论》曰："头者，精明之府。"《本草纲目》曰："脑为元神之府"，故脑是人体极其重要的器官，是生命要害之所在。

（2）听觉、视觉、嗅觉及思维、记忆、言语等功能都归于脑。《灵枢·海论》曰："髓海不足，则脑转耳鸣，胫酸眩冒，目无所见，懈怠安卧。"《灵枢·口问》亦曰："上气不足，脑为之不满，耳为之苦鸣，头为之苦倾，目为之眩。"这样就把视觉、听觉与精神状态的病理变化与脑联系起来了。脑、耳、目都在头部，脑之"不满"则可导致耳鸣、目眩及精神萎顿。清·汪昂在《本草备要》曰："人之记性，皆在脑中"。王清任的《医林改错》中说："灵机记性在脑者，因饮食生气血、长肌肉，精汁之清者，化而为髓，由脊髓上行入脑，名曰脑髓。两耳通脑，所听之声归脑；两目系如线长于脑，所见之物归脑；鼻通于脑，所闻香臭归于脑；小儿周岁脑渐生，舌能言一二字。"

颅脑疾病虽然病位在脑，但与肾、肝、脾等脏腑功能相关密切。先天禀赋不足，脏腑功能失调，加之外邪入侵，均可导致颅脑疾病的发生。常见有外感病因，如金创伤和风、寒、暑、湿、燥、火六淫之邪；内伤病因，如七情内伤、饮食失宜、劳逸失度。内、外病因相互作用下，机体发生气机郁滞，血瘀阻络，痰饮内生，变生诸证。

颅脑解剖及专科查体复杂，是认识和诊断颅脑疾病的基础。

一、颅脑解剖

（一）头皮

头皮是覆盖于颅骨之外的软组织，在解剖学上可分为五层：

皮肤层：其特点为厚而致密，除含有大量毛囊、皮脂腺及汗腺外，还有丰富的血管和淋巴管，外伤时出血多，但愈合也较快。

皮下层：由脂肪和垂直的纤维束构成，与皮肤层和帽状腱膜层紧密相连，盖层亦富含血管神经。

帽状腱膜层：为覆盖于颅顶上部的大片腱膜结构，前连于额肌，后连于枕肌，坚韧有张力。

腱膜下层：由纤细而疏松的结缔组织构成。

骨膜层：紧贴颅骨外板，可自颅骨表面剥离。

（二）颅骨

颅骨共 23 块，除下颌骨和舌骨外，其他借缝、软骨结合或骨结合构成一个牢固的整体，称为颅（cranium）。以枕外隆突至双侧上项线、乳突根部、外耳孔上缘、眶上缘至鼻根的连线为界，可将颅骨分为上方的颅盖部和下方的颅底部。

1. 颅盖部　由内、外骨板和两者间的骨松质构成，其薄厚不一，在额、顶结节处最厚，颞枕鳞部最薄。在内外骨板的表面有骨膜被覆，内骨膜亦是硬脑膜的外层。在颅骨的穹隆部，内骨膜与颅骨内板结合不紧密，因而颅顶骨折时易形成硬膜外血肿。在颅底部，内骨膜与颅骨内板结合紧密，故颅底骨折是硬脑膜易撕裂，产生脑脊液漏。

2. 颅底部　颅底的内面由蝶骨嵴和岩骨嵴将其分为颅后窝、颅中窝、颅前窝，颅底内面凹凸不平，为外伤后脑组织因惯性移位而发生挫伤的解剖基础。颅底内面及外面可见较多孔隙，为颅内神经及血管出入颅之处。

（三）脑

脑位于颅腔内，分为大脑、间脑、中脑、脑桥、延髓和小脑。通常把中脑、脑桥和延髓合称为脑干。大脑包括左、右两个半球及连接两个半球的中间部分，其表面被覆灰质，称大脑皮质，深方为白质，称为髓质。髓质内的灰质核团为基底神经节。在大脑两半球间由巨束纤维相连。大脑半球可分为 3 面，即隆凸的上外侧面、平直的内侧面和凹凸不平的下面。半球表面有许多深浅不等的沟，沟与沟之间的隆起，称为脑回，重要的沟有：①外侧沟，位于半球上外侧面，是由前下行向后上的深沟。②中央沟，位于上外侧面。由半球上缘中点稍后起始，行向下前，几达外侧沟。此沟常绕过半球上缘延至半球内侧面，此沟的特点是完整而不间断。③顶枕沟，位于内侧面，起自中央沟上端与枕极连线的中点，行向下前，在胼胝体后方不远处，与距状裂接连。大脑半球借上述的三沟，分为五叶：额叶是中央沟以前、外侧沟以上的部分，位于颅前窝内。枕叶，是顶枕沟以后的部分，位于小脑上方。顶叶，是中央沟与顶枕沟之间，外侧沟以上的部分，位于顶骨深方。颞叶，是外侧沟以下的部分，位于颅中窝内。脑岛，位于外侧沟深部，又称为岛叶。各叶表面都有重要沟回。

间脑：位于中脑之上，尾状核和内囊的内侧。间脑一般被分成丘脑、丘脑上部、丘脑下部、丘脑底部和丘脑后部五个部分。

脑干：包括延髓、脑桥及中脑。延髓尾端在枕骨大孔处与脊髓接续，中脑头端与间脑相接。延髓和脑桥卧于颅底的斜坡上。

小脑：位于颅后窝内，其上面借小脑幕与大脑的枕叶相隔。小脑借上、中、下三对脚与脑干相连。小脑可分为蚓部和半球部，其表面为一层灰质，称小脑皮质，下为大量纤维组成的小白质，称小脑髓质。在髓质内有灰质核团，称为小脑中央核。

（四）脑膜

脑膜有三层膜，界于颅骨与脑之间，由外向内为硬脑膜、蛛网膜和软脑膜，合称脑膜。硬脑膜是一厚而坚韧的双层膜，外层是颅骨内面的骨膜，称为骨膜层，内层较外层厚而坚韧，与硬脊膜在枕骨大孔处续连，称为脑膜层。蛛网膜是一层半透明的膜，位于硬脑膜深部，其间有潜在性腔隙为硬脑膜下隙。软脑膜是紧贴于脑表面的一层透明薄膜，并伸入沟裂。

（五）脑血液循环

脑循环系的特点是：有成对的颈内动脉和椎动脉及其分支互相衔接成动脉循环；静脉系多不与同名动脉伴行，所收集的静脉血先进入静脉窦再汇入颈内静脉；各级静脉都没有瓣膜。它包括脑的动脉系统和脑的静脉系统。

颅脑的动脉：供应大脑的动脉主要是颈内动脉和椎动脉，前者主要供应大脑半球前 2/3 和部分间脑、脑干和小脑，椎动脉入颅后形成基底动脉，其分支与颈动脉发出的交通支相吻合，形成大脑动脉环（WILLIS 氏环），有调节脑血液供应的平衡作用。当动脉环的血流阻断时，侧支循环即可起到代偿作用以保证脑的血液供给。

颅脑的静脉：脑的静脉多不与动脉伴行，它分为两组：浅组静脉主要收集皮质和皮质下髓质的静脉血，引入临近的静脉窦；深组静脉主要收集深部髓质、基底核、间脑、脑室等处静脉血，汇集成一条大静脉注入直窦。

（六）脑神经

脑神经共 12 对，其中除第 1 对（嗅神经）和第 2 对（视神经）分别与端脑和间脑相连，其余均同脑干相连，副神经尚有来自上颈髓的纤维。

1.**嗅神经**　传导嗅觉冲动，由上鼻甲及鼻中隔上部黏膜内嗅细胞的中枢突聚集成15~20条嗅丝，穿过筛板入颅前窝，连于大脑腹侧的嗅球。

2.**视神经**　传导视觉冲动，起于眼球视网膜，由眶内经视神经管入颅中窝，续于视交叉。

3.**动眼神经**　属运动神经，自中脑腹侧，经眶上裂入眶，支配大部分眼外肌及瞳孔括约肌、睫状肌。

4.**滑车神经**　为躯体运动神经，起至中脑背侧，绕大脑脚向前，经眶上裂入眶，支配上斜肌。滑车神经和动眼神经亦含本体感觉纤维。

5.**三叉神经**　于桥脑中部的腹侧面出脑干，主要为头面部的感觉神经，也包含支配咀嚼肌的运动神经。该神经经躯体感觉纤维大部分起源于三叉神经节。三叉神经节位于颞骨岩部尖端的三叉神经压迹处，由节的前外缘分出 3 大支：①眼神经：是感觉神经，向经眶上裂入眶。②上颌神经：为感觉神经，再由眶下裂入眶，续为眶下神经。③下颌神经：为混合神经，三叉神经运动支在卵圆孔处与感觉神经合并，并经卵圆孔至颞下窝。

6.**展神经**　是躯体运动神经，于脑桥延髓之间正中线两旁离脑，经眶上裂内端入眶，至外直肌。

7.**面神经**　是混合神经，于延髓脑桥沟的外侧部附于脑，经内耳门入内耳道，穿过颞骨岩部骨质内弯曲的面神经管，最后出茎乳孔离颅。

8.**位听神经**　由前庭神经和蜗神经组成，分别传导位置平衡感觉冲动的传导听觉冲动。两神经从内耳道底起始，经延髓脑桥外侧端，面神经的外侧入脑。

9.**舌咽神经**　是混合神经，由连于延髓外侧面的许多根丝集合成神经，经颈静脉孔出颅腔。

10.**迷走神经**　是混合神经，在舌咽神经的下方由许多附于延髓的根丝集合成干。经颈静脉孔入颅腔。

11.**副神经**　是特殊内脏运动神经，由延髓根和脊髓根构成。

12.**舌下神经**　是躯体运动神经，由延髓外侧沟离脑，经舌下神经管出颅腔。舌下神经支配舌肌。

二、神经系统检查

神经系统检查是临床诊断的基础，按一般检查、脑神经检查、运动系统检查、感觉系统检查、反射检查及植物神经系统检查等项目依次检查和记录。

（一）一般检查

意识状态：与病人交谈，询问病人姓名、年龄等一般情况，发病时间及地点，家庭成员及日常生活状况，发病经过等。着重观察病人意识的清晰度，对意识不清者，需进一步做出意识障碍类型和程度的判断。

精神状态：根据病人本人和家属提供的病史，结合与病交谈、提问等接触过程，观察其精神状态和智能。

（二）脑神经检查

脑神经共12对，一般用依次罗马数字表示。

1. 嗅神经（Ⅰ）　询问病者有无主观嗅觉障碍，然后让病人闭上眼睛，分别检查两侧鼻孔，非受试侧鼻孔以手指堵闭，用盛有各种挥发气味的溶液（如松节油、薄荷水、玫瑰水等）的小瓶，或用有气味的香皂、牙膏、香烟等物，分别置于病人受检的鼻孔，要求其说出闻到的气味或物品。

临床意义：嗅觉障碍常出鼻腔病变引起，感冒及鼻炎等时多为双侧性的。无鼻腔疾病，单侧嗅觉减退或缺失较双侧更有临床意义，多见于嗅沟脑膜瘤、前颅窝骨折等。在颞叶海马回病变刺激时则可出现幻嗅，嗅觉过敏见于癔症。

2. 视神经（Ⅱ）

（1）视力：对诉有视力障碍者应用视力表检查，也可用看书报法粗略测定。如视力减退不能用视力表检查时，可用指数、指动、电筒光感测定。光感消失者称为失明。

（2）视野：为眼睛保持不动位置所能看到的范围。手试法测定，检查者与被检查者相对而坐，相距约 60cm，嘱被检查者注视检查者相对的眼睛不动（双方同时用手遮盖另一眼，病人左手遮左眼，右眼注视检查者左眼，或反之），检查者用手指在两人中间从视野的外周自上、下、左、右各方逐渐向中心移动，嘱病人看见手指时即说出，并与检查者比较，即可了解视野情况。进一步可用视野计检查。

（3）眼底：一般在不散瞳的情况下进行，以免影响对瞳孔反射的观察。检查时要注意观察视神经乳头，正常为圆形或卵圆形，淡红色，边缘清楚，中间有生理凹陷。眼底动脉色鲜红，静脉色黯红，两者管径的比例为2：3（A：V），检查者要注意视盘的大小、色泽、形状、隆起、边缘。视网膜有无水肿、出血及渗出物、色素沉着、结节剥离等。

3. 动眼神经（Ⅲ）、滑车神经（Ⅳ）、展神经（Ⅵ）　动眼神经、滑车神经及展神经主管眼球运动，动眼神经支配提上睑肌，上、下、内直肌，以及下斜肌、瞳孔括约肌、睫状肌。检查时应注意：①眼裂：大小，两侧是否等大，上睑有无下垂。②眼球位置：在直视情况下有无突出或下陷、斜视或同侧偏斜。③眼球运动：有无眼球运动有受限，并有否复视，有无眼球震颤。④瞳孔：瞳孔的位置、形状、大小，两侧是否等大。瞳孔对光反应，用手电筒光侧面照射瞳孔，当一眼受光刺激时引起该眼瞳孔收缩（直接对光反应），同时也使另一眼瞳孔收缩（间接对光反应）。调节辐辏反应的检查可令病人注视远方的物体数秒钟后，突然注视其面前仅数厘米的检查者手指，此时可见双眼球内收，双瞳孔缩小。

4. 三叉神经（Ⅴ）　根据三叉神经分布检查。感觉分布范围，第一支为头顶前部、前额、鼻及上睑的皮肤和一部分鼻黏膜；第二支是颞部面颊及上唇皮肤、上颌的牙齿、腭和鼻黏膜；第三支为舌和口腔黏膜，面部下颌皮肤，下颌牙齿，尚有支配咬肌、颞肌和翼内外肌的运动。

三叉神经主要传导头面部痛、温、触觉，也传导面部肌肉的本体感觉。三叉神经损害产生同侧面部感觉障碍（包括面部皮肤、结膜、口腔、舌、软腭、硬腭及鼻黏膜的感觉缺失）、咀嚼肌瘫痪，张口时下颌偏向病侧。

5. 面神经（Ⅶ）　观察被检者的额纹、眼裂、鼻唇沟和口角是否对称。作皱额、抬眉、闭眼、露齿、鼓腮、吹口哨等动作。面神经瘫痪有核上性与核下性的区别。

检查味觉可用醋酸、食糖、奎宁、食盐等的溶液测定。病人伸舌，检查者用棉签分别蘸取上述溶液涂在舌前部的一侧，为防止舌部动作时溶液流到对侧或舌后部，检查前和病人约好，辨味后不必作声，用手指出写在纸上的酸、甜、苦、咸四字之一即可。每作过一种试剂检查要漱口，舌的两侧分别检查以资作对照。味觉障碍包括味觉减退、味觉缺失、味觉倒错。

6. 舌咽神经（Ⅸ）、**迷走神经**（Ⅹ）　舌咽神经的运动神经纤维支配软腭和咽部的横纹肌，感觉纤维接受舌后 1/3 味觉及一般感觉、咽部及其附近的感觉。迷走神经的运动神经纤维支配咽喉的横纹肌，副交感神经纤维有抑制心脏跳动和肾上腺分泌，刺激胃肠蠕动，以及胃、肝、胰、肾、腺体活动的功能；而神经感觉纤维则分布于外耳道、耳壳、咽喉、气管、食管及胸腹各内脏器官。

对这两对脑神经的合并检查：先注意病人说话有无鼻音、声音嘶哑或失音、吞咽困难、饮水呛咳等。接着检查咽部肌肉有无萎缩，悬雍垂的位置及软腭高低是否对称。再嘱病人发"啊"的声音，注意两侧软腭上升情况及悬雍垂有无偏斜。最后检查咽反射，以压舌板分别轻触双侧咽后壁，正常的反应为软腭上升、恶心呕吐。

7. 副神经（Ⅺ）　先观察斜方肌和胸锁乳突肌有无萎缩。然后作耸肩和转颈动作，同时给予阻力以测定其肌力。胸锁乳突肌功能在于将头部转向对侧，双侧同时收缩时颈部前屈，故检查时可在头部分别向两侧旋转时施加阻力，注意收缩时肌肉轮廓及坚硬度。斜方肌的功能使枕部向同侧倾斜，抬高和旋转肩胛并协助臂部上抬，双侧收缩头部后仰，斜方肌下部将肩胛骨向中线固定，故检查时，可在耸肩或头部向一侧后仰时加以阻力，并请病人将臂部高举。

一侧副神经的周围性麻痹出现患侧肩下垂，胸锁乳突肌和斜方肌萎缩，向对侧转颈和耸肩无力。颅后窝病变常引起副神经、迷走神经和舌咽神经同时受损（颈静脉孔综合征）。

8. 舌下神经（Ⅻ）　支配舌肌，注意舌在口内的位置，观察有无伸舌偏斜、舌肌萎缩及颤动。一侧周围性舌下神经损害，病变侧舌肌明显萎缩或同时伴有肌束颤动（核性损害），伸舌偏向病灶同侧。舌下神经核的进行性变性病，有舌肌萎缩及肌束震颤。而中枢性舌下神经损害时仅见伸舌偏向病灶对侧，无舌肌萎缩及肌束震颤，常伴有病灶对侧偏瘫，常见于急性脑血管病，大脑占位性病变。一侧舌下神经麻痹，伸舌时舌尖偏向患侧，两侧麻痹，则伸舌受限或不能。

（三）运动系统检查

1. 肌力　先观察自主活动时肢体动度，再用作对抗动作的方式测试上、下肢伸肌和屈肌的肌力，双手的握力和分指力等。须排除因疼痛、关节强直或肌张力过高所致的活动受限。

轻微肌力减退检查方法：①双手同时迅速握紧检查手指。患侧握手较慢，力量稍轻。②双手指尽力分开后手掌相对，观察两侧指间隙大小。患侧分开较小。③两臂前伸，患臂逐渐下垂（Barre 试验）。④仰卧、伸直下肢时，可见患侧足外旋；或双腿屈曲，使膝、髋关节均呈直角，可见患侧小腿逐渐下垂（Magazini 试验）。

肌力按六级分法记录，肌力的减退或丧失，称为瘫痪。"0 级"，完全瘫痪。"1 级"至"4 级"，为不全性瘫痪或轻瘫："1 级"，有肌肉收缩而无肢体运动；"2 级"，肢体能在床面移动而不能抬起："3 级"，肢体可抬离床面："4 级"，能抵抗部分外界阻力；"5 级"，正常肌力。

2. 肌容积　观察、触摸肢体、躯干乃至颜面的肌肉有无萎缩及其分布情况，两侧对比。必要时用尺测量骨性标志如髌、踝、腕骨上下一定距离处两侧肢体对等位置上的周径。

肌萎缩见于下运动神经元性瘫痪，亦可见各种肌病，如肌营养不良症等。后者称肌源性肌萎缩。废用性肌萎缩见于上运动神经元性瘫痪，关节固定等。

3. 肌张力　指肌肉的紧张度。除触摸肌肉测试其硬度外，并测试完全放松的肢体被动活动时的阻力大小。两侧对比。

（1）肌张力减低：①"牵张反射弧"中断时，如下运动神经元性瘫痪和后根、后索病变等。②上运动神经元性瘫痪的休克期。③小脑病变。④某些锥体外系病变，如舞蹈症等。

（2）肌张力增高：①痉挛性肌张力增高：见于锥体束病变，系牵张反射被释放而增强所致。上肢屈肌张力增高，呈"折刀状"，下肢伸肌张力增高。②强直性肌张力增高：见于锥体外系病变，如震颤麻痹等。伸、屈肌张力均增高，呈"铅管样"或"齿轮状"。

此外，脑干前庭核水平以下病变还可见去大脑强直——四肢呈现强直性伸直。皮质广泛病变可见去皮层强直，表现为上肢屈曲内收，前臂紧贴胸前，下肢强直性伸直。

4. 共济运动　平衡与共济运动除与小脑有关外，尚有深感觉参与，故检查时应睁、闭眼各作一次。肌力减退或肌张力异常时，此项检查意义不大。

共济运动检查通常沿用以下方法：①指鼻试验：嘱用食指尖来回触碰自己的鼻尖及检查者手指，先慢后快；②跟膝胫试验：仰卧，抬起一侧下肢，然后将足跟放在对侧膝盖上，再使足跟沿胫骨前缘向下移动。此外，也可观察病人作各种精细动作如穿衣、扣纽扣、写字时表现。

5. 不自主运动　指不自主发生的无目的异常运动。注意观察其形式、部位、速度、幅度、频率、节律等，并注意与自主运动、休息、睡眠和情绪改变的关系。两侧对比。主要形式有震颤、肌纤维震颤和肌束震颤、抽搐及舞蹈样动作等。

6. 姿式步态改变　临床上最常见的为偏瘫步态：瘫侧上肢内收、旋前、屈曲，并贴近身体不摆动；下肢则伸直，不能屈曲，行走似划圈。见于锥体束病变恢复期。此外，尚有双下肢张力增高引起的剪刀（痉挛）步态，小脑病变引起的酒醉（蹒跚）步态，震颤麻痹引起的慌张步态，下肢弛缓性瘫痪如进行性肌营养不良引起的摇摆（鸭行）步态等。

（四）感觉系统检查

感觉检查要求病人清醒、合作，先让病人了解检查的方法和要求，然后闭目，嘱受到感觉刺激后立即回答。可取与神经径路垂直的方向（四肢环行，躯干纵形），自内向外或处自上向下依次检查；各关节上下和四肢内外侧面及远近端均要查到，并两侧对比。

1. 浅感觉

（1）痛觉：用大头针轻刺皮肤，嘱答"痛"与"不痛"，"痛轻"或"痛重"。

（2）触觉：用棉絮轻划皮肤，嘱答"有"、"无"，也可以用"1，2，3"数字表示。

2. 深感觉

（1）关节运动觉：轻握足趾或手指加以活动，嘱说出运动方向。检查活动幅度应由小到大，以了解减退程度。

（2）震颤觉：用振动的音叉柄置骨突出处，嘱回答有无震动感。

（五）反射检查

反射是对感觉刺激的不随意运动反应，通过神经反射弧完成。反射由感受器、传入神经（感觉神经）、反射中枢（脑和脊髓）、传出神经（运动神经）和效应器（肌肉，腺体等）组成，并受大脑皮质的易化和抑制性控制，使反射活动维持一定的速度、强度（幅度）和持续时间。临床常用的是简单的肌肉收缩反射。

反射检查亦须病人合作，肢体放松，保持对称和适当位置，叩诊锤叩击力量要均匀适当，检查时可用与病人谈话或嘱病人阅读，咳嗽或两手勾住用力牵拉等方法，使其精神放松，以利反射的引出。

1. 腱反射　是刺激肌腱、骨膜引起的肌肉收缩反应，因反射弧通过深感觉感受器，又称深反射或本体反射。

肱二头肌腱反射（颈5～6，肌皮神经）：前臂半屈，叩击置于二头肌腱上的拇指，引起前臂屈曲，同时感到二头肌腱收缩。

肱三头肌腱反射（颈6～7，桡神经）：前臂半屈并旋前，托住肘部，叩击鹰咀突上方三头肌腱，引起前臂伸展。

桡骨膜反射（颈 5～8，桡神经）：前臂半屈，叩击桡骨茎突，引起前臂屈曲、旋前和手指屈曲。

膝腱反射（腰 2～4，股神经）：坐位，两小腿自然悬垂或足着地；或仰卧，膝稍屈，以手托腘窝，叩击髌骨下缘股四头肌肌腱，引起小腿伸直。

跟腱反射（骶 1～2，胫神经）：仰卧，膝半屈，两腿分开，以手轻扳其足使稍背屈，叩击跟腱引起足跖曲。

当深反射高度亢进时，如突然牵拉引出该反射的肌腱不放手，使之持续紧张，则出现该牵拉部位的持续性、节律性收缩，称阵挛，主要见于上运动元性瘫痪。①踝阵挛：仰卧、托腘窝使膝髋稍屈，另手握足底突然背屈并不再松手，引起足踝节律性伸屈不止。②髌阵挛：仰卧，下肢伸直，以拇、食指置髌骨上缘，突然用力向下推并不再松手，引起髌骨节律性上下运动不止。

腱反射的活跃程度以"+"号表示，正常为（++），减低为（+），消失为（0），活跃为（+++），亢进或出现阵挛为（++++）。

2.**浅反射**　为刺激皮肤、黏膜引起的肌肉收缩反应。

腹壁反射（肋间神经，上：胸 7，8；中：胸 9，10；下：胸 11，12）：仰卧，以棉签或叩诊锤柄自外向内轻划上、中、下腹壁皮肤，引起同侧腹壁肌肉收缩。

提睾反射（生殖股神经，腰 1，2）：以叩诊锤柄由上向下轻划股上部内侧皮肤，引起同侧睾丸上提。

3.**病理反射**　当上运动神经元受损后，被锥体束抑制的屈曲性防御反射变得易化或被释放，称为病理反射。严重时，各种刺激均可加以引出，甚至出现所谓的"自发性"病理反射。

巴宾斯基征：用叩诊锤柄端等物由后向前划足底外缘直到拇趾基部，阳性者拇趾背屈，余各趾呈扇形分开，膝、髋关节屈曲。刺激过重或足底感觉过敏时亦可出现肢体回缩的假阳性反应。此征也可用下列方法引出：①奥本海姆征：以拇、食指沿胫骨自上向下划。②查多克征：由后向前划足背外侧缘。③戈登征：用力挤压腓肠肌。

霍夫曼征：为上肢的病理反射。检查时左手握病人手腕，右手食、中指夹住病人中指，将腕稍背屈，各指半屈放松，以拇指急速轻弹其中指指甲，引起拇指及其余各指屈曲者为阳性。此征可见于 10%～20% 的正常人，故一侧阳性者始有意义。

4.**脑膜刺激征**　为脑脊膜和神经根受刺激性损害时，因有关肌群反射性痉挛而产生的体征。主要见于脑膜炎、蛛网膜下腔出血、颅内压增高和脑膜转移瘤等。颈部征亦见于后颅凹、环枕部或高颈段肿瘤。

颈强直：颈前屈时有抵抗，头仍可后仰或旋转。

凯尔尼格征：仰卧，屈曲膝髋关节呈直角，再伸小腿，因屈肌痉挛使伸膝受限，小于 130° 并有疼痛及阻力者为阳性。

布鲁津斯基征：①颈症：仰卧，屈颈时引起双下肢屈曲者为阳性。②下肢征：仰卧，伸直抬起一侧下肢时，对侧下肢屈曲为阳性。

（六）植物神经系统检查

皮肤颜色和温度：观察肤色，触摸其温度，注意有无浮肿，以了解血管功能。血管功能的刺激症状为血管收缩、皮肤发白，发凉；毁坏症状为血管扩张、皮肤发红、发热，之后因血流受阻而发绀、发凉，并可有浮肿。

皮肤划痕试验：用骨针在皮肤上稍稍用力划过，血管受刺激数秒后收缩，出现白色条纹，继以血管扩张变为稍宽之红色条纹，持续 10 分钟，为正常反应。若红条纹宽达数厘米且持续时间较长至呈现白色隆起（皮肤划痕征），则表明有皮肤血管功能失调。

（黄　涛　谢才军）

第二节 颅脑损伤

头 皮 损 伤

头皮损伤都是由直接外力造成的损伤。钝器常造成头皮血肿或头皮挫伤、锐器多数造成整齐的头皮裂伤、某些机器还可造成头皮撕脱伤。单纯的头皮损伤一般不会引起严重后果，但是由于头皮血供丰富，伤后非常容易失血，特别是小儿的头皮，严重者可造成休克；损伤形成后处理不当，可有向深部蔓延引起颅骨骨髓炎和颅内感染的可能，属于中医学"头皮损伤"。

一、病因病理

头皮损伤的主要病理表现为：头皮各层的挫伤、全层或部分层次的裂伤如皮肤未裂伤则可出现血肿；头皮的撕脱伤除出现挫伤、裂伤外，主要为大块头皮自帽状膜层或骨膜层一起撕脱。

中医认为本病由外伤导致头皮及皮下组织挫伤或裂伤，早期外力使头皮下脉络受损，血溢脉外，血不循经，瘀血内阻，气滞血瘀，经络不通，不通则痛，故出现局部疼痛，随后血瘀化热，可表现为轻至中度发热。

二、临床表现与诊断

头皮遭受钝性打击或碰撞后，可使血管破裂，而头皮仍保持完整，形成血肿。头皮血肿根据血肿部位可分为：①皮下血肿，由于皮下组织层相对致密，出血后血肿不易扩散，血肿周边较硬，中央部较软，触之中央部似有凹陷，常易误诊为凹陷性颅骨骨折。②帽状腱膜下血肿，血肿位于帽状腱膜下，因帽状腱膜下层组织较为疏松，血肿易扩散，严重时可扩大至整个头部，触之有明显的波动感。③骨膜下血肿，多发生与新生儿产伤或婴幼儿受钝器打击，骨膜下出血，其血肿多不易越过骨缝而局限于局部范围内，有时吸收较慢，钙化后形成骨性隆起。

头皮裂伤因锐器所致的裂伤，伤口较平直，创缘整齐，除了少数锐器可进入颅内造成开放性脑损伤外，大多数裂伤仅限于头皮，可深达骨膜，但颅骨常完整。因钝器或头部撞击造成的头皮裂伤多不规则，创缘有挫伤痕迹，常有颅骨骨折或脑损伤。

头皮撕脱伤是最严重的头皮损伤，由于皮肤、皮下组织和帽状腱膜三层紧密连接，在强烈的牵扯下，往往将头皮自帽状腱膜下间隙全层撕脱。

头皮损伤诊断根据病人有无外伤史、症状表现可诊断。颅脑CT检查可帮助诊断是否合并颅骨和颅内损伤。

三、治疗

1. 非手术治疗　主要是针对较小头皮下血肿和头皮挫伤，较小血肿可自行吸收，不必处理；对受伤部位24小时内可予冰敷。48小时后可以热敷或红外线、超短波等物理治疗，以促进瘀血吸收和止痛。

2. 手术治疗

（1）大的帽状腱膜下血肿：应在严格无菌条件下，用粗针将积血抽出，行帽状绷带加压包扎。已有感染的血肿则需要切开引流。

（2）头皮裂伤：由于头皮血管丰富，出血常剧烈。有时较大的血管出血可导致休克，应立即补充血容量并及时清创缝合。因头皮血液循环丰富，愈合力强，故伤后一般在24小时内仍可行清创后一期缝合。头皮裂伤有缺损时，可根据具体情况采用头皮下松解术或转移皮瓣成形手术。术中要特别注意缝合帽状腱膜。

（3）头皮撕脱伤：对撕脱的头皮，应用无菌敷料或清洁布巾包好，送往医院备用。创面应在 24 小时内进行清创和植皮。如果骨膜已同时撕脱，可在颅骨上作多处钻孔，深达板障，待创面肉芽长出后再行游离植皮。

颅 骨 骨 折

颅骨骨折根据其发生部位分为颅盖骨骨折与颅底骨骨折，属于中医学"脑骨伤碎"、"脑骨伤破"等范畴。

一、病因病理

颅骨骨折的发生类型常与外力大小有关，引起颅盖骨折的暴力常较小，引起颅底骨折的暴力常较大。颅底骨折多为线形骨折，致伤暴力多较剧烈，常合并较重的脑损伤。病理学上，颅盖骨折主要形态为：线形、粉碎、凹陷和穿入骨折。骨折处皮肤常有肿胀、压痛或伴有头皮血肿。颅骨凹陷性骨折常伴有粉碎骨折，可为颅骨全层陷入，亦可仅有颅骨内板凹陷。陷入的骨折片可压迫或刺伤脑组织，有时骨折片刺破静脉窦，造成致命性出血。

中医认为本病是由于暴力所伤，脉络受损，瘀血阻络，气血亏虚。早期主要表现为气滞血瘀之实证，症见头痛头晕，面部或头部瘀紫青肿，局部压痛等；中后期主要为虚证，症见局部隐痛，头晕，耳鸣，纳差，四肢倦怠等。

二、临床表现与诊断

（一）颅盖骨折

颅盖骨折可表现为线形骨折及凹陷骨折等，线形骨折如不合并头皮的损伤，常无明显的症状，骨折凹陷压迫或损伤脑功能区，可发生局限性癫痫或肢体瘫痪。

（二）颅底骨折

颅底骨折根据其发生部位不同，临床表现亦有不同。

1. 颅前窝骨折　骨折部位常在筛板或眶板，伤后常有鼻出血及脑脊液外流，球结膜下出血，眶周广泛淤血，形成熊猫眼征。空气亦可沿骨折处进入颅内，形成颅内积气。筛板及视神经管骨折，可造成嗅神经及视神经损伤。

2. 颅中窝骨折　骨折部位多发生在蝶骨和颞骨鳞部，伤后乳突部的皮下及咽后壁黏膜下可出现瘀血斑，并可出现脑脊液耳漏或鼻漏，由于颞骨岩部损伤可造成面神经、位听神经和展神经损伤性麻痹，出现口喝歪斜、耳鸣、耳聋、斜视、眩晕等症状。

3. 颅后窝骨折　骨折部位多在枕骨及颞骨乳突部和岩骨。伤后 2~3 天多出现乳突部皮下淤血；如骨折靠近枕骨大孔或岩尖后缘，可造成舌咽神经、迷走神经损伤而产生软腭麻痹、舌歪、吞咽困难和声音嘶哑等。

头颅 X 线切线位常能显示骨折凹陷的程度。头颅 CT 扫描不仅能了解骨折情况，还可了解有无合并脑损伤。颅底骨折因骨折线部位深在，不易发现，X 线摄片不易显示出来，主要根据临床症状、体征来进行诊断。

三、治疗

1. 非手术治疗 颅骨线形骨折一般无须手术治疗。颅底骨折由于存在脑脊液瘘或颅内积气，存在颅内外沟通等风险者，应注意预防感染，可使用广谱抗生素。不宜对脑脊液漏部位进行冲洗，也不能堵塞脑脊液漏的通道，避免进行腰椎穿刺，同时需要皮下注射破伤风抗毒素。颅骨线形骨折可用活血化瘀中药膏如双柏膏局部外敷。

2. 手术治疗 大面积颅骨凹陷引起颅内压增高者，颅骨凹陷的深度超过 1.0cm 者，应积极早期手术复位，小于 1.0cm，且无神经症状者可密切观察治疗，尤其注意有无颅内血肿的可能，颅骨凹陷引起了局灶性神经功能障碍者应手术治疗。对粉碎性骨折，特别是开放性骨折，应进行清创，将游离骨片清除，缝合和修补破裂的硬脑膜。在静脉窦处的骨折应尽量避免手术治疗，如必须手术治疗，则应做好大量备血准备。对于合并脑神经受压或损伤的颅底骨折也应考虑减压等手术治疗，对经保守治疗无效的脑脊液漏应考虑手术修补破裂的硬脑膜。

闭合性脑损伤

脑损伤时，脑组织与外界不相通者，称为闭合性脑损伤。有多种分类方法：

1. 根据外力作用于头部的方式分类

（1）加速性损伤：即硬性物体撞击于静止的头部时发生的脑损伤。

（2）减速性损伤：即运动中的头部碰撞在静止的物体时发生的脑损伤。

（3）挤压伤：头部两侧同时被硬物挤压发生的脑损伤。

（4）甩鞭式损伤，当外力作用于躯干某部使之急骤运动时，而头部尚处于相对静止状态，或头部运动落后于躯干，使头部被甩动而发生的脑损伤。

（5）传递性损伤，坠落时以臀部或双足着地，外力沿着脊柱传递到头部时发生的脑损伤。

2. 根据脑损伤发生的时间分类

（1）原发性脑损伤：是指受伤的当时发生的脑损伤，主要包括脑震荡、脑挫裂伤等。

（2）继发性脑损伤：即颅内出血、血肿和脑水肿所致颅内压增高而引起的脑损伤。

一、脑震荡

（一）病因病理

脑震荡主要是在头部受较小的外力作用下，且力量作用于脑部比较分散，其可能与惯性力所致的弥散性脑损伤有关，主要表现为一过性的脑功能障碍。病理学上肉眼下多无器质性损伤，但在显微镜下，可出现某些病理形态学的改变，如脑干网状结构受损，脑组织轻度充血、水肿，甚至有点状出血，是脑损伤中最轻的一种。

中医认为主要是暴力所伤，伤后脑和脑气受损、扰乱静宁之腑，出现神不守舍，心乱气越。气滞血瘀于脑内，气机逆乱，阻于清窍，神明短暂可逆性受损。后期主要表现为伤脑日久，气血虚、肝肾之虚之象。本病属于中医学"脑气震动"、"脑海震动"等范畴。

（二）临床表现与诊断

1. 意识障碍 受伤后病人立即出现意识障碍，其程度可为一时性恍惚至完全丧失，意识丧失可持续数秒、数分钟，一般不超过半小时。

2. 逆行性遗忘 病人意识清醒后对受伤经过，甚至受伤前一段时间的事情不能回忆，健忘程度与脑震荡的轻重成正比。

3. 头痛头晕 病人清醒后多有头痛、头晕，可因情绪紧张或活动头部、变换体位加重，一般3～5天后自行消失，少数病人持续时间较长。

4. 恶心、呕吐 多数病人呕吐数次后即停止，少数几天后才恢复。

5. 自主神经功能紊乱 部分病人心悸、气短、面色苍白、多汗。有时出现失眠，情绪不稳定，记忆力减退等症状。

脑震荡的诊断主要根据典型的临床表现，头部 CT、MR 检查脑组织未发现异常情况。本病主要与脑挫裂伤鉴别，后者一般伤后意识障碍时间在半小时以上，神经系统检查多有阳性体征，脑脊液化验异常，头部 CT、MR 检查结果异常。

（三）治疗

脑震荡的治疗原则主要是休息和对症治疗，改善症状。

1. 辨证论治

（1）瘀血阻窍：苏醒后头痛剧烈，痛有定处，夜间加重，舌暗紫或有瘀斑，苔薄白，脉涩或细弱。治宜活血化瘀，通窍活络。方选通窍活血汤加减。中成药可用银杏酯酮胶囊。

（2）痰瘀阻络：苏醒后眩晕头痛，恶心呕吐，动则尤甚，胸脘闷，舌暗，苔白腻，脉滑弦。治宜活血祛瘀，化痰通络。方选桃红四物汤合半夏白术天麻汤加减。中成药用脑震宁冲剂、血腑逐瘀口服液等。

（3）肝阳上亢：苏醒后头胀痛，眩晕面赤，烦躁易怒，夜不能寐，舌红，苔薄黄，脉弦细。治宜平肝熄风，清热活血。方选天麻钩藤饮加减。中成药用可用龙胆泻肝丸等。

（4）肾虚血瘀：受伤后头晕头痛，健忘耳鸣，注意力不集中，腰膝酸软无力，舌质淡暗，苔薄，脉细且两尺无力。治宜补肾益髓，活血通络。方用益肾通络汤加减。中成药用安神补脑液等。

2. 其他治疗 给予镇痛、镇静等对症处理。尽量减少外界刺激，做好心理护理。

二、脑挫裂伤

脑挫裂伤是指头部外伤后，脑组织发生不同程度、不同范围的器质性损害。其特点是昏迷程度较深，持续时间较长，出现相应的神经系统症状、体征及蛛网膜下腔出血。中医属于"脑海损伤"、"脑髓损伤"的范畴，是头部内伤的重证。

（一）病因病理

头部经受较大外力作用，脑与颅之间发生相对运动，由于颅底凹凸不平，以及由于颅内的一些固有结构对脑组织的损伤，引起脑的小血管破裂，脑组织的挫伤裂伤。

脑挫裂伤为脑组织有肉眼可见的器质性损伤。一般在脑表面或深层发生散在的或点状出血，甚至有脑组织的碎裂，同时易致蛛网膜下腔出血或颅内血肿。脑挫裂伤的发生部位常在着力点处或头部着力点对侧。后者称为对冲性脑损伤。特别是当枕部着力时，可产生额极、颞极及脑底面的广泛的对冲性脑挫裂伤。根据损伤的程度不同，损伤部位可出现脑组织水肿、坏死等变化。经过数日或数周后，坏死灶发生神经胶质增生而遗留永久性瘢痕。部分病例，经数月后，损伤的脑组织显示萎缩，脑室相应扩大，较大病灶液化后可形成囊肿。

中医认为由于较重的暴力所伤，外力损伤头部，使脑髓受损，脑气受扰，心乱气越，伤及脑部经脉，血溢脉外，瘀阻神明。认为本病因头颅受伤，气血逆乱，脑络破损，血溢瘀阻，使元神受伤而致。

（二）临床表现与诊断

由于脑挫裂伤的程度和部位不同，其临床上出现的症状、体征也各异。

1. 意识障碍　受伤后意识立即丧失，可持续数小时至数周以上。昏迷程度较深，持续时间长，意识清醒多为逐渐恢复，可出现躁动，意识模糊及嗜睡等现象。清醒后常有头痛、呕吐。如伴有蛛网膜下腔出血者，头痛常很剧烈，并有颈项强直。

2. 生命体征改变　病人常有不同程度的血压、脉搏、呼吸及体温的变化。但明显的改变主要见于重度脑挫裂伤和脑干损伤。由于脑组织缺氧、血中二氧化碳增高和酸中毒，一般呼吸慢而深；呼吸快、弱而不规则常是延髓呼吸中枢功能衰竭的表现。如挫伤严重，晚期可出现血压下降、脉搏速弱、呼吸骤停。病人常有体温升高，严重者可持续高热。

3. 局灶症状和体征　脑挫裂伤根据受伤部位不同而出现各种症状及体征。如发生在脑功能区时，可出现单瘫、偏瘫、偏身麻木、失语及偏盲等体征。脑神经受损时可出现面神经、动眼神经、展神经等麻痹症状。伤后一侧瞳孔散大，对光反射消失，且伴有意识障碍加重和对侧偏瘫者，为小脑幕切迹疝的表现，说明为严重脑水肿或颅内血肿引起，必须紧急处理。如伤后一侧瞳孔散大，对光反射消失，但病人意识情况良好者，多为动眼神经或视神经损伤引起。

4. 癫痫发作　脑挫裂伤早期常有癫痫大发作或局限性发作，以儿童多见，多因运动区的局部损伤或血循环障碍所致。若有反复发作的局限性癫痫，应注意有颅内血肿的可能。晚期出现的癫痫，多由于脑损伤的部位形成癫痫病灶的结果。

脑挫裂伤的诊断主要根据受伤的机制、伤后意识障碍时间长短、局灶的神经功能障碍情况，以及 X 线检查判断是否合并骨折等情况判断伤情。CT 扫描对脑挫裂伤的诊断有特别重要的意义。脑挫裂伤的典型 CT 表现为局部脑组织内有高低密度混杂影，点片状高密度影为出血灶，低密度影则为水肿区。MR 检查一般不用于急性期的检查，但其对于微小的脑挫裂伤、弥漫性轴突损伤、早期脑梗死的诊断比 CT 有独特的优势。脑挫裂伤主要与颅内血肿、脑干损伤鉴别。脑挫裂伤常与颅内血肿、脑干损伤同时伴发，临床症状相互参错，鉴别较困难，因此其主要的鉴别手段要依靠头部 CT 和 MR 检查。

（三）治疗

脑挫裂伤的治疗一般采用保守治疗的方法，治疗原则是降低颅内压力、对症治疗及处理并发症等，重度脑挫裂伤合并脑水肿则需手术治疗。

1. 非手术治疗

（1）严密观察病情：脑挫裂伤病人早期病情变化较大，应专人护理，有条件的病人应转重症监护病房，密切观察病情。

（2）体位：如病人意识清楚，可抬高床头 15°～30°，有利于颅内静脉血回流。但昏迷的病人则取侧位或侧卧位，以免误吸。

（3）保持呼吸道通畅：缺氧可导致颅内压进一步升高，导致病情恶化。因此昏迷病人应及时清除气道分泌物，呼吸潮气量不足的病人，宜用呼吸机，定期做细菌培养和药敏试验，选用有效抗生素，防治呼吸道感染，重症颅脑损伤病人，可考虑气管切开。

（4）营养支持：营养支持可提高机体的免疫力和修复能力，减少并发症的产生。

（5）躁动和癫痫的处理：躁动不安的病人应查明引起躁动的原因，并做相应处理，应特别注意脑疝。脑挫伤引起的癫痫发作，可进一步加重脑缺氧，应及时使用抗癫痫药物。

（6）高热处理：高热可加重脑缺氧和脑水肿，必须及时处理。

（7）防止脑水肿，脑水肿或脑肿胀或颅内血肿是导致脑挫裂伤病人早期死亡的主要原因。

2. 手术治疗　适用于重度脑挫裂伤合并脑水肿具有下列手术指征的病人：①意识障碍进行性加重，或有一侧瞳孔散大的脑疝表现；②CT 检查发现中线结构明显移位、脑室受压者；③在脱水治疗过程中脑损伤病情恶化者。常用的手术方式为脑挫伤病灶清除加去骨瓣减压，合并硬脑膜下血肿者行血肿清除术、额极或额极切除、颞肌下减压等。

3.辨证论治

（1）昏迷期

1）血瘀气闭：昏愦目闭，牙关紧闭，项强呕吐，或四肢痿软或二便的失禁，舌红苔白，脉沉迟。治宜逐瘀开窍，选用中成药苏合香丸、黎洞丸等磨汁灌服。

2）痰热阻窍：神昏不醒，高热烦躁，谵妄乱语，颈项强直，肢体抽搐，气息粗短。喉间痰鸣，二便失禁或不适，尿黄赤，舌红或绛，苔黄糙或腻，脉弦滑数。治宜清热涤痰，开窍醒神，选用至宝丹磨汁灌服。

3）热闭心窍：高热昏迷抽搐者用安宫牛黄丸，痉厥者用紫雪丹或神犀丹。

4）元神外脱：神志昏愦，瞳孔散大，气短息微，面色苍白，目合口张，身冷汗出，撒手遗尿，舌淡，脉弦数或细微。治宜益气回阳，固脱安神。方选独参汤、参附汤等，亦可用参附针静脉滴注。

（2）苏醒期

1）瘀阻脑络：术后或外伤后头痛，痛处固定，痛如锥刺，心烦不寐，舌质紫暗有瘀点，脉弦细。治宜祛瘀通络。方选血府逐瘀汤或复元活血汤加减。中成药可选盐酸川芎嗪160mg或复方丹参注射液60ml加入5%葡萄糖250ml中静脉滴注，每天1次。

2）痰浊上蒙：头痛头晕，头重如裹，迟钝健忘，胸脘痞闷或时作癫痫。舌胖，苔白腻或黄腻，脉濡滑。治宜温阳化湿，涤痰宣窍，方选真武汤、涤痰汤等加减。

3）肝阳上扰：眩昏头痛，耳鸣耳聋，每因烦躁、恼怒而加重，面色潮红，不寐多梦，泛泛欲吐，口干苦，小便黄赤，苔黄，脉弦数。治宜平肝潜阳，清热熄风。方选羚角钩藤汤、镇肝熄风汤、龙胆泻肝汤等加减。

4）气虚血瘀：症见精神疲倦，少气懒言，单瘫、偏瘫或半身不遂，四肢麻木，口角流涎，自汗出，舌质暗淡，苔薄白或有瘀斑，脉沉细或弦细。治宜益气活血。方选补阳还五汤加减。

5）肝肾阴虚：头晕头痛，健忘耳鸣，口干，注意力不集中，腰膝酸软，五心烦热，自汗盗汗，舌红少苔，脉细数。治宜补益肝肾，痛经活络。方选二至丸合左归丸加减。

6）心脾两虚：伤后眩晕，神疲倦怠，怔忡惊悸，心神不安，面色萎黄，唇甲无华，舌淡，脉细弦。治宜健脾益气，养补血。方选归脾汤。中成药可选人参注射液4ml肌注，每天2次。

7）脑髓空虚：脑病术后经久不愈，头痛头晕，记忆力减退，疲乏无力，形体消瘦，食欲不振，舌淡白，脉虚。治宜益气填髓。方选补中益气汤合六味地黄丸加减。

三、脑干损伤

（一）病因病理

脑干包括中脑、脑桥和延髓。因为脑干位置深在，因此引起脑干损伤必有极大的暴力。脑干损伤病情极严重，甚至是致命的。病理学上脑干损伤病理改变常为挫伤伴灶性出血，多见于中脑的被盖区，脑桥及延髓的被盖区次之。继发性脑干损伤则表现为脑干受压移位、变形使血管断裂引起出血和软化等继发改变。

中医认为本病为头部内伤的重证，主要由于极重的暴力伤及脑部经脉、血溢脉外，脑海气滞血瘀，经络闭塞，清窍受阻，神明皆蒙，或伤及神明，出现危证或导致死亡。

（二）临床表现与诊断

（1）伤后立即昏迷且昏迷程度深，持续时间久。

（2）瞳孔大小多变，对光反射减弱或消失，眼球分离等。

（3）大脑强直：为脑干上部（中脑）损伤的重要体征，发作时两上肢伸直，内收和内旋，两下肢伸直，头后仰，呈角弓反张状，有时呈持续性强直。

（4）双下肢锥体束征阳性。

（5）生命体征变化：表现为体温过高或过低，血压、脉搏、呼吸等生命征不稳定。

（6）腰穿压力不高，脑脊液多为血性。

（三）治疗

脑干损伤治疗原则与重型脑挫裂伤基本相同。急性期主要以激素、脱水、供氧等为主，监测并及时纠正呼吸及循环紊乱，防治呼吸道感染等并发症，维持机体内环境平衡，减少脑干继发性损伤。恢复期可予以促醒及高压氧等治疗。中医辨证论治请参照"脑挫裂伤"相关内容。

外伤性颅内血肿

颅内血肿是颅脑损伤的一种严重合并症。根据国内、外统计，它在颅脑损伤中约占 8%；在重型颅脑损伤中占 40%～50%。颅内血肿系指外伤性颅内出血积聚于颅腔内某一部位，达到相当的体积，造成脑受压引起相应的临床症状，称为颅内血肿。由于血肿对脑组织的压迫，最终导致颅内压增高和脑疝而危及生命，故必须早期诊断和手术治疗。本病属于中医学"头部内伤"范畴。

按解剖部位分类：

1. 硬脑膜外血肿　血肿位于颅骨与硬脑膜之间。

2. 硬脑膜下血肿　血肿位于硬脑膜与蛛网膜之间。

3. 脑内血肿　血肿位于脑实质或脑室内者。

按时间分类：

1. 急性型　伤后 3 天内出现血肿，但大多数在 24 小时以内发生血肿。

2. 亚急性型　伤后 3 天至 3 周以内出现血肿者。

3. 慢性型　伤后 3 周以后出现血肿者。

一、硬脑膜外血肿

硬脑膜外血肿一般系指颅骨和硬脑膜之间的血肿，多发生在头部直接损伤部位，临床上较为多见。血肿的形成多因颅骨骨折使血管损伤破裂，血液流入并聚集于硬脑膜外间隙所致。出血来源多见于脑膜中动脉破裂、颅内静脉窦损伤出血、脑膜中静脉出血和颅骨板障静脉或导血管破裂出血。血肿的部位，常发生于外伤着力点，多位于额颞部，其次为顶枕部及后颅窝。血肿多数为单发，少数为多发性。

（一）病因病理

头部外伤，如直接受到钝器的打击（如拳击、棒击等）或头部碰撞在墙壁、地板等处致伤，致颅骨骨折或颅骨变形，损伤动脉或静脉，引起硬膜外血肿。

中医认为头部一旦受到外力的震击，如直接受到钝器的打击（如拳击、棒击等）或头部碰撞在墙壁、地板等处致伤，脑和脑气受损，扰乱静宁之府，出现神不守舍，心乱气越。同时头部脉络受损，血离经隧则渗溢留瘀，气滞血瘀，阻于清窍，压迫脑髓，使清阳不得上升，浊阴不能下降，气机逆乱，神明昏蒙，脑的功能就发生障碍或紊乱，使诸症皆现。

（二）临床表现与诊断

1. 意识改变　病人的意识障碍与脑损伤的程度和血肿发展的速度有直接关系。典型的意识障碍形式表现为头部受伤后立即出现意识障碍（原发性昏迷），以后逐渐清醒（中间清醒期），随着血肿逐渐增大，压迫脑组织，病人出现剧烈头痛、恶心、呕吐、躁动不安，意识逐渐模糊或嗜睡，不久再度出现昏迷（继发性昏迷）。此过程概括为：昏迷→清醒→再昏迷。但部分病人由于原发性脑损伤较重或出血速度快，则不出现中间清醒期，可由原发性昏迷直接进入继发性昏迷。还有少数病人因脑损伤轻微而无原发性昏迷，经过一段时间后，血肿逐渐形成出现迟发性昏迷。此类病人容易误诊，必须特别注意。

2. **瞳孔变化**　伤后出现伤侧瞳孔先是轻度缩小，对光反应迟钝，进而迅速扩大，对光反应消失，最后双侧瞳孔散大、固定。瞳孔的改变是硬脑膜外血肿发生脑疝的重要体征，并有血肿定侧意义。

3. **头痛、呕吐**　发生颅内血肿时，由于急性颅内压增高，可出现剧烈头痛和频繁呕吐。

4. **神经系统体征**　由于血肿压迫大脑的功能区或由于小脑幕切迹疝的形成，可出现血肿对侧肢体瘫痪和腱反射亢进，病理反射阳性等锥体束征。若同时合并有脑挫裂伤者，可出现癫痫发作。

5. **生命体征变化**　随着血肿的增大，颅内压逐渐增高，可出现脉搏减慢，血压升高，呼吸加深；脑疝晚期则血压下降，脉搏及呼吸加快，最后呼吸心跳停止。

典型的硬膜外血肿诊断并不困难，最重要的依据为病情变化，如伤后有中间清醒期或意识好转期，伴有剧烈头痛，频繁呕吐，烦躁不安，首先应想到血肿的可能。如果 X 线头颅摄片见到颅骨骨折线通过脑膜中动脉沟，并且在病情观察过程中出现一侧瞳孔散大，对光反应消失，对侧肢体偏瘫，病理反射阳性，多为血肿压迫所致。硬膜外血肿需与硬膜下血肿相鉴别，硬膜下血肿的出血来源为皮质的静脉和小动脉，血肿常发生在着力部位的脑凸面以及对冲部位，多与脑挫裂伤同时存在。此外，尚可选用以下特殊检查协助诊断：

（1）A 型超声探测，70%的病人有中线波移位。

（2）颈动脉造影检查，可帮助了解出血部位与出血范围。

（3）头颅 CT 检查，最为常用，确诊率可达 98%。

（4）颅内压持续性监测，能观察颅内压的动态变化，对颅内血肿的诊断及治疗有重要意义。

（三）治疗

1. **手术治疗**　手术适应证：有明显的颅内压增高症状和体征；CT 扫描提示明显脑受压的颅内血肿；幕上血肿＞30ml，颞区血肿量＞20ml，幕下血肿量大于 10ml；病人意识进行性加重或出现昏迷。对急性硬膜外血肿的病人，尤其是已经发生脑疝症状者，必须争分夺秒地及时施行手术，否则会造成极为严重的后果。常用的手术方法包括钻孔血肿探查术，但目前随着 CT 的普及，根据 CT 摄片所见血肿的部位、范围可直接行开颅血肿清除术，解除脑受压，彻底止血，脑水肿严重者行去骨瓣减压术。

2. **非手术治疗**　适用于病情稳定的小血肿，若病人病情未见加重，无神经系统的阳性体征；无颅内压增高症状和体征；除颞区外，大脑凸面血肿量＜30ml，颅后窝血肿＜10ml，无明显占位、GCG＞8 分，没有局灶损害症状和体征者。治疗方法基本同脑挫裂伤。中医辨证论治参考"脑挫裂伤"章节内容。

二、硬脑膜下血肿

硬脑膜下血肿是指血肿位于硬脑膜与蛛网膜之间。发生率较硬脑膜外血肿高。血肿常发生在着力部位的脑凸面及对冲部位，多合并有脑挫裂伤。根据血肿形成的时间分为急性硬脑膜下血肿、亚急性硬脑膜下血肿和慢性硬脑膜下血肿。

（一）病因病理

头部外伤致脑挫裂伤皮质血管破裂引起出血形成硬膜下血肿，大多数血肿的出血来源为皮质的静脉和小动脉，血肿常发生在着力部位的脑凸面及对冲部位，多与脑挫裂伤同时存在。慢性硬脑膜下血肿的出血来源为桥静脉被撕断或皮层小静脉出血所致。血肿范围较大，以额顶部多见。

中医认为头部一旦受到外力的震击，如直接受到钝器的打击（如拳击、棒击等）或头部碰撞在墙壁、地板等处致伤，脑和脑气受损，扰乱静宁之府，出现神不守舍，心乱气越。同时头部脉络受损，血离经隧则渗溢留瘀，气滞血瘀，阻于清窍，压迫脑髓，使清阳不得上升，浊阴不能下降，气机逆乱，神明昏蒙，脑的功能就发生障碍或紊乱，使诸症皆不安。

（二）临床表现与诊断

1. 急性硬脑膜下血肿　病程在 3 天以内，常为顶枕部受暴力撞击，造成广泛对冲伤所致。由于原发性脑损伤严重，故很少有中间清醒期，病人很快出现急性脑受压和脑疝症状。

2. 亚急性硬膜下血肿　病程在伤后 3 天至 3 周以内。由于原发性脑损伤较轻，故出血较缓慢，症状出现也较晚，但病情可逐渐加重。

3. 慢性硬脑膜下血肿　病程在伤后 3 周至数月。由于伤情甚轻，有时甚至病人自己也未加注意。血肿多为皮层小静脉或桥静脉出血，最初出血量较少，以后血肿液化，逐渐形成纤维包膜。过去多认为由于包膜内渗透压高而不断地将周围脑脊液吸进血肿内，使血肿进一步增大。但根据 Labdie 等实验研究认为主要是血液细胞破碎所产生的炎性反应，改变了毛细血管的通透性而形成的。慢性硬脑膜下血肿发展缓慢，颅内压增高症状逐渐出现，主要表现为头痛、呕吐、视乳头水肿等类似脑瘤的症状。

根据头部外伤史，伤后有意识障碍并逐渐加重，或出现颅内压增高症状，多为急性或亚急性硬脑膜下血肿。CT 扫描硬膜下血肿表现为脑表面新月形高密度、混杂密度或等密度。慢性硬膜下血肿，比较难发现，特别是曾有轻度头部受伤史，出现慢性颅压增高的症状及精神异常时，应及时行 CT 或者 MR 检查。CT 可显示新月形或半月形低密度或等密度影。

（三）治疗

1. 手术治疗　为主要治疗手段。根据头颅 CT 检查血肿量及血肿范围，急性硬脑膜下血肿大于 30ml、颞部大于 20ml、血肿厚度大于 10ml，或中线移位超过 5mm，均应行开颅血肿清除术；如合并有严重脑挫裂伤，行去骨瓣减压术；慢性硬脑膜下血肿，如果有明显症状的病人，也应行手术治疗。

2. 非手术治疗　对于神志清楚、病情稳定、生命体征正常，临床症状逐渐减轻，无局限性神经压迫症状，头颅 CT 等检查提示脑室、脑池无明显受压等病人，可予以非手术治疗，非手术治疗主要内容为对症、支持治疗，结合病人症状体征变化，定期复查头颅 CT 等。

中医辨证论治参考"脑挫裂伤"章节内容。

三、脑内血肿

脑内血肿是指血肿位于脑实质内部，多与脑挫裂伤同时存在，对于头部外伤后，首次 CT 未发现脑内血肿，经过一段时间后再次复查所发现脑内血肿者，称之为迟发性外伤性脑内血肿，发生高峰常在外伤后 3 天内，亦可发生于清除颅内其他血肿及减压后。

脑内血肿其发病机制为脑挫裂伤时，脑组织内血管同时出现损伤，加之伤后病人疼痛刺激、紧张或颅内压升高等，导致血压升高或波动等，进一步加重出血。因而脑内血肿多与脑挫裂伤同时存在，或者可以理解为脑挫裂伤的并发症之一。其诊断与治疗参考"脑挫裂伤"章节内容。

（韩 富 黄 涛）

第三节 颅内压增高

颅内压增高（intracranial hypertension）是由各种原因造成颅内容物的总容积增加，或由先天性畸形造成颅腔容积狭小时，颅内压力增高并超出其代偿范围，继而出现的一种常见的神经系统综合征。颅内压正常值为 80～180mmH$_2$O（6～13.5mmHg），儿童较低，为 50～100mmH$_2$O（3.7～7.4mmHg），超过 200mmH$_2$O 定义为颅内压增高。本病归属于中医学"真头痛"、"厥逆"、"头风"等范畴。

一、病因病理

成人颅缝闭合后，颅内容积几乎是不变的，颅腔内容物主要有脑、血液、脑脊液三种成分。颅内某种组织内容物体积的增大，其他内容物代偿性减少，以维持正常的颅内压。其中，脑的体积在短期内难有很大改变，因此，主要通过调节颅内血容量和脑脊液量来维持颅内压在正常范围内。只要颅腔内容物的体积或容积增加不超过颅腔容积的 8%～10%，就不会引起颅内压增高，若超过此范围，就会引起颅内压增高。颅内压增高的主要原因有：

1. **脑体积增加** 最常见的原因是脑水肿，脑水肿是各种因素致脑组织内水分异常增多造成的脑体积增加。根据水分聚集的部位分为细胞内水肿和细胞外水肿，两者常同时存在而以其中一种为主。根据脑水肿的发生机制及病理，可分为血管源性脑水肿、渗透压性脑水肿、脑积水性脑水肿、细胞毒性脑水肿。此外，根据累及范围，脑水肿可分为弥漫性和局限性两种：前者常见于全身系统性疾病、中毒和缺氧等；后者常因颅内占位、局限性脑挫伤或炎症引起。

2. **颅内血容量增加** 各种原因（如酸中毒）导致脑血管扩张，使脑血容量急剧增加，导致颅内压增高。

3. **颅内脑脊液量增加** 常见原因有：①细脑脊液分泌过多，见于脉络丛病变或颅内一些炎症；②脑脊液吸收障碍，如蛛网膜颗粒受阻、脑脊液蛋白含量增高等；③脑脊液循环障碍，如肿瘤、脑疝、炎症或先天畸形等导致的脑脊液循环通路受阻或闭塞。

4. **颅内占位病变** 颅腔内额外增加的内容物，如肿瘤、血肿、脓肿、寄生虫等。病变本身占据颅内一定体积，病变周围形成的脑水肿，或引起的脑积水，又进一步使颅内压增高。

5. **颅腔狭小** 狭颅症患儿，脑的正常发育受限，可引起颅内压增高。

中医认为头为精明之府，神明之主，又内藏脑髓，而为髓海。机体诸精，上聚于头，五脏精华之血，六腑清阳之气上注于脑，以滋养脑髓，活跃神机，维持机体的平衡。真头痛的病位在头，涉及肝脾肾等脏腑，火、痰、瘀、虚、毒为致病之主要因素。肝主疏泄，喜条达。肝失疏泄，气机郁结，郁而化火，阳亢火升，上扰头窍而致真头痛；或因肝肾阴虚，肝阳上亢所致。脾为气血生化之源，头窍有赖于精微物质的滋养。脾失健运，痰浊内生，浊阴不降，蒙蔽清窍而致真头痛；或脾虚化源不足，气血亏虚，清阳不升，头窍失养亦可致真头痛。肾主骨生髓，脑为髓海。房劳不节或禀赋不足，肾精久亏，髓海空虚而致真头痛。若因外伤入络，气滞血瘀，阻滞脑窍，亦可发为真头痛。综上所述，本病多因火、痰、瘀、虚及肝、脾、肾等脏腑功能失调所致。临床见之多虚实夹杂，本虚标实，上实下虚。

二、临床表现与诊断

1. 头痛　是颅内压增高最常见的症状，以早晨或晚间为重，多在额部或双颞部，头痛程度随颅内压增高而进行性加重，性质以持续性胀痛或撕裂痛为主，当用力、咳嗽、弯腰或头部活动时加剧。

2. 呕吐　头痛剧烈时可伴有恶心和呕吐，呕吐呈喷射样，与进食无关。呕吐严重时可导致电解质紊乱。

3. 视乳头水肿　这是颅内压增高的重要客观体征之一，表现为视乳头充血，边缘模糊不清，中央凹陷消失，视盘隆起，静脉怒张，进一步加重会导致视神经继发性萎缩。

以上三者是颅内压增高的典型表现，称之为颅内压增高的"三主征"，但在颅内压增高时，这三个症状各自出现的时间并不一致。

4. 意识障碍及生命体征变化　初期意识障碍可出现嗜睡，反应迟钝。严重病例可出现昏睡、昏迷，伴有瞳孔忽大忽小或缩小，甚则双侧瞳孔散大，对光反射消失。生命体征变化为血压升高、脉搏徐缓、呼吸深而慢，至延髓衰竭时，血压下降，呼吸浅、慢而不规则呼吸或叹息样呼吸，甚至因呼吸循环衰竭而死亡。

5. 其他　颅内压增高时，可以出现展神经麻痹、复视、黑矇、头晕、猝倒等。儿童颅内压增高常有头围增大、颅缝分离、头皮静脉怒张、前囟门饱满隆起等症状。

根据典型的临床表现（头痛、喷射状呕吐、视乳头水肿），可以初步判断有无颅内压增高。但对病因诊断及定位诊断，需要根据病史、神经系统症状、体征及神经系统的相关辅助检查等综合诊断。

1. X 线检查　慢性颅内高压综合征时，头颅 X 线平片可发现蝶鞍，尤其是鞍背及前、后床突骨质破坏或吸收；颅骨弥漫性稀疏变薄；脑回压迹增多和加深。但是颅骨 X 线片无异常者，不能否定颅内压增高的存在。

2. 脑脊液检查　颅内压增高病人的压力一般均高于 200mmH$_2$O，若腰椎穿刺有促使脑疝发生的危险，应该尽量避免。脑脊液的检验结果可以用于指导颅内某些病变（如颅内炎症、出血及颅内肿瘤等）的判断。

3. CT 或 MR 检查　可进一步明确颅内压增高的原因。

4. 颅内压监测　可及时了解颅内压的变化，指导治疗，评估预后，应用较广。

本病早期应和血管性头痛等功能性疾病相鉴别，尚需对导致颅内高压综合征的原发病进行鉴别，如颅脑损伤、脑血管疾病、颅内占位病变等。

三、治疗

颅内压增高应尽快明确诊断，针对病因进行治疗。

（一）非手术治疗

应严密观察意识、瞳孔、血压、呼吸、脉搏及体温等变化，有条件者可进行持续颅内压监测。清醒的病人可给予普通饮食，有频繁呕吐者应暂禁食。不能进食的病人应予补液，补液量应以能维持出入液量平衡为度，注意水电解质及酸碱平衡。

1. 辨证论治

（1）气滞血瘀：头痛经久不愈，其痛如刺，固定不移，或有头部外伤史，舌紫暗或有瘀斑、瘀点，苔薄白，脉沉细或细涩。治宜行气活血，化瘀通窍。方选通窍活血汤加减。中成药用疏血通注射液、丹红注射液、红景天注射液等。针灸选人中、十宣、涌泉等穴位，用泻法。

（2）肝阳上亢：头胀痛而眩，心烦易怒，胁痛，夜眠不宁，口苦，舌红苔薄黄，脉沉弦有力。治宜平肝潜阳。方选天麻钩藤饮加减。中成药用天眩清针。针灸选内关、外关、百会等穴位，用泻法。

（3）脾虚痰浊：头痛昏蒙，胸脘满闷，呕恶痰涎，舌胖大有齿，舌白腻，脉沉弦或沉滑。治宜健脾化痰，降逆止痛。方选半夏白术天麻汤加减。中成药用健脾渗湿颗粒。针灸选印堂、哑门、内关等穴位，用平补平泻法。

（4）肾精亏虚：头痛而空，每兼眩晕，腰痛酸软，神疲乏力，遗精，带下，耳鸣少寐，舌红少苔，脉沉细无力。治宜补肾养阴、填精益髓。方选大补元煎加减。中成药用六味地黄丸。针灸选肾俞、三阴交、悬钟、百会等穴位，用补法。

（5）气血虚弱：头痛而晕，心悸不宁，遇劳则重，自汗，气短，畏风，神疲乏力，面色白，舌淡苔薄白，脉沉细而弱。治宜气血双补。方选八珍汤加减。中成药用参芪扶正注射液。针灸选足三里、内关、天突、百会等穴位，用补法。

2. 西药治疗

（1）脱水剂：颅内压增高明显者，摄入量应限制在每天 1500～2000ml，补液不宜过快。脱水剂可选用高渗脱水剂或利尿剂。意识清楚，颅内压增高程度较轻的病例，可先选用口服药物；有意识障碍或颅内压增高症状较重的病例，则宜选用静脉或肌内注射药物。常用的药物有：20%甘露醇125～250ml，快速滴注，可每4～6小时重复一次。大剂量使用时，注意肾毒性。甘油果糖200ml，静脉滴注，可每8～12小时重复一次。呋塞米20～40mg，肌内或静脉注射，可每8～12小时重复一次。氢氯噻嗪25mg，口服，3～4次/日。

（2）激素疗法：肾上腺皮质激素可以改善或调整血脑屏障功能，降低毛细血管通透性，防治脑水肿。常用的药物有地塞米松、氢化可的松、泼尼松等静脉或口服。使用过程中，注意防止并发高血糖、应激性溃疡和感染。

（3）抗感染治疗：用以预防和控制颅内感染，可根据具体致病菌选用适当的抗生素。

（4）冬眠低温疗法：有利于降低脑的新陈代谢率，减少脑组织的耗氧量，防止脑水肿的发生与发展，对降低颅内压一定作用。

（5）抗癫痫药物及镇痛治疗：如苯妥英钠、卡马西平、丙戊酸、哌替啶、苯巴比妥及罗通定等药物。

（二）手术治疗

对于颅内占位病变等应采取手术治疗，如切除颅内肿瘤、清除颅内血肿、穿刺引流或切除脑脓肿。有脑积水者可行脑脊液分流术。若药物治疗无效或颅内压增高症状不断恶化，可行脑室穿刺引流术，或施行颞肌下减压术、大骨瓣减压术等。

第四节 脑 疝

脑疝（brain herniation）是颅内病变所致的颅内压增高达到一定程度时，使部分脑组织移位，通过一些空隙，被挤至压力较低的地方，从而引起的一系列临床综合征。根据发生部位和疝出的组织，脑疝可分为小脑幕切迹疝（颞叶钩回疝）、枕骨大孔疝（小脑扁桃体疝）、大脑镰下疝（扣带回疝）、小脑幕切迹上疝（小脑蚓疝）等（图20-1）。这几种脑疝可以单独发生，也可以同时发生或相继出现。本病属于中医学"神昏"、"昏迷"、"真头痛"等范畴。

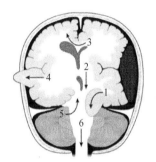

幕上疝
1. 钩回疝
2. 下行性小脑幕疝
3. 大脑镰下疝
4. 颞外疝
幕下疝
5. 上行性小脑幕疝
6. 小脑扁桃体疝

图 20-1　脑疝的分类及图解

一、小脑幕切迹疝

（一）病因病理

当小脑幕幕上发生体积较大的占位病变，如急性硬脑膜外血肿、硬脑膜下血肿、脑内血肿、颅内寄生虫病、慢性肉芽肿及各种颅内肿瘤，可引起颅内压增高。在封闭的颅腔内，压力通常由高处向压力低处传导，但大脑镰的存在阻止了压力自由传导，所以半球上部移位较轻，半球底部近中线结构如颞叶的钩回等移位较明显，可疝入脚尖池，形成小脑幕切迹疝。患侧的动眼神经、脑干、后交通动脉及大脑后动脉受到挤压或牵拉，可引起动眼神经损害；脑干变形和移位，甚至缺血、水肿或出血；脑脊液循环障碍；枕叶梗死；疝出的组织出血、水肿等。

中医认为心主神明，脑为元神之府，清窍之所在，主精神意识和思维活动，肝主疏泄，调畅气机，气机调畅，血气和调，则脑清神聪。外感时疫，热陷心营，或内伤痰火，阴阳气血逆乱，浊邪上扰等，皆可导致神明失守，清窍闭塞而发病。湿热、痰浊、风阳、瘀血等阻塞清窍，导致阴阳逆乱，神明蒙蔽，亦可发病，为闭证属实。气血亏耗，阴阳衰竭，不相维系，清窍失养，神无所倚而神昏者，多为脱证属虚。痰浊瘀血，内蒙清窍，又兼气血耗散，神不守舍，以致神昏者，乃为内闭外脱的虚实兼见之证。综上所述，本病病位在脑，多因风、热、痰、瘀、虚所致，与肝、心的关系密切。

（二）临床表现与诊断

（1）颅内压增高的症状：表现为剧烈头痛及频繁呕吐，并伴有烦躁不安。

（2）意识改变：表现为嗜睡，浅昏迷以至昏迷，对外界的刺激反应迟钝或消失。

（3）瞳孔改变：两侧瞳孔不等大，初起时病侧瞳孔略缩小，光反应稍迟钝，以后病侧瞳孔逐渐散大，略不规则，直接及间接光反应消失，但对侧瞳孔仍可正常，这是由于患侧动眼神经受到压迫牵拉之故，此外，患侧还可有眼睑下垂，眼球外斜等，如脑疝继续发展，则可出现双侧瞳孔散大，光反应消失，这是脑干内动眼神经核受压致功能失常所引起。

（4）运动障碍：大多发生于瞳孔散大侧的对侧，表现为肢体的自主活动减少或消失，肌张力增高，腱反射亢进，锥体束征阳性，脑疝的继续发展使症状波及双侧，引起四肢肌力减退或间歇性地出现头颈后仰，四肢挺直，躯背过伸，呈角弓反张状，称为去大脑强直，是脑干严重受损的特征性表现。

（5）生命体征的紊乱：表现为血压，脉搏，呼吸，体温的改变，严重时血压忽高忽低，呼吸忽快忽慢，有时面色潮红，大汗淋漓，有时转为苍白，汗闭，体温可高达 41℃以上，也可低至 35℃以下而不升，最后呼吸停止，终于血压下降，心脏停搏而死亡。

根据典型的临床表现，可以初步诊断。CT 检查可见基底池、环池、四叠体池变形或消失。MR 可观察脑疝时脑池的变形、消失情况，直接观察到脑内结构如钩回、海马旁回、间脑及脑干的变化。

（三）治疗

1. 非手术治疗

（1）紧急处理　一旦明确脑疝，应采取以下措施及时救治。①快速静脉滴注脱水药，20%的甘露醇 250～500ml 快速静脉滴注；②维持呼吸道通畅、体温稳定及水电解质和酸碱平衡；③密切观察意识、瞳孔、血压、呼吸、脉搏等的改变。尽快明确原因，采取相应措施改善缺氧和保证颅内血液灌注。

（2）辨证论治

1）瘀血阻窍：头剧痛，经久不愈，其痛如刺，固定不移，或因外伤突然昏仆，不省人事，舌紫暗或有瘀斑、瘀点，苔薄白，脉沉细或细涩。治宜通窍活血化瘀。方选通窍活血汤加减。中成药用疏血通注射液、丹红注射液、红景天注射液等。针灸选人中、十宣、血海、地机等穴位，用泻法。

2）肝阳暴亢：突然昏倒，不省人事，牙关紧闭，口噤不开，两手握固，大小便闭，肢体强痉，鼾声时作。舌苔黄而少津，脉弦滑而数。治宜辛凉开窍，清肝熄风。方选羚羊角汤加减。针灸选内关、水沟、涌泉等穴位，用泻法。

3）湿热痰浊：身热不扬，时昏时清，时而谵语，或喉中有痰声辘辘，或胸闷恶心，烦躁不宁，口气秽浊。舌苔白滑垢腻或黄滑垢腻，脉濡数或滑数。治宜清热化湿，宣通气机，豁痰开窍。方选菖蒲郁金汤合三仁汤加减。中成药用苏合香丸、玉枢丹。针灸选丰隆、阴陵泉、内关等穴位，用泻法。

4）热陷心营：高热，神昏，谵语，烦躁，面赤唇红，或昏愦不语，或斑疹吐衄，或四肢强直，或舌强不语。大便秘结，小便短赤。舌质红绛，苔少或苔黄干，脉数。治宜清心营，开窍闭。方选清营汤合紫雪丹加减。中成药用安宫牛黄丸、紫雪丹。针灸选水沟、大椎、内关等穴位，用泻法。

5）正衰虚脱：神昏，目合口干，鼻鼾息微，两手撒开，汗出，二便失禁。若汗多而，面红唇干，四肢温，舌干红，脉虚大者，为亡阴。若汗出而冷，面色苍白，口唇灰紫，四肢逆冷，舌淡白，脉微细欲绝，为亡阳。治宜救逆固脱、扶正补虚，亡阴用救阴敛阳法，亡阳用回阳益气法。亡阴用生脉散加减。亡阳用参附汤加减。中成药用参麦注射液、参附注射液。针灸选水沟、中冲、涌泉、关元、百会等穴位，用补法。

6）气虚瘀阻：神昏，时昏时清，面色萎黄，鼻鼾息微，四肢萎软，二便失禁。舌质暗或有瘀斑，苔薄白，脉细涩或细弱。治宜益气活血，化瘀通络。方选补阳还五汤加减。中成药用脑心通胶囊。针灸选水沟、中冲、血海等穴位，用平补平泻法。

2.手术治疗 对于病变部位和性质已明确的，应立即施行手术清除病灶。暂时不能明确诊断或查明原因且病变不能手术的脑疝病人，可视情况选择脑室外引流术、减压术、脑脊液分流术等能够有效降低颅内压的手术方式。

二、枕骨大孔疝

（一）病因病理

发生于后颅窝的病变引起颅内压增高，小脑扁桃体经枕骨大孔疝出到颈椎管内，形成枕骨大孔疝。会造成以下病理变化：①延髓受压，急性者可引起生命中枢衰竭，危及生命；②脑脊液循环障碍；③疝出的脑组织充血、水肿或出血，加重延髓或颈髓上段受压。中医病因病机参考"小脑幕切迹疝"章节。

（二）临床表现与诊断

（1）颅内压增高：表现为剧烈头痛及频繁呕吐，慢性脑疝病人多有视盘水肿。
（2）枕下疼痛、颈项强直或强迫体位。
（3）后组脑神经受累：脑干受压，出现眩晕、听力减退；或脑干下移，后组脑神经受牵拉。
（4）生命体征的改变：急性疝出者生命体征改变显著，迅速发生呼吸和循环障碍，呼吸、脉搏减慢，血压下降，如不采取措施，心跳也会很快停止；慢性疝出者生命体征改变不明显。
（5）瞳孔改变和意识障碍：发生较晚，一旦出现，可能出现生命中枢衰竭的表现。

根据典型的临床表现可以初步诊断。CT 检查可见小脑扁桃体向下移位，不同程度地疝入椎管内，甚至延髓、脑桥、小脑蚓部及小脑半球均下疝进入椎管，第四脑室常受压，并且常伴有脑积水。MR 可观察脑疝时脑室的变形情况，直接观察到脑内结构如脑干及小脑扁桃体的变化。

（三）治疗

（1）非手术治疗参考"小脑幕切迹疝"内容。

（2）手术治疗：枕骨大孔疝一旦确诊，应立即施行手术切除病灶；症状明显且有脑积水者，及时行脑室穿刺引流并给予脱水剂，降低颅内压，然后手术处理病变；对呼吸骤停者，立即做气管插管辅助呼吸，及时行脑室穿刺引流并给予脱水剂，并紧急手术清除病变。手术时将枕骨大孔后缘和寰椎后弓切除，硬脑膜敞开，解除小脑扁桃体疝的压迫。慢性疝若扁桃体与周围结构粘连，可行粘连分解术。

三、小脑幕切迹上疝

小脑幕切迹上疝为后颅窝病变迫使小脑蚓部上端和前叶一部分，经小脑幕切迹向上疝出，所以又称小脑蚓部疝。此疝常与枕骨大孔疝同时发生。疝入四叠体池内可压迫中脑后部的四叠体和被盖部及大脑大静脉；中脑受压产生软化，导致严重后果。

早期可出现四叠体受压类似松果体区肿瘤症状，如上睑下垂、两眼上视困难、瞳孔散大、对光反射消失、听力障碍等。如果累及被盖部，上行网状激活系统受到影响可出现意识障碍。晚期可出现去大脑强直。CT 或 MR 检查可见幕下病变及小脑蚓部变化情况，准确诊断。

治疗原则与措施参考"小脑幕切迹疝"内容。

四、大脑镰下疝

大脑镰下疝多为一侧小脑幕幕上占位性病变引起颅内压增高，病变同侧大脑半球的扣带回在大脑镰的下缘向对侧疝出，又名扣带回疝。可引起如下病理改变：大脑前动脉及其分支胼缘和胼周动脉受压，引起病侧大脑半球内侧面受压部的脑组织软化坏死；大脑大静脉受压迫时，静脉回流受阻。

临床可见病变对侧下肢轻瘫、排尿障碍、脑水肿和颅内压增高等症状及相关体征。CT 及 MR 不仅能明确脑疝的部位还能对疝的内容物、中线移位和脑室的受压程度、原发灶的部位、大小性质作出准确的判定。

治疗原则与措施参考"小脑幕切迹疝"内容。

（张志强　韩　富）

第五节　脑血管疾病

脑血管疾病（cerebrovascular disease，CVD）广义是指各种原因导致的脑血管性疾病的总称；狭义是指在供应脑的血管病变、心脏病和血液成分改变的基础上发生的脑缺血或脑出血及其引起的短暂或持久、局部或弥漫的脑功能损害的一类疾病。

按照发病时间分为急性脑血管病和慢性脑血管病。急性脑血管病按照临床症状的短暂或持久，以及有无脑组织损伤分为短暂性脑缺血发作（TIA）和脑卒中（脑梗死、脑出血、蛛网膜下腔出血），属于狭义范畴；慢性脑血管病主要包括头颈部动脉粥样硬化、脑血管性痴呆。按照疾病性质分为缺血性脑血管病和出血性脑血管病；前者包括 TIA、脑梗死、脑动脉盗血综合征、慢性脑缺血，TIA 和脑梗死属于急性脑血管病范畴；后者包括脑出血、蛛网膜下腔出血、其他颅内出血，除某些慢性起病的病理类型如慢性硬膜下血肿外，属于急性脑血管病范畴。

急性脑血管病主要归属于中医学之"中风"、"暴厥"、"薄厥"、"偏枯"、"卒中"、

"半身不遂"等病证范畴，目前中医学统一采用"中风"这一名称，其定义为：中风病是在气血内虚的基础上，遇有劳倦内伤、忧思恼怒、嗜食厚味、烟酒等诱因，进而引起脏腑阴阳失调，气血逆乱，直冲犯脑，形成脑脉痹阻或血溢脑脉之外，临床上以突然昏仆、半身不遂、口舌喎斜、言语謇涩或失语、偏身麻木为主症；或以突发眩晕，或视一为二，或言语不清，或不识视物及亲人，或步履不稳，或偏身疼痛，或肢体抖动不止等为主要表现，或兼见其中一两个症状但较轻者；具有起病急、变化快，如风邪善行数变的特点，是好发于中老年的一种常见病。从病性上分为缺血中风和出血中风，缺血中风对应西医定义的 TIA 和脑梗死，出血中风对应脑出血和自发性蛛网膜下腔出血。

出 血 中 风

出血中风主要包括脑出血、自发性蛛网膜下腔出血。脑出血（intracerebral hemorrhage，ICH）是指非外伤性颅内血管破裂引起的脑实质内和（或）脑室内出血，中大量脑出血时根据病情可能需要外科处理，占急性脑血管病的 20%～30%；脑出血发病率低于脑梗死，但其致死率高于后者，急性期病死率为 30%～40%。蛛网膜下腔出血（subarachnoid hemorrhage，SAH）是各种原因引起的颅内和椎管内血管突然破裂，血液流至蛛网膜下腔的统称，其实质并非一种疾病，而是某些疾病的临床表现，临床将蛛网膜下腔出血分为自发性和外伤性两类，本节仅述自发性蛛网膜下腔出血，约占急性脑血管病的 15%，预后差，总死亡率为 25%，幸存者致残率接近 50%。

脑出血的常见病因是高血压合并细小动脉硬化，其他病因包括脑动静脉畸形、颅内动脉瘤、脑淀粉样血管病、血液病、颅内静脉窦及脑静脉血栓形成、烟雾病、抗凝或溶栓治疗及脑动脉炎等。自发性蛛网膜下腔出血常见病因为颅内动脉瘤和脑（脊髓）血管畸形，约占自发性蛛网膜下腔出血的 70%，前者较后者多见。

中医认为中风病的发生，大多是由于素体正气亏虚，脏腑功能失调，加以忧郁恼怒，或恣酒饱食，或烦劳过度，或房室劳累，或外邪侵袭等诱因下，导致机体阴阳失调，阴亏于下，肝阳暴张，阳化风动，血随气逆，挟痰挟火，气血逆乱，横窜经脉，上冲犯脑，蒙蔽清窍，血溢脑脉之外，而出现卒然昏仆、半身不遂诸症。其病位在脑，与心、肾、肝、脾密切相关。其病机概而论之有虚（阴虚、气虚）、火（肝火、心火）、风（肝风、外风）、痰（风痰、湿痰）、气（气逆）、血（血瘀）六端。该病多为本虚标实，在本为气血亏虚、肝肾阴虚，在标为风、火、痰、瘀；基本病机为阴阳失调，气血逆乱。

一、脑出血

（一）临床表现与诊断

本病以 50 岁以上高血压病人多见，少数在休息或睡眠中发生，多数在白天情绪激动、过分兴奋、使劲排便、过度用力等体力或脑力紧张时发病，气候变化剧烈时发病较多。表现为突然头痛、头晕、恶心、呕吐、偏瘫、失语、意识障碍、大小便失禁等，血压多增高，一般在数分钟至数小时内达到高峰；根据出血部位不同，临床表现各异。

临床分级：根据临床表现分为三级。1 级（轻型），病人意识尚清或浅昏迷，轻偏瘫；2 级（中型），中度昏迷，肢体完全性偏瘫，双侧瞳孔的等大或轻度不等；3 级（重型）：深昏迷，双瞳散大，肢体完全偏瘫及去脑强直，生命体征明显紊乱。

有高血压动脉硬化史的中老年病人，在情绪激动，过量、剧烈体力活动时突然发病；迅速出现头痛、呕吐、意识障碍及偏瘫、失语等，结合头颅 CT 检查，可以迅速明确诊断，见图 20-2、图 20-3。MRI 对脑出血的诊断价值不如 CT，但对后期脑干或小脑的少量出血，有其优越性。当怀疑为非高血压性脑出血时，MRI 序列成像及数字减影血管造影（DSA）可进一步明确有无病变、病变部位和性质。

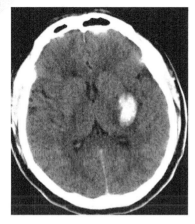 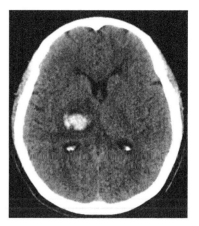

图 20-2　头颅 CT 示左侧壳核出血　　　　　图 20-3　头颅 CT 示右侧丘脑出血

（二）治疗

1. 非手术治疗　适应证为：①症状轻微，病人清醒，GCS 评分大于 10 分，轻微偏瘫，可观察治疗。②小脑出血，GCS 评分大于等于 14 分和血肿直径小于 4cm。③老年人脑萎缩有较大空间容纳血肿和水肿占位效应。

（1）一般处理及西药治疗

1）一般处理：卧床休息，避免情绪激动。保持呼吸道通畅，昏迷病人应将头歪向一侧，以利于口腔分泌物及呕吐物流出，防止舌根后坠；及时吸痰，必要时行气管切开。有缺氧表现者给予吸氧。昏迷或有吞咽困难者在发病第 2～3 天即应鼻饲。便秘者可选用缓泻剂。加强口腔护理，留置导尿时做膀胱冲洗。严密观察意识、瞳孔大小、血压、呼吸等改变，有条件时进行监护。

2）西药治疗：①调控血压：一般遵循下列原则：不要急于降血压，脑出血后血压升高是对颅内压升高的一种反射性自我调节，应先降颅内压，再根据情况进行降血压治疗；血压≥200/110mmHg 时，在降颅压同时可慎重平稳的降血压治疗，血压维持在略高于发病前水平或 180/105mmHg 左右；收缩压在 170～200mmHg 或舒张压 100～110mmHg，暂时可不必使用降压药，先脱水降颅压，必要时再用降压药。②降低颅内压：以高渗脱水药为主，如甘露醇或甘油果糖、高渗盐水等，注意尿量、水及电解质平衡及心肾功能。可酌情加用呋塞米、白蛋白。尽量不使用类固醇。③止血治疗：一般不用，若有凝血功能障碍，可酌情应用止血药物。④抗感染治疗：昏迷病人可酌情应用抗生素预防感染。⑤镇静止痛和亚低温治疗：有利于减少脑组织耗氧量，防止脑水肿发生发展。⑥加强营养、维持水电解质平衡和酸碱平衡。

（2）辨证论治

1）中经络

A.肝阳暴亢，风火上扰：半身不遂，偏身麻木，舌强言謇或不语，或口舌㖞斜，眩晕头痛，面红目赤，口苦咽干，心烦易怒，尿赤便干。舌红或红绛，舌苔薄黄，脉弦有力。治宜平肝泻火通络。方选天麻钩藤饮加减。中成药用清开灵注射液、醒脑静脉注射射液、丹参注射液等。针灸选内关、人中、三阴交、极泉、十宣等穴位。用泻法。

B.痰热腑实，风痰上扰：半身不遂，口舌㖞斜，言语謇涩或不语，偏身麻木，腹胀便干便秘，头晕目眩，咯痰或痰多。舌质暗红或暗淡，苔黄或黄腻，脉弦滑或偏瘫侧脉弦滑而大。治宜清热涤痰，通腑泄热。方选星蒌承气汤加减。中成药用清开灵注射液、醒脑静脉注射射液、丹参注射液等。

针灸选内关、人中、三阴交、十宣等穴位。用泻法。可配合中药灌肠疗法。

C.风痰瘀血，痹阻脉络：半身不遂，口舌㖞斜，舌强言謇或不语，偏身麻木，头晕目眩。舌质暗淡，舌苔薄白或白腻，脉弦滑。治宜熄风涤痰，活血通络。方选半夏白术天麻汤加减。中成药用丹参注射液、华佗再造丸、脑心通胶囊等。针灸选内关、人中、三阴交、尺泽、极泉、委中等穴位。用泻补并用法。

D.气虚血瘀：半身不遂，口舌㖞斜，言语謇涩或不语，偏身麻木，面色㿠白，气短乏力，口角流涎，自汗出，心悸便溏，手足肿胀。舌质暗淡，薄白或白腻，脉沉细、细缓或细弦。治宜益气活血，扶正祛邪。方选补阳还五汤加减。中成药用丹参注射液、华佗再造丸、脑心通胶囊等。针灸选内关、人中、三阴交、尺泽、极泉、委中等穴位。用补法。

E.阴虚风动：半身不遂，口舌㖞斜，舌强言謇或不语，偏身麻木，烦躁失眠，眩晕耳鸣，手足心热。舌质红绛或暗红，少苔或无苔，脉细弦或细弦数。治宜滋养肝肾，潜阳熄风。方选镇肝熄风汤加减。中成药用丹参注射液、华佗再造丸、脑心通胶囊等。针灸选内关、人中、三阴交、尺泽、极泉、委中等穴位。用补法。

2）中脏腑

A.痰热内闭清窍：起病骤急，神昏或昏愦，半身不遂，鼻鼾痰鸣，肢体强痉拘急，项背身热，躁扰不宁，甚则手足厥冷，频繁抽搐，偶见呕血。舌质红绛，舌苔黄腻或干腻，脉弦滑数。治宜清热化痰，醒神开窍。方选羚羊角汤加减，中成药配合灌服或鼻饲安宫牛黄丸。针灸选内关、人中、十宣放血、百会等穴位，用泻法。

B.痰湿蒙塞心神：素体阳虚，湿痰内蕴，发病神昏，半身不遂，肢体松懈，瘫软不温，甚则四肢厥冷，面白唇暗，痰涎壅盛。舌质暗淡，舌苔白腻，脉沉滑或沉缓。治宜温阳化痰，醒神开窍。方选涤痰汤加减，中成药配合灌服或鼻饲苏合香丸，静脉滴注参麦注射液。针灸选内关、人中、十宣、百会、风府、气舍等穴位，用补泻并用法。

C.元气败脱，神明散乱：突然神昏或昏愦，肢体瘫软，手撒肢冷汗多，重则周身湿冷，二便失禁。舌痿，舌质紫黯，苔白腻，脉沉缓、沉微。治宜益气回阳固脱。方选参附汤、独参汤等。中成药配合静脉滴注参附注射液、参麦注射液等。针灸选内关、人中、百会、风府、气舍等穴位，用补法。

（3）康复治疗：早期应将患肢置于功能位，如病情允许，危险期过后，应及早进行肢体功能、言语障碍及心理的康复治疗。

2.手术治疗 手术目的为清除血肿，终止出血，缓解血肿和脑水肿占位效应，并尽可能降低由血肿压迫导致的继发性脑损伤和致残率。但是不能通过手术清除血肿改善神经功能缺损症状。

手术需根据病人年龄、神经功能、出血部位和出血量而定。适应证为：①经内科治疗无效，颅内压持续增高，病情继续加重，在无手术禁忌的情况下，应争取在脑组织未遭受不可逆损害前清除血肿；②幕上血肿量>30ml，中线结构移位>1cm 者，幕下血肿量>10ml，有脑干或第四脑室受压者；③GCS 评分<13 分，病人呈浅昏迷或中度昏迷、不完全或完全性偏瘫、脑疝早期。

常见手术方式有血肿清除去骨瓣减压术、小骨窗开颅血肿清除术、神经内镜血肿清除术、脑室穿刺引流术。术后处理参考"围术期处理"章节内容。

二、自发性蛛网膜下腔出血

（一）临床表现与诊断

（1）出血症状：发病突然，有剧烈头痛、恶心呕吐、面色苍白、全身冷汗、眩晕等不适，病人常将头痛描述为"一生中最严重的头痛"。半数病人可出现一过性意识障碍，严重者昏迷甚至死亡。20%病人出血后有抽搐发作。出血后 1～2 天内脑膜刺激征阳性。首次破裂出血后如未及时适当治疗，部分病人可能会在 1~2 周后再次出血，约 1/3 病人死于再出血。

（2）脑神经损害：以一侧动眼神经麻痹常见，可出现上眼睑下垂，眼球向内、向上及向下活动受限而出现外斜视和复视，并有瞳孔散大，调节和聚合反射消失。

（3）偏瘫：由于出血累及运动区皮质和其传导束所致，可见肢体乏力或活动不能等表现。

（4）视力视野障碍：蛛网膜下腔出血可沿视神经鞘延伸，眼底检查可见玻璃体膜下片块状出血，发病后 1 小时内即可出现。出血量过多血液可浸入玻璃体内，引起视力障碍。

临床分级：对于蛛网膜下腔出血最常见的原因为动脉瘤破裂出血。为判断病情，选择造影和手术时机，评价疗效，常使用 Hunt&Hess 评分（表 20-1）。

表 20-1　Hunt&Hess 动脉瘤性蛛网膜下腔出血评分

评分（分）	病情
0	动脉瘤未破裂
1	无症状，或轻度头痛，轻度颈项强直
1a	无急性脑膜/脑反应，但有固定的神经功能缺失
2	中至重度头痛，颈项强直，或脑神经麻痹（如第3、4对）
3	嗜睡或意识模糊，轻度局灶性神经功能损失
4	昏迷，中等至重度偏瘫
5	深昏迷，去脑强直，濒死状态

注：合并严重全身性疾病（如高血压、糖尿病、严重动脉硬化，慢性阻塞性肺疾病）或血管造影发现严重血管痉挛者，加 1 分

突发剧烈头痛，并伴有恶心、呕吐、意识障碍、癫痫、脑膜刺激征阳性及头颅 CT 检查发现蛛网膜下腔呈高密度影，即可确诊 SAH。若头痛不严重，脑膜刺激征不明显，头颅 CT 检查未发现异常，但仍怀疑 SAH，则尽早行腰椎穿刺检查，腰椎穿刺结果提示为均匀血性脑脊液，亦可确诊 SAH。SAH 需要与脑膜炎、偏头痛发作鉴别。此外，有些颅内静脉窦血栓形成的病人，CT 扫描有纵裂或横窦区域的高密度影，容易误判为 SAH。

（二）治疗

1. 非手术治疗　目的在于预防再出血和防止脑血管痉挛。适应证为：①病人全身情况不能耐受开颅手术者；②诊断不明确，需进一步检查者；③病人拒绝手术或手术失败者。

（1）一般处理和西药治疗　绝对卧床休息 2~3 周，适当抬高头部；便秘病人予以缓泻剂；保持病人安静，减少不良声光刺激，避免情况激动；心电监测，严密观察生命体征及神经功能变化。药物治疗包括，早期应用钙离子拮抗剂预防和治疗脑血管痉挛，有条件可应用 TCD 监测脑血流变化；根据病情，予以退热降温、预防感染、加强营养、维持水电解质平衡、止痛镇静、抗癫痫等治疗；伴颅内压增高时，予以脱水治疗。

（2）辨证论治：参考"脑出血"辨证论治内容。

2. 手术治疗

（1）明确为动脉瘤破裂出血所致者，可选用开颅夹闭术夹闭动脉瘤颈，既不阻断载瘤动脉，又完全彻底消除动脉瘤。高龄、病情危重或不接受开颅夹闭手术，导管技术能够到达部位的动脉瘤，可选用血管内栓塞治疗。

（2）若明确为脑动静脉畸形（AVM）所致 SAH，病变位于手术可切除部位，则首选手术切除AVM，不仅能杜绝病变再出血，还能阻止畸形血管盗血现象，改善脑血流。

（3）急性期出现脑室扩大、有颅内压增高表现考虑脑积水者，应行脑室穿刺引流术。

术后处理参考"围术期处理"章节内容。

缺血中风的外科治疗

头颈部动脉狭窄或闭塞可引起缺血中风，占脑卒中的 60%～70%，严重者可致病人死亡，颈内动脉系统及椎动脉系统均可发生。缺血中风主要原因是动脉粥样硬化，临床可表现为短暂性脑缺血发作和脑梗死。

手术治疗主要有血管内膜剥脱术和颅外-颅内血管吻合术等，其中血管内膜剥脱术可以切除粥样斑块而扩大管腔，同时消除栓子产生的来源。颅外、颅内血管吻合术主要适用于近端血管狭窄或闭塞造成的脑供血不足。应用神经介入技术治疗缺血性脑血管病，主要有经皮腔内血管成形术及支架植入术。急性脑梗死病人，还可选用药物溶栓或机械取栓。

（白小欣　张燕婷　韩　富）

第二十一章 颈部疾病

第一节 概 论

颈部疾病（neck disease）包括甲状腺疾病、原发性甲状旁腺功能亢进、颈部的损伤、颈部的急性化脓性感染、颈部肿块等。但本章仅讨论单纯性甲状腺肿、甲状腺腺瘤、甲状腺癌、甲状腺功能亢进、甲状腺炎、颈部淋巴结结核等疾病。甲状腺疾病属于中医学"瘿"的范畴，因在颈绕喉而生，状如缨络，故名。临床特点是颈前结喉两侧漫肿或肿块，多数皮色不变，能随吞咽动作而上下移动。瘿在古代文献中，有五瘿之分，分别为石瘿、肉瘿、筋瘿、血瘿和气瘿。筋瘿、血瘿多属颈部血管瘤及气瘿与石瘿的合并症。瘿病一般分为气瘿、肉瘿、石瘿、瘿气、瘿痈五种。其中单纯性甲状腺肿属于中医学"气瘿"范畴；甲状腺腺瘤属于中医学"肉瘿"范畴；甲状腺癌属于中医学"石瘿"范畴；甲状腺功能亢进属于中医学"瘿气"范畴；甲状腺炎属于中医学"瘿痈"范畴。

一、病因病理

瘿病位于颈前结喉两侧，前属任脉所主，任脉起于少腹中极穴之下，沿腹和胸部正中线直上，抵达咽喉，再上至颏部，经过面部进入两目；颈部也属督脉之分支所过，盖督脉其循少腹直上者，贯脐中央，上贯心，入喉；任督两脉皆系于肝肾，肝肾之经脉皆循喉咙。所以颈部经络所属与任、督、肝、肾经络有一定的联系。瘿病有时伴月经紊乱、两手震颤、突眼、心悸等，与冲任不调、肝木失养、肾阴不足等有关。瘿病的发病原因，总的不外乎正气不足，外邪入侵。由于正气不足以致外邪乘虚入侵，结聚经络、脏腑导致气滞、血瘀、痰凝等病理变化，而逐渐形成。

1.**气滞** 即气机郁滞不畅。气为人体生理功能的主要表现，是维持人体生命活动的重要物质基础。在正常情况下，气与血相辅而行，循环全身，流行不息。肝主疏泄，肝气宜畅达升发。情志不畅，肝失疏泄，气机升降失常，则成气滞。气郁日久，积聚成形，或与外来或内生致病因素合邪为病，导致瘿病，如气瘿。

2.**血瘀** 气为血帅，气行则血行，而血的阻滞凝结，除了因某种病邪因素引起外，多由气滞不畅所致，故血瘀多伴气滞，凝滞日久，则成癥结肿块，如石瘿。

3.**痰凝** 痰是一种病理性产物，在正常人体中不存在。情志内伤，肝气郁滞，横逆犯胃，脾失健运，痰湿内生；或因外邪所侵，体质虚弱等，使气机阻滞，津液积聚为痰。《丹溪心法》说："痰之为物，随气升降，无处不到""凡人身上、中、下有块者，多是痰"。故瘿的发生和痰凝有一定的内在联系，如肉瘿。

总之，瘿的成因是多种因素造成的，其他尚有湿痰、肝肾不足、心火妄动等，主要在于正气不足、外邪入侵，以致气滞、血瘀、痰凝相互胶结，而成瘿病。

二、甲状腺解剖与生理概要

（一）解剖特点

正常甲状腺重为 20～30g，分左右两叶，位于甲状软骨下方气管两旁，中间以峡部连接。峡部有时向上伸出一锥状叶,可与舌骨相连。甲状腺由两层被膜包裹:内层被膜为甲状腺固有膜,很薄,紧贴甲状腺;外层被膜又称甲状腺外科被膜,较厚,与内层被膜借疏松的纤维组织连接。两层被膜间的间隙狭窄,内有动脉、静脉及淋巴、神经和甲状旁腺。手术分离甲状腺时,应在此两层被膜之间进行。甲状腺借外层被膜固定于气管和环状软骨上;又借左、右两叶上极内侧的悬韧带悬吊于环状软骨上。因此,在做吞咽动作时,甲状腺亦随之上、下移动。

甲状腺的血液供应非常丰富,主要有来自两侧的甲状腺上动脉和甲状腺下动脉。甲状腺上动脉是颈外动脉的第一支,沿喉侧下行,到达甲状腺上极时,分成前、后分支进入腺体的前、背面。甲状腺下动脉起自锁骨下动脉,呈弓形横过颈总动脉的后方,再分支进入甲状腺的背面。甲状腺上、下动脉之间,以及咽喉部、气管、食管的动脉分支之间,均具有广泛的吻合,故在手术中将甲状腺上、下动脉全部结扎,也不会发生甲状腺残留部分的缺血。甲状腺有三支主要静脉,即甲状腺表面丰富的静脉网汇成上、中、下静脉,甲状腺上、中静脉血液流入颈内静脉;甲状腺下静脉血液一般流入无名静脉。

甲状腺的淋巴液汇合流入沿颈内静脉排列的颈深淋巴结。颈部淋巴结分为七区:Ⅰ区,为颏下及颌下区淋巴结;Ⅱ区,为颈内静脉淋巴结上组,前界为胸骨舌骨肌侧缘,后界为胸锁乳突肌后缘,上界为二腹肌后腹,下界为舌骨水平;Ⅲ区,为颈内静脉淋巴结中组,自舌骨水平至肩胛舌骨肌与颈内静脉交叉处;Ⅳ区,颈内静脉淋巴结下组,上连接Ⅲ区淋巴结,下至锁骨水平;Ⅴ区,为颈后三角区;Ⅵ区,又称中央区,上自舌骨,下至胸骨上窝,外侧界为颈动脉鞘内缘,包括气管前、气管旁、喉前淋巴结等;Ⅶ区,上纵隔淋巴结(图21-1)。

喉返神经支配声带运动,源自迷走神经,行于气管、食管沟内,上行至甲状腺叶的背面,交错于甲状腺下动脉的分支之间。喉上神经亦起自迷走神经,分内、外两支,内支为感觉支,经甲状舌骨膜进入喉内,分布在喉的黏膜上;外支为运动支,与甲状腺上动脉贴近,下行分布至环甲肌,使声带紧张。因此,手术中处理甲状腺上、下动脉时,应避免损伤喉上及喉返神经。喉上神经损伤出现发音低、呛咳等症;而单侧喉返神经损伤则出现声嘶,双侧损伤则声带瘫痪,引起窒息(图21-2)。

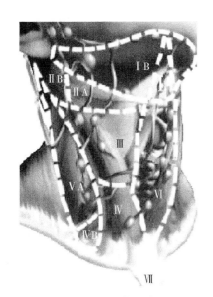

图 21-1 颈部淋巴结分区

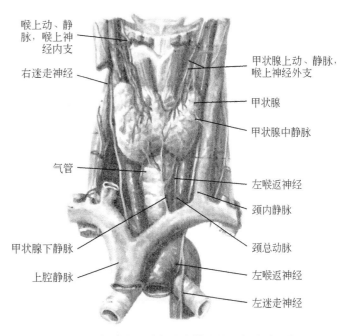

图 21-2 甲状腺上动脉与喉上神经的解剖关系(前面观)

（二）生理概要

甲状腺有合成、储存和分泌甲状腺素的功能，其结构单位为滤泡。甲状腺素是一类含碘酪氨酸的有机结合碘，分四碘甲状腺原氨酸（T_4）和三碘甲状腺原氨酸（T_3）两种。它合成完毕后与甲状腺球蛋白结合，储存在甲状腺滤泡中。释放入血的甲状腺素与血清蛋白结合，其中 90% 为 T_4，10% 为 T_3。由于 T_3 与蛋白质结合较松，易于分离，且其活性较强而迅速，因而其生理作用较 T_4 高 4~5 倍。甲状腺素的主要作用是：①增加全身组织细胞的氧消耗及热量产生。②促进蛋白质、碳水化合物和脂肪的分解。③促进人体的生长发育及组织分化，此作用与机体的年龄有关，年龄越小，甲状腺素缺乏的影响越大，胚胎期缺乏常影响脑及智力发育，可致痴呆，同样也对出生后脑和长骨的生长发育影响较大。T_3 作用于垂体细胞，可使生长激素分泌增加，还可使已释放的生长激素发挥最大的生理效应。甲状腺分泌不足在成人可引起黏液性水肿，在幼儿可产生呆小病；甲状腺分泌过盛则可引起甲状腺功能亢进症。

甲状腺的功能活动，是与人体各器官系统的活动和外部环境互相联系并受大脑皮层-下丘脑-垂体前叶系统的控制和调节。垂体前叶所分泌的促甲状腺激素（TSH），有加速甲状腺素分泌和促进甲状腺素合成的作用。而 TSH 的分泌则受血液中甲状腺素浓度的影响。当人体内在活动或外部环境发生变化、甲状腺素的需要量增加时（如寒冷、妊娠期妇女、生长发育期的青少年）、或甲状腺素的合成发生障碍时（如给予抗甲状腺药物），血中甲状腺素的浓度下降，即可刺激垂体前叶，引起促甲状腺激素的分泌增加（反馈作用），而使甲状腺合成和分泌甲状腺素的过程加快；当血中的甲状腺素的浓度增加到一定程度后，它又可反过来抑制促甲状腺激素的分泌（负反馈作用），使甲状腺合成、分泌甲状腺素的速度减慢。通过这种反馈和负反馈作用，维持人体内在活动的动态平衡。

三、甲状腺的检查方法

嘱病人端坐，双手放两膝，显露颈部并使病人头部略为俯下，使颈部肌肉和筋膜放松。

1. 视诊 检查者位于病人对面观察颈部，看两侧是否对称，有无肿块隆起，注意其位置、大小、形态，有无血管充盈等。

2. 触诊 检查者可位于病人对面，也可站在病人后面，双手放于甲状腺部触摸。一般先触摸健康部位，然后触摸肿块部位，注意肿块位置、大小、数目、硬度、光滑度、活动度、有否压痛、边界是否清晰，肿块是否随吞咽动作上下移动。触诊时注意有无震颤，气管有无移位，颈部淋巴结是否肿大等。

3. 听诊 甲状腺功能亢进时，局部可听到收缩期连续性血管杂音。

颈部非甲状腺肿块，与吞咽动作关系不明显。常见的有炎症性淋巴结肿大、先天性颈部囊状淋巴管瘤、腮腺混合瘤、恶性肿瘤颈部淋巴结转移等。

四、治疗

（一）非手术疗法

非手术疗法适用于甲状腺炎、单纯性甲状腺肿、甲状腺功能亢进早期及甲状腺癌晚期，采取中西医综合治疗。

1. 辨证论治

（1）理气解郁法：适用于发病与精神因素有关者，病变为肝经部位，结块漫肿软绵，或坚硬如石，胸胁胀痛，急躁易怒，舌苔薄白，脉弦滑，宜逍遥散加减。常用药物如柴胡、川楝子、延胡索、香附、青皮、陈皮、木香、郁金、枳壳等。

（2）活血化瘀法：适用于肿块色紫坚硬，或肿块疼痛固定，舌质紫黯、瘀斑，脉濡涩，宜桃红四物汤加减。常用药物如桃仁、红花、赤芍、丹参、三棱、莪术、泽兰、王不留行等。

（3）化痰软坚法：适用于患处不红不热，按之坚实或有囊性感，舌苔薄腻，脉滑，宜海藻玉壶汤加减。常用药物如海藻、昆布、海带、夏枯草、海浮石、牡蛎、半夏、贝母、山慈菇、白芥子等。

（4）清热化痰法：适用于颈部疼痛不适，伴发热、口干，舌红苔黄，脉滑数，宜柴胡清肝汤加减。常用药物如夏枯草、柴胡、贝母、玄参、黄芩、栀子、牛蒡子、连翘、金银花、牡丹皮等。

2. 外治法　主要适用于甲状腺炎，详见各论内容。

3. 西药治疗　多使用含碘或含甲状腺素药物；甲状腺功能亢进病人使用抗甲状腺药物。具体详见各论内容。

（二）手术治疗

手术治疗适用于甲状腺癌，以及甲状腺腺瘤、单纯性甲状腺肿疑有恶变和甲状腺功能亢进非手术疗法无效者。

甲状腺的手术方式包括经典的开放手术、腔镜手术（包括胸乳入路、全乳晕入路、腋下入路、锁骨下入路、颈部小切口内镜辅助等术式）；消融术适用于良性结节，其远期疗效有待观察。

甲状腺术后因为手术创伤，脉络受损，气滞血瘀；风热外侵，气机不畅，痰瘀内结，化热伤津；加之手术打击，气血受损或气阴两伤，导致虚实夹杂。其辨证有一定规律，术后早期（1～5天左右）有低热、咳痰、咽痛、声嘶、头痛等，证属风热上扰，宜疏风清热利咽，方选银翘散、牛蒡解肌汤加减，酌加行气活血药物，如延胡索、赤芍等。中成药选清开灵、双黄连口服液，或用荆芥、菊花煎水含漱，中药鱼腥草注射液雾化吸入。手术后5～7天若见神疲乏力、气短汗出、口干心烦、舌红苔少等，证属气阴不足，宜益气养阴，方选生脉散加减，中成药选生脉饮口服液；若见术后神疲乏力、气短声低、少气懒言、头晕眼花、面色萎黄等，证属气血两虚，宜补益气血，方选八珍汤加减，中成药选参芪扶正口服液。

第二节　单纯性甲状腺肿

单纯性甲状腺肿（simple goiter）主要因缺碘引起，是一种不伴甲状腺功能亢进或减退的弥漫性甲状腺肿大。我国的多山各省（如云贵高原等地区）的居民发病率较高，故又称为地方性甲状腺肿（endemic goiter）。本病属于中医学"气瘿"的范畴。

一、病因病理

中医认为，情志郁结，肝郁气滞，脾失健运，湿痰凝聚；高原山区水源及食物中含碘不足，常饮山水及缺碘食物；妊娠及产后肾气亏损，冲任失养，外邪乘虚侵袭，均可引起本病。目前认为本病是由于碘的摄入不足，无法合成足够量的甲状腺素，便反馈性地引起垂体 TSH 分泌增高并刺激甲状腺增生和代偿性肿大。初期形成弥漫性甲状腺肿，随着缺碘时间延长形成结节性甲状腺肿（nodular goiter）。有的结节因血供不足可发生退行性变，引起出血、坏死、囊变、纤维化、钙化等改变。有些青春发育期的青少年或妊娠期、绝经期的妇女，由于对甲状腺素需要量暂时性增高，也可发生轻度弥漫性甲状腺肿，称为生理性甲状腺肿。甲状腺素的合成和分泌障碍也可导致甲状腺肿。

二、临床表现与诊断

本病女性多见，一般无全身症状，甲状腺不同程度的肿大和肿大结节对周围器官引起的压迫症状是本病主要的临床表现。病程早期，甲状腺呈对称、弥漫性肿大，质地柔软，表面光滑，随吞咽上下移动。随后在肿大腺体一侧或两侧，扪及多个（或单个）结节，当发生囊肿样变的结节内并发囊内出血时，结节突然增大，常伴有疼痛。

单纯性甲状腺肿体积较大时可压迫邻近器官而产生症状。常见为气管受压，移向对侧，或出现气管弯曲、狭窄影响呼吸。开始只在剧烈活动时感觉气促，发展严重时，甚至休息睡觉也有呼吸困难。气管受压过久还可致气管软骨变性、软化。少数喉返神经或食管受压的病人可出现声音嘶哑或吞咽困难。

病程较长、体积巨大的甲状腺肿，或胸骨后甲状腺肿，容易压迫气管和食管；还可压迫颈深部大静脉，引起头颈部静脉回流障碍，出现面部青紫、肿胀，颈胸部表浅静脉的扩张。

甲状腺功能和基础代谢率除了结节性甲状腺肿继发甲状腺功能亢进外，大多正常。结节性甲状腺肿病人作放射性核素（^{131}I 或 ^{99m}Tc）显像检查，可发现一侧或双侧甲状腺内有多发性大小不等、功能状况不一的结节（囊性变和增生结节并存）。B 型超声波甲状腺检查可发现甲状腺内囊性、实质性或混合性多发结节的存在。颈部 X 线照片能够观察气管有无受压及变形、甲状腺有无钙化等。疑有恶变时可穿刺做细胞学检查以确诊。

结节性甲状腺肿可继发甲状腺功能亢进，也可发生恶变。

三、治疗

本病多采用含碘或含甲状腺素药物治疗，适用于单纯性甲状腺肿，无继发甲状腺功能亢进和恶变者。手术治疗仅仅达到解除对周围组织压迫或除去并发症的目的。

（一）非手术疗法

1. 辨证论治

（1）肝郁脾虚：颈部弥漫性肿大，伴四肢困乏，善太息，气短，纳呆体瘦。舌淡胖，苔薄，脉弱无力。治宜舒肝解郁，健脾益气。方选四海舒郁丸加减。

（2）肝郁肾虚：颈部肿块皮宽质软，伴有神情呆滞，倦怠畏寒，行动迟缓，肢冷，性欲下降。舌淡苔白，脉沉细。治宜疏肝补肾，调摄冲任。方选四海舒郁丸合右归丸加减。

2. 西药治疗　对 20 岁以下的弥漫性单纯甲状腺肿病人可给予小量甲状腺素或左甲状腺素，以抑制脑垂体前叶 TSH 的分泌，缓解甲状腺的增生和肿大。

（二）手术治疗

手术治疗主要适用于：①因气管、食管或喉返神经受压迫引起临床症状者；②胸骨后甲状腺肿者；③巨大甲状腺肿影响工作生活者；④结节性甲状腺肿疑有恶变者；⑤继发甲状腺功能亢进者。手术方式多施行甲状腺次全切除术。手术不是病因治疗，只是切除部分或大部分病变的腺体，达到解除对周围组织压迫或去除某些并发症的目的。

单纯性甲状腺肿手术后可复发，术后给予甲状腺素作间断抑制治疗结合中医调治，对减少 TSH 分泌、防止复发有帮助。术后辨证论治参考本章"概论"部分。

生理性甲状腺肿，宜多食含碘丰富食物如海带、紫菜等。在流行地区每 10～20kg 食盐中均匀加入碘化钾或碘化钠 1g 以满足人体每日的需要量，也可肌内注射碘油。由于普查及碘盐防治，发病率已大大降低。

第三节　甲状腺腺瘤

甲状腺腺瘤（thyroid adenoma）是最常见的甲状腺良性肿瘤。病人多为 40 岁以下的女性。一般均为甲状腺体内呈圆形或椭圆形的单发结节，生长缓慢。本病属于中医学"肉瘿"范畴。

一、病因病理

其病因和发病机制尚不清楚。按形态学可分为滤泡状腺瘤和乳头状囊腺瘤两种，以滤泡状腺瘤多见，多为单发结节，切面呈淡黄色或深红色，具有完整的包膜。中医认为情志抑郁，肝失调达，气滞血瘀；肝旺侮土，横逆犯胃，脾失健运，痰浊内蕴；气滞、湿痰、瘀血留注于任脉、督脉汇集的结喉，聚而成形，即成肉瘿。

二、临床表现与诊断

病人多为 40 岁以下妇女，颈部出现圆形或椭圆形结节，多为单发，质地较周围甲状腺组织稍硬，表面光滑，边界清楚，无压痛，随吞咽上下活动，生长缓慢，大部分病人无任何症状。乳头状囊腺瘤有时因囊壁血管破裂而发生囊内出血时，肿瘤可在短期内迅速增大，局部有胀痛感。

甲状腺腺瘤与结节性甲状腺肿的单发结节常常混淆，难以鉴别。但腺瘤多见于单纯性甲状腺肿的非流行区，多年后仍属单发；而结节性甲状腺肿的单发结节多年后可演变为多发结节。超声波检查提示有包膜存在者多为甲状腺腺瘤，而结节性甲状腺肿的单发结节多无完整的包膜。

三、治疗

因甲状腺腺瘤约有 20% 引起甲状腺功能亢进和约有 10% 恶变的可能，故主张早期手术治疗。一般应行患侧甲状腺腺叶切除；如腺瘤小，也可行部分切除。切除标本必须立即行冷冻切片检查，以判定有无恶性变。术后辨证论治参考本章概论部分。

第四节　甲状腺癌

甲状腺癌（thyroid carcinoma）是发生于甲状腺的恶性肿瘤，其特点是甲状腺单侧或双侧肿块，坚硬如石，高低不平。甲状腺癌是最常见的甲状腺恶性肿瘤，约占全身恶性肿瘤的 1%。本病以女性多见，男女之间比例为 1∶（2～3）。本病属于中医学"石瘿"的范畴。

一、病因病理

本病病因尚不清楚，但从流行病学调查和肿瘤的实验研究发现与放射线损伤、缺碘或高碘、内分泌紊乱和遗传等因素有密切关系。除髓样癌外，绝大部分甲状腺癌起源于滤泡上皮细胞。按肿瘤的病理类型可分为：

1.**乳头状腺癌**　约占成人甲状腺癌总数的 60% 和儿童甲状腺癌的全部，多见于 30～45 岁女性。此型生长缓慢，属低度恶性，约 80% 肿瘤为多中心性，约 1/3 累及双甲状腺。较早出现颈部淋巴结转移。但预后较好。

2.**滤泡状腺癌**　约占 20%，多见于 50 岁左右中年人。此型发展较迅速，属中度恶性，且有侵犯血管倾向，33% 可经血运转移到达肺、肝和骨及中枢神经系统。颈淋巴结转移仅占 10%，因此病人预后不如乳头状腺癌。乳头状腺癌和滤泡状腺癌统称为分化型甲状腺癌。

3.**未分化癌**　约占 15%，多见于 70 岁左右老年人。此型发展迅速，且约 50% 早期便有颈淋巴结转移，或侵犯喉返神经、气管或食管，并常经血液转移至肺、骨等处，属高度恶性。预后很差，平均存活 3～6 个月，一年存活率仅 5%～15%。

4.**髓样癌**　约占 7%。来源于滤泡旁降钙素（calcitonin）分泌细胞（C 细胞），细胞排列呈巢状或囊状，无乳头或滤泡结构，呈未分化状；瘤内有淀粉样物沉淀。可兼有颈淋巴结侵犯和血行转移。预后不如乳头状腺癌，但较未分化癌好。

中医认为甲状腺癌的发生多因情志内伤，肝脾气逆，痰湿内生，气滞血瘀，气郁、湿痰、瘀血凝滞结喉而成；或肉瘿日久转化而成。

二、临床表现与诊断

乳头状腺癌和滤泡状腺癌的初期多无明显症状，前者有时可因颈淋巴结肿大而就医。随着病情进展，甲状腺肿块逐渐增大，质硬，吞咽时肿块移动度降低，未分化癌上述症状发展迅速，并侵犯周围组织。晚期可出现声音嘶哑、呼吸困难或吞咽困难；颈交感神经节受压可产生霍纳综合征；颈丛浅支受侵时，可有耳、枕、肩部疼痛；可有颈淋巴结转移及远处脏器转移。髓样癌除有颈部肿块外，由于癌肿产生降钙素、5-羟色胺、前列腺素和肠血管活性肽，病人可出现腹泻、多汗、脸面潮红和血钙降低等症状。对合并家族史者，应注意发生多发性内分泌肿瘤Ⅱ型（MEN-Ⅱ）的可能。

本病的诊断主要根据临床表现，特别是甲状腺肿块质硬、固定，颈淋巴结肿大，或有压迫症状者，应高度怀疑为甲状腺癌；存在多年的甲状腺肿块，突然生长迅速，也应怀疑为甲状腺癌。细针穿刺细胞学检查可帮助诊断，血清降钙素测定可协助诊断髓样癌。应与以下疾病相鉴别：

1. 慢性淋巴性甲状腺炎 多发于中年女性，甲状腺弥漫性增大，对称，表面平滑，质地较硬。常伴有甲状腺功能低下的表现。血清中可检出抗甲状腺球蛋白抗体（anti-TGAb）、抗甲状腺过氧化物酶抗自身体（anti-TPOAb）等多种抗体。

2. 结节性甲状腺肿 病程很长，初为双侧甲状腺弥漫性肿大，随年龄增长，可产生多个大小不等的结节，质韧或较软，表面光滑，可随吞咽上下活动。一般甚少发生压迫症状，可有局部坠胀感。鉴别困难者行细针抽吸细胞学检查，若针吸活检发现结节呈实质性，以及细胞学诊断为可疑或恶性病变，则需早期手术以取得病理诊断。若细胞学检查为良性，仍有10%概率可能是恶性，需作甲状腺核素扫描及甲状腺功能试验。如是冷结节，以及甲状腺功能正常或减低，可给左甲状腺素片，以阻断促甲状腺素（TSH）生成，并应在3个月后复查。3个月后如结节增大，则不管TSH受抑是否足够，均有手术指征。但若结节变小或无变化，可仍予以TSH抑制治疗，隔3个月后再次复查，如总计6个月结节不变小，则有手术指征。

三、治疗

手术是各型甲状腺癌（除未分化癌以外）的基本治疗方法，并辅助应用放射性核素、内分泌治疗、放射治疗及中医药治疗等中西医综合治疗。

1. 手术治疗 甲状腺癌的手术治疗包括甲状腺本身的切除手术，以及颈淋巴结清扫。术后辨证论治参考本章"概论"部分。

分化型甲状腺癌的甲状腺切除最小范围为腺叶切除已达成共识，近年来不少学者也接受甲状腺全切或近全切除的观点，诊断明确的甲状腺癌有以下任何一条指征建议行甲状腺全切或近全切：①头颈部有放射史；②多癌灶，尤其是双侧癌灶；③双侧颈部淋巴结转移；④远处转移；⑤不良病理分型：高细胞型、柱状细胞型、弥漫硬化型、岛状细胞型、低分化型；⑥肿瘤直径>4cm；⑦甲状腺外侵犯。髓样癌多主张甲状腺全切或近全切。颈部淋巴结清扫范围目前有分歧，但最小范围的中央区（Ⅵ区）淋巴结清扫已基本达共识。

2. 内分泌治疗 甲状腺癌手术后应终身服用甲状腺素片或左甲状腺素，以预防甲状腺功能减退及抑制TSH。乳头状腺癌和滤泡状腺癌均有TSH受体，TSH通过其受体能影响甲状腺癌的生长。一般剂量掌握在保持TSH低水平，但不引起甲亢。定期测定血浆T_4和TSH，以此调整用药剂量。

3. 其他疗法 对分化型甲状腺癌病人中多发性癌灶、局部侵袭性肿瘤及存在远处转移者术后应用^{131}I放射性核素治疗。未分化型甲状腺癌的恶性程度高，发展迅速，通常采用放射外照射治疗。

第五节　甲状腺功能亢进

甲状腺功能亢进（hyperthyroidism）是由各种原因导致循环中甲状腺素异常增多，出现以全身代谢亢进为主要特征的疾病总称（简称甲亢）。按引起甲亢的原因可分为三类：①原发性甲亢，最常见，占85%～90%。病人多在20～40岁，女性多见，男女之比为1：4左右。表现为甲状腺弥漫性肿大，两侧对称，常伴有眼球的突出，故又称"突眼性甲状腺肿"。②继发性甲亢，较少见。病人先有结节性甲状腺肿多年，以后才出现甲状腺功能亢进的症状。发病年龄多在40岁以上。腺体呈结节状肿大，两侧多不对称，无眼球突出，容易发生心肌损害。③高功能腺瘤较少见，腺体内出现单个或多个自主性高功能结节，无突眼。本病属于中医学"瘿气"的范畴。

一、病因病理

本病病因不明，许多研究表明原发性甲亢属于一种自身免疫性疾病。甲状腺腺体内血管增多、扩张，淋巴细胞浸润。滤泡壁细胞多呈高柱状，且发生增生，形成突入滤泡腔内的乳头状体。但滤泡腔内的胶体含量反而减少，这说明大部分已变为甲状腺素而释放入血中。至于继发性甲亢和高功能腺瘤的病因，也未完全明了，可能是结节本身自主的分泌紊乱。

中医认为本病多由情志内伤，肝郁脾虚，气滞化火，耗伤津液，炼液成痰，痰气瘀血互结于颈前，久则气阴两伤所致。

二、临床表现与诊断

甲亢以全身代谢亢进为特征，其临床表现：甲状腺肿大、性情急躁、容易激动、失眠、两手颤动、怕热、多汗、皮肤潮湿、食欲亢进但觉消瘦、体重减轻、心悸、脉快有力（脉率常在100/min次以上，休息及睡眠时仍快）、脉压增大（主要由于收缩压升高）、内分泌紊乱（如月经失调）及无力、易疲劳、出现肢体近端肌萎缩等。其中脉率增快及脉压增大尤为重要，常可作为判断病情程度和治疗效果的重要标志。甲亢的诊断主要依据典型的临床表现，一些特殊检查可以帮助诊断。

1. 基础代谢率（BMR）测定　测定基础代谢率要在完全安静、空腹时进行。可根据脉压和脉率计算基础代谢率，亦可用基础代谢测定器测定。常用计算公式为：基础代谢率=（脉率+脉压）-111。基础代谢率常可作为判断病情程度和治疗效果的重要指标。正常值为±10%；增高至+20%～+30%为轻度甲亢；+30%～+60%为中度甲亢；大于+60%为重度甲亢。

2. 甲状腺摄 ^{131}I 率的测定　正常甲状腺24小时摄取的 ^{131}I 量为人体总量的30%～40%，如果在2小时内甲状腺摄 ^{131}I 量超过人体总量的25%，或在24h内超过人体总量的50%，且吸 ^{131}I 高峰提前出现，均可诊断为甲亢。

3. 血清 T_3、T_4、FT_3、FT_4 的测定　高于正常范围对诊断有较肯定的意义。甲亢初期 FT_3（游离三碘甲腺原氨酸）比 FT_4（游离四碘甲腺原氨酸）上升早而快，故 FT_3 对甲亢的诊断有较高的敏感性。

三、治疗

甲亢的治疗要根据病人的年龄、性别、病情轻重、病程长短、甲状腺病理及有无并发症或合并症，分别选择药物治疗、手术治疗、同位素 ^{131}I 放射治疗等中西医综合治疗方法。

（一）非手术疗法

40%～60%的甲亢病人可通过药物治愈。药物治疗主要用于病程较短、病情较轻的病人；20岁以下青少年或儿童；伴有其他严重疾病不能耐受手术的病人；亦可用于手术后复发的病例及作为手术前准备。

1. 抗甲状腺药物 常分为硫脲类和咪唑类两类，硫脲类有甲基硫氧嘧啶（MTU）及丙硫氧嘧啶（PTU），咪唑类有甲巯咪唑（MMI）和卡比巴唑（CMZ），其作用机制基本相同。MTU/PTU300～450mg/d 或 MMI/CMZ 30～40mg/d，分 2～3 次口服。药物治疗要有连续性和规律性，控制病情后，逐渐减量治疗，2～4 周减量一次，至 MTU 或 PTU 50～100mg/d，或者 MMI 或 CMZ 5～10mg/d，如此维持 1.5～2 年。服药过程注意观察血象及肝功能。

2. 辨证论治

（1）肝经火旺：颈前肿大，按之震颤，急躁易怒，烦热多汗，多言手颤，消谷善饥，身体消瘦，口干口苦。舌红苔黄，脉弦数。治宜清肝泻火。方选龙胆泻肝汤加减。中成药选龙胆泻肝丸。

（2）心肝阴虚：颈前略肿，质地柔软，起病缓慢，心悸不宁，烦躁少寐，畏热易汗，双手颤抖，眼干目眩。舌红少苔，脉细数。治宜滋补心肝，方选一贯煎加减。中成药选杞菊地黄丸。

（3）心肾阴虚：颈前肿大，眼球突出，双手颤抖，心悸耳鸣，失眠多梦，消瘦，消谷善饥，体倦，腰膝酸软。舌红少苔，脉细数。治宜滋补心肾。方选知柏地黄汤合朱砂安神丸加减。中成药选知柏地黄丸。

（4）肝肾阴虚：颈前肿大，双眼突出，双手颤抖，头晕眼花，耳鸣，消瘦，消谷善饥，面赤，烦躁易怒，腰膝酸软，舌红少苔，脉细数。治宜滋补肝肾，育阴潜阳，方选三甲复脉汤加减。中成药选六味地黄丸。

（二）手术治疗

手术治疗主要适用于：①继发性甲亢或高功能腺瘤；②中度以上的原发性甲亢；③腺体较大的甲亢伴有压迫症状或胸骨后甲状腺肿；④抗甲状腺药物治疗或 ^{131}I 放射治疗后复发者；⑤妊娠早、中期具有上述适应证者。手术禁忌证为：①青少年甲亢病人；②早期、轻型、甲状腺肿大不明显者；③老年病人或有严重器质性病变不能耐受手术者。

充分的术前准备是保证手术顺利进行和预防术后并发症的关键。术前除全面检查外，还须行颈部透视和摄片以了解有无气管受压或移位，有无胸骨后甲状腺肿；喉镜检查了解声带功能，以确定喉返神经有无受压；了解心脏功能情况。当病人 BMR 下降至+15%以下，临床症状改善，精神情绪稳定，体重增加，T_3、T_4 恢复正常，脉搏≤85 次/分，脉压正常即可进行术前药物准备：降低基础代谢率是术前药物准备的重要环节。①如病人基础代谢率高，可用抗甲状腺药物（甲基或丙硫氧嘧啶、甲巯咪唑等）。此类药物能阻止碘的有机化过程，使氧化碘不能与酪氨酸结合；另外，其本身亦是甲状腺过氧化酶的酶解物，能有效地阻止甲状腺素的合成，并且对甲状腺淋巴细胞有重要免疫作用。但是由于硫氧嘧啶类药物能使甲状腺肿大和动脉性充血，手术时易发生出血，增加了手术的困难和危险。因此，服用抗甲状腺药物后必须加用碘剂 2 周待甲状腺缩小变硬，血管数减少后手术。②在甲亢症状基本控制后，即可改用口服鲁氏碘液（Lugol's iodine solution），每日 3 次口服，从 3 滴开始，每日每次增加 1 滴，至 16 滴止，维持此量 3～5 天。碘剂对增生状态的甲状腺的作用在于在最初 24～48 小时内阻滞正常碘的有机化环节，阻滞甲状腺球蛋白水解，从而抑制甲状腺素的释放，使滤泡细胞退化，甲状腺血运减少、脆性降低。腺体因此缩小变硬，从而有利于手术切除甲状腺。③对于常规应用碘剂或合并应用抗甲状腺药物不能耐受或不起显著作用的病例，可使用碘剂与普萘洛尔（心得安）合用进行术前准备。心得安半衰期 3～6 小时，因此，最末一次口服心得安要在术前 1～2 小时。术前不用阿托品，以免心动过速，术后继服心得安 4～7 天。心得安是一种β受体阻滞剂，可选择阻滞靶组织的β受体对儿茶酚胺的作用，抑制肾上腺素能活力增进，降低周围组织对甲状腺素的效应，使甲亢症状得到改善。心得安不能抑制甲状腺素释放。

手术行双侧甲状腺次全切除术，可选择常规或微创方式。通常需切除腺体的 80%～90%，并同时切除峡部，每侧残留腺体以如成人拇指末节大小为宜（3～4g）。腺体切除过少容易引起复发，过多又易发生甲状腺功能低下。

甲亢术后要密切注意病人的呼吸、体温、脉搏和血压的变化；24 小时内必须常规床旁备好气管切开包；注意观察术后并发症；病人采用半卧位，以利呼吸和引流切口内积血；术后应继续服碘剂 5~7 天。

术后辨证论治参考本章"概论"部分。

甲亢手术常见的并发症：

1. 术后呼吸困难和窒息　这是术后最危急的并发症，多发生在术后 48 小时内。常见原因为①切口内出血压迫气管：主要是手术时止血不彻底，或因血管结扎线滑脱引起。②喉头水肿：主要是由于手术操作创伤或气管插管损伤所引起。③术后气管塌陷：是气管壁长期受压，发生软化，术后失去周围组织支撑所引起。④双侧喉返神经损伤。临床表现为进行性呼吸困难、烦躁、发绀以至窒息。因出血所引起者，尚有颈部肿胀，引流口渗出鲜血等，如发生上述情况，应立即在床旁拆除缝线，敞开伤口，去除血肿。如情况仍无改善，应立即做气管切开，待病人病情好转后，再送手术室做进一步检查处理。因此，术后应常规地在病人床边放置无菌的气管切开包和手套，以备急用。

2. 喉返神经损伤　发生率约 0.5%。大多数是由于手术处理甲状腺下极时，不慎将喉返神经切断、缝扎、挫夹或牵拉过度；少数是由于血肿压迫或瘢痕组织牵拉而引起。前者在术中立即出现症状，后者在术后数天才出现症状。如完全切断或缝扎喉返神经，损伤是永久性的，挫夹、牵拉或血肿压迫所致的损伤多为暂时性，经针刺、理疗、中药鱼腥草雾化吸入、疏风清热利咽等综合治疗后，一般可在 3~6 个月内逐渐恢复。一侧喉返神经损伤所引起的声嘶，可由声带过度地向患侧内收而好转，术后喉镜检查虽仍见患侧声带外展，但病人并无明显声嘶。两侧喉返神经损伤会发生两侧声带的麻痹，引起失声或呼吸困难，需做气管切开。

3. 喉上神经损伤　多由于结扎、切断甲状腺上动静脉时，离腺体上极较远，未加仔细分离，连同周围组织大束结扎所引起。若损伤喉上神经外支，会使环甲肌瘫痪，引起声带松弛，音调降低。分离向上延伸很高的甲状腺上极时，有时可损伤喉上神经的内支，由于喉黏膜的感觉丧失，病人失去喉部的反射性咳嗽，进食时，特别是饮水时，就可引起误咽而呛咳。一般经针刺、理疗、中药鱼腥草雾化吸入、疏风清热利咽等治疗可自行恢复。

4. 手足抽搐　手术时甲状旁腺误被一并切除，挫伤或其血液供应受累时，都可引起甲状旁腺功能不足，血钙浓度下降至 2.0mmol/L 以下，严重者可降至 1.0~1.5mmol/L，神经肌肉的应激性显著性增高，多在手术后 1~3 天出现症状，轻者仅有面部或手足的强直感或麻木感，重者发生面肌和手足伴有疼痛的持续性痉挛，每天可发作数次，每次 10~20 分钟，甚至数小时，严重病例还伴有喉和膈肌痉挛，可引起窒息而死亡。发作时立即静脉注射 10%葡萄糖酸钙或氯化钙 10~20ml。轻者口服葡萄糖酸钙或乳酸钙 2~4g，每天 3~4 次。症状较重或长期不能恢复者，同时加用维生素 D₃，每天 5 万~10 万单位，以促使钙在肠道吸收。口服二氢速固醇（DT10）油剂，有明显提高血钙，从而降低神经肌肉的应激性。永久性甲状旁腺功能减退者，可用同种异体甲状旁腺移植。手足麻木、筋脉挛急抽搐、心慌气短、胸闷窒塞属心肝血虚证，治宜养血祛风，方选养血地黄丸加减，中成药选龙牡壮骨冲剂。

5. 甲状腺危象（thyroid crisis）　是甲亢的严重合并症。临床观察发现，危象与术前准备不充分、甲亢症状未能很好控制及手术应激有关。危象时主要表现为术后 12~36 小时内发生高热（39℃以上）、脉快而弱（每分钟 120 次以上）同时合并神经、循环及消化系统严重功能紊乱如烦躁、谵妄、大汗、呕吐和水泻等。如不及时处理，可迅速发展至昏迷、虚脱、休克甚至死亡。死亡率为 20%~30%。故危象一旦发生，应及时予以抢救治疗。

治疗措施包括：①复方碘溶液 3~5ml，口服，紧急时可用 10%碘化钠 5~10ml 加入 500ml 10%葡萄糖液中静脉滴注，以减少甲状腺素的释放。②用β受体阻滞剂或抗交感神经药，常用的普萘洛尔 5mg，加入 5%葡萄糖液 100ml 静脉滴注，或口服 40~80mg，每 6 小时一次。利血平 2mg 肌内注射，每 6 小时一次。③氢化可的松，每天 200～400mg，分次静脉滴注。④镇静剂：常用苯巴比妥 100mg 或冬眠合剂Ⅱ号半量，肌内注射，6～8 小时一次。⑤降温：一般配合冬眠药物及物理降温，使病人体温尽量保持在 37℃左右。⑥静脉输入大量葡萄糖液并保持水、电解质及酸碱平衡。⑦吸氧，以减轻组织的缺氧。⑧如有心衰者可给予毛地黄制剂，如有肺水肿可给予呋塞米。⑨若见高热，烦躁，口渴，脉数等，证属热深厥深，治宜清热生津固脱，方选白虎汤合参附汤加减；若有热入营血表现，则口服紫雪丹、安宫牛黄丸；静脉滴注清开灵、醒脑静以清热救阴。

6. 术后复发　造成术后复发的常见原因是未切除甲状腺峡部或锥状叶；或切除的腺体不够，残留的腺体过多；或甲状腺下动脉未予结扎等。但复发甲状腺的再次手术常常带来难以估计的困难，而且容易损伤喉返神经和甲状旁腺，选择再次手术时应慎重。

7. 甲状腺功能减退　由于腺体切除过多所引起，表现为轻重不等的黏液性水肿：皮肤和皮下组织水肿，面部尤甚，按之不留凹痕，皮肤干燥，毛发疏落。病人常感疲乏，性情淡漠，反应较迟钝，动作缓慢，性欲减退。此外，脉率慢、体温低、基础代谢率降低。长期服用甲状腺片或左甲状腺素，一般有较好疗效。证属脾肾阳虚者，治宜温补脾肾，方选参苓白术散合真武汤加减。

手术对中度以上的甲亢仍是目前最常用而有效的方法，治愈率达 90%～95%，手术死亡率低于 1%。手术有一定的并发症，复发率在 5%左右。少数病人术后发生甲状腺功能减退。

（三）同位素 ^{131}I 放射治疗

同位素 ^{131}I 放射治疗主要适用于对抗甲状腺药物过敏而不能使用，不能耐受手术或治疗后复发的原发性甲亢病人。妊娠、哺乳期妇女，或年龄在 25 岁以下的病人不宜用同位素治疗。

第六节　甲状腺炎

甲状腺炎（thyroiditis）包括一组自身免疫性及感染性甲状腺炎症性疾病。各自具有各不相同的病因、病理、临床表现和预后。

一、急性化脓性甲状腺炎

本病大都由化脓性细菌自血行或邻近感染蔓延到甲状腺，临床上罕见，属于中医学"瘿痈"范畴。现代医学认为其病原菌为葡萄球菌、链球菌和肺炎双球菌，感染局限于甲状腺肿的结节或囊肿内时，因不良的血液循环易形成脓肿。中医认为多因风温、风火客于肺胃，或内有肝郁胃热，积热上壅，夹痰蕴结，以致气血、痰热凝滞于肺胃之外系、喉结部而成。

本病主要表现为甲状腺部位剧痛、肿大、发热、波动和皮肤发红，吞咽困难，白细胞升高等感染表现。甲状腺的功能减退或无变化。

治疗分内治法和外治法。若病情早期表现为局部肿痛，发热恶寒，口干等，属于风热蕴结，宜疏风清热化痰，用牛蒡解肌汤加减；表现为里热盛者，宜舒肝清热，化痰消肿，用柴胡清肝汤加减。外治初期宜用箍围药，如金黄散、四黄散、双柏散，水蜜调制外敷；成脓时应早期切开引流，以免脓肿破入气管、食管、纵隔内；后期生肌膏祛腐生肌。同时给予青霉素等抗生素治疗，或根据脓液细菌培养结果选择敏感抗生素。

二、亚急性甲状腺炎

亚急性甲状腺炎又称 De Quervain 甲状腺炎或巨细胞性甲状腺炎，亦属于中医学"瘿痈"范畴。

本病常继发于病毒性上呼吸道感染，病毒感染可能使部分甲状腺滤泡破坏和上皮脱落，引起甲状腺的异物反应。在组织切片上可见到多形核白细胞、淋巴细胞及异物巨细胞浸润，并在病变滤泡周围出现巨细胞性肉芽肿是其特征。

本病多见于 30~40 岁女性，表现为甲状腺肿胀、发硬、吞咽困难及疼痛，并向患侧耳颞处放射，常始于甲状腺的一侧，很快向腺体其他部位扩展。病人可有发热，血沉增快。病程约为 3 个月，痊愈后甲状腺功能多不减退。病前 1~2 周上呼吸道感染史，基础代谢率稍升高但甲状腺摄取 ^{131}I 能力明显降低，这种分离现象和泼尼松实验治疗有效有助于诊断。

常用激素治疗。泼尼松每次 5mg，每天 4 次，连用 2 周，以后逐渐减量，全程 1~2 个月。同时加用甲状腺干制剂，效果较好。停药后如果复发，则予放射治疗，效果较持久。抗生素无效。辨证论治参照"急性化脓性甲状腺炎"部分。

三、慢性淋巴细胞性甲状腺炎

慢性淋巴细胞性甲状腺炎又称桥本（Hashimotos）病，是一种自身免疫性疾病，也是甲状腺功能减退最常见原因。组织学显示甲状腺滤泡组织被大量淋巴细胞和浆细胞浸润，并形成淋巴滤泡和生发中心。本病多见于 30~50 岁女性。

本病临床表现甲状腺弥漫性增大，对称，表面平滑，质地较硬。甲状腺功能多减退。基础代谢率低，甲状腺摄取 ^{131}I 量减少，血清中检出甲状腺球蛋白抗体（TgAb）和甲状腺过氧化物酶抗体（TPOAb）等多种抗体可帮助诊断。必要时，可行穿刺细胞学检查。

本病可长期服用左甲状腺素或甲状腺素片治疗；有压迫症状或疑有癌变者可考虑手术。若见形寒肢冷，面色㿠白，性欲减退，面浮肢肿，证属脾肾阳虚，治宜温补脾肾，方选参苓白术散合真武汤加减。

第七节　颈部淋巴结结核

颈部淋巴结结核（tuberculous cervical lymphadenitis）多见于儿童和青年人。结核杆菌大多经扁桃体、龋齿侵入，近 5%继发于肺和支气管结核病变，并在人体抵抗力低下时发病。发生于颈部的淋巴结结核属于中医学"瘰疬"的范畴，俗称"鼠疮"。

一、病因病理

中医认为忧思郁怒，肝气郁结，脾失健运，痰湿内生，气滞痰凝，阻于经脉，结于颈项，而成此病；亦可因肺肾阴亏，以致阴虚火旺，肺津不能输布，灼津为痰，痰火凝结于颈项所致；日久痰湿化热，或肝郁化火，下烁肾阴，热胜肉腐而成脓，破溃成疮，脓水淋漓，耗伤气血阴津，渐成虚证。现代医学认为本病是由于结核杆菌侵入淋巴结所引起的慢性炎症。结核杆菌侵及淋巴结皮层窦内形成若干结核结节，继之结节相互融合增大并逐渐向淋巴中心蔓延，可波及整个淋巴结，受累淋巴结明显增大。炎症常累及淋巴包膜，出现淋巴结周围炎，易与相邻的淋巴结及其他软组织发生粘连。病理上分为浸润型、增殖型和混合型。

二、临床表现与诊断

颈部一侧或两侧有多个大小不等的肿大淋巴结，一般位于胸锁乳突肌的前、后缘。初期，肿大的淋巴结较硬，无痛，可推动。病变继续发展，发生淋巴结周围炎，使淋巴结与皮肤和周围组织发生粘连；各个淋巴结也可相互粘连，融合成团，形成不易推动的结节性肿块。晚期，淋巴结发生干酪样坏死、液化，形成寒性脓肿。脓肿破溃后，流出豆渣样稀薄脓液，最后形成经久不愈的窦道或慢性溃疡；溃疡边缘皮肤暗红、潜行，肉芽组织苍白、水肿。上述不同阶段的病变，可同时出现于同一病人的各个淋巴结。

少部分病人可有低热、盗汗、食欲不振、消瘦乏力等全身症状。

根据结核病接触史及局部体征，特别是形成寒性脓肿，或破溃成经久不愈的窦道或溃疡时，多可明确诊断。应作胸部透视，了解有无肺结核。对小儿病人，结核菌素试验能帮助诊断。作穿刺活检或淋巴结活检对本病有重要诊断价值。

如仅有淋巴结肿大，无寒性脓肿或溃疡，诊断常较困难，需与下列疾病相鉴别：慢性非特异性淋巴结炎、颈部转移性肿瘤、恶性淋巴瘤。在寒性脓肿阶段应注意与囊状淋巴管瘤、甲状舌管囊肿及颏下皮样囊肿相鉴别。取局部脓液作结核菌培养，常可发现结核杆菌而明确诊断。

三、治疗

本病主要采用抗结核药物治疗，既可全身亦可局部使用抗结核药物。如手术治疗者，手术前后均应使用抗结核药，手术后用药不应少于 6 个月。

（一）抗结核治疗

本病多选用异烟肼、利福平、吡嗪酰胺、链霉素等抗结核药，宜早期、联合、规则、足量、全程。抗结核药物疗程需半年至 1 年时间。

（二）辨证论治

1. **气滞痰凝** 多见于初期，颈部肿块成串珠形，肿块坚实，无明显全身症状。苔黄腻，脉弦滑。治宜疏肝理气，化痰散结。方选逍遥散合二陈汤加减。

2. **阴虚火旺** 多见于中期，核块逐渐增大，与皮肤粘连，皮色转暗红。午后潮热，夜间盗汗。舌质红、少苔，脉细数。治宜滋阴降火，化痰散结。方选六味地黄汤合清骨散加减。

3. **气血两虚** 多见于后期，疮口脓出清稀，夹有败絮样物，形体消瘦，面色无华，精神倦怠。舌淡质嫩，苔薄，脉细。治宜补气养血，托毒生肌。方选香贝养营汤加减。

（三）外治法

1. **初期**（结节型） 局部肿块处可敷冲和膏或阳和解凝膏掺黑退消。

2. **中期**（脓肿型） 外敷冲和膏，未成脓可用千捶膏；寒性脓肿尚未穿破者，可行潜行性穿刺抽脓，从脓肿周围正常皮肤处进针，尽量抽尽脓液，然后向脓腔内注入 10%链霉素或 5%异烟肼溶液作冲洗，并留适量于脓腔内，每周 2 次；已成脓宜切开排脓，创口宜大，或作十字切口，以达到充分引流。

3. **后期**（破溃型） 已溃者先用五五丹或七三丹，再用八二丹药线引流，或药棉嵌入疮口，外敷红油膏或冲和膏。肉芽鲜红，脓腐已尽时，改用生肌散、白玉膏。若创面肉芽高突，可先用千金散棉嵌，待胬肉平整后改用生肌散、白玉膏。如有空腔或窦道时，可用千斤散药线，也可用手术扩创，清除坏死组织。寒性脓肿破溃形成溃疡和窦道者，如继发感染不明显，可行刮除术，细心地将结核病变组织全部刮除，伤口不加缝合，局部用链霉素或异烟肼溶液换药；如继发化脓性感染者，需先行切开引流，待感染控制后，必要时再行刮除术。

（四）手术治疗

少数局限的、较大的、可推动的淋巴结，可考虑手术切除，手术时注意勿损伤副神经。

（五）其他疗法

1. **基础调理** 增强体质是防治本病的重要条件之一。注意加强营养，注意休息，供给高热量、高维生素和高蛋白饮食，适当补充鱼肝油、钙剂等辅助性药物。

2. **内消瘰疬丸** 每次 4.5g，每天 2 次。

3. **拔核疗法** 适用于肿核较小，日久不能内消，体质较好者。可用白降丹少许掺在太乙膏上，或白降丹粉与米饭捣和，捏成绿豆大小放置于太乙膏上敷于肿核处每 3 天换药 1 次，结核小的 7 天左右脱落，大的 10 天左右可将结核拔出，待结核脱落后，可用生肌散、白玉膏。因所用药物有一定刺激性，应严格掌握适应证。对瘰疬较大而深在，或与周围组织粘连，或年老体弱者均不宜使用本法。

4. 脊背挑核法　适用于本病初期，先在肩胛下方，脊柱两侧寻找略高于皮肤，其色微红，按之颜色不退的结核点，用三棱针挑之出血。亦可在肩井、肺俞等穴处进行挑治。

5. 银丝贯穿法　适用于结核未化脓时。以细银针横向贯穿结块，可通电加温，也可不加温，5 天 1 次，5 次为 1 个疗程。

第八节　颈 部 肿 块

颈部肿块可以是颈部或非颈部疾病的共同表现。据统计，甲状腺疾患及炎症、恶性肿瘤、先天性疾病和良性肿瘤各占颈部肿块的 1/3。其中恶性肿瘤占有相当比例，所以颈部肿块的鉴别诊断就具有重要意义。颈部肿块根据不同性质分别属于中医"瘿"、"瘤"、"痰核"、"失荣"等范畴。

一、颈部肿块的分类

1. 肿瘤

（1）原发性肿瘤：良性肿瘤有甲状腺瘤、血管瘤等。恶性肿瘤有甲状腺癌、恶性淋巴瘤、涎腺癌等。

（2）转移性肿瘤：原发灶多在口腔、鼻咽部、甲状腺、肺、纵隔、乳房、胰腺、胃肠道等处。颈侧区及锁骨上窝的肿块需警惕转移性肿瘤可能。

2. 炎症　急慢性淋巴结炎、淋巴结结核、涎腺炎、软组织化脓性感染等。

3. 先天性畸形　甲状舌管囊肿或瘘、胸腺咽管囊肿或瘘、囊状淋巴管瘤（囊状水瘤）、颏下皮样囊肿等。

颈部肿块的诊断需根据肿块部位、病史、体查发现，并结合适当的辅助检查，综合分析，必要时穿刺或切除活组织检查，才能明确诊断。

二、几种常见的颈部肿块

1. 慢性淋巴结炎　多继发于头、面、颈部的炎症，肿大淋巴结散见于颈侧区或颌下、颏下区。常需与恶性病变鉴别，必要时行肿大淋巴结的切除活检。

2. 甲状舌管囊肿　是与甲状腺发育有关的先天性畸形。胚胎期，甲状腺是由口底向颈部伸展的甲状腺舌管下端发生的。甲状腺舌管通常在胎儿 6 周左右自行闭锁，若甲状腺舌管退化不全，即可形成先天性囊肿，感染破溃后成为甲状舌管瘘。本病多见于 15 岁以下儿童，男性为女性的 2 倍，表现为在颈前区中线、舌骨下方的圆形肿块，边界清楚，表面光滑，囊性感，并能随吞咽或伸缩舌而上下移动。治疗宜手术切除。

3. 转移性肿瘤　约占颈部恶性肿瘤的 3/4，在颈部肿块中，发病率仅次于慢性淋巴结炎和甲状腺疾病。原发癌灶绝大部分（85%）在头颈部，尤以鼻咽癌和甲状腺癌转移最为多见。锁骨上窝转移性淋巴结的原发灶，多在胸腹部（肺、纵隔、乳房、胰腺、胃肠道等）；腹部的癌肿多经胸导管转移至左锁骨上淋巴结。根据病情选择治疗方案。

4. 恶性淋巴瘤　包括霍奇金病和非霍奇金淋巴瘤，是来源于淋巴组织恶性增生的实体瘤，多见于男性青壮年。肿大的淋巴结常先出现于一侧或双侧颈侧区，以后相互粘连成团，生长迅速。需依靠淋巴结病理检查确定诊断，主要选择药物治疗。

（林鸿国　黄学阳）

第二十二章 乳房疾病

第一节 概　论

乳房疾病是女性的常见病。在女性的一生中，乳房受内分泌等诸多因素影响，极易出现多种失常、紊乱，甚至病变。近一半的成年女性受到乳房健康问题的困扰，其中乳腺癌在部分国家与地区的发病率占女性恶性肿瘤的第1位或第2位。儿童和男性乳房未发育，因而少见。

成年女性乳房上下位于第二、六肋骨之间，水平位于胸骨边缘和腋中线之间。乳头位于乳房中心，周围色素沉着区称为乳晕，乳晕皮面有多个稍隆起的小结节，为乳晕腺。乳房直径平均10～12cm，中央厚度平均5～7cm。乳腺组织也可延伸至腋窝，形成尾叶。乳房外形变异较大，但通常呈穹形，未产妇略呈圆锥形，经产妇会出现下垂。

乳房包括三种结构：皮肤、皮下组织与乳腺组织。后者包含软组织与基质。软组织被分成15～20个腺叶，最后在乳头呈放射状聚合。每个腺叶又分为若干个小叶，称为乳腺小叶（图22-1）。小叶又由许多腺泡所组成。由终末导管及所属腺泡构成的末梢导管小叶单位是除大导管内乳头状肿瘤外，大多数乳腺疾病的起源之处。各小叶内的腺管逐渐汇集成腺叶内乳管，每一腺叶有一汇总的引流导管，引流导管直径2mm，在乳晕下形成的乳窦直径5～8mm，约10个主要的引流导管开口于乳头。腺叶间、小叶间和腺泡间有结缔组织间隔。腺叶间有许多与皮肤垂直的纤维束，上连皮肤及筋膜浅层，下达浅筋膜深层，称库柏韧带，受肿瘤侵犯时此韧带缩短，牵拉皮肤形成"酒窝"征。

乳房的主要血液供应来自于内乳动脉和胸外侧动脉（图22-2）。约60%乳房（主要是中部和中央部分）靠内乳动脉穿支供应。约30%的乳房（主要是上部与外侧）靠胸外侧动脉供应。其次有胸肩峰动脉穿支，第二、三、四、五肋间动脉穿支，肩胛下动脉和胸背动脉。与血管系统一样，乳房的神经支配比较广泛而多变，包括从第2～6肋间神经前皮支和外侧皮支，以及锁骨上神经，在乳房均有分支。肋间神经前皮支和外侧皮支是乳晕下神经丛的主要构成来源。鉴于此，乳房手术当中应当尽量减少其损伤。

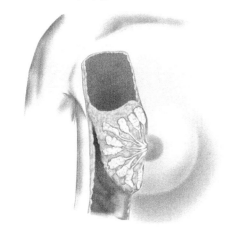

图22-1　乳房小叶结构

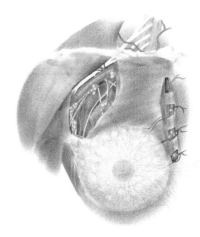

图22-2　乳房血液供应

乳房的淋巴网极为丰富，主要有四个淋巴液回流途径（图 22-3）：①乳房约 75%淋巴液沿胸大肌外侧缘淋巴管流至腋窝淋巴结，继而流向锁骨上淋巴结。当淋巴液流经腋前第一站淋巴结时，该淋巴结称为"前哨淋巴结"，乳腺癌切除时如该淋巴结活检未转移，可以不做腋窝清扫，以减少不必要的创伤。部分乳房上部的淋巴液可不经腋窝而直接经穿过胸大肌的淋巴管流向锁骨下淋巴结，通过锁骨下淋巴结后，淋巴液继续流向锁骨上淋巴结；②约25%的乳房内侧和中央区的淋巴液通过肋间淋巴管流向胸骨旁淋巴结（主要在第 1～3 肋间，沿胸廓内动、静脉分布区），继而流至锁骨上淋巴结；③由于两侧乳房间在皮下有一些淋巴管交通枝，一侧乳房的淋巴液可流向另一侧乳房或腋下；④乳房深部淋巴网可沿腹直肌鞘和肝镰状韧带流向肝脏。

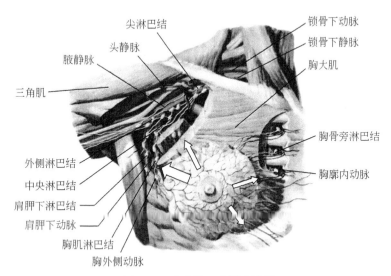

图 22-3　乳房淋巴液回流途径

乳腺的生理改变受垂体前叶激素、肾上腺皮质激素和性激素调节，妊娠期哺乳期乳腺腺泡明显增大、腺管增长，分泌乳汁；哺乳以后又处于相对静止状态。在月经周期的不同阶段，乳腺也在各种激素影响下呈周期性改变。乳腺血流量在雌二醇的影响下显示出周期性增加，行经前 3～4 天达最大值，这是乳房体积增大及这阶段期间不适感的部分原因。

乳房分为乳房、乳晕、乳头和乳络四部分，其发生发育受五脏六腑、十二经之气血津液所养，在肾-天癸-冲任性轴的协调下完成。乳房与脾、胃、肾、肝及冲、任两脉的关系最为密切。女子乳头属肝，乳房属胃；男子乳头属肝，乳房属肾。

中医学认为肾气衰则天癸竭，乳房也即衰萎。肾精不足或肾阳虚衰，儿童或成年男子可发生乳病；肾阴虚可致乳疬；劳伤肾精尚可变生乳岩。脾胃为气血生化之源，乳汁由脾胃水谷之精华所化生，脾胃气壮则乳汁多而浓，反之则少而淡；脾属土味甘，故乳汁味甘。若脾胃运化失司而痰浊内生，痰湿蕴结于乳房胃络即可致病。肝与乳房的关系：肝主藏血主疏泄，肝血不足则产妇乳少；肝失疏泄，气机郁滞，则乳房胀痛，甚至形成肿块。足少阴肾经，上贯肝膈而与乳相联；足阳明胃经之直者，从缺盆下而贯乳中；足厥阴肝经：足厥阴肝经上膈，布胸胁绕乳头而行；冲脉任脉：冲脉任脉均起于胞中，为气血之海，上行为乳，下行为经。冲脉挟脐上行，至胸中而散；任脉循腹里，上关元至胸中。因此若冲任失调、郁怒伤肝、忧思伤脾、劳伤心肾，气机逆乱，经络气血运行不畅而致乳房疾病。

（陈前军　刘鹏熙）

第二节　乳房检查

检查乳房应在光线明亮处，病人采用端坐或仰卧位检查，双乳充分暴露，以利于对比检查。

一、望诊

（一）一般观察

观察双乳的位置、大小和外形是否对称，有无局限性隆起或凹陷，皮肤有无红、肿及"橘皮样"改变，浅表静脉是否扩张。乳房表面如有局限性凹陷（称为酒窝征），常常是其深部癌灶或脂肪坏死灶侵及库柏韧带使之收缩所致。此征在病人双臂上抬或前俯上半身或用手抬高乳房时更为明显。"橘皮样"外观通常是当癌细胞侵入乳房表浅淋巴管引起堵塞，导致淋巴水肿所致。

（二）乳头

正常乳头双侧对称，高出皮肤，指向前方并略向外下。如果乳头附近有癌肿或慢性炎症，乳头可被牵向病灶侧，使乳头不对称；乳头内陷可为发育不良所致，若是一侧乳头近期出现内陷，则可能由癌肿或炎症引起。还应注意乳头、乳晕有无湿疹、糜烂。

二、触诊

检查者采用手指掌面而非指尖触诊，不要用手指捏乳房组织。应循序触按乳房内上、外上（包括乳腺腋尾部）、外下、内下、中央（乳晕、乳头）各区。先查健侧，后查患侧。检查乳房后，必须检查腋窝淋巴结。

（一）乳房肿块

如扪到乳内肿块，应注意其部位、形状、大小、硬度、活动度、边缘是否清晰、表面是否光滑、有无压痛、与周围组织是否粘连等情况。轻轻捏起肿块表面的皮肤明确肿块是否与皮肤粘连。如有粘连而无炎症表现，应警惕乳癌的可能。正常乳房触诊时也可触及均匀散在的柔软小结，不是疾病表现。一般而言，良性肿瘤边界清楚，活动度大；恶性肿瘤边界不清，质地较硬，表面不光滑，活动度差。肿块较大时应检查与深部组织是否有粘连。可让病人双手叉腰，使胸肌保持紧张状态，若肿块活动度受限，表示肿瘤侵及深部组织。

（二）乳头溢液的检查

由乳腺周围向乳头方向轻轻按压，而后挤压乳晕和乳头，注意有无液体排出，如有应注意液体的颜色及排出口的位置。

（三）腋窝淋巴结

检查者面对病人（最好采用直立位），以左手检查病人右腋窝，右手检查其左腋窝。检查时嘱病人将肘关节屈曲，前臂放在检查者的前臂上，使腋窝前缘的胸大肌和背阔肌松弛。然后检查者的手伸入其腋顶部，以手指掌面压向病人胸壁进行触摸。先从腋窝顶部开始，用稳定的滑移动作，自上而下的触摸中央区组、腋窝前壁胸肌组、肩胛下组和锁骨下组淋巴结。站在前面检查锁骨上淋巴结时，病人的头必须倾向检查侧，使皮肤放松，才能触及深部。也可站在病人身后，以四指紧贴颈根部进行滑动触诊锁骨上区淋巴结。扪及肿大的淋巴结时，应注意其数目、大小、硬度、表面是否光滑、活动度、是否互相粘连融合、有无压痛等。

三、特殊检查

（一）X线检查

X线检查包括钼靶X线摄片和乳腺导管X线造影。钼靶X线摄片的剂量小于0.01Gy，对组织损伤性极小。利用其较弱的穿透力，来区别乳房内各种密度的组织，可发现较小的肿块并较为清晰地观察其形态和结构。良性肿瘤摄片见到的块影密度均匀；恶性肿瘤的块影多不规则或呈毛刺状，有时可见钙化点，颗粒状，细小密集呈簇状，每平方厘米超过12～15个钙化点时被认为乳腺癌的可能性很大。有时可见增粗的血管影；肿块周围组织可因肿瘤浸润而扭曲变形；邻近皮肤可有增厚凹陷。

导管造影适用于乳头病理性溢液，显示导管内隆起性病变的情况，对病变定位和性质判断有一定意义。

（二）B超检查

B超是一种无创伤性、可反复使用的检查方法，适合于致密型乳腺病变的评价。其能显示乳房内肿块的细微结构，并能比较精确地测量肿块的大小，显示肿块的血供情况，具有较好的鉴别囊性或实性肿块的用途。

（三）磁共振

磁共振成像（MRI）是钼靶和超声的重要补充，对微小病灶、评价病变范围有优势。

（四）病理检查

常用的活检方法有空心针穿刺活检术，麦默通旋切术活检，细针针吸细胞学，前两者病理诊断准确率高，可达90%～97%；FNAC的确诊率为70%～90%。

对疑为乳腺癌病人，上述方法不能明确，可将肿块切除，作术中冰冻活检或石蜡病理检查，一般不宜作切取活检。

乳头溢液未扪及肿块者，可作乳腺导管内视镜检查，乳头溢液涂片细胞学检查。乳头糜烂疑为湿疹样乳腺癌时，可作乳头糜烂部刮片或印片细胞学检查。

（陈前军　戴　燕　刘鹏熙）

第三节　急性乳腺炎

急性乳腺炎（acute mastitis）是乳腺的急性化脓性感染，常发生于产后哺乳期的妇女，尤以初产妇最为多见。临床上以乳房红、肿、热、痛为主要特征，可伴有发热等全身症状，属于中医学"乳痈"范畴。

一、病因病机

本病的发生多由金黄色葡萄球菌感染引起，少数由链球菌及大肠杆菌引起。乳头破损或皲裂，使细菌沿淋巴管入侵是感染的主要途径。细菌也可直接侵入乳管，上行至腺小叶而致感染。乳头发育不良、输乳管阻塞、乳汁过多等原因造成的乳汁淤积有利于入侵细菌的生长繁殖，是发生乳腺炎的重要原因。同时，由于产后机体免疫力下降，给病原菌的侵入、生长、繁殖创造了有利条件。

急性乳腺炎可以有不同程度的病理变化。常见类型有急性单纯性乳腺炎和急性化脓性乳腺炎两种。从单纯炎症开始，到最后形成脓肿，病理变化过程中常有大量的组织分解和变性坏死。脓肿病灶可单一，亦可多发，浅者可在皮下，深者可在乳房后壁胸大肌筋膜前面，形成乳房后脓肿。感染严重者，可并发脓毒血症。

中医认为乳痈之成，外因产后哺乳，乳头破损，风毒之邪入络；内为厥阴之气不行，阳明经热熏蒸，肝郁与胃热相互影响而成。乳汁郁积，乳络阻塞，气血瘀滞，故见乳房局部肿胀结块；气血瘀滞，经络阻隔，不通则痛，故见乳房疼痛；郁久化热，故见肤色红、皮温高；化热酿毒，热胜肉腐，故见局部成脓。

二、临床表现与诊断

本病初期乳房内可有疼痛性肿块，皮肤不红或微红，可有乳头破裂糜烂。化脓时乳房肿痛加重，肿块中央变软，触之有波动应指感；溃破或切开引流后，肿痛减轻。若溃后肿痛不消，需考虑多房性脓肿脓液引流不畅可能。病人多伴有同侧腋下淋巴结肿大，或发热、寒战、头痛，周身不适等症，严重的可并发脓毒血症。

初期实验室检查白细胞计数一般正常，成脓期白细胞总数及中性粒细胞数明显增高。对于急性乳腺炎是否已形成脓肿，尤其是深部脓肿，可行粗针穿刺抽脓术，有助于确诊并判断脓肿位置。B型超声检查有助于鉴别诊断，并对于临床判断是否已形成脓肿可作为首选的方法。脓液细菌培养及药敏试验有助于确定致病菌和针对性选择抗生素。

急性乳腺炎应与炎性乳腺癌、肉芽肿性小叶性乳腺炎等进行鉴别诊断。炎性乳腺癌是一种特殊类型的乳腺癌。由于癌细胞在乳腺皮肤淋巴管网内扩散，故表现为炎症样改变。病变局部皮肤多呈橘皮样改变，色暗红或紫红，白细胞计数不高或稍高，抗炎治疗无效。病理学检查可找到癌细胞。肉芽肿性小叶性乳腺炎是一种非干酪样坏死、局限于乳腺小叶、以肉芽肿为主要病理特征的慢性炎症性疾病，主要发于产后 5 年内，妊娠、哺乳期也有少量病人发病。临床表现主要为乳腺疼痛性肿块，起病突然，较急性乳腺炎成脓时间晚，且多为散在小脓肿，破溃后脓液不多，久不愈合，红肿破溃此起彼伏。结合 B 超及病理学检查可助鉴别诊断。

三、治疗

1.辨证论治

（1）气滞热壅：见于急性乳腺炎郁滞期。乳汁分泌不畅，乳房肿胀疼痛，结块或有或无，皮色不红或微红，皮温不高或微高，或有形寒身热，口苦咽干，胸闷不舒，烦躁易怒，食纳不佳。舌质淡红或红，苔薄白或薄黄，脉弦。治宜疏肝解郁，通乳消肿。方选瓜蒌牛蒡汤加减。

（2）热毒炽盛：见于急性乳腺炎成脓期。患乳肿块增大，皮肤灼热，疼痛剧烈，拒按，肿块中央渐软，按之应指。兼见全身壮热憎寒，口干喜饮，烦躁不安，身痛骨楚，溲赤便秘。舌质红或红绛，苔黄腻或黄糙，脉滑数或洪。肿块穿刺有脓。治宜清热解毒，托里排脓。方选透脓散加减。

（3）正虚邪恋：见于急性乳腺炎溃后期。溃后或切开排脓后，一般寒热渐退，肿消痛减，疮口逐渐愈合。若溃后脓出不畅，肿块不消，疼痛不减，身热不退，则已出现袋脓现象；若脓液侵及其他腺叶，则成传囊乳痈；有时可见乳汁从疮口溢出或脓水清稀，形成乳漏，收口缓慢。治宜益气养血，和营托毒。方选托里消毒散加减。

2.外治法

（1）手法排乳：适用于急性乳腺炎郁滞期。病人取坐位，先在患乳部搽以少量润滑剂，术者左手托起乳房，右手五指顺着乳络方向，首先轻拿提拉乳头及乳晕部，继而采用五指指腹揉、推、挤、抓的手法，按摩患乳部硬结肿块，沿放射状从乳房向乳晕部揉抓。随后，右手拇指与食指夹持患侧乳晕及乳头部，不断轻拉揪提，宿乳即呈喷射状排出，直至结块消失、乳房松软、淤乳排出、疼痛明显减轻为度。若按摩前先行热敷，效果更佳。

（2）外敷法：郁滞期用金黄散或玉露散以冷开水或醋调敷；或用金黄膏或玉露膏敷贴；或摘取新鲜木芙蓉叶、鲜蒲公英、仙人掌（去刺）捣烂外敷；或用大黄、芒硝各等份研末，适量凡士林调敷。溃后期改用生肌散收口，外用红油膏或生肌玉红膏盖贴。

（3）熏洗法：葱艾煎汤熏洗，或用 20%芒硝溶液，以厚纱布或药棉蘸药液湿敷患处。

（4）火针排脓法：局部按之有波动感或经穿刺抽脓抽得脓液者，可行火针洞式烙口排脓术。火针排脓，一般用三棱针烧红或电动火针仪，在波动明显距乳晕较远低垂部位刺入脓腔，稍加转动，将针拔出，脓即可排出。待脓出后，疮口内插入八二丹或九一丹提毒祛腐药捻以助引流。

（5）垫棉法：可用于袋脓或乳汁从疮口溢出者。袋脓者垫在脓腔下方；乳汁溢出者宜垫棉加绷缚，束紧患侧乳房。

3. 西药治疗　主要应用抗生素。首选针对金黄色葡萄球菌的敏感抗生素（如青霉素或头孢一代抗生素），青霉素过敏者可以考虑使用红霉素或克林霉素。有条件时应尽量做药敏试验以指导用药。需注意部分抗生素可能通过乳汁而影响婴儿的健康。

4. 手术治疗　脓肿形成需实施手术引流。乳腺浅表的单房小脓肿，可采用注射器针筒接粗针头穿刺抽脓。较大的或多房脓肿应及时切开引流。手术切口应选择在脓腔最低的部位或皮薄、波动感及压痛点最明显的低位处，乳晕下浅脓肿可沿乳晕作弧形切口，深部脓肿或乳房后脓肿可沿乳房下缘作弧形切口、经乳房后间隙引流。

5. 针灸治疗　针刺取肩井、膻中、足三里、列缺、膈俞穴，用针刺泻法，留针 15～30 分钟，每天 1 次。具舒肝理气、消肿散结之功，适用于急性乳腺炎初起。或以葱白适量洗净后捣如糊膏状，敷于患处，每次以艾条悬灸 15～30 分钟。具温经通络，化瘀散结之功，适用于乳腺炎初起或后期慢性炎性肿块，可促其消散。

乳腺炎的预防与护理关键在于避免乳汁淤积，每次哺乳应将乳汁吸空，如有淤积，可手法或用吸乳器排尽乳汁。一般可不必中断哺乳，这样有助于乳汁移出，控制炎症的发展，且有利母婴健康。肿痛明显者可以三角巾或宽松胸罩托起患乳以减轻疼痛。日常应保持乳头清洁，经常用温肥皂水洗净。防止乳头损伤，如有乳头皲裂、擦伤应及时治疗。注意婴儿口腔清洁，不可让婴儿口含乳头睡觉。断乳时应逐渐减少哺乳次数，然后再行断乳。

（刘晓雁　周劬志）

第四节　乳腺囊性增生病

乳腺囊性增生病又称乳腺结构不良，是乳腺主质和间质不同程度地增生与复旧不全所致的乳腺结构在数量和形态上的异常。其是一种既非炎症，也非肿瘤的疾病。增生可发生于小叶实质，主要为乳管及腺泡上皮增生；也可发生于腺管周围并伴有大小不等的囊肿形成；或腺管内不同程度的乳头状增生，伴乳管囊性扩张。本病多发生于 20～45 岁的育龄期妇女，其发病率约占育龄妇女的42.8%，占全部乳房疾病的 70%～78%。其主要临床表现为乳房疼痛、肿块、或伴乳头溢液等，部分病人有癌变危险性，其中非典型增生已被认为是乳腺癌癌前病变。随着社会经济发展、环境变化、竞争增强，高职位、高学历、早初潮、低胎产状况、大龄初产或终生未育、未哺乳或哺乳不正常和绝经迟的妇女为本病的高发人群。本病属于中医学"乳癖"的范畴。

一、病因病理

本病基本病理表现为乳腺上皮和纤维组织增生，伴有乳腺中小导管或末梢导管上皮不同程度的增生和管腔不同程度的扩张，伴发结缔组织改变。现代医学认为本病的发生发展与卵巢内分泌状态密切相关，周期性激素分泌失调和（或）乳腺组织对激素的敏感性增高是其发病的主要原因。随着医学模式的转变，精神因素与本病的关系也越来越受到重视，精神紧张、抑郁、焦虑等不良的心理因素是乳腺增生病发生发展的重要原因之一，也是影响预后的重要因素。

中医认为本病的发生主要与以下病因有关：①情志因素：精神刺激，情志失调，肝失疏泄；②饮食因素：饮食不节，脾失健运，痰浊内生；③劳倦内伤：劳力过度，肾精亏损，肝失所养，冲任失调。基本病机为肝失疏泄、脾失健运以致气滞痰凝血瘀阻于乳房胃络，乳络不通则痛；肝脾不和，久郁化热，热灼阴液，痰瘀互结阻于乳络而成肿块；肾精亏损，肝失所养，冲任失调，乳房与胞宫同时受累，主症加重，月经失调。气滞痰凝血瘀为发病之标，肾精亏损、冲任失调为发病之本。

二、临床表现与诊断

1. 症状

（1）乳房疼痛：以胀痛为主，亦有刺痛，牵拉痛或隐痛，可累及一侧或双侧乳房。疼痛常呈周期性，即月经前加重，月经后减轻或消失，疼痛可随情绪波动而变化。乳房疼痛主要以肿块局部为甚，可向患侧腋窝及肩背放射。部分病人伴乳头疼痛及瘙痒。有的乳痛发作无规律性，尚有约 10%病人没有疼痛症状。

（2）乳头溢液：5%～15%的囊性增生病病人可出现乳头溢液，单侧或双侧均可发生，多呈被动性，一般为黄色、棕色、乳白色、浆液性或清水样，偶见血性。

（3）其他伴随症状：胸闷不舒、精神抑郁或心烦易怒，每遇恼怒或劳累后症状加重。可伴月经失调。

2. 体征

一侧或双侧乳房内，可触及单个或多个肿块，好发于乳房外上象限，也可分散于整个乳房内。触诊肿块形态不一，呈片块型、结节型、混合型、弥漫型等。①片块型：肿块呈厚薄不等的片状、盘状或椭圆形，边界清楚，质韧；②结节型：肿块呈扁平或串珠状小结节，形态不规则，边界欠清楚，部分融合，质韧稍硬；③混合型：肿块呈片块状、结节状、索条状或砂粒样混合存在，边界欠清楚，质韧；④弥漫型：肿块呈颗粒状分布超过乳房三个象限以上者。肿块大小不等，多数在 1～2cm，大者可超过 4cm。肿块边界不甚清楚，质地中等或韧硬不坚，推之可移，常有触痛。除合并大囊肿或腺瘤外，肿块的立体感差，此为本病肿块的主要特点。肿块可于经前期增大变硬，经潮后缩小变软。部分病人腋下淋巴结可肿大，但较软而光滑，偶有触痛。

3. 辅助检查

（1）超声检查：超声声像图特点具有多样性：①腺体回声增强，结构紊乱，腺体内散在分布多个囊性肿块，内部回声可为无回声、中等回声、混合回声等，囊壁上可有乳头状突起。②多发性囊肿与实质性低回声小肿块并存，应与纤维腺病相鉴别。③极少数囊性增生病表现为实质低回声肿块，边界不清，形态不规则甚至可见钙化点。应注意与乳腺癌鉴别。

（2）乳房钼靶 X 线摄片：病变部位呈现棉花团或毛玻璃状，边缘模糊不清的密度增高影，或见条索状结缔组织穿越其间；可见不规则增强阴影中有圆形透亮阴影，有时仅见部分囊壁呈短弧形阴影。乳腺囊性增生病肿块，需和乳腺癌鉴别，前者无血运增加、皮肤增厚和毛刺等恶性征象；若有钙化也多散在，不类似乳腺癌那样密集、成堆出现。

（3）组织学检查：对于乳房肿块较硬或较大，其他物理检查不能确诊者，可考虑行活组织病理检查，包括穿刺活检、切取活检及切除活检。对 ER、PR、C-erbB2、P53、MVD、MEA、PCNA 等的检测有助于了解乳腺增生病向乳腺癌发展的可能性，提供一定的参考价值。

三、治疗

1. 辨证论治

（1）肝郁气滞：以乳房疼痛为突出表现，多为胀痛，肿块和疼痛程度与月经周期或情志变化密切相关，经前或情绪不佳时加重，经后减轻或消失。常伴胸胁胀痛，烦躁易怒，舌质淡红或红，苔薄白或薄黄，脉弦。治宜疏肝理气，散结止痛。方选柴胡疏肝散加减。

（2）痰瘀互结：乳房胀痛、刺痛或无自觉痛，肿块呈多样性，质韧边界不清，疼痛及肿块与月经周期、情绪变化不甚相关；月经可正常，部分月经愆期、行经不畅或伴有瘀块，舌暗红或青紫或舌边尖有瘀斑，或舌下脉络青紫粗胀迂曲，苔白或腻，脉涩、弦或滑。治宜活血祛瘀，化痰散结。方选血府逐瘀汤合逍遥蒌贝散加减。

（3）冲任失调：乳房肿块韧硬，轻度疼痛或无痛，与月经或情志变化关系不大；腰膝酸软，神疲乏力，夜寐多梦，面色晦黯或黄褐斑；伴月经不调，量少或行经天数短暂或淋漓不尽，或闭经，舌质淡，苔白，脉濡细或沉细证。偏肾阳虚者治宜温肾助阳、调摄冲任，方选二仙汤加味；偏肾阴虚者，治宜滋阴补肾、调摄冲任，方选六味地黄汤合二至丸加味。

2. 外治法　用阳和解凝膏掺黑退消或桂麝散盖贴；或以生白附子或鲜蟾蜍皮外敷，或用大黄粉以醋调敷。若对外用药过敏者应忌。

3. 西药治疗　内分泌治疗首选三苯氧胺。此外还有维生素、月见草油、非甾体类解热镇痛药等辅助治疗。

4. 手术治疗

（1）手术适应证：①病变程度较重，病程较长，经长时间药物治疗无效；或思想负担较重，有严重的精神压力，影响生活和工作；或症状不缓解，肿块反而增大或变硬。②乳头溢液或溢血，相关检查不能排除癌变。③药物治疗观察期间的病例，在弥漫性结节状乳腺或片块状乳腺腺体增厚区的某一局部，出现与周围结节质地不一致的肿块；或结节虽变软变小，但原来边界欠清肿物变为孤立清晰，局部体征与癌难以鉴别时。④年龄 45 岁以上，并具有多项乳腺癌高危因素。⑤乳腺 X 线检查有一处或多处钙化，特别是细小的泥沙样或针尖样钙化灶。

（2）常用手术方法：①乳腺区段切除术：以典型部位切取活检者，可采取本术式。②乳房单纯切除术：乳腺增生病病理检查后发现其乳腺导管及腺泡明显的重度非典型增生病人；或细胞已有间变者，采用本术式。应当指出的是，全乳房切除不宜草率进行，尤其是对于青、中年女性病人。

乳腺囊性增生病的发生与生活方式和情志变化等关系密切。病人应保持心情舒畅，乐观开朗；合理膳食，控制高糖高脂高蛋白饮食；适时婚育，积极哺乳，及时治疗其他内分泌疾病。

本病病情容易复发，极大部分病人较长时间内均属良性增生性病变，一般预后较好。若治疗不当，或反复发作，缠绵日久，少部分病人要警惕有恶变的可能。流行病学研究提示囊性增生病病人以后发生乳腺癌的机会为正常人群的 2～4 倍，应定期复查随访。

（司徒红林）

第五节　乳房肿瘤

一、乳腺纤维腺瘤

乳腺纤维腺瘤（fibroadenoma）是发生于乳腺小叶内纤维组织和腺上皮的混合性瘤，是青年女性最常见的良性肿瘤，约占乳腺良性肿瘤的 3/4。临床上以无痛性乳房肿块为主要症状，很少伴有乳房疼痛及乳头溢液者。少数可发生纤维成分的肉瘤变，极少发生上皮成分癌变。本病属于中医学的"乳核"范畴。

（一）病因病理

中医认为其发病多由冲任不调，肝气郁结，脾运失健，痰瘀凝聚所致。实验亦证实，大量的雌激素可诱发肿瘤生成。其他因素如高脂、高糖饮食可使类固醇在结肠中转化为雌激素，进而提高体内激素水平，也是一种诱发因素。另外，乳腺纤维腺瘤还有遗传倾向等。

（二）临床表现与诊断

乳腺纤维腺瘤可见于行经以后的任何年龄的妇女，最常见的年龄为 18～25 岁，月经初潮前甚少见，绝经后妇女少见。临床上表现为圆形、质韧实、边界清楚、表面光滑、无压痛、可活动的肿块。肿瘤多为单侧乳房单发性病变，但一侧或双侧乳房多发性肿瘤并不少见。

临床分型：①普通型，为最常见的类型，瘤体直径在 3.0cm 以内。②青春型，有 5%～10%的乳腺纤维腺瘤发生于十几岁的青少年，称为青少年纤维腺瘤。其特点包括发生于青少年，增长很快，大小达到对侧乳房的 2～4 倍，皮肤扩张变得菲薄，乳头移位等。③巨纤维腺瘤，是一个描述性的术语，是指瘤体大于 5cm 的纤维腺瘤。多发生在 15～18 岁青春期及 40～45 岁绝经前期的女性，瘤体大可达 20cm，甚至占据全乳，肿瘤可呈分叶状改变。

乳腺纤维腺瘤超声检查多表现为椭圆形或圆形、边界清楚、回声均匀的低回声占位性病灶。乳腺 X 线检查多表现为圆形、卵圆形及边界清楚的肿块影，部分病史较长的纤维腺瘤内可见粗大的钙化灶。纤维腺瘤需要与良性叶状肿瘤和叶状肉瘤进行鉴别诊断，主要根据病理检查确诊。

（三）治疗

本病主要是手术治疗。尤其是 35 岁以上的病人与早期乳腺癌不易鉴别，主张尽早手术治疗。术后辨证论治参考"围术期处理"章节内容。

（钟少文）

二、乳管内乳头状瘤

乳管内乳头状瘤（Intraductal papilloma）是发生在乳腺导管上皮的良性肿瘤，WHO 将其分为中央型及外周型。多见于经产妇，40～50 岁为多。75%病例发生在大乳管近乳头的壶腹部，瘤体很小，带蒂而有绒毛，且有很多壁薄的血管，故易出血。发生在中小乳管的乳头状瘤常位于乳房周围区域。本病属中医"乳衄"范畴，但乳衄尚包括乳腺囊性增生病、导管扩张症、乳腺癌等。

（一）病因病机

本病病因尚不十分明确，许多学者认为与乳腺囊性增生性疾病的病因相似，即雌激素过度刺激，造成了导管上皮局限性乳头状增生，病程较长，少数可发生癌变。

中医认为乳头属肝，忧思郁怒，肝气不舒，郁久化火，灼伤血络，迫血妄行而致乳窍流血；或因思虑伤脾，脾不统摄，血不循经，溢于乳窍所致。

（二）临床表现与诊断

本病病程较短，一般无自觉症状，常因乳头溢液污染内衣而引起注意，溢液可分为血性、暗棕色或黄色液体，溢液常为间歇性、自发性。肿瘤小，常不能触及，偶有较大的肿块。大乳管乳头状瘤，可在乳晕区扪及直径为数毫米的小结节，多呈圆形、质软、可推动，轻压此肿块，常可从乳头溢出血性液体。

乳腺彩超最常见的特征是扩张的导管内有实质回声。乳腺导管内视镜下该瘤特征明显，内视镜下表现为单发的黄色、红色或红黄相间的实质性占位，常阻塞管腔，多数表现为球形、桑葚样、舌形新生物，有时可见细蒂与管壁相连可在管腔内小幅度移动。乳腺导管造影及乳头分泌物细胞学检查均有助于诊断。

本病需与乳腺癌、乳腺囊性增生病相鉴别。乳腺癌可见到乳头血性溢液，其溢液多为单侧单孔，常伴有明显肿块，且多位于乳晕区以外，肿块质地坚硬，活动度差，表面不光滑。溢液涂片细胞学检查可找到癌细胞。乳腺囊性增生病 部分病人可伴有乳头溢液，常为双侧多孔溢液，以浆液性为多，血性较少，伴有周期性乳房疼痛，有的伴有乳房肿块。根据病史、症状、体征、辅助检查可相鉴别。

（三）治疗

本病以手术治疗为主，关键是切除病变导管。若见乳孔溢液，颜色鲜红或暗红，伴烦躁易怒，胸闷胁痛，失眠多梦。舌红，苔薄黄，脉弦，属肝郁火旺。治宜疏肝解郁，凉血止血为法，方选丹栀逍遥散加减。若见乳孔溢液，颜色淡红或淡黄，伴面色少华、神疲倦怠、心悸少寐，纳少；舌质淡，苔薄白，脉细，属脾虚血亏。治宜健脾养血止血，方选归脾汤加减。

三、乳房肉瘤

乳房肉瘤（breast sarcoma）是发生于乳腺间叶组织的恶性肿瘤，临床较少见，包括中胚叶结缔组织来源的间质肉瘤、纤维肉瘤、血管肉瘤和淋巴肉瘤等一类疾病。临床上常见于 50 岁以上的妇女，恶性程度较高，早期即可发生血行转移。本病属中医"恶核"范畴。

（一）病因病机

本病病因尚不十分明确，许多学者认为最多见的乳腺叶状囊肉瘤与纤维腺瘤有相似的发病因素，主要与雌激素分泌与代谢紊乱失衡有关。目前尚未发现与口服避孕药、吸烟、糖尿病、初潮年龄、变态反应、家族史之间的关系。

中医认为本病的发生是因为正气虚衰，同时气郁、痰浊、瘀血、热毒等邪气盛实的基础上，产生因虚致实，以致气滞、痰凝、血瘀，邪毒内蕴，结滞于乳络而发为本病。具体可参考乳腺癌章节。

（二）临床表现与诊断

本病临床上常见于 50 岁以上的妇女，表现为乳房肿块，体积可较大，但有明显境界，皮肤表面可见扩张静脉。除肿块侵犯胸肌时较固定外，通常与皮肤无粘连而可以推动。腋淋巴结转移很少见，而以肺、纵隔和骨转移为主。

乳腺彩超不仅能观察到肿块表面的征象，而且对肿块内部情况也能了解，主要表现为边界清楚的以实质为主的混合性回声团，肿块内可见粗大纤维分隔及液性暗区，血流指数 3 级，RI 常大于0.7。

乳腺钼靶多表现为边界清楚、分叶状密度均匀的较大肿块影，肿块内可有粗大条索状钙化影，肿块周围血管影多增粗，局部皮肤无粘连增厚。若肿块较小，分叶可不明显，容易误诊为纤维腺瘤。如果肿块边界不清、边缘毛糙且病人年龄较大，容易误诊为乳腺癌。

（三）治疗

本病治疗原则以手术治疗为主。手术方式以单纯乳房切除即可，但如有胸肌筋膜侵犯时，也应一并切除。放疗或化疗的效果尚难评价。

中医辨证论治可参考"乳腺癌"章节内容。

（陈前军　许　锐）

四、乳腺癌

乳腺癌（breast cancer）是指乳腺上皮细胞在多种内、外致癌因素的作用下，细胞失去正常特性而异常增生，超过自我修复的限度而发生癌变，是女性最常见的恶性肿瘤之一，发生高峰年龄 45～55 岁。男性乳腺癌很少，只占乳腺癌的 1%。本病属于中医学"乳岩"、"乳痞"、"妒乳"、"石痈"等范畴。

（一）病因病理

中医学认为乳房为阳明经所司，乳头为厥阴肝经所属。情志不畅，肝失条达，郁久而气血瘀滞；横逆犯脾，运化失常，痰浊内生，久则痰瘀互结于乳，发为本病，如《外科正宗》云："忧郁伤肝，思虑伤脾，积虑在心，所愿不得者，致经络痞涩，聚结成核"；年老正气亏虚，肝肾不足，冲任失调，气血运行失常；脾胃虚弱，痰湿内生，经络阻塞而发为本病，如《景岳全书》云："凡脾胃不足及虚弱失调之人，多有积聚之病"；外感六淫亦可致病，外邪乘虚入内，结聚于乳络，阻塞经络，气血运行不畅，瘀血内停，发为本病，如《诸病源候论》曰："有下于乳者，其经虚，为风寒气客之，则血涩结……结核如石"。本病发生发展是因虚致实、因实而虚、虚实夹杂的复杂病理过程。本病病位在乳房，涉及肝、脾、肾三脏。

目前对其病因尚未明了，但与下列因素有关：①年龄因素：随着年龄的增加，乳腺癌的风险也增加。②肥胖：定义为体重指数（BMI）≥30kg/m²。③生殖因素：初潮较早或绝经较晚、未生育或初次妊娠的年龄增加均会增加乳腺癌发生风险；未哺乳者发病率增高。④家族与遗传因素：一级亲属中有乳腺癌病史者，发病危险性是普通人群的 2～3 倍。⑤生活方式因素：饮酒、吸烟与夜班工作等与乳腺癌发生增加有关。⑥辐射：治疗性辐射（如放疗）增加乳腺癌发生风险，最易受累的年龄似乎是 10～14 岁（青春期前期），但 45 岁之后，似乎风险不再增加。但对于有遗传性 BRCA1/2 基因突变的女性，诊断性辐射潜在会导致乳腺癌风险增加。⑦乳腺良性疾病：增生性病变（尤其是组织学不典型增生）与乳腺癌风险增加相关。

根据 2012 年 WHO 乳腺肿瘤分类标准，临床病理学将乳腺癌的进行如下分类：

1. 癌前病变　①导管内癌；②小叶原位癌；③非典型小叶增生。

2. 微小浸润癌　指浸润性成分最大直径≤1mm。若浸润性成分最大直径＞1mm 则称为浸润性癌。对于多发微小浸润灶，以单个最大浸润灶的大小为准，不以所有浸润灶的总和为准，但是要注明多灶微浸润。预后较好。

3. 非特殊型浸润性乳腺癌（no special type，NST）　通常被认为是非特殊型浸润性导管癌，是浸润性乳腺癌中最大的一组，占 40%～75%。若将一肿瘤划为非特殊型浸润性，其瘤块中非特殊成分必须大于 50%。若非特殊成分占肿瘤的 10%～49%，其余为可识别的特殊成分，则归为混合型癌。预后与乳腺癌整体相似或略差。预后受组织学级别、肿瘤大小、淋巴结转移及血管浸润等经典指标的影响，也受治疗反应的影响，以及雌激素受体（ER）和人表皮生长因子受体 2（Her-2）表达水平的影响。

4. 特殊亚型浸润性乳腺癌　①浸润性小叶癌；②小管癌和筛状癌；③伴髓样特征的癌；④化生性癌；⑤伴大汗腺分化的癌；⑥涎腺/皮肤附属器型肿瘤；⑦腺样囊性癌；⑧黏液表皮样癌；⑨多形态癌；⑩黏液性癌和伴印戒细胞分化的癌；⑪伴神经内分泌特征的癌；⑫浸润性乳头状癌；⑬浸润性微乳头状癌；⑭炎症型癌；⑮双侧乳腺癌及非同时性乳腺癌；⑯罕见类型及变异型乳腺癌。预后各不相同。

乳腺癌的转移途径：

1. 局部扩散　癌细胞沿导管或筋膜蔓延，继而侵及库柏韧带和皮肤，晚期可突破腺体侵犯胸肌等周围组织。

2. 淋巴转移　主要的途径是：①癌细胞经胸大肌外侧缘淋巴管侵入同侧腋窝淋巴结，第一站为前哨淋巴结，进一步侵入锁骨下淋巴结以至锁骨上淋巴结，进而经胸导管（左）或右淋巴导管侵入静脉血流而向远处转移；②癌细胞向内侧侵入胸骨旁淋巴结，继而到达锁骨上淋巴结，以后可经同样途径侵入静脉血流而向远处转移。上述两条途径中，前者为多，后者较少。通常有腋窝淋巴结转移者，原发病灶约80%在乳头、乳晕区及乳房外侧部位；有胸骨旁淋巴结转移者，原发病灶约70%在乳房内侧部。

3. 血行转移　过去认为血行转移多发生在晚期，现经研究发现有些早期乳癌在临床发现肿块之前就已有血运转移。癌细胞既可经淋巴途径进入静脉血流，也可直接侵入血循环。最常见的远处转移依次为骨、肺、肝。

（二）临床表现与诊断

1. 临床表现

（1）肿块：乳腺癌早期常见的症状为患侧乳房内出现单发的无痛性小肿块，质硬，表面不光滑，与周围组织分界不很清楚，在乳房内不易被推动。多无明显自觉症状，常由病人在无意中（如洗澡、更衣等）发现。但没有肿块也不能完全排除早期乳腺癌。当库柏韧带受侵犯时出现局部皮肤"酒窝征"。乳头附近乳管受侵犯时乳头可被牵向病灶侧，使乳头偏斜、回缩；当癌细胞侵入乳房表浅淋巴管引起堵塞时，出现乳房皮肤呈"橘皮样"外观。晚期肿瘤累及胸肌、胸壁时，则肿块完全固定不能推动，突破皮肤时形成溃疡，或"菜花"样，伴恶臭，易出血。

（2）乳头溢液：原发于大乳管的癌，可出现乳头溢液。有时仅有溢液，而触不到明显肿块，可为管内癌的早期临床表现。但乳腺癌以乳头溢液为唯一症状者少见，多数伴有乳腺肿块。乳管内乳头状瘤恶变、乳头湿疹样癌亦可伴有乳头溢液。乳腺癌的溢液多见于单侧乳房的单个乳管口，溢液可自行溢出，亦可挤压而被动溢出。其性质多见于血性、浆液血性或水样溢液。

（3）疼痛：少数乳腺癌病人可出现局部疼痛，可为偶发、阵发性或持续性。疼痛的程度轻重不一，可表现为隐痛、钝痛、牵拉痛或刺痛。

（4）转移表现：淋巴结转移最初多见于同侧腋窝，呈单个或多个肿大变硬的淋巴结，无痛，可推动；以后逐渐增多，增大，并粘连融合成团。可转移到锁骨上及对侧腋窝淋巴结。癌细胞远处转移至骨时，出现局部疼痛甚至骨折；转移至肺及胸膜时，出现咳嗽、胸痛、胸腔积液等表现；肝转移时出现肝肿大和黄疸。晚期可有消瘦、乏力、贫血、头晕、发热等恶病质表现。

有些特殊类型的乳腺癌临床表现与一般乳腺癌有所不同。如炎性乳腺癌（inflammatory breast carcinoma），虽不多见，但其发展快、预后差。乳房明显增大，皮肤充血、水肿、发红、皮温增高如炎症样改变。乳头湿疹样乳癌（Paget's carcinoma of the breast）少见，恶性程度低，发展慢。乳头有瘙痒、灼痛。继而出现乳头和乳晕的皮肤粗糙、潮湿、糜烂如湿疹样，有时覆盖黄褐色鳞屑样痂皮，长期不愈。

2. 诊断与鉴别诊断　根据病史和体格检查发现的乳腺癌病人应选择乳腺X线、超声和核磁振检查（MRI）等辅助检查帮助诊断，对体检未扪及的乳腺病灶（如影像检查发现的可疑肿块、钙化灶、结构扭曲等），需要在影像引导下选择针穿刺活检等明确诊断。应注意与乳腺纤维腺瘤、乳腺增生病、浆细胞性乳腺炎、乳腺结核等病变相鉴别。

完整的乳腺癌诊断除确定病理类型外，还需对其分期进行估计，以便判断预后。分期方法很多，现多数采用T（原发肿瘤最大直径）、N（区域淋巴结）、M（远处转移）分期法。NCCN 2016版乳腺癌临床实践指南分期如下：

T_0：原发肿瘤未检出；Tis：原位癌；T_1：肿瘤最大直径≤2cm；T_2：肿瘤最大直径＞2cm，但≤5cm；T_3：肿瘤最大直径＞5cm；T_4：不论肿瘤大小，侵犯胸壁或皮肤。

N_0：无区域淋巴结转移；N_1：同侧腋窝淋巴结转移，可活动；N_2：同侧腋窝淋巴结转移，固定或相互融合或无同侧腋窝淋巴结转移的临床证据，但有临床明显的同侧内乳淋巴结转移；N_3：同侧锁骨下转移伴或不伴腋窝淋巴结转移；或有临床明显的同侧内乳淋巴结转移和腋窝淋巴结转移的临床证据；或同侧锁骨上淋巴结转移伴或不伴腋窝或内乳淋巴结转移。

M_0：无远处转移；M_1：有远处转移。

根据以上情况进行组合，可将乳腺癌分为以下四期：

Ⅰ期为 T_1N_0，M_0。Ⅱ期为或 $T_{2\sim3}$ 或 N_1，M_0。Ⅲ期为或 T_3N_1；或 $T_4N_{0\sim1}$；或任何 T，$N_{2\sim3}$，M_0。Ⅳ期为任何 T，任何 N，M_1。

上述分期如以术前检查结果作为依据，用 cTNM 表示，如果以术后病理结果为依据则用 pTNM 表示。在进行新辅助治疗后，分期将降低，应前后结合判断。

在上述乳腺癌分期基础上的亚型分类，有利于制订更合理的治疗方案。根据 2015 年中国抗癌协会乳腺癌专业委员乳腺癌指南，临床上根据雌激素受体（ER）、孕激素受体（PR）、人表皮生长因子受体 2（Her-2）、Ki67 等分子生物学指标将乳腺癌分为 4 个分子亚型：Luminal A 型、Luminal B 型、Her-2+型及 Basal-like 型。

（三）治疗

本病首选手术治疗。但乳腺癌是一种全身性疾病，其治疗应根据病人的临床分期、病理组织学类型、分子亚型及证候类型等，采取以有效疗法为主的个体化综合治疗方案。

1. **手术治疗**　乳腺癌的经典根治术（Halsted 手术）已有 100 多年历史，是建立在乳腺癌转移解剖学模式上的式式，沿用至今。但近 30 年来研究发现乳腺癌转移是一种"生物学"模式，即早期就可发生远处转移，乳腺癌自发病开始就是一种全身性疾病。手术的大小与疾病的生存率无明显关系，且手术越大创伤越大，病人生活质量差，美容效果差，因而缩小手术范围，加强术后综合治疗，提高生存质量是最佳的治疗策略。常用手术方式：

（1）乳腺癌改良根治术：有两种式式，一是保留胸大肌，切除胸小肌；一是保留胸大、小肌。前者淋巴结清除范围与根治术相仿，后者不易清除腋上组淋巴结。对于Ⅰ、Ⅱ期乳腺癌应用经典根治术及改良根治术的生存率相仿，且该术式保留胸肌，术后外观较好，国内仍较多采用。

（2）全乳切除：手术范围包括切除整个乳腺、腋尾部及胸大肌筋膜。该术式适应于范围较广的原位癌及年老体弱不宜做根治术者。

（3）保留乳房的乳腺癌切除术：手术包括完整切除肿块及腋淋巴结清扫。肿块切除时要求周围组织切缘多点活检无癌残留。术后需要进行局部放疗。其长期生存率与上述术式相仿，又保存了乳房外观，目前国外已广泛使用于可手术乳腺癌。

（4）前哨淋巴结活检术：对临床腋淋巴结阴性的乳腺癌病人，应先进行前哨淋巴结活检术。前哨淋巴结是指接受乳腺癌病灶引流的第一枚（站）淋巴结，可采用示踪剂显示后切除活检。根据前哨淋巴结的病历结果预测腋淋巴结是否有肿瘤转移，对前哨淋巴结阴性的乳腺癌病人可不作腋淋巴结清扫。

（5）乳腺癌经典根治术、乳腺癌扩大根治术：手术范围广，创伤大，目前少用。

围术期的中医辨证论治，术前病人多因对癌症和手术的恐惧担心，出现精神抑郁、失眠多梦、坐卧不安、胸闷纳呆等，为肝郁痰凝，治宜疏肝解郁，方选逍遥蒌贝散加减合酸枣仁汤加减。若见乳房肿块坚硬，乳房刺痛、痛处固定，舌质紫黯或有瘀斑，脉涩或弦等，为痰瘀互结，治宜活血化瘀，化痰散结，方选血府逐瘀汤合逍遥蒌贝散加减。若见乳房疼痛无定时，平时月经失调，腰酸，潮热等，为冲任失调，治宜调摄冲任，方选二仙汤加减。

术后主要是改善生活质量，促进快速康复。若见食欲不振，脘痞腹胀或腹痛，恶心欲呕，少气懒言等，为脾胃不和，治宜健脾和胃、降逆止呕，方选香砂六君子汤加减。若见神疲懒言，声低气短，活动后上述诸证加重，面白无华或萎黄，舌淡，脉细弱无力等，为气血两虚，治宜补气养血，方选归脾汤或当归补血汤加减。若见神疲懒言，口燥咽干，舌红少津，少苔等，为气阴两虚，治宜益气养阴，方选生脉散合增液汤加减。

2. 化学药物治疗（chemotherapy） 是乳腺癌综合治疗的重要方法之一（简称化疗）。根据化疗目的，可分新辅助化疗（术前化疗以缩小肿块，有利于保乳手术及提高手术切除率）、辅助化疗（杀灭手术后可能存在于身体其他部位的癌细胞，以提高生存率）和解救化疗（缓解肿瘤引起的相关症状，在保证生活质量的前提下尽量延长生存时间）。由于化疗涉及范围广，本书化疗主要指辅助化疗。临床上通常对于以下人群给予化疗：Basal-like 型（三阴性乳腺癌）、Her-2 阳性型、Luminal B 型、Luminal A 型且有淋巴结转移（尤其是≥4 枚淋巴结转移）。

常用的化疗方案：目前临床上以蒽环类联合紫杉类为主流方案，适用于大多数乳腺癌病人，尤其淋巴结阳性病人，常用的方案有 AC（阿霉素/环磷酰胺）→T（多西他赛或密集型紫杉醇）方案，TAC（多西紫杉醇/阿霉素/环磷酰胺）。对于中低危复发风险的病人可以选择以紫杉类为主的方案，常用的有 TC 方案（多西他赛/环磷酰胺），也可以考虑选择以阿霉素类为主的 AC（阿霉素/环磷酰胺）、CAF（环磷酰胺/阿霉素/氟尿嘧啶）、CEF（环磷酰胺/表柔比星/氟尿嘧啶）。CMF 方案（环磷酰胺/甲氨蝶呤/氟尿嘧啶）临床运用逐渐减少，对于年龄较大或有心血管疾病的病人仍然可以考虑选择运用。化疗药物有一定的血液、胃肠、肝肾毒性，化疗期间应定期检查血常规和肝肾功能等，如有异常应做相应处理，及时纠正。

围化疗期是指化疗开始到化疗结束后的一段时间。中医药治疗的目的主要是缓解化疗的不良反应，提高生活质量及病人对化疗的耐受性。若出现脾胃不和、气血两虚或气阴两虚证则参照术前辨证治疗。若见骨髓功能抑制，表现为头晕目眩或头痛，耳鸣健忘，腰膝酸软，脱发，体倦乏力等，为肝肾亏虚，治宜滋补肝肾、生精养髓，方选六味地黄丸合龟鹿二仙丹加减。若表现为食欲不振或食后腹胀，形寒肢冷，神疲乏力，腰膝酸软等，为脾肾两虚，治宜健脾补肾，方选六味地黄丸合四君子汤加减。

3. 放射治疗（radiotherapy） 是局部治疗的方法之一，在乳腺癌根治切除特别是保乳手术后，辅助放疗用以减少局部复发，通常于术后 3～6 个月内（常在化疗结束后）进行放疗。其适应证是：肿瘤大于 5cm 或有腋窝淋巴结转移或保乳手术者。

围放疗期是指放疗开始到放疗结束后的一段时间。中医药治疗目的是减少放疗的不良反应，提高生活质量。辨证属于气血（阴）两虚者参考术前论治。若见口唇干燥，口渴，虚烦难眠，大便秘结，咽喉疼痛，口腔溃疡，舌红少苔，脉细数等，为阴津亏虚，治宜养阴生津，补气健脾，方选百合固金汤合四君子汤加减。若见潮热颧红，局部皮肤潮红、疼痛或有溃疡，口燥咽干，虚烦不得眠，小便短赤，舌红少津，脉细数等，为阴虚火毒，治宜清热解毒，养阴生津，方选银花甘草汤合犀角地黄汤加减。

4. 内分泌治疗 乳腺癌细胞中雌激素受体含量高着，称为激素依赖性肿瘤，这些病例对内分泌治疗有效。因此乳腺癌标本应常规测定雌激素受体（ER）和孕激素受体（PR），不仅可帮助选择辅助治疗，对预后判断也有一定作用。目前常用的内分泌药物有以下几类：

（1）抗雌激素药物：通过竞争性抑制 ER，达到抑制癌细胞增殖。代表药物是三苯氧胺(tamoxifen，TAM)，不受年龄和月经状态的影响，疗效确切，可减少复发，降低对侧乳腺癌的发生率，是 ER 和（或）PR 阳性病人（尤其是绝经前病人）治疗的首选药物。不良反应为短时间的恶心和潮热，长期服用有诱发子宫内膜癌的危险。用法为每天 20mg，一般服用 5 年。对于肿瘤较大、或有淋巴结转移的病人可以考虑延长至 10 年或更长时间。

（2）芳香化酶抑制剂：芳香化酶是雄激素转化为雌激素的限速酶。雌激素在绝经前妇女主要来源于卵巢，而绝经后则主要由肾上腺、脂肪、肌肉、肝脏产生的雄性物质经芳香化酶转化而来。该类药物即抑制此酶使绝经后妇女体内的雌激素明显减少，达到治疗作用。目前常用的是第3代芳香化酶抑制剂来曲唑（letrozole）、阿拉曲唑（anatrozole）依西美坦（exemestane）。此类药物适用于绝经后乳腺癌，或卵巢功能已经受到抑制的绝经前病人。已成为上述病人的首选药物，疗效优于三苯氧胺。其不良反应为恶心、骨质丢失和骨痛，可服钙片增加钙吸收。

（3）卵巢功能抑制治疗：可经手术、放射或药物进行卵巢功能抑制，以去除卵巢生成的雌激素和雌激素前体，达到抑制乳腺癌细胞生长的目的，其中放疗进行卵巢功能抑制临床基本淘汰。适用于绝经前 ER 或（和）PR 阳性的转移性乳腺癌和高危病人的术后辅助治疗。药物去势无手术痛苦，常用戈舍瑞林（goeserelin）皮下注射 3.6mg，每月一次。不良反应为闭经及潮热，停药后月经可恢复。此法可与抗雌激素药物或芳香化酶抑制剂合用，加强疗效。

5. **生物治疗** 有 25%～30%的乳腺癌表达原癌基因 Her-2，其表达有助于乳腺癌细胞的生长。曲妥珠单抗（trastuzumab）是针对 Her-2 蛋白的单抗药物，对 Her-2 过表达的乳腺癌，赫塞汀与化疗合用可增加疗效。

乳腺癌治疗后定期复查，减少接触含雌激素的食品、药品和化妆品，3～5 年内避免妊娠。应大力普及乳腺癌防治知识，指导乳房自我检查的方法，并建议定期检查；对高发年龄妇女开展乳腺癌普查工作；保持心情舒畅，减少精神刺激；提倡母乳喂养。

（陈前军　刘鹏熙）

第二十三章　胸　部　损　伤

胸部损伤发生率占创伤的 8%～12%，是创伤死亡的重要原因。胸部损伤（chest trauma）一般根据是否穿破全层胸壁（包括胸膜）而分为闭合性和开放性两大类。闭合性损伤多由于暴力挤压、冲撞或钝器碰击胸部引起，主要有肋骨骨折、气胸和血胸等。开放性损伤多因利器、刀锥、火器、弹片等穿破胸壁所造成，可导致开放性气胸或（和）血胸，影响呼吸和循环功能。本病中医属于"胸胁伤"范畴。

第一节　肋　骨　骨　折

肋骨骨折（rib fracture）是常见的骨折之一，居胸部损伤的首位。在胸部闭合性创伤中，肋骨骨折约占 85%，而战时有 40%～60%胸部伤员伴有肋骨骨折。肋骨体由后向前转弯处称为肋骨角，为肋骨骨折好发部位，第 1～3 对肋骨短小，又有锁骨、肩胛骨和上臂的保护，一般不易受伤，一旦骨折说明暴力巨大，应注意有无锁骨下血管神经损伤的可能。中部第 4～7 肋骨长而薄，外表较少保护，发生骨折的机会较多，第 8～10 肋前端肋软骨形成肋弓与胸骨相连，故弹性较大，发生骨折较少。第 11～12 肋为浮肋，弹性更大，不易发生骨折。

一、病因病机

直接暴力打击处肋骨被迫向胸廓内陷而发生骨折，骨折端多向内移位，易伤及肋间血管、胸膜和肺脏，造成气胸、血胸、肺挫伤等。第 1、2 肋骨骨折还可损伤臂丛神经、颈交感神经等。对于下位肋骨骨折，要注意有无膈肌及腹腔脏器损伤。间接暴力作用于胸壁前部，或胸廓受到前后方对挤的暴力，使胸腔的前后径缩短，左右径增长，肋骨被迫向外弯曲凸出，在最突出处发生骨折，多发生在腋中线处，骨折端向外突出，偶尔刺破皮肤而造成开放性骨折。多根多处肋骨骨折时可造成肋骨断端的游离，使局部胸廓失去完整肋骨支撑而软化，出现反常呼吸运动，即吸气时软化区胸壁内陷，呼气时外突，称为连枷胸，多发生于侧胸壁或前胸壁，往往伴肺挫伤，可影响呼吸和循环功能。

中医认为本病属于"伤骨"，损骨能伤筋，伤筋亦能损骨，筋骨的损伤必然累及气血伤于内，因脉络受损，血瘀气滞，为肿为痛。早期气滞血瘀，多为实症；后期久病累及肝肾，多表现为气血不足，肝肾亏虚之证，多为虚证。

二、临床表现与诊断

伤后胸壁局部疼痛，深呼吸、咳嗽、喷嚏和躯体转动时疼痛加剧，并有不同程度的呼吸困难和循环障碍。胸痛使呼吸变浅、咳嗽无力，呼吸道分泌物增多、潴留，易导致肺不张与肺部感染，尤其是在老年人伴多发骨折特别容易出现。胸壁可见畸形，骨折处肿胀、瘀斑，或有畸形，压痛明显，有时可扪及骨摩擦感，胸廓挤压征阳性。骨折断段向内移位可刺破胸膜、肋间血管和肺组织，产生血胸、气胸、皮下气肿或咯血。连枷胸的反常呼吸造成纵隔扑动，影响肺通气，导致缺氧和二氧化碳潴留，可出现气短、发绀或呼吸困难。胸部 X 线可显示骨折的部位、移位情况，排除有无气胸、血胸、肺不张等，但是不能显示前胸肋软骨骨折。胸部 CT 扫描检查对于有无合并肺挫伤及其严重程度和范围有诊断价值。

病人大多有明确外伤史，结合临床表现，肋骨骨折的诊断并不困难。但需了解受伤时间、受力方式、受伤原因及作用部位等。

无合并损伤的肋骨骨折称为单纯性肋骨骨折，肋骨骨折的鉴别诊断主要应判断是否合并其他胸部损伤或胸部以外部位的损伤。首先为肋骨骨折所引起的血胸或（和）气胸；上胸部肋骨骨折常合并锁骨或肩胛骨骨折，并可能合并胸内脏器及大血管损伤，支气管或气管断裂，或心脏挫伤；下胸部肋骨骨折可能合并腹内脏器损伤，特别是肝、脾和肾破裂，还应注意合并脊柱和骨盆骨折。通过胸部或腹部 X 线及 CT 检查可予以鉴别。

三、治疗

肋骨骨折的治疗与四肢骨折在治疗原则上不尽相同，一般不需要复位及固定，错位愈合基本不影响其生理功能。处理原则为有效控制疼痛、呼吸道管理、肺部物理治疗和纠正呼吸循环障碍。

（一）非手术治疗

1.**基础治疗** 单纯肋骨骨折，不需进行整复，固定胸廓可以减少肋骨断端活动、减轻疼痛，可采用多头胸带或弹性胸带固定，这种方法也可以用于胸背部、胸侧壁多根多处肋骨骨折且反常呼吸运动不严重的病人。

2.**辨证论治** 肋骨骨折初期治宜活血祛瘀、理气止痛。伤气为主者选用理气止痛汤或柴胡疏肝散。伤血为主者，选用复元活血汤、血府逐瘀汤；痛甚者可加三七、沉香；咯血者加仙鹤草、茜根、血余炭。如气血两伤者，内服顺气活血汤加减。中期宜用接骨紫金丹接骨续损。后期宜用三棱和伤汤、黎峒丸等化瘀和伤、理气止痛，气血虚弱者用补中益气汤合四物汤。

常用的中成药有血府逐瘀口服液、丹参注射液、川芎嗪注射液等，可根据实际选择使用。

3.**西药治疗**

（1）止痛药：有效镇痛能增加病人的肺活量、潮气量、功能残气量、肺顺应性和血氧分压，降低气道阻力和反常呼吸运动。一般肋骨骨折可采用口服或肌注镇痛剂，多根多处肋骨骨折则需要持续止痛，包括肋间神经阻滞封闭、硬膜外镇痛、静脉镇痛等。肋间神经阻滞优点是局部给药，不产生呼吸抑制，缺点是需反复注射。硬膜外镇痛可有效控制疼痛，但有呼吸抑制、尿潴留的可能。近年来病人自控止痛装置（PCA）应用逐渐增多，通过病人有限制地自己给予止痛剂，可以使病人获得适当的镇痛而不对呼吸产生抑制，同时可以防止其他给药途径的间歇性疼痛。

（2）痰液稀释剂及雾化治疗：可减少痰液分泌，降低肺炎、肺不张等肺部并发症发生。

（二）手术治疗

开放性肋骨骨折，需清创缝合，如合并气胸或血胸，需行胸腔闭式引流术，如合并胸内脏器及大血管损伤，支气管或气管断裂，或心脏挫伤，需进行手术修复。多根肋骨多处骨折有胸壁软化反常呼吸伴低氧者，需气管插管辅助呼吸，正压通气对浮动胸壁有"内固定"作用，必要时可采用肋骨牵引或手术切开复位内固定。因其他指征需要开胸手术时，也可同时施行肋骨固定。

肋骨骨折术后早期多属气滞血瘀，阻遏胸胁证，可予桃红四物汤加减，后期部分病人为气血不足证，可予八珍汤加减，成药可予黄芪注射液静脉滴注。

胸部术后咳喘甚者，可使用喘可治针足三里穴位注射纳气平喘，大黄粉外敷丰隆、肺俞穴清热化痰。术后因疼痛、卧床等原因导致腹胀便秘者，可给予足三里电针，吴茱萸外敷神阙穴，大承气汤灌肠等治疗。其他术后中医辨证论治参考"围术期处理"章节内容。

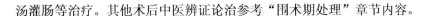

第二节 气 胸

胸膜腔内有游离气体即称气胸（pneumothorax）。在胸部损伤中，气胸的发生率仅次于肋骨骨折。气胸一般分为闭合性、开放性和张力性气胸三类。《素问·大奇论》曰："肺之雍，喘而两胠满"，描述了气胸的病症特征。

一、病因病机

各种暴力撞击胸部，肺组织、支气管破裂，或肋骨骨折端、刀、枪刺破胸膜和肺，使胸膜腔与外界沟通，造成气胸。根据不同的病因病机分为闭合性气胸、开放性气胸及张力性气胸。

1. 闭合性气胸（closed pneumothorax） 空气由肺破口或胸壁创口进入胸膜腔后创口迅即闭合，胸膜腔内压力保持稳定，由于胸内压破坏不显著，只有部分肺萎缩，健侧肺有足够代偿的条件下，呼吸循环功能紊乱较轻。

2. 开放性气胸（open pneumothorax） 由于空气随呼吸自由进出胸膜腔，可导致一系列严重的病理生理改变，并可迅速造成呼吸和循环功能的严重紊乱和障碍而引起死亡，胸壁伤口越大，病情越严重，死亡率越高。开放性气胸造成的主要病理生理改变包括：①胸膜腔负压消失，伤侧肺完全萎陷，纵隔向健侧移位，压迫健侧肺，严重影响通气功能，导致缺氧和二氧化碳潴留；②呼吸时随双侧胸膜腔压力改变而产生纵隔摆动，引起心脏大血管移位，严重影响静脉回心血量，导致循环障碍；③肺内残气来回流动对流，加重了缺氧和二氧化碳蓄积；④通过胸壁伤口，大量热量及体液散失，同时带入大量细菌，加之受伤时可能异物残留，容易并发脓胸。

3. 张力性气胸（tension pneumothorax） 由于肺或支气管损伤时伤口呈单向活瓣状与胸膜腔相通，吸气时空气从肺裂口进入胸膜腔内，而呼气时活瓣关闭，胸腔内的空气不能排出，伤侧胸膜腔内空气不断增多，压力不断增高，伤侧肺逐渐被压缩，纵隔推向健侧，挤压健侧肺，同时上、下腔静脉扭曲，回心血流受阻，产生呼吸循环功能的严重障碍。有时胸膜腔内的高压空气挤入纵隔扩散至皮下组织，形成颈部、面部、胸部等处皮下气肿。若未及时诊断和诊断处理，可很快导致伤员死亡。虽然张力性气胸可在自主呼吸时出现，但正压通气时更为常见，因此正压通气病人出现血流动力学恶化时，应考虑张力性气胸可能。

二、临床表现与诊断

1. 闭合性气胸 根据胸膜腔空气量及肺萎缩程度可分为少量、中量及大量气胸。少量闭合性气胸指肺萎缩在30%以下，病人可无明显的呼吸与循环功能紊乱；中量指肺萎缩在30%～50%左右；而大量气胸则为肺萎缩在50%以上。中量或大量闭合性气胸最常呈现的症状是胸闷与气急。检查时气管微向健侧偏移，伤侧胸部叩诊呈鼓音，呼吸音明显减弱或消失。少数病人可出现皮下气肿。

2. 开放性气胸 病人往往有气促，发绀，烦躁不安，呼吸困难甚至休克。检查时可见胸壁伤口通向胸膜腔，空气随呼吸进出创口有"嘶嘶"声。除伤侧胸部叩诊呈鼓音、听诊呼吸音减弱或消失外，还有气管、心脏明显向健侧移位的体征。

3. 张力性气胸 病人极度呼吸困难，端坐呼吸，烦躁不安，发绀，甚至窒息。常见体征：伤侧胸部饱满，肋间隙增宽，呼吸幅度减低，可有皮下气肿，脉搏快而细弱，部分病人有颈静脉怒张。叩诊呈高度鼓音。听诊呼吸音消失。

肺部X线检查是诊断闭合性气胸的重要手段。若病人情况允许，于立位行后前位摄片，能清楚显示气胸的程度。

气胸的诊断主要根据临床症状、体征及胸部 X 线检查，一般不难。但需要与肋骨骨折、胸腔积液、血胸及肺爆震伤等作鉴别。

三、治疗

（一）非手术治疗

非手术治疗适用于小于 30%肺压缩的闭合性气胸、不伴有呼吸困难者。

1.基础治疗 气胸病人应绝对卧床休息，充分吸氧，有利于气体吸收和肺的复张。

2.辨证论治 若症见呼吸浅短难续，神疲体倦，声低气怯，咳嗽无力，属肺气虚弱者，治以补肺益气，方用补肺汤加减，静脉滴注黄芪针、参麦针益气。症见胸部刺痛，痛有定处，胸闷气急，属气滞血瘀者，治宜行气化瘀止痛，方用血府逐瘀汤加减，口服三七末、云南白药等。症见胸闷气急，面唇青紫，甚则神志恍惚，烦躁不安，表情淡漠，属肺气壅滞者，治宜开胸降逆散气，方用苏子降气汤加射干、葶苈子。

3.西药治疗 开放性气胸及张力性气胸均需使用广谱抗生素治疗，同时要针对原发病采用抗休克、镇痛等处理。

（二）手术治疗

1.胸腔穿刺术 30%～50%肺压缩的闭合性气胸，胸腔穿刺可为首选治疗。张力性气胸急救处理需立即排气，以尽快降低胸腔内压力，也可在伤侧第 2 或第 3 肋间锁骨中线点用粗针头穿刺排气减压。

2.胸腔闭式引流术 适用于大于 50%肺压缩的闭合性气胸，以及所有的开放性气胸及张力性气胸。小于 50%的闭合性气胸如胸腔穿刺抽气治疗后气胸又出现或症状未见好转，或体征、胸片未见改善也需要行胸腔闭式引流术。术后保持管腔通畅，如水柱停止波动，且不再有气体或（和）液体引出，X 线检查气胸膨胀良好，可拔除引流管。开放性气胸需首先转变为闭合性气胸，在现场，应迅速采用大而厚的消毒敷料，在病人呼气之末，封闭伤口，并切实牢靠包扎固定，然后再进一步进行胸腔闭式引流术治疗。

如胸腔闭式引流术后，漏气仍严重，或胸腔引流管引流大量血性液体，病人呼吸困难未见好转，应考虑是否合并较严重的肺裂伤、支气管损伤或食管损伤之可能，应积极剖胸探查。术后中医辨证论治参考"围术期处理"章节内容。

第三节 血 胸

胸部损伤后导致肺组织裂伤、肋间及胸廓内血管破裂，甚至胸腔内大血管、心脏破裂出血致胸腔内积血，称之为血胸（hemothorax），约 70%的胸部创伤有不同程度的血胸。在胸外伤中，血胸往往与气胸并存。

一、病因病机

血胸来源：①肺组织裂伤出血：因肺循环压力明显低于体循环，而且受压萎陷的肺的血流量比正常明显减少，因此肺组织裂伤出血一般量均不大，可在短期内自行停止，需要开胸探查者不多。②胸壁血管出血：多来自胸廓内血管或肋间血管，由于来自体循环，压力较高，出血常不易自止，因此常常需要开胸止血治疗。③心脏或大血管：出血量大而凶猛，多为致命性，往往因为现场来不及抢救而死亡。

血胸引起的病理生理改变与出血量及出血速度有关，大量血胸可引起急性失血性休克，同时积血压迫肺组织导致通气减少、纵隔移位，导致急性呼吸循环功能紊乱。短时间内胸腔大量出血，因为膈肌、心脏、肺组织运动所引起的去纤维蛋白作用不完全，胸内积血可凝成血块而形成凝固性血胸，限制肺之膨胀而影响呼吸功能。凝固性血胸在肺表面形成机化包膜，导致肺功能的损失，同时血液又是细菌良好的培养基，晚期合并脓胸的发生率大大增加。

中医认为气胸属气血两伤，以伤血为主，既有瘀血停滞、气机不利之实，又有亡血伤气之虚。正虚邪实，是病机之关键所在。

二、临床表现与诊断

病人大多有明确的胸部外伤史。血胸的临床表现与出血量有关。小量血胸，指胸腔积血量 0.5L 以下，病人往往无明显的症状和体征；中量血胸，积血量在 0.5~1.5L，病人可出现失血性休克表现，如面色苍白、呼吸困难、脉细而弱、血压下降，体检发现伤侧呼吸运动减弱，下胸部叩诊浊音，呼吸音明显减弱；大量血胸，积血量在 1.5L 以上，病人有较重呼吸和循环障碍，休克症状严重。小量血胸，仅 X 线检查时见到肋膈角变钝；中量血胸，X 线检查可见积血达肺门平面；大量血胸，X 线显示伤侧胸膜腔有大片积液阴影，超过肺门平面，纵隔向健侧移位。合并气体时可见液气平面。

有胸部损伤史，又有胸膜腔内积液的症状和体征，血胸的诊断一般应无困难，行胸腔诊断性穿刺检查抽得不凝血可确诊。但在凝固性血胸时不易抽出血液，应结合临床表现、X 线检查相鉴别。部分创伤早期未发现血胸者，也应警惕迟发性血胸的发生，因此在创伤后 3 周内应多次进行胸部 X 线检查，以免漏诊。

三、治疗

（一）非手术治疗

1. **基础治疗** 病人需卧床休息，吸氧，保持半坐卧位，以利于引流；若为休克病人，应取平卧位。

2. **辨证论治** 若症见呼吸表浅，头晕目眩，少气懒言，面色苍白，属气血两虚者，治以补血益气固脱，方以生脉散合当归补血汤加减，中成药可选用归脾丸、黄芪注射液等。若症见胸部刺痛，痛有定处，胸闷气急，属气滞血瘀者，治以行气化瘀止痛，方以血府逐瘀汤加减，中成药可选用血府逐瘀口服液等。

3. **西药治疗** 视出血量及临床表现进行输血、输液等抗休克处理，同时给予镇痛、化痰及抗感染治疗。

（二）手术治疗

除少量血胸可以采取胸腔穿刺术以外，大多数病人需行胸腔闭式引流术，以尽快排出积血，促进肺复张，防止继发感染。延迟的胸腔闭式引流会让血液发生凝结和凝固，给以后的置管引流带来困难。术后中医辨证论治参考"围术期处理"章节内容。

（林　宇　李　佳）

第二十四章　脓　　胸

脓胸（empyema）是指脓性渗出液积聚于胸膜腔内的化脓性感染，可发生于任何年龄。近50%的病例由肺部疾病引起，其中又以肺炎居多，其他如支气管扩张、肺脓疡、肺结核甚至肺癌及食管瘘也是病因之一。临床上分急性和慢性两大类。本病属于中医学"肺痈"、"内痈"等范畴。

一、病因病机

脓胸主要由于胸膜腔继发性感染所致。致病菌以肺炎球菌、链球菌多见。但由于抗生素的应用，这些细菌所致肺炎和脓胸已较前减少，而葡萄球菌特别是耐药性金黄色葡萄球菌却大大增多。尤以小儿更为多见，且感染不易控制。此外还有大肠埃希菌、铜绿假单胞菌、真菌等，虽略少见，但亦较以前增加。若为厌氧菌感染，则成腐败性脓胸。感染途径常见于直接扩散、淋巴途径和血源性播散。病理过程常分为急性渗出期、亚急性纤维脓性期及慢性机化期三期。慢性脓胸的特征是脏、壁层胸膜纤维性增厚。由于胸腔壁增厚，肺不能膨胀，脓腔不能缩小，感染也不能控制。壁层胸膜增厚的纤维板使肋骨聚拢，肋间隙变窄，胸廓塌陷。脓腔壁收缩使纵隔向患侧移位，并限制胸廓的活动性，这些都严重影响呼吸功能。

中医认为本病因肺卫气虚，外感风寒、湿热、邪毒等病邪导致，肺失宣降，气机不畅，湿热内蕴化热，气血阻滞成瘀，热瘀相结，血败肉腐成脓，脓积日久，重伤正气，则成虚实夹杂之证。感受外邪多为风热外邪自口鼻或皮毛侵犯于肺所致。痰热素盛平素嗜酒太过或嗜食辛辣炙煿厚味，酿湿蒸痰化热，熏灼于肺；或肺脏宿有痰热，或他脏痰浊瘀结日久，上扰于肺，形成本病。本病病位在胸，与肺脾相关。

二、临床表现与诊断

1.**急性脓胸**　常有高热、脉数、呼吸急促、食欲缺乏、胸痛、全身乏力、白细胞增高等征象。积脓较多者尚有胸闷、咳嗽、咳痰。体检患侧呼吸运动受限，语颤减弱，叩诊呈浊音，听诊呼吸音减弱或消失；严重者可伴有发绀或休克。胸部 X 线检查，患侧有积液所致的致密阴影。如为大量积液，尚有纵隔向健侧移位；有时可见包裹性脓腔，其阴影不随体位改变而改变，边缘光滑。超声波检查可明确积液范围，准确定位，有助于脓胸诊断和穿刺。胸腔穿刺抽得脓液，可诊断为脓胸。首先观察其外观性状，质地稀稠，有无臭味，其次作涂片镜检，细菌培养及药敏试验，以指导临床用药。

2.**慢性脓胸**　常有长期低热、食欲减退、消瘦、贫血、低蛋白血症等慢性全身中毒表现；有时尚有气促、咳嗽、咯脓痰等症状。检查见患侧胸廓下陷，胸廓呼吸运动受限，个别病人可出现脊柱侧弯，胸廓叩诊呈实音，听诊呼吸音明显减弱或消失。部分病人有杵状指/趾。

脓胸应与其他胸腔积液相鉴别，如结核性渗出性胸膜炎，胸腔血性积液等，结核性胸液为草绿色，镜下以大量淋巴细胞为主；胸腔积血为暗红色，漏出液，见大量红细胞。

三、治疗

（一）手术治疗

本病首先彻底引流，早日使肺复张，包括及早胸腔穿刺置管，保证脓液通畅引出。若脓出不畅或经过治疗脓量不见减少，病人症状无明显改善，或发现有大量气体，疑有气管、食管瘘或腐败性脓胸等，宜及早行胸膜腔闭式引流术，并结合胸腔内抗生素冲洗；急性脓胸主要采取经肋间插管法，或经肋骨床插管法引流。慢性脓胸则采取改进引流术、胸膜纤维板剥除术、胸廓成形术和胸膜肺切除术等方法，尽力使受压的肺复张，恢复肺的功能。术后中医辨证论治参考"围术期处理"章节内容。

（二）西药治疗

本病采用积极有效的全身抗菌治疗。根据致病菌对药物的敏感性，选择合适的抗生素，或根据经验选用广谱抗生素，如三代头孢菌素；胸腔内 0.1%的碘伏冲洗。

（三）辨证论治

脓胸急性期主要用托法，以托毒透脓；慢性期主要用托法、补法，以扶正托毒。若见寒战高热，气促咳嗽，吐咯脓痰，为脓毒壅盛，治宜排脓解毒、祛瘀化痰，方选千金苇茎汤合加味桔梗汤加减；见咳嗽气短，声低气怯，纳少腹胀，为肺脾气虚，治宜健脾益肺、托里透脓，方选托里消毒散加减；见咳嗽痰少，气短咽干，低热自汗，舌红苔少，脉细数，为气虚津伤，治宜益气生津、排脓祛痰，方选竹叶石膏汤或养阴清肺汤加减；见喘促气短，心悸怔忡，小便不利，四肢浮肿，唇甲青紫，肢冷，为心肾阳虚，治宜温肾纳气、振奋心阳，方选参附汤合苓桂术甘汤加减。

（四）基础治疗

本病基础治疗包括全身支持治疗，补充营养、维生素，维持水、电解质平衡，纠正贫血、低蛋白血症等。应用呼吸功能锻炼仪，吹气球或爬楼梯等方法锻炼、恢复肺功能，可以促使肺复张，消灭脓胸残腔。

（林　宇　陈记财）

第二十五章 肺部疾病

第一节 支气管扩张

支气管扩张（bronchiectasis）是一种慢性支气管化脓性疾病，有先天性及继发性两种，大多数继发于呼吸道感染和支气管阻塞，两者常互为因果，尤其是儿童和青年时期麻疹、百日咳后的支气管炎症，由于破坏支气管管壁，形成不可逆的支气管扩张和变形。以慢性咳嗽，咳吐大量黏痰或脓痰，间断咯血为主要表现。本病属于中医学"肺络张"、"咳嗽"、"咯血"、"肺壅"等范畴。

一、病因病机

婴幼儿麻疹、百日咳、支气管肺炎的感染是支气管扩张最常见的原因。因支气管结核引起管腔狭窄、阻塞亦可引起支气管扩张。肿瘤、异物吸入，或管外肿大淋巴结压迫引起支气管阻塞，导致远端肺不张，胸腔内负压直接牵拉支气管壁，导致支气管扩张。先天性支气管壁软骨支持组织发育缺陷的病人，更易发生感染和支气管扩张，如巨大气管-支气管症、软骨发育不全、弹力纤维不足、肺囊性纤维化等。

支气管扩张分为圆柱状和囊状扩张两种，下叶较上叶多见。炎症先损坏管壁纤毛柱状上皮，继而管壁弹力纤维、平滑肌、软骨等。组织破坏后逐渐为纤维组织所替代，支气管遂呈柱状或囊状扩大，成为感染分泌物淤积的管柱或囊袋。常伴毛细血管扩张，或支气管动脉和肺动脉的终末支扩张和吻合，可出现反复大量咯血。

中医认为其发病有内因及外因，外因指外感风湿热火之邪，内因指肺体亏虚、饮食不当和七情内伤。肺为娇脏，为脏腑之华盖，外来之热邪、燥邪袭肺；或肝火犯肺；或肺肾阴虚，气虚不摄等，均可使肺气上逆则为咳；热伤肺气，肺失清肃，邪热壅肺，蒸液成痰；热毒侵淫及血，热伤肺络导致咳血，热壅血瘀，酿成脓痈；由外邪袭肺及肝火犯肺所致者，属于实证；由肺肾阴虚及气虚不摄所致者，属于虚证。由于内外因互为因果，导致恶性循环，容易造成正虚邪恋，故本病缠绵难愈。

二、临床表现与诊断

本病临床表现主要为咳痰、咯血，反复发作呼吸道和肺部感染。病人排痰量较多，呈黄绿色脓性黏液，甚至有恶臭。体位改变，尤其是清晨起床时可能诱发剧烈咳嗽、咳痰。有时痰中带血或大量咯血。病程久者可能有贫血、营养不良或杵状指（趾）。听诊肺部可闻及局限性湿啰音，结合童年诱发支气管扩张的呼吸道感染病史，一般不难诊断，进一步应作 X 线检查；典型 X 线表现为粗乱肺纹中有多个不规则的环状透亮阴影或沿支气管的卷发状阴影，感染时阴影内出现液平。CT 检查显示管壁增厚的柱状扩张，或成串成簇的囊样改变。

支气管造影能确诊，并明确支气管扩张的部位、性质和范围，以及病变严重的程度。为治疗决策，尤其是考虑外科手术指征和切除范围提供重要参考依据。由于螺旋 CT 具有更清晰和三维成像、无创性的特点，正在逐渐替代支气管造影检查。反复咯血或大咯血病人应行纤维支气管镜检查明确出血部位，为手术切除病肺提供依据。

本病应与上消化道出血、肺脓肿、口腔出血等作鉴别。

三、治疗

本病治疗原则是去除原发病灶，控制感染，有效排痰。大部分可通过非手术治疗取得满意疗效，对于少数不能逆转的支气管扩张改变，手术切除病肺组织是治疗中度以上支气管扩张及控制出血最有效方法。

（一）非手术治疗

1. 辨证论治 急性期常表现为风热犯肺、肝火犯肺及燥气犯肺等证，治宜急则治其标：如见恶寒发热，咳嗽痰黄，痰中夹色鲜红血，属风热犯肺，治宜清宣肺热、凉血止血，方用银翘散加减。如见咳嗽痰中带血或咳吐纯鲜红血，胸胁疼痛，烦躁易怒，口苦而干，为肝火犯肺，治宜泻肝清肺，凉血止血，方用泻白散合黛蛤散加减；如火盛迫血，血来盈口，治宜清热凉血止血，方用犀角地黄汤。如见身热咳嗽，咯痰不爽，痰中带血，咽喉干燥，为燥气犯肺，治宜清肺润燥、宁嗽止血，方取清燥救肺汤加减。中成药可选用田七粉、白及粉、紫地宁血散、云南白药等止血，静脉滴注可用清开灵注射液清宣肺热。

慢性迁延期常表现为痰浊阻肺和肺脾两虚，治宜益气健脾、补气扶正。如见反复咳嗽，咯大量脓痰，痰色黄白黏稠易咯，为痰浊阻肺，治宜祛痰止咳平喘，方用三拗汤合苇茎汤。如见痰多色白，气短神疲，纳差体瘦，为肺脾两虚，治宜益气健脾、祛痰止咳，方用三子养亲汤合六君子汤。

2. 西药治疗 出血时用止血药，如卡巴克络、血凝酶、氨基己酸、垂体后叶素等。合并感染时选择使用敏感抗生素。

3. 祛痰治疗 有效排痰，加强支气管引流。按不同部位采用不同的体位，原则上应使患肺位置抬高，引流支气管朝下，使痰液引流至主气管，以利排出。痰多时给予氨溴索口服、静脉注射或雾化吸入化痰等。中成药祛痰可选猴枣散、蛇胆川贝液等。

（二）手术治疗

对于保守治疗效果差、心肝肾功能无明显异常者，适于手术治疗。病变局限于一段、一叶或多段，选择肺段、肺叶切除术；病变侵犯一侧多叶甚至全肺，而对侧肺功能良好，选择多叶甚至全肺切除术；双肺病变，主要病变集中一侧，另一侧较轻微，估计痰血主要来自病重的一侧，选择单侧肺段或肺叶切除术。大咯血进行非手术治疗效果不佳，出血部位明确，可作紧急手术切除出血病肺或进行介入治疗止血抢救生命。双侧病变，若病变范围总肺容量不超过50%，切除后不致严重影响呼吸功能者，可根据情况一期或分期作双侧手术，一般先进行病重的一侧，分期间隔时间至少半年。

术后辨证常表现为阴虚火旺及气不摄血。若症见干咳痰少，痰中带血，口干咽燥，潮热盗汗，属阴虚火旺，治宜养阴清热、凉血止血，方用百合固金汤加减。中成药选用生脉饮或知柏地黄丸等口服，静脉滴注生脉注射液或参麦注射液。若症见面色少华，神疲乏力，痰中带血或咳吐纯血，或兼见衄血、便血，属气不摄血，治宜益气摄血、健脾养血，方用拯阳理劳汤加减。中成药选用归脾丸口服。

（郑　远　李永锋）

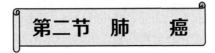

第二节　肺　癌

肺癌（lung cancer）指起源于支气管黏膜或肺泡的原发性支气管肺癌（primary bronchopulmonary carcinoma）。近 50 年来，全世界肺癌的发病率明显增高，居男性各种肿瘤的首位，女性各种肿瘤的第二位，已成为恶性肿瘤死因的首位。发病年龄大多在 40 岁以上，男性居多，但女性肺癌的发病率近年明显增加。本病属于中医学"肺积"、"息贲"、"咳嗽"、"咯血"、"胸痛"等范畴。

一、病因病机

本病病因至今不完全明确，长期大量吸烟是肺癌的最重要风险因素，长期接触石棉、铬、镍、铜、锡、砷、放射性物质等致癌物质，大气污染等，也可能会导致肺癌的发生。人体内在因素如免疫状态、代谢活动、遗传因素、肺部慢性感染等，亦对肺癌的发病有影响。近年来肺癌分子生物学方面的研究表明，P53、EGFR、Ras、ALK、ROS-1、nm23-Hi 基因表达的变化及基因突变与肺癌的发病有密切的关系。

病理学上肺癌起源于支气管黏膜上皮或肺泡上皮。癌肿可向支气管腔内或（和）邻近的肺组织生长，并可通过淋巴、血行或经支气管转移扩散。癌肿的生长速度和转移扩散的情况与癌肿的组织学类型、分化程度等生物学特性有关。起源于肺段支气管开口以远的肺癌，位置在肺的周围部分者称为周围型肺癌；起源于肺段支气管开口以近，位置靠近肺门者称为中心型肺癌。一般按细胞类型将肺癌分为小细胞肺癌（SCLC）和非小细胞肺癌（NSCLC）两大类。小细胞癌多见于老年男性，大多为中心型，恶性程度高，生长快，较早出现广泛转移，对放疗和化疗虽较敏感，但可迅速耐药，预后最差。非小细胞肺癌常见类型包括鳞状细胞癌、腺癌、大细胞癌等。鳞癌与吸烟关系密切，男性占多数，中心型多见，生长较缓慢，多先经淋巴转移，血行转移发生较晚，对放、化疗较敏感。腺癌近年来发病率明显上升，已超过鳞癌成为最常见的肺癌，发病年龄较小，女性居多，周围型多见，早期即可发生血行转移。细支气管肺泡癌是腺癌的一种特殊类型，起源于肺泡上皮，影像学呈特征性的磨玻璃样病灶（GGO），为肺癌的最早期表现，极少发生转移，预后好、生存率高。大细胞癌较少见，预后很差。

中医认为正气内虚，脏腑阴阳失调，是罹患肺癌的基础，所谓"积之成者，正气不足，而后邪气踞之"。年老体衰，慢性肺部疾患，肺气耗损；或七情所伤，气逆气滞，升降失调；或劳累进度，气阴亏损，外邪乘虚而入，烟毒内蕴，废气粉尘等客邪留滞不去；或饮食不节，脾虚失运，湿聚生痰，留于肺脏，进而导致气血瘀阻，毒聚邪留，郁结胸中，毒瘀互结，久而形成肿块。本病因虚致实，虚以阴虚、气阴两虚为多见，实则指气滞、血瘀、痰凝、毒聚等。

二、临床表现与诊断

肺癌的临床表现与癌肿的部位、大小、是否压迫、侵犯邻近器官及有无转移等情况有着密切关系。早期肺癌特别是周围型肺癌往往没有任何症状，大多在胸部 X 线检查时发现。癌肿长大后，常出现刺激性咳嗽。当癌肿阻塞支气管，继发肺部感染时，可见发热、脓性痰液。另一个常见症状是血痰，通常为痰中带血点、血丝或断续地少量咯血；大量咯血则很少见。肿瘤造成较大的支气管阻塞，出现胸闷、哮鸣、气促、发热和胸痛等症状。晚期肺癌可压迫或侵犯膈神经、喉返神经、食管、上腔静脉、胸膜等，引起膈肌麻痹、声音嘶哑、吞咽困难、面颈部及上胸部静脉怒张、血性胸腔积液、持续性剧烈胸痛等症状。肺上沟瘤，亦称 Pancoast 肿瘤，可侵犯压迫肋骨、锁骨下动静脉、臂丛神经、颈交感神经等，产生剧烈胸肩痛、上肢静脉怒张、水肿、臂痛和上肢运动障碍，引起同侧眼睑下垂、瞳孔缩小、眼球内陷、面部无汗等颈交感神经综合征（Horner 综合征）。肺癌血行转移后，按侵入的器官而产生不同症状，脑转移可引起头痛、恶心呕吐、偏瘫等神经系统症状和体征；骨转移可引起骨痛；肝转移可引起右上腹痛、肝功能异常、腹腔积液等；皮下转移时可触及皮下结节，表皮溃烂等。少许肺癌肿瘤产生内分泌物质，引起杵状指、骨关节痛、Cushing 综合征、男性乳腺增大等，切除肺癌后症状可缓解或消失。

胸部 X 线片是肺癌诊断与治疗前后基本的影像学检查方法；胸部 CT 检查是目前肺癌诊断、分期、疗效评价及治疗后随诊中最重要和最常用的影像手段，其中低剂量 CT 是目前最有效的肺癌筛查工具。支气管镜检查对中心型肺癌诊断的阳性率较高，可在支气管腔内直接看到肿瘤，同时钳取活检行组织学检查；超声支气管镜引导的经支气管针吸活检术（EBUS-TBNA）有助于肺癌诊断和淋巴结分期；电磁导航支气管镜引导下经支气管肺活检术（TBLB）适合诊断中外 2 / 3 的肺外周病变的诊断。正电子发射型计算机断层（PET/CT）对肺癌的诊断率可达到 90%。其他检查方法包括纵隔镜检查、经胸壁穿刺活组织检查、转移病灶（淋巴结等）活组织检查、胸腔积液检查、胸胸腔镜活检等。

肺癌的分期对临床治疗方案的选择具有重要指导意义。世界卫生组织按照肿瘤的大小（T）、淋巴结转移的情况（N）和有无远处转移（M）将肺癌加以 TNM 分期，目前临床分期可参照 UICC 2017 年 1 月 1 日开始实施的第 8 版 TNM 分期。

肺癌当与肺结核（肺结核球与周围型肺癌、粟粒性肺结核与弥漫型细支气管肺泡癌、肺门淋巴结结核与中心型肺癌鉴别）、肺部炎症（支气管肺炎、肺脓肿）、肺部其他肿瘤（肺部良性肿瘤如错构瘤、纤维瘤、软骨瘤等需与周围型肺癌鉴别，支气管腺瘤、炎性假瘤等）及纵隔淋巴肉瘤等作鉴别。

三、治疗

早期肺癌（Ⅰ期）以根治性手术治疗为主，部分ⅠB期有高危因素可考虑术后辅助化疗；Ⅱ期和部分ⅢA期（如 $T_3N_1M_0$、$T_4N_{0\sim1}M_0$）肺癌以根治性手术加术后辅助化疗；ⅢB 期及Ⅳ期肺癌则以放化疗及靶向治疗、免疫治疗、中医药治疗等综合治疗为主。小细胞肺癌远处转移早，除早期（$T_{1\sim2}N_0M_0$）的病人适合于手术治疗外，其他应以非手术治疗为主。

（一）手术治疗

早期肺癌外科手术治疗通常能达到治愈效果。非小细胞肺癌病灶较小，局限在支气管和肺内，尚未发现远处转移（即Ⅰ期、Ⅱ期和部分经过选择的ⅢA 期）病人，病人的全身情况较好，心肺功能可以耐受者，均应采用手术治疗；已明确纵隔淋巴结转移（N_2）的病人，手术可考虑在新辅助化疗/放化疗后进行。手术方式首选解剖性肺叶切除加淋巴结清扫。由于肿瘤大小位置或病人耐受性因素，又有扩大切除和局部切除。术后中医辨证论治参考"围术期处理"章节内容。

（二）西药治疗

本病西药治疗包括化学药物治疗、靶向治疗、免疫治疗等。小细胞肺癌、晚期失去手术机会的非小细胞肺癌病人适宜系统性化学治疗，也可以与手术、放射疗法联合应用，行新辅助化疗（术前或放疗前）或辅助化疗（术后或放疗后），以防止癌肿转移复发，提高治愈率。肺癌的标准化疗方案是下列药物与铂类药物（顺铂或卡铂）的两药联合方案，包括长春瑞滨、紫杉醇、吉西他滨、多西他赛、培美曲赛、依托泊苷、伊立替康、拓扑替康等。在化疗的基础上可联合应用血管内皮抑素。

针对肿瘤特有的基因异常进行的治疗称为靶向治疗。相对化疗具有针对性强、疗效良好且不良反应轻的特点。目前在肺癌领域得到应用的靶点主要有表皮生长因子受体（EGFR）、血管内皮生长因子（VEGF）和间变淋巴瘤激酶（ALK）。针对 EGFR 的小分子抑制剂（EGFR-TKI）包括吉非替尼、厄洛替尼等；针对 VEGF 靶点的药物包括贝伐珠单抗、血管内皮抑素；针对 ALK 靶点的小分子抑制剂为克唑替尼。免疫治疗主要包括特异性免疫疗法（白细胞介素、肿瘤坏死因子、肿瘤核糖核酸等生物制品）、非特异性免疫疗法（卡介苗、短小棒状杆菌、转移因子、干扰素、胸腺素等）。

（三）放射治疗

对于因高龄或心肺等重要脏器功能不耐受手术，或病人本身不愿意手术治疗的早期肺癌病人，立体定向放射治疗可作为一种局部治疗方法。对于不能手术的部分ⅢA 期肺癌和ⅢB 期肺癌病人，根治性放射治疗联合化疗是其主要的治疗模式。对于Ⅳ期肺癌，放射治疗可用于对症治疗，减轻阻塞性肺不张、上腔静脉阻塞综合征、转移性骨痛等，为姑息治疗方法。手术未能彻底切除的残余癌灶，在常规接受术后辅助化疗外，建议加用术后放射治疗。小细胞癌对放射疗法敏感性较高，鳞癌次之，腺癌和细支气管肺泡癌最低。放射治疗联合化疗的综合治疗是局限期小细胞肺癌的标准治疗，对于广泛期小细胞肺癌病人，远处转移灶经化疗控制后加用胸部放疗也可以提高肿瘤控制率，延长生存期。临床上使用的主要放射疗法设备有 ^{60}Co 治疗机（产生α、β、γ射线和各类 X 射线）和加速器（产生 X 射线、电子线、质子束及其他粒子束等）等。放疗易耗伤阴液，病人多表现为口干咽燥，大便秘结，治宜益胃生津，方选沙参麦冬汤或益胃汤，肝肾阴亏者，方选六味地黄汤合增液汤。

（四）介入治疗

介入治疗包括血管内介入治疗（如经支气管动脉灌注化疗）和非血管介入治疗（如气管支架置入、放射性粒子植入内照射治疗、射频消融、微波消融、冷冻消融、高能聚焦超声治疗等）。

（五）辨证论治

若症见胸闷咳嗽，胸痛有定处，舌质暗或有瘀斑，属气滞血瘀，治宜活血散瘀、行气化滞，方用桃红四物汤加减；症见咳嗽气喘痰稠黄，胸闷胸痛，属痰瘀蕴结，治宜健脾行气、化痰祛瘀，方取涤痰汤或黄连温胆汤加减。症见咳嗽无痰或少，或痰中带血，胸痛心烦，低热口渴，属阴虚毒热，治宜养阴清热、解毒散结，方取沙参麦冬汤合五味消毒饮加减。临床常用的口服中成药可选用紫龙金片、复方斑蝥胶囊、鹤蟾片、西黄丸、平消胶囊等口服。抗癌注射剂有榄香烯乳注射液、康莱特注射液、鸦胆子乳注射液、艾迪注射液、华蟾素注射液等，可根据具体情况选择使用。

（林　宇　李永锋　郑　远）

第二十六章　食管疾病

第一节　食管癌

食管癌（esophageal carcinoma）是常见的一种上消化道恶性肿瘤，为目前全球第九大恶性疾病。全世界每年约 30 万人死于食管癌。我国是食管癌的高发地区，每年死于食管癌者约 15 万人，占全部恶性肿瘤的死亡人数近 1/4。我国食管癌发病率呈独特的地理分布特点，以太行山南段的河南、河北、山西三省交界地区的发病率最高；发病率的性别差异上，男性多于女性；发病年龄多在 40 岁以上。本病属于中医学"噎膈"范畴。

一、病因病机

食管癌的确切病因尚不清楚，但其发生的重要原因已被证明为吸烟及重度饮酒，并且与致癌物亚硝胺、霉菌、过热饮食、遗传和营养等因素有关。

食管癌病理形态分型：髓质型（多数累及食管周围的全部或绝大部分），蕈伞型（瘤体向腔内呈蘑菇样突起），溃疡型（瘤体黏膜面呈深陷而边缘清楚，阻塞程度较轻），缩窄型（累及食管全部周径，较早出现阻塞症状）。食管癌组织学分类：鳞癌，多见，占 80% 以上；其余有腺癌，以及未分化癌、癌肉瘤、腺鳞癌等，均较少见。临床食管解剖分段为：颈段，自食管入口至胸骨柄上沿的胸廓入口处；胸段中胸上段，自胸廓上口至气管分叉平面；胸中段，自气管分叉平面至贲门口全长度的上一半；胸下段，自气管分叉平面至贲门口全长度的下一半。其中胸中段食管癌较多见，下段次之，上段较少。食管癌转移主要经淋巴途径；扩散顺序一般最先向黏膜下层扩散，继而向上、下及全层浸润。

中医认为食管癌多由于忧思郁怒，伤及肝脾，致痰瘀互结，交阻食管，阻塞胃口；或酒食所伤，津伤血燥，咽管干涩，内酿痰浊，阻塞食管，渐生噎膈。本病病位在食管，为胃所主，与肝、脾、肾密切相关。

二、临床表现与诊断

本病早期症状不明显，仅有在吞咽粗硬食物时有不同程度不适感，包括咽下食物梗噎感，胸骨后烧灼样、针刺样或牵拉摩擦样疼痛；梗噎停滞感常通过吞咽水后缓解。中晚期典型症状为进行性咽下困难，始为干食困难，继之进半流质甚至流质、饮水时也难通过。由于长期不能摄入足量饮食和癌肿本身的影响，晚期常有消瘦、营养不良、脱水，甚至呈恶病质。持续胸痛或背部疼痛提示为中晚期食管癌症状，反映癌肿侵犯食管外组织。癌肿侵犯喉返神经，可出现声音嘶哑；压迫颈交感神经节，可产生 Horner 综合征；侵犯气管、支气管，可形成食管、气管或支气管瘘，出现吞咽水或食物时剧烈呛咳，并发生呼吸系统感染；癌组织坏死、破溃或侵及大血管引起呕血或黑便，肿瘤侵及主动脉时可引起大出血死亡。

早期常无明显体征，晚期如有淋巴结转移时，可触及锁骨上肿大淋巴结，如果全身广泛转移，可出现黄疸、肝大、腹水、胸腔积液等。

对可疑病例，均应作食管吞钡 X 线双重对比造影。早期可见食管黏膜皱襞紊乱、粗糙或有中断现象；小的充盈缺损；局限性管壁僵硬，蠕动中断；小龛影。中晚期有明显的不规则狭窄和充盈缺损，管壁僵硬。有时狭窄上方口腔侧食管有不同程度的扩张。食管细胞学检查及食管镜活检病理组织可以确诊。CT 检查能提示肿瘤大小、肿瘤外侵程度、淋巴结是否转移，有助于食管癌诊断及分期。

食管癌 TNM 分期参见国际抗癌联盟（UICC）标准（第 7 版，2009）。

本病应与以下疾病鉴别：食管贲门失弛缓症，多见于年轻女性，病程较长，症状时轻时重，X线钡餐检查食管下端呈现光滑的漏斗型狭窄，在应用解痉剂后有时可以见到狭窄部位，食管黏膜纹理规则，狭窄上段中度或极度扩张；食管良性狭窄，有食管损伤史，病程较长，吞咽困难发展到一定程度即不再进行，结合 X 线钡餐检查可以鉴别；食管良性肿瘤，主要为少见的平滑肌瘤，X 线钡餐检查显示食管有圆形、卵圆形和分叶状充盈缺损，边缘整齐，周边黏膜纹正常，食管神经官能症，多表现为食管部经常有异物阻塞感，女性多见，往往有精神因素，X 线钡餐检查无阳性发现。

三、治疗

手术治疗是食管癌治疗的首选方法，综合治疗是食管癌治疗的基本原则。Ⅱ期以上的病例多采用综合治疗，即术前后放射、化学治疗，手术切除后加药物治疗和免疫治疗。中医辨证施治可应用于术前、术后及放、化疗的病人，减轻症状，改善生活质量。

1. 手术治疗　凡无明显远处转移征象，能耐受手术的病人，均应考虑手术治疗。手术方式一般采用食管癌切除、胃或结肠代食管食管重建术。对晚期食管癌，不能根治或放疗，进食有困难者，可作姑息性减状手术，如食管腔内置管、食管胃转流、食管结肠转流或胃造瘘术等。吻合口狭窄和吻合口瘘为术后常见并发症。

术后常合并有胃肠功能障碍，若见腹胀脘闷，未矢气或大便，肠鸣音低钝者，为脾虚气滞，治宜健脾和胃、行气导滞，方选六君子汤加大腹皮、神曲、麦芽等；兼见痰多而黏，声低懒言，腹胀脘闷者，为脾虚痰阻，治宜健脾益气、宣肺化痰，方选六君子汤加莱菔子、枳实、瓜蒌、浙贝。术后可早期给药，通过术中停放的十二指肠营养管，分次少量注入，促进肠胃功能恢复，减少肺部并发症。

2. 放射治疗　食管癌多为鳞癌，对放射线有一定敏感性。术前 2～3 周的放疗能增加手术切除率；对术后切除不全的残留癌组织、颈段及上胸段食管癌放疗，能提高治愈率。放疗对癌杀灭同时，易耗伤阴液。病人有吞咽干涩，口干咽燥，大便秘结，舌红苔少，脉细数者，为津亏热结，治宜益胃生津，方选沙参麦冬汤或益胃汤，静脉滴注参麦注射液；咽干口渴，同时可见外周全血血细胞减少者，为肝肾阴亏，治宜养阴液、补肝肾，方选六味地黄汤合增液汤，口服六味地黄丸。

3. 西药治疗　对于晚期有远处转移、或手术未能彻底清除病灶的病人，适于联合化疗。化疗药物攻伐邪毒，亦重创正气，病人多见气阴两虚，治宜养阴益气，方选生脉散加减，静脉滴注生脉注射液；见脾虚痰阻者，治宜健脾化痰、降逆止呕，方选六君子汤合小半夏汤，口服香砂六君子丸；见肝脾血亏者，有外周全血血细胞减少，治宜益脾胃、补肝血，方选当归补血汤或八珍汤，口服归脾丸、阿胶等。

4. 其他治疗　对于晚期食管癌发生梗阻的病人，还有内镜下直接向肿瘤局部注射化疗药物、内镜下电疗法、胃镜下支架放置术等疗法，可以改善症状。

第二节　食管良性肿瘤

食管良性肿瘤（benign tumors of the esophagus）是一种较为少见的食管肿瘤，在食管肿瘤中仅占 1%。临床上一般可分为腔内型（息肉及乳头状瘤）、黏膜下型（血管瘤及颗粒细胞成肌细胞瘤）

及壁间型（食管平滑肌瘤或食管间质瘤），其中平滑肌瘤约占90%。

临床症状一般与肿瘤大小及位置有关。较小的肿瘤可无症状或症状轻微，表现为吞咽梗阻感或胸骨后钝痛，高位肿瘤压迫气管，有时也可出现呼吸困难等症状。

无论是否有症状，均需内镜和X线检查来做出诊断。食管镜下一般可见表面黏膜正常、光滑的肿物突入食管腔。X线吞钡显示肿瘤黏膜完整，呈椭圆形、生姜形或螺旋形。CT和MRI检查有助于鉴别诊断。

本病首选手术治疗。手术方式可视肿瘤情况选择开胸切除、胸腔镜下切除或内镜摘除术。术后中医辨证论治参考"围术期处理"章节内容。

第三节　腐蚀性食管灼伤

腐蚀性食管灼伤（erosive burn of the esophagus）多为误吞强酸或强碱等化学腐蚀剂引起食管化学性灼伤。灼伤的严重程度，决定于吞服化学腐蚀剂的类型、浓度、剂量，食管的解剖特点，伴随的呕吐情况，以及腐蚀剂与组织接触的时间。强碱使食管产生较严重的溶解性坏死；强酸则产生蛋白凝固性坏死。通常腐蚀剂与食管三个生理狭窄段接触的时间最长，因此常在这些部位发生较广泛的灼伤。

一、病因病机

腐蚀性食管灼伤的发生最常见的病因为误吞强酸或强碱等化学腐蚀剂，长期反流性食管炎、长期服用酸性药物或进食浓醋等也可引起该病。根据灼伤的严重程度，可分为Ⅰ～Ⅲ度，分别为灼伤累及食管黏膜表浅充血水肿，累及食管肌层，以及食管全层和周围组织凝固坏死。食管灼伤演变过程视严重程度可持续数周至数月，瘢痕狭窄好发于食管生理狭窄处。

二、临床表现与诊断

误服腐蚀剂后，即刻出现唇、口腔、咽部、胸骨后及上腹部剧烈疼痛，随即出现反射性呕吐，见血性呕吐物。若灼伤涉及会厌、喉部及呼吸道，可出现咳嗽、声音嘶哑、呼吸困难，严重者出现昏迷、虚脱、发热等中毒症状。瘢痕狭窄形成后可引起食管部分或完全梗阻，限制进食；因不能进食，后期出现营养不良、脱水、消瘦、贫血等，小儿病人甚至影响生长发育。

诊断方面，吞服腐蚀剂病史为最主要依据，伴随出现上述临床表现者，应高度怀疑该病。结合查体发现口咽部有灼伤表现，即可确诊；对于不能确诊病例，必要时通过食管碘油造影确诊，并应排除食管或胃穿孔。晚期行食管X线造影能明确狭窄的部位和程度。

三、治疗

腐蚀性食管灼伤为急性起病，应立即明确病史，在明确所服腐蚀剂品种、浓度、药物量与服用时间情况下，迅速判断病情，建立静脉通道，保持呼吸道通畅。保护食管和胃黏膜，如吞服植物油、蛋白水、生理盐水或清水。除食管、胃穿孔者外，均可早期使用糖皮质激素和抗生素。急性期过后，可定期重复行食管扩张疗法，防止食管狭窄。扩张疗法失败者，采用手术治疗，行胃、空肠或结肠代食管。根据具体临床表现辨证论治。

第四节　贲门失弛缓症

贲门失弛缓症（achalasia）又称贲门痉挛、巨食管，是指吞咽时食管体部无蠕动，贲门括约肌松弛不良，多见于 20～50 岁女性，表现为间断性吞咽困难。

一、病因病机

本病病因至今未明。多数认为本病是一种由于食管贲门部的神经肌肉功能障碍，导致食管功能出现障碍，从而引起食管下端括约肌弛缓不全，造成食物无法顺利通过而滞留，食管的张力、蠕动逐渐减低，最后出现食管扩张的疾病。少数可发生癌变。

二、临床表现与诊断

本病临床表现为吞咽困难、胸骨后疼痛或阻塞感。多数病程较长，随着病情加重，可出现食物反流，以及因食物反流误吸入气管所致咳嗽、肺部感染等症状。晚期因长期咽下食物困难，体重逐渐下降，出现营养不良、贫血等，甚至因食管炎、食管溃疡等并发症导致出血。

本病的诊断主要通过食管吞钡造影检查，典型表现为食管扩张，食管蠕动减弱，食管末端狭窄呈鸟嘴状，狭窄部黏膜光滑。此外，可配合食管腔内压力测定及胃镜检查。

三、治疗

1. **辨证论治**　若症见吞咽梗阻，胸膈痞满，疼痛，嗳气，呃逆或呕吐痰涎，口燥咽干，形瘦神疲，大便坚涩或便如羊粪，舌质红，苔薄腻或薄黄，脉弦细而滑者，属痰气较阻，方用启膈散加减。若症见胸膈疼痛，食不得下而复吐出，甚则饮水难下，大便坚如羊粪，或吐出如赤豆汁，形体消瘦，肌肤枯槁，舌质红或青紫，脉弦细涩者，属瘀血内结，方用通幽汤加减。根据辨证配合针灸治疗。

2. **手术治疗**　非手术治疗效果不佳及中、重度病人可选择手术治疗。最常用的术式为贲门肌层切开术（Heller 手术）。术后中医辨证论治参考"围术期处理"章节内容。

3. **其他疗法**　有内镜下球囊扩张和支架植入、经口内镜下肌切开术（POEM）等。

第五节　食管憩室

食管憩室（diverticulum of the esophagus）是指食管壁的一层或全层局限性膨出，形成与食管腔相通的囊袋；可分为牵引型（真性憩室）和膨出型（假性憩室）两种；也可按发生部位分为咽食管憩室、食管中段憩室和膈下憩室三种。

一、病因病机

1. **咽食管憩室**　为膨出型假性憩室，因咽下缩肌与环咽肌之间有一薄弱的三角区，加上肌活动的不协调，即在咽下缩肌收缩将食物下推时，环咽肌不松弛或过早收缩，致食管黏膜自薄弱区膨出，使局部黏膜和黏膜下层疝出腔外。久之，憩室逐渐增大，下垂于食管后之脊柱前间隙，甚至可抵上纵隔。

2. **食管中段憩室**　一般为牵引型真性憩室，由气管分叉或肺门附近淋巴结炎症形成瘢痕，牵拉食管全层。大小一般 1～2cm，可单发，也可多发。憩室颈口多较大，不易潴留食物。

3. **膈上憩室**　食管下段近膈上处，平滑肌层的某一薄弱处，因某种原因，如贲门失弛缓症、食管裂孔疝等，引起食管腔内压力升高，压迫黏膜和黏膜下层，使其经由肌层膨出腔外。

二、临床表现与诊断

1. **咽食管憩室**　早期多无症状。若吞咽时有咕噜声，为憩室增大。而当憩室内有食物潴留时，可有颈部压迫感。巨大憩室可压迫喉返神经而出现声音嘶哑。查体时颈部时可扪及肿块，质软，压迫时有咕噜声。

2. 食管中段憩室 一般无症状，多于行食管吞钡 X 线检查时发现。

3. 膈上憩室 可无症状，也可表现为胸骨后或上腹疼痛，有时出现吞咽困难和食物反流。

行食管钡餐检查可诊断；行食管压力测定可排除食管运动功能障碍。

三、治疗

憩室较大或症状明显，合并食物残留、食管出血、穿孔等病人，应手术治疗。直径小于 2cm，症状轻微或年老体弱者，采用保守治疗，定期随访复查。根据临床表现辨证论治。

（陈晓伟　黄心洁）

第二十七章　原发性纵隔肿瘤

纵隔实际上是一间隙，前为胸骨，后为胸椎（包括两侧脊柱旁肋脊区），两侧为纵隔胸膜，上连颈部，下至于膈肌。纵隔内有心脏、大血管、食管、气管、神经、胸腺、胸导管、丰富的淋巴组织和结缔脂肪组织，为了便于表明病变在纵隔内所在部位，可将纵隔划分为若干部分。简单的划区法是以胸骨角与第4胸椎下缘水平连线为界，把纵隔分成上、下两部。几年来将含有很多重要器官的纵隔间隙，称为"内脏器官纵隔"（以往称中纵隔）；在气管、心包后方的（包括食管和脊柱旁纵隔）称后纵隔。临床上常将这两种划区综合来定病变部位。纵隔内组织和器官较多，胎生结构来源复杂，所以纵隔内肿瘤种类繁多。有原发的，有转移的。原发性纵隔肿瘤以良性多见，但也有相当一部分为恶性。本病属于中医学中"积聚"、"癌病"范畴。

一、病因病机

原发性纵隔肿瘤组织学来源复杂，常见纵隔肿瘤可分为：

1. **神经源性肿瘤**　多起源于交感神经，少数起源于外围神经。这类肿瘤多位于后纵隔脊柱旁肋脊区内。以单侧多见。一般无明显症状，长大压迫神经干或恶变侵蚀时可发生疼痛。纵隔神经源性肿瘤科分成两大类：

（1）植物神经肿瘤：大多起源于交感神经。恶性的有神经母细胞瘤及节细胞神经母细胞瘤，良性的有神经节细胞瘤。尚有少数发生于迷走神经的神经纤维瘤。

（2）起源于外围神经的肿瘤：良性的有神经鞘瘤和神经纤维瘤。临床上这两类肿瘤表现相似，故有人统称为神经纤维瘤。多发生于脊神经根或其近侧段，亦有少数来自肋间神经。恶性者有恶性神经鞘瘤及神经纤维肉瘤。

2. **畸胎瘤与皮样囊肿**　多位于前纵隔，接近心底部的心脏大血管前方。根据胚胎来源虽可分成表皮样囊肿、皮样囊肿和畸胎瘤（含外、中、内三种胚层组织）三种类型，但其发生学相同。畸胎瘤多发实质性，内含大小不同、数目不等的囊肿。囊壁常有钙化片，内除有结缔组织外还含有表皮、真皮及皮脂腺等。囊内多为褐黄色液体，混有皮质及胆固醇结节，并有毛发。实体部分有骨、软骨、肌、支气管、肠壁及淋巴样组织等。10%畸胎类瘤为恶性。

3. **胸腺瘤**　多位于前上纵隔，分上皮细胞型、淋巴细胞型和混合型三类。呈椭圆形阴影或分叶状，边缘界限清楚。多为良性，包膜完整。但临床上常视为潜在恶性，易浸润附近周围组织。约15%合并重症肌无力。反之，重症肌无力病人中约有一半以上有胸腺瘤或胸腺增生异常。有些退化的残余胸腺内含有活跃的生发中心，常迷走异位于气管前、甲状腺下极、肺门、心包、膈肌等处的脂肪组织内。胸腺因涉及人体免疫功能，有些病症可能与自身免疫机制改变有关。

4. **纵隔囊肿**　较常见的有支气管囊肿、食管囊肿（或胃肠囊肿、前肠囊肿或肠源性囊肿）和心包囊肿，均因胚胎发育过程中部分胚胎细胞异位而引起。三种囊肿均属良性，多呈圆形或者椭圆形，壁薄、边缘界限清楚。

5. **胸内异位组织肿瘤和淋巴源性肿瘤**　前者有胸骨后甲状腺肿、甲状旁腺瘤等；后者多系恶性，如淋巴肉瘤、Hodgkin病等。肿块常呈双侧性且不规则。淋巴源性肿瘤不易手术，多采用化学药物治疗或放射治疗。

6. **其他肿瘤**　一般有血管源性、脂肪组织源性、结缔组织性、来自肌组织等间叶组织肿瘤，较为少见（图27-1）。

中医认为本病病因有寒邪、湿热、痰浊、食滞、虫积等，其间又往往交错互杂，相互并见，然而，最终导致气滞血瘀结成积聚，故积聚病理主要为气机阻滞，瘀血内结。本病初期，气滞血瘀，邪气壅实，正气未虚，病理性质多属实；积聚日久，病势较深，正气耗伤，可转为虚实夹杂之证。病至后期，气血衰少，体质羸弱，则往往以正虚为主。以上所谓虚实，仅是相对而言，因积聚的形成，总与正气不足有关。故《素问·经脉别论》说："勇者气行则已，怯者著而为病也"。

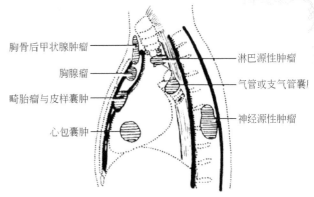

图 27-1　原发性纵隔肿瘤

二、临床表现与诊断

一般而言，纵隔肿瘤阳性体征不多。其症状与肿瘤大小、部位、生长方向和速度、质地、性质等有关。良性肿瘤由于生长缓慢，向胸腔方向生长，可相当大但尚无症状或很轻微。相反，恶性肿瘤侵蚀程度高，发展迅速，故肿瘤较小时已有症状。常见症状有胸痛、胸闷、刺激或压迫呼吸系统、神经系统、大血管、食管的症状。此外，还可出现一些与肿瘤性质相关的特异性症状。压迫神经系统：如压迫交感神经干时，出现 Horner 综合征；压迫喉返神经出现声音嘶哑；压迫臂丛神经出现上肢麻木、肩胛区疼痛及向上肢放射性疼痛。哑铃状的神经源性肿瘤有时可压迫脊髓引起截瘫。刺激或压迫呼吸系统：可引起剧烈咳嗽、呼吸困难甚至发绀。破入呼吸系统可出现发热、脓痰甚至咯血。压迫大血管：压迫无名静脉可致单侧上肢及颈静脉压增高。压迫上腔静脉可出现包括有面部上肢肿胀发绀、颈浅静脉怒张、前胸静脉迂曲等征象的上腔静脉综合征。压迫食管：可引起吞咽困难。特异性症状：对确诊意义较大，如随吞咽运动上下为胸骨后甲状腺肿；咳出头发样细毛或豆腐渣样皮脂为破入肺内畸胎瘤；伴有重症肌无力为胸腺瘤等。

除了上述临床表现对诊断有重要参考意义外，下列检查有助于诊断。

（1）胸部影像学检查：是诊断纵隔肿瘤的重要手段。X 线透视检查可观察肿块是否随吞咽上下移动、是否随呼吸有形态改变及有无搏动等。CT 或磁共振更能进一步显示肿瘤与邻近组织器官的关系；可显示肿瘤的部位、密度、外形、边缘清晰光滑度、有无钙化或骨影等。必要时作心血管造影或支气管造影，能进一步鉴别肿瘤的相通部位以及与大血管或支气管、肺等的关系，提高确诊率。

（2）超声扫描有助于鉴别实质性、血管性或囊肿肿瘤。

（3）放射性核素碘扫描可协助诊断胸骨后甲状腺肿。

（4）颈部肿大淋巴结活检有助于鉴别淋巴源性肿瘤或其他恶性肿瘤。

（5）气管镜、食管镜、纵隔镜等检查有助于鉴别诊断，但应用较少。

（6）诊断性放射治疗（小剂量 10～30Gy），在短期内能缩小，有助于鉴别对放射性敏感的肿瘤，如恶性淋巴瘤等。

三、治疗

除恶性淋巴源性肿瘤适用放化疗外，绝大多数原发性纵隔肿瘤只要无其他禁忌证，均应手术治疗。即使良性肿瘤或囊肿毫无症状，由于会逐渐长大，压迫毗邻器官，甚至出现恶变或继发感染，因而均以采取手术治疗为宜。术后中医辨证论治参考"围术期处理"章节内容。恶性纵隔肿瘤若已侵入邻近器官无法切除或已有远处转移，则可根据病理给予放疗或化疗等综合治疗。

（林冬群　赵青武）

第二十八章　心　脏　疾　病

第一节　先天性心脏病的外科治疗

先天性心脏病（congenital heart disease）是胎儿时期心血管发育异常而致的畸形疾病，是小儿最常见的先天性畸形，简称先心病。其发病率占出生活婴的 0.4%～1%，我国每年新增先天性心脏病病人 15 万～20 万。最常见的先天性心脏病分类是室间隔缺损（约占 24.6%）、房间隔缺损（占 13.5%）、动脉导管未闭（占 10.5%）、肺动脉狭窄（占 6.9%）、法洛四联症（占 5.2%）。本章节主要就常见的几种先天性心脏病予以介绍。本病属中医学的"心悸"、"虚劳"、"喘证"、"胎怯"、"怔忡"等范畴。

一、病因病机

大部分先心病发病原因尚不清楚，目前认为母亲怀孕时期曾有病毒感染史或接触过某些有害物质（如放射线等）或服用过影响胎儿发育的药物，造成胎儿心血管发育异常。某些先心病属于染色体相关的遗传性疾病。

室间隔缺损（ventricular septal defect，VSD）指室间隔在胚胎时期发育不全，形成异常交通，在心室水平产生左向右分流。室间隔缺损是最常见的先天性心脏病，可单独存在，也可与其他畸形并存。缺损常在 0.1～3cm，缺损大、分流量多者，左、右心室均可肥大，并发肺动脉高压。

房间隔缺损（atrial septal defect，ASD）是在胚胎发育过程中，原始心房间隔在发生、吸收和融合时发育异常，左、右心房之间的间隔发育不全，遗留缺损造成血流可相通的先天性畸形。房间隔缺损可分为原发孔缺损和继发孔缺损两类，以后者居多。

动脉导管未闭（patent ductus arteriosus，PDA）的动脉导管位于肺总动脉分叉处与降主动脉起始部之间，在左锁骨下动脉的相对处，为胎儿循环时生命的主要通道，正常在出生后 1 个月内关闭率在 90% 以上，出生后未能闭锁而成为本病。

肺动脉狭窄（pulmonary stenosis，PS）有三种类型：右室漏斗部狭窄、肺动脉瓣狭窄和肺动脉主干狭窄，而以单纯肺动脉瓣狭窄最为常见，约占 90%，其次为漏斗部狭窄，脉动脉干及其分支狭窄则很少见，但可继发或并发瓣下狭窄，它可单独存在或作为其他心脏畸形的组成部分。

法洛四联症（tetralogy of Fallot，TOF）为紫绀型先心病中最为常见的一种，其病变包括室间隔缺损、主动脉骑跨、肺动脉口狭窄（包括右室流出道）及右心室肥大等联合心脏畸形。

中医对先心病的记载，如《小儿药证直诀·卷上·脉证治法》曰："胎怯……生下面色无精光"，"心病多哭叫惊悸"，"心主惊，实则叫哭发热……虚则卧而悸动不安"。《幼幼集成·胎病论》亦曰："禀心气为血脉……心气不足则血不华色，面无光彩"。认为本病由先天禀赋不足，心脏成而未全，先天发育畸形所致。病机多属气血亏虚，兼血脉瘀滞，卫外不固。

二、临床表现与诊断

不同类型的先天性心脏病临床表现不同，下面分别介绍。

1. **室间隔缺损**　临床表现取决于在心室水平左向右的分流量的多少，而分流量多少取决于缺损大小。缺损小者，可无症状，仅在体检时发现。缺损大者，肺循环血流量明显增多，回流入左心房室，使左心负荷增加，左心房室增大。本病表现为症状出现早且明显，以致影响发育，有气促、呼吸困难、多汗、喂养困难、乏力和反复肺部感染，严重时可发生心力衰竭。长期肺循环血流量增多导致肺动脉压增加，右心室收缩期负荷也增加，右心室可增大，最终进入阻塞性肺动脉高压期，可出现双向或右至左分流，表现为发绀及杵状指（趾）。听诊示胸骨左缘第3、4肋间能扪及收缩期震颤，并听到Ⅲ～Ⅳ级全收缩期杂音，肺动脉瓣区第二音亢进。心电图缺损大者，示左心室高电压、肥大或左右心室肥大。胸片示中度以上缺损心影轻度到中度扩大，肺门充血。重度肺动脉高压右肺动脉粗大，远端突变小，分支呈鼠尾状。超声心动图可了解缺损的部位和大小及心室分流情况。

2. **房间隔缺损** 继发孔缺损，早年多无症状，主要为劳累后气促、心悸、心房颤动，可有右心衰竭或呼吸道感染。原发孔缺损早期即可出现明显肺动脉高压和右心衰竭。查体左侧前胸廓略膨隆，可扪到心搏动增强。听诊时，肺动脉瓣区可听到Ⅱ～Ⅲ级吹风样收缩期杂音，伴第二音亢进、固定分裂。心电图：继发孔缺损呈电轴右偏，不完全性或完全性右束支传导阻滞、右心室肥大。原发孔缺损则常呈电轴左偏和P-R间期延长，可有左心室高电压、肥大。X线检查示右心房、右心室增大，肺动脉圆锥突出，肺野血管影纹增多。原发孔缺损可呈现左心室扩大，肺门血管增大较显著。多普勒超声心动图继发孔型可见心房间隔中部连续中断，原发孔型则在心内膜垫处。

3. **动脉导管未闭** 主要取决于主动脉至肺动脉分流血量的多少，以及是否产生继发肺动脉高压及其程度。轻者可无明显症状，重者可发生心力衰竭。常见的症状有劳累后心悸、气急、乏力，易患呼吸道感染和生长发育迟缓。晚期肺动脉高压严重，产生逆向分流时可出现下半身发绀。听诊示胸骨左缘第2肋间听到响亮的连续性机器样杂音，伴有震颤。向左锁骨下窝或颈部传导，局部可扪及震颤。肺动脉明显高压者则仅可听到收缩期杂音，肺动脉瓣区第二音亢进。X线检查：心影增大，肺门血管阴影增深，肺纹理增粗。心电图示正常或电轴左偏，分流量较大者示左心室高电压或左心室肥大。二维超声心动图可了解动脉导管内径和长度及左右分流情况。

4. **肺动脉狭窄** 轻、中度狭窄者可无症状。重度者可引起心悸、气促、胸闷、胸痛或晕厥，尚可有颈静脉怒张、肝肿大等右心衰竭征象。典型瓣膜部狭窄在胸骨左缘第2肋间可扪及收缩期震颤，在胸骨左缘下方扪及抬举感，肺动脉瓣区听到Ⅱ～Ⅳ级粗糙的喷射样收缩期杂音，向左颈部传导，第二音减轻或消失。漏斗部狭窄型，收缩期杂音以第3、4肋甚至第5肋间处最响，肺动脉瓣第二音正常。心电图可示正常、电轴右偏、不完全性右束支传导阻滞、右心室肥大劳损、T波倒置和P波高尖等。胸片示右心室扩大，严重狭窄者右心房亦扩大。肺门血管阴影减少，肺野较清亮。超声心动图可显示狭窄类型、最大跨瓣压差、肺动脉瓣膜发育及右心室增厚情况。

5. **法洛四联症** 新生儿即有发绀，尤以哭闹时显著，并且逐年加重。患儿开始步行后易气促，喜蹲踞。病情严重者可突发缺氧性昏厥、抽搐，发育不良，口唇、眼结膜和指甲发绀，指（趾）呈杵状。胸前心搏动增强，胸骨左缘第2～4肋间听到收缩期杂音，有时可扪及震颤，肺动脉瓣区第二音减弱或消失。红细胞增多可达（5～8）×10^{12}/L，血红蛋白增至150～200g/L以上，动脉血氧饱和度下降至90%～40%。心电图示电轴右偏，右心室肥大。胸片示心影正常或稍大，肺动脉段凹陷，心尖圆钝可呈"木靴形"，肺野清亮。超声心动图可见升主动脉内径扩大，骑跨在室间隔上方，室间隔的连续中断，右向左分流，右心室增大，流出道或（和）肺动脉狭小。

三、治疗

先天性心脏病首选手术治疗。辅以中医药治疗可以促进术后康复。根据病情选择不同的手术方法。

（一）手术治疗

1. **室间隔缺损** 无肺动脉高压者可在2岁前手术，有肺高压趋势者宜在1岁之前根治。手术方法包括室间隔缺损修补、肺动脉环缩和室间隔缺损封堵术等。

2. 房间隔缺损 对于无症状的患儿，如缺损小于 5mm 可以观察。其他房间隔缺损病人均应及早手术。手术方法包括外科修补手术和介入封堵手术等，首选介入治疗。

3. 动脉导管未闭 应争取在 2 岁以内手术治疗。手术方法为介入封堵治疗、导管钳闭术、结扎术等。

4. 肺动脉狭窄 无症状的轻度狭窄病人，一般不需要手术治疗。凡肺动脉狭窄处压差大于30mmHg 和（或）右室收缩压大 50mmHg 者可考虑手术。手术方法包括介入治疗和开放手术。

5. 法洛四联症 均应手术治疗。手术方法包括姑息性手术和根治术。

术后中医辨证论治参考"围术期处理"章节内容。

（二）西药治疗

本病西药治疗主要用于围术期处理，包括预防呼吸道感染和皮肤感染；对于有慢性心力衰竭的患儿需用洋地黄制剂治疗；合并肺炎、感染性心内膜炎时应及时使用抗生素控制感染，发生心力衰竭或心律失常者均及时予以处理。对于动脉导管未闭的早产婴儿，可先试服吲哚美辛治疗，以抑制前列腺素 E 的扩张作用，促使导管收缩闭合。

（胡佳心　彭　勃）

第二节　心脏瓣膜病

心脏瓣膜病是指因风湿热、退行性改变、先天性畸形、缺血、感染等因素导致心脏瓣膜病变，从而造成心功能异常，甚至衰竭的疾病，占我国心脏外科病人的 30%左右，既往以风湿热所致的瓣膜病变多见，近年来由于加强了对风湿热的防治，风湿性瓣膜病的发病率有所下降，而老年性瓣膜退行性病例增多。本病属于中医学 "心衰病"、"胸痹"、"心悸"、"怔忡"、"水肿"、"喘证"等范畴。

一、病因病机

心脏瓣膜病可由风湿性病变、老年退行性变、细菌性心内膜炎、缺血性心脏病、先天性瓣膜畸形、遗传性疾病等病因导致。

风湿性心脏瓣膜病中，最常累及二尖瓣，主动脉瓣次之，三尖瓣及肺动脉瓣罕见。风湿性病变的主要病理改变是瓣叶不同程度地增厚，瓣交界粘连、钙化，腱索缩短，形成瓣口狭窄和（或）关闭不全。在儿童和青年发作风湿热后，往往在 20～30 岁以后才出现风湿性二尖瓣狭窄的临床症状。老年退行性瓣膜病变的主要病理改变是部分腱索断裂，瓣叶脱垂；细菌性心内膜炎可造成瓣叶赘生物或穿孔；缺血性心脏病导致的乳头肌功能不全也可造成二尖瓣关闭不全；先天性主动脉瓣二瓣化畸形或瓣叶发育不对称的病人，在成年后常发生瓣叶钙化，造成瓣口狭窄；马方综合征是遗传性结缔组织病变，常造成升主动脉扩张及主动脉瓣反流。

1. 二尖瓣狭窄 正常成年人二尖瓣口面积为 4～5cm^2，当瓣口面积减少到 2cm^2 时，病人在运动时即出现轻微症状。当二尖瓣口减少至 1cm^2 时，血流梗阻即相当明显，左心房压力升高，左心房逐渐扩大，肺静脉和肺毛细血管扩张、淤血，影响肺泡换气功能，可发生急性肺水肿。

2. 二尖瓣关闭不全 二尖瓣关闭不全的病人，由于两个瓣叶不能对拢闭合，一部分血液反流入左心房，使左心房扩大，左室前负荷增加，最终产生左心衰竭。

3. 主动脉瓣狭窄 正常的主动脉瓣口面积为 3cm^2。由于左心室收缩力强，代偿功能好，轻度狭窄并不产生明显的血流动力学改变。但当瓣口面积减小到 $1cm^2$ 以下时，左心室的排血量即明显受阻，后负荷加重，心肌进行性地肥厚，心脏可逐渐增大，发生左心功能不全。

4. 主动脉瓣关闭不全 当主动脉瓣关闭不全时，血液在心室舒张期反流，左心室容量负荷增加，心脏代偿性地扩大和心肌肥厚，左心室舒张末压快速上升，左心室功能呈进行性衰竭，左心房和肺动脉压力升高，可导致左心衰竭。

中医认为本病的病因主要与素体虚弱、年老体衰、外邪侵袭有关。病机为素体虚弱、年老体衰或外邪侵袭，内合于心而成病。病位在心，根源在体虚，先天不足或年老体虚，气血不足，卫外不固，易感风、寒、湿、热之邪，内合于心而出现各种病症。

二、临床表现与诊断

1. 二尖瓣狭窄 当轻度狭窄时，静息时可无症状。当重度狭窄时出现活动后气促、咳嗽、咯血，可诱发阵发性气促、端坐呼吸或急性肺水肿。有二尖瓣面容，心尖区有时可打到舒张期震颤，并可听到第一音亢进和舒张中期隆隆样杂音，有时可闻二尖瓣开瓣音。X 线示左心房扩大，压迫食管，左主支气管抬高，可见双边影，右心室和肺动脉影增大。重者心电图 P 波增高或呈双峰即二尖瓣 "P"波。超声心动图可明确瓣膜狭窄度程度及活动度，并可检查左心房内有无血栓及评估肺动脉压力。

2. 二尖瓣关闭不全 病变轻，可无明显症状。病变较重者可出现乏力、心悸，劳累后气促等症状。心尖区可听到全收缩期杂音，常向左侧腋中线传导。肺动脉瓣区第二音亢进，第一音减弱或消失。X 线检查：严重的慢性二尖瓣关闭不全的病人左心房增大更显著，左心室增大。病情严重者心电图示左心室肥厚或劳损。超声心动图检查示舒张期血液反流，可评估二尖瓣反流程度及原因。

3. 主动脉瓣狭窄 轻度狭窄可无明显的症状。中度和重度狭窄者可有乏力、眩晕或昏厥、心绞痛、劳累后气促、端坐呼吸、急性肺水肿等症状，并可并发细菌性心内膜炎或猝死。胸骨右缘第二肋间能打及收缩期震颤，主动脉瓣区有粗糙喷射性收缩期杂音，向颈部传导。心电图多数为左心室肥厚或劳损。胸部 X 片可发现心脏呈靴形，主动脉结突出，左心室增大。超声心动图示瓣叶增厚、瓣口钙化狭窄、左心室扩大及肥厚。

4. 主动脉瓣关闭不全 轻度关闭不全心脏代偿功能较好可无明显症状。重度关闭不全者常有心绞痛发作、气促，并可出现阵发性呼吸困难、端坐呼吸或急性肺水肿。心界向左下方增大，心尖部可见抬举性搏动。在主动脉瓣区有叹息样舒张早、中期或全舒张期杂音，向心尖区传导。呈现水冲脉、动脉枪击音、毛细血管搏动等征象。心电图示左心室肥厚，左心室显著增大时 T 波倒置。胸片示左心室增大，可见肺静脉高压征象，升主动脉增粗。超声心动图可诊断瓣叶的活动情况及主动脉扩张、舒张期反流、心功能的状态。

三、治疗

药物治疗能缓解心脏瓣膜病的临床症状，对伴有血流动力学障碍的重度心脏瓣膜病病人应选择手术治疗。

（一）非手术治疗

1. 辨证论治 若症见心悸气促，头晕目眩，夜寐不宁，属心气虚弱，治宜益气固心、养血复脉，方用炙甘草汤加减，中成药口服心宝、生脉胶囊，静脉注射人参注射液或参麦注射液。症见两颧紫红，唇甲青紫，心悸怔忡，咳嗽喘促，甚则咯血，舌质青紫或见瘀斑，脉细数或结代，属瘀血阻肺，治宜活血化瘀、宣肺平喘，方用桃红四物汤加减，咯血者加三七末冲服。症见心悸气促，咳嗽痰白，胸闷痞满，尿少肢肿，属水气凌心，治宜温化痰饮、利水消肿，方用苓桂术甘汤合五苓散。

2. 西药治疗

（1）改善心功能、纠正水钠潴留。①强心药物的应用：首选洋地黄类药物，如地高辛口服，对于心力衰竭明显者，为避免胃肠道吸收功能不良，可用静脉注射西地兰，并应用小剂量多巴胺或多巴酚丁胺持续泵入，以改善心功能。②利尿药：常采用保钾与排钾利尿药物联合应用纠正体内水钠潴留，并定期测定电解质。若存在低蛋白血症，可间歇输入白蛋白以提高血浆胶体渗透压，增强利尿效果。③血管扩张剂的应用：对于以关闭不全为主的心脏瓣膜病，可口服少剂量血管扩张剂（如ACEI），以减轻心脏后负荷，增加心排血量和肾血流量。

（2）维持水电解质平衡、防治心律失常。心脏瓣膜病人由于长期服用利尿药，体内总钾特别是细胞内钾浓度容易降低，易引起心律失常或洋地黄中毒，因此应适当补钾。另外，镁在稳定心肌细胞膜、血钾平衡和抗心律失常及维持细胞内许多功能活性等方面都有重要作用，因此补钾同时应补镁。对于频发心律失常者须适量使用抗心律失常药。

（3）改善肺功能、纠正慢性缺氧。对于病史长、年龄大、肺间质水肿、肺动脉高压病人，应给予氧疗，同时给予化痰等药物的雾化吸入，以改善肺泡的弥散药物，纠正机体慢性缺氧。对有肺部感染者，须积极抗感染治疗。

（4）抗凝治疗。心房颤动、左房血栓或者有栓塞病史者，应予抗凝治疗。

（二）手术治疗

二尖瓣狭窄，对于有症状，或有左房扩大的中、重度狭窄病人，适宜行经皮穿刺气囊扩张术、二尖瓣交界直视切开术或二尖瓣置换术。二尖瓣关闭不全，对于有症状，或有左房、左室扩大的中、重度反流病人，适宜行二尖瓣成形或二尖瓣替换术。

主动脉瓣狭窄，对于有症状，主动脉瓣狭窄或跨瓣压差超过 50mmHg 以上，或无症状但跨瓣压差超过 75mmHg 以上者，适宜行主动脉瓣替换术。主动脉瓣关闭不全，对于有症状，或无症状但心胸比例超过 0.55，舒张压小于 50mmHg，左室收缩末的直径超过 55mm 者，适宜行主动脉瓣成形术或主动脉瓣替换术。

术后中医辨证论治参考"围术期处理"章节内容。

（林冬群　王　侃）

第三节　冠状动脉性心脏病

冠状动脉性心脏病（coronary heart disease，CHD），简称冠心病，亦称缺血性心脏病（ischemic heart disease，IHD），系指冠状动脉器质性或功能性改变引起冠状动脉血流供应和心肌氧需求之间不平衡而导致心肌缺血、缺氧为其主要特征的心脏病，主要症状为心绞痛、心肌梗死和心律失常等。冠心病发病趋于年轻化，而男性发病率与死亡率高于女性。本病属于中医学"胸痹"、"心痛"、"心痹"、"真心痛"等范畴。

一、病因病机

冠心病是由高脂血症、高血压、吸烟、糖尿病等因素导致冠状动脉内膜脂质沉着、局部结缔组织增生、纤维化或钙化，形成粥样硬化斑块，造成管壁增厚、管腔狭窄或阻塞，从而产生心肌缺血缺氧，发生心绞痛、心肌梗死。只有少数病例是冠状动脉痉挛所致。并认为冠心病与年龄、性别、饮酒、性别类型和社会压力等因素有关。

中医认为本病的发生与年老、肾虚、饮食失节、情志失调、寒邪侵袭等因素有关。其病位在心，与心、肝、肾、脾诸脏的盛衰相关，多属本虚标实之证，常在心气、心阳、心血、心阴不足或肝、脾、肾失调的基础上，兼夹痰浊、气滞、血瘀、寒凝等病变，产生不通则痛和不荣则痛的表现。

冠心病可分为隐匿型心肌缺血、心绞痛、心肌梗死、心力衰竭及心源性猝死型。目前心绞痛的分类主要有两种方法，一种是 Braunwald 分类法（分为稳定性心绞痛、不稳定性心绞痛、变异性心绞痛）；一种是 WHO 分类法（分为劳力性心绞痛、自发性心绞痛、混合性心绞痛）。两种分类法各有所长。心肌梗死可分为急性心肌梗死和陈旧性心肌梗死。

二、临床表现与诊断

本病主要症状为心绞痛，典型心绞痛者，多数在劳力活动、情绪激动，饱餐或受冷时突然感觉心前区疼痛，性质多为发作性绞痛、压榨样痛或压迫痛。一般疼痛在胸骨后开始，亦可从心尖区开始，向上向左放射至左肩、左臂、左肘，甚至左小指和无名指。有时亦可由左颌部和左臂开始发作，再扩展到心前区。心绞痛发作后原地休息或口服硝酸甘油片可于数分钟内缓解。变异型心绞痛者发作一般与活动、饱餐无关，常在夜间发作，多由于冠脉痉挛而引起。

稳定型心绞痛，其性质在 1～3 个月内并无改变。即每日和每周疼痛发作次数大致相同，诱发疼痛的劳累和情绪激动程度相同，每次发作疼痛的性质和疼痛部位无改变，疼痛时限相仿（3～5 分钟），无长达 10～20 分钟或以上者，用硝酸甘油后也在相同时间内发生疗效。

不稳定型心绞痛，稍事体力活动或情绪激动，甚至休息或熟睡时亦可发作，疼痛程度逐渐加剧，发作次数增多，发作持续时间较长，于消除诱因或口含硝酸甘油片也不能缓解。

急性心肌梗死时，除心绞痛程度剧烈、持续时间长外，可有恶心、呕吐、大汗淋漓、发热、心律失常、发绀、血压降低、休克、心力衰竭等症状，甚而引起猝死。体检见心音常减弱，可有舒张期奔马律，多数病人心律失常、血压下降，在发病的 72 小时内有 50% 以上发生严重的心律失常，可并发心源性休克或（和）心力衰竭等的相应体征。心肌梗死并发室间隔穿孔、二尖瓣乳头肌功能不全或室壁膨胀瘤者，出现相应的室间隔缺损、急性二尖瓣关闭不全和室壁瘤的体征。

典型心绞痛发作时，心电图示 ST 段异常压低；变异型心绞痛发作者，多出现 ST 段异常抬高；不稳定型心绞痛者，多有明显的 ST 段压低和 T 波倒置，而恢复后无病理性 Q 波。此外，可伴有各种心律失常。心肌梗死时，表现为异常的 Q 波、ST 段抬高和缺血性 T 波等改变。

胸痛原因很多，应当与心绞痛相鉴别，通过询问疼痛部位、性质、持续时间、缓解方式、诱因等加以鉴别，同时结合高危因素必要时可行冠脉造影及冠脉 CT 明确诊断。

三、治疗

本病主要根据病情的轻重进行分层综合治疗，包括药物治疗、介入治疗、手术治疗及辨证论治。

（一）非手术疗法

1. **辨证论治**　冠心病病机可用"虚、痰、瘀"概括，本虚标实为主，证型以"气血瘀阻"及"痰浊闭阻"多见。症见胸痛如刺如绞，痛处固定，入夜尤甚，舌质紫暗有瘀点或瘀斑，属气血瘀阻，治宜活血化瘀，通脉止痛，方用血腑逐瘀汤加减。口服速效救心丸、复方丹参滴丸、三七末等；症见胸闷如窒而痛，痛引肩背，气短喘促，肢体沉重，体胖多痰，属痰浊闭阻，治宜化痰泄浊、通阳开结，方用瓜蒌薤白半夏汤合温胆汤加减。口服麝香保心丸、冠心苏合香丸等。均可选用心血通注射液、血栓通注射液、复方丹参注射液及香丹注射液等。针刺选内关、心俞、通里、厥阴穴等，以及在心前区贴心绞痛宁膏、硝酸甘油贴膏。

2. **西药治疗**　药物治疗为冠心病治疗的基本治疗，无论是否为经过血运重建者。主要有改善预后及单纯改善症状两类，改善预后药物有 ABC，分别是 A：A1.Aspirin（阿司匹林），即使用抗凝抗血小板类药物，A2. ACEI 类药物（血管紧张素转换酶抑制），A3.ARB（血管紧张素 A 受体拮抗剂）；B：Beta-Blocker（β受体阻滞剂）；C：Cholesterol（调脂治疗，以降低密度胆固醇为主，他汀类药物）。单纯改善症状如硝酸酯类：如硝酸甘油片舌下含化或硝酸甘油针剂静脉滴注。钙拮抗剂，可扩张冠状动脉，解除冠状动脉痉挛，改善心内膜下心肌的血供；常用制剂有：维拉帕米、硝苯地平、地尔硫䓬。合并严重心律失常，可酌情使用抗心律失常药，如利多卡因、美西律、普罗帕酮、倍他乐克、胺碘酮、维拉帕米等；出现心室颤动则按"心跳骤停"予心肺复苏治疗；合并慢性左心衰竭或全心衰竭者，可予强心（洋地黄类）、利尿（呋塞米、氢氯噻嗪、螺内酯等）、扩血管（硝酸酯类、ACEI、钙拮抗剂、α受体阻滞剂等）治疗。

（二）手术治疗

手术治疗包括经皮介入冠脉治疗术（PCI）和冠状动脉旁路移植手术（coronary artery bypass grafting，CABG，即冠状动脉搭桥）等。介入一般适用于单支血管病变狭窄超过75%者。冠状动脉搭桥适用于心绞痛经内科治疗不能缓解、影响工作和生活、多支血管病变不适宜介入方法进行心肌血运重建、或介入治疗失败者。

血运重建术后以"心气不足，痰浊瘀阻"多见，兼见气阴两虚、心阳亏损、气滞血瘀。若症见心悸气短、倦怠懒言、面色少华、汗出，或咳嗽气促，呕恶痰涎，舌苔浊腻，脉弦滑，属气虚痰瘀，治宜调脾护心、除痰利气，方用温胆汤加五爪龙；口服麝香保心丸、冠心苏合香丸等。若属心阳不振者，治宜益气温阳、活血通脉，方用参附汤或独参汤，静脉注射参附注射液。属气阴两虚者，治宜益气养阴、养心通脉，方用生脉散加减，中成药口服生脉胶囊，静脉注射参麦注射液、生脉针等。

（阮新民　李俊哲）

第二十九章　胸主动脉疾病

第一节　胸主动脉瘤

　　各种病因所致局部主动脉壁扩张或膨出，达到正常管径 1.5 倍以上，即称为主动脉瘤（aortic aneurysm）。胸主动脉瘤按发生部位分为升主动脉瘤（约占 45%）、弓部动脉瘤（10%）、降主动脉瘤（35%）和胸腹主动脉瘤（10%）；按瘤体形态分为囊性、梭形、混合性和夹层动脉瘤。按病理形态学分为真性和假性动脉瘤，前者瘤壁具备全层动脉结构；后者瘤壁由动脉外膜、周围粘连组织和附壁血栓构成。胸主动脉瘤的发生率目前还无准确的统计。

一、病因病机

　　本病病因大致分为局部性和全身性两大类。局部性病因主要为机制不明且提前加速出现的主动脉中层弹性纤维断裂所致特发性囊性中层退化，或继发于主动脉夹层，主动脉瓣膜和局部创伤病变。全身性病因有遗传性疾病，如马方综合征、埃当综合征、家族性动脉瘤；病原微生物感染，如细菌、真菌、梅毒等；其他动脉病变，如动脉粥样硬化、动脉炎等。

　　主动脉瘤应属于中医学"痛症"、"血瘤"等范畴，由于传统医学认识不明确，既往对于本病描述甚少。

二、临床表现与诊断

　　胸主动脉瘤常见于中老年人，遗传性、感染性或创伤性病因所致动脉瘤好发于青壮年。胸痛多发生在前胸部或背部肩胛间区，为持续性钝痛，剧烈撕裂性疼痛多并发主动脉夹层。升主动脉瘤压迫上腔静脉，导致上腔静脉梗阻综合征，主动脉窦与瓣环扩大出现主动脉瓣关闭不全；弓部动脉瘤压迫气管、支气管，出现咳嗽、呼吸困难、肺不张，压迫交感神经出现 Horner 综合征；弓降部动脉瘤压迫喉返神经出现声音嘶哑，压迫食管出现吞咽困难。

　　胸主动脉瘤自然病程进展快，预后不良，死亡原因主要为动脉瘤破裂。一般而言，病程进展和最终破裂与病因、瘤体大小、是否合并主动脉夹层有关；文献报道已确诊胸主动脉瘤未经治疗者破裂时间平均为 2 年，生存时间少于 3 年。

　　胸主动脉瘤确诊主要依赖影像学检查。胸部 X 线平片多在体检时发现纵隔影增宽。进一步检查需做 CT 及 MRI，CT 及其三维成像技术能快速、准确、直观地提供瘤体立体影像，对制订手术方案具有指导意义；MRI 能更精细地刻画管壁结构对比度，冠状和矢状面扫描能提供瘤体及管腔纵切面的影像信息，但费用高、检查时间长，血流动力学不稳定者应用受限。彩色超声心动图和食管超声心电图可在床旁快速实施，能够观察主动脉瘤及血管腔内病变，并了解心脏内结构，适于血流动力学不稳定者的快速检查及围术期监测。胸主动脉瘤需与纵隔肿瘤、中心型肺癌和主动脉夹层相鉴别。

三、治疗

　　胸主动脉瘤一经确诊，直径大于 5cm 者，原则上应尽早手术治疗，手术方式和时机依病人状况和动脉瘤大小、范围和部位而异。对手术耐受不佳者，应积极进行内科治疗。手术方法包括开放手术、介入治疗和杂交手术。开放手术使用人工血管替换病变的胸主动脉。介入治疗采用血管腔内植入带膜支架人工血管，隔绝胸主动脉腔。杂交治疗将手术与介入技术相结合，使用人工血管和带膜支架共同矫治胸主动脉瘤病变。术后中医辨证论治参考"围术期处理"章节内容。对已确诊胸主动脉瘤又暂时不需手术治疗的病人，要严格控制血压，减少动脉瘤破裂的风险，戒烟，每年定期进行影像学检查。血脂高者，给予降脂治疗。

第二节　主动脉夹层

主动脉夹层是指主动脉内膜和中层弹力膜发生破裂，血液进入主动脉中层，顺行和（或）逆行剥离形成壁间假腔，并通过一个或数个破口与主动脉真腔相交通，称为主动脉夹层（aortic dissection）。本病发生率为 0.5～2.95/（10 万人·年），本病发生中老年居多，男性高于女性。

一、病因病机

本病发生机制不明，好发危险因素为主动脉中层囊性坏死或退变、马方综合征、动脉瘤、主动脉瓣二瓣化畸形、主动脉缩窄、高血压、动脉粥样硬化和医源性损伤等。根据主动脉夹层发生部位和累及范围分型，Stanford A 型累及升主动脉和弓部主动脉，夹层远端可终止于不同部位，占 60%～75%；B 型仅累及降主动脉起始以远的部位，占 25%～40%。根据病程时间进展分为发病后 2 周内的急性期，2 周至 2 个月的亚急性期和 2 个月以后的慢性期。

古医籍中并无主动脉夹层的专门论述，有文献记载将之归于血结胸，属于中医学"胸痹心痛"等范畴。

二、临床表现与诊断

主动脉夹层发病急，进展快，33%病人在 24 小时内死亡，50%病人在 48 小时内死亡；75%病人死于主动脉破裂，主动脉破裂可造成急性心脏压塞，胸腹腔积血，纵隔和腹膜后血肿。急性期 90%的病人有前胸、后背或腹部突发性剧烈疼痛，疼痛可沿大动脉走行方向传导和转移，75%病人伴有高血压和心动过速，病人多烦躁不安、大汗淋漓，需与心绞痛、心肌梗死相鉴别。随病程进展，主动脉夹层病人可能出现与主动脉破裂、主动脉瓣关闭不全和（或）重要脏器组织供血障碍相关的症状和体征。明确诊断主要依靠影像学检查，需了解夹层类型、受累范围、破口位置、假腔内血栓、分支血管和主动脉瓣受累情况。急性主动脉夹层需与心绞痛、心肌梗死和肺动脉栓塞症相鉴别。

三、治疗

手术治疗是主动脉夹层的主要治疗方法。

（一）手术治疗

一经确诊就应急诊手术治疗。外科手术目的是防止和避免急性心包填塞、夹层破裂出血和严重脏器缺血导致的病人死亡。对于已经破裂的主动脉夹层进行假腔切除术、内膜撕裂口修补术或人工血管替换术，最大限度地恢复主动脉及其主要分支血管的血流。术后辨证论治参考"围术期处理"章节内容。

（二）一般处理和药物治疗

①监护：均应严格卧床休息，监测心率、血压、意识状态、尿量、下肢活动情况、胸腹部症状等。②大部分夹层病人合并高血压，稳定血压和心率是急性主动脉夹层抢救的关键。收缩压一般控

制在 100～120mmHg，心率控制在 60～80 次/分。降压药物选择原则：扩张血管药物与抑制心脏收缩药物的β-受体阻滞剂及钙通道阻滞剂配伍使用。难以控制的高血压可联用α-受体阻滞剂、血管紧张素转换酶抑制剂和利尿剂。③镇痛：疼痛是主动脉夹层分离扩展的指标之一，根据疼痛情况，可给予曲马多、吗啡或哌替啶止痛。④急诊入院病人，在尚未确定是否需急诊手术时，最好禁食禁水，给予静脉营养。

（林　宇　黄伯湘）

第三十章 腹 外 疝

第一节 概 论

体内脏器或组织离开其正常解剖位置，通过先天或后天形成的薄弱点、缺损或空隙进入另一部位，称为疝（hernia）。疝多发生于腹部，以腹外疝（abdominal external hernia）为多见。

腹外疝是由腹腔内脏器连同腹膜壁层，经腹壁薄弱区或孔隙向体表突出所形成。不同腹外疝内容物突出的解剖部位不同，这是临床上区别不同类型疝的主要依据之一。疝内容物以活动度大的内脏为主，其中占绝大多数的是小肠，其次是大网膜，较少见的有盲肠、乙状结肠、横结肠、膀胱、Meckel 憩室（Littre 疝）、卵巢、输卵管等。

疝，古医籍中包括多种病证，名目繁多。早在《内经》就有"七疝"的记载：溃疝、狐疝、癥疝、颓疝、疝瘕、厥疝、冲疝。《儒门亲事》所论"七疝"为寒疝、水疝、筋疝、血疝、气疝、狐疝、颓疝，主要以症状命名。从外科而言，本病属于中医学"狐疝"、"气疝"等范畴。

一、病因病理

腹外疝常见发病原因有：①腹壁强度降低。如先天性腹壁发育不全：腹膜鞘状突未闭、腹内斜肌下缘高位、宽大的腹股沟三角、脐环闭锁不全、腹白线缺损等。后天因素：手术切口愈合不良、外伤、感染造成的腹壁缺损；或因年老体弱、长期患病、肥胖造成的肌肉萎缩等。②腹内压力增高。如慢性咳嗽、慢性便秘、排尿困难、腹水、妊娠、举重、婴儿经常啼哭等。正常腹壁具有一定强度，即使在腹腔内压力增高的情况下亦不致发病。若腹壁强度降低，腹壁组织薄弱，一旦腹内压增高，则可形成疝。中医认为凡房劳、忿怒、客邪，而致阴寒内盛、水湿内停、痰热瘀滞或气虚下陷等均可引起，与任脉、厥阴肝经有关。

二、疝的组成

典型的腹外疝具有以下几个组成部分：①疝门：即疝囊在腹壁薄弱或缺损部位的入口处，又称疝囊颈。②疝囊：是腹膜壁层经疝环突出和延伸的囊袋。③疝内容物：最常见的为小肠，其次是大网膜，有时腹膜间位器官如盲肠或膀胱亦可滑入疝囊。④疝外被盖：指疝囊以外的各层组织。

三、临床类型

1. **易复性疝**（reducible hernia）　凡疝内容物很容易回纳入腹腔的，称为易复性疝。
2. **难复性疝**（irreducible hernia）　疝内容物不能回纳或不能完全回纳入腹腔者，称为难复性疝。
3. **嵌顿性疝**（incarcerated hernia）　疝门较小而腹内压突然增高时，疝内容物可强行通过疝囊颈而进入疝囊，随后因囊颈的弹性收缩使其不能回纳，这种情况称为嵌顿或箝闭性疝。
4. **绞窄性疝**（strangulated hernia）　嵌顿如不及时解除，导致疝内容物出现血运障碍，甚至缺血坏死，即为绞窄性疝。
5. **儿童疝**　因疝环组织一般比较柔软，嵌顿后很少发生绞窄。

第二节　腹 股 沟 疝

　　发生于腹股沟区的腹外疝统称为腹股沟疝，是各种疝中最常见的类型，有斜疝和直疝之分。斜疝从腹壁下动脉外侧的腹股沟管内环突出，随着病程的发展逐渐向内、下、前方斜行穿越腹股沟管，出腹股沟管外环而达体表。在男性，疝囊还可继续向阴囊方向发展，最终可完全进入阴囊。直疝是从腹壁下动脉内侧的腹股沟三角直接由后向前突出于体表的疝，它并不经过内环，也不进入阴囊。斜疝是最常见的腹外疝，占腹外疝总数的 75%～90%，占腹股沟疝的 85%～95%。男性患腹股沟疝者多于女性，发病之比约为 15：1，右侧发病者多于左侧。

一、腹股沟区的解剖概要

　　腹股沟区是指前外下腹壁的一个三角形区域，其上界是髂前上棘至腹直肌外缘水平线，内界是腹直肌外缘，下界是腹股沟韧带。临床上常以腹股沟韧带作为判断腹股沟疝和股疝的界线。腹股沟区与腹前壁其他部位不同之处在于男性精索、女性子宫圆韧带从此处穿过通往腹外，故此处比较薄弱。

二、腹股沟管解剖

　　腹股沟管位于腹前壁、腹股沟韧带内上方，大体相当于腹内斜肌、腹横肌弓状缘与腹股沟韧带之间的间隙，成人的长度为 4～5cm。腹股沟管的内口即深环，外口即浅环。腹股沟管的前壁有皮肤、皮下组织和腹外斜肌腱膜，但外侧 1/3 部分尚有腹内斜肌覆盖；管的后壁为腹横筋膜和腹膜，其内侧 1/3 尚有腹股沟镰；上壁为腹内斜肌、腹横肌的弓状下缘；下壁为腹股沟韧带和腔隙韧带。女性腹股沟管内有子宫圆韧带，男性则有精索通过。

三、直疝三角的解剖

　　其外侧边是腹壁下动脉，内侧边为腹直肌外侧缘，底边为腹股沟韧带。此处腹壁缺乏完整的腹肌覆盖，且腹横筋膜又比周围部分薄，故易发生疝。腹股沟直疝即在此由后向前突出，故称直疝三角（Hesselbach triangle）。直疝三角与腹股沟管深环之间有腹壁下动脉和凹间韧带相隔。

四、病因病理

　　斜疝有先天性和后天性之分。先天性解剖异常：在胚胎发育期，胎儿睾丸位于腹膜后肾脏下方，其下端有睾丸引带连到阴囊，随着胎儿生长发育，睾丸逐渐下降，经腹股沟管进入阴囊，紧贴在其前面的腹膜亦随之向下延伸成一囊袋，并包绕睾丸称腹膜鞘状突。胎儿出生前，紧贴于睾丸的一部分鞘状突成为睾丸固有鞘膜，余闭锁萎缩成纤维索带。如腹膜鞘状突未闭锁并与腹腔相通即成为先天性疝囊，腹内脏器或组织甚易从残留的腹膜鞘状突经腹股沟管突入外环形成斜疝。女性有子宫圆韧带穿过腹股沟管，因此也有类似的腹膜突起并降入大阴唇，如未闭锁亦可形成斜疝。此外，先天性发育不良导致腹股沟管生理掩闭机制缺陷亦是腹股沟斜疝的重要病因之一。后天性腹壁薄弱或缺损：任何腹外疝，都存在腹横筋膜不同程度的薄弱或缺损。此外，腹横肌和腹内斜肌发育不全对发病起着重要作用。年老体弱，腹壁肌肉、腱膜、筋膜退化，腹壁强度降低，在腹内压增高的作用下可发生直疝。巨大斜疝使腹股沟管后壁明显减弱或缺如也可并发直疝。

五、临床表现与诊断

　　腹股沟管外环处出现可复性肿块是最重要的临床表现。最初在长期站立、行走或咳嗽时肿块沿腹股沟管斜行突向外环口。以后，肿块逐渐增大并延伸进入阴囊。肿块上端狭小，下端宽大。肿块突出时有下坠或轻度酸胀感。检查时，嘱病人取平卧位，患侧髋部屈曲、内收，松弛腹股沟部。顺腹股沟管向外上方轻按肿块可回纳。如再在腹股沟韧带中点上方 2cm 处按压内环，并嘱病人站立咳嗽，可阻止肿块突出，移去按压手指，肿块即复出，可诊断为斜疝。如为不完全性斜疝，疝内容物未突出外环，可用手指伸入外环口，嘱病人咳嗽，即有冲击感。如为难复性疝，检查时肿块较难或只能部分回纳。如发生嵌顿，则肿块突出不能回纳，伴有剧烈疼痛，张力高，并有压痛。如疝内容物为肠管，则有急性机械性肠梗阻的临床表现。如继续加重转为绞窄性疝，肠管缺血坏死，疝块有红、肿、热、压痛等急性炎症表现，并有腹膜炎体征和高热、畏寒等症状，重者可发生感染性休克。

腹股沟斜疝须与睾丸鞘膜积液、子宫圆韧带囊肿、精索囊肿或睾丸下降不全相鉴别。上述疾病均非可复性肿物，肿块上界不进入外环或内环，无咳嗽冲击感等。睾丸鞘膜积液的肿块尚具有透光试验阳性特征。

直疝多见于中、老年体弱者。直疝一般无明显症状，只在疝块外突时有轻微酸胀感。由于疝直接在黑氏三角顶出，疝环即黑氏三角薄弱区，较宽大，无明显疝囊颈，极少发生嵌顿。体格检查令病人站立，疝块即在耻骨结节外上方突出，呈半球状隆起，回纳疝块后按压内环，令病人咳嗽，疝块仍然突出，而用手按压直疝三角能阻挡疝块复出。直疝不进入阴囊，或在回纳疝块后按压内环，令病人咳嗽，疝块仍然突出，借此可与斜疝鉴别。在术中可根据疝环与腹壁下动脉的关系判断，直疝疝环位于腹壁下动脉内侧。斜疝与直疝的鉴别要点如表 30-1 所示。

表 30-1　斜疝与直疝的鉴别要点

	斜疝	直疝
发病年龄	多见于儿童及青壮年	多见于老年
突出途径	经腹股沟管突出，可进入阴囊	由直疝三角突出，不进入阴囊
疝块外形	椭圆或梨形，上部呈蒂柄状	半球形，基地较宽
回纳疝块后压住深环	疝块不再突出	疝块仍可突出
精索与疝囊的关系	精索在疝囊的后方	精索在疝囊的前外方
疝囊颈与腹壁下动脉的关系	疝囊颈在腹壁下动脉的外侧	疝囊颈在腹壁下动脉的内侧
嵌顿机会	较多	较少

六、治疗

本病以手术治疗为主。1 岁以下婴幼儿腹壁随躯体生长强度增高，疝有自行消失的可能，可暂不手术。

（一）手术治疗

1. 疝高位结扎术　适用于婴幼儿和部分绞窄性斜疝因肠坏死而局部有严重感染者。

2. 疝修补术　成人腹股沟疝病人存在程度不同的腹股沟管前壁或后壁薄弱、缺损，须在疝囊高位结扎后，加强或修补薄弱的腹股沟管前壁或后壁。疝修补术是最常用的手术方法，分有张力修补术和无张力修补术两大类。

（1）张力修补术：加强前壁常用佛格逊（Ferguson）法，加强后壁则常用巴西尼（Bassini）法和麦克凡（Mcvay）氏法。

（2）无张力修补术：常用疝环充填式无张力修补术，用一个锥型网塞置入已返纳疝囊的疝环中并给予固定，再用成型补片置于精索后，以加强腹股沟后壁。常用的手术方式有：Lichtenstein 法、

Rutkow 法。

3. **腹腔镜疝修补术** 在疝外科治疗中具有重要的作用，在具有微创条件的医院已经逐渐成为常规的手术方式，其应用范围也由腹股沟疝逐渐延伸至切口疝、脐疝、白线疝、造口旁疝等各类疝的治疗。腹腔镜腹股沟疝修补常用的有四种方法：①经腹膜前法（transabdominal preperitoneal approach，TAPA）；②完全经腹膜外法（totally extraperitoneal approach，TEA）；③经腹腔补片置入技术（intraperitoneal onlay mesh technique，IPOM）；④单纯疝环缝合法。前三种方法主要是用网片修补加强腹壁缺损。最后一种方法只用于较小儿斜疝。

术后中医辨证论治参考"围术期处理"章节内容。

嵌顿性疝和绞窄性疝的处理原则：嵌顿性疝应尽快做好必要的术前准备，进行急证手术以阻止或中断其向绞窄发展。手术处理的关键在于正确判断疝内容物是否还具有生命力。如在扩张或切开疝环解除其对内容物的压迫后，内容物瘀血状态减轻、具光泽和弹性、供血动脉有搏动，刺激肠管有蠕动等现象出现，提示嵌顿内容物的生命力尚存在，反之，则已失活。以上现象不明显而活力判断有困难时，可用温热湿纱布垫覆盖，或用 1% 普鲁卡因作局部肠系膜封闭，以扩张局部血管，15～20 分钟后，再次观察其变化，如仍无好转迹象者，可确定其生命力已无望逆转。经以上观察，对确有活力的疝内容物可纳回腹内，然后进行疝囊高位结扎和疝修补或成形术；失活的内容物应予切除。肠管绞窄者，一般应争取一期切除吻合。但如部分嵌顿时间较短（成人不超过 3～4 小时，婴幼儿不超过 12 小时），局部症状轻微而无可疑绞窄迹象，腹部无压痛、腹肌紧张等腹膜刺激征者，可肌注镇静、止痛、解痉等药物，使腹肌松弛后，试行手法复位，复位后应严密观察腹部情况，注意有无腹膜炎体征。

（二）非手术治疗

1. **医用疝带** 年老体弱或伴有其他严重疾病而禁忌手术者，白天可在回纳疝内容物后，用医用疝带顶住疝环，阻止疝突出。

2. **辨证论治** 适用于可复性疝气的临床治疗，可减轻或缓解局部或全身症状。

（1）肝气不舒：小腹或阴囊肿胀疼痛，结滞不舒，缓急无时。常因忿怒、嚎哭、过度劳累而发作。舌淡苔薄，脉弦。治宜疏肝理气。方选天台乌药散加减。

（2）寒湿内停：结块在阴囊，肿硬而冷，牵引睾丸疼痛，喜暖畏寒。苔白腻，脉弦紧。治宜散寒行气。方选暖肝煎加减。

（3）气虚下陷：肿块时大时小，劳累时加重，面色㿠白，动则气短，头昏，神疲乏力。舌质淡，脉细弱。治宜益气举陷。方选补中益气汤加减。

3. **针刺疗法** 主穴选足三里、关元、气海、三阴交、大敦等；配穴选肾俞、大肠俞、长强、阴陵泉、八髎等，酌情采用补泻之法。

本病需要注意防止慢性咳嗽，保持大便通畅，治疗便秘，加强身体锻炼，特别是腹部肌肉的锻炼。非手术治疗者，要注意防止疝内容物脱出，一旦脱出应及时复位。手术疗法者，要防止伤口感染，避免一切增加腹内压的因素发生，术后半年内不宜参与重体力活动或激烈运动。

第三节 股 疝

疝囊通过股环，经股管向卵圆窝突出的疝，称为股疝（femoral hernia）。发病率占腹外疝的 3%～5%，本病多见于 40 岁以上的女性。女性骨盆较宽大、联合肌腱和腔隙韧带较薄弱，以致股管上口宽大松弛而易发病。妊娠是腹内压增高的主要原因。

一、股疝的解剖概要

股管是一个狭长的漏斗形的间隙，长 1～1.5cm，内含有脂肪、疏松结缔组织和淋巴结。股管有上下两口。上口称股环，直径约 1.5cm，有股环隔膜覆盖；其前缘为腹股沟韧带，后缘为耻骨梳韧带，内缘为腔隙韧带，外缘为股静脉。股管下口为卵圆窝。卵圆窝是股部深筋膜（阔筋膜）上的一个薄弱部分，覆有一层薄组织称为筛状板。它位于腹股沟韧带内侧的下方，下肢大隐静脉在此穿过筛状板进入股静脉。

二、病理解剖

在腹内压增高的情况下，对着股管上口的腹膜，被下坠的腹内脏器推向下方，经股环向股管突出而形成股疝。疝块进一步发展，即由股管下口顶出筛状板而至皮下层。疝内容物常为大网膜或小肠。由于股管几乎是垂直的，疝块在卵圆窝处向前转折形成一锐角，且股环本身较小，周围又多坚韧的韧带，因此股疝最容易嵌顿。在腹外疝中，股疝嵌顿者最多，高达 60%。股疝一旦嵌顿，可迅速发展为绞窄性疝，应及时处理。

三、临床表现和诊断

本病表现为在腹股沟下方近大腿根部处有圆形肿块，通常无特殊不适。因股管细，股疝行径曲折，休息平卧不易使疝块缩小、回纳。咳嗽冲击感亦不明显。约有半数或更多的股疝易并发嵌顿和绞窄，除引起局部明显疼痛外，也常伴有较明显的急性机械性肠梗阻，严重者甚至可以掩盖股疝的局部症状而以肠梗阻为临床首发表现。

股疝应与腹股沟疝、慢性淋巴结炎、圆韧带囊肿及腰大肌冷脓疡鉴别。以腹股沟韧带为界，股疝肿块应位于腹股沟韧带内下方，耻骨结节的外下方，而腹股沟疝肿块则位于腹股沟韧带上方。股疝一般较小，不易回纳，腹股沟疝则较易回纳，且其回纳行径不同于股疝。股三角区慢性淋巴结炎可扪及数个肿大的淋巴结，并易推动，还可能有急性感染史。圆韧带囊肿位于腹股沟管内，在腹股沟韧带的上方，肿块呈圆形或椭圆形，活动度较大，有囊性感。腰椎结核形成的冷脓疡常沿髂腰肌向下扩展出现于大腿根部内侧，具有明显波动感，仔细确定解剖标志不难鉴别。

四、治疗

股疝容易嵌顿，一旦嵌顿又可迅速发展为绞窄性，因此股疝诊断确定后，应及时进行手术治疗。对于嵌顿性或绞窄性股疝，则更应进行紧急手术。最常用的手术是 McVay 修补术。术后中医辨证论治和非手术治疗参照本章"腹外疝概论"相关内容。

第四节　其他腹外疝

一、切口疝

切口疝是发生于手术切口部的疝，一般见于腹部，尤其是腹部纵行切口区。腹部手术后，如切口获得一期愈合，切口疝的发病率通常在 1%以下，但如切口发生感染，则发病率可达 10%；伤口哆开者甚至可高达 30%。

切口疝之所以多见于腹部纵行切口，是因为除腹直肌外，腹壁各层肌及筋膜、鞘膜等组织的纤维大体上都是横向走行的，纵行切口势必切断这些纤维；在缝合这些组织时，缝线容易在纤维间滑脱；已缝合的组织又经常受到肌肉的横向牵引力而发生切口哆裂。此外，纵行切口虽不致切断强有力的腹直肌，但因肋间神经可被切断，其强度可能因此而降低。除上述解剖因素外，手术操作不当是导致切口疝的重要原因。其中最主要的是切口感染所致腹壁组织破坏（由此引起的腹部切口疝占全部病例的 50%左右）。其他如留置引流物过久，切口过长以至切断肋间神经过多，腹壁切口缝合不严密，手术中因麻醉效果不佳、缝合时强行拉拢创缘而致组织撕裂等情况均可导致切口疝的发病。手术后腹部明显胀气或肺部感染导致剧烈咳嗽而致腹内压剧增，也可使切口内层哆裂而发生切口疝，此外，创口愈合不良也是一个重要因素。

在各种常用的腹部切口中，最常发生切口疝的是经腹直肌切口；下腹部因腹直肌后鞘不完整而更多。正中切口和旁正中切口，因不损伤肋间神经而发生切口疝者较少；但正中切口（尤其是上腹部）因缺乏坚强的腹肌保护和正中线血供较差而发病者又较旁正中切口为多。

腹部切口疝的主要症状是腹壁切口处逐渐膨隆，有肿块通常在站立位或用力时更为明显，平卧休息则缩小或消失。较大的切口疝有腹部牵拉感，伴食欲减退、恶心、便秘、腹部隐痛等表现。多数切口疝无完整疝囊，故疝内容物可与腹膜外腹壁组织粘连而成为难复性疝，有时还伴有部分性肠梗阻。

检查时可见切口瘢痕处肿块，小者直径数厘米，大者可达 10～20cm，甚至更大。有时疝内容物可达皮下，此时常可见到肠型和肠蠕动波，扪摸则可感到肠管的咕噜声。肿块复位后，多数能扪到腹肌裂开形成的疝环边缘。腹壁肋间神经损伤后腹肌薄弱所致切口疝，虽有局部膨隆，但无边缘清楚的肿块，也无明确疝环可扪及。切口疝的疝环一般比较宽大，很少发生嵌顿。

本病应以手术为主。手术原则包括：①切除切口瘢痕；②显露疝环后，沿其边缘清楚地解剖出腹壁各层组织；③回纳疝内容物后，在无张力的条件下拉拢疝环边缘，逐层细致地缝合健康的腹壁组织，必要时可用重叠缝合法加强之。对于较大的切口疝，如腹壁缺损太大，可考虑使用自体阔筋膜、自体真皮或高分子材料补片修补。

术后中医辨证论治和非手术治疗参照本章"腹外疝概论"相关内容。

二、脐疝

由脐环突出的疝称脐疝。大多数脐疝是婴儿的先天性疾患。发病原因是脐环闭锁不全或脐部瘢痕组织不够坚强，在腹内压增加的情况下，即可发生脐疝。婴儿腹内压增高的主要原因有经常啼哭和便秘。婴儿脐疝多属易复性，偶然可以发生嵌顿。有时婴儿脐疝覆盖组织可以穿破，尤其是在受伤后。

临床发现没有闭锁的脐环迟至 2 岁时多能自行闭锁。因此，一般认为，除了嵌顿或穿破等紧急情况外，在小儿 2 岁之前可采取非手术疗法。满 2 岁后，且脐环直径还大于 1.5～2cm，则可手术治疗。

1. 非手术疗法 原则是在回纳疝块后，用一大于疝环的、外包纱布的硬币或小木片抵住疝环，然后用胶布或绷带加以固定勿使移动。6 个月以内的婴儿采用此法治疗，疗效较佳。

成人脐疝较少见，多数是中年经产妇女。由于疝环狭小，成人脐疝发生嵌顿或绞窄较多，故应采取手术疗法。孕妇或肝硬变伴腹水者，如伴发脐疝，有时会发生自发性或外伤性穿破。有文献报道，肝硬变伴脐疝时，如采用手术修补，可能干扰门静脉血流的侧支循环而诱发上消化道大出血。

2. 手术治疗 脐疝手术修补的原则是切除疝囊，缝合疝环；必要时可重叠缝合疝环两旁的组织。术后中医辨证论治和非手术治疗参照本章"腹外疝概论"相关内容。

三、白线疝

白线疝发生于腹壁正中线，绝大多数在脐上，故也称腹上疝。白线由两侧腹直肌鞘的纤维交叉成网。因此在白线部可能有交叉纤维之间的空隙存在。在腹内压增高的情况下，可在这些空隙处发生疝。腹上部白线深面是镰状韧带，它所包含的腹膜外脂肪常是早期白线疝的内容物。白线疝进一步发展后，突出的腹膜外脂肪可把腹膜向外牵出形成一疝囊，于是腹内组织（通常是大网膜）可通过囊颈而进入疝囊。下腹部两侧腹直肌靠得较紧密，白线部腹壁强度较高，故很少发生疝。

早期白线疝肿块很小而无症状，不容易被发现。以后可因为腹膜受牵拉而出现明显的上腹部疼痛，并伴有"消化不良"、恶心、呕吐等症状。嘱病人平卧、回纳疝块后，常可在白线区扪及空隙。

较小而无症状的白线疝，不必治疗。如症状明显，可行手术修补；一般只限于切除突出的脂肪，缝合白线的缺损。如果有疝囊存在，则应结扎囊颈，切除疝囊，并缝合疝环（即白线缺损）。必要时也可重叠缝合向内翻转的腹直肌前鞘瓣。

术后中医辨证论治和非手术治疗参照本章"腹外疝概论"相关内容。

（秦　有　庞凤舜　蔡北源）

第三十一章 腹部创伤

第一节 概 论

腹部创伤（Injury of abdomen）可分为开放性和闭合性两大类。前者腹壁有伤口，有腹膜破损者为穿透伤，一般需要剖腹手术，无腹膜破损者为非穿透伤，偶伴有内脏损伤。腹部闭合伤是指体表无伤口，需要进一步观察或检查才能确定是否伴有内脏的损伤。由于体表无伤口，因此给诊断带来困难，因此闭合性损伤更具有重要的临床意义。

一、病因病理

腹部创伤在战时主要为弹片伤、刀刺伤，平时主要为交通事故、工伤意外和打架斗殴。开放性损伤常由刀刺、枪弹、弹片所引起，闭合性损伤常由跌落、碰撞、冲击、挤压、拳打脚踢等钝性暴力所致，导致腹部内脏损伤。常见受损内脏依次是脾、肾、小肠、肝、肠系膜等。胰、十二指肠、膈、直肠等由于解剖位置较深，故损伤发病率较低。

腹部受损的严重程度、是否涉及内脏、涉及什么内脏等情况在很大程度上取决于暴力的速度、强度、着力部位和作用方向等因素。它们受到解剖特点，内脏原有病理情况和功能状态等内在因素影响。其病理变化，肝、脾及肾的组织结构脆弱、血供丰富、位置比较固定，在受到暴力打击之后容易破裂，上腹受碰撞或挤压时，胃窦、十二指肠第三部或胰腺可被挤压在脊柱上而断裂；肠道的固定部分（上段空肠、末段回肠、粘连的肠管等）比活动部分更易受损；充盈的空腔脏器（饱餐后的胃、未排空的膀胱等）比排空者更易破裂。

中医认为由于暴力外伤（冲击、挤压、坠跌、碰撞、踢踏等），引起人体内部气血、经络、脏腑受损或功能紊乱，致腹部气滞血瘀，或损伤脉络或脏腑，络伤则血溢，腑伤则肠瘘，轻则少腹积血蓄液，重则气血暴脱，阴阳离绝。

二、临床表现

腹部损伤的临床表现差异很大。轻微的腹部损伤，临床上可无明显症状和体征，而严重者可立刻出现重度休克甚至处于濒死状态。

（一）实质性器官损伤

肝、脾、胰、肾等实质器官或大血管损伤时，主要临床表现是腹腔内（或腹膜后）出血。病人面色苍白，脉搏加快、细弱、脉压变小，严重时血压不稳甚至休克；腹痛呈持续性，一般不很剧烈，腹肌紧张及压痛、反跳痛也不明显。肝破裂伴有较大肝内或肝外胆管断裂时，因发生胆汁性腹膜炎而出现明显的腹痛和腹膜刺激征。胰腺损伤时，如伴有胰管断裂，胰液溢入腹腔可对腹膜产生强烈刺激而出现明显的腹膜炎症状和体征。体征最明显处常是损伤所在的部位。明显腹胀和移动性浊音虽是内脏破裂出血量的有力证据，但属晚期体征，对早期诊断意义不大。肝、脾包膜下破裂或系膜、网膜内出血则有时可表现为腹部包块。泌尿系脏器损伤时可出现血尿。

（二）空腔脏器损伤

胃肠道、胆道等空腔脏器破裂或穿孔，主要以腹膜炎的症状和体征为表现。突出表现为腹膜刺激征，其程度因空腔脏器的内容物不同而异。通常是胃液、胆汁胰液刺激最强，肠液次之，血液最轻。胃、十二指肠或上段空肠损伤时，立即引起剧烈疼痛，出现典型的腹膜炎表现。下消化道破裂时，腹膜炎体征出现较晚，程度也相对较轻。随着病情发展，逐渐因肠麻痹而出现腹胀，严重时可发生感染性休克。空腔脏器破裂后腹腔内可有游离气体，肝浊音界缩小或消失。胃、十二指肠损伤可有呕血，直肠损伤常出现鲜红色血便。

（三）多发伤

实质性脏器和空腔脏器两类器官同时破裂，则出血和腹膜炎可同时出现。多发性损伤的表现则更为复杂。如合并严重颅脑损伤者，会出现意识障碍；胸部损伤、脊柱或骨盆骨折的症状往往很明显，可能会掩盖腹部损伤的表现。

三、诊断

了解受伤过程和检查体征是诊断的主要依据。闭合性损伤诊断中首先要考虑的问题是确定是否有内脏损伤，因绝大多数内脏损伤者须早期手术治疗；如不能及时诊断，则可能贻误手术时机而致严重后果。其次是什么性质的脏器受到损伤和是否为多发性损伤。

（一）有无内脏损伤

有下列情况之一者，应考虑到腹内脏器损伤的存在：①腹部疼痛较重，且呈持续性，并有进行性加重的趋势。②早期出现明显的失血性休克表现。③有明显的腹膜刺激征。④有便血、呕血或尿血，直肠指检发现前壁有压痛或波动感，或指套染血。

（二）进一步确定什么性质的脏器受到损伤

①有便血和腹腔积气者，多为胃肠道损伤；再根据受伤的部位、腹膜炎的严重程度和腹膜刺激征最明显的部位等，可帮助确定是胃、上段小肠损伤还是下段小肠或结肠损伤。②有排尿困难、血尿、外阴或会阴部牵涉痛者，提示系泌尿系脏器损伤。③膈面腹膜刺激表现（同侧肩部牵涉痛）者，提示上腹脏器损伤，其中以肝脾破裂多见。④有左或右季肋部肋骨骨折者，应注意有无肝、脾破裂的存在。

（三）注意是否有多发损伤

①注意腹部以外的合并损伤。②腹内某一脏器有多处破裂。③腹内有一个以上脏器受到损伤。

（四）有关检查可以帮助诊断

1. **实验室检查** 实质性脏器破裂而出血时，红细胞、血红蛋白、血细胞比容等数值明显下降，白细胞计数可略有增高。空腔脏器破裂时，白细胞计数明显上升。胰腺损伤、胃或十二指肠损伤时，血、尿淀粉酶值多升高。尿常规检查发现血尿，提示有泌尿器官的损伤。

2. **B超、CT检查** 对肝、脾、肾等实质性脏器损伤的诊断帮助较大。

3. **X线检查** 胃、肠等空腔脏器破裂者，腹部立位平片提示有膈下新月形游离气体。

4. **其他** 诊断性腹腔穿刺术是准确率较高的辅助性诊断措施，如抽不到液体并不能完全排除内脏损伤的可能，应继续严密观察，必要时重复穿刺，或改行腹腔灌洗术。部分病例可考虑行腹腔镜检查。

对于一时不能确定有无内脏损伤而生命体征尚稳定的病人，应严密观察，期间要反复检查伤情变化，并根据伤情变化，不断综合分析尽早作出结论。观察的内容包括：①每 15～30 分钟测定一次脉率呼吸和血压；②每 30 分钟检查一次腹部体征，注意腹膜刺激征程度和范围变化；③每 30～60 分钟测定一次红细胞计数、血红蛋白和血细胞比容；④必要时重复诊断性腹腔穿刺或腹腔灌洗术。

四、治疗

（一）手术治疗

已确定腹腔内脏器破裂或有下列指征者宜剖腹探查，包括：①腹痛和腹膜刺激征有进行性加重或范围扩大；②全身情况有恶化趋势；③膈下有游离气体；④腹腔穿刺吸出不凝血液、胆汁或胃肠内容物；⑤胃肠出血不易控制。

术前准备应建立通畅的输液通道、交叉配血、放置鼻胃管及尿管。如有休克，应快速输入平衡液及输血以补充血容量。麻醉应选择气管内麻醉。根据受伤脏器的位置就近选用切口进腹。腹部有开放伤时，不可通过扩大原伤口探查腹腔，以免发生伤口愈合不良、裂开和内脏脱出。

有腹腔内出血时，开腹后应立即吸出积血，清除血凝块，迅速查明出血来源，加以控制。决定探查顺序时考虑两点：①依据术前诊断或判断，首先探查受伤脏器；②血凝块集中部位常是出血部位。若出血猛烈一时无法判断出血来源时，可用手指压迫主动脉穿过膈肌处，暂时控制出血，争取时间补充血容量，查明原因再作处理。如没有大出血，则应对腹腔脏器进行系统有序的检查。

（二）辨证论治

1. 气脱血枯（休克型）　多为肝、脾、肠系膜血管破裂，表现为腹痛拒按，面色苍白，四肢厥逆，冷汗淋漓，恶心呕吐，烦躁不安，血压下降；脉微欲绝。治宜回阳救逆，活血化瘀。选静脉滴注参附注射液、生脉注射液。同时立即输液、输血、吸氧，抗休克，随时准备手术。

2. 气滞血瘀（不稳定型）　腹腔有出血渗液，但量不多，无休克现象，但病情不稳定，随时有恶化可能。腹痛拒按，恶心欲吐，少腹胀满，神疲乏力，或有低热；苔白或黄，脉细缓。应密切观察，生命体征不稳定，疑有继续出血时，应尽快手术治疗。

3. 包块型（血瘀成积，或瘀血成肿块，或积液成囊肿）　腹腔肿块，深压触痛，坠胀不适，时有腹胀，便秘或便频；舌绛有紫斑，脉细涩。待病情稳定，没有活动性出血时，可治宜活血化瘀，破癥散结。方选膈下逐瘀汤加减。

第二节　常见内脏损伤的特征和处理

一、脾破裂

脾脏是腹部内脏最易受损的器官，在腹部闭合性损伤中，脾破裂（spleen rupture）占 20%～40%，在开放性损伤中脾破裂占 10%。慢性病理改变的脾脏更易破裂。脾脏是一个血供丰富而质脆的实质性器官。它被与其包膜相连的诸韧带固定在左上腹的后方，尽管有下胸壁、腹壁和膈肌的保护，但外伤暴力很容易使其破裂引起内出血。根据不同的病因，脾破裂分成两大类：①外伤性破裂，占绝大多数，都有明确的外伤史，裂伤部位主要取决于暴力作用的方向和部位；②自发性破裂，极少见，且主要发生在病理性肿大的脾脏；多数有一定的诱因，如剧烈咳嗽、或突然体位改变等。据病理解剖，脾破裂可分为中央型脾破裂、被膜下脾破裂和真性脾破裂。中央型和被膜下脾破裂，临床常无明显内出血征象而不易发现，并可形成血肿被吸收，但同时也有可能因微小外力影响而转为真性脾破裂。临床中真性脾破裂占85%，裂伤部位多数位于脾脏的外侧凸面，若临近脾门，有撕裂脾蒂的可能，出血量大，迅速休克，甚至死亡。

（一）临床表现与诊断

脾破裂的临床表现以内出血及腹膜的刺激为其特征，并常与出血量和出血速度密切相关。出血量大而速度快的很快就出现低血容量性休克，伤情危急；出血量少而慢者，症状轻微，除左上腹轻度疼痛外无其他明显体征，不易诊断。随时间的推移，出血量增加，才出现休克前期的表现，继而发生休克。由于血液对腹膜的刺激而有腹痛，先在左上腹，慢慢涉及全腹，但仍以左上腹最为明显，同时有腹部压痛、反跳痛和腹肌紧张。有时因血液刺激左侧膈肌而有左肩牵涉痛，深呼吸时这种牵涉痛加重。实验室检查发现红细胞、血红蛋白和血细胞比容进行性降低，提示有内出血。

创伤性脾破裂的诊断主要依赖：损伤病史；临床有内出血的表现；腹腔诊断性穿刺抽得不凝固血液等。脾包膜下裂伤伴包膜下血肿的病例，临床表现不典型，腹腔穿刺阴性，诊断一时难以确定。近年对诊断确有困难，伤情允许的病例，采用腹腔灌洗、B型超声、核素扫描、CT或选择性腹腔动脉造影等帮助明确诊断。

腹腔灌洗，是一种侵入性检查，对损伤脏器不能特异定位，也不能说明损伤的程度，存在少数假阳性或假阴性结果，须结合临床及其他检查结果进行分析；B型超声，是一种非侵入性检查，较常用，能显示破碎的脾脏，较大的脾包膜下血肿及腹腔积血；CT检查，能清楚地显示脾脏的形态，对诊断脾脏实质裂伤或包膜下血肿的准确性很高；核素扫描，可采用 ^{99m}TC 胶态硫扫描或γ照相等技术诊断脾损伤，方法安全；选择性腹腔动脉造影，是一种侵入性检查，操作较复杂，有一定危险性，但诊断脾破裂的准确性颇高，能显示脾脏受损动脉和实质的部位，仅用于伤情稳定而其他方法未能明确诊断的闭合性损伤。

应该强调的是脾破裂常合并有其他脏器损伤，如肝、肾、胰、胃、肠等，在诊断和处理时切勿遗漏。

（二）治疗

无休克或易纠正的一过性休克，影像学检查证实脾裂伤比较局限，表浅，无其他脏器合并伤者，可在严密观察生命体征、腹部体征及血细胞比容及影像学检查的条件下行非手术治疗。观察中如发现继续出血或发现有其他脏器损伤，应立即中转手术。不符合非手术治疗条件的伤员，应尽快剖腹探查。手术分为保脾手术和脾切除两大类。

20世纪80年代以来，由于认识到脾切除后人体免疫系统功能的完整性遭到破坏，对病菌的抵抗能力下降，容易发生严重感染，主要在儿童的报道逐渐增多，全脾切除这一传统概念受到了挑战。当前脾破裂的处理原则虽仍以手术为主，但应根据损伤的程度和当时的条件，尽可能采用不同的手术方式，坚持"抢救生命第一，保留脾脏第二"的原则下，尽量保脾（尤其是儿童）。下列手术方式可根据损伤的具体情况选用：

脾修补术，适用于脾包膜裂伤或线形脾实质裂伤。轻微的损伤可用黏合剂止血，如效果不满意者采用修补术；部分脾切除术，适用于单纯修补难以止血或受损的脾组织已失去活力，部分脾切除后有一半以上的脾实质能保留者；全脾切除术，适用于脾脏严重破碎或脾蒂断裂而不适于修补或部分脾切除者；野战条件下或慢性病理改变的脾脏发生破裂，应行脾切除。

适当的手术前准备对抢救伴休克的伤员有重要意义。输入适量的血液或液体可提高伤员对麻醉和手术的耐受性。若经快速输入 600～800ml 血液，血压和脉搏仍无改善者，提示仍有继续活动性出血，需在加压快速输血的同时紧急剖腹控制脾蒂。控制活动性出血后，血压和脉搏就能很快改善，为进一步手术处理创造了条件。在血源困难的情况下，可收集腹腔内积血，经过滤后回输补充血液。

辨证论治参照本章"概论"内容。

（何军明　彭建新）

二、肝脏损伤

肝脏损伤在腹部损伤中占 20%～30%，右肝破裂较左肝为多。肝外伤的致伤因素、病理类型和临床表现与脾外伤相似，主要危险是失血性休克、胆汁性腹膜炎和继发感染。因肝外伤后可能有胆汁溢出，故腹痛和腹膜刺激征常较脾破裂伤者更为明显。肝破裂后，血液有时可通过胆管进入十二指肠而出现黑便或呕血，诊断中应予注意。肝被膜下破裂也有转为真性破裂的可能，而中央型肝破裂则更易发展为继发性肝脓肿。

对于肝外伤的分级方法，目前尚无统一标准。1994 年美国创伤外科协会提出如下肝外伤分级法：Ⅰ级——血肿：位于被膜下，<10%肝表面积。裂伤：包膜撕裂，实质裂伤深度<1cm。Ⅱ级——血肿：位于被膜下，10%～50%肝表面积；实质内血肿直径<10cm。裂伤：实质裂伤深度 1～3cm，长度<10cm。Ⅲ级——血肿：位于被膜下，>50%肝表面积或仍在继续扩大；被膜下或实质内血肿破裂：实质内血肿>10cm。或仍在继续扩大。裂伤：深度>3cm。Ⅳ级——裂伤：实质破裂累及 25%～75%的肝叶或在单一肝叶内有 1～3 个 Couinaud 肝段受累。Ⅴ级——裂伤：实质破裂超过 75%肝叶或在单一肝叶超过 3 个 Couinaud 肝段受累。血管损伤：近肝静脉损伤，即肝后下腔静脉或主要肝静脉。Ⅵ级——血管损伤：肝撕脱。Ⅲ级或以下者如为多处损伤，其损伤程度则增加 1 级。国内吴孟超等参照国内外学者意见提出以下肝外伤分级：Ⅰ级，肝实质裂伤深<1cm，范围小，含小的包膜下血肿；Ⅱ级，裂伤深 1～3cm，范围局限性，含周围性穿透伤；Ⅲ级，范围广，含中央型穿透伤；Ⅳ级，肝叶离断、损毁，含巨大中央型血肿；Ⅴ级，肝门或肝内大血管或下腔静脉损伤。

肝外伤手术治疗的基本要求是确切止血、彻底清创、消除胆汁溢漏、处理其他脏器损伤和建立通畅的引流。肝火器伤和累及空腔脏器的非火器伤都应手术治疗，其他的刺伤和钝性伤则主要根据伤员全身情况决定治疗方案。轻度肝实质裂伤，或血流动力学指标稳定或补充血容量后保持稳定的伤员，可在严密观察下进行非手术治疗。生命体征经补充血容量后稳定或需大量输血才能维持血压者，说明仍有活动性出血，应尽早剖腹手术。手术方法包括清创缝合术、肝动脉结扎术和肝切除术等，对于裂口较深或肝组织已有大块缺损而止血不满意、又无条件进行较大手术的病人，仍有一定应用价值，有时可在大网膜、吸收性明胶海绵、止血粉等填入裂口之后，用长而宽的纱条按顺序填入裂口以达到压迫止血的目的，以挽救病人生命。不论采用何种手术方式，肝外伤手术后，在创面或肝周应留置多孔硅胶双套管行负压吸引以引流出渗出的血液和胆汁。术后中医辨证论治参考"围术期处理"章节内容。

（何军明　刁竞芳）

三、胰腺损伤

胰腺损伤（pancreatic injury）占腹部损伤的 1%～2%，胰腺损伤常系上腹部强力挤压暴力直接作用于脊柱所致，损伤常在胰的颈、体，常属于严重多发伤的一部分。由于胰腺位置深而隐蔽，早期不易发现，甚至于手术探查时也有漏诊可能。胰腺损伤后常并有胰液瘘或胰瘘。因胰液腐蚀性强，又有消化功能，故胰腺损伤总死亡率高达 20%左右。

（一）临床表现及诊断

胰腺破损或断裂后，胰液可积聚于网膜囊内而表现为上腹部明显压痛和腹肌紧张，还可因膈肌受刺激而出现肩部疼痛。外渗的胰液经网膜孔或破裂的小网膜进入腹腔后，可很快出现弥漫性腹膜炎伴剧烈腹痛，结合受伤机制，容易考虑胰腺损伤可能。但单纯胰腺钝挫伤，临床表现不明显，往往容易延误诊断。部分病例渗液局限于网膜囊，直至形成胰腺假性囊肿才被发现。

胰腺损伤所引起的内出血量一般不多，所致腹膜炎在体征方面也无特异性，血淀粉酶和腹腔穿刺液的淀粉酶升高，有一定诊断参考价值。但血淀粉酶和腹腔液淀粉酶升高并非胰腺创伤所特有，上消化道穿孔时也可有类似表现，且胰腺损伤也可无淀粉酶升高。重要的是，凡上腹部创伤，都应考虑到胰腺损伤的可能。超声可发现胰腺回声不均和周围积血、积液，诊断不明而病情稳定者可作CT检查，能显示胰腺轮廓是否整齐及周围有无积血、积液。

（二）治疗

高度怀疑或诊断为胰腺损伤，凡有明显腹膜刺激征者，应及时手术治疗。因腹部损伤行剖腹手术，怀疑有胰腺损伤，应探查胰腺。胰腺严重挫裂伤或断裂者，手术时较易确诊；但损伤范围不大者可能漏诊。凡在手术探查时发现胰腺附近后腹膜有血肿、积气、积液、胆汁者，应将此处切引流，包括切断胃结肠韧带或按 Kocker 方法掀起十二指肠等探查胰的腹侧和背侧，以查清胰腺损伤。手术的目的是止血、合理切除胰腺、控制胰腺外分泌、处理合并伤及充分引流。被膜完整的胰腺挫伤仅作局部引流便可。胰体部分破裂而主胰管未断者，可用丝线做褥式缝合修补，胰颈、体、尾部的严重挫裂伤或横断伤，宜作胰腺近端缝合、远端切除术。胰腺有足够的功能储备，一般不会发生内、外分泌功能不足。胰腺头部严重挫裂或断裂，为了保全胰腺功能，可结扎头端主胰管、缝闭头端腺体断端处，并行远端与空肠 Roux-en-Y 吻合术。胰头损伤合并十二指肠破裂者，必要时可将十二指肠旷置。只有在胰头严重毁损确实无法修复时才施行胰头十二指肠切除。

各类胰腺手术之后，充分而有效的腹腔及胰周引流是保证手术效果和预防术后并发症（腹腔积液、继发出血、感染和胰瘘）的重要措施。术后务必保持引流管通畅，亦不能过早取出。可同时使用烟卷引流和双套管负压吸引，烟卷引流可在数日后拔除，胶管引流则应维持 10 天以上，因为有些胰漏在 1 周后才逐渐出现。

如发现胰瘘，应保证引流通畅，一般可在 4～6 周内自愈，有时可能需维持数月之久，但较少需再次手术。生长抑素八肽及生长抑素十四肽可用于防治外伤性胰瘘。另外，宜禁食并给予全胃肠外营养治疗。保守治疗或术后处理的中医辨证论治参考"急腹症"或"急性胰腺炎"章节内容。

（钟小生　谭志健）

四、胃和十二指肠损伤

腹部闭合性损伤时很少累及到胃。而上腹或下胸部的穿透伤则常导致胃损伤（gastric injury），且伴有肝、脾、横膈及胰等损伤。若损伤未波及胃壁全层（如浆膜或浆肌层裂伤、黏膜裂伤），可无明显症状。若全层破裂，立即出现剧烈腹痛及腹膜刺激征。肝浊音界消失，膈下有游离气体，胃管引流出血性物。但单纯胃后壁破裂时症状体征不典型，诊断有时不易。

十二指肠的大部分位于腹膜后，损伤的发病率很低，损伤较多见于十二指肠二、三部（3/4 以上）。十二指肠损伤的诊断和处理存在不少困难，死亡率和并发症发生率都相当高，死亡率为 12%～30%，伤后早期死亡原因主要是严重合并伤，尤其是腹部大血管伤；后期死亡则多因诊断不及时和处理不当引起十二指肠瘘致感染、出血和衰竭。

（一）临床表现及诊断

十二指肠损伤（duodenal injury）如发生在腹腔内部分，破裂后可有胰液和胆汁流入腹腔而早期引起腹膜炎，术前临床诊断虽不易明确损伤所在部位，但因症状明显，一般不致耽误手术时机。但识别闭合伤所致的腹膜后十二指肠破裂的较困难。这类损伤的早期症状体征多不明显，下述情况可为诊断提供线索：右上腹或腰部持续性疼痛且进行性加重，可向右肩及右睾丸放射。右上腹及右腰部有明显的固定压痛；腹部体征相对轻微而全身情况不断恶化；有时可有血性呕吐物；血清淀粉酶升高；X线腹部平片可见腰大肌轮廓模糊，有时可见腹膜后呈花斑状改变（积气）并逐渐扩展；胃管内注入水溶性碘剂可见外溢；CT 显示腹膜后及右肾前间隙有气泡；直肠指检有时可在骶前扪及捻发音，提示气体已达到盆腔腹膜后间隙。

（二）治疗

及时得当的抗休克处理和手术治疗是本病两大救治关键。手术探查时如发现十二指肠附近腹膜后有血肿，组织被胆汁染黄或在横结肠系膜根部有捻发音，应高度怀疑十二指肠腹膜后破裂可能。此时应切开十二指肠外侧后腹膜或横结肠系膜根部后腹膜，以便探查十二指肠降部与横部。部分病例、特别是穿透伤，胃前后壁都有穿孔，还应特别注意检查大小网膜附着处以防遗漏小的破损。

手术方法取决于损伤部位和程度，主要有单纯修补术、带蒂肠片修补术、损伤肠段切除吻合术、损伤修复加幽门旷置术等。广泛损伤者，宜行胃或十二指肠损伤部分切除术。治疗十二指肠破裂的任何手术方式，都应附加减压手术，如置胃管、胃造口、空肠造口等行病灶近、远侧十二指肠减压，以及胆总管造瘘等，以保证十二指肠创伤愈合，减少术后并发症。术后中医辨证论治参照"概论"内容。

五、小肠破裂

小肠占据着中、下腹的大部分空间，故受伤的机会比较多。小肠破裂（small intestine rupture）后可在早期即产生明显的腹膜炎，故诊断一般并不困难。小肠破裂后，只有少数病人有气腹，所以如无气腹表现，并不能否定小肠穿孔的诊断。一部分病人的小肠裂口不大，或穿破后被食物渣、纤维蛋白素甚至突出的黏膜所堵塞，可能无弥漫性腹膜炎的表现。

小肠破裂的诊断一旦确定，应立即进行手术治疗。手术时要对整个小肠和系膜进行系统细致的探查，系膜血肿即使不大也应切开检查以免遗漏小的穿孔。手术方式以简单修补为主，肠管损伤严重者采用部分小肠切除吻合术。术后中医辨证论治参照"概论"内容。

六、结肠破裂

结肠损伤发病率较小肠为低，但因结肠内容物液体成分少而细菌含量多，故腹膜炎出现得较晚，但病情可能严重。一部分结肠位于腹膜后，受伤后容易漏诊，常常导致严重的腹壁后感染。

由于结肠壁薄、血液供应差、含菌量大，故结肠破裂（colon rupture）的治疗不同于小肠破裂。大部分病人先采用肠造口或肠外置术处理，待 3～4 周后病人的情况好转时，再行关闭瘘口。术后中医辨证论治参照"概论"内容。

七、直肠损伤

直肠上段在盆底腹膜反折之上，下段则在反折之下，它们损伤后的表现各不相同。如损伤在腹膜反折之上，其临床表现与结肠破裂是基本相同的。如发生在反折之下，则将引起严重的直肠周围感染，但并不表现为腹膜炎，诊断容易延误。腹膜外直肠损伤可临床表现为：①血液从肛门排出；②会阴部、骶尾部、臀部、大腿部的开放伤口有粪便溢出；③尿液中有粪便残渣；④尿液从肛门排出。直肠损伤后，直肠指检可发现直肠内有出血，有时还可摸到直肠破裂口。怀疑直肠损伤而指诊阴性者，可行直肠镜检查。

直肠上段破裂，应入腹进行修补，如属毁损性严重损伤，可切除后端端吻合，同时行回肠末端或乙状结肠双筒造口术，2～3 个月后再闭合造口。直肠下段破裂时，应充分引流直肠周围间隙以防感染扩散，并应施行乙状结肠造口术，使粪便改道直至直肠伤口愈合。术后中医辨证论治参照"概论"内容。

第三节　损伤控制在腹部损伤中的应用

腹部严重创伤、出血，尤其是多发性创伤，病人常出现严重酸血症、低温、凝血障碍及高分解代谢状态，此时如进行复杂、创伤大的手术，其结果是加重机体的生理紊乱，增加复苏的难度。但内脏出血、肠道破损等病变又不得不立即处理，否则这些损伤将加重休克和腹腔的污染。在这种情况下，损伤控制性手术（damage control surgery，DCS）应运而生。

对于腹部严重性损伤的病人，DCS 主要是改变以往在早期即进行的复杂、完整手术的策略，采取简便可行、有效、损伤较小的应急手术处理致命性创伤，控制伤情的进一步恶化，使病人获得复苏时间，择期再进行计划手术以处理非致命性创伤。DCS 的目的是控制出血，减轻污染，避免加重损害，以有利于病人的复苏和在后期获得合理有效的治疗。

DCS 适应证的选择应考虑以下三个方面：腹部损伤的类型、创伤的部位及病人的病理生理变化等。腹部损伤时进行 DCS 主要分为三个阶段：首先，简洁复苏后快速止血和控制腹腔感染；其次，对病人进行重症监护和复苏，纠正生理功能的紊乱；最后，实施确定性手术，包括探查和修复、细致止血、修复血管、恢复胃肠道的连续性和闭合腹腔等。对于能安全度过重症监护复苏期且内环境稳定的病人应争取尽早实施确定性手术，一般争取在 72 小时内或择期进行。

（万　进　郑燕生）

第三十二章　急腹症的诊断与鉴别诊断

急腹症是指以急性腹痛为突出表现，需要紧急处理的腹部疾患的总称。本病属于中医学"腹痛"、"胃脘痛"等范畴。

一、腹膜的解剖及生理

腹膜是一层很薄的浆膜，可分为脏层腹膜和壁层腹膜两部分。腹腔是腹膜壁层和腹膜脏层所构成的空隙。腹膜具有以下生理作用：①润滑作用；②吸收和渗出作用；③防御作用；④修复作用。

二、病理原理

腹膜炎可分为原发性腹膜炎和继发性腹膜炎两种。临床工作中遇到的一般为继发性腹膜炎，病因涉及解剖、生理、微生物与寄生虫、物理、化学及精神等因素，发病常是多种因素共同作用的结果。常见病因为：①炎症和感染；②消化道急性穿孔；③绞窄性肠梗阻；④血管闭塞性疾患；⑤腹腔内出血；⑥外伤；⑦医源性。急腹症首先是机能障碍、梗阻、炎症，进而引起局部或全身的病理生理变化。每一病症的病理特点虽各不相同，但总离不开炎症与梗阻两个方面。

中医认为急腹症多属六腑病变，凡气滞、血瘀、寒凝、热蕴、湿阻、食积、虫聚等影响了六腑以通为用，以降为顺的功能，即可导致急性腹痛的发生。其病理演变的一般规律在梗阻性急腹症表现为郁—结—瘀—厥，在炎症性急腹症表现为郁—热—瘀—厥。急腹症根据邪正斗争的消长一般分为初、中、后三期。初期正盛邪轻，中期正盛邪实，后期邪却正复，或正虚邪恋，或正虚邪陷。各期之间可逐渐演变，又可相互转化。

三、临床表现与诊断

（一）症状

1. 腹痛

（1）诱因：常与饮食有关，如胆囊炎、胆石症常发生于进油腻食物后；急性胰腺炎常与暴食或过量饮酒有关；胃十二指肠溃疡穿孔在饮食后多见。

（2）部位：疼痛开始的部位或最显著的部位往往与病变的部位一致。腹痛由一点开始，后波及全腹者为实质脏器破裂或空腔脏器穿孔。如胃十二指肠溃疡穿孔其疼痛始于上腹，后波及全腹。①转移性腹痛：多见于急性阑尾炎。腹痛始于上腹、脐周，后转移到右下腹的固定部位。②牵涉痛或放射痛：如胆囊炎、胆石症出现上腹或剑突下疼痛，并有右肩或肩胛下角疼痛。急性胰腺炎伴左肩痛或左右肋缘至背部疼痛。十二指肠后壁穿透性溃疡可到11～12胸椎右旁区放射痛。

（3）发作情况：腹痛开始时轻，以后逐渐加重，多为炎症性病变。腹痛突然发生，迅速恶化，多见于实质脏器破裂、空腔脏器穿孔、空腔脏器急性梗阻、绞窄、脏器扭转等，如急性肠扭转、绞窄性肠梗阻等。

（4）性质：①持续性钝痛或隐痛多表示炎症性或出血性病变，如阑尾炎、急性胰腺炎、肝破裂内出血等。②阵发性腹痛多表示空腔脏器发生痉挛或阻塞性病变，如机械性小肠梗阻、输尿管结石等。③持续性腹痛伴阵发性加重，多表示炎症和梗阻并存。如肠梗阻发生绞窄、胆结石合并胆道感染。上述不同规律的腹痛可出现在同一疾病的不同病程中，并可相互转化。

（5）程度：可反映腹腔内病变的轻重。一般来说，炎症性刺激引起的腹痛较轻。空腔脏器的痉挛、梗阻、嵌顿、扭转或绞窄缺血、化学刺激所产生的疼痛程度较重。

2. 消化道症状

（1）厌食：小儿急性阑尾炎常先厌食后腹痛发作。

（2）恶心、呕吐：常继腹痛后发生。消化性溃疡穿孔常无呕吐；急性胆囊炎常伴呕吐；急性阑尾炎病人呕吐常在腹痛后 3～4 小时出现；高位肠梗阻呕吐出现早且频。呕吐物的颜色、内容及呕吐的量与梗阻的部位密切相关。呕吐物为宿食，见于幽门梗阻；呕血或吐咖啡样物为上消化道出血。

（3）排便情况：腹痛病人应注意有无排便、排气、便秘或腹泻、大便颜色和性状，有无腹胀等。如腹痛后停止排便、排气，常为机械性肠梗阻。

3. 其他伴随症状 炎症病灶一般可伴有发热，如化脓性阑尾炎。贫血、休克可能有腹腔内出血或消化道出血。梗阻性黄疸多见于肝、胆、胰疾病。

4. 月经史 宫外孕破裂多有停经史；卵巢滤泡或黄体破裂常在两次月经的中期发病。

5. 既往史 对腹痛的诊断也有价值，如粘连性肠梗阻多有腹部手术史。

（二）体征

1. 全身情况 表情不安，面色苍白、出汗，仰卧不动或屈膝髋侧卧，明显脱水，黏膜干燥，眼窝凹陷，呼吸浅快等提示病情重。胆道疾病可有巩膜及皮肤黄染。高热则考虑感染性疾病。

2. 腹部检查

（1）望诊：有无切口瘢痕，腹型是否对称，有无腹胀，腹式呼吸是否存在，有无胃肠型蠕动波。注意两侧腹股沟区有无肿物或疝。脐周有无静脉曲张。有无出血点或出血斑等。

（2）触诊：应着重检查腹膜刺激征，腹部压痛、肌紧张、反跳痛的部位、范围和程度。腹部压痛最显著的部位往往是病变所在之处。老年人、衰弱者、小儿、经产妇、肥胖者及休克病人，腹膜刺激征常较实际为轻。触诊还要注意肝脾有无肿大，有无异常的肿块，急性绞窄性肠梗阻可扪及胀大的肠袢。

（3）叩诊：重点检查肝浊音界是否消失、有无移动性浊音及叩痛最明显的部位。肝浊音界消失提示有消化道穿孔致膈下存在游离气体。移动性浊音阳性是腹腔积液的体征。

（4）听诊：了解肠鸣音有无、频率和音调。肠鸣音活跃、音调高、音响较强、气过水声伴腹痛，提示有机械性肠梗阻。肠鸣音消失是肠麻痹的表现，多出现于腹膜炎、小肠缺血、绞窄性肠梗阻。

3. 直肠指诊 注意肛门是否松弛、了解直肠温度、直肠内有无肿物、触痛，指套有无血迹和黏液等。

（三）实验室及其他辅助检查

1. 实验室检查 白细胞计数检查可提示有无炎症、中毒。红细胞、血红蛋白、血细胞比容的连续观察用以判断有无腹腔内出血。尿中大量红细胞提示泌尿系损伤或结石。疑有急性胰腺炎时，血、尿或腹腔穿刺液淀粉酶明显增高。

2. X 线检查 膈下游离气体是消化道穿孔或破裂的证据。多个液气平面或较大液气平面说明存在机械性肠梗阻。钡灌肠透视在低位结肠梗阻中具有诊断价值。

3. B 超检查 对实质脏器的损伤、破裂、占位病变等具有重要的诊断价值。

4. CT 对实质性脏器自发破裂或创伤后破裂出血，急性胰腺炎的水肿、液体积聚、出血坏死、囊肿形成等均具有重要诊断价值。

5. 内镜 在消化道出血的部位及病变性质方面有确定诊断意义，并可进行止血治疗。

6. 动脉造影　疑有肝破裂出血，胆道出血或小肠出血等疾病可采用选择性动脉造影定位诊断，部分出血性病变还可同时采用选择性动脉栓塞止血。

7. 诊断性腹腔穿刺　对诊断不确切的急腹症均可选择采用此法协助诊断。尤其对疑有内出血、腹膜炎病因不清、病人不能清楚准确地陈述病史或表达症状者更为适用。

四、常见外科急腹症的诊断和鉴别诊断要点

内科、外科腹痛鉴别要点详见表32-1。

表32-1　内科、外科腹痛鉴别要点

	内科腹痛	外科腹痛
病史	多有先驱，先有发热，感染中毒症状，后发生腹痛，常有原发内科病的系列临床表现	起病急，多无先驱症状，先有腹痛，后出现发热、脉速等全身症状
腹痛特点	腹痛部位模糊，疼痛呈间歇性，不固定性，不规则性，持续时间较短	腹痛部位明确，腹痛由轻到重，由局部到弥漫，持续发展
压痛	压痛部位不明显，压痛点不固定，不局限	压痛明显，压痛点固定，局限
腹膜刺激征	无明确的腹膜刺激征	常有典型的腹膜刺激征
其他表现	腹外原因造成的腹痛，有其他部位的阳性体征	以腹部体征为主
治疗原则	以非手术治疗为主	病情较重，往往需外科方法紧急处理

1. 胃十二指肠溃疡急性穿孔　多有溃疡病史，突然发生持续性上腹剧烈疼痛，很快扩散到全腹，常伴有轻度休克症状。有明显的腹膜刺激征。X线检查膈下多有游离气体。

2. 急性胆囊炎　起病常在进油腻食物后，右上腹部剧烈绞痛，放射至右肩背部。右上腹压痛和肌紧张，Murphy征阳性。B超显示胆囊增大、壁厚，可见胆囊结石影。

3. 急性胆管炎　剑突下区剧烈疼痛，可放射至右肩部，伴寒战高热、黄疸。病情加重时可出现休克和精神症状。B超见胆管扩张及结石影。

4. 急性胰腺炎　多于暴饮暴食或饮酒后发病，上腹偏左侧腹痛，持续剧烈，可向肩部放射，恶心、呕吐后腹痛不缓解，可有腹胀。血、尿淀粉酶明显升高；CT检查胰腺弥漫性肿大、密度不均，胰腺坏死时呈皂泡征，胰周积液。

5. 急性阑尾炎　多有转移性腹痛和右下腹固定压痛。

6. 小肠急性梗阻　阵发性腹部绞痛，伴恶心呕吐，呕吐后腹痛可减轻。高位梗阻呕吐出现早且频繁，无明显腹胀；低位梗阻呕吐出现晚或无呕吐，腹胀明显。梗阻发生后肛门停止排气排便，腹部可见到蠕动波或扩张的肠袢。听诊肠鸣音活跃，有高调肠鸣及气过水声。腹部立位片显示小肠扩张充气并见明显的液气平面。如腹痛加剧呈持续性，出现腹膜炎体征，提示有肠坏死或肠穿孔。

7. 腹部钝性伤后急性腹痛　腹腔实质脏器破裂造成内出血，持续腹痛但程度不重，表现为心率快、血压低等急性失血征象或失血性休克，腹穿可抽出不凝血液，B超或CT检查可显示肝或脾裂伤及腹腔内积血，即可确定诊断。腹部立位片见膈下游离气体提示空腔脏器破裂伤。腹穿抽出大量澄清液可能为膀胱破裂。抽出胃肠内容为消化道破裂。

8. 妇产科疾病致急性腹痛

（1）急性盆腔炎：多见于年轻人。表现为发热，下腹痛、压痛、反跳痛。阴道分泌物多，宫颈举痛，后穹隆触痛明显。后穹隆穿刺抽得脓汁，涂片可见白细胞内有革兰阴性双球菌。

（2）卵巢肿瘤蒂扭转：发作突然，左或右下腹剧烈疼痛。出现腹膜炎提示肿瘤缺血坏死。经阴道和下腹双合诊及盆腔 B 超检查确诊。

（3）异位妊娠：突发下腹痛，出现腹膜炎、心率快、血压低，提示有内出血。阴道有不规则流血。宫颈呈蓝色，后穹隆或腹腔穿刺抽出不凝血液。HCG 试验阳性。B 超可帮助确诊。

五、治疗

（一）治疗原则

（1）病情较轻，首选非手术疗法，包括：急性单纯性及轻型化脓性阑尾炎、阑尾周围脓肿；年龄较轻、病史较短、腹腔污染不重的溃疡病急性穿孔；无严重并发症的胆道蛔虫症；大多数急性胆道感染、急性胰腺炎；单纯性、机械性或动力性肠梗阻等。

（2）病理损害较重，但病人周身情况尚好，可在严密观察及作好手术准备的条件下，试用非手术疗法，包括局限性阑尾炎性腹膜炎，有并发症的胆道蛔虫症，有绞窄趋势的机械性肠梗阻，胆管结石引起的急性化脓性胆管炎等。

（3）凡病变严重、病情复杂及周身情况不佳者，均应在经过必要的术前准备后，及时采用手术治疗。手术指征：①局部病理改变难用非手术疗法治愈者。如各种外疝及先天性畸型所引起的肠梗阻、肿瘤所致的各类急腹症、胆囊结石引起的梗阻性或坏疽性胆囊炎，以及胆总管下端结石引起的梗阻性黄疸及胆道感染等。②感染及中毒症状明显，已有休克或先兆休克表现的急腹症。如各种原因引起的腹膜炎、绞窄性肠梗阻、坏疽性胆囊炎、阑尾穿孔、重型胰腺炎、急性梗阻性化脓性胆管炎等。③局部病变虽不严重，但由于反复发作，需经手术切除病变以防止复发者。如复发性阑尾炎，反复发作的胆囊结石等。

（二）基础治疗

1. 体位 一般取半坐卧位，以利于腹腔脓液流向盆腔，便于引流。若为休克病人，应取平卧位。

2. 饮食 胃肠道穿孔病人未经有效治疗或腹膜炎未局限之前应禁食，待肠蠕动恢复后，才逐步恢复饮食。

3. 支持疗法 包括维持水、电解质与酸碱平衡及积极的营养支持等。

4. 胃肠减压 凡胃肠穿孔、肠梗阻及胃肠膨胀的病人，应插胃管持续胃肠减压。

（三）外治法

1. 外敷药 可用四黄散或金黄散调成箍围药局部外敷，清热解毒，消肿止痛。

2. 灌肠法 对肠梗阻或腑气不通的病人，可采用开塞露或中药大承气汤保留灌肠，促进肠道功能的恢复。

3. 针灸治疗 针刺疗法有缓解止痛，理气消胀，促进胃肠穿孔闭合，调整胃肠蠕动和加速积液吸收等作用。根据局部取穴与循经取穴相结合原则，常用穴位有足三里、中脘、梁门、天枢、气海、曲池、内关等，采用泻法强刺激，每次留针 30～60 分钟，每日 3～4 次。

（四）西药治疗

1. 抗生素治疗 急腹症致病菌主要为大肠杆菌、肠球菌和厌氧菌。一般选用抗阴性菌、厌氧菌强的药物或选用广普抗菌药如头孢哌酮钠、头孢曲松、甲硝唑等。有条件时应根据细菌培养及药敏结果选用抗生素。

2. 镇静、止痛、退热 可减轻病人痛苦与恐惧心理。已经确诊、治疗方案已定及手术后病人，可使用哌替啶类止痛药。

（五）辨证论治

1. 通里攻下

（1）寒下：对于里、实、热证，根据"热者寒之"的原则，采用寒下法。主要用于各种炎性急腹症。大承气汤为其代表方剂。

（2）温下：用于寒实证。常用于有寒实证的早期机械性肠梗阻及某些动力性肠梗阻。三物备急丸及大黄附子细辛汤为其代表方剂。

（3）峻下逐水：用于水饮内停的实证。常用于肠腔积液较多的机械性肠梗阻、麻痹性肠梗阻及重型胰腺炎等。甘遂为其常用的药物，代表的方剂有甘遂通结汤及大陷胸汤。

（4）润下：对于年老体弱、久病伤阴的病人，宜采用润下法。常用于慢性便秘或部分性肠梗阻。麻子仁丸为其代表方剂。

2. 清热解毒 是治疗里热证的治法。适用于各种炎性急腹症、腹腔脓肿及有实热表现的上消化道出血等。金银花、连翘、蒲公英、紫花地丁是清热解毒的主药，广泛应用于各类腹腔炎性疾病；红藤、败酱草、丹皮为治疗阑尾炎及盆腔感染的要药。治疗胆道感染常用黄芩、龙胆草、栀子、夏枯草等；治疗肠道感染则以黄连、黄柏等为首选。

3. 理气开郁 是针对气机失常所采取的治法，凡疏肝理气、行气止痛、理气消胀及降逆止呕等都属于此类。常用柴胡、芍药、木香、香附、陈皮、川楝子、延胡索、木香、乌药、厚朴、枳实等。

4. 活血化瘀 ①炎性急腹症：常与理气开郁药物合用，如丹参、丹皮、赤芍、郁金、泽兰等；②消化道功能性疾病：如川芎、牛膝、蒲黄、五灵脂等；对表现寒证者，宜选用偏辛温的药物；③各类炎性包块、浸润及血肿：热象明显者可选用丹皮、赤芍等凉血活血药物；热象已退者用蒲黄、五灵脂、乳香、没药等活血化瘀药物；质坚硬持续不消者用穿山甲、皂刺、三棱、莪术等破血散结药物；④出血性疾病：对于有瘀血见证的消化道出血、子宫外孕破裂等，可给予乳香、没药、桃仁、红花等活血化瘀药物；⑤缺血性疾病：对于小肠及大肠缺血性疾病，选用当归、赤芍、桃仁、红花、丹参等药物，有改善侧支循环及缓解缺血性疼痛的作用；⑥胆道结石及尿道结石：有利于炎症的消散及结石的排出。

5. 清热利湿与渗湿利水 选用茵陈、栀子、胆草、金钱草等。热去湿留者，用茯苓、猪苓、泽泻、藿香、佩兰等。

6. 温中散寒 用于有里寒表现的急腹症或在恢复期出现脾胃虚寒证者。常用干姜、胡椒、熟附子、吴茱萸等。

7. 健脾和胃 用于恢复期。常用党参、白术、山药、甘草、神曲、麦芽、山楂等。

8. 补气养血 用于后期。气虚者用党参、黄芪、山药、白术、黄精等；阳虚者用附子、肉桂、补骨脂等；血虚者用熟地、当归、何首乌等；阴虚者用沙参、麦冬、石斛、玉竹等。

（六）对未能明确诊断的急腹症的处理

（1）严密观察，反复检查，尽早明确诊断。

（2）未确诊前，不可应用吗啡类止痛剂，以免影响病情观察。如不能排除肠坏死和肠穿孔时，禁用泻药及灌肠。

（3）观察过程中应按具体病情抗休克，纠正水、电解质代谢及酸碱平衡失调，抗感染等。

（4）把握手术时机，如有下列情况应及时剖腹探查：①疑有腹腔内出血不止者；②疑有肠坏死或肠穿孔而有严重腹膜炎者；③积极治疗数小时，疼痛不缓解，腹部体征不减轻，反而病情加重者。

（王　伟）

第三十三章　胃十二指肠疾病

第一节　概　论

一、胃的解剖特点与生理概要

（一）胃的位置和形态

胃与食管相连，胃的入口为贲门，离门齿约 40cm，胃的出口为幽门，下接十二指肠，此处的胃浆膜面有一环行的浅沟，内有幽门前静脉走行，该静脉是术中区分胃幽门与十二指肠的解剖标志。将胃大弯和胃小弯各作三等份，再连接各对应点而将胃分为三个区域：上 1/3 即贲门胃底部 U（upper）区；中 1/3 即胃体部 M（middle）区及下 1/3 即幽门部 L（lower）区（图 33-1）。

（二）胃壁的结构

胃壁的结构由外向内分为四层：浆膜层、肌层、黏膜下层和黏膜层。胃的浆膜为脏层腹膜。胃的肌层是由三层平滑肌组成，自内向外依次为斜行肌、环行肌和纵行肌，其中环行肌层最发达，在贲门和幽门处增厚，形成贲门和幽门括约肌，有防止胃内容物反流、延缓排空、阻止小肠内容物逆流的功能。胃的黏膜下层由疏松结缔组织组成，内有丰富的血管、淋巴管和神经丛，胃黏膜下组织发达，在胃充盈和蠕动时起缓冲作用，便于胃黏膜的延伸和变位。胃的黏膜层柔软，血液供应丰富，呈红色，其表面形成许多高低不等的皱襞，在胃小弯处有 4～5 条较为恒定的纵行皱襞，皱襞间的纵沟称为胃道，食糜可沿这些沟流向十二指肠；胃收缩时皱襞显著，充盈时几乎消失。胃黏膜层还有许多胃腺，有分泌电解质、蛋白酶原、盐酸和黏液的作用（图 33-2）。

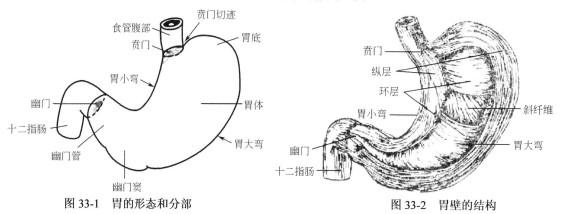

图 33-1　胃的形态和分部

图 33-2　胃壁的结构

（三）胃的韧带和血管

胃的韧带有肝胃韧带、胃膈韧带、胃脾韧带、胃结肠韧带和胃胰韧带。胃胰韧带位于胃后方，小网膜囊的后壁上，循胃左动脉的走行而形成了一个半月形的皱襞（胃左动脉在其内），从腹腔动脉起始处向上至贲门，是手术时显露胃左动脉和腹腔动脉的标志。

胃的动脉均来自腹腔动脉干。胃大弯侧有胃网膜左动脉和胃网膜右动脉，二者形成胃大弯的动脉弓；胃小弯侧有胃左动脉和胃右动脉，二者亦形成一动脉弓；胃短动脉走行于胃底；胃后动脉经胃膈韧带分布于胃体后壁的上部。其中胃网膜左动脉、胃网膜右动脉、胃短动脉、胃后动脉均发自于脾动脉。行胃大部分切除术时常以动脉的胃支作为标志，在胃大弯由于胃短动脉向右上方斜行，而胃网膜左动脉发出的胃支则行向右下方，二者间形成少血管区，常为大弯侧的定点。如从胃小弯胃左动脉的第一、二胃支之间至大弯上述定点行胃大部切除，则可切除全胃的 3/4，而若从小弯胃左动脉第三、四胃支之间至大弯定点切除胃，则切除范围相当于 1/2。

胃的静脉与同名动脉伴行，胃壁的静脉汇成胃左、右静脉，胃网膜左、右静脉和胃短静脉，与同名动脉伴行。前二者直接汇入门静脉，后三者分别经肠系膜上静脉和脾静脉间接汇入门静脉。其中胃左静脉在贲门处接受食管静脉支的汇入，该支与奇静脉的食管支都起源于食管下段黏膜下层的食管静脉丛，是门静脉、上腔静脉间重要的侧副循环路径。因此临床上在门静脉高压时常可见有胃底静脉曲张的表现（图 33-3）。

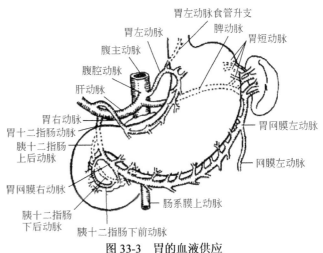

图 33-3　胃的血液供应

（四）胃的淋巴引流

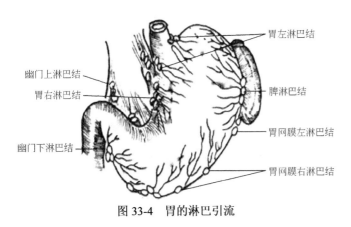

图 33-4　胃的淋巴引流

胃的输出淋巴结，逆向于动脉血流方向，向根部聚集。其间分为 16 组淋巴结。根据其主要引流方向可分为四群：①胃小弯上部淋巴液引流到腹腔淋巴结群；②胃小弯下部淋巴液引流到幽门上淋巴结群；③胃大弯上部的淋巴液引流到胰脾淋巴结群；④胃大弯右侧的淋巴液引流至幽门下淋巴结。各淋巴引流范围的淋巴管之间有丰富的交通，胃的淋巴引流及淋巴结分群大体与血管走行相一致（图 33-4）。

（五）胃的神经

胃与十二指肠受植物神经支配，分为交感神经和副交感神经两大部分，前者来自腹腔神经丛的分支，促进胃的运动，增加胃液的分泌；后者来自迷走神经，可抑制胃的运动，减少胃液的分泌。迷走神经分为前干和后干，前干在贲门附近分为肝支和胃前支，后干在贲门后方下行，分为腹腔支和胃后支。交感神经与副交感神经在肌层间和黏膜下层分别形成肌间神经丛（Auerbach 神经丛）和黏膜下神经丛（Meissner 神经丛），副交感神经在此二丛的神经内换神经元后，发出的节后纤维与交感神经节后纤维共同支配平滑肌、腺体等效应器官。临床上胃、十二指肠溃疡时采用选择性迷走神经切断术，即切断迷走神经的胃前、后支，保留肝支和腹腔支，以减少胃的分泌和蠕动，但术后会出现胃排空障碍。近年来有人主张行高选择性迷走神经切断术，即仅切断胃前、后支向胃体发出的小支，而保留分布于幽门部的鸦爪支，使术后胃仍具有良好的排空功能。

（六）胃的生理功能

胃的生理功能包括运动和分泌两个方面，胃的消化功能是依靠机械和化学作用来完成的。食物进入胃后，胃开始运动，胃壁逐渐舒张来受纳食物。当食物刺激胃壁，通过中枢神经引起反射性、有规律的胃壁蠕动，将胃内食物进一步磨碎和胃液充分混合，形成粥样食糜，分批送入十二指肠。胃的完全排空需4~6小时，排空时间的长短与食物的质和量有关。

胃的化学性消化是由胃液完成的，正常成人每天分泌1500~2500ml胃液。胃液中含蛋白酶、盐酸和黏液，其中盐酸的作用最为重要，它能使胃蛋白酶原变成胃蛋白酶，并造成酸性环境，将食物中大分子蛋白质分解为小分子，为小肠的进一步分解和吸收做好准备。胃酸入小肠后可刺激胰液、胆汁和肠液的分泌，并有助于小肠对铁和钙等物质的吸收。

二、十二指肠的解剖和生理概要

十二指肠为小肠的开始，全长约25cm，是小肠最粗、最短和最固定的肠段，全段肠管是C形，其突侧向右，环抱于胰头周围，分为四部分。①上部：甚短，相当于X钡餐所见的球部，大部分由腹膜遮盖，活动，为十二指肠溃疡好发部位。球部后方有胆总管，胃十二指肠动脉（距幽门1.25cm）和门静脉经过，沿胆总管和胰腺以上部分的胃十二指肠动脉逆行很容易找到门静脉。②降部：与球部呈锐角下行，固定于后腹壁，仅前外侧有腹膜遮盖，内侧与胰头相连，胆总管和胰管的总开口处即位于其后内侧中部的十二指肠乳头，距幽门8~10cm，距门齿约75cm。③水平部：由降部向左走行，完全固定于腹后壁，肠系膜上动、静脉在横部的末端前方下行，长约10cm。④升部：先向上行，然后急转向下，向前，与空肠相接，形成十二指肠空肠曲，由十二指肠悬韧带（Treitz）固定，此韧带用来确定空肠的起始部。十二指肠的血供来自胰十二指肠上动脉和胰十二指肠下动脉，两者分别起源于胃十二指肠动脉与肠系膜上动脉。胰十二指肠上、下动脉的分支在胰腺前后吻合成动脉弓。十二指肠接受胃内食糜及胆汁、胰液。十二指肠黏膜内有Brunner腺，分泌的十二指肠液含有多种消化酶如蛋白酶、脂肪酶、蔗糖酶、麦芽糖酶等。十二指肠黏膜内的内分泌细胞能分泌胃泌素、肠抑肽、胆囊收缩素、促胰液素等肠道激素。

（万　进）

第二节　胃及十二指肠溃疡急性穿孔

胃及十二指肠溃疡急性穿孔（acute perforation of peptic ulcer）为溃疡病最常见的严重并发症之一，表现为严重急腹症，有致命危险，需要紧急处理。由于十二指肠溃疡比胃溃疡多见，因而急性穿孔大多发生在十二指肠，以十二指肠球部前壁偏小弯侧最为多见，胃溃疡的急性穿孔一般发生在近幽门的胃前壁，也是偏小弯侧。本病属于中医学"脘结"、"脘痛"、"厥心痛"等范畴。

一、病因病理

胃及十二指肠溃疡在活动期可逐渐加深，由黏膜至肌层，再至浆膜，最终导致穿孔。穿孔前常有精神紧张、过度疲劳、饱食过度、长期使用激素、钡餐检查、洗胃、腹部大手术、严重烧伤等引起溃疡病加重的诱因。病理学分三个阶段。①穿孔阶段：急性穿孔后，胃肠内容物渗入腹腔，酸性的胃液和碱性的十二指肠液及食物可引起强烈化学性刺激症状。②反应阶段：穿孔后3~5小时，消化液分泌被抑制，漏出减少，加上腹膜渗出液的稀释，腹膜的化学性刺激症状可减轻。③腹膜炎阶段：穿孔 10～12 小时后，细菌在腹腔内繁殖，发展为严重的弥漫性腹膜炎。

中医认为，素有脾胃虚寒、肝气郁结或胃腑血瘀之体，加以饮食不节、寒温不适，七情所伤或劳伤过度等因素刺激，使脾胃之气机突然壅滞，气血骤闭而发病，以突然胃脘当心剧痛为其特点。继则郁而化热，呈脾胃虚热之候，若热郁于内而不能外达，致热甚伤阴，阴伤及阳，终致热深厥深，而成亡阴、亡阳。如正盛邪轻，正能胜邪，则可气血复通，热邪渐退，证候渐消；若正邪相持较久，邪热与气血瘀积不散，可致血肉腐败，蕴而成脓，则成痈肿。

二、临床表现与诊断

（一）症状

1. **腹痛** 骤发剧烈腹痛，呈刀割样或烧灼样，为持续性或有阵发性加重。初发部位多位于中上腹或右上腹，迅即延及全腹，而以上腹部为重。可引起肩部或肩胛部牵涉性疼痛。腹部剧痛数小时后，腹痛可暂时稍有减轻，继而演变为细菌性腹膜炎，症状又渐加重。

2. **休克** 早期常出现如面色苍白，汗出肢冷，烦躁不安，呼吸浅，脉细速，血压降低等。

3. **恶心呕吐** 早期可有恶心及反射性呕吐。后期因急性弥漫性细菌性腹膜炎并发麻痹性肠梗阻导致呕吐加重，甚至出现粪性呕吐。

（二）体征

全腹压痛、反跳痛和腹肌紧张，有时呈"板状腹"，以上腹部或右上腹为甚。60%～80%的病人肝浊界缩小或消失，部分可叩出移动性浊音。肠鸣音减弱或消失。

（三）诊断

约 70%以上的病人有溃疡病史。根据突然发生持续性上腹部剧烈疼痛，迅速发展到全腹，有明显的腹膜刺激征，肝浊音界缩小或消失，基本可以诊断。血中白细胞总数及中性粒细胞增高。约 80%的病人 X 线检查在腹部立位透视或摄片时，可见半月形膈下游离气体影。可疑病例可行腹腔穿刺。超声波检查有助判断腹腔渗液量的多少，或有无局限积液及脓肿形成。

（四）鉴别诊断

1. **急性胰腺炎** 发病不如溃疡病穿孔者急骤，腹痛开始时有由轻而重的过程，疼痛部位偏于左上腹。早期腹膜刺激征不显著，无气腹征，血、尿淀粉酶升高。

2. **急性阑尾炎穿孔** 疼痛性质不如溃疡穿孔剧烈，起病也不很突然，体征以右下腹疼痛为主，无气腹征。

3. **急性胆囊炎** 一般炎症反应较重，体征集中在右上腹，可有夏科征。X 线腹部透视膈下无游离气体，再配合超声波检查，一般可以鉴别。

三、治疗

本病治疗原则是中止胃肠内容物漏入腹腔，减轻急性腹膜炎，以挽救病人生命。

（一）非手术疗法

非手术疗法适应证为全身情况好、年纪较轻、溃疡病史不长，空腹穿孔、腹腔渗液不多的病人。

1. **基础治疗** 胃肠减压与禁食：有效负压吸引以减少胃肠液继续外溢，是极为重要的措施。半坐卧位，使消化液流向盆腔，防止膈下脓肿形成。输液，维持水、电解质与酸碱平衡，防治休克。

2. 西药治疗

（1）抗感染：选用广谱头孢三代抗生素和针对厌氧菌的药物，如头孢曲松钠、甲硝唑等。

（2）抑制胃酸分泌的药物：如甲氰咪胍、雷尼替丁、奥美拉唑等。

3. 外治法　四黄散或金黄散调成箍围药外敷上腹部或右上腹部。

4. 针刺疗法　目的是镇静止痛和促进穿孔闭合。主穴取中脘、天枢、内关及足三里，强刺激，留针30～60分钟，在留针期内可用电刺激或每隔15分钟加强捻转1次，每隔4～6小时针刺1次。

（二）手术治疗

手术治疗适应证为：①合并严重溃疡病并发症，如出血、梗阻、癌变、再穿孔或顽固性溃疡；②估计穿孔较大，或饱餐后穿孔，腹腔积液多，腹胀痛及中毒症状明显；③或诊断不够明确，而又属外科急腹症的病人。此外，对非手术治疗6～12小时后，症状体征未见缓解者，应立即改行手术治疗。

（1）穿孔修补缝合术优点是操作简单，危险性小。但约有2/3病人以后可因溃疡未愈而需再次施行根治手术。腹腔镜手术特别适合于穿孔修补术。腹腔镜手术操作简便，可缩短手术时间；而且相比开腹手术而言，可减少术口感染机会；并且由于腹腔镜视野开阔，可使腹腔冲洗更加彻底。

（2）急症胃大部分切除术或缝合穿孔后行高选择性迷走神经切断术优点是一次手术同时解决了穿孔和溃疡两个问题。适应证为病人一般情况较好，有幽门梗阻或出血史，以及胃溃疡穿孔有恶变可能者，穿孔在12小时以内，腹腔内炎症和胃十二指肠壁水肿较轻者。

术后中医辨证论治参考"围术期处理"章节内容。

第三节　胃及十二指肠溃疡出血

胃及十二指肠溃疡出血（hemorrhage of gastroduodenal ulcer）是溃疡病的常见并发症，约占上消化道出血的50%，表现为呕血和便血，可出现红细胞计数、血红蛋白和红细胞压积下降，病人心率增快、血压下降，甚至出现休克症，表现为胃十二指肠溃疡大出血。本病属于中医学"吐血"、"便血"等范畴。

一、病因病理

本病发病原因是溃疡基底血管被侵蚀破裂所致，大多数为动脉出血，但溃疡基底充血的小血管破裂，也可以引起大量的失血，大出血的溃疡一般位于胃小弯或十二指肠后壁。病理上多为消化道黏膜层或肌层糜烂、溃疡、肉芽组织增生、坏死导致血管破裂出血。

中医认为，阳络伤则上溢，阴络伤则下溢。呕血虽源于胃，但往往受他脏影响，伤于胃络，引起吐血。如肝火犯胃，灼伤脉络，迫血妄行；或脾阳虚弱，中气不足，脾不统血；或久痛入络，脉络瘀滞，血不循常道而外溢，随胃气上逆而呕血，或从胃而下成便血。本病由火、热、气伤脉络或阴亏所致。失血可致气血亏虚则见神疲乏力，头晕心悸等，如出血量大可致气随血脱而见昏厥、汗出肢冷等危症。

二、临床表现与诊断

（一）症状与体征

1. 呕血或便血　为主要症状，多数病人有柏油样便而无呕血，有呕血者必然有柏油样便或血便，出血前常无溃疡症状加剧的预兆，体征的有无取决于失血量和失血速度，一般失血量在400ml以下，有循环系统代偿的现象,如苍白、脉搏增速但仍强有力,血压正常或稍增高,出血量超过 400～500ml,可出现头晕乏力等临床症状。中等量出血（占全身血容量的 15%左右,约 800ml）,可出现贫血症状,面色无华,甲床、眼结膜黏膜苍白,突然起立时产生晕厥、肢体发冷。大量出血（达全身血容量的 30%～50%,1500ml～2500ml）可导致休克,临床表现为烦躁不安或神志模糊、面色苍白、四肢湿冷、心悸、呼吸困难、尿量减少甚至无尿。

2. 发热　中等或大量出血病例,常伴有低度或中度发热。

3. 腹痛　大多数消化道溃疡病例在出血前有上腹痛,出血后疼痛往往减轻。

（二）诊断

（1）根据典型溃疡病史和急诊胃镜等有关检查,对出血部位和病因作出初步诊断。

（2）出血量和出血速度的估计:当出血量达 50ml 以上时,粪便潜血试验可阳性,出血达 50～100ml,即可出现黑便,出血量短期内超过 400～600ml 可导致呕血。

（3）其他检查:①中大量出血后,红细胞计数、血红蛋白、红细胞压积下降。②纤维胃镜:可发现胃和十二指肠上段的病变。诊断正确率达 95%。不但可发现出血的部位和病因,且有助于识别再出血的可能性,决定是否急诊手术等。③选择性内脏血管造影:可发现由血管异常、血管瘤和动静脉瘘等所致的出血。④放射性核素检查 ^{99m}Tc 标记红细胞静脉注射后在出血处溢出并聚集,只要出血速度达 0.1ml/min 即能检出。

（三）鉴别诊断

1. 食管静脉曲张破裂出血　多伴有蜘蛛痣、朱砂掌、腹壁静脉曲张、肝脾大、腹水、巩膜黄染等。

2. 下消化道出血　多伴较为鲜红或鲜红色的血便,上消化道出血多为黑便。但需根据内镜、全消化道钡餐、结肠镜或血管造影来确诊。

三、治疗

本病治疗原则是补充血容量防治失血性休克,尽快明确出血部位并采取有效止血措施。大多数溃疡出血的病人,经过保守或内镜下止血治疗,出血可以停止。5%～10%的病人仍会继续出血,需及时手术止血,否则将因失血过多而危及生命。

（一）非手术疗法

1. 基础治疗　补充血容量建立可靠畅通的静脉通道,快速滴注平衡盐液,作输血配型试验。同时严密观察血压、脉搏、尿量和周围循环状况,并判断失血量指导补液。失血量达全身总血量的 20%时,应输注经乙基淀粉、右旋糖酐或其他血浆代用品,用量在 1000ml 左右。出血量较大时可输注浓缩红细胞,也可输全血,并维持血细胞比容不低于 30%。输入液体中晶体与胶体之比以 3∶1 为宜。应严密监测生命体征,测定中心静脉压和尿量,维持循环呼吸功能稳定,保护肾功能。

2. 留置鼻胃管　用生理盐水冲洗胃腔,清除血凝块,直至胃液变清,持续低负压吸引,动态观察出血情况。可经胃管注入 200ml 含 8mg 去甲肾上腺素的生理盐水溶液,每 4～6 小时一次。

3. 急诊胃镜检查　可明确出血病灶,还可同时施行内镜下电凝、激光灼凝、注射或喷洒药物等局部止血措施。检查前必须纠正病人的低血容量状态。

4. 止血、制酸、生长抑素等药物的应用　经静脉或肌注血凝酶;静脉给予 H_2 受体拮抗剂或质子泵抑制剂;静脉应用生长抑素。

5. 辨证论治

（1）胃中积热:脘腹胀满,甚者作痛,吐血鲜红或紫暗,或夹食物残渣,口臭,便秘或黑便。

舌红，苔黄腻，脉滑数。治宜清胃泻火，化瘀止血。方选泻心汤合十灰散加减。中成药可选清开灵。

（2）肝火犯胃：吐血鲜红或紫暗，口苦胁痛，善怒寐少梦多，烦躁不宁。舌质红绛，脉象弦数。治宜泻肝火，清胃热。方选丹栀逍遥散加减。中成药可选醒脑静。

（3）脾胃虚寒：便血紫暗、黑色，腹痛隐隐，喜热饮，面色不华，神倦懒言，便溏。舌质淡，脉细。治宜益气健脾，温中止血。方选黄土汤加减。中成药可选参芪扶正注射液。

（4）气虚血脱：吐血倾盆盈碗，大便溏黑，甚则紫红，面色及唇甲苍白，眩晕心悸，烦躁，口干，冷汗淋漓，四肢厥冷，尿少，神志恍惚或昏迷。舌淡，脉细数无力或微细欲绝。治宜益气摄血，回阳固脱。方选参附汤。中成药可选参附针。

6. 外治法

（1）牛栀子 15g，牛大黄 15g，陈米醋适量。牛药研末，醋调成膏状，敷脐。每日 1 次，待脐发痒，吐血止时去掉，2 日为 1 个疗程。适用于胃热炽盛之吐血。

（2）生地 15g，咸附子 15g，将药烘干，共研细末，用醋或盐水调成膏，敷双足涌泉穴，每日 1 次，3 日为 1 个疗程。适用于肝火犯胃之吐血。

（3）针灸：属实热者，针刺曲池、大椎、三阴交，用泻法以清热泻火，每日 2 次；属虚寒者，取足三里、太白、脾俞、肾俞，用补法或温针；或艾灸百会、气海、关元、命门等，以益气固摄。每日 2 次。

（二）手术治疗

手术治疗适应证为：①出血速度快，短期内发生休克，或较短时间内（6～8 小时）需要输入较大量血液（800ml）方能维持血压和红细胞压积者；②年龄在 60 岁以上伴动脉硬化症者自行止血机会较小，对再出血耐受性差，应及早手术；③近期发生过类似的大出血或合并穿孔或幽门梗阻；④正在进行药物治疗的胃十二指肠溃疡病人发生大出血，表明溃疡侵蚀性大，非手术治疗难以止血；⑤纤维胃镜检查发现动脉搏动性出血，或溃疡底部血管显露再出血危险很大。急诊手术应争取在出血 48 小时内进行，反复止血无效，拖延时间越长危险越大。胃溃疡较十二指肠溃疡再出血概率高 3 倍，应争取及早手术。

手术方式：胃溃疡多采用胃大部切除术，包括溃疡的远端胃大部切除。如切除溃疡困难，行旷置溃疡的毕Ⅱ式胃大部切除术。十二指肠溃疡：可选择溃疡缝合并迷走神经切断或胃窦加十二指肠溃疡切除，联同迷走神经切断，重症病人难以耐受较长时间手术者，可采用单纯溃疡底部贯穿缝扎止血。

术后中医辨证论治参考"围术期处理"章节内容。

第四节　疤痕性幽门梗阻

疤痕性幽门梗阻（pyloric obstruction）是幽门附近溃疡（十二指肠球部溃疡、幽门管溃疡、幽门前胃溃疡）愈合的后果，溃疡病并发幽门梗阻者为 5%～10%，本病属于中医学"呕吐"、"反胃"、"积聚"等范畴。

一、病因病理

溃疡引起幽门梗阻的原因有：①幽门括约肌反射性痉挛，梗阻为间歇性；②幽门附近溃疡炎症水肿使幽门狭小，炎症水肿减退或减轻后梗阻即缓解；③溃疡在愈合过程中，许多瘢痕组织形成，使幽门狭窄，梗阻为持续性。病理：胃壁肌层肥厚，蠕动增强，胃腔扩大，食物滞留。致低氯低钾性碱中毒，低钙低镁性手足搐溺。营养缺乏，体内脂肪及蛋白分解增加，易形成酮血症、氮质血症，合并代谢性酸中毒，水电解质及酸碱平衡紊乱。

中医认为，多由饮食不当，饥饱不常或过食生冷，损及脾阳；或忧思伤脾，致中焦虚寒，不能运化水谷。水谷精微不能化生气血，寒浊中阻，聚而成饮成痰。痰湿与气血搏结，日渐增大，脏腑失和，正虚瘀凝而成积。血失生化之源，形体消瘦，积聚渐重，虚寒之体使宿食、反胃日趋严重。

二、临床表现与诊断

（一）症状

上腹膨胀或沉重感，或有阵发性胃收缩痛，进食反而加重，呕吐后稍缓解。呕吐为自发性，呕吐物量大，含积存 4 小时以上的前餐食物、隔餐食物或隔宿食物，含臭味黏液而不含胆汁，吐后上腹膨胀明显减轻。渐见消瘦、便秘、尿少、乏力、食欲不振等。

（二）体征

上腹隆起，有时可见胃蠕动波，触之有震水音。

（三）常见并发症

水电解质、酸碱平衡失调，营养障碍。

（四）诊断

根据溃疡病史、典型症状基本可作出诊断。X 线钡餐检查见胃高度扩张，清晨空腹平透可见有液面，钡入胃后有下沉现象，吞钡后 6 小时，胃腔仍有 1／4 钡剂存留（胃潴留），24 小时后仍有钡剂存留，则可诊为机械性梗阻。

（五）鉴别诊断

1. **幽门痉挛和水肿性梗阻**　常发生在溃疡活动期，节律性上腹痛仍存在，梗阻为间歇性，呕吐不伴胃扩张，很少有隔夜食物潴留。经保守治疗后，梗阻症状随疼痛缓解而消失。

2. **胃幽门部癌**　胃癌病期较短，胃扩张度小，胃蠕动波罕见，胃酸缺乏或很低。X 线钡餐检查见幽门窦部充盈缺损，十二指肠球部正常。纤维胃镜亦可鉴别。

3. **十二指肠球部以下的梗阻性病变**　十二指肠肿瘤，肠系膜上动脉压迫综合征，淋巴结结核和胰腺体部肿瘤侵蚀十二指肠壁均可引起十二指肠梗阻而有呕吐、胃扩张、胃潴留、胃蠕动波等。但本病呕吐物含大量胆汁，X 线钡餐检查确定梗阻部位不在幽门部。

三、治疗

本病属器质性病变，以手术治疗为主，目的是解除梗阻。围术期中医药治疗可促进康复。手术以胃大部切除为主。术前常经 4～5 天准备，也可作为非手术治疗，包括禁食，术前留置较粗鼻胃管以浓盐水洗胃，直至洗出液澄清。纠正贫血，改善营养，维持水、电解质、酸碱平衡。若经过保守治疗症状未能缓解，应考虑手术。

术后中医辨证论治参考"围术期处理"章节内容。

附　胃十二指肠溃疡的手术方式及注意事项

胃大部切除术与迷走神经切断术是治疗胃十二指肠溃疡两种常用的手术方式。

一、胃大部切除术

胃大部切除术包括胃切除及胃肠道重建两大部分。胃大部切除术,在我国是治疗胃十二指肠溃疡首选术式,原理是:①切除了大部分胃,因壁细胞和主细胞数量减少,使得胃酸和胃蛋白酶分泌大为减少;②切除胃窦部,减少G细胞分泌胃泌素所引起的胃酸分泌;③切除溃疡本身及溃疡的好发部位。

(一)胃大部切除基本要求

胃大部切除范围是胃的远侧 2/3～3/4,包括胃体的远侧部分、胃窦部、幽门和十二指肠球部的近胃部分。切除要求一般来讲高泌酸的十二指肠溃疡与 2、3 型胃溃疡切除范围应不少于胃的 60%,低泌酸的 1 型胃溃疡则可略小(50%左右)。胃切除范围的解剖标志是从胃小弯胃左动脉第一降支的右侧到胃大弯胃网膜左动脉最下第一个垂直分支左侧的连线,按此连线大致可切除胃的 60%。

(二)胃大部切除后胃肠道重建

胃大部切除后胃肠道重建基本方式是胃十二指肠吻合或胃空肠吻合。

1. **毕(Billroth)Ⅰ式胃大部切除术**　远端胃大部切除后,将残胃与十二指肠吻合。优点是吻合后的胃肠道接近于正常解剖生理状态。

2. **毕(Billroth)Ⅱ式胃大部切除术**　即切除远端胃后,缝合关闭十二指肠残端,残胃和上端空肠端侧吻合。优点是即使胃切除较多,胃空肠吻合也不致张力过大,术后溃疡复发率低;十二指肠溃疡切除困难时允许行溃疡旷置。但这种吻合方式改变了正常解剖生理关系,胆胰液流经胃空肠吻合口,术后并发症和后遗症较毕Ⅰ式多。

3. **胃大部切除术后胃空肠 Roux-en-Y 吻合**　即远端胃大部切除后,缝合关闭十二指肠残端,在距十二指肠悬韧带 10～15cm 处切断空肠,残胃和远端空肠吻合,距此吻合口以下 45～60cm 空肠与空肠近侧断端吻合。此法有防止术后胆胰液进入残胃,减少反流性胃炎发生的优点。

二、胃迷走神经切断术

胃迷走神经切断术可阻断迷走神经对壁细胞的刺激,消除神经性胃酸分泌;消除迷走神经引起的胃泌素分泌,减少体液性胃酸分泌。胃迷走神经切断术按照阻断水平不同,可分三种:

1. **迷走神经干切断术(truncal vagotomy)**　在食管裂孔水平切断左、右腹腔迷走神经干,又称为全腹腔迷走神经切断术。

2. **选择性迷走神经切断术(selective vagotomy)**　又称为全胃迷走神经切断术,是在迷走神经左干分出肝支、右干分出腹腔支以后再将迷走神经予以切断,切断了到胃的所有迷走神经支配,减少了胃酸的分泌。保留了肝、胆、胰、小肠的迷走神经支配,避免其他内脏功能紊乱。

上述两种迷走神经切断术,术后均可引起胃蠕动减退,仍需同时加作幽门成形、胃空肠吻合术、胃窦切除等胃引流手术。

3. **高选择性迷走神经切断术(highly selective vagotomy)**　又称胃近端迷走神经切断术或壁细胞迷走神经切断术。手术设计切断支配胃近端、胃底、胃体壁细胞的迷走神经,消除了胃酸分泌,保留支配胃窦部与远端肠道的迷走神经。由于幽门括约肌的功能得以保留,不需附加引流术,减少了碱性胆汁反流发生机会,而且保留了胃的正常容量,是治疗十二指肠溃疡较为理想的手术。

三、术后并发症

各类胃十二指肠溃疡手术后早期出现的并发症有些与手术操作不当有关;术后远期发生的一些并发症则常与手术自身带来解剖、生理、代谢和消化功能改变有关。

（一）术后早期并发症

1. **术后出血**　包括胃肠道内出血和腹腔内出血。前者包括残胃、吻合口和十二指肠残端出血。腹腔内出血多为缝扎或结扎血管线松脱、或凝固血管焦痂脱落等。胃大部切除术后，可有少许暗红色或咖啡色胃液自胃管抽出，一般24小时以内不超过300ml，以后胃液颜色逐渐变浅变清，渗血自行停止。若术后不断吸出新鲜血液，24小时仍未停止，则为术后出血。可先作纤维胃镜检查明确出血部位和原因，同时内镜下止血治疗，包括喷洒止血粉，上血管夹。当非手术疗法不能止血或出血量大时，应手术止血。腹腔内出血可通过引流管或腹腔穿刺发现不凝固血液明确诊断。

2. **术后胃瘫**　胃切除术后排空动力性胃通过障碍，发病机制尚不完全明了。术后拔除胃管后，病人出现上腹持续性饱胀、钝痛，并呕吐带有食物和胆汁的胃液。X线上消化道造影检查，见残胃扩张、无张力，蠕动波少而弱，胃肠吻合口通过欠佳。多数病人经保守治疗，禁食、胃肠减压、营养支持、给予胃动力促进剂等多能好转。胃管引流量减少，引流液由绿转黄、转清是胃瘫缓解标志。

3. **胃壁缺血坏死、吻合口破裂或吻合口漏**　原因与胃大弯胃短血管损伤残胃血供不足，手术缝合技术不当、吻合口张力过大等因素有关。在贫血、水肿、低蛋白血症的病人中更易出现。术后发生吻合口破裂病人有高热、脉速、腹痛及弥漫性腹膜炎的表现，需立即手术修补、腹腔引流。

4. **十二指肠残端破裂**　为发生在毕Ⅱ式胃切除术后早期的严重并发症，原因与十二指肠残端处理不当及胃空肠吻合口输入襻梗阻引起十二指肠腔内压力升高有关。临床表现为：突发上腹部剧痛，发热、腹膜刺激征及白细胞计数增加，腹腔穿刺可有胆汁样液体。一旦确诊，应立即手术。术中尽量妥善关闭十二指肠残端，行十二指肠造瘘与腹腔引流。如伴有输入襻的不全梗阻，应行输入-输出襻的侧侧吻合。术后给予肠内或肠外营养支持，全身应用抗生素。为预防该并发症应注意在十二指肠溃疡切除困难时，宜行溃疡旷置的术式，不可勉强切除；十二指肠残端关闭不满意时，可预作十二指肠置管造瘘。

5. **术后梗阻**　包括输入襻、输出襻梗阻和吻合口梗阻，后两者见于毕Ⅱ式胃大部切除术后。

（1）输入襻梗阻：临床表现为上腹部剧烈疼痛、呕吐伴上腹部压痛，呕吐物量少，多不含胆汁，上腹部有时可扪及包块。急性完全性输入襻梗阻属闭襻性肠梗阻易发生肠绞窄，病情不缓解者应行手术解除梗阻。

（2）输出襻梗阻：毕Ⅱ式胃切除术后吻合口下方输出段肠管因术后粘连、大网膜血肿、炎性肿块压迫形成梗阻，或是结肠后空肠胃吻合，将横结肠系膜裂口固定在小肠侧，引起缩窄或压迫导致梗阻。临床表现为上腹部饱胀，呕吐含胆汁的胃内容物。钡餐检查可以明确梗阻部位。若非手术治疗无效，应手术解除病因。

（3）吻合口梗阻：因吻合口太小或是吻合时胃肠壁组织内翻过多而引起，也可因术后吻合口炎症水肿出现暂时性梗阻。吻合口梗阻若经保守治疗仍无改善，可手术解除梗阻。

（二）远期并发症

1. **碱性反流性胃炎**　多在胃切除手术或迷走神经切断加胃引流术后数月至数年发生，由于毕Ⅱ式术后碱性胆汁、胰液、肠液流入胃中，破坏胃黏膜屏障，导致胃黏膜充血、水肿、糜烂等改变。临床主要表现为，上腹或胸骨后烧灼痛、呕吐胆汁样液和体重减轻。抑酸剂治疗无效，较为顽固。治疗可服用胃黏膜保护剂、胃动力药及胆汁酸结合药物。症状严重者可行手术治疗，一般采用改行 Roux-en-Y 胃肠吻合，以减少胆汁反流入胃的机会。

2. **倾倒综合征（dumping syndrome）**　由于胃大部切除术后，原有的控制胃排空的幽门括约肌及十二指肠球部解剖结构不复存在，加上部分病人胃肠吻合口过大（特别是毕Ⅱ式），导致胃排空过速所产生的一系列综合征。根据进食后出现症状的时间可分为早期与晚期两种类型，部分病人也可同时出现。

（1）早期倾倒综合征：发生在进食后半小时内，与餐后高渗性食物快速进入肠道引起肠道内分泌细胞大量分泌肠源性血管活性物质有关，加上渗透作用使细胞外液大量移入肠腔，病人可出现心悸、心动过速、出汗、无力、面色苍白等一过性血容量不足表现，并有恶心、呕吐、腹部绞痛、腹泻等消化道症状。治疗主要采用饮食调整疗法，即少量多餐，避免过甜食物、减少液体摄入量并降低渗透浓度常可明显改善。饮食调整后症状不能缓解者，以生长抑素治疗，常可奏效。手术治疗应慎重，可改作毕Ⅰ式或 Roux-en-Y 胃肠吻合。

（2）晚期倾倒综合征：在餐后 2～4 小时出现症状，主要表现为头昏、苍白、出冷汗、脉细弱甚至有晕厥等。由于胃排空过快，含糖食物快速进入小肠，刺激胰岛素大量分泌，继而出现反应性低血糖综合征，故曾称为低血糖综合征。采取饮食调整、食物中添加果胶延缓碳水化合物吸收等措施可缓解症状。严重病例可用生长抑素奥曲肽皮下注射，以改善症状。

3. 溃疡复发 由于胃切除量不够，胃窦部黏膜残留；迷走神经切断不完全；或是输入空肠过长等因素引起。也要警惕胃泌素瘤或胃泌素增多症引起的溃疡复发。胃切除术后可形成吻合口溃疡，临床表现为溃疡病症状再现，有腹痛及出血。可采用制酸剂、抗 Hp 感染保守治疗，无效者可再次手术，行迷走神经干切断术或扩大胃切除手术。二次手术有一定难度，应当作好术前评估与准备。为了排除胃泌素瘤引起胰源性溃疡的可能，应测血胃泌素水平。

4. 营养性并发症 由于胃大部切除术后，胃容量减少，容易出现饱胀感，使得摄入量不足，引起体重减轻、营养不良。胃次全切除后胃酸减少，壁细胞生成的内因子不足，使得铁与维生素 B_{12} 吸收障碍，可引起贫血。因此，术后饮食调节十分重要，应给予高蛋白、低脂饮食，补充铁剂与足量维生素，通过食物构成的调整结合药物治疗，情况可获改善。约 1/3 术后晚期可有钙、磷代谢紊乱，出现骨质疏松、骨软化。增加钙的摄入，补充维生素 D，可以预防或减轻症状。

5. 迷走神经切断术后腹泻 发生率在 5%～40%。以迷走神经干切断术后最为严重多见，高选择性迷走神经切断术后较少发生。与肠转运时间缩短、肠吸收减少、胆汁酸分泌增加及刺激肠蠕动的体液因子释放有关。多数病人口服呱丁胺（易蒙停）、考来烯胺能有效控制腹泻。

6. 残胃癌 胃十二指肠溃疡病人行胃大部切除术后 5 年以上，残余胃发生的原发癌称残胃癌。随访显示发生率在 2% 左右，大多在手术后 20～25 年出现。可能与残胃常有萎缩性胃炎有关。病人有上腹疼痛不适、进食后饱胀、消瘦、贫血等症状，胃镜及活检可以确诊。一旦确诊应采用手术治疗。

（万　进　罗立杰）

第五节　胃癌及其他胃肿瘤

一、胃癌

胃癌（carcinoma of stomach）是指发生在胃上皮组织的恶性肿瘤，是我国最常见的恶性肿瘤之一，好发年龄为 50 岁以上，男女发病率之比约 2∶1。本病属于中医学"积聚"、"胃脘痛"、"噎塞"及"胃反"等范畴。

（一）病因病理

中医认为脾为后天之本，气血生化之源，胃气宜降宜和，升降出入，流畅无阻。本病多由于忧思恼怒日久，情志不遂，肝失疏泄，或饮食不节，胃失和降；或久病损伤脾胃，运化失职，痰凝气滞，热毒血瘀，交结于胃，积聚成块而发病。

胃癌的病因不明，其发生可能与以下因素有关：

1. 地域环境及饮食生活因素 胃癌发病有明显的地域性差别，在我国的西北与东部沿海地区胃癌发病率比南方地区明显为高。长期食用熏烤、盐腌食品的人群中胃远端癌发病率高，与食品中亚硝酸盐、真菌毒素、多环芳烃化合物等致癌物或前致癌物含量高有关；食物中缺乏新鲜蔬菜与水果与发病也有一定关系。吸烟者的胃癌发病危险较不吸烟者高 50%。

2. 幽门螺杆菌（Hp）感染 幽门螺杆菌感染也是引发胃癌的主要因素之一。我国胃癌高发区成人 Hp 感染率在 60% 以上，比低发区 13%～30% 的 Hp 感染率明显要高。幽门螺杆菌能促使硝酸盐转化成亚硝酸盐及亚硝胺而致癌；Hp 感染引起胃黏膜慢性炎症加上环境致病因素加速黏膜上皮细胞的过度增殖，导致畸变致癌；幽门螺杆菌的毒性产物 CagA 可能具有促癌作用，胃癌病人中抗 CagA 抗体检出率较一般人群明显为高。控制 Hp 感染在胃癌防治中的作用已受到高度重视。

3. 癌前病变 是指一些使胃癌发病危险性增高的良性胃疾病和病理改变。易发生胃癌的胃疾病包括胃息肉、慢性萎缩性胃炎及胃部分切除后的残胃，这些病变都可能伴有不同程度的慢性炎症过程、胃黏膜肠上皮化生或非典型增生，时间长久有可能转变为癌。胃息肉可分为炎性息肉、增生性息肉和腺瘤，前两者恶变可能性很小，胃腺瘤的癌变率在 10%～20%，直径超过 2cm 时癌变机会加大。萎缩性胃炎常伴肠上皮化生或黏膜上皮异性增生，可发生癌变。残胃术后 15～20 年可发生癌变。胃黏膜上皮的异型增生属于癌前病变，根据细胞的异型程度，可分为轻、中、重三度，重度异型增生与分化较好的早期胃癌有时很难区分。

4. 遗传和基因 遗传与分子生物学研究表明，胃癌病人有血缘关系的亲属其胃癌发病率较对照组高 4 倍。许多证据表明胃癌的发生与抑癌基因 *P53*、*APC*、*Rb* 等发生基因丢失或突变有关。

（二）病理

1. 大体分型 ①早期胃癌：癌组织限于黏膜层和黏膜下层，分隆起型、平坦型、凹陷型。②进展期胃癌：癌组织浸润达肌层或浆膜层，也称为中、晚期胃癌，按 Borrmann 分型法分为四型：Ⅰ型（结节型）、Ⅱ型（局部溃疡型）、Ⅲ型（浸润溃疡型）、Ⅳ型（弥漫浸润型）。

2. 组织学分型 ①普通类型有乳头状腺癌、管状腺癌、低分化腺癌、黏液腺癌、印戒细胞癌。②特殊类型有腺鳞癌、鳞癌、类癌、未分化癌、胃溃疡癌变。③Lauren 分型：分为肠型、胃型。前者分化程度较高，多见于老年人，恶性程度低，预后较好；而后者恰恰相反。

3. 扩散转移 直接浸润蔓延、淋巴转移、血行转移、种植转移。女性病人胃癌可形成卵巢转移性肿瘤，称 Krukenberg 瘤。脐部肿瘤转移称圣玛丽结节。

4. 分子生物学检查 Her-2 基因检查，免疫组化表现（+++）的晚期胃癌病人，可接受靶向治疗。

（三）临床表现与诊断

1. 症状

（1）早期胃癌：多无症状，部分可出现上腹部饱胀不适或隐痛、泛酸、嗳气、恶心，偶有呕吐、食欲减退、黑便等。

（2）进展期胃癌：胃区疼痛，常为咬啮性，与进食无明显关系，多有上腹部饱胀感、沉重感、厌食、腹痛、恶心、呕吐，甚则消瘦、贫血、水肿、发热等。体征：进展期胃癌有时可扪及肿块；有幽门梗阻者上腹部可见扩张之胃型，并可闻及震水声；胸导管转移可出现左锁骨上淋巴结肿大。晚期胃癌有盆腔种植时，直肠指检于膀胱（子宫）直肠窝内可扪及结节。有腹膜转移时可出现腹水。

（3）常见并发症：消化道出血；幽门梗阻；胃癌穿孔并弥漫性腹膜炎。

2. 诊断 早期胃癌术后 5 年生存率可达 90% 以上，因此早期诊断是提高治愈率的关键。因早期无特殊症状，为早期发现病人对以下人群应定期检查：①40 岁以上，既往无胃病史而出现上消化道症状者，或有溃疡病史但症状和疼痛规律改变者；②有胃癌家族史者；③胃癌前期病变，如萎缩性胃炎、胃溃疡、胃息肉和胃大部切除病史者；④有原因不明的消化道慢性失血或短期内体重减轻者。目前胃癌主要诊断（包括明确病变性质和范围）方法有：

（1）胃镜检查：是诊断胃癌的最有效方法，并可作病理活检确诊。带有超声探头胃镜还可了解肿瘤在胃壁浸润深度、壁外侵犯和淋巴结转移；并可为早期胃癌内镜下局部治疗范围提供参考依据。

（2）X 线钡餐：双重对比检查对胃癌能作出病变的范围、大小与全胃的关系，及大体病理类型等判断。

（3）**螺旋 CT 检查**：可显示胃癌累及胃壁向腔内和腔外生长的范围，判断胃外侵犯及肝、淋巴结及远处的转移，目前是判断胃癌术前临床分期的首选方法等。

（4）**正电子发射断层扫描（PET-CT）**：用于肿瘤定性诊断和确定转移病灶范围，对上述常规影像学检查无法明确的转移及复发病灶，可作为辅助检查。

（5）**其他**：部分病人大便潜血阳性。肿瘤标志物癌胚抗原（CEA）、CA19-9 和 CA125 在部分胃癌病人中可见升高，目前仅作为判断肿瘤预后和治疗效果的指标，无助于胃癌诊断。

3. **鉴别诊断**　需与胃溃疡、胃息肉、平滑肌瘤及肉瘤、良性巨大皱襞症等相鉴别，当上腹部摸到肿块时尚须与横结肠或胰腺肿块相区别。胃内病变的鉴别诊断主要依靠 X 线检查、纤维胃镜及组织病理活检结果。

4. **胃癌 TNM 分期系统**　由国际抗癌联盟（UICC）和美国癌症联合会（AJCC）2010 公布。常采用 pTNM 分期。p 表示术后病理组织学证实；T 表示原发肿瘤穿透胃壁的深度，T_1：肿瘤侵犯黏膜和黏膜下层；T_2：肿瘤侵犯固有肌层；T_3：肿瘤穿透浆膜下层结缔组；T_{4a}：肿瘤侵犯浆膜，T_{4b}：肿瘤侵犯邻近组织结构。N 表示区域淋巴结转移，N_0：区域淋巴结无转移；N_1：1～2 个区域淋巴结有转移；N_2：3～6 个区域淋巴结有转移；N_3：7 个及 7 个以上区域淋巴结转移，N_{3a}：7～15 个区域淋巴结有转移，N_{3b}：16 个（含）以上区域淋巴结有转移。M 表示远处转移，M_0：无远处转移；M_1：存在远处转移。根据 TNM 的不同组合，将胃癌分为 I～IV 期，指导胃癌临床预后判断和制定治疗方案及客观评估效果。

（四）治疗

胃癌的治疗采用以手术为主的综合性治疗。初始治疗应根据肿瘤病理学类型、临床分期及发展趋势，结合病人一般状况和器官功能状态，有计划合理地应用手术、药物治疗（包括化疗药物、靶向治疗、对症治疗及中医中药治疗）和放疗。

1. **手术治疗**　外科手术是治疗胃癌的主要手段，也是目前最大可能治愈胃癌的方法，分为根治性手术和姑息性手术两类。

（1）**根治性手术**：为整块切除胃原发病灶，按临床分期标准清除胃周围淋巴结，重建消化道。进展期胃癌采用标准术式，指区域淋巴结清扫范围（胃第 2 站淋巴结指胃左血管、肝总动脉、腹腔干、脾门、脾动脉及肝固有动脉周围淋巴结），又称胃癌 D2 根治手术。

（2）**姑息性手术**：适应证为局部广泛浸润、腹膜播撒、肿瘤侵犯重要脏器无法切除、有远处转移，为了减轻由于梗阻、穿孔、出血等并发症引起的症状而作的手术，如胃切除、胃空肠吻合术、胃造口、空肠造口等。

术后中医辨证论治参考"围术期处理"章节内容。

2. **化疗**　除早期胃癌以外应行围术期化疗。胃癌的化疗可用于根治性手术的术前、术中和术后，以及晚期胃癌病人的姑息化疗或转化治疗。施行化疗的胃癌病人应当有明确病理诊断，一般情况良好，心、肝、肾与造血功能正常，无严重合并症，一般以 PS 评分来衡量（需小于 2 分）。常用的胃癌化疗给药途径有口服给药、静脉、腹膜腔灌注给药等。常用的化疗药有氟尿嘧啶类、泊类、丝裂霉素、多压环素、多西他赛等，以及复方制剂或药物代谢前体如卡培他滨、替吉奥等。常用推荐方案包括联合化疗方案：如 DCF（多西他赛、顺铂和 5-氟尿嘧啶）、ECF（表柔比星、顺铂和 5-氟尿嘧啶）和 Xelox（奥沙利铂和卡培他滨）及其改良方案；口服类：卡培他滨、替吉奥等。

围化疗期应用中药的主要作用是扶助正气，提高机体免疫功能，减轻化疗药物的毒副作用。如消化系统的恶心、呕吐、厌食等脾胃不和证候，可应用健脾和胃治则，方用逍遥散或香砂六君子汤加减；化疗的骨髓抑制反应则应用补气养血治则，方用十全大补汤，或用参芪扶正注射液治疗；对于头晕、耳鸣、乏力、肢麻、失眠者，可辨证论治，选用不同方药；若为气阴两虚者应补气养阴，肝肾两亏者则滋补肝肾。此外还可口服中成药西黄丸、复方天仙胶囊、增生平片等以清热解毒、化瘀散结，增强化疗效果。

3. 其他治疗 包括放疗、靶向治疗、热灌注治疗、免疫治疗。放射治疗可联合化疗进行。对于基因检测结果 Her-2 强阳性者，可用曲妥珠单抗行靶向治疗，在晚期胃癌中可起到一定疗效。胃癌的免疫治疗包括非特异生物反应调节剂如卡介苗、香菇多糖等；细胞因子及过继性免疫治疗如淋巴细胞激活后杀伤细胞（LAK）、肿瘤浸润淋巴细胞（TIL）等的临床应用。腹腔热灌注对于 T_3 以上以及腹膜种植转移病人、恶性腹水病人有一定疗效。

本病预后与胃癌的病理分期、部位、组织类型、生物学行为及治疗措施的规范程度有关。大宗病例资料显示，施行规范治疗的 I 期胃癌 5 年生存率为 82%～95%，II 期为 55%，III 期为 15%～30%，而IV仅为 2%。当前，我国早期胃癌诊断率很低，影响胃癌预后。只有早期诊断才能改善胃癌 5 年生存率。

二、胃淋巴瘤

胃是淋巴瘤的好发器官，原发恶性淋巴瘤占胃恶性肿瘤的 3%～5%，仅次于胃癌而居第二位。发病年龄以 45～60 岁居多。男性发病率较高。近年发现幽门螺杆菌感染与胃的黏膜相关淋巴样组织（mucosa-associated lymphoid tissue，MALT）淋巴瘤发病密切相关，低度恶性胃黏膜相关淋巴瘤 90%以上合并幽门螺杆菌感染。

（一）病因病理

本病病因不明。95%以上的胃原发性恶性淋巴瘤为非霍奇金病淋巴瘤，组织学类型以 B 淋巴细胞为主；大体所见黏膜肥厚、隆起或形成溃疡、胃壁节段性浸润，严重者可发生溃疡、出血、穿孔。病变可以发生在胃的各个部分，但以胃体后壁和小弯侧多发。恶性淋巴瘤以淋巴转移为主。

（二）临床表现

本病早期症状类似一般胃病，病人可有胃纳下降、腹痛、消化道出血、体重下降、消化道出血和贫血等表现。部分病人上腹部可触及包块，少数病人可有不规则发热。

（三）诊断

X 线钡餐检查可见胃窦后壁或小弯侧面积较大的浅表溃疡，胃黏膜有形似卵石样的多个不规则充盈缺损及胃黏膜皱襞肥厚，肿块虽大仍可见蠕动通过病变处是其特征。胃镜检查可见黏膜隆起、溃疡、粗大肥厚的皱襞、黏膜下多发结节或肿块等；内镜超声（EUS）除可发现胃壁增厚外，还可判断淋巴瘤浸润胃壁深度与淋巴结转移情况，结合胃镜下多部位较深取材活组织检查可显著提高诊断率。CT 检查可见胃壁增厚，并了解肝脾有无侵犯、纵隔与腹腔淋巴结的情况，有助于排除继发性胃淋巴瘤。

（四）治疗

早期低度恶性胃黏膜相关淋巴瘤的可采用抗幽门螺杆菌治疗，清除幽门螺杆菌后，肿瘤一般 4～6 个月消退。抗生素治疗无效或侵及肌层以下的病例可以选择放疗或化疗。

手术治疗胃淋巴瘤（gastric lymphoma）有助于准确判断临床病理分期，病变局限的早期病人可获根治机会。姑息性切除也可减瘤，结合术后化疗而提高疗效、改善愈后。手术切除可防止病程中可能出现的出血或穿孔等并发症。常用化疗方案为 CHOP 方案，胃淋巴瘤对化疗反应较好。

中医学认识及辨证论治参照"胃癌"章节内容。

三、胃的胃肠道间质瘤

胃肠道间质瘤（gastrointestinal stromal tumors， GIST）是消化道最常见的间叶源性肿瘤，其中60%~70%发生在胃，20%~30%发生在小肠，曾被认为是平滑肌（肉）瘤。研究表明，这类肿瘤起源于胃肠道未定向分化的间质细胞，具有 *kit* 基因突变和 KIT 蛋白（CD117）表达的生物学特征。胃的 GIST 约占胃肿瘤的 3%，可发生于各年龄段，高峰年龄为 50 岁以上人群，男女性发病率相近。

（一）病因病理

本病病因不明。呈膨胀性生长，可向黏膜下或浆膜下浸润形成球形或分叶状的肿块。肿瘤可单发或多发，直径从 1cm 到 20cm 以上不等，质地坚韧，境界清楚，表面呈结节状。瘤体生长较大可造成瘤体内出血、坏死及囊性变，并在黏膜表面形成溃疡导致消化道出血。

（二）临床表现

瘤体小症状不明显，可有上腹部不适或类似溃疡病的消化道症状；瘤体较大可扪及腹部肿块，常有上消化道出血表现。

（三）诊断

本病钡餐造影示胃局部黏膜隆起，呈凸向腔内的类圆形充盈缺损，胃镜下可见黏膜下肿块，顶端可有中心溃疡。黏膜活检检出率低，超声内镜可以发现直径＜2cm 的胃壁肿瘤。CT、MRI 扫描有助于发现胃腔外生长的结节状肿块及有无肿瘤转移。组织标本的免疫组化检测显示 CD117 和 CD34 过度表达，有助于病理学最终确诊。GIST 应视为具有恶性潜能的肿瘤，肿瘤危险程度与肿瘤部位、大小、细胞有丝分裂指数（核分裂象）、有无转移、是否浸润周围组织相关。

（四）治疗

本病首选手术治疗，争取彻底手术切除。瘤体与周围组织粘连或已穿透周围脏器时应将粘连的邻近组织切除，不必广泛清扫淋巴结。姑息性切除或切缘阳性可给予甲磺酸伊马替尼以控制术后复发改善预后。伊马替尼治疗进展转移的 GIST 总有效率在 50%左右。中高危险度 GIST 术后采用甲磺酸伊马替尼可以控制术后复发；也可以用于术前辅助治疗提高手术切除率。

中医学认识及辨证论治参照"胃癌"章节内容。

四、胃的良性肿瘤

良性肿瘤占全部胃肿瘤的 2%左右。按其组织来源可分为上皮细胞瘤和间叶组织瘤。前者常见的有胃腺瘤和腺瘤性息肉，占良性肿瘤 40%左右。外观呈息肉状，单发或多发，有一定的恶变率；胃的间叶源组织良性肿瘤主要有平滑肌瘤、纤维瘤、脂肪瘤、血管瘤、神经纤维瘤等。胃良性肿瘤一般体积小，发展较慢，平滑肌瘤最常见，胃窦和胃体为多发部位。

临床表现不一，常见的有上腹部不适、饱胀感或腹痛；或者出现上消化道出血；或见腹部包块，较大的良性肿瘤上腹部可触及肿块；位于贲门或幽门的肿瘤可引起不全梗阻等。

X 线钡餐检查、胃镜、超声及 CT 检查等有助于诊断。胃镜检查对于黏膜起源瘤活检有助于确诊，超声胃镜对黏膜下的间叶组织瘤更具诊断价值。

手术切除是胃良性肿瘤的主要治疗方法。根据肿瘤的大小、部位及有无恶变倾向选择手术方式，小的腺瘤或腺瘤样息肉可行内镜下套切术，较大肿瘤可行胃部分切除术、胃大部切除术等。

中医学认识及辨证论治参照"胃癌"章节内容。

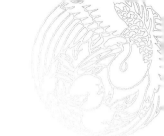

第六节　先天性肥厚性幽门狭窄

先天性肥厚性幽门狭窄（congenital hypertrophic pyloric stenosis）是新生儿期幽门肥大增厚而致的幽门机械性梗阻，是新生儿常见疾病之一，男女之比为 4∶1。

一、病因病理

本病病因不明，可能与自主神经结构功能异常、血中胃泌素水平增高及幽门肌持续处于紧张状态有关。肉眼观幽门部形似橄榄状，与十二指肠界限明显，长 2～2.5cm，直径 0.5～1.0cm，表面光滑呈粉红或苍白色，质硬但有弹性。肌层特别是环形肌肥厚，达 0.4～0.6cm，幽门管狭细。镜下见黏膜充血、水肿，肌纤维层厚，平滑肌增生，排列紊乱。

二、临床表现与诊断

本病多在出生后 2～3 周内出现典型的临床症状，表现为进行性加重的频繁呕吐，呕吐物为不含胆汁的胃内容物。进食后出现呕吐，最初是回奶，接着发展为喷射状呕吐。上腹部见有胃蠕动波，剑突与脐之间触到橄榄状的肥厚幽门，是本病的典型体征。患儿可有脱水、体重减轻；血气与生化检查常出现低钾性碱中毒，可有反常性酸尿。

根据患儿典型的喷射状呕吐，见有胃蠕动波，以及扪及幽门肿块，即可确诊。超声检查探测幽门肌层厚度≥4mm、幽门管长度≥16mm、幽门管直径）≥14mm，提示本病；X 线钡餐示胃扩张、蠕动增强、幽门管腔细长、幽门通过受阻、胃排空延缓。应与可以导致婴儿呕吐的其他疾病相区别，如喂养不当、感染、颅内压增高、胃肠炎等。幽门痉挛的新生儿也可出现间隙性喷射状呕吐，但腹部不能触及幽门肿块；钡餐检查有助于区别肠旋转不良、肠梗阻、食管裂孔等。

三、治疗

幽门环肌切开术是治疗本病的主要方法，手术可开腹施行也可经腹腔镜施行。手术前需纠正营养不良与水电解质紊乱。中医学认识与辨证论治可参照"瘢痕性幽门梗阻"章节内容。

第七节　十二指肠憩室

十二指肠憩室（duodenal diverticulum）是部分肠壁向腔外凸出所形成的袋状突起。直径从数毫米至数厘米，多数发生于十二指肠降部，可单发也可多发。75%的憩室位于十二指肠乳头周围 2cm 范围之内，故有乳头旁憩室之称。十二指肠憩室发病率随年龄增大而增加，上消化道钡餐检查发现率为 6%，ERCP 检出率为 9%～23%

一、病因病理

绝大部分十二指肠憩室是由于先天性十二指肠局部肠壁肌层缺陷所致，憩室壁由黏膜、黏膜下层与结缔组织构成，肌纤维成分很少，称为原发性或假性憩室。由于十二指肠乳头附近是血管、胆管、胰管穿透肠壁的部位，肌层薄弱，肠腔内压力增高，黏膜可通过薄弱处向外突出形成憩室。发生于球部的十二指肠憩室很少，因周围组织炎症粘连，瘢痕牵拉十二指肠壁而形成的憩室称为继发性或真性憩室。当憩室颈部狭小时，食物一旦进入，不易排出，憩室内可形成肠石；因引流不畅、细菌繁殖可引起憩室炎，形成溃疡，导致出血甚至穿孔。壶腹周围憩室病人胆道结石发生率高，可致胆管炎、胰腺炎发作。

二、临床表现与诊断

本病多数无临床症状，仅 10%的病人出现症状，表现为上腹疼痛、饱胀、腹泻等。并发憩室炎时有中上腹或脐部疼痛，可放射至右上腹或后背，伴恶心、发热、白细胞计数增加，体检有时可有上腹压痛。

CT 检查可见十二指肠壁增厚、胰周软组织肿胀、肠外气体存在等表现。X 线钡餐检查特别是低张性十二指肠造影，可见圆形或椭圆形腔外光滑的充盈区，立位可见憩室内呈气体、液体及钡剂三层影。纤维十二指肠镜检查诊断率比较高。B 超与 CT 可发现位于胰腺实质内的十二指肠憩室，因憩室内常含气体、液体与食物碎屑，有时会误诊为胰腺假性囊肿或脓肿。

三、治疗

本病无症状者不须治疗。有憩室炎症状可行中医辨证论治或西药抗炎制酸解痉等治疗。手术适应证为较大的憩室合并炎症经保守治疗无效；有穿孔、出血或憩室内肠石形成；因憩室引发胆管炎、胰腺炎等。常用的术式有憩室切除术、憩室内翻缝合术及消化道转流手术；同时存在多个憩室，或乳头旁憩室切除困难者，常用毕Ⅱ式胃部分切除术旷置十二指肠。术后中医辨证论治参考"围术期处理"章节内容。

第八节　良性十二指肠淤滞症

良性十二指肠淤滞症是十二指肠水平部受肠系膜上动脉压迫导致的肠腔梗阻，也称为肠系膜上动脉综合征（superior mesenteric artery syndrome）。

一、病因病理

十二指肠水平部在第三腰椎水平横行跨越脊柱和腹主动脉。肠系膜上动脉恰在胰腺颈下缘从腹主动脉发出，自十二指肠第三部前面越过。当两动脉之间形成夹角变小，肠系膜上动脉将十二指肠水平部压向椎体或腹主动脉造成肠腔狭窄和梗阻。发生淤滞症的原因与肠系膜上动脉起始点位置过低，十二指肠悬韧带过短牵拉，脊柱过伸，体重减轻或高分解状态致腹主动脉与肠系膜上动脉间的脂肪垫消失等有关。

二、临床表现与诊断

良性十二指肠淤滞症常呈间歇性发作，表现为十二指肠通过障碍。呕吐是主要症状，常发生在餐后数小时，呕吐物为含胆汁的胃内容物，伴上腹饱胀不适。取俯卧位、胸膝位或呕吐后可使症状缓解。体检见上腹饱满，可有胃型，无明显腹部压痛。缓解期有非特异性上消化道症状，如食欲不振、饱胀等。长期反复发作者可出现消瘦、营养不良、贫血和水电解质代谢紊乱。肠系膜上动脉压迫引起的急性梗阻，可在脊柱过伸位的躯干石膏固定后突然发生。在烧伤、大手术后体重明显减轻又需长期仰卧的病人中亦可出现。

有反复发作呕吐胆汁与胃内容物的病人，特别是体位改变症状减轻的病人，应考虑本病的可能。X 线钡餐的特征性表现有：①钡剂在十二指肠水平部脊柱中线处中断，有整齐的类似笔杆压迫的斜行切迹（"笔杆征"），钡剂在此处通过受阻；②近端十二指肠及胃扩张，有明显的十二指肠逆蠕动；③切迹远端肠腔瘪陷，钡剂在 2～4 小时内不能排空；④左侧卧或俯卧时钡剂可迅速通过十二指肠水平部进入空肠。超声检查测量肠系膜上动脉与腹主动脉之间的夹角，正常为 30°～

50°，有淤滞症者＜13°；夹角内肠系膜上动脉压迫处十二指肠腔前后径＜1.0cm，而近端十二指肠腔前后径＞3.0cm，CT结合动脉造影或螺旋CT三维图形构建可以显露肠系膜上动脉与十二指肠之间的关系及在这一水平上的梗阻。

三、治疗

本病治疗取决于病因与梗阻程度。如因石膏固定后脊柱过伸引起的，可去除石膏。梗阻发作时禁食、胃肠减压、纠正水电解质平衡和肠外营养支持。也可留置鼻空肠管在透视下推送过梗阻点，行肠内营养支持。缓解期宜少量多餐，以易消化食物为主，餐后侧卧或俯卧位可预防发作。内科治疗无效可手术治疗，术中可经胃管注气，当十二指肠扩张到3～4cm时可明确显露十二指肠受压情况。常用的术式是十二指肠空肠吻合术，将梗阻近端的十二指肠水平部与空肠第一部行侧侧吻合，或行Roux-en-Y吻合；如压迫系十二指肠悬韧带过短造成时，可行十二指肠悬韧带松解术。切断悬韧带使十二指肠下移，当肠系膜上动脉起始点与十二指肠上缘间能从容通过两横指时，压迫即可解除。

中医学认识与辨证论治可参照"疤痕性幽门梗阻"章节内容。

（万　进　王　伟　罗立杰）

第三十四章 小肠疾病

第一节 解剖和生理概要

小肠起自胃幽门，末端经过回盲瓣与盲肠相连，正常成人全长5~6m，但个体差异很大，从上至下可分为十二指肠、空肠及回肠三部分。十二指肠全长约25cm，起于胃幽门而止于十二指肠悬韧带（Treitz韧带），成C型包绕胰头，可分为球部、降部、水平部、升部，其中降部及水平部基本位于腹膜后。小肠为游离的肠襻，上2/5为空肠，下3/5为回肠，两者之间无明确解剖学分界，小肠管自上而下管腔逐渐变窄，管壁变薄，黏膜环形皱襞变得不明显。

十二指肠动脉血供来源于胰十二指肠上、下动脉，前者源于肝总动脉发出的胃十二指肠动脉，后者来源于肠系膜上动脉，两者又各分为前、后支，在胰腺前、后形成吻合的动脉环，供应十二指肠和胰腺。空肠与回肠动脉血供来源于肠系膜上动脉。该动脉起于腹主动脉，进入小肠系膜后依次分出胰十二指肠下动脉、中结肠动脉、右结肠动脉、回结肠动脉及12~16支小肠动脉，各动脉分支之间相互吻合形成血管弓。近端小肠系膜血管弓较少，直达肠管壁的直支血管长而细，远端肠管血管供逐渐增多，直支血管变得短而密。小肠的静脉分布大致与动脉伴行，汇合成肠系膜上静脉后在胰头后方与脾静脉汇合成门静脉。

小肠由自主神经支配，交感神经的内脏神经及部分迷走神经纤维在腹腔动脉周围及肠系膜上动脉根部组成腹腔神经丛及肠系膜上神经丛，然后发出神经至肠壁。迷走神经兴奋使肠腺分泌增加，小肠蠕动增强，回盲部括约肌松弛；交感神经兴奋使血管收缩，小肠蠕动减弱。

小肠肠壁自内而外可分为黏膜、黏膜下层、肌层及浆膜四层。小肠黏膜下有散在的孤立淋巴结，除此之外，回肠壁的对系膜缘有较多成片状的集合淋巴滤泡（Peyer斑）。小肠淋巴管起于黏膜绒毛的乳糜管，淋巴液经肠系膜淋巴结、肠系膜上动脉周围淋巴结、腹腔淋巴结最终汇入乳糜池。

小肠是食物消化和吸收主要部位，其正常生理功能的维持，对营养的吸收及维持正常的内环境作用巨大。食糜在小肠内分解为可被黏膜吸收的葡萄糖、氨基酸、脂肪酸，除食物外，小肠还吸收水、电解质、各种维生素，以及脱落的消化道上皮细胞所构成的大量内源性物质，正常生理情况下，成人这些内源性物质的液体量每天约8000ml。

小肠的含有大量具有分泌激素功能的内分泌细胞，现已知的肠道内分泌有生长抑素、促胃液素、缩胆素、胰液素、胃动素、抑胃多肽、神经降压素、胰高血糖素等。这些激素具有调节消化道功能及全身代谢的作用。

第二节 肠感染性疾病

一、肠结核

肠结核（intestinal tuberculosis）是结核分枝杆菌侵犯肠管所引起的慢性特异性感染。肠结核病人若出现炎性肿块、肠窄狭或肠穿孔等并发症而需要外科手术治疗。

（一）病因病理

肠结核多继发于肺结核，肺结核病人可因为吞下含有结核分枝杆菌的唾液或结核杆菌的血行播散而引起继发的肠结核。肠结核好发于回盲部，占 85% 左右，病理形态上可分为增生型和溃疡型，也可以两种病变并存。增生型肠结核的特点是在黏膜下层有大量炎性肉芽肿和纤维增生组织，黏膜隆起呈假性息肉样变，也可有浅小的溃疡。由于肠壁增厚和变硬及与周围组织粘连，容易导致肠腔狭窄和梗阻。溃疡型肠结核的特点是沿着肠管的横轴发展，病变开始于肠壁淋巴集结，继而发生干酪样坏死，肠黏膜脱落而形成溃疡，在修复过程中容易造成肠管的环形瘢痕狭窄。

（二）临床表现与诊断

肠结核病人多有低热、盗汗、乏力、消瘦、食欲减退等结核病的一般全身症状，腹部症状则因病变类型有所不同。溃疡型肠结核的主要症状为慢性腹部隐痛，以右下腹部及脐周围为主，常有进食后加重，排便后减轻。大便以腹泻为主，也有腹泻和便秘交替出现，若病变侵犯结肠，可有黏液和脓血便。查体可见右下腹有轻度压痛。当病变发展到肠管环形瘢痕狭窄或增生性肠结核时，则主要表现为低位不完全性肠梗阻，腹部见有肠型，肠鸣高亢，右下腹可触及固定、较硬且有压痛的包块。发生慢性肠穿孔时常形成腹腔局限脓肿，脓肿可穿破腹壁形成肠外瘘。

血常规、红细胞沉降率、胸部 X 线平片等为常规检查。钡餐或钡灌肠检查可协助发现肠道病灶；纤维结肠镜检查可发现结肠甚至回肠末端的病变，并可做活组织病理检查。

（三）治疗

肠结核应以内科治疗为主，当伴有外科并发症时才考虑手术治疗。除急诊情况外，手术前原则上应先进行一段抗结核治疗和支持疗法，并待病情稳定后再考虑外科手术治疗。

肠结核的手术适应证为：①病变穿孔形成局限脓肿或肠瘘；②病变因瘢痕形成或增生导致肠梗阻；③不能控制的消化道出血；④病变游离穿孔合并急性弥漫性腹膜炎。

手术方式主要为病变肠段切除术。如病变肠段切除困难，可在病变的远近端肠管短路，旷置病变肠段，以解除梗阻，待以后二期手术再切除病变肠袢。术后应继续抗结核治疗，中医辨证论治参考"围术期处理"章节内容。

二、肠伤寒穿孔

肠穿孔是伤寒病的严重并发症之一，死亡率较高。

（一）病因病理

伤寒病由沙门菌伤寒杆菌所引起，经口进入肠道，侵入回肠末段的淋巴滤泡和淋巴集结并发生坏死，形成溃疡，进而可形成急性穿孔。肠伤寒穿孔 80% 发生在距回盲瓣 50cm 以内，多为单发，多发穿孔占 10%～20%。

（二）临床表现与诊断

取血作伤寒菌培养和肥达试验（Widal test）可协助确诊伤寒病；确诊为伤寒病的病人突发右下腹痛并迅速弥漫至全腹。查体有明显板状腹、腹部压痛、反跳痛、肠鸣音消失等腹膜炎征象。X 线检查或腹部 CT 检查可见气腹。伤寒病人本应是脉缓、白细胞计数下降、体温高，穿孔后脉搏增快、白细胞计数增加及体温下降。腹腔穿刺可抽到脓液。

（三）治疗

伤寒肠穿孔确诊后应及时手术治疗，原则是施行穿孔缝合术。除非肠穿孔过多，以及并发不易控制的大量肠道出血，且病人全身状况尚许可，才考虑行肠段切除。对术中发现肠壁很薄接近穿孔的其他病变处，也应作浆肌层缝合，预防术后穿孔。手术中应充分清洗腹腔，放置有效的引流。术后积极抗感染治疗及肠外营养支持。术后中医辨证论治参考"围术期处理"章节内容。

第三节　肠炎性疾病

一、急性出血性肠炎

急性出血性肠炎（acute hemorrhagic enteritis）是一种以血便为主要临床表现的，原因尚不明确的肠管急性炎症病变。

（一）病因病理

1/3 以上的病人发病前有不洁饮食史或上呼吸道感染史。近年来认为本病的发生与 C 型 Welch 杆菌的β毒素以有关。同时长期进食低蛋白饮食可使肠道内胰蛋白酶处于低水平，肠道内缺乏足够破坏β毒素的胰蛋白酶亦促使本病发生。病变主要位于小肠，肠管扩张，肠壁水肿、炎性细胞浸润、广泛出血、坏死和溃疡形成，甚至穿孔。病变之间可有明显分界的正常肠管，严重时病变可融合成片。腹腔内有混浊或血性渗液。

（二）临床表现

本病主要表现为急性腹痛、腹胀、呕吐、腹泻、便血及全身中毒症状。腹痛呈阵发性绞痛或持续性痛伴阵发性加剧，随之有腹泻，多为血水样便或果酱一样腥臭便。少数病人腹痛不明显而以血便为主要症状。当肠坏死或穿孔时，可有明显的腹膜炎征象，严重时出现中毒性休克。诊断上需与肠套叠、克罗恩病、中毒性菌痢或急性肠梗阻等相鉴别。

（三）治疗

1. 非手术治疗
（1）基础治疗：包括：①禁食，胃肠减压；②纠正水、电解质与酸碱紊乱，维持内环境平衡，必要时可少量多次输血；③应用静脉营养，既可提供营养又可使肠道休息。
（2）西药治疗：应用广谱抗生素和甲硝唑，控制肠道细菌特别是厌氧菌的生长，防治脓毒血症。
（3）辨证论治及外治法：参考"急腹症"章节内容。
2. 手术治疗　适应证为有明显腹膜炎表现，或腹腔穿刺有脓性或血性渗，怀疑有肠坏死或穿孔；或者出现不能控制的肠道大出血及合并肠梗阻经保守治疗不能缓解，可以选择手术治疗。手术方法多数采用部分肠管切除吻合术。注意不可贸然行广泛肠切除，以免导致术后短肠综合征。术后仍应给予积极的药物治疗及支持疗法，中医辨证论治参考"围术期处理"章节内容。

二、克罗恩病

克罗恩病（Crohn's disease）是一种原因不明的肠道炎症性疾病，多见于欧美发达国家，近年我国发病率亦呈上升趋势，以年轻者居多，男性略多于女性。

（一）病因病理

本病原因未明，可能与感染、遗传、自身免疫相关。克罗恩病好发于回肠末段，但病可累及胃肠道的任何部位。病变可局限于肠管的一处或多处，呈节段性分布。炎症波及肠壁各层，黏膜增厚，可见裂隙深溃疡，黏膜水肿突出表面呈鹅卵石样改变；浆膜面充血水肿，纤维素渗出，肠壁增厚，肉芽肿形成，可使肠变窄；受累肠系膜水肿、增厚和淋巴结炎性肿大，系膜缩短；病变肠祥间及与周围组织、器官常粘连，并可因溃穿透而形成内瘘、外瘘。

（二）临床表现与诊断

克罗恩病一般起病常较缓慢，病史多较长。常见腹痛、腹泻及发热，可见黏液血便。腹痛多位于脐周或右下腹，以痉挛性疼痛为主，多不严重，常伴局部轻压痛。当有慢性溃疡穿透、肠内瘘和粘连形成时，可出现腹内肿块。部分病人出现肠梗阻症状，但多为不完全性。病人可因长期食欲减退、慢性腹泻、慢性消耗导致营养障碍，甚至水、电解质、酸碱平衡紊乱。

除临床表现外，影像学检查包括 X 线钡餐、钡灌肠、CT 检查，可显示回肠末段肠腔、管壁僵硬、黏膜正常皱襞消失、呈线样征等；小肠镜、结肠镜、胶囊内镜等检查可发现病灶，前两者同时可行活检确诊。克罗恩病应与肠结核和溃疡型结肠炎等鉴别，后者一般仅局限于结直肠。少数克罗恩病病人发病较急，易误诊为急性阑尾炎。但是急性阑尾炎一般既往无反复低热、腹泻病，右下腹压痛较局限、固定，白细胞计数增加较显著。

（三）治疗

本病一般采用内科保守治疗。手术适应证为肠梗阻；或慢性肠穿孔后形成腹腔脓肿、肠内瘘或肠外瘘；肛周病变长期持续出血；以及难以排除癌肿和结核的病人。内科治疗无效者亦可考虑手术。约有 70%的病人在一生中需要接受手术辅助治疗。

克罗恩病手术应切除病变部位包括近远侧正常肠管 20cm，一般不宜作单纯的病变近远侧肠侧侧吻合的短路手术。多次肠切除术后复发，有单个或多个短的小肠纤维性狭窄，可行狭窄成形术。术后中医辨证论治参考"围术期处理"章节内容。因病人大多存在营养不良、长期使用激素或免疫抑制剂，围术期处理显得尤为重要。本病手术治疗后复发率可达 50%以上，复发部位多在肠吻合口附近，所以近年观点倾向于严格把握肠管切除指征，尽量保护肠管，避免多次手术切除广泛肠管造成短肠综合征。

（万　进　何耀彬）

第四节　肠　梗　阻

肠梗阻（intestinal obstruction）是指肠内容物不能正常运行或顺利通过肠道，临床主要以腹痛、腹胀、呕吐及停止肛门排气排便为特征，是外科常见的急腹症之一。其发展快，病情重，病象复杂多变，易延误诊治，常需急诊处置。病情严重的绞窄性肠梗阻的死亡率可达 10%左右。本病可发生于任何年龄，男女发病无明显差异。本病属于中医学"肠结"、"肠痹"、"腹痛"、"关格"等范畴。

一、病因病理

（一）病因和分类

1. 按导致肠梗阻的原因分类

（1）机械性肠梗阻：由于各种原因引起肠腔狭小，使肠道内容物通过发生障碍，最为常见的原因有肠粘连、肿瘤占位、嵌顿疝、粪块、先天性肠道闭锁等。

（2）动力性肠梗阻：由于神经反射或毒素刺激引起肠壁肌功能紊乱，使肠蠕动丧失或肠管痉挛，以致肠内容物不能正常通过，但无器质性肠腔狭窄，如腹膜炎、腹部大手术后、腹膜后血肿等引起的麻痹性肠梗阻（paralytic ileus），有时亦可见于肠道功能紊乱或慢性铅中毒而导致的肠痉挛。

（3）血运性肠梗阻：由于肠系膜血管栓塞或血栓形成，使肠管血运障碍，因而失去蠕动能力，使内容物不能运行，肠腔本身并无狭窄或阻塞；对于高龄，尤其是合并心脏疾病史的病人，突然出现剧烈的腹痛，但腹部体征轻微者，要高度警惕本病的可能。

2. 按肠壁有无血运障碍分类

（1）单纯性肠梗阻：只是肠内容物通过受阻，而无肠管血运障碍。

（2）绞窄性肠梗阻（strangulated intestinal obstruction）：系指梗阻并伴有肠壁血运障碍者，可因肠系膜血管受压、血栓形成或栓塞等引起。

3. 其他分类方法

（1）按梗阻发生的部位可分为高位小肠梗阻（如空肠上段）、低位小肠梗阻（如回肠末段）及结肠梗阻三类。

（2）按梗阻的程度可分为完全性和不完全性肠梗阻。

（3）按梗阻发展过程的快慢可分为急性与慢性肠梗阻。

上述的肠梗阻分类只表示某一特定病例在某一特定时间内的病变情况，而肠梗阻的病理过程是不断变化的，在一定条件下各个类型之间可以互相转化。

（二）病理生理

1. 各类型肠梗阻的局部病理变化改变

各种不同原因、性质、程度等所引起的肠梗阻各有其特殊的解剖生理、病理变化，其中尤以梗阻的性质最为关键。

（1）单纯性肠梗阻：梗阻以上肠蠕动增加，以推动肠内容物通过障碍，同时肠腔内因气体和液体的积贮而膨胀。液体主要来自胃肠道分泌。积气主要以氮为主，大部分是下咽的空气，部分是由血液弥散至肠腔内和肠道内容物经细菌分解或发酵产生。膨胀的肠袢随蠕动的加强，在腹部往往表现为肠型及蠕动波，并可闻及亢进的肠鸣音。肠梗阻部位越低、时间越长，表现越明显。梗阻以下肠管则瘪陷、空虚或仅积存少量粪便。因此，扩张肠管和瘪陷肠管交界处即为梗阻所在。

（2）绞窄性肠梗阻：不但有肠梗阻的一般表现，更重要的是肠壁同时出现血运障碍。最初主要表现为静脉回流受阻，肠壁的毛细血管及小静脉淤血，肠壁充血、水肿、增厚、呈暗红色。当组织缺氧逐渐加重，毛细血管通透性增加，肠壁开始变薄，肠壁上有出血点，并有血性渗出液渗入肠腔和腹腔，可出现假性"血便"。随着血运障碍的发展，继而出现动脉血运受阻，血栓形成（亦有一开始便是动脉血运受阻的，如急性肠系膜上动脉栓塞等），肠壁失去活力，肠管变成紫黑色。又因肠壁变薄、缺血和通透性增加，腹腔内出现带有粪臭的渗出物。最后，肠管可缺血坏死而溃破穿孔。

中医认为，肠道位于腹中，为传化之腑，司水谷的传送、消化、转输之职。其生理特点为泻而不藏、动而不静、降而不升、实而不满；以通降下行为顺，以滞塞上逆为病。饮食不节、劳累过度、寒邪凝滞、热邪郁闭、湿邪中阻、瘀血留滞、燥屎内结、异物堵塞等多种因素，导致肠腑气血痞结、肠腑传化障碍，食下之水谷精微不升，浊气不降而积于肠内，发为肠梗阻，临床表现为痛、胀、吐、闭四大证候。

肠道气血凝滞，阻塞不通，不通则痛；肠道闭阻，胃肠之气上逆而呕；清气不升，浊气不降，气体、液体积于肠内则胀；肠道传导失司，大便、矢气不通则闭。呕吐频繁，欲食不能，津液大耗，则出现伤阴损阳之证候。若气滞血瘀，脉络阻塞，以致血不循经，血行失常，可致呕血、便血。若气滞血瘀郁久而化热化火，则肠道血肉腐败，可出现高热、腹膜刺激征象。热毒炽盛，邪实正虚，正不胜邪，阴阳两伤，导致亡阴、亡阳等一系列变化。

二、临床表现与诊断

（一）症状

各种不同原因所致的肠梗阻各有其特殊的表现，但其表现均有痛、胀、吐、闭四大主症。

1.腹痛　是机械性肠梗阻最先出现的症状。多位于脐周为中心的腹中部，呈阵发性剧烈绞痛，且在腹痛发作时，病人自觉有肠蠕动感，且有肠鸣，有时还可出现移动性包块。腹痛可呈全腹性或仅在腹部的一侧。如疼痛间歇期短缩甚至呈持续性，程度加重，一般解痉药物不能控制，应警惕有绞窄性肠梗阻的可能。

2.腹胀　腹胀的发生在腹痛之后，低位梗阻的腹胀较高位梗阻为明显。高位小肠梗阻常表现为上腹尤其是上腹中部有饱胀感；低位小肠梗阻为全腹性胀气，以中腹部为明显；低位结肠梗阻时，呈全腹性广泛的胀气；闭袢性肠梗阻可出现局限性不对称的腹胀。

3.呕吐　早期呕吐为反射性，呕吐物为食物或胃液。如为高位小肠梗阻，静止期较短，呕吐较频繁，呕吐物为胃液、十二指肠液和胆汁。低位梗阻呕吐出现较迟，可呕吐粪样物。若出现绞窄性梗阻，呕吐物可为血性或咖啡渣样。

4.停止排气排便　完全性肠梗阻，排气排便停止是主要症状之一。高位梗阻如发生血运障碍，可排出血性黏液或果酱样粪便。不完全性肠梗阻仍可有少量排气排便。

（二）体征

（1）腹部膨隆：部位越低越明显，常可见肠型或蠕动波。单纯性肠梗阻多无腹膜刺激征，腹部虽胀但质软，按之如充气的球囊。当梗阻上部肠管内积存的气体与液体较多时，稍加振动可听到振水声。腹部叩诊多呈鼓音。肠鸣音亢进，有时不用听诊器亦可听到；如为麻痹性肠梗阻，则肠鸣音减弱或消失。腹痛、肠型、肠鸣音都是由于肠蠕动增强引起，常同时出现。

（2）当发生绞窄或单纯性肠梗阻晚期时，则可出现腹肌紧张、压痛、反跳痛，有时可触及包块及出现移动性浊音，听诊常可闻及气过水声或金属音。如出现肠鸣音由亢进转为减弱或消失，应注意发生肠绞窄的可能。

（3）病程晚期可出现脱水征、低血容量休克和全身中毒症状，表现为唇干舌燥、眼窝内陷、皮肤弹性消失、尿少或无尿、脉搏细速、血压下降、面色苍白、四肢发凉、神志不清等。

（4）直肠指检如触及肿块，要高度怀疑为直肠肿瘤、肠套叠的套头或低位肠腔外肿瘤。

（三）实验室和其他辅助检查

单纯性肠梗阻早期变化不明显。后期由于失水和血液浓缩，血红蛋白、白细胞计数、血细胞比容、尿比重都可增高，水电解质失衡。尤其是高位梗阻，呕吐频繁，大量胃液丢失可出现低钾、低氯与代谢性碱中毒。在低位肠梗阻时，则可有电解质普遍降低与代谢性酸中毒。如为绞窄性肠梗阻，早期即有白细胞计数增高。对肠梗阻诊断最有帮助的 X 线检查是腹部透视及平片。一般在肠梗阻发生 4～6 小时，直立位腹透或平片即可显示液平面及肠袢胀气。不同的梗阻部位，X 线表现也各具特点，如空肠黏膜的环状皱襞在肠腔充气时呈"鱼骨刺"样，结肠可显示结肠袋，肠腔充气的肠袢是在梗阻以上的部位。当怀疑肠套叠、乙状结肠扭转或肠道肿瘤占位时，还可行钡灌肠、腹部 CT 等以协助诊断。

根据腹痛、呕吐、腹胀、肛门停止排气排便，腹部可见肠型或蠕动波，肠鸣音亢进等症状和体征，即可初步诊断。注意在肠梗阻诊断过程中，应辨明下列问题：引起肠梗阻的原因，是机械性还是动力性梗阻，是单纯性还是绞窄性梗阻，是高位梗阻还是低位梗阻，是完全性还是不完全性梗阻，是急性还是慢性。

（四）鉴别诊断

肠梗阻需与急性胃肠炎及消化性溃疡相鉴别。急性胃肠炎多有不洁饮食史，有腹痛、呕吐或腹泻，肠鸣音活跃，但无明显腹胀，不会出现便闭及停止排气，检查无肠腔气液平面。消化性溃疡多有消化道溃疡病史，突发上腹剧痛，很快扩展至全腹，病人可准确描述腹痛发作或加重的时间，腹痛呈持续性，可有呕吐，查体腹肌紧张及压痛明显，肠音减弱或消失，X 线检查可见膈下游离气体。

肠梗阻诊断明确后仍需进一步鉴别其为单纯性或绞窄性肠梗阻，这一区别极为重要，因为两者在治疗及预后上截然不同。绞窄性肠梗阻其肠管存在血运障碍，若不及时手术治疗，必导致肠管坏死、腹膜炎等而出现感染性休克，危及生命；单纯性肠梗阻则多考虑非手术治疗。当肠梗阻出现下列临床表现时，应考虑到绞窄性肠梗阻的可能：①腹痛发作急骤、剧烈，呈持续性并有阵发性加重；②呕吐出现早而频繁，呕吐物为血性或肛门排出血性液体，或腹穿抽出血性液体；③早期出现脉率加快、体温升高、白细胞计数增高，甚至出现休克；④腹膜刺激征明显而固定，肠鸣音由亢进变为减弱，甚至消失；⑤腹胀不对称，有局部隆起或可触及孤立胀大的肠袢；⑥X 线检查可见孤立胀大的肠袢，位置固定，不随时间而改变，或肠间隙增宽，提示有腹腔积液；⑦经积极非手术治疗后症状体征无明显改善。

三、治疗

肠梗阻的治疗原则是及时解除梗阻和矫正因肠梗阻所引起的全身生理紊乱。

（一）非手术疗法

非手术疗法主要适用于单纯性粘连性（特别是不全性）肠梗阻、麻痹性或痉挛性肠梗阻、蛔虫或粪块堵塞引起的肠梗阻、肠结核等炎症引起的不完全性肠梗阻、肠套叠早期等病人。

1. 基础治疗

（1）胃肠减压：吸出胃肠道内的气体及液体，以减轻腹胀、降低肠腔内压力，减少肠腔的细菌和毒素，并可改善肠壁血循环。

（2）外治法：可根据实际情况选择使用。

1）灌肠疗法：主要以通里攻下为主，常用复方大承气汤（大黄、芒硝、枳实、厚朴、炒莱菔子、大腹皮各 30g）煎取 200ml，低压保留灌肠，每日两次。或可用温等渗盐水或肥皂水 500ml 灌肠。对于肠套叠者可行气钡灌肠双重对比造影，既可明确诊断，亦是有效的复位方法。

2）外敷疗法：可辨寒热虚实而使用四黄水蜜、大蒜芒硝、吴茱萸及粗盐各 250g 炒热等外敷腹部。

3）针灸疗法：常用主穴有足三里、中脘、天枢、内庭、合谷等。有呕吐者加内关，腹胀者加大肠俞，上腹痛加章门，小腹痛加关元。得针感后强刺激，留针 30～60 分钟，每 6～8 小时一次。

4）推拿按摩：病人仰卧，术者双手掌涂滑石粉，轻而有力地紧贴腹壁按摩，先按顺时针或逆时针方向进行短时间，然后按病人自觉舒服乐于接受的方向继续进行。如疼痛反而加重，应立即改变推拿方向。

5）颠簸疗法：取膝胸位，使上下肢距离加大，充分暴露腹部，让病人放松腹肌，术者双掌轻托病人腹部两侧，由上而下反复颠簸或左右颠簸震荡，震度由小到大，以病人可能忍受为度，每次进行5～10分钟，根据病情反复应用。尤适用于早期肠扭转的病人。

6）肛门括约肌按摩：以戴手套涂石蜡油的右手食指伸入直肠内，前后左右按摩括约肌2～3分钟，使病人有较强便意时为止。

（3）纠正水、电解质紊乱和酸碱失衡：常用的静脉输液有葡萄糖、等渗盐水。但输液所需容量和种类须根据呕吐情况、缺水体征、血液浓缩程度、尿量和尿比重，并结合血清钾、钠、氯等电解质和血气分析结果而定。病程较长的单纯型肠梗阻和绞窄性肠梗阻，尚需输入新鲜血液、全血或血浆代用品以补充胶体液。

（4）防治感染及毒血症：应用抗肠道细菌，包括抗厌氧菌的抗生素，以防治细菌感染，从而减少毒素的产生。

（5）如确诊为肠梗阻及其性质，可适当使用镇痛、镇静及解痉剂等一般对症处理。

2. 辨证论治　若病人长期腑气不通，水谷不入，则气血亏耗，故其治疗上当以增强病人体质及手术耐受力为目的，可予中成药参芪注射液、参麦注射液等静脉滴注。如病人症状初起或当病人经过基础治疗后，胃肠功能恢复，症状缓解，肛门有排气排便后，可结合病人四诊情况，辨证予口服中药。

（1）气滞腑实：腹痛阵作，痛无定处，叩之如鼓，腹痛时腹部可有条索状物聚起，伴恶心呕吐，大便秘结，或间有矢气；舌淡红，苔薄白，脉弦。治宜行气通下。方选硝菔通结汤加味。

（2）热结肠腑：腹痛拒按，腹胀痞满，发热，口干，唇燥，尿短赤；舌红苔黄，脉数。治宜泻热通下。方选大承气汤。

（3）寒结肠腑：腹中突然绞痛，脘腹怕冷，腹胀便秘；面色青晦，舌淡，苔薄白，脉弦紧。治宜温中通下。方选温脾汤加减。

（4）肠腑血瘀：腹痛重于腹胀，痛有定处，胀无休止，局部拒按，或可触及痛处包块；舌暗红或瘀斑，脉涩。治宜祛瘀通下。方选桃仁承气汤加减。

（5）热毒炽盛：脘腹胀痛，疼痛不止，腹如鼓，全腹压痛拒按，呕吐剧烈，呕血或自肛门排出血性液体，精神萎靡。或神昏谵语，发热，自汗，肢冷；口干舌燥，苔黄或燥，脉细数无力。治疗以手术为主。

（6）气血虚弱：大便不通或秘结，或脘腹胀痛，神倦少气、乏力，舌淡胖，有齿痕，脉虚。治宜泄热通便，补气益血。方选新加黄龙汤。

（7）阴虚肠燥：大便不通或秘结难下，或下之不通，伴口干口渴，午后潮热，手足心热，或盗汗，舌红裂无苔或少苔，脉细数。治宜滋阴增液，泄热通便。方选增液承气汤。

需要特别注意的是，非手术治疗同时亦是手术治疗前最为重要的围术期准备，两者不能截然分开，要动态观察病情变化，及时作出正确的处理。如症状、体征不见好转或反而加重，特别是出现绞窄性肠梗阻时，即应进行手术治疗。即使病人经过非手术治疗成功解除肠道梗阻，也须行肠镜、CT等检查以明确梗阻原因，特别是对于老年、有长期大便习惯及性状改变、有肿瘤家族史等病人，如明确为肿瘤占位等器质性病变所致肠梗阻，则需限期手术治疗，不能耽误病情。

（二）手术治疗

各种类型的绞窄性肠梗阻、肿瘤及先天性肠道畸形引起的肠梗阻及经积极非手术治疗无效的病人，均适应手术治疗。其原则和目的在于：在最短的时间内，以最简单的方法解除肠道梗阻，恢复肠道的正常生理功能。

手术大体可分四类：①解除引起梗阻的原因：如肠粘连松解术、肠切开取出异物、肠套叠或肠扭转复位术、嵌顿疝松解等。②肠切除肠吻合术：如肠管因肿瘤、炎症性狭窄等梗阻，或因局部肠襻已经失活坏死等。③肠短路吻合术：当梗阻部位切除有困难，或是粘连广泛难以剥离，但肠管无坏死，可行远近端肠管短路吻合，旷置梗阻部。④肠造口或肠外置术：肠梗阻部位的病变复杂或病人的情况差，不允许行复杂的手术，可行本术式解除梗阻。

（三）围术期术后处理

腹部手术后多耗伤气血，而金刃所伤，血溢脉外，或留滞经络，会导致气滞血瘀、气机升降失常、腑气不降等。临证上要辨其虚实，以促进病人康复、减少并发症、提高生活质量为目的。

1. **外治法**　适用于术后早期，胃肠功能尚未恢复之时。

（1）外敷疗法：可辨寒热虚实而使用四黄水蜜、大蒜芒硝、吴茱萸及粗盐各 250g 炒热等外敷腹部。

（2）针灸疗法：常用穴位有足三里、中脘、天枢、内庭、合谷、大肠俞等。得针感后强刺激，留针 30～60 分钟，每 6～8 小时一次。

2. **辨证论治**　术后早期，多为气虚血虚之证，此时胃肠功能尚未恢复，而"有形之血不能速生，无形之气必当急固"，故当以益气补气养血为要，成药予参芪注射液、参麦注射液、生脉注射液等。当术后胃肠功能恢复后，可结合四诊，辨证施治。

（1）气血亏虚：面色少华，头昏眩晕，四肢乏力，寐差，易出汗，怕冷；舌质淡，苔薄白，脉细软。治宜益气养血。方选人参养荣汤加减。

（2）气阴不足：面色灰暗，全身乏力，精神不振，口干渴，胸闷，心烦，夜寐梦多易醒；舌质红而干，苔少或光剥，脉细数。治宜养阴生津。方选益胃汤加减。

（3）中焦湿滞：腹胀满，不思饮食，口干渴而不思饮，口淡无味，大便稀烂；舌质胖或边有齿印，苔白腻或厚腻，脉滑或濡数。治宜健脾行气化湿。方选藿朴夏苓汤加减。

（4）气滞血瘀：神疲乏力，少腹胀满，腹痛拒按，恶心欲吐，或有低热；舌紫暗有瘀斑，脉涩。治宜活血化瘀。方选血府逐瘀汤加减。

肠梗阻目前的死亡率约在 5%。急性肠梗阻病人在积极非手术治疗 12 小时后如无明显疗效，即行手术探查以确定诊断，并可使需要外科手术治疗的病例不致有所延迟。其预后与以下因素有关：病变的性质和种类；病变的程度；病程的长短；年龄的关系。恶性晚期重症的高龄病人死亡率高，反之则低。

本病的预防应注意寒温有度，饮食有节，润肠通便。早期治疗腹外疝，防治肠道寄生虫。腹部手术注意细心操作，避免异物残留，术后早期活动及促胃肠动力恢复等。在本病病程中，初应禁食，大便得通后，可逐步进流质、半流质及普食；应注意饮食调节，以易消化的食物为主，以免复发。

第五节　肠系膜血管缺血性疾病

随着人口老龄化的日趋加重及饮食结构等方面的改变，肠系膜血管缺血性疾病的发病率有逐年增多的趋势，给人类健康带来了巨大危害。而急性肠系膜血管缺血（acute mesenteric ischemia, AMI）是一种发病率低（仅占所有外科急诊病人的 1%～2%），但死亡率极高的腹部血管急症。该病起病较为隐匿，临床表现与其他常见急腹症无明显区别，且在疾病早期阶段实验室及影像学检查也无特异性，极易造成误诊、漏诊，病情发展极为迅速，以致大部分病人预后极差，总体死亡率可高达 60%～80%。

一、病因病理

肠系膜血管急性血液循环障碍导致肠管短时间内缺血坏死，临床上表现为绞窄性肠梗阻。其常见原因分为：

（1）肠系膜上动脉栓塞（superior mesenteric arterial embolism），绝大多数栓子来源于心脏，常见的原因有长期心房颤动、心肌缺血或梗死、细菌性心内膜炎、风湿性心脏病、心肌病、心室壁瘤及各种心脏瓣膜病，也可来自主动脉壁上粥样斑块；栓塞多发生在肠系膜上动脉自然狭窄处，常见于肠系膜上动脉的第一分支血管，即结肠中动脉开口的远心端。部分肠系膜上动脉栓塞病人既往有其他部位栓塞病史，如四肢动脉、脑动脉栓塞等。

（2）肠系膜上动脉血栓形成（superior mesenteric arterial thrombosis），多在原有的动脉硬化基础之上形成，病变位置多集中在肠系膜上动脉起始处。此类病人多数伴有侧支循环维持组织血供，发病时主要供血动脉或侧支循环血管完全闭塞，将会导致比动脉栓塞更为广泛的肠道缺血及坏死，所以此类病人缺血梗死肠管的范围、病情进展速度及严重程度均甚于肠系膜动脉栓塞。

（3）肠系膜上静脉血栓形成（superior mesenteric venous thrombosis），常见于肝硬化、脾切除、高凝状态、下肢静脉血栓病史、癌症、感染、血液病、炎症性肠病和开腹手术者。预后相对好于前两种类型。

（4）其他少见原因包括：肠系膜上动脉瘤或夹层、主动脉夹层、医源性肠系膜动静脉损伤等。

二、临床表现与诊断

本病临床表现通常因肠系膜血管阻塞的性质、部位、范围和发生的缓急的不同而相应变化。症状和体征与急性胃肠炎、阑尾炎等急腹症无明显区别，剧烈腹痛是病人就诊的最主要症状，疾病早期阶段可发现症状与体征不相符这一明显特征，最终发生肠管缺血梗死后则会出现压痛、反跳痛、肌紧张的腹膜炎体征。

肠系膜上动脉栓塞症状最为剧烈，一般发病急骤，早期多表现为上腹、脐周的突发持续性剧烈绞痛，常呈阵发性加剧，一般止痛药物无效，在发病初期常有频繁恶心、呕吐、腹泻等胃肠排空表现，呕吐物多为血性，排便多为暗红色血便。但此时在体格检查上往往无阳性发现，特点为症状与体征不相符。随着缺血时间的延长，肠道黏膜出现缺血坏死、脱落，若疾病进一步迅速恶化，病人将因肠管的透壁坏死迅速进入感染性休克状态。逐渐出现发热、血便和腹痛三联征，此时病人腹胀逐渐明显，肠鸣音消失，出现腹部压痛、腹肌紧张等腹膜刺激征，呕吐暗红色血性液体或出现血便；腹腔穿刺液亦为血性。血常规多表现为血液浓缩，白细胞计数在病程早期便可明显升高，长达 $20 \times 10^9/L$ 以上。

肠系膜上动脉血栓形成者，发病前可能存在慢性的肠系膜上动脉缺血的征象。其症状的激烈程度要略轻些，病人从发病到就诊时间相对较长。常表现为进餐后腹痛、恶心及体重下降等。当血栓形成突然引起急性完全性血管阻塞时，其症状则与动脉栓塞相似。

肠系膜上静脉血栓形成，病史也较长，症状发展较为缓慢，病人多有数天甚至 1 周以上弥漫性腹痛腹胀、恶心、腹泻病史，表现为发热、腹胀、便潜血阳性。血常规检查常伴有白细胞计数升高。

肠系膜缺血性疾病的诊断主要依靠病史和临床表现及有效的影像检查手段。早期诊断对治疗方法的选择及疾病的预后极为重要，但其临床表现不典型、实验室及影像学检查无特异性指标、发病率低造成大部分医生对其诊治缺乏经验等原因，往往极难做出及时有效的早期诊断。在早期阶段，腹部平片一般无异常表现，随着病情进展可以出现气液平面、肠管扩张、肠腔积气等肠梗阻征象。增强 CT 和多排螺旋 CT 可以发现肠壁增厚、肠腔扩张、血管狭窄和闭塞等特征性表现，并且具有快速、无创的优点，在临床应用中越来越得到重视。血管造影是肠系膜血管疾病诊断的金标准，它不仅可显示病变血管的形态，还可同时进行血管内治疗。

三、治疗

本病强调早期诊断，早期治疗。

1. 基础治疗 包括快速补液、纠正水电酸碱平衡紊乱等相关支持治疗。

2. 西药治疗 包括预防性应用广谱抗生素及开始抗凝药物治疗。

3. 介入治疗 通过介入动脉血管造影可明确病变的性质及部位，并可注入扩血管药物及溶栓药物，有利于提高缺血肠管的成活率。

4. 手术治疗 如果病人出现腹膜炎体征，则高度提示已发生肠管坏死，应立即行手术治疗。根据病变选择适合的手术方式，若已有肠坏死应行肠切除术，若肠系膜上动脉栓塞可行取栓术，血栓形成则可行血栓内膜切除或者肠系膜上动脉-腹主动脉"搭桥"手术等。注意术后要继续维持抗凝治疗。术后中医辨证论治参考"围术期处理"章节内容。

急性肠系膜缺血性疾病，常因误诊、漏诊导致严重的后果，部分病人可能出现广泛的肠缺血坏死，预后差，死亡率很高。短肠综合征、再栓塞、肠外瘘等是术后可能出现的严重并发症。

（万　进　李洪明）

第六节　短肠综合征

短肠综合征（short bowel syndrome，SBS）是指大段小肠切除术后，残存的功能性肠管不能维持病人营养需要的吸收不良综合征。本病常发生于广泛的肠切除术后，常见病因有肠扭转、腹内外疝、肠系膜血管栓塞或血栓形成等。此外，较长肠段的功能损害如放射性肠炎，或不适当的外科手术如空肠结肠吻合或胃回肠吻合，也可产生类似的临床综合征。

一、病因病机

正常小肠黏膜的吸收面积大大超过维持正常营养所必需的面积，有很大的功能储备，因而病人能够耐受部分小肠切除，而不发生症状。但切除小肠达 50%或以上者可引起吸收不良；若残存小肠少于 75cm（有完整结肠），或丧失回盲瓣、残存小肠少于 100cm 者可产生严重症状。回盲瓣和结肠在减慢肠内容物运行方面起着重要作用，而且右侧结肠有重吸收水与电解质的功能，因此，这段肠道的切除可加重水、电解质的失衡。

二、临床表现与诊断

短肠综合征的最初症状是腹泻，其严重程度与残留肠管的长度密切相关。腹泻导致进行性脱水，血容量降低，水、电解质紊乱和酸碱失衡。此后腹泻逐渐减少，根据残留肠管的长度和代偿情况，病人的营养状况可得到维持或逐渐出现营养不良的症状，如体重下降、肌萎缩、贫血、低蛋白血症、各种维生素与电解质缺乏的症状。

三、治疗

本病治疗目的是补充营养和纠正水、电解质紊乱和酸碱失衡及防止营养支持的并发症，供给肠内营养以获得残留小肠的最佳代偿，肠外营养主要是补充肠内营养的不足。一般分为三个阶段：

第一阶段：急性期。病人大量腹泻，稀便中含钾量大于 20mmol/L，易发生电解质紊乱。应在严密监护下静脉补充液体与电解质。病人生命体征稳定后尽早开始全胃肠外营养（TPN）支持，同时给予抑制肠蠕动药物，减少腹泻次数。针对高胃酸分泌可给予 H_2 受体拮抗剂。腹泻量降至 2L/d

以下时，可给予少量等渗肠内营养促进肠管代偿。这一阶段需要 2 个月的时间。

第二阶段：代偿期。随着腹泻次数和量的减少，逐渐增加经口的摄食量，但应谨慎缓慢进行。营养仍需从肠外加以补充，逐渐将所需热量、蛋白质、必需脂肪酸、维生素、电解质、微量元素与液体量由肠外供给改为肠内供给。口服饮食必需根据残留小肠与结肠的长度、部位与功能情况加以调整使之个体化。这一阶段从术后 2 个月至代偿完全一般需经过 1~2 年。有些特殊物质对小肠功能的代偿具有促进作用，如谷氨酰胺（glutamine）、生长激素及胰岛素样生长因子等。有可能使短肠综合征的代偿过程缩短。

第三阶段：维持期。腹泻基本控制，代谢和营养状况趋于稳定。大多数短肠综合征病人 2 年后能得到代偿。幼儿、青少年病人的代偿能力好于年龄较大者。超过 2 年以上，残存肠管的功能改善不会超过第二阶段的 5%~10%。此期内病人若仍不能达到维持正常代谢的要求，则将考虑长期、甚至终身应用肠外营养支持或特殊的肠内营养。

具体治疗措施和中医辨证论治主要参考"营养支持"章节内容。

治疗短肠综合征的外科手术方法分为两大类：①减缓肠道运行的技术；②增加肠表面积，包括小肠移植等。但这些方法均不够安全和有效，尚不能被常规使用，仅对某些可能获得特殊效果的病人考虑选用。

第七节　小肠肿瘤

小肠肿瘤（small intestinal tumor）的发病率远较胃肠道其他部分者低，约占胃肠道肿瘤的 2%，其中恶性肿瘤占 3/4。由于小肠肿瘤诊断比较困难，容易延误治疗。

小肠良性肿瘤较常见的有腺瘤、平滑肌瘤，其他如脂肪瘤、纤维瘤、血管瘤等。恶性肿瘤以恶性淋巴瘤、腺癌、平滑肌肉瘤、类癌等比较多见。小肠间质瘤也较常见。

一、病因病机

本病病因不明，认为其发生可能与以下因素有关：①体质因素。家庭聚集性因素；精神因素；小肠息肉等疾病。②环境因素，如化学性因素中的微量元素缺乏或过高，尤其亚硝酸盐含量过高等；微生物污染因素，如真菌、细菌等污染；饮食因素，多食高淀粉、重盐、腌渍、熏炸食品及不良饮食行为。还与社会经济状况、职业、生活习惯、烟酒嗜好等因素有关。

中医对小肠肿瘤的记述散见于"肠覃"等疾病范围，其主要病机为忧思郁怒，饮食不节，脾失健运，气机不畅，毒邪侵入，湿热蕴结，下注大肠，滞留积聚，凝结成积，以致形成肿瘤。如《灵枢·水胀》曰："肠覃者，寒气客于肠外，与卫气相搏，气不得荣，因有所系，癖而内著，恶气乃起，息肉乃生……"。

二、临床表现与诊断

本病临床症状很不典型，常表现下列一种或几种症状。

1. **腹痛**　是最常见的症状，可为隐痛、胀痛乃至剧烈绞痛。当并发肠梗阻时，疼痛尤为剧烈。

2. **肠道出血**　常为间断性排柏油样便或血便，或大出血。有的因长期反复小量出血未被察觉，而表现为慢性贫血。

3. **肠梗阻**　引起急性肠梗阻最常见的原因是肠套叠，但极大多数为慢性、复发性。肿瘤引起的肠腔狭窄和压迫邻近肠管也是发生梗阻的原因，亦可诱发肠扭转。

4. **腹内肿块**　一般肿块活动度较大，位置多不固定。

5. **肠穿孔**　多见于小肠恶性肿瘤，急性穿孔导致腹膜炎，慢性穿孔则形成肠瘘。

6. 类癌综合征　类癌大多无症状，小部分病人出现类癌综合征，大多见于伴有肝转移的类癌病人。

小肠肿瘤诊断比较困难，主要依靠临床表现和 X 线钡餐检查，由于小肠肿瘤的临床症状不典型，又缺少早期特征和有效的诊断方法，因此容易延误诊断。对具有上述一种或数种表现者，应考虑小肠肿瘤的可能，需进一步的检查。

（1）影像学检查中 X 线钡餐检查、腹部 CT 检查均为常用检查手段。必要时可行 PET-CT 检查。

（2）纤维十二指肠镜、纤维小肠镜、胶囊内镜检查机选择性动脉造影术，可提高诊断率。

（3）由于类癌病人血中 5-羟色胺升高，故对怀疑类癌的病例，测定病人尿中的 5-羟色胺的降解物 5-羟吲哚乙酸（5-HIAA），有助于确定肿瘤的性质。

（4）近年来腹腔镜微创技术快速发展，安全有效，必要时可行腹腔镜探查或剖腹手术。

三、治疗

本病主要是外科手术治疗。小的或带蒂的良性肿瘤可连同周围肠壁组织一并作局部切除。较大的或局部多发的肿瘤行肠段切除吻合术。恶性肿瘤则需连同肠系膜及区域淋巴结切除作根治性切除术。术后根据情况，选用化疗等治疗。如肿瘤已与周围组织浸润固定，无法切除，并有梗阻者，则可作行短路手术，以缓解梗阻。术后中医辨证论治参考"围术期处理"章节内容。

第八节　天性肠疾病

一、先天性肠闭锁和肠狭窄

肠闭锁（intestinal atresia）和肠狭窄（intestinal stenosis）是肠道的先天性发育畸形，为新生儿时期肠梗阻的常见原因之一。发生部位为空回肠多见，十二指肠次之，结肠最少见。

（一）病因病理

其发生是由于胚胎时期肠道再度管腔化阶段发育障碍。肠闭锁一般分为三种类型：①肠腔内存在隔膜，使肠腔完全阻塞；②肠管终端，两肠段间仅为一索状纤维带相连；③肠管闭锁两端呈盲袋状完全中断，肠系膜也有 V 形缺损。单一闭锁多，也可有多处闭锁，犹如一连串香肠形。

（二）临床表现与诊断

无论肠闭锁的高低，均为完全性肠梗阻，主要表现为：①呕吐，为肠闭锁病儿，出生后首次喂奶即有呕吐，逐渐加重且频繁。呕吐物含哺喂的水、奶和胆汁，很快出现脱水、电解质紊乱及酸中毒。回肠和结肠闭锁则呕吐多在生后 2 天出现，呕吐物含有胆汁和粪汁，呕吐次数不如高位闭锁频繁。②腹胀，高位闭锁者上腹膨隆，可见胃型，剧烈呕吐后膨隆消失。低位闭锁则表面全腹膨胀、肠鸣音亢进，或可见肠型，后期可伴发穿孔引起腹膜炎。③排便情况，病儿出生后不排胎粪或仅排出少量灰绿色黏液样物。

肠狭窄病儿呕吐出现的早晚和腹胀程度因狭窄的程度而不同，可表现为慢性不全肠梗阻。肠狭窄则可借助钡餐检查，并确定其狭窄部位。

除根据上述临床表现外，高位肠闭锁在腹部 X 线平片上，可见上腹部有数个液平面，而其他肠腔内无空气。低位肠闭锁则可见多数扩大肠袢与液平面，钡餐检查可见结肠瘪细。肠狭窄则可借助钡餐检查，并确定其狭窄部位。

（三）治疗

肠闭锁确诊后，应作相应准备后尽早手术治疗，以恢复肠道通畅与功能。结肠闭锁多先作结肠造瘘，3 个月后再行二期肠道复通术。术后中医辨证论治参考"围术期处理"章节内容。

二、先天性肠旋转不良

先天性肠旋转不良（congenital malrotation of the intestine）是由于胚胎发育中肠旋转及固定发生障碍，形成异常索带或小肠系膜根部缩短，从而引起肠梗阻或肠扭转。

（一）病因病理

在胚胎期肠发育过程中，肠管以肠系膜上动脉为轴心按逆时针方向从左向右旋转。正常旋转完成后，升、降结肠由结肠系膜附着于后腹壁，盲肠降至右髂窝，小肠系膜从 Treitz 韧带开始，由左上方斜向右下方，附着于后腹壁。如果肠旋转异常或终止于任何阶段均可造成肠旋转不良。

（二）临床表现与诊断

本病发病年龄不定，临床表现也有较大差别。但多数发病于新生儿期的典型症状是：出生后有正常胎粪排除，出生后 3～5 天出现间歇性呕吐，呕吐物含有胆汁。十二指肠梗阻多为不完全性，发生时上腹部膨隆，有时可见胃蠕动波，剧烈呕吐后即平坦萎陷。梗阻常反复发生，时轻时重。病儿可能出现消瘦、脱水、体重下降。

发生肠扭转时，突出症状为阵发性腹痛和频繁呕吐。轻度扭转可因改变体位等自动复位缓解，如不能复位而扭转加重，可造成肠系膜血运障碍，引起小肠广泛坏死。肠管坏死后出现全腹膨隆，腹肌紧张，全腹压痛、反跳痛，血便及严重中毒、休克等症状。

新生儿有上述高位梗阻症状，应怀疑肠旋转不良的可能，特别对症状间歇性出现者更应考虑。腹部 X 线平片可见胃和十二指肠第一段扩张并有液平面，小肠内仅有少量气体。钡剂灌肠显示大部分结肠位于左腹部，盲肠位于上腹部或左侧。

（三）治疗

有明显肠梗阻症状时，应在补充液体，纠正水、电解质紊乱，放置鼻胃管减压等相关准备后，尽早施行手术治疗。手术原则是解除梗阻，恢复肠道通畅。根据不同情况采用相应手术方式，若有肠扭转时需行肠管复位，若有肠坏死者则需作部分肠段切除吻合术。术后中医辨证论治参考"围术期处理"章节内容。

（万　进　熊文俊）

第三十五章 急性阑尾炎

急性阑尾炎（acute appendicitis）是外科常见病，是最多见的急腹症之一，常见临床表现为转移性右下腹痛及麦氏点压痛，病人自感恶心呕吐，白细胞计数增高。其发病率约为1/1000，病人大多数为青少年，20~30岁发病率最高，几乎占病例总数的40%。男性病人较女性病人多，比例为（2~3）：1。且发病率随季节性变化，夏季高发，但穿孔性阑尾炎则冬季好发。急性阑尾炎的发病率在美国及欧洲正在下降，而在发展中国家其发病率正在上升。本病属于中医学"肠痈"范畴。

一、病因病机

中医认为，饮食不洁，或劳倦过度，或暴急奔走，或暴怒忧思，或寒温不适，或胎前产后，均可导致胃肠传化不利，运化失职，糟粕积滞，生湿生热，败血浊气壅遏，气滞血瘀，而成肠痈。总的病机不外乎气滞、血瘀、湿阻、热壅。

急性阑尾炎的病因包括：①阑尾管腔阻塞：是急性阑尾炎最常见的病因。阑尾为一细长盲管，腔内富含微生物，肠壁内有丰富的淋巴组织，其管腔阻塞的最常见原因是淋巴滤泡的明显增生，约占60%。肠石也是阻塞的原因之一，约占35%。异物、炎性狭窄、食物残渣、蛔虫、肿瘤等则是较少见的原因。阑尾管腔阻塞后阑尾系膜仍继续分泌黏液，腔内压力上升，血运发生障碍，使阑尾炎症加剧。②细菌入侵：由于阑尾管腔阻塞，细菌繁殖，分泌内毒素和外毒素，损伤黏膜上皮并使黏膜形成溃疡，细菌穿过溃疡的黏膜进入阑尾肌层。阑尾腔内压力升高，妨碍动脉血供，造成阑尾缺血，最终造成梗塞和坏疽。致病菌多为肠道内的各种革兰阴性杆菌和厌氧菌。③其他：阑尾先天畸形，如阑尾过长、过度扭曲、管腔细小、血运不佳等都是急性炎症的病因，胃肠功能障碍引起内脏神经反射，导致肠管肌肉和血管痉挛，黏膜受损，细菌入侵而致急性炎症。

根据急性阑尾炎的临床过程和病理解剖学变化，可分为四种病理类型：

1. 急性单纯性阑尾炎　属轻型阑尾炎或病变早期，病变多只限于黏膜和黏膜下层，临床症状和体征较轻。

2. 急性化脓性阑尾炎　亦称急性蜂窝织炎性阑尾炎，常由单纯阑尾炎发展而来，阑尾周围的腹腔内有稀薄脓液，形成局限性腹膜炎。临床症状和体征较重。

3. 坏疽性及穿孔性阑尾炎　是一种重型的阑尾炎。穿孔部位多在阑尾根部或尖端。穿孔如未被包裹，感染继续扩散，则可引起急性弥漫性腹膜炎。

4. 阑尾周围脓肿　急性阑尾炎化脓坏疽或穿孔后，大网膜可移至右下腹部，将阑尾包裹形成粘连，形成炎性肿块或阑尾周围脓肿。

二、临床表现与诊断

（一）症状

1. 腹痛　典型的腹痛发作始于上腹部或脐周，数小时（6~8小时）后转移并局限在右下腹。此过程的时间长短取决于病变发展的程度和阑尾位置。70%~80%的病人具有这种典型的转移性右下腹痛的特点。部分病例发病开始时即出现右下腹痛。

2. 胃肠道症状　发病早期可能有厌食，恶心呕吐也可发生，但程度较轻，有的病例可能发生腹泻；弥漫性腹膜炎时可致麻痹性肠梗阻，腹胀、排气排便减少。

3. 全身症状 早期乏力。炎症重时出现中毒症状，心率增快，发热，达 38℃ 左右。阑尾穿孔时体温会更高，达 39～40℃。如发生门静脉炎时可出现寒战，高热和轻度黄疸。当并发弥漫性腹膜炎时，可出现全身炎症反应及休克早期表现，甚至合并其他脏器功能障碍。

（二）体征

1. 右下腹压痛 是急性阑尾炎最常见的重要体征。压痛点通常位于麦氏点，可随阑尾位置的变异而改变，但压痛点始终在一个固定的位置上。发病早期腹痛尚未转移至右下腹时，右下腹可出现固定压痛。压痛的程度与病变的程度相关，老年人对压痛的反应较轻。当炎症加重，压痛的范围也随之扩大。当阑尾穿孔时，疼痛和压痛的范围可波及全腹。但此时，仍以阑尾所在位置压痛最明显。如让病人左侧卧位，则体检效果会更好。

2. 腹膜刺激征象 反跳痛（Blumberg 征）、腹肌紧张、肠鸣音减弱或消失，是壁层腹膜受炎症刺激出现的防卫性反应，提示阑尾炎症加重，出现化脓、坏疽或穿孔等病理改变。腹膜炎范围扩大，说明局部腹腔内有渗出或阑尾穿孔。但是，小儿、老人、孕妇、肥胖、虚弱者或盲肠后位发生阑尾炎时，腹膜刺激征象可不明显。

3. 右下腹肿块 如查体发现右下腹饱满，扪及一压痛性肿块，边界不清，固定，应考虑阑尾周围脓肿的诊断。

4. 可作为辅助诊断的其他体征

（1）结肠充气试验（Rovsing 征）：病人仰卧位，用右手压迫左下腹，再用左手挤压近侧结肠，结肠内气体可传至盲肠和阑尾，引起右下腹疼痛者为阳性。

（2）腰大肌试验（Psoas 征）：病人左侧卧位，使右大腿后伸，引起右下腹疼痛者为阳性。说明阑尾位于腰大肌前方，盲肠后位或腹膜后位。

（3）闭孔内肌试验（Obturator 征）：病人仰卧位，使右髋和右大腿屈曲，然后被动向内旋转，引起右下腹疼痛者为阳性。提示阑尾靠近闭孔内肌。

（4）经肛门直肠指检：引起炎症阑尾所在位置压痛。压痛常在直肠右前方。当阑尾穿孔时直肠前壁压痛广泛。当形成阑尾周围脓肿时，可触及痛性肿块。

（三）实验室检查

大多数急性阑尾炎病人的白细胞计数和中性粒细胞比例增高。白细胞计数升高到（10～20）×10^9/L，可发生核左移。部分病人白细胞计数可无明显升高，多见于单纯性阑尾炎或老年人。尿检查一般无阳性发现，如尿中出现少量红细胞，说明炎性阑尾与输尿管或膀胱相靠近。在生育期有闭经史的女病人，应检查血清 HCG，以除外产科情况。血清淀粉酶和脂肪酶检查有助于除外急性胰腺炎。

（四）影像学检查

（1）腹部平片可见盲肠扩张和液气平面，偶然可见钙化的粪石和异形物影，可帮助诊断。

（2）B 超检查有时可发现肿大的阑尾或脓肿。

（3）CT 扫描可获得与 B 超检查相似的效果，尤其有助于阑尾周围脓肿的诊断。

但是必须强调，这些特殊检查在急性阑尾炎的诊断中不是必需的，当诊断不肯定时可选择应用。

（五）腹腔镜检查

腹腔镜可以直接观察阑尾情况，也能分辨与阑尾炎有相似症状的其他脏器疾病，对明确诊断具有决定性作用。诊断的同时也可作阑尾切除术治疗，对于难以鉴别诊断的阑尾炎，采用腹腔镜诊断并可以同时治疗具有明显的优势。

有许多急腹症的症状和体征与急性阑尾炎很相似，需与其鉴别。常见的有：

1. 胃十二指肠溃疡穿孔 病人多有溃疡病史，表现为突然发作的剧烈腹痛，其腹壁板状强直等腹膜刺激征也较明显，如腹部 X 线检查发现游离气体，则有助于鉴别诊断。

2. 右侧输尿管结石 为突发性右下腹阵发性绞痛，多放射到会阴部或大腿内侧，腹痛虽剧烈但体征不明显，有右肾区叩痛、尿频、尿痛或肉眼血尿等症状。超声检查或腹部 X 线检查可在右输尿管走行部位发现结石影。

3. 妇产科疾病 如异位妊娠破裂常伴有腹腔内出血的症状和体征；急性盆腔炎和急性输卵管炎常伴有腰痛和脓性白带，直肠指诊盆腔有对称性压痛；卵巢滤泡或黄体囊肿破裂和出血则多发于排卵期或月经中期以后；卵巢囊肿扭转有剧烈腹痛，盆腔检查可扪及压痛性肿块。超声检查有助于诊断和鉴别诊断。

4. 急性肠系膜淋巴结炎 多见于儿童，常伴有上呼吸道感染史。腹痛压痛部位较阑尾炎为高且近内侧，压痛范围较广，并可随体位变更，超声检查腹腔淋巴结有助于鉴别诊断。

5. 其他 如急性胃肠炎时，恶心、呕吐和腹泻等消化道症状较重；胆道系统感染性疾病则常有右上腹痛病史，有明显绞痛、高热，甚至出现黄疸；右侧肺炎或胸膜炎的胸部听诊可闻及摩擦音、啰音、呼吸音减退等阳性体征。此外，回盲部肿瘤、克罗恩病、Meckel 憩室炎或穿孔、小儿肠套叠等，亦需进行临床鉴别。

三、治疗

（一）非手术疗法

非手术疗法适用于：①单纯性阑尾炎或轻型化脓性阑尾炎；②阑尾周围脓肿；③尚未明确急性阑尾炎诊断者。

1. 辨证论治 急性阑尾炎多属里、实、热证，故对本病的治则主要是通里攻下、清热解毒，辅以行气活血、祛瘀、凉血等法。

（1）气血瘀滞（相当于单纯性阑尾炎或阑尾周围脓肿炎症消散的后期）：转移性右下腹痛，腹痛呈持续性或阵发性加剧，伴脘腹胀闷、恶心、嗳气、纳呆，大便秘结，小便清或黄，舌质正常，苔薄白，脉弦紧或细涩。治宜通里攻下祛瘀，清热化湿。方选大黄牡丹汤，或锦红汤、红藤煎剂加减。

（2）湿热瘀阻（相当于化脓性阑尾炎，并发局限性腹膜炎及阑尾周围脓肿）：右下腹压痛加剧，腹痛拒按，发热，口干欲饮，大便秘结，小便短赤，舌质红，苔黄腻，脉弦滑数。治宜通里攻下，清热化湿。方选阑尾清化汤。

（3）热毒蕴结（并发局限性或弥散性腹膜炎；阑尾周围脓肿扩散；或引起的肠麻痹，盆腔脓肿、感染性休克等）：腹痛剧烈；有弥漫性压痛、反跳痛及腹肌紧张。高热或恶寒发热，持续不退，时时汗出，烦渴欲饮，面红目赤，唇干口臭，呕吐不食，两眼凹陷，大便多秘结或似痢不爽，小便短赤，舌质红绛而干，苔黄厚干燥或黄厚腻，脉弦滑数或洪大而数。治宜通里攻下，清热解毒。方选阑尾清解汤加减。

2. 外治法 可用金黄散、玉露散或双柏散，以水、蜜调制成糊状，外敷右下腹。针灸选穴原则为疏通腑气、清泻郁热，取阑尾穴、足三里，方法为强刺激，持续捻针 2~3 分钟，留针 1/2~1 小时，每隔 15 分钟运针 1 次，每日 2~3 次。发热加合谷、曲池；剧痛加天枢；恶心、呕吐加内关。如需持续运针者可用电针。耳针：取穴阑尾、交感、神门等穴。也可采用大承气汤或通里攻下、清热解毒等中草药煎剂 150ml 作保留灌肠，能使药液到达下段肠腔，加速吸收。

3. 西药治疗 对急性阑尾炎并发局限性腹膜炎，有扩散趋势的阑尾周围脓肿，急性阑尾炎穿孔并发弥漫性腹膜炎，需要选择有效的抗生素治疗。

（二）手术治疗

手术治疗适应证：①急性化脓性、坏疽性阑尾炎，临床症状严重者；②急性阑尾炎穿孔并发弥漫性腹膜炎；③小儿、妊娠妇女、老年人化脓性、坏疽性阑尾炎；④慢性阑尾炎反复急性发作者；⑤阑尾蛔虫病；⑥经保守治疗后症状持续恶化者。

常用手术方法为阑尾切除术，包括经腹腔镜阑尾切除术。如阑尾穿孔已被包裹形成阑尾周围脓肿，宜行介入穿刺抽脓或置管引流，待脓肿吸收消退，3个月后再择期行阑尾切除术。术后中医辨证论治参考"围术期处理"章节内容。

（秦　有　林展宏）

第三十六章 结、直肠与肛管疾病

第一节 概 论

一、解剖特点

（一）肛管

肛管是消化道的末端，上与直肠相接，下止于肛门缘，全长2～3cm。肛管内上部为移行上皮，下部为角化的复层扁平上皮，周围被肛门内、外括约肌围绕，正常呈环状收缩封闭肛门。肛管两侧为坐骨直肠间隙；肛管前方男性有尿道，女性有阴道；后上方为尾骨。

（二）直肠

直肠位于盆腔的后部，在第三骶椎平面与乙状结肠连接，沿骶尾骨前面下行，穿过盆膈转向后下，在尾骨平面与肛管相接，形成约90°弯曲的肛直角，直肠全长12～15cm。直肠与乙状结肠连接处肠腔较小，至此以下直肠腔显著扩大成直肠壶腹。直肠的前面与盆腔脏器相邻，在男性从上而下依次是：膀胱、精囊腺、输尿管盆段、输精管壶腹和前列腺。在女性为子宫和阴道。以腹膜返折为界，可将直肠分为上段直肠和下段直肠。上段直肠位于腹腔内，其前面和两侧有腹膜覆盖，此层腹膜即是直肠的浆膜层。直肠的浆膜表面无结肠袋、结肠带和脂肪垂，这是直肠与结肠在外观上的区别。直肠前面的腹膜向前返折成直肠膀胱陷凹（男性）或直肠子宫陷凹（女性），腹膜返折处为腹腔的最低位，如腹部的恶性肿瘤在此处种植转移，直肠指检可以帮助诊断。下段直肠全部位于腹腔外，无浆膜层覆盖。

直肠的内面观：在直肠壶腹部有三条半月形的横皱襞，内含环肌纤维，称为直肠瓣。内镜下，直肠黏膜看不到结肠黏膜所具有的螺旋形皱襞。在直肠下端，由于肛门括约肌的紧缩，直肠黏膜呈现8～12个隆起的纵行皱襞，称为直肠柱或肛柱。连接两个直肠柱下端的半月形黏膜皱襞，称为肛门瓣。直肠柱下端与肛门瓣共同围成的向上开口的小隐窝，称为肛隐窝或肛窦，肛隐窝的底部有肛腺的导管开口，此处常成为肛门直肠周围化脓性感染的入侵门户。在直肠柱下端，有三角形、表面呈灰白色的乳头状突起，称为肛乳头。

（三）齿线

肛门瓣与直肠柱下端连接成一条锯齿状的环行线，称为齿线（图 36-1）。齿线是直肠与肛管的交界线，是重要的解剖学标志。齿线以上是直肠，在胚胎时期属内胚层；齿线以下是肛管，在胚胎时期属外胚层。由于两者起源不同，所以齿线上下在组织结构、血管分布、淋巴回流方向和神经支配方面也各有不同，这些解剖学上的差异在临床上十分重要。

（1）上皮：齿线以上是直肠黏膜，为立方或柱状上皮；齿线以下是肛管皮肤，为复层扁平上皮。齿线以上的直肠癌多为腺癌，齿线以下的肛管癌则多为鳞状上皮癌。

（2）血管：齿线以上的血供来自肠系膜下动脉的直肠上动脉和髂内动脉的直肠下动脉和骶正中

动脉。静脉回流经直肠上静脉、肠系膜下静脉、脾静脉，最后汇入门静脉系统。因此，直肠癌出现血行转移，肝脏是最常受累的脏器。齿线以下的血供为来自阴部内动脉的肛门动脉。静脉回流经肛门静脉和直肠下静脉、髂内静脉，最后汇入下腔静脉。

（3）淋巴引流：直肠肛管的淋巴引流以齿线为界，分上下两组。上组在齿线以上，有三个引流方向：向上沿直肠上动脉到肠系膜下动脉旁的淋巴结，这是直肠最主要的淋巴引流路径；向两侧经直肠下动脉旁淋巴结引流到盆腔侧壁的髂内淋巴结；向下穿过肛提肌至坐骨直肠间隙沿肛管动脉、阴部内动脉旁淋巴结到达髂内淋巴结。下组在齿线以下，有两个引流方向：向下外经会阴及大腿内侧皮下注入腹股沟淋巴结，然后到髂外淋巴结；向周围穿过坐骨直肠间隙沿闭孔动脉旁引流到髂内淋巴结。

（4）神经支配：齿线以上由自主神经支配，痛觉迟钝。齿线以下受脊神经支配，痛觉敏锐。

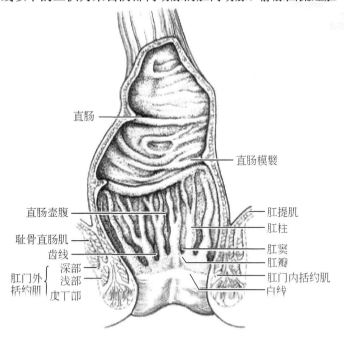

图 36-1　直肠肛管纵剖面图

（四）肛垫

齿线上方 1.5～2.0cm 有三块柔软的衬垫组织，呈右前、右后及左外分布，在黏膜下含有血管、平滑肌（Treitz 肌）及结缔组织纤维，具有海绵体组织的特性，肛门关闭时，像环状气垫一样，协助括约肌维持肛管的正常闭合，故称为肛垫。肛垫具有以下三种结构和功能：

（1）特殊的黏膜上皮：肛垫上皮内含有丰富的感觉神经感受器，当粪便进入肛管上端时，即可产生排便感，同时能精确地辨别直肠内容物的性状。故痔手术时，应尽量保留肛垫上皮，以免引起感觉性大便失禁。

（2）丰富的动静脉吻合：肛垫黏膜下层有大量的小动脉与小静脉直接吻合的血管，称为窦状静脉。血液可不经毛细血管从动脉流向静脉，故内痔出血呈鲜红色。动静脉吻合是良好的血量调节器，通过调节肛垫供血量的多少来改变肛垫体积的大小，维持肛门的自制。

（3）Treitz 肌：又称肛门黏膜下肌，在肛垫内呈网络状分布，构成一个支持性框架，将肛垫固定在内括约肌之上，排便后使肛垫向上回缩，防止肛垫滑脱。

（五）肛管直肠肌肉

1.肛门内、外括约肌　在直肠、肛管壁内的为内括约肌，由直肠壁的内环肌在肛管上部增厚而成，围绕肛管的上 2/3，属不随意肌。在直肠、肛管壁外的为肛门外括约肌，属随意肌，受脊神经支配。在直肠指检时在内括约肌下缘和外括约肌皮下部之间可触及一浅沟，称为括约肌间沟。肛门外括约肌可分为皮下部、浅部和深部。皮下部为环状肌束，位于肛缘的皮下，内括约肌的下方；浅部位于皮下部的外侧深层，而深部又位于浅部的深面，它们之间有纤维束分隔。肛门外括约肌的三部组成三个肌环：深部为上环，与耻骨直肠肌合并，附着于耻骨联合，收缩时将肛管向上提举；浅部为中环，附着于尾骨，收缩时向后牵拉；皮下部为下环，与肛门前皮下相连，收缩时向前下牵拉。

三个环同时收缩将肛管向不同方向牵拉，加强肛门括约肌的功能，使肛门保持在紧闭状态。

2. 肛提肌和耻骨直肠肌 肛提肌起自骨盆两侧壁，斜行向下止于直肠壁下部两侧，由耻骨直肠肌、耻骨尾骨肌和髂骨尾骨肌共同形成盆膈的一层宽薄的肌肉，左右各一，主要作用是承托盆腔脏器、帮助排便。耻骨直肠肌为"U"形肌束，起自耻骨下支的背面，位于外括约肌的上缘，呈"U"形将肛管直肠交界处向前上方牵拉形成肛直角。耻骨直肠肌收缩使肛直角变小，可控制排便，维持肛门自制的重要肌肉。

（六）肛管直肠环

肛管直肠环指在肛管直肠交界处具有主要括约功能的肌群的总称，由耻骨直肠肌、外括约肌深部、外括约肌浅部、直肠纵肌和内括约肌共同组成。直肠指检沿肛管后方向上移动，可触及一坚韧的肌肉环，即为肛管直肠环。此环如在手术时被切断，可引起肛门失禁（图36-2）。

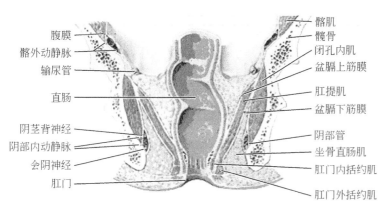

图36-2　肛管直肠周围间隙

肛管直肠周围有数个间隙，间隙内充满脂肪组织，以肛提肌为界，可分为上、下两组，肛提肌以上间隙：①骨盆直肠间隙，在直肠两侧，左右各一，位于肛提肌之上、盆腔腹膜之下。②直肠后间隙，位于直肠与骶骨之间，与两侧骨盆直肠间隙相通。肛提肌以下间隙：①坐骨直肠间隙，位于肛管两侧，左右各一。上壁为肛提肌，外侧壁为坐骨和闭孔内肌，内侧壁为肛管。此间隙容积为 60～90ml，为肛管直肠周围脓肿多发部位，一侧间隙脓肿，感染可通过肛门后间隙蔓延到对侧，形成"马蹄形"脓肿。②肛周皮下间隙，位于外括约肌皮下部与肛周皮肤之间。③黏膜下间隙，位于齿线以上的黏膜与内括约肌之间。

（七）结肠

结肠包括盲肠、升结肠、横结肠、降结肠和乙状结肠，成人结肠长度约为150cm。其中盲肠直径最大、肠壁最薄。回肠进入盲肠的开口处由环形肌折叠形成的回盲瓣，可防止结肠内容物反流至回肠。因此结肠梗阻容易发展为闭袢性肠梗阻。升结肠与横结肠连接段称为结肠肝曲，横结肠与降结肠连接段称为结肠脾曲，肝曲和脾曲是结肠段相对固定的部位。升结肠和降结肠为腹膜间位器官，前面及两侧有腹膜覆盖，后面以疏松组织与腹后壁相贴。横结肠和乙状结肠为腹膜内位器官，完全为腹膜包裹，是结肠活动度较大的部分，乙状结肠若因系膜过长可发生肠扭转或排便困难。结肠的肠壁由外到内分为浆膜层、肌层、黏膜下层和黏膜层。结肠的外观有三个特点：结肠带、结肠袋和脂肪垂，据此特点可与小肠鉴别。

右半结肠血供来源于肠系膜上动脉的右结肠动脉和回结肠动脉，横结肠血供来源于肠系膜上动脉的中结肠动脉，左半结肠血供来源于肠系膜下动脉的左结肠动脉和乙状结肠动脉。结肠的静脉分别经肠系膜上静脉和肠系膜下静脉汇入门静脉。结肠的淋巴结分为结肠上淋巴结、结肠旁淋巴结、中间淋巴结和中央淋巴结四组。

二、生理概要

结肠、直肠和肛管的生理功能：结肠的功能主要是吸收水分、转运和储存大便。其也能吸收葡萄糖、电解质和部分胆汁酸。吸收功能主要发生在右侧结肠。此外，结肠分泌碱性黏液以润滑黏膜，还能分泌数种胃肠激素。直肠有排便、吸收水分和分泌少量黏液的功能。排便过程是非常复杂的神经反射，受到排便高级中枢和低级中枢控制，在平滑肌、横纹肌、脊神经和植物神经等协同作用下完成。正常情况下，肛管呈关闭状态，直肠腔内的压力高于乙状结肠，粪便储存在乙状结肠内，而直肠内基本无粪便。排便时，结肠运动将粪便推入直肠，使直肠壶腹膨胀，直肠壁内、外的感受器受到刺激而产生便意，于是，肛门内括约肌松弛，耻骨直肠肌和肛门外括约肌交替松弛、收缩，同时，腹肌收缩、膈肌下降，屏气增加腹压，将粪便排出体外。由于排便反射受大脑皮层的控制，因此，意识可以控制排便。肛门部也经常保持一定的紧张力，使肛门紧闭，阻止粪便、液体和气体漏出，这就是肛门的自制功能。

三、中医学对肛肠疾病的认识

1. 以通为用，以降为顺是大肠肛门的生理特点　　大肠属六腑之一，六腑以通为用，《素问·灵兰秘典论》曰："大肠者，传导之官，变化出焉。"《素问·五藏别论》曰："夫胃、大肠、小肠、三焦、膀胱，此五者，天气之所生也，其气象天，故泻而不藏。此受五脏浊气，名曰传化之府，此不能久留，输泻者也。"这些论述均指出大肠具有传导排泄糟粕的功能，而这种功能主要体现在以通为用、以降为顺这一生理特性上，对维持人体饮食物的消化吸收和水液代谢起到了重要作用。

2. 大肠与肺、脾、肾三脏的关系　　肺与大肠相表里，脏腑相配，相互为用。肺主气，主宣发与肃降。大肠的传导功能，是在肺气肃降作用下完成的；而大肠传导功能正常，亦有助于肺气的肃降。如果大肠蕴热，腑气不通，可影响肺气肃降，产生胸满咳喘；若肺失宣降，津液不能下达，可见大便干结；若肺气虚弱，推动无力，可出现排便乏力。脾主运化升清，关连大肠之传导。脾有运化水谷和运化水湿的功能，如脾气虚弱，运化失职，可导致水谷精微不化，大肠传导功能失常而出现腹泻；脾气主升，有升清固脱作用，脾气虚则清气不升而中气下陷，可出现脱肛等内脏下垂病证。肾开窍于二阴，司二便。肾中精气充足，气化功能正常，则肛门启闭有度。若肾阳亏虚，不能温煦下元，常可致五更泄泻。

四、大肠肛门疾病的主要症状和体征

1. 便血　　是大肠肛门疾病的主要症状。内痔、肛裂、大肠息肉、大肠癌、炎症性肠病等均是导致便血的常见原因，临床应参考以下因素进行鉴别：①病人的年龄，儿童便血多为肛裂、直肠息肉；中青年便血多为内痔、肛裂、炎症性肠病所致；老年人便血需考虑有结、直肠癌的可能。②出血的方式、颜色和量，出血呈点滴状或喷射状，色鲜红，量多而无痛者，多为内痔出血；血附于粪便表面或手纸染血，色鲜红，量少而有肛门疼痛者，多为肛裂出血；鲜血或血性黏液呈线状附于粪便表面，可能是直肠息肉；血与黏液相混，其色晦暗，气味奇臭，多见于直肠癌。此外，溃疡性结肠炎、痢疾等炎症性肠病亦可出现黏液血便或脓血便。

2. 肛门肿物脱出　　是Ⅱ、Ⅲ期内痔，直肠息肉，肛乳头肥大，直肠脱垂的常见症状。临床鉴别时应注意：①问诊时应了解肿物脱出的方式和还纳的方法，症状轻者仅在排便时脱出，便后可自行回纳；症状重者在腹压增高如下蹲、咳嗽或劳动时即可脱出，需手托或卧床休息才能还纳。②采取蹲位对脱出物进行检查，让病人增加腹压使肿物脱出，以观察脱出物的形态、颜色和质地：脱出物呈颗粒状，其间有分界，表面紫暗，触之柔软者，为内痔脱出；脱出物圆形或椭圆形，有蒂相连，其表面色鲜红或暗红，质软触之易出血者，为直肠息肉；其表面灰白色，质地坚硬而不出血者，为肛乳头肥大。脱出物呈环状、圆锥状或圆柱状，表面色淡红，多为直肠脱垂。③就诊时往往无法直视下察看脱出物，或是病人可能存在不同组织结构合并脱出的症状，因此可嘱咐病人在出现脱出症状的时候及时通过照片清楚记录脱出物的形态和组织结构特点。

3. 肛门直肠疼痛　　常见于肛裂、肛周脓肿、内痔嵌顿、炎性或血栓性外痔等疾病。问诊时应详细了解：①疼痛的部位。肛裂疼痛多在肛管前后位；血栓性外痔所致的疼痛多在肛门的侧方。②疼痛的时间。肛裂疼痛多发生在排便时和排便后；肛周脓肿、内痔嵌顿、炎性或血栓性外痔疼痛呈持续性。③疼痛的性质。肛裂疼痛表现为排便时刺痛、灼痛，便后挛痛；肛周脓肿疼痛呈坠痛或跳痛。④疼痛的程度。肛周脓肿、内痔嵌顿、血栓性外痔、陈旧性肛裂可引起剧烈的疼痛。

4. **流脓** 常见于肛门直肠周围脓肿或肛瘘。临床应注意观察脓液的量、性状和色味：脓液色黄稠厚量多，多见于金黄色葡萄球菌感染；脓液黄白相兼稠厚带粪臭者，多见于大肠杆菌感染；脓液稀薄呈米泔水样，多见于结核杆菌感染。

第二节 结、直肠及肛管检查方法

一、检查体位

肛门直肠疾病在进行检查时，常用下述几种体位。各种体位均有一定的优点，选择不当可能引起疼痛或遗漏疾病，所以应根据病人的身体情况和检查目的选择不同的体位。

1. **侧卧位** 病人向左或右侧卧，双腿尽量向前屈曲，靠近腹部，使臀部和肛门充分暴露，此体位病人比较舒适，是检查和治疗常用的体位。

2. **膝胸位** 病人双膝跪伏在检查床上，双前臂屈曲于胸前，臀部抬高，肛门显露满意，是肛门直肠检查常用的体位。适用于检查直肠前壁和身体矮小肥胖者，也是硬式乙状结肠镜和前列腺检查的常用体位。

3. **截石位** 病人仰卧，双下肢外展，两小腿放在腿架上。是肛门直肠手术常用的体位，行直肠与阴道双合诊时可选择此体位。

4. **蹲位** 病人下蹲用力模拟排便动作，常用于检查内痔、直肠息肉、肛管直肠脱垂等脱垂性疾病。

5. **俯卧折刀位** 病人俯卧，髋关节弯曲，双下肢外展。此体位病人舒适，医生操作方便，是肛门直肠手术常用的体位。

二、检查方法

1. **肛门视诊** 观察肛门处有无痔、瘘口、肿块、脱垂、溃疡、疣状物和皮损；有无黏液、脓、血和粪便黏附；肛管有无溃疡等情况并作出准确记录。

2. **直肠指检** 是一种简单而重要的检查方法，是诊断大肠肛门疾病必做的检查，对早期发现肛管直肠癌有着重要作用。近年来，大肠癌的发病率明显增加，在我国大肠癌中直肠癌占 60%～70%，其中 75%的直肠癌可在直肠指检时被发现，而直肠癌延误诊断的病例中 85%是由于未作直肠指检。因此，对有消化道症状的病人，应常规作直肠指检。

操作要点：①检查者右手戴手套，食指上及肛门周围涂抹润滑液。②食指轻轻揉按肛门，使括约肌松弛，然后再将食指缓缓进入肛门。食指全部进入肛门，可触及距肛缘 8cm 的直肠病灶，若向内稍用力，手指触诊的长度可增加 1～2cm。指诊时前、后、左、右壁应全部触及。③测试肛门括约肌的松紧度，正常时直肠仅能伸入一指。④检查肛管直肠壁有无触痛、肿块及狭窄，触及肿块时要确定肿块的大小、形态、位置、质地、活动度和肠腔的狭窄程度。⑤在直肠前壁距肛缘 4～5cm，男性可触及前列腺，女性可触及子宫颈，不应误认为是病理肿块。⑥必要时作双合诊检查。⑦检查完毕后，检查指套上是否染有脓、血或黏液。如有血迹，应进一步行结肠镜检查，以明确诊断。

常见肛管直肠疾病的指检体征：①直肠癌，在肠壁上可触及高低不平的硬块，肠腔可能存在不同程度狭窄，指套上或染有暗红色血液和黏液。②直肠息肉，可摸到质软、活动的圆形肿块，移动度大的息肉常可扪及蒂部。③内痔，质柔软，一般不易摸到。④肛瘘，在肛周或肛管皮下，可触及索状物，在肛隐窝处可扪及小硬结。⑤直肠指诊不能只满足对肛门直肠疾病判断，还需了解肛门直肠以外如前列腺肥大、骶前肿瘤、盆腔肿物等常见疾病。如在直肠膀胱凹或直肠子宫凹触及硬结，应考虑腹腔内肿瘤的种植转移。

3. 肛门镜检查 是诊断肛门良性疾病最简单的检查方法，能够直视下观察肛管直肠下段的组织结构特点。

（1）操作要点：①肛门镜检查之前应先作肛门视诊和直肠指检，如有狭窄、肛裂或指检时病人已感到剧烈疼痛，应暂缓肛门镜检查。②手持肛门镜，拇指顶住芯子，将涂有润滑剂的肛门镜尖端轻按肛缘片刻，使括约肌放松，分开两侧臀沟，先朝脐孔方向缓慢插入，当通过肛管后改向骶凹方向进入。在良好照明下，边退镜边观察。③先查看肠腔内是否有异常分泌物，如黏液、脓、血，然后检查黏膜颜色，注意有无溃疡、息肉；退镜到齿线附近观察有无内痔、肛乳头、肛瘘内口和肛隐窝炎等。

（2）检查记录方法：肛门视诊、直肠指检和肛门镜检查发现的病变，通常用截石位时钟定位记录。

4. 内镜检查 是诊断大肠肛门疾病的重要方法之一，通过内镜检查可了解病变的部位、病灶的大小，并对病灶作活体组织检查，以明确病变的性质。对早期发现大肠癌、大肠息肉等有重要的作用，同时，通过内镜检查也可对某些大肠疾患进行治疗。常用的内镜有直肠镜、金属硬管乙状结肠镜、电子纤维结肠镜等。

（1）适应证：凡是有下列情况之一者，均应及时进行检查：①需排除结、直肠肿瘤者。②原因不明的下消化道出血、黏液血便。③原因不明的腹痛、腹胀。④原因不明的慢性腹泻、大便性状改变。⑤X线钡灌肠造影发现病变，需进一步检查以明确性质者。⑥结直肠疾病的随访。

（2）禁忌证：①有严重的心血管、肺、脑等疾病而难以耐受检查者。②有腹膜刺激征的病人，如肠穿孔、腹膜炎等，内镜检查可促使气体和肠内容物溢入腹腔，引起严重后果。③肛管、直肠狭窄或有疼痛性病灶者。④妇女在月经期或妊娠期一般不作内镜检查。

5. 影像学检查

（1）结肠钡灌肠造影或气钡双重对比造影：是将钡剂注入结肠内形成图像，观察结直肠的形状、钡剂通过是否顺利和有无梗阻的一种检查方法。检查的禁忌证主要有结肠坏死、穿孔等。

（2）瘘管造影：是将用碘油或碘的水溶液注入瘘管的外口，以显示瘘管的位置、走向、数目及深度的造影方法。多用于瘘管走向不明、内口位置不清楚的复杂性肛瘘。

（3）排粪造影：一般用300～500ml硫酸钡悬液灌肠，在病人做模拟排便动作过程中，对肛管直肠作静态和动态的观察，以显示肛管直肠部的器质性病变和功能性异常，为出口梗阻性便秘的诊治提供依据。

（4）结肠运输试验：即口服标志物后，通过观察标志物在肠道中的运行和分布情况，来推测胃肠道内容物的运行速度，从而判断消化道的传输功能。

（5）CT与MRI检查：对了解结直肠癌有无肠壁外侵犯、有无淋巴结转移有重要意义，也是监测结、直肠癌术后有无腹、盆腔内复发和转移的有效方法。由于MRI对于软组织的分辨更为清晰，多用于盆底疾病的诊断如骶尾部囊肿、肛周脓肿、肛瘘等疾病。

（6）内镜超声：是将微型超声探头装在内镜前段，随内镜送入肠道进行检查的一种技术，其采用较高的探头频率，可以清晰显示消化道管壁及周围脏器的良恶性病变。而且，超声内镜引导下的穿刺技术可以提高病理组织活检的准确性，有利于疾病的诊断。

（7）直肠腔内超声检查：可清楚地显示肛门括约肌及直肠壁的各个层次，适用于肛管直肠肿瘤的术前分期，明确肿瘤浸润深度和有无淋巴结受累，也适用于对肛门失禁、复杂性肛瘘、直肠肛管周围脓肿及未确诊的肛门疼痛的检查。

6. 其他检查

（1）肛管直肠压力测定：利用生理压力测定仪器检测肛管、直肠内的压力及肛管直肠内存在的某些生理反射来了解肛管直肠的功能状态的一种方法，对便秘的病因诊断和手术效果的评价有所帮助。

（2）盆底肌电图检查：通过检测肌肉自发的或诱发的生物电活动，对肛门内外括约肌、耻骨直肠肌及其支配神经的生理功能和病理改变进行研究，为便秘的病因学诊断提供依据。

（罗湛滨　张　力）

第三节　乙状结肠扭转

乙状结肠扭转（sigmoid volvulus）是乙状结肠以其系膜为中轴发生扭转，导致肠管部分或完全梗阻。其临床特点主要表现为急性或慢性的腹胀、腹痛、恶心呕吐、停止排气排便等肠梗阻的症状。它是外科常见的急腹症之一，好发于乙状结肠冗长、有便秘的老年人，男性发病多于女性。乙状结肠占结肠扭转 65%～80%，其次为盲肠和横结肠。本病属于中医学"肠结"的范畴。

一、病因病理

乙状结肠冗长而其系膜基底较窄是本病的解剖学基础。便秘、巨结肠和肠动力异常是本病最常见的诱发因素。也有人认为本病可能与遗传有关。其他可能引起本病的疾病包括肠腔蛔虫团、肠道肿瘤、肠粘连、美洲锥虫病、硬皮病、肠气囊症等，体位姿势的突然改变亦可引起本病。

中医认为，肠为"传化之腑"，以通降下行为顺，饮食、劳倦、寒凝、热郁、湿阻、燥屎内结或虫聚等因素，均可使胃肠通降功能失调，滞塞不通而发为本病。

二、临床表现与诊断

1. 临床表现　腹痛、腹胀、便秘三联征是乙状结肠扭转的主要表现。体征上：可见肠型、蠕动波，有不同程度的压痛、反跳痛及肌紧张，叩诊腹部呈鼓音，肠鸣音消失。按发病的缓急可分为急性暴发型和亚急性型。本病多发于老年人，起病较缓。初期腹痛较轻，有进行性腹胀，多合并大便秘结。随着病程的延长，腹痛进行性加重，最终出现典型的绞窄性肠梗阻的表现，部分病人可出现血便。由于老年人患本病的病程较缓慢，有一定的时间来明确诊断，所以发生肠坏死的概率相对较少。暴发型者临床少见，多发生于年轻的病人，其特点是病程进展快，腹痛重而腹胀轻，容易发生肠坏死。

2. 辅助检查

（1）X 线腹部平片检查可见扩张增大无结肠袋形乙状结肠，呈马蹄铁状，可见两个大液平面。

（2）钡灌肠检查可见扭转部位钡剂受阻，钡影尖端呈"鸟嘴"形。

（3）腹部 CT 检查在横断面扫描上表现为不成比例的乙状结肠扩张，特征性表现为漩涡征和钣嘴征。

根据上述临床表现，结合影像学等检查结果，一般可做出乙状结肠扭转的诊断。诊断时要注意与其他类型肠梗阻、肠套叠相鉴别，依据病人性别、年龄、病史、症状和体征及影像学等检查结果，一般不难鉴别。

三、治疗

肠扭转是一种较严重的机械性肠梗阻，可在短时间内发生肠绞窄、坏死。若不能得到及时正确的处理，将有较高的死亡率。因此，乙状结肠扭转一旦出现肠绞窄或穿孔的症状体征，应及时实施外科手术。

1.手术疗法 乙状结肠扭转常规的手术治疗为乙状结肠复位固定术、系膜短缩固定术、复位择期乙状结肠大部分切除术、复位乙状结肠造瘘二期大部分切除吻合术、一期乙状结肠大部分切除吻合术。术后中医辨证论治参考"围术期处理"章节内容。

2.非手术治疗 主要是复位法，有插管排气复位法和结肠镜复位法。适应证：无肠坏死、无腹膜炎体征者。常用方法有：①插管排气复位法。在直肠指诊诱导下或在乙状结肠镜窥视下插入橡胶肛管，成功者可即在插管后排出大量气体与粪水，腹痛、腹胀消失，病人情况随之改善。②结肠镜复位法。本法的优点是可治疗无法达到的高位扭转，视野清晰，直接观察肠黏膜及肠腔走行，减压彻底，肠蠕动恢复快。但以上治疗都有可能导致肠损伤穿孔，操作应谨慎。

（梁学敏　王　浩）

第四节　溃疡性结肠炎的外科治疗

溃疡性结肠炎（ulcerative colitis，UC），又称慢性非特异性溃疡性结肠炎，属非特异性炎症性肠病，病变主要限于大肠黏膜与黏膜下层。它可以发生在结直肠的任何部位，其中以直肠和乙状结肠最为常见，也可累及结肠的其他部位或整个结肠。本病属于中医学的"痢疾"、"泄泻"、"腹痛"等范畴。

一、病因病理

中医认为本病多因素体脾胃虚弱，感受外邪、饮食不节或忧思恼怒致使脾胃损伤，湿热内生，病邪滞留于肠腑，导致大肠气血壅滞、传导失司、通降不利而发病。其病位在大肠，与肝、脾、胃、肾等功能失调亦有关。现代医学认为与遗传、免疫、感染和精神心理因素等有关。

二、诊断

本病起病多缓慢，临床以血性腹泻为最常见的早期症状，多为黏液脓血便，腹痛则表现为轻到中度的痉挛性疼痛，直肠受累可出现里急后重。结合结肠镜检查，发现结直肠病变呈连续性、弥漫性分布，出现黏膜充血、水肿、脆性增加，易出血及脓性分泌物附着等炎症表现，配合黏膜病理学检查不难明确诊断。

三、外科治疗适应证

中毒性巨结肠、穿孔、大出血和癌变应选择手术治疗。对于如坏疽性脓皮病、结节性红斑、肝功能损害、眼并发症和关节炎等难以忍受的结肠外症状及当病人出现顽固性的症状而内科治疗无效时亦可考虑手术治疗。

常用的外科手术主要包括以下三种手术方式：

1.全结、直肠切除及回肠造口术 此手术不但彻底切除病变可能复发的部位，也解除了癌变的危险，但病人永久性的回肠造口对生活质量有一定的影响。

2.结肠切除、回直肠吻合术 该手术可保留直肠、肛管功能，使病人避免回肠造口而采用，但该手术没有彻底切除疾病的发病部位而存在复发和癌变的危险。

3.结直肠切除、回肠储袋肛管吻合术 该手术的优点是切除了所有患病的黏膜，保留膀胱和生殖器的副交感神经和肛门括约肌，避免永久性回肠造口。之后又进行手术改进，即制作回肠储袋与肛管吻合。常见的回肠储袋有 J 形、S 形、W 形、H 形。该术式近年来在国内外已被广泛采用。

术后中医辨证论治参考"围术期处理"章节内容。

对于因出现严重并发症而施行外科手术治疗的溃疡性结肠炎病人，通过切除病变的靶器官结肠和直肠，可获得治愈性的疗效。预期寿命和生活质量通过外科手术可恢复正常，发生结肠癌的危险性也被排除。

（范小华　陈诗伟）

第五节　肠息肉及肠息肉病

肠息肉（intestinal polyps）及肠息肉病（intestinal polyposis）是一类在黏膜表面向肠腔隆起生长的病变。临床表现以便血、息肉脱出、肠道刺激症状为主。多见于 40 岁以上，年龄越大发病率亦越高。本病属于中医学"息肉痔"的范畴。

一、病因病理

中医认为，由于饮食失节，过食辛辣厚味，脾胃受损，湿热下迫大肠，乃致肠道气机不利，瘀血浊气凝聚；或风气客于肠中，气血搏结；或因脏腑本虚，泻痢日久，蓄积于肠道而发病。

现代医学认为，大肠息肉的病因尚不十分清楚，可能与长期高脂肪、高蛋白、低纤维素食物有关。肠息肉可以出现在肠道的任何部位，因广泛出现而数目多于 100 颗的息肉，有其特殊的发病特点则称为息肉病。通过 APC、MUTYH、MMR 基因检测，大多可作出遗传性诊断。1981 年全国大肠癌病理专业会议提出了统一的分类。形态学上可分为有蒂与广基；在数目上又有单发与多发两类。从病理学上可分为肿瘤性息肉与非肿瘤性息肉两类，前者又分为管状腺瘤、绒毛状腺瘤和混合性腺瘤，此类在临床较多见，有恶变倾向。后者包括增生性息肉、炎性息肉、错构瘤性息肉及化生性息肉四大类。息肉病常见有色素沉着息肉综合征（P-J 综合征）、家族性肠息肉病及肠息肉病合并多发性骨瘤和多发性软组织瘤（Gardner 综合征）。

二、临床表现与诊断

因肠息肉发生的部位、大小、是否有蒂及病程的长短而表现各异。小于 1cm 的息肉往往没有临床症状，有症状的息肉，直径多大于 1cm。常见症状有便血，多为隐性血便或间断性肉眼血便。有蒂的直肠息肉，可在排便时脱出肛门外，便后可自动复位或手托还纳。部分病人伴里急后重、排便不畅、肛门坠胀感等肠道刺激症状。肠息肉病特点是发病与遗传因素有关，常开始于青年时期，癌变的倾向性大，可累及全消化道，并有肠外表现。

肠息肉的诊断因缺乏特异性临床表现，容易漏诊或误诊。在临床上对可疑肠息肉病人，应作进一步的定性和定位诊断，如电子肠镜、超声内镜、病理检查及气钡双重造影。

三、治疗

肿瘤性息肉属于癌前病变，一经发现应尽早手术切除。对非肿瘤性息肉如炎性息肉、幼年性息肉、增生性息肉可严密观察。直径<2cm 的带蒂息肉或较小的、广基的，可选择电子内镜下摘除术或圈套蒂切除术。直径≥2cm 的广基腺瘤性息肉或有恶变，可采用腹腔镜下或开腹肠段切除术；中下段直肠息肉可经肛或肛门镜下显微手术切除。若疑为局灶性癌变的息肉切缘距息肉根部不少于 1cm。肠息肉病由于范围广泛，当并发肠道大出血、肠套叠或者癌变时，则可作病变肠段的切除术。术后中医辨证论治参考"围术期处理"章节内容。

大肠肿瘤性息肉病人在切除术后仍有复发和癌变的危险。复发的危险性术后 5 年为 20%，术后

15 年为 50%，多发性腺瘤术后 15 年的复发率可高达 80%。因此，大肠肿瘤性息肉术后的病人必须定期随访。

<h1 style="text-align:center">第六节 结 肠 癌</h1>

结肠癌（colon cancer）是指发生于盲肠、升结肠、横结肠、降结肠和乙状结肠的恶性肿瘤，是常见消化道恶性肿瘤之一。临床表现以排便习惯和大便性状的改变、便血、贫血、腹痛、腹块、肠梗阻等为主。早期症状多不明显，容易误诊为肠炎、痢疾及便秘。我国以 41～65 岁人群发病率高，近 20 年来尤其在大城市，发病率明显上升。本病属于中医学"肠覃"、"泄泻"等范畴。

一、病因病理

中医对结肠癌的记述散见于"肠覃"、"泄泻"等疾病中。认为其主要病机为忧思郁怒，饮食不节，脾失健运，气机不畅，毒邪侵入，湿热蕴结，下注大肠，滞留积聚，凝结成积，以致形成肿瘤。如《灵枢·水胀》曰："肠覃者，寒气客于肠外，与卫气相搏，气不得荣，因有所系，癖而内著，恶气乃起，息肉乃生……"。

结肠癌的发病原因是遗传和环境因素之间相互作用的结果。发生的可能因素有：①饮食因素，如高脂肪饮食，低纤维饮食，动物蛋白，食物中亚硝胺及其衍生物含量高，摄入酒精，维生素 A 及微量元素缺乏等；②结肠的某些良性病变，如慢性溃疡性结肠炎，克罗恩病，大肠腺瘤，血吸虫病等；③遗传因素，如家族性腺瘤性息肉病，遗传性非息肉病性直肠癌等。

二、分型

结肠癌根据大体形态分为肿块型、浸润型和溃疡型（图 36-3～图 36-5）。肿块型是最常见的类型，肿瘤向肠壁生长，好发于右侧结肠，早期常无症状，转移出现相对较晚。浸润型沿肠壁浸润，容易引起肠管狭窄和肠梗阻，多发于左侧结肠。溃疡型向肠壁深层生长并向周围浸润，容易出现出血和穿孔，分化程度较低，易发生淋巴结转移。显微镜下的常见组织学分类有腺癌、黏液腺癌和未分化癌，其中腺癌占大多数。结肠癌可经血道和淋巴道转移，尤其是未分化癌分化低，预后最差。

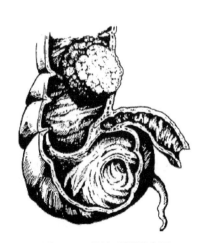
图 36-3 肿块型结肠癌图

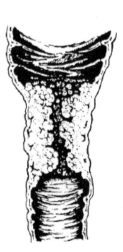
图 36-4 浸润型结肠癌

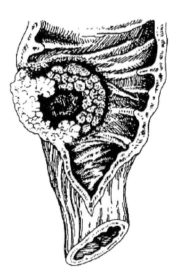
图 36-5 溃疡型结肠癌

三、临床病理分期

本病临床分期目的在于了解肿瘤发展过程，指导拟定治疗方案及估计预后。

TNM 分期法见表 36-1。

表 36-1　TNM 分期法

原发肿瘤（T）

T_x　原发肿瘤无法评价

T_0　无原发肿瘤证据

Tis　原位癌：局限于上皮内或侵犯黏膜固有层 [a]

T_1　肿瘤侵犯黏膜下层

T_2　肿瘤侵犯固有肌层

T_3　肿瘤穿透固有肌层到达结直肠旁组织

T_{4a}　肿瘤穿透腹膜脏层

T_{4b}　肿瘤直接侵犯或粘连于其他器官或结构 [b, c]

区域淋巴结（N）

N_x　区域淋巴结无法评价

N_0　无区域淋巴结转移

N_1　有 1～3 枚区域淋巴结转移

　　N_{1a}　有 1 枚区域淋巴结转移

　　N_{1b}　有 2～3 枚区域淋巴结转移

　　N_{1c}　浆膜下、肠系膜、无腹膜覆盖结肠/直肠周围组织内有种植（TD, tumor deposit），无区域淋巴结转移

N_2　有 4 枚以上区域淋巴结转移

　　N_{2a}　4～6 枚区域淋巴结转移

　　N_{2b}　7 枚及更多区域淋巴结转移

远处转移（M）

M_x　远处转移无法评价

M_0　无远处转移

M_1　有远处转移

　　M_{1a}　远处转移局限于单个器官或部位（如肝，肺，卵巢，非区域淋巴结）

　　M_{1b}　远处转移分布于一个以上的器官/部位或腹膜转移

注：a 示 Tis 包括肿瘤细胞局限于腺体基底膜（上皮内）或黏膜固有层（黏膜内），未穿过黏膜肌层到达黏膜下层。

b 示 T_4 的直接侵犯包括穿透浆膜侵犯其他肠段，并得到镜下诊断的证实（如盲肠侵犯乙状结肠），或者，位于腹膜后或腹膜下肠管的肿瘤，穿破肠壁固有肌层后直接侵犯其他的脏器或结构，如降结肠后壁肿瘤侵犯左肾或侧腹壁，或者中下段直肠癌侵犯前列腺、精囊腺、宫颈或阴道。

c 示肿瘤肉眼上与其他器官或结构粘连则分期为 cT_{4b}。但是，若显微镜下该粘连处未见肿瘤存在则分期为 pT_3。V 和 L 亚分期用于表面是否存在血管和淋巴管浸润，而 PN 则用以表示神经浸润

四、临床表现与诊断

1.**临床表现**　结肠癌早期常无特殊不适，随着病情的发展可有下列临床表现：

（1）大便性状和习惯的改变常为最早出现的症状，多表现为大便习惯与性状改变，包括便秘、腹泻或两者交替出现。

（2）便血多表现为便中带暗红色黏液、脓血。

（3）腹部不适和腹痛是结肠癌的常见临床表现。阵发性绞痛提示有肠梗阻，而突发性剧痛伴腹膜刺激症状提示有并发肠穿孔的可能。

（4）腹部肿块多为肿瘤本身，也可能是梗阻胀大的肠管。升、降结肠的肿瘤常位于相应的部位，活动度相对较小。横结肠、乙状结肠发生肿块时，位置极不恒定。腹部肿块不一定是原发肿瘤，也可能是网膜、肠系膜、卵巢等处的转移瘤。

（5）肠梗阻表现其特点是呈进行性加重，保守治疗难以缓解。左半结肠肠腔相对较窄，多为浸润型。因此，癌肿梗阻的发生率较右半结肠为高，而右半结肠癌以腹部肿块、贫血等病征多见。

（6）全身症状由于肿瘤的消耗、出血、感染和毒素吸收等，晚期可出现恶病质表现，如贫血、消瘦、乏力、低热等。

结肠癌的误诊或漏诊的主要原因是由于早期症状不明显，或满足于已存在的"肠炎"、"便秘"等疾病诊断。因此，但凡有以下情况者，应提高警惕，及时进一步检查：①近期出现持续腹部不适、隐痛、气胀；②大便习惯改变，出现便秘或腹泻，或两者交替出现；③不明原因的便血；④原因不明的贫血或进行性体重下降；⑤腹部肿块。

2. 实验室检查和其他辅助检查

（1）粪便隐血试验：是早期发现结肠癌的简单而无痛苦的检查方法之一，可作为结肠癌大规模普查和对高危人群筛检的首选方法。该试验有免疫法和化学法，免疫法的敏感性和特异性较高，而化学法则有快速、简便、经济的优点。

（2）内镜检查纤维或电子肠镜：是目前诊断结肠癌最可靠的检查方法，可以进行活组织检查取得定性诊断。超声内镜可了解肿瘤侵犯肠壁深度，以及与周围脏器、血管毗邻关系，同时可以发现有无可疑淋巴结转移，对术前临床分期有一定帮助。

（3）气钡双重对比造影：可了解全结肠的形态特点，对肿瘤的定位诊断准确度高于内镜，但不适用于疑有肠梗阻者。

（4）CT和磁共振扫描：其最大优势在于显示邻近组织受累情况、淋巴结或远处脏器有无转移，有助于临床分期和制订治疗方案（图36-6、图36-7）。

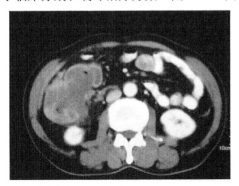 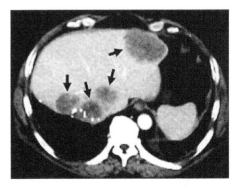

图36-6　升结肠癌图　　　　　　图36-7　肝多发性转移癌

（5）肿瘤标志物癌胚抗原（carcinoembryonic antigen，CEA）和糖抗原19-9（CA19-9）：是结肠癌诊断和术后监测有意义的标志物检测项目，对评价治疗效果和预后、监测术后复发和转移病变有重要意义。两者不是大肠癌的特异性抗原，不能用作早期诊断，但两者联合检测的敏感性明显高于单项检测。

凡40岁以上具备以下任一表现者列为高危人群，应及时行内镜检查：①Ⅰ级亲属有结直肠癌病史者；②有癌症史或肠道腺瘤或息肉史；③大便隐血试验阳性者；④具有黏液血便、慢性腹泻或慢性便秘者；⑤有阑尾切除或胆囊切除手术史。

3. 鉴别诊断

（1）痔出血：色多鲜红，作直肠指检及内镜检查可以作出鉴别。

（2）大肠息肉：临床亦可见血便和大便性状的改变，肠镜检查并活检可以确诊。

（3）大肠恶性淋巴瘤：临床表现与大肠癌相似，但病史相对长，以持续反复不明原因的发热为首发症状，通过肠镜活检可以确诊。

（4）溃疡性结肠炎：亦有黏液血便、消瘦乏力、贫血等表现。对于有 10 年以上的溃疡性结肠炎病史病人，应高度警惕癌变的可能，需通过内镜检查才能鉴别。

（5）克罗恩病：是一种病因不明的肠道慢性非特异性、坏死性炎症，常伴溃疡和肉芽组织增生。全胃肠道均可罹病，好发于末端回肠和右半结肠。临床表现以腹痛、腹泻、肠梗阻等为主要症状。伴有发热、营养障碍和关节炎等全身表现，需病理活检确诊。

五、治疗

结肠癌的治疗原则是以外科手术为主的综合治疗。

1. 手术治疗　手术原则：①对于癌肿尚局限于肠壁内，切除病变所在肠段及其淋巴引流区，可以达到彻底根治的目的。②对于癌肿已穿透肠壁或已伴有区域淋巴结转移者，行根治性手术切除，可在手术前后配合放、化疗等综合治疗。③对原发癌肿尚能切除，但已有远处转移者，首先应争取尽量切除原发灶。如转移病变为单发，则视病人情况行一期或分期切除转移灶。如转移灶为多发，则应在切除原发肿瘤后进行综合治疗。④对局部癌肿无法切除者，为防止梗阻或解除梗阻，首选内转流术；对无法作内转流术者，则可选近端结肠造口减压术。

结肠癌根治性切除范围应包括病变肠段及其系膜和供应的血管及引流淋巴区，但要根据术中探查的具体情况，结合病人年龄、全身状况及对手术耐受性等作适当调整。常用的手术方式有右半结肠切除术、横结肠切除术、左半结肠切除术、乙状结肠切除术等。目前腹腔镜手术已成为结肠癌根治主流术式。

2. 辨证论治　围术期术前阶段治疗目标是以最佳的状态迎接手术，过用散结祛瘀等抗肿瘤的药物反致攻伐太过而耗伤正气，因此术前宜以扶正为主，运用补益气血之法，气虚者用四君子汤，血虚者以四物汤加减治疗，若有夹热、夹湿、夹瘀则根据辨证灵活应用。

术后早期，约一周以内，治疗目标是尽快促进胃肠功能恢复。此阶段因禁食、留置胃管等情况，不宜服用大剂量汤药，则可运用外治法如针灸、腹部热敷等综合治疗。具体方法有：①灌胃方选四磨汤，煎至 100ml，每次 20～40ml，每天 2 次；②针灸主穴取足三里、气海、上巨虚，配穴取天枢、关元、下巨虚；③腹部热敷吴茱萸 250g 加粗盐 250g 炒热布包外敷腹部，每天 3～4 次，每次不少于 30 分钟。

胃肠功能恢复后至接受放化疗前的术后恢复期宜以扶正为主，不宜攻伐太过。目的是提高机体免疫力，使机体尽快恢复。若见肢冷便溏，少气无力，舌苔白，脉细弱等。证属脾肾阳虚，治宜温补脾胃。方选参苓白术散加补骨脂、熟附子等。若见五心烦热，头晕目眩，口苦舌干，腰酸腿软，舌质红，脉细弦等。证属肝肾阴虚，治宜滋养肝肾。方选知柏地黄汤加减。若见气短乏力，便溏，面色苍白，舌质淡，脉沉细等。证属气血两虚，治宜补气养血。方选补中益气汤合四物汤加减。

3. 化学药物治疗　单纯化疗并不能取得比手术更好的疗效，但是具有杀灭手术不能消灭的微小远处转移灶及局部术野的脱落细胞，从而减少术后复发和转移。作为综合治疗的一个重要环节，在提高结肠癌术后生存率，以及在治疗不能手术切除的大肠癌及肝转移癌方面体现了重要价值。主要用于手术切除后预防复发；术中残留肿瘤或肿瘤复发，或有远处转移，不能手术者。若癌肿体积较大，手术切除困难，也可先化疗，使肿瘤缩小后再手术切除。最常用的药物为 5-氟尿嘧啶类药物，以及近年来应用的希罗达（Xeloda）、奥沙利铂（Oxaliplatin）、开普拓（CPT-11）等新药，用药方案有单药治疗和联合用药。

4. 生物治疗　指用生物来源制剂或调节生物反应的制剂治疗肿瘤的方法，有一定的作用。它通过干扰细胞生长、转化或转移，直接发挥抗肿瘤作用；或通过激活免疫系统的效应细胞来达到对肿瘤进行杀伤或抑制的目的。随着基因工程生物技术的飞跃发展，以肿瘤免疫治疗为核心的生物治疗已日益受到关注。

第七节　直　肠　癌

直肠癌（carcinoma of the rectum）是指发生乙状结肠直肠交界处至齿线之间的恶性肿瘤，是最常见消化道恶性肿瘤之一。我国直肠癌的发病率比结肠癌高，低位直肠癌占直肠癌的比例高，以及青年人（<30岁）直肠癌占直肠癌的比例高。直肠癌早期无明显症状，癌肿破溃形成溃疡或感染时才出现症状。临床表现以排便习惯和大便性状的改变、便血、肠梗阻等为主。本病属于中医学"肠覃"、"锁肛痔"等范畴。

一、病因病理

中医对直肠癌的记述散见于"肠覃"、"锁肛痔"等疾病中。如《外科大成》中"锁肛痔，肛门内外犹如竹节锁紧，形如海蛇，里急后重，粪便细而带扁，时流臭水……"，与直肠癌症状颇为相似。

直肠癌的发病原因同样是遗传和环境因素之间相互作用的结果。发生的可能因素有：①饮食因素，如高脂肪饮食，低纤维饮食，动物蛋白，食物中亚硝胺及其衍生物含量高，摄入酒精、维生素A及微量元素缺乏等；②大肠的某些良性病变，如克罗恩病，大肠腺瘤，血吸虫病等；③遗传因素，如家族性腺瘤性息肉病，遗传性非息肉病性直肠癌等。

直肠癌的大体病理形态分型同结肠癌分型。

二、临床表现与诊断

1. 临床表现　直肠癌早期常无特殊不适，随着病情的发展可有下列临床表现：

（1）排便习惯改变：表现为大便次数和性状改变，以及直肠刺激征如肛门坠胀感、里急后重和便意频繁。

（2）便血：因癌肿破溃感染出现大便表面带血及黏液，甚至有脓血便。

（3）梗阻症状：当癌肿增大导致肠管狭窄，早期表现为大便变细或变形，病情进一步发展可出现腹痛、腹胀、肛门停止排气排便等梗阻症状。

（4）全身症状：由于肿瘤的消耗、出血、感染和毒素吸收，可出现如贫血、消瘦、乏力、低热等恶病质症状。

（5）直肠指检：是发现直肠肿瘤最简单易行的方法。检查时要了解肿块的位置、大小、形态，以及占肠周的范围、基底部活动度、肠腔有无狭窄、病灶有无侵犯邻近组织器官、盆底腹膜有无结节；还要注意手套有无染血，染血的颜色。

2. 实验室检查和其他辅助检查

（1）粪便潜血试验：是早期发现直肠癌的简单而无痛苦的检查方法之一，作为直肠癌大规模普查和对高危人群筛检的首选方法。

（2）内镜检查：包括肛门镜、乙状结肠镜和电子肠镜检查，可以进行活组织检查取得定性病理诊断。超声内镜可了解肿瘤侵犯肠壁深度，以及与周围脏器、血管毗邻关系，同时发现有无可疑淋巴结转移，对术前临床分期有一定帮助。

（3）CT和磁共振扫描：CT扫描可较好判断远处脏器如肝肺有无转移，而磁共振最大优势在于显示直肠癌肿浸润深度、邻近组织受累及淋巴结转移情况，有助于临床分期和制定治疗方案。

（4）肿瘤标志物见结肠癌论述。

（5）其他检查：对于低位直肠癌当伴有腹股沟淋巴结肿大时，应行淋巴结活检。癌肿位于直肠前壁，女性病人应作阴道检查及双合诊，评估癌肿是否侵及阴道后壁；若男性病人出现尿频急甚至血尿者，应行膀胱镜检查。

3. 鉴别诊断

（1）内痔：内痔出血，多呈滴出样，血色鲜红，通过直肠指检及内镜检查可作出鉴别。

（2）直肠息肉：可见血便，多表现为黏附于大便表面，内镜检查并活检可以确诊。

（3）溃疡性直肠炎：有黏液血便、消瘦乏力、贫血等表现。对于有 10 年以上的溃疡性直肠炎病史病人，应高度警惕癌变的可能，需通过内镜检查才能鉴别。

三、治疗

直肠癌的治疗原则是以外科手术为主的综合治疗，配合术前的放疗和化疗（又称新辅助放化疗）在一定程度上提高手术疗效。对于 T_4 中下段直肠癌必须行新辅助放化疗，而 T_3 则推荐使用。

1. **手术治疗** 手术原则：①对于癌肿尚局限于肠壁内，切除病变肠段及其淋巴引流区，可以达到彻底根治的目的。②对于癌肿已穿透肠壁或已伴有区域淋巴结转移者，行根治性手术切除，可在手术前后的配合放、化疗等综合治疗。③对原发癌肿尚能切除，但已有远处转移者，首先应争取尽量切除原发灶。如转移病变为单发，则视病人情况行一期或分期切除转移灶。如转移灶为多发，则应在切除原发肿瘤后进行综合治疗。④对局部癌肿无法切除者，为防止梗阻或解除梗阻，可行近端结肠造口减压术。

直肠癌根治性切除范围同样包括病变肠段及其系膜和供应的血管及引流淋巴区。常用的手术方式有局部切除术、直肠癌前切除术（Dixon 术）、经腹会阴联合切除术（Miles 术）、经腹直肠癌切除、近端造口、远端封闭手术（Hartman 手术）等。目前腹腔镜手术已成为直肠癌根治术的主流术式。

2. **辨证论治** 同结肠癌处理。

3. **化学药物治疗** 作为综合治疗的一个重要环节，化学药物治疗在提高大肠癌术后生存率，以及在治疗不能手术切除的直肠癌及肝转移癌方面体现了重要价值。主要用于手术切除后预防复发；术中残留肿瘤或肿瘤复发，或有远处转移，不能手术者。若癌肿体积较大，手术切除困难，也可先化疗，使肿瘤缩小后再手术切除。最常用的药物为 5-氟尿嘧啶类药物，以及近年来应用的希罗达（Xeloda）、奥沙利铂（Oxaliplatin）、开普拓（CPT-11）等新药，用药方案有单药治疗和联合用药。

4. **放射治疗** 放疗主要适用于直肠癌和肛管癌，可分为术前放疗、术后放疗和术前术后放疗（即"三明治"式治疗）。术前放疗可以提高手术切除率和降低复发率；对于晚期不能手术者，少数在接受一定量放疗后可以得到手术切除的机会，甚至是根治性切除；多数可以达到缓解症状的目的，特别是镇痛效果较好。

5. **其他治疗** 目前对直肠癌的治疗正进行着非常广泛的研究，如基因治疗、靶向治疗和免疫治疗等。靶向治疗已显现出较好的临床效果，如 *Kras* 基因野生型病人，应用西妥昔单抗可增加化疗效果。此外，对于低位直肠癌合并肠梗阻且不能手术者，可应用电灼、消融等局部治疗或放置金属支架以改善急性梗阻症状。

（范小华　谭康联）

第八节　直肠肛管先天性疾病

一、先天性直肠肛管畸形

先天性直肠肛管畸形（congenital anorectal malformation）是胚胎发育时期后肠发育障碍所致的消化道畸形，是小儿肛肠外科的常见病，居消化道畸形第一位。发病率为 1：（1500～5000），中国的调查资料约在 1:4000，男女发病无差异。据统计，先天性肛门直肠畸形的病人，常常合并其他器官的先天性畸形，如先天性心脏病，食管或十二指肠闭锁，输尿管、肾脏及骶骨的异常。较常见的伴随畸形有子宫隔膜、双子宫、男性尿道下裂等。本病属于中医学"锁肛"、"肛门闭塞"的范畴。

（一）病因病理

中医认为，先天禀赋不足，胎儿在孕育期间母亲营养不良，或早产或胚胎发育不全致胎儿出生后先天缺陷与此病相关性较大。

现代医学认为，先天性肛门直肠畸形发生病因与遗传、环境有关。肛门、直肠先天性畸形的胚胎学基础是后肠发育障碍。肛管上部、直肠和部分泌尿生殖器官是胚胎时期后肠的衍生物。在胚胎早期，尾肠和尿生殖窦共同形成一个膨大的囊腔，称为泄殖腔，直至胚胎第 7 周末，中胚层才分为泌尿系统和直肠，第 8 周末，肛隔消失，才形成正常的直肠和肛管。在此过程中，后肠发育障碍是畸形形成的主要原因。

（二）临床表现与分类

1.临床表现　绝大多数直肠肛管畸形病儿，在正常位置没有肛门，易于发现。不伴有瘘管的直肠肛管畸形在出生后不久即表现为无胎粪排出、腹胀、呕吐；瘘口狭小不能排出胎粪或仅能排出少量胎粪时，病儿喂奶后呕吐，以后可吐粪样物，逐渐腹胀；瘘口较大，在出生后一段时间可不出现肠梗阻症状，而在几周至数年逐渐出现排便困难。

高位直肠闭锁，肛门、肛管正常的病儿表现为无胎粪排出，或从尿道排出浑浊液体，直肠指诊可发现直肠闭锁。女孩往往伴有阴道瘘，泌尿系瘘几乎都见于男孩，从尿道口排气和胎粪是直肠泌尿系瘘的主要症状。

2.分类

（1）先天性肛门直肠畸形分为四型：第一型：肛门或肛管直肠交界处狭窄；第二型：肛门膜状闭锁；第三型：肛门闭锁，肛门部皮肤距直肠盲端有相当的距离，常并发通向泌尿生殖系统的瘘管；第四型：直肠闭锁，肛门肛管正常。

（2）1971 年在澳大利亚墨尔本举行的国际会议上，制订了肛门直肠先天畸形国际分类法（表36-2）。

表 36-2　先天性肛门直肠畸形国际分类

畸形种类	肛门、直肠状态	主要特点
低位畸形（直肠通过肛提肌）	外口位置正常	肛门狭窄、肛门遮盖（完全性）
	外口在会阴部	肛门皮肤瘘（部分性肛门遮盖）、会阴前肛门
	外口在女性外阴部	肛门外阴瘘、肛门前庭瘘、前庭肛门
中间位畸形	肛门闭锁	肛门闭锁不并发瘘管
	肛门直肠狭窄	直肠尿道球部瘘（男）、直肠前庭瘘（女）、直肠阴道低位瘘（女）
高位畸形（直肠盲端在肛提肌以上）	肛门直肠闭锁	直肠阴道高位瘘、直肠膀胱瘘、直肠尿道瘘、肛门直肠闭锁并发瘘管、肛门直肠闭锁不并发瘘管、直肠泄殖腔瘘
其他畸形	直肠缺如	肛膜闭锁、泄殖腔外翻、其他

（三）诊断

本病诊断一般不困难，出生后无胎粪排出，检查无肛门，诊断即可成立。直肠闭锁肛管正常时，直肠指诊亦可确定。阴道留粪，表明有阴道瘘；尿道口不随排尿动作而排气、排粪为尿道瘘；全程排尿均有胎粪，尿液呈绿色为膀胱瘘。影像学检查可帮助明确直肠肛管畸形的类型。

（四）辅助检查

（1）腹部 X 线平片：是诊断先天性肛门直肠畸形的主要方法。通常将婴儿倒置（足向上头向下位），在原肛凹位置放一个金属标记，照侧位像。采用这种方法观察直肠盲端时，一方面要测量空气影像与会阴皮肤平面的关系，另一方面应借助骨骼标记观察畸形位置。从耻骨联合到尾骨预期的位置上划一连线恰好是耻骨尾骨肌上缘的平面。直肠盲端内气体在这一连线以下时属于高位畸形。如超过这一连线平面，低于逗点状坐骨影像的最低点时，畸形属于低位。注意新生儿倒置不宜超过 3 分钟。

（2）CT 与磁共振检查：可以显示肛提肌的状况及直肠位置，准确可靠。

（3）腹部超声检查：超声检查方法简单，设备要求低，客观性强，对身体无害，通过术前超声检查可以准确地发现闭锁盲端的位置、肠壁的厚度。

（4）实验室检查：尿常规检查对诊断直肠膀胱瘘或直肠尿道瘘有帮助。凡有这种瘘时，尿沉渣中可以发现肠上皮的角化上皮细胞。

（五）治疗

先天性直肠肛门畸形病人因其属解剖形态的改变，手术是唯一的治疗方法。根据直肠肛管畸形的类型不同，手术方法也不同。低位畸形手术相对简单，一般经会阴入路。单纯肛门膜状闭锁，仅需切除肛膜，直肠黏膜与肛门皮肤缝合。高位畸形需经腹、会阴部入路行肛管直肠成形术。术后中医辨证论治参考"结直肠癌"有关内容。

二、先天性巨结肠

先天性巨结肠（hirschsprung disease，HD）是肠神经系统在胚胎期的发育障碍而引起远端肠管黏膜下及肌层神经节细胞缺如的一种肠道发育畸形。在消化道畸形畸形中，其发病率仅次于先天性直肠肛管畸形。本病以男孩多见，男：女比例为 4：1，发病率为 1/5000～1/2000，有一定的家族性发作倾向。典型的临床表现为胎便排出及排尽时间延迟，渐进性加重的顽固性便秘。本病属于中医学"便秘"范畴。

（一）病因病理

中医学认为先天禀赋不足，胎儿在孕育期间母亲营养不良，或早产或胚胎发育不全致胎儿出生后先天缺陷，脏腑虚弱或脏腑器官畸形而为病。

先天性巨结肠病因目前尚不完全清楚，但大多数认为其是多因子遗传性疾病，即由遗传和环境因素共同作用所致。它是一种肠道发育畸形，即外胚层神经嵴细胞没有移行到肠壁内之故。因肠壁内缺少了神经节细胞，只能紧缩不能舒张，结果上部结肠内的粪便和气体在结肠内堆积起来，不能顺利的通过和排出，把结肠逐渐扩大，久而久之就形成了结肠特别粗大、膨胀、肥厚的巨结肠症。典型病例可见病变肠段分为三个阶段，即痉挛段、移行段和扩张段。

（二）临床表现与诊断

1.临床表现　凡新生儿期出现胎便排出异常，即胎便排出及排尽时间延迟，出生后第 1 次胎便排出时间超过 24 小时，而排尽时间超过 72 小时，此后反复便秘，腹胀如蛙腹，肛门指诊肛管狭窄，直肠壶腹部空虚，拔指后有爆破样排气排便，腹胀可暂时缓解者，均应怀疑先天性巨结肠。对腹胀、发热、呕吐及腹泻，以及腹泻和便秘交替的患儿，也要考虑先天性巨结肠的可能。较大儿童的临床表现较典型，表现为渐进性加重的顽固性便秘，开始使用辅助措施（用开塞露或洗肠）有效，随着使用次数增多、时间延长，逐渐失效，腹部可触及质硬粪块，指检肛门狭窄，可触及直肠内粪块或直肠壶腹空虚，拔指后少有爆破样排气排便，诊断多无困难。先天性巨结肠患儿的营养较差，多伴贫血、生长发育滞后。

2. 辅助检查

（1）X线腹部平片：是简单易行的初步检查方式，可以看到低位肠梗阻、淤胀扩大的结肠及液平面。

（2）钡剂灌肠：可以观察到结肠无正常蠕动波，肠管扩张如筒状，僵直。如果显示典型的狭窄、扩张段和移行段，即可明确诊断，且24小时拍片钡剂有残留。钡剂灌肠除了诊断意义，对手术治疗也有较大的指导作用，根据24小时的钡剂潴留部位，可指导手术中切除结肠的范围。

（3）直肠肛门测压：测压检查主要的指标是直肠肛管抑制反射（RAIR）和肛管蠕动波。先天性巨结肠的典型表现为RAIR消失，肛管蠕动波明显慢于正常，且蠕动波的形态不规则。而新生儿由于神经发育未成熟，而导致生理性RAIR消失，此使直肠肛管测压在诊断新生儿先天性巨结肠中应用受到限制。

（4）直肠黏膜组织活检：它的优点是简便易行，一般在门诊即可进行，不需麻醉，并发症的发生率也较低。常见的并发症主要为出血，而肠穿孔发生率非常低。乙酰胆碱酯酶（AChE）是先天性巨结肠最为可靠的依据，正常肠黏膜内AChE为阴性，先天性巨结肠患儿表现为黏膜固有层及黏膜下层AChE阳性。AChE染色为术前诊断先天性巨结肠的金标准。

综上所述，病人有排便障碍等临床表现，结合以上辅助检查一般不难诊断。钡剂灌肠显示典型狭窄段、移行段及扩张段，直肠黏膜AChE染色为阳性。除了典型的临床表现，必须有钡剂灌肠及直肠黏膜AChE检查的阳性结果支持，临床上需与功能性便秘及巨结肠同源病鉴别，有条件者直肠肛管测压检查也是必要的。

（三）治疗

本病以外科手术治疗为主。对诊断尚不肯定或虽已肯定但暂不行手术或术前准备者，可以采取包括扩肛、大承气汤保留灌肠、开塞露塞肛、补充营养等，以缓解症状，维持营养。

手术的目的是解除梗阻症状，保持大便通畅。绝大部分患儿均可行Ⅰ期根治术。手术应完整切除病变段，根据情况选择不同的手术方式。对必须手术而病情过重者，应先行结肠造口，以后再施行根治手术。主要经典术式有拖出型直肠结肠切除术（Swenson术）、结肠切除、直肠后结肠拖出术（Duhamel术）、直肠黏膜剥除、鞘内结肠拖出术（Soave术）等。每种手术均有其优缺点，选择哪种手术方式，主要与病人的病情情况、优缺点平衡、术者习惯等有关。术后中医辨证论治参考"结直肠癌"有关内容。

（梁学敏　王　浩）

第九节　肛　裂

肛裂（anal fissure）是指肛管皮肤全层裂开并形成溃疡。其临床特点是肛门周期性疼痛、便血、便秘。本病多见于20～40岁青壮年，男性发病率高于女性。好发于肛管前、后方正中位，侧方相对较少见。成年人肛裂的发病率为4%～6%，其发病率仅次于痔疮。本病属于中医学"裂肛"的范畴。

一、病因病理

中医认为肛裂发病多因平素好食辛辣炙煿、醇酒厚味，致湿热蕴结；或老人、产妇产后血虚，阴亏津乏，肠失濡养，大便秘结；或久忍大便，燥屎内结等，致糟粕结滞大肠，便时肛门努张，折纹破裂而成。《医宗金鉴·外科心法要诀》曰："肛门围绕折纹破裂，便结者，火燥也"。肛门在身体下部，湿毒之邪易于侵入，阻碍气机，使局部气血运行不畅，营养失调，故裂后不易愈合。

现代医学认为，肛管前后位肌性支持较薄弱，血液供应较两侧差，肛管后部承受的压力最大。肛管前后正中位容易损伤，形成溃疡，干硬粪便、异物、分娩、排便时过度努挣、肛门直肠检查粗暴，手术操作不当等，均可造成肛管皮肤损伤而继发感染，形成肛裂。慢性肛裂因反复发作，裂口上端的肛门瓣和肛乳头水肿，形成肥大乳头；下端皮肤因炎症、水肿，形成袋状皮垂向下突出于肛门外，称"哨兵痔"。由于裂口周围组织的慢性炎症、溃疡，还常可伴发单口内瘘、肛隐窝炎、肛乳头炎等。因此，上述病理改变成为慢性肛裂的特征。因肛裂、哨兵痔、肛乳头肥大同时存在，称为肛裂"三联征"。

二、临床表现与诊断

肛裂的主要临床表现是周期性肛门疼痛、便血和便秘。

肛门周期性疼痛是肛裂的主要特征。其特点是排便时由于粪便对肛裂溃疡神经末梢的机械性刺激而表现为肛门烧灼样或刀割样疼痛，称为排便时疼痛；便后数分钟疼痛可缓解，称为间歇期；随后因肛门括约肌收缩痉挛，再次出现剧烈疼痛，可持续半小时到数小时，此为肛门括约肌挛缩痛。直至括约肌疲劳、松弛后疼痛方缓解，但每次疼痛又再次发生，此即称为肛裂疼痛周期（图36-8）。其次是

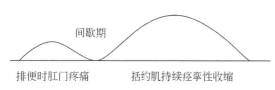

便血，特点是大便时出血，或点滴而下，或附着于粪便表面，或仅为便纸染血，色鲜红，一般出血量不多。便秘的特点是排便时干燥粪便裂伤肛门皮肤而引起剧烈的肛门疼痛，病人因惧怕大便时的肛门疼痛而不愿定时排便，导致粪便在大肠停留时间延长而形成便秘，由此形成恶性循环。

图36-8　肛裂周期性肛门疼痛

局部体征的主要表现是肛管皮肤皱折可见呈放射状裂口，溃疡面呈狭长形，长0.5～1cm。根据病程长短和局部体征，将肛裂分为急性肛裂和慢性肛裂。急性肛裂发病时间短，局部肛管裂口边缘整齐，基底新鲜，色红，触痛明显，创面富于弹性。慢性肛裂发病时间长，反复发作，局部肛管裂口边缘发硬，基底苍白溃疡，可以伴有脓性分泌物。上端邻近肛窦处肛乳头肥大，创缘下端有哨兵痔，或有皮下瘘管形成。

根据临床表现与体征，诊断肛裂并不困难，但应与肛门皲裂、肛管结核性溃疡、梅毒性溃疡等相鉴别，必要时可取活组织作病理检查以明确诊断。

三、治疗

保持大便通畅是肛裂保守治疗的原则。对于经久不愈，而保守治疗无效，且症状加重者可采用手术治疗。

1. 非手术疗法　原则是通畅排便，解除肛门括约肌痉挛而减轻疼痛，以中断肛门周期性疼痛的恶性循环，促进局部愈合。

（1）辨证论治

1）血热肠燥：大便秘结，二三日一行，便时肛门疼痛，便时滴血或手纸染血，腹部胀满，溲

黄，裂口色红。舌质偏红，苔黄燥，脉弦数。治宜凉血润燥通便。方选凉血地黄汤加减。若便秘重者加生大黄、火麻仁、厚朴、杏仁等以通腑。

2）湿热蕴结：大便秘结或不爽，便后肛门呈周期性疼痛，便时肛门滴血，色鲜红，肛门灼热坠胀。裂口溃疡呈梭形，伴有潜行瘘道，或时流黄水。舌苔黄腻，脉数。治宜清热化湿通便。方选内疏黄连汤加减。

3）阴虚津亏：大便干结，数日一行，便时疼痛点滴下血，裂口深红。口干咽燥，五心烦热。舌红，苔少或无苔，脉细数。治宜养阴清热润肠。方选润肠汤加增液汤。

4）气滞血瘀：肛门刺痛明显，便时便后尤甚，肛门紧缩，裂口色紫暗。舌紫黯，脉弦或涩。治宜理气活血，润肠通便。方选六磨汤加减。

（2）外治法

1）熏洗：适用于各类肛裂及肛裂手术后。常用方药：荆芥方、花椒艾叶汤、五倍子汤、苦参汤等。

2）外敷：适用于各类肛裂及肛裂手术后。常用方药：生肌散、九华膏或生肌玉红膏等。

3）塞药：适用于大便干结难解的各类肛裂，常用药物：开塞露，1～2 支诱导灌肠以助排便；太宁栓，每天早晚各 1 个塞肛，以减轻干结大便对肛管的刺激。

（3）扩肛：手法扩肛适用于急性肛裂，可一定程度松解痉挛的括约肌，改善局部血供，促进裂损创面修复。还可以外涂硝酸甘油软膏，具有松弛血管平滑肌的作用，以解痉改善肛门局部血供，起到化学性扩肛作用。

2. 手术治疗 主要适用于慢性肛裂或非手术治疗无效者。具体手术方法有肛裂切除术和肛门内括约肌切断术等。对不典型的肛管溃疡，宜先行病理活检，切忌盲目选择手术。

最常用手术方式是肛裂切除术，包括切除肛裂溃疡、前哨痔、肛乳头或皮下瘘，同时切断部分内括约肌或外括约肌皮下部，创面敞开引流，亦可行纵切横缝或"Y-V"成形术来修补皮瓣。

第十节　直肠肛管周围脓肿

直肠肛管周围脓肿（anorectal abscess）是指直肠肛管周围软组织或其周围间隙发生急性化脓性感染，简称肛周脓肿。男性多见，多见于 20～40 岁青壮年。其特点是发病急骤、疼痛剧烈，或伴有发热等全身表现，脓肿破溃或切开引流后常形成肛瘘。脓肿是肛管直肠周围炎症的急性期表现，而肛瘘则为其慢性期表现。常见的致病菌有大肠杆菌、金黄色葡萄球菌、链球菌和铜绿假单胞菌，偶有厌氧性细菌和结核杆菌，临床上表现为多种病菌混合感染。本病属于中医学"肛痈"的范畴。

一、病因病理

直肠肛管周围脓肿的感染病灶多来自肛腺，因肛腺位于肛窦之内，肛窦开口向上，粪便容易进入或损伤肛窦而致感染。感染可沿肛腺管进入肛腺，通过腺体的管状分支，或联合纵肌纤维向上、向下、向外三处扩散到肛管直肠周围间隙，形成不同部位的脓肿。除此之外，外伤、内痔注射、骶尾部骨髓炎、肛门周围皮肤感染等也可引发肛周脓肿，而白血病、溃疡性结肠炎、克罗恩病等也可并发肛周脓肿。因此，临床诊断上需要排除继发性因素。分类上，以肛提肌为界，将直肠肛管周围脓肿分为肛提肌下部脓肿及肛提肌上部脓肿，前者包括肛周脓肿及坐骨直肠窝脓肿；后者包括骨盆直肠间隙脓肿、直肠后间隙脓肿及较少见的高位肌间脓肿。

中医认为，因过食肥甘、辛辣、醇酒等物，湿热内生，下注大肠，蕴结肛门，腐肉成脓而成；或肛门破损染毒，致经络阻塞，气血凝聚而成；也有因肺、脾、肾亏损，湿热乘虚下注而成。

二、临床表现与诊断

本病主要表现在局部症状与全身症状两个方面。局部症状表现为患处红、肿、热、痛和功能障碍。全身感染症状可表现为乏力、发热、食欲不振，甚至寒战、恶心等。一般而言，肛提肌下部脓肿以局部症状为主，局部红、肿、热痛很明显，可伴有全身感染症状，但较轻；若脓肿自然破裂，脓腔内压力下降，局部和全身症状迅速消失。而肛提肌上部脓肿则以全身症状为主，局部症状较轻，早期即有全身中毒症状，如发热、寒颤、全身疲倦不适等；局部症状多为直肠坠胀、便意不尽、排尿困难等；检查皮肤表面红肿不明显，但较硬有灼热感且范围较广，直肠指检时可触及盆腔及直肠外压痛、隆起和波动性包块。

根据上述临床表现，直肠肛管周围脓肿诊断并不难。深部脓肿局部症状不明显时可借助局部压痛最明显处穿刺抽脓、彩超或腔内超声、盆腔 CT 或 MRI 等检查协助诊断。

三、鉴别诊断

直肠肛管周围脓肿常需与以下疾病相鉴别：

1. **肛周化脓性汗腺炎**　病变较浅多在皮肤和皮下组织，病变区皮肤色素沉着，病变范围较广及外口多，瘘道处常有脓液和隆起，呈弥散性或结节状分布，一般无内口；全身感染症状无或较轻。

2. **肛周毛囊炎及疖肿**　好发于尾骨及肛周皮下，肿胀略突出，有溢脓外口，外口内有脓栓，无肛门内口。

3. **克罗恩病并发肛周脓肿**　局部红肿程度较轻，多自溃，常伴有不典型的肛门皲裂和瘘管，无明显疼痛。确诊需结合病史、全身症状及病理检查。

4. **骶前囊肿**　多见于直肠后间隙，骶骨与直肠后壁之间，亦可发生于两侧坐骨直肠间隙，当合并感染时有类似肛周脓肿的红肿热痛表现，疼痛相对较轻，而肿胀或坠胀更明显，结合盆腔 MRI 检查发现有明显囊壁。骶前囊肿处理需完整切除整个囊壁。

四、治疗

直肠肛管周围脓肿病情急，手术切开引流是首要治疗方法。脓肿一旦形成，要及时切开排脓并要保证脓腔引流通畅。脓肿初起及成脓期，应尽早使用抗生素及中药内服外用等积极的中西医结合措施综合治疗。

1. **手术治疗**　手术方式因脓肿的部位不同而异，大致可分为一期手术（即切开引流时同期处理内口）及二期手术（即单纯切开引流、不处理内口或无法探及明确内口）两大类。手术原则是在不损伤或尽量减少损伤肛门括约功能的前提下保证脓腔引流通畅，根据术中探查及术者经验选择性一期或二期处理内口。

2. **抗感染治疗**　可应用广谱抗生素或对革兰阴性菌敏感抗生素和抗厌氧菌抗生素联合使用，最理想是根据脓液培养及药敏试验结果选择抗生素。

3. **辨证论治**　遵循"消、托、补"的三大治疗原则，脓肿初起时宜用消法，酿脓期宜用托法，溃脓期宜用补法。

（1）热毒蕴结：肛门周围突然肿痛，持续加剧，伴有恶寒、发热、便秘、溲赤；肛周红肿，触痛明显，质硬，表面灼热；舌红、苔薄黄，脉数。治宜清热解毒消肿。方选仙方活命饮、黄连解毒汤加减。若湿热之象明显，如舌苔黄腻、脉滑数等，可合用萆薢渗湿汤。

（2）火毒炽盛：肛周肿痛剧烈，持续数日，痛如鸡啄，难于入寐；伴有恶寒发热，口干便秘，小便困难；肛周红肿，按之有波动感或穿刺有脓；舌红，苔黄，脉弦滑。治宜清热解毒透脓。方选透脓散加减。

（3）阴虚毒恋：肛周肿痛，皮色暗红，成脓时间长，溃后脓出稀薄，疮口难敛；伴有午后潮热，心烦口干，盗汗；舌红，苔少，脉细数。治宜养阴清热，祛湿解毒。方选青蒿鳖甲汤合三妙丸加减。

手术后属溃脓期，早期虽然脓毒得泻，病人全身症状及局部症状均有所减轻，但热毒未消，此时的治法宜补托排脓，祛腐生肌。若脓黄稠厚者，宜选托里透脓汤补托透脓。后期若脓尽腐脱，红肿消退，宜选补中益气汤或十全大补汤、八珍汤之类补益气血，促进生肌愈合。

4. 外治法

（1）外敷法：适用于脓肿初起，可用四黄膏、鱼石脂软膏、黄连膏、金黄膏等。

（2）熏洗法：适用于脓肿初起及溃后。常用方药有荆芥方、祛毒汤、苦参汤、硝矾洗药等。

（3）术后换药：目的是保证脓腔引流通畅，使脓腔从基底部开始生长，减少假性愈合。每次换药前可用苦参汤或其他具有清热解毒、消炎止痛功效的中药液坐浴。换药时先用生理盐水或甲硝唑液冲洗脓腔，冲洗干净后再用油纱塞入脓腔以作引流。早期脓毒未净，宜化腐提脓，换药时可用消炎油纱条、依沙吖啶纱条、祛腐散等；一周左右脓尽腐脱，疮面红活，此时治疗应以生肌收口为主，换药时可改用生肌油纱条、玉红膏纱条或珍珠散等，以促进脓腔愈合。除上述传统换药方法以外，近年新发展的 VSD 持续负压封闭引流治疗方式为肛周脓肿创口快速愈合提供了新方法。持续负压封闭引流不仅具有引流通畅、不易堵塞管腔的优点，而且还能及时清除引流区渗出物和坏死组织，改善局部微循环和促进组织水肿消退，刺激肉芽组织生长，加速创面愈合。

肛周脓肿自然破溃或切开引流后多数反复发作，或初发脓肿经治疗消退后又反复再发，经过 3～6 个月后形成肛瘘。术中已经处理内口的肛周脓肿或外伤性肛周脓肿则有一期治愈的机会。

（张思奋　简丽丝）

第十一节　肛　瘘

肛瘘（anal fistula）是指肛管或直肠因病理原因形成的与肛门周围邻近皮肤或组织相通的不正常通道，临床上统称为肛管直肠瘘，简称肛瘘，属于感染性疾病。本病以肛旁肿痛、反复流脓及肛门瘙痒为主要临床表现，是常见的肛管直肠疾病之一，任何年龄均可发病，但多发于男性青壮年，婴幼儿发病亦不少见。本病属于中医学"肛漏"的范畴。

一、病因病理

绝大多数肛瘘由肛管直肠周围脓肿引起，肛周脓肿破溃或切开引流后，脓腔结缔组织增生，脓腔逐渐变小，但由于内口感染源持续存在，局部反复感染从而形成慢性肉芽肿性管道即肛瘘。肛瘘一般由内口、瘘管和外口三部分组成。其内口多在齿线上肛窦处，外口位于肛周皮肤上。瘘管由反应性的致密纤维组织包绕，近管腔处为炎性肉芽组织，后期腔内可上皮化。肛瘘也可由结核病、溃疡性结肠炎、克罗恩病、肛管直肠肿瘤、肛门外伤等引起。

中医认为肛痈溃后，余毒未尽，蕴结不散，血行不畅，疮口不合，日久成漏；亦有虚劳久嗽，肺、脾、肾亏损，邪乘于下，郁久肉腐成脓，溃后成漏。

二、临床表现与诊断

本病主要症状是反复流脓或脓血。若外口暂时封闭，脓液积聚，局部有红肿胀痛，严重者可伴有寒战、发热、疲倦等全身感染症状，脓肿穿破或切开引流后，则上述症状缓解，如此反复发作。分泌物刺激肛周皮肤，可有肛周瘙痒等不适。

检查外口呈乳头状突起或肉芽组织隆起、挤压时有少量脓性或脓血性分泌物流出，外口可一个或多个。若瘘管位置较浅，可在皮下扪及条索状瘘管；瘘管位置深者经皮肤难以扪及条索状瘘管。

确定内口的位置对诊断及治疗非常重要，直肠指诊时内口处可扪及硬结、凹陷、或触痛。内口的判断可参考 Goodsall 定律：在截石位 3 点及 9 点划一横线，若外口在此线前方，则瘘管常呈直线分布，内口在外口相对应的位置；若外口在此线后方，或外口在此线的前方但距肛缘大于 4cm，则瘘管多弯曲，且内口多在后正中位置。

临床上还有一类相对少见类型，就是没有内口或外口的肛瘘，无内口的肛瘘称外盲瘘，无外口的肛瘘称内盲瘘。此外，用软质探针顺瘘管探查、从外口注入亚甲蓝液观察内口有无染色、碘油瘘管造影、MRI 检查等是临床上寻找内口的常用方法。对病情复杂、多次手术史、表现不典型或病因不明的肛瘘要做相关检查以排除克罗恩病、溃疡性结肠炎、结核等疾病，而少数肛瘘可发生癌变。

肛瘘的分类方法很多，主要是根据内外口及瘘管的数量、瘘管的形态与分布、瘘管与括约肌的关系、瘘管的病因病理等分类。目前国内较常用的是中国肛肠学会衡水会议肛瘘统一标准分类法（1975 年）：以外括约肌深部划线为界，瘘管经过此线以上为高位，在此线以下为低位。只有单一的内口、瘘管、外口称单纯性肛瘘，有两个或两个以上的内口、或瘘管、或外口称为复杂性肛瘘。具体分类：

（1）低位单纯性肛瘘：只有一个瘘管，并通过外括约肌深部以下，内口在肛隐窝附近。

（2）低位复杂性肛瘘：瘘管在括约肌深部以下，外口和瘘道有两条以上者，内口一个或多个在肛隐窝部位。

（3）高位单纯性肛瘘：仅有一条瘘管，管道穿过括约肌深部以上，内口位于肛隐窝附近。

（4）高位复杂性肛瘘：有两个以外口，瘘管有分支，其主管通过外括约肌深部以上，有一个或两个以上的内口。

根据有肛门直肠周围脓肿破溃或切开引流病史，具有肛旁反复流脓、肿痛、瘙痒等症状，体查发现肛门周围皮肤有一个或一个以上的外口，并借瘘道与直肠内口相通，便可确定诊断为本病。

肛瘘常需与以下疾病鉴别：

（1）肛周化脓性汗腺炎：其鉴别要点参照肛管直肠周围脓肿篇。

（2）骶尾部骨髓炎：由骶骨骨髓炎造成骶骨与直肠之间的脓肿，在尾骨附近穿破，形成瘘管。碘油造影可显示管道呈倒"Y"字形，不与直肠相通。X 线摄片可见骨质病变。

（3）肛管直肠癌：肛管直肠癌晚期，溃烂后也可形成瘘管，但其肿块较硬可呈菜花样，分泌物为脓血、恶臭，局部可有持续性疼痛，肿块病理检查可确诊。

（4）肛周毛囊炎和疖肿：毛囊炎和疖肿的特点是初起局部出现红、肿、痛的小结节，以后逐渐肿大，呈锥形隆起。数日后，结节中央组织坏死而变软，出现黄白色脓栓，红、肿、痛范围扩大，待脓栓脱落分泌物排出，炎症便逐渐消失而愈。若多个疖肿同时发生，则可形成瘘管，但病变表浅，不与肛门相通。

（5）肛门会阴部急性坏死性筋膜炎：肛门或会阴部、阴囊部由于厌氧菌感染而出现肛门部周围大面积组织坏死，有的可形成瘘管，此病变范围广，发病急，常蔓延至皮下组织或筋膜，向前侵犯阴囊部，多无内口。

三、治疗

肛瘘一旦形成，手术是治愈肛瘘最可靠的方法。肛瘘并发急性感染时，应采取抗感染、中药内服外治及局部引流等相应治疗措施。

1. 手术治疗　手术的基本原则是在保护肛门功能的前提下准确寻找内口并处理，切除或切开瘘管并保持引流通畅。临床上，可根据内口位置的高低、瘘管与肛门括约肌的关系来选择不同手术方式。

（1）肛瘘切开术：适用于低位肛瘘。方法是将瘘管从外口至内口全程切开，修剪创面成"V"形以利引流，靠肉芽组织生长使伤口愈合。

（2）肛瘘切除术：适用于瘘管清楚的低位肛瘘。方法是剥离切除所有瘘管组织，修剪创面成"V"形以利引流，靠肉芽组织生长使伤口愈合。若创面较大，外围伤口可予部分缝合或袋形缝合。

（3）切开挂线术：适用于高位肛瘘。方法是将外括约肌皮下层及浅层的瘘道和支管全部切开，而贯穿外括约肌深层和耻骨直肠肌以上的瘘道，则采用橡皮筋挂线，用挂线的慢性切割作用在切开瘘管的同时又不损伤肛门括约肌功能。

（4）挂线疗法：主要适合于低位单纯性肛瘘，以及作为高位肛瘘、复杂性肛瘘切除或切开术时的辅助方法。优点是不会引起肛门括约肌的破坏而导致大便失禁。其原理是利用橡皮筋或药线的慢性切割作用，组织边切开边生长，所以不会损伤肛管直肠环，同时挂线对感染病灶还有引流作用。方法是用一端系有橡皮筋的探针由外口探入，肛门内手指作引导，使探针沿管道经内口拉出，橡皮筋亦随之引出肛外，然后切开挂线区皮肤，将橡皮筋收紧结扎。挂线伤口的橡皮筋一般在术后7天左右脱落，若10~12天后仍未脱落可将未挂断组织剪开或重新紧线。

（5）肛瘘镜：适用于低位或高位单纯性肛瘘，是一种保留括约肌治疗肛瘘的新术式，能够精确识别瘘管解剖，定位内口位置。方法是在肛瘘镜下完成瘘管壁的破坏、清洁和内口的封闭。

2. 辨证论治

（1）湿热下注：肛周经常流脓，脓质稠厚，肛门胀痛，局部灼热；肛周有溃口，按之有索状物通向肛内；舌红，苔黄，脉弦或滑。治宜清热利湿。方选二妙丸合萆薢渗湿汤加减。

（2）正虚邪恋：肛周流脓液，质地稀薄，肛门隐隐作痛，外口皮色暗淡，漏口时溃时愈；肛周有溃口，按之质地较硬，或有脓液从溃口流出，且多有索状物通向肛内；伴有神疲乏力，舌淡，苔薄，脉濡。治宜扶正祛邪，托里透毒。方选托里清毒散加减。

（3）阴液亏虚：漏口凹陷，瘘道潜行，局部常无硬索状物可扪及，周围皮肤颜色晦暗，脓水稀薄，可伴有形体消瘦，潮热盗汗，心烦口干。舌红，苔少，脉细数。治宜养阴清热，方选青蒿鳖甲汤加减。

3. 外治法

（1）熏洗法：适用于肛瘘各个阶段，目的为解毒除湿。常用方药有苦参汤、五倍子汤、却毒汤、荆芥方等。

（2）外敷法：适用于肛瘘合并局部炎症明显时，目的为解毒清热消肿。常用药物有鱼石脂软膏、黄连膏、四黄膏、九华膏等。脓水淋漓不尽，出现肛周湿疹者，可用氧化锌油外涂以保护皮肤。

（3）伤口冲洗：通过冲洗将管腔内的脓液及异物冲洗干净并使其引流通畅，起到抑菌消炎、促进肉芽生长的目的。常用的冲洗液有甲硝唑、生理盐水、1/5000高锰酸钾液、中药液等。

（4）伤口换药：目的是保证伤口引流通畅，使肉芽从伤口基底部向上生长，防止假愈合。术后早期局部疼痛及渗液较多，可用止痛膏、消炎油纱、凡士林纱等换药。至伤口愈合期，可用生肌散、珍珠散、生肌油纱、凡士林纱等换药。

4. 其他疗法　急性发作或局部红肿热痛明显者，可选用抗生素治疗。一般选用针对革兰阴性菌及厌氧菌的抗生素，最好根据脓液细菌培养及药敏试验结果用药。疼痛剧烈者，可适当给予镇痛剂。若为结核性肛瘘，应同时抗结核治疗。

第十二节　痔

痔（hemorrhoids）是肛垫病理性肥大、移位，以及肛周皮下血管丛血流淤滞形成的团块。其临床特点主要表现为便血、痔核脱出、肛门不适等。本病是最常见的肛肠疾病，男女老幼均可发病，以20岁以上多见，随着年龄的增加，痔的发病率亦逐渐增高。本病属于中医学"痔"的范畴。

一、病因病理

由于各种致病因素如不正常排便等引起肛垫的 Treitz 肌退行变性和肛垫内动静脉吻合调节障碍，最终导致肛垫肥大充血或脱垂而形成内痔；齿线远侧皮下血管丛扩张、血流淤滞、血栓形成或组织增生则形成外痔。

中医认为本病多因脏腑本虚，兼因久坐久立、负重远行，或长期便秘临厕努挣，或泻痢日久，或因饮食不节，过食辛辣酒醴之品，导致脏腑功能失调，风燥湿热下迫，瘀阻魄门，瘀血浊气结滞不散，筋脉横解而成痔。日久气虚下陷不能摄纳则痔核脱出。

二、临床表现与诊断

1. 症状

（1）便血：是内痔最常见的症状，特点是呈间歇性、量多而无痛，排便时点滴而下甚至喷射状出血，血色鲜红，便毕血止。便秘、饮酒及进食刺激性食物可诱发出血，长期出血可导致贫血。

（2）痔核脱出：内痔可在排便时脱出，轻者便后能自行回纳，病情发展则脱出后需手助才可回纳，严重者在咳嗽、活动时都可脱出，甚至脱出后不能手助回纳。

（3）肛门不适：内痔脱出可引起肛门坠胀感，且脱出时常伴黏液流出，刺激肛门肛周围皮肤，引起瘙痒；肛缘皮赘可引起异物感。当合并内痔嵌顿、肛缘水肿或皮下血栓形成时，病人剧烈疼痛，坐立不安。

2. 体征

视诊肛缘可见结缔组织增生性皮赘；血栓性外痔可见肛周圆形暗紫色隆起肿物，质硬、触痛明显；有痔核脱出表现者，下蹲排便后可见内痔脱出或肛缘静脉曲张隆起。指诊内痔一般不易扪及，内痔纤维组织增生者可在齿线附近扪及质软光滑的黏膜隆起。肛窥镜检查可见截石位 3、7、11 点位黏膜隆起，表面可见静脉曲张、呈紫蓝或深红色。反复脱垂者可见黏膜局部糜烂。

痔的常见并发症有嵌顿痔和贫血。脱出痔核由于肛门括约肌收缩不能回纳发生水肿、瘀血甚至坏死感染，此时病人局部疼痛剧烈，坐立不安，行动不便。痔长期出血可引起不同程度的贫血。

3. 痔的分类

根据痔所在部位不同，分为内痔、外痔和混合痔三类。

（1）内痔：位于齿线以上，好发于截石位 3、7、11 点处，可分为 4 期。Ⅰ期：排便时出血，痔核不脱出。Ⅱ期：排便时痔核脱出肛外，便后可自行回纳。Ⅲ期：痔在排便时脱出，便后需手助回纳。Ⅳ期：痔核长时在肛门外，不能回纳或还纳后又立即脱出。内痔的分期可以指导治疗方案的选择。

（2）外痔：位于齿线以下，根据其病理特点可分为三种：①静脉曲张性外痔，由痔外静脉丛发生淤血、曲张、扩大引起。②结缔组织外痔，由肛缘皮肤结缔组织增生而形成。③血栓性外痔，由痔外静脉破裂，血块凝结而形成。

4. 鉴别诊断

（1）直肠癌：便血多表现为暗红色黏液血便，直肠指检可扪及高低不平、质硬的肿块。

（2）直肠息肉：低位带蒂息肉脱出肛门外易误诊为痔。但息肉为圆形、实质性、有蒂可活动，表面光滑，一般无滴血。

（3）肛乳头肥大：呈锥形或鼓槌状，灰白色，表面为上皮，质地较硬，一般无便血，常有疼痛或肛门坠胀，过度肥大者，便后可脱出肛门外。

三、治疗

痔的治疗目的主要是减轻或消除症状，首选是非手术疗法。

1. 非手术疗法　适用于大部分处于发作期、有症状的痔，效果良好。

（1）辨证论治

1）风伤肠络：大便带血、滴血或成喷射状出血，血色鲜红，或有肛门瘙痒。舌红，苔薄白或薄黄，脉浮数。治宜清热凉血祛风。方选凉血地黄汤加减。

2）湿热下注：便血鲜红，量较多，肛内肿物外脱，可自行回缩，肛门灼热。苔薄黄腻，脉弦数。治宜清热渗湿止血。方选萆薢渗湿汤合脏连丸加减。

3）气滞血瘀：肛内肿物脱出，甚或嵌顿，肛管紧缩，坠胀疼痛，甚则肛缘有血栓形成水肿，触痛明显。舌暗红，苔白或黄，脉弦细涩。治宜清热利湿，祛风活血。方选止痛如神汤加减。

4）脾虚气陷：肛门下坠感，痔核脱出需手法复位，便血色鲜或淡。面色少华，神疲乏力，少气懒言，纳少便溏。舌淡胖，边有齿痕，苔薄白，脉弱。治宜补气升提。方选补中益气汤加减。

（2）外治法

1）熏洗法：中药煎汤，先熏后洗，或用药液加热湿敷，具有活血止痛、收敛消肿等作用，常用五倍子汤、苦参汤。

2）外敷法：以油膏或药散敷布于痔核表面或手术后创面，具有消肿止痛、收敛止血、祛腐生肌等作用，常用药物有消肿四黄膏、马应龙痔疮膏、五倍子散等。

3）塞药法：以中西药栓剂纳入肛内，具有消炎止痛止血作用，常用药物有化痔栓、太宁栓等。

（3）注射疗法：是治疗内痔出血简便快速、安全有效的方法。将硬化剂注入内痔的黏膜下层，使痔核周围产生无菌性炎症反应，黏膜下组织纤维化，痔核萎缩，能迅速缓解痔出血、脱垂症状。其适用于内痔或混合痔的内痔部分。常用的硬化剂有消痔灵注射液、聚桂醇等。在喇叭肛窥镜直视下局部消毒，将药液注入发作期内痔的黏膜下层，注意勿直接注射到齿线以下的外痔区域，否则将会引起肛门水肿疼痛。痔核较多，可分2～3次注射。如果一次注射效果不够理想，可在2周后重复注射一次。

（4）物理疗法：常用的有电子痔疮治疗仪、射频痔疮治疗仪、红外线治疗仪、微波治疗仪等，通过照射使内痔发生纤维增生，硬化萎缩。

2. 手术治疗 适用于Ⅲ、Ⅳ期内痔、内痔脱出嵌顿或混合痔等重度痔病。手术方法分别有胶圈套扎疗法、外切内扎术、吻合器切除术、血栓外痔剥离术及痔动脉结扎术等。术后结合辨证论治，内服或外用中药治疗调理，可以促进康复。

痔的手术常见并发症有肛门疼痛、尿潴留、排便困难、继发性大出血等。肛门疼痛以手术当日最明显，一般予镇痛剂口服或肌内注射可缓解。尿潴留常发生在手术当日，应用1%利多卡因溶液10～20ml在长强穴进行封闭注射或维生素B_1注射液2ml在足三里穴（双侧）注射常能迅速缓解。术后恢复期的中医内治法多采用清热利湿法或健脾渗湿法，始终注意保持大便通畅，可适当增加增液行气、润肠通便药物，或予麻仁丸口服，继发性大出血的主要处理措施为缝扎出血点。

（罗湛滨　张　力）

第十三节　直肠脱垂

直肠脱垂（rectal prolapse）是指直肠黏膜、直肠全层、肛管甚至部分乙状结肠向下移位，脱出肛门外的一种脱垂性疾病。本病的临床特点为排便时直肠黏膜或全层脱出，常伴有肛门括约肌松弛。其多见于幼儿、经产妇及年老体弱者。但随着生活水平的提高，在城市已较少见。成人发病高峰期为50～70岁，多为直肠全层脱垂或合并部分乙状结肠脱垂。本病属于中医学"脱肛"的范畴。

一、病因病理

直肠脱垂的病因较多。内因多与小儿骶骨发育不全、年老体弱者盆底筋膜薄弱无力有关，而长期腹泻、便秘或排尿困难、慢性咳嗽等使腹内压持续升高则为常见的外因。直肠脱垂的发病机制尚未完全明了，目前主要有滑动性疝和肠套叠两种学说。直肠脱垂早期黏膜呈淡红色，潮湿而有光泽。随着病程延长，肠管因反复脱出、复位或长期外露，黏膜变成深红色，充血水肿，甚至出现散在的糜烂、溃疡。

中医认为本病的发生或因小儿气血未旺，或因老年人气血衰退，或因妇人产育耗伤气血，或因久泻、便秘、房事过度、久病体弱等，导致气血不足，脏腑虚损，气虚下陷，不能提摄而发病。本病与肺、脾、肾三脏有密切关系。盖直肠下口为肛门，又称为"魄门"，肺主魄门，与大肠相表里。久病咳喘，耗伤肺气，肺气虚则大肠肛门不能固摄。脾位居中焦，主运化，主肌肉。饮食不节，久泻久痢或过度疲劳而损伤脾气，脾气虚则中气下陷，大肠失固而下脱。肾开窍于二阴，司二便，命门为巩固之关，老年人元气已衰或久病伤肾，肾气亏虚，肛肠不固而下脱。因此，本病的病性以虚为主，是气血亏虚或肺、脾、肾三脏衰弱的局部表现。

二、临床表现与诊断

本病以脱出为主要症状，早期仅在排便时黏膜脱出肛门外，便后自行复位。以后随着脱出物逐渐增长、变粗，便后不能自行还纳，须用手托辅助或卧床休息才能复位。严重者在咳嗽、下蹲、步行或劳累时均可脱出肛外。如脱出未能及时复位，脱垂肠段可出现嵌顿、水肿，剧烈疼痛。局部可有肛门坠胀、潮湿、瘙痒和少量出血等表现。

体检宜取蹲位，以便观察脱出物的外观及黏膜皱襞形态，若为直肠黏膜脱垂，脱出长度一般不超过3cm，黏膜皱襞呈放射状，指诊仅触及两层折叠的黏膜。若为直肠全层脱垂，脱出物较长，呈圆锥状或圆柱状，黏膜皱襞呈"同心环"状，指诊较厚，肛门括约肌松弛。

直肠脱垂的诊断不难，但要注意了解是否有引起脱垂的诱发因素，如腹泻、便秘、排尿困难、慢性咳嗽、肿瘤等。直肠黏膜脱垂需与环状内痔脱出相鉴别（表36-3）。

表36-3　直肠黏膜脱垂与环状内痔脱出鉴别要点

鉴别要点	直肠黏膜脱垂	内痔脱垂
脱出物外观	呈环状，有明显的放射状纵形沟纹	颗粒状脱出，多位于截石位3、7、11点位
黏膜颜色	淡红色	暗红或青紫色
出血	一般无	常见，呈滴出或喷射状

三、治疗

直肠脱垂的治疗方案根据年龄和脱出的不同程度来制订。幼儿直肠脱垂有自愈倾向，以非手术治疗为主；成人直肠黏膜脱垂多采用硬化剂注射治疗；成人直肠全层脱垂则以手术治疗为主。同时，强调要积极防治引起脱垂的诱因。

1.辨证论治

（1）脾虚气陷：排便时直肠脱出，甚则咳嗽、行走、排尿时即脱出，劳累后加重，伴有脘腹重坠，纳少神疲，气短声低，头晕心悸，面白无华，舌淡苔少，脉虚弱。治宜补中益气，升阳举陷。方选补中益气汤加减。

（2）肾气不固：直肠滑脱不收，伴肛门下坠，腰膝酸软，四肢寒冷，尿频阳痿，面白神疲，听力减退，或久泻久痢。舌质淡，苔薄白，脉沉细。治宜肾固摄。方选金匮肾气丸加减。

（3）湿热下注：直肠脱出，色紫暗或深红，甚则嵌顿不能还纳，表面部分溃破，糜烂，肛门坠胀肿痛，肛内指检有灼热感，面赤身热，口干口臭，腹胀、便秘或泄泻，小便短赤。舌质红、苔黄腻、脉弦数。治宜清热利湿、升阳举陷。方选升阳除湿汤加减。

2. 外治法

（1）熏洗法：常用方药有五倍子汤、苦参汤等。常用药物用石榴皮、枯矾、五倍子、芒硝、乌梅、苦参、荆芥、槐花、地榆、花椒等适量。先熏后洗，每日1～2次，每次30分钟。适用于直肠脱垂或脱出嵌顿者。

（2）外敷法：常用方药有五倍子散、马勃散等。常用药物有五倍子、赤石脂、煅龙骨、浮萍草、明矾、石决明、炉甘石、冰片等。将上述复方或单方研成细末，干撒或以水、油调和外敷局部。适用于直肠脱垂或脱出嵌顿伴黏膜充血、水肿、糜烂。尤适用于湿热下注证者。

3. 注射疗法

有直肠黏膜下注射法和直肠周围注射法两种，常用药物有6%～8%明矾溶液或消痔灵注射液。

4. 手术治疗

适用于成人完全性直肠脱垂。手术有经腹部、经会阴、经腹会阴和经骶部等不同的手术入路和手术方式。由于直肠脱垂病人多是年老体弱病人，常合并心脑血管等严重内科疾病，具有较高的的风险和术后并发症，应严格掌握手术适应证，遵从个体化原则有针对性制订手术方案。

（张思奋　简丽丝）

第十四节　便秘的外科治疗

便秘（constipation）既是一种疾病，同时也是常见的一种临床症状。其表现为排便次数减少、粪便干硬和（或）排便困难。排便次数减少指每周排便少于3次，排便困难包括排便费力、排出困难、排便不尽感、排便费时及需手法辅助排便。随着饮食结构的改变和精神心理、社会因素的影响，我国慢性便秘患病率逐渐上升。我国成人慢性便秘的患病率为4%～6%，并随年龄增长而升高，60岁以上人群慢性便秘患病率可高达22%。女性患病率高于男性，男女患病率之比为1：（1.22～4.56）。本病属于中医"大便难"、"后不利"、"脾约"、"便秘"等范畴。

一、病因病理

目前认为排便过程需外周神经兴奋，将冲动传至肠神经丛、脊髓、大脑皮层，引起一系列生理反射和与排便有关的肌肉协调收缩而完成。任何一个环节出现障碍都可导致便秘。慢性便秘可由多种疾病引起，包括功能性疾病和器质性疾病，不少药物亦可引起便秘。在慢性便秘的病因中，大部分为功能性疾病，包括功能性便秘、功能性排便障碍和便秘型肠易激综合征。此外还包括胃肠道疾病（肠道神经或肌肉病变、先天性巨结肠、肿瘤、炎症性肠病等）、累及胃肠道的系统性疾病（甲状腺功能减退症、糖尿病、结缔组织病、淀粉样变性、脊髓损伤、帕金森病等）等，不少药物（如阿片制剂、精神类药、抗惊厥药、钙通道拮抗剂、抗胆碱能药等）也可引起便秘。精神或心理障碍（精神病、抑郁症、神经性厌食）亦可引起便秘。

中医认为本病多由饮食不节、情志失调、年老体虚、病后、产后、药物等因素所致。如平素喜食辛辣厚味、煎炒酒食者，久之肠胃积热，耗伤津液；向来忧郁思虑或少动久坐者，久则气机郁滞，通降失常；素体虚弱，或病后、产后及年老体虚之人，阴虚不润，血虚不荣，阳虚不煦，久则气血阴阳俱亏，大便艰涩。其病位在大肠，与肺、脾、肾、肝相关。基本病机分为虚实两端。

二、临床表现与诊断

1. **诊断** 慢性便秘的诊断主要基于症状，可借鉴罗马Ⅲ标准中功能性便秘诊断标准所述的症状和病程。慢性便秘病人还常表现为便意减少或缺乏便意、想排便而排不出（空排）、排便费时、每日排便量少，可伴有腹痛、腹胀、肛门直肠疼痛等不适。便秘型肠易激综合征病人的腹痛、腹部不适常在排便后改善。

2. **鉴别诊断** 对近期内出现便秘、便秘或伴随症状发生变化的病人，鉴别诊断尤为重要。对年龄>40岁、有报警征象者，应进行必要的实验室、影像学和结肠镜检查，以明确便秘是否为器质性疾病所致、是否伴有结直肠形态学改变。报警征象包括便血、粪隐血试验阳性、贫血、消瘦、明显腹痛、腹部包块、有结直肠息肉史和结直肠肿瘤家族史。

3. **便秘的分型** 根据肠道动力和肛门直肠功能改变特点将功能性便秘分为4型，可根据临床特点进行初步判断。①慢传输型便秘：结肠传输延缓，主要症状为排便次数减少、粪便干硬、排便费力。②排便障碍型便秘：即功能性排便障碍，既往称之为出口梗阻型便秘，主要表现为排便费力、排便不尽感、排便时肛门直肠堵塞感、排便费时、需手法辅助排便等。③混合型便秘：病人同时存在结肠传输延缓和肛门直肠排便障碍的证据。④正常传输型便秘：便秘型肠易激综合征多属于这一型，病人的腹痛、腹部不适与便秘相关。

4. **检查手段** 相关检查对初诊的慢性便秘病人应在详细采集病史和进行体格检查的基础上有针对性地选择辅助检查。肛门直肠指检简易、方便，可确定是否有粪便嵌塞、肛门狭窄、直肠脱垂、直肠肿块等病变，并可了解肛门括约肌的肌力状况。大便常规和隐血试验应作为常规检查，可提供结肠、直肠和肛门器质性病变的线索。电子结肠镜检查可观察结肠和直肠黏膜情况，排除器质性病变。腹部X线平片能显示肠腔扩张、粪便存留和气液平面。消化道钡餐可显示钡剂在胃肠内运行的情况以了解其运动功能状态。钡剂灌肠对巨结肠等消化道形态异常的诊断有特殊意义。

三、治疗

本病治疗目的是缓解症状、恢复正常肠道动力和排便生理功能。首选以保守治疗为主的中西医结合疗法，包括推荐合理的膳食结构，建立正确的排便习惯，调整病人的精神心理状态；对有明确病因者应进行病因治疗；需长期服用通便药物者，应合理用药；保守治疗无效、考虑手术治疗时，务必严格掌握外科手术适应证。

1. **非手术疗法** 慢性便秘宜先行非手术治疗，如多食纤维素性食物，养成定时排便习惯等，必要时可辅使用生物反馈、中医中药、泻剂、栓剂或灌肠。

2. **手术治疗**

（1）适应证：经过一段时间规范的非手术治疗后疗效不佳，经特殊检查显示有明显异常，可考虑手术治疗。务必严格掌握手术适应证，针对不同病因选择相应的术式，术前应注意有无严重心理障碍、有无结肠以外的消化道异常。

（2）常用手术方法

1）慢传输型便秘：经胃肠传输试验证实结肠传输功能障碍者可考虑手术治疗，包括先天性巨结肠、成人巨结肠、继发性巨结肠、结肠无力等。手术方式包括次全结肠切除术和全结肠切除术。对于能够精确判断结肠节段性传输功能障碍者，可慎重考虑选择部分结肠切除术；年老、体弱、全身状况差者，可采用结肠旷置术或回肠造口术。

2）排便障碍型便秘：对直肠内脱垂首选采用经肛门手术，如直肠黏膜纵行折叠术加硬化剂注射、吻合器痔上黏膜环切钉合术（PPH术）、经肛吻合器直肠切除术（STARR术）、直肠黏膜切除肌层折叠缝合术（Delorme术）等。对于直肠全层脱垂且症状严重者，可考虑经腹直肠悬吊固定手术；对女性病人可同时行子宫前位固定、合并盆底疝者行盆底抬高术，多数情况下需要切除部分冗长的乙状结肠；对直肠前突可选用经肛门或经阴道的直肠前突修补术。对于盆底痉挛综合征（指排便时耻骨直肠肌异常或反常收缩或不能松弛的行为障碍）的便秘病人，建议以生物反馈结合扩肛治疗为主，可选择的手术方式有耻骨直肠肌部分肌束切断术和闭孔内肌筋膜耻骨直肠融合术。

　　3）混合型便秘：可先处理排便障碍型便秘，若症状未能缓解再行慢传输型便秘手术，亦可于手术处理慢传输型便秘的同时，处理伴随的排便障碍型便秘。

　　慢性便秘原因复杂，不同病因应采用不同的手术方式，术前诊断不完善是术后便秘复发及手术效果不理想的重要原因。

（范小华　陈诗伟）

第三十七章 肝脏疾病

第一节 概 论

一、肝脏的解剖位置、形态和毗邻

肝脏是人体最大的实质性脏器，重1200～1500g，左右径25cm，前后径15cm，上下径约6cm。肝脏大部位于右上腹部，呈红褐色，质地柔而脆，呈一不规则的楔形。肝上面称作膈面，由肝圆韧带与腹前壁相连；镰状韧带、冠状韧带、左三角韧带左、右三角韧带使肝脏与膈肌及前腹壁固定。肝的脏面有肝胃韧带和肝十二指肠韧带，后者包含门静脉、肝动脉、胆总管、淋巴管、淋巴结和神经，又称为肝蒂。肝脏面有两个纵沟（矢状沟）和一个横沟，构成"H"形的肝裂；右纵沟由胆囊窝和下腔静脉构成，左纵沟由肝圆韧带和静脉韧带构成。横沟连于而纵沟之间，Glisson 纤维鞘包裹肝动脉、门静脉、肝胆管在其内走行，故也称第一肝门。肝右叶上面与膈肌相对，下面与十二指肠上曲相邻，前部与结肠右曲相邻，后部邻右肾及肾上腺，方叶下部接幽门；左叶下面与胃前壁相邻，后上部邻食管腹部。

二、肝内管道系统及肝的分叶、分段

1. **肝内管道** 包括 Glisson 系统和肝静脉系统。Glisson 系统由互相伴行的门静脉、肝固有动脉、肝管的各级分支被结缔组织所包裹而构成，是肝分叶、分段的基础。肝静脉系统是肝血液的流出管道，其分布与门静脉系统不一致，三条主要的肝静脉在肝后上方的静脉窝进入下腔静脉，此处也称第二肝门。

2. **肝的分叶、分段** 通过对肝内血管、胆管的分布规律研究，看到肝内有若干平面缺少管道的分布，这些平面为肝内分区的自然界限，称为肝裂。以正中裂为界，将肝划分为左、右两半，称作左、右半肝。左半肝以左叶间裂为界，划分为左内侧叶和左外侧叶，后者又分为上段和下段。右半肝以右叶间裂为界划分为右前叶和右后叶，后者又分为上段和下段。尾状叶恰为正中裂所经过，将之分为左、右两段。

此外，临床上还常用以肝裂及肝静脉在肝内分布为基础的 Couinaud 分段法，将肝分为 8 段，相当于尾状叶为 I 段，左外叶为 II、III 段，左内叶为IV段，右前叶为 V、VIII段，右后叶为VI、VII段（图37-1、图37-2）。

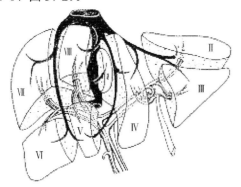

图 37-1 肝脏 Couinaud 分段法外面观

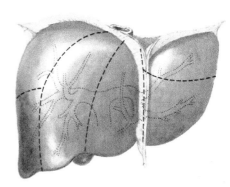

图 37-2 肝脏 Couinaud 分段法模式图

三、肝脏的生理功能

肝脏为生存必需器官，有重要而复杂的生理功能，目前确定的生理功能有：

1. 分泌胆汁 每日持续不断地分泌胆汁 600～1000ml，经胆管流入十二指肠，帮助脂肪消化及脂溶性维生素 A、维生素 D、维生素 E、维生素 K 的吸收。

2. 代谢功能 肝能将碳水化合物、蛋白质和脂肪转化为糖原，储存于肝内。当糖原减少时，又将糖原分解为葡萄糖，释入血流。

在蛋白质代谢过程中，肝主要起合成、脱氨和转氨三个作用。蛋白质经消化液分解为氨基酸而被吸收，在肝内再重新合成人体所需的各种重要的蛋白质。体内代谢产生的氨是对人体有毒的物质，肝能将大部分氨合成尿素，经肾排出。肝细胞内有多种转氨酶，能将一种氨基酸转化为另一种氨基酸，以增加人体对不同食物的适应性。肝在脂肪代谢中起重要作用，并能维持体内各种脂质（包括磷脂和胆固醇）的恒定性，使之保持一定浓度和比例。肝也参与多种维生素代谢。肝内胡萝卜素酶能将胡萝卜素转化为维生素 A，并加以储存。肝还储存维生素 B 族、维生素 C、维生素 D、维生素 E 和维生素 K。

在激素代谢方面，肝对雌激素、垂体后叶分泌的抗利尿激素具有灭活作用；肾上腺皮质酮和醛固酮的中间代谢大部分在肝内进行。肝硬化时灭活作用减退，体内的雌激素增多引起蜘蛛痣、肝掌及男性乳房发育等现象；抗利尿激素和醛固酮的增多，使体内水和钠的潴留，引起浮肿和腹水形成。

3. 凝血功能 肝除合成纤维蛋白原、凝血酶原外，还产生凝血因子 V、Ⅶ、Ⅷ、Ⅸ、Ⅹ、Ⅺ和Ⅶ。另外储存在肝内的维生素 K 对凝血因子Ⅶ、Ⅸ、Ⅹ的合成是不可缺少的。

4. 解毒作用 代谢过程中产生的毒物和外来的毒物，在肝内主要通过单核-吞噬细胞系统进行吞噬和通过分解、氧化和结合等方式而成为无毒。参与结合方式的主要是葡萄糖醛酸、甘氨酸等，与毒物结合后使之失去毒性或排出体外。

5. 吞噬或免疫作用 肝通过单核-吞噬细胞系统的 Kuffer 细胞（库普弗细胞）的吞噬作用，将细菌、抗原抗体复合物、色素和其他碎屑从血液循环中除去。

此外，肝内有铁、酮、维生素 B_{12}、叶酸等造血因素，故间接参与造血。肝又储存大量血液，当急性失血时，有一定调节血液循环的作用。

肝的再生能力和潜力很大。动物试验证明将正常肝脏切除 70%～80%，仍可维持正常的生理功能，且能在六周后修复生长到将近原来的重量。但在人体，一般认为约需 1 年后才那恢复到原来肝的重量。因此，当肝有局部病变时，可施行肝段、肝叶乃至更大范围（如右三叶）肝切除术。另一方面，肝对缺氧非常敏感，在常温下阻断注入肝的血流超过一定的时限，将可能引起严重的血压下降和不可逆的肝细胞缺氧坏死。故在肝外科临床实践中，常温下一次阻断注入肝的血流一般不应超过 15～20 分钟为宜。

现代医学的肝与中医学的"肝"虽然不等同，但也存在一定的关系。中医认为肝的生理功能是主藏血和主疏泄。肝在体合筋，其华在爪；在窍为目；在志为怒；在液为泪。肝与胆的联系不仅是足厥阴肝经与足少阴胆经相互络属于肝胆之间而互为表里，而且肝与胆本身也直接相连。肝胆的症候可以概括为虚实两类，根据肝的生理功能和特性又以以下证型多见：肝血虚证、肝阴虚证、肝郁气滞证、肝火炽盛、肝阳上亢证、肝胆湿热证、寒滞肝脉证、胆郁痰扰证、肝风内动证。

肝在五行中属木，在阴阳为阴中之阳，与脾的关系密切，《素问·灵兰秘典论》说："肝者，将军之官，谋虑出焉"。所谓将军者，是指肝脏能保卫机体，抵抗外邪，具有应付"突发事件"的能力。肝为"将军之官"，是机体处于应激状态的启动者。在腹部围术期应激中，疾病正邪相争，自稳调节的正气与致病因素邪气相互作用。手术早期应激状态中，肝脏起着防卫与适应作用，机体在应激状态下所产生的一系列代谢和功能的改变，有积极防御意义。但亢则为邪，郁则为邪，应激过度，能致气血紊乱，肝失疏泄，木旺乘土，影响脾胃功能，表现为肝郁气滞、肝郁血瘀、肝郁脾虚、肝火炽盛等证。

第二节　偶发肝脏肿块的诊断与鉴别诊断

肝脏肿块（liver mass）为首发临床表现的病例少见，除非肿块较大或位于肝的边缘。偶发肝脏肿块是在例行健康体检时，或因其他脏器（如肾脏、胆囊等）疾病进行影像学检查而偶然发现的。肝脏肿块又称占位性病变（space-occupy lesion）。超声、CT 等影像学技术普及应用后，临床上偶然发现的肝脏肿块病例明显增多。偶然发现的肝脏肿块往往较小，大多是良性，但在确定为良性病变之前，必须采取规范的诊疗程序明确肿块的性质，拟定治疗方案（图 37-3）。

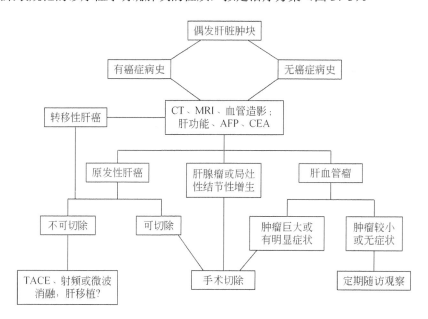

图37-3　偶发肝脏肿块诊疗程序
注：转移性肝癌需辅助化疗

发现肝脏肿块后，应首先询问病史和进行体格检查。询问病人有无腹痛、体重减轻、既往肝病史、饮酒史、输血史、有无口服避孕药（女性）及个人或家庭癌症史；体格检查时应注意有无巩膜黄染、肝大、脾大、门脉高压症相关体征；血液检查包括血常规、肝功能、肝炎相关指标、肿瘤标志物（甲胎蛋白、癌胚抗原、CA19-9 水平测量）等。

需要鉴别诊断的偶发肝肿块包括肝囊肿、良性实体肿瘤、原发性或转移性肝癌（表 37-1）。

表 37-1　偶发肝肿块良恶性病变鉴别

良性病变	恶性病变
1.肝囊肿	1.肝细胞癌
2.肝血管瘤	2.胆管细胞癌
3.局灶性结节性增生	3.胆囊癌
4.肝腺瘤	4.转移性肝癌
5.肝囊腺瘤	5.肝肉瘤
6.肝脓肿，慢性炎性肉芽肿	6.类癌肝转移

超声虽然方便、价格便宜，但经常会遇到技术上的限制，因肠内气体、肥胖或肋骨的干扰而影响诊断。如必要，可进行其他影像学检查。例如，超声提示为肝血管瘤，CT 扫描不能明确诊断，应进行 MRI 检查；如果 MRI 检查无法确定，可应用标记红细胞核素扫描帮助诊断。如高度怀疑为肝细胞癌，不主张做肝穿刺活检，因有发生出血或针道转移的危险。

如果所有影像学检查都不能明确诊断，可考虑影像引导下经皮肝穿刺活检病变太小不能活检或不能很好定位的病人，应定期（3～6 个月）影像学随访，观察肿块大小变化，必要时做腹腔镜下肝活检。如果肝活检结果是腺癌，需鉴别为转移性腺癌，还是肝腺瘤癌变或肝脏囊腺癌。进一步检查包括结肠镜检查、食管胃十二指肠内镜（EGD）、乳房 X 线检查、妇科检查、巴氏涂片（女性）和前列腺特异抗原和前列腺评价（男性）等。

第三节　肝　脓　肿

常见的肝脓肿（liver abscess）有细菌性肝脓肿和阿米巴性肝脓肿两种。

一、细菌性肝脓肿

（一）病因病理

本病属于中医学"肝痈"的范畴。全身细菌性感染，特别是腹腔内感染时，细菌侵入肝，如病人抵抗力弱，可发生肝脓肿。细菌可经下列途径侵入肝：①胆道：胆道蛔虫症、胆管结石等并发化脓性胆管炎时，细菌沿着胆管上行，是引起细菌性肝脓肿的主要原因；②肝动脉：体内任何部位的化脓性病变，如化脓性骨髓炎、中耳炎、痈等并发菌血症时，细菌可经肝动脉侵入肝；③门静脉：如坏疽性阑尾炎、痔核感染、菌痢等，细菌可经门静脉入肝内。此外，肝毗邻感染病灶的细菌可循淋巴系统侵入。开放性肝损伤时，则细菌可直接经伤口侵入肝，引起感染而形成脓肿。中医学认为，本病多为感受疫毒、或嗜酒肥甘而生热、或阳亢肝郁而化火，致火热成毒，瘀滞于肝，使血肉腐败而成内痈。

细菌性肝脓肿（bacterial liver abscess）的致病菌多为大肠埃希菌、金黄色葡萄球菌、厌氧链球菌、类杆菌属等。单个性肝脓肿容积有时可以很大；多个性肝脓肿的直径则可在数毫米至数厘米之间，数个脓肿也可融合成一个大脓肿。

（二）临床表现

本病起病较急，主要症状是寒战、高热、肝区疼痛和肝肿大，体温常可高达 39～40℃，伴恶心呕吐、食欲减退和周身乏力。肝区钝痛或胀痛多属持续性，有的可伴有右肩牵涉痛，右下胸及肝区叩击痛，肿大的肝有压痛；如脓肿在肝前下缘比较表浅部位时，可伴有右上腹肌紧张和局部明显触痛，巨大的肝脓肿可使右季肋呈现饱满状态，有时甚至可见局限性隆起，局部皮肤出现凹陷性水肿严重时或并发于胆道梗阻者，可出现黄疸。

实验室检查白细胞计数增高、核明显左移；有时出现贫血。超声检查可明确其部位和大小，其阳性诊断率可达 96% 以上，为首选的检查方法。X 线胸腹部检查：右叶脓肿可使右膈肌升高；肝阴影增大或有局限性隆起；有时出现右侧反应性胸膜炎或胸腔积液。左叶脓肿，X 线钡餐检查有时可见胃小弯受压、推移现象。必要时可作 CT 检查。

肝右叶脓肿可穿破而形成膈下脓肿。也可向右胸穿破，左叶脓肿则偶可穿入心包；脓肿如向腹腔穿破，则发生急性腹膜炎。少数情况下，胆管性肝脓肿穿破血管壁，引起大量出血，从胆道排出。在临床上表现为上消化道出血。

（三）诊断

根据病史，临床表现，以及超声和 X 线检查，即可诊断本病。必要时可在肝区压痛最剧处或超声探测导引下施行诊断性穿刺。抽出脓液即可证实本病。

（四）鉴别诊断

本病主要应与阿米巴性肝脓种（arnebic liver abscess）鉴别，见表 37-2。

表 37-2　细菌性肝脓肿与阿米巴性肝脓肿的鉴别诊断

	细菌性肝脓肿	阿米巴性肝脓肿
病史	继发于胆道感染或其他化脓性疾病	继发于阿米巴痢疾后
症状	病情急骤严重，全身中毒症状明显，有恶寒、高热	起病较缓慢，病程较长，可有高热，或不规则发热、盗汗
血液化验	白细胞计数及中性粒细胞可明显增加。血液细菌培养可阳性	白细胞计数可增加，如无继发性细菌感染，血液细菌培养阴性。血清学阿米巴抗体检测阳性
粪便检查	无特殊表现	部分病人可找到阿米巴滋养体或包囊
脓液	多发黄白色脓液，涂片和培养可发现细菌	大多为棕褐色脓液，无臭味，镜检有时可找到阿米巴滋养体，若无混合感染，涂片和培养无细菌
诊断性治疗	抗阿米巴药物治疗无效	抗阿米巴药物治疗有好转
脓肿	较小，常为多发性	较大，多为单发，多见于肝右叶

此外，与右膈下脓肿、胆道感染及肝癌特别是肝内胆管细胞癌等鉴别，参考有关章节。

（五）治疗

细菌性肝脓肿是一种严重的疾病，必须早期诊断，积极治疗。

1. **全身支持疗法**　给予充分营养，纠正水和电解质平衡失调，必要时多次小量输血和血浆等以纠正低蛋白血症，增强机体抵抗能力等。

2. **抗生素治疗**　应使用较大剂量。由于肝脓肿的致病菌以大肠埃希菌、金黄色葡萄球菌、厌氧性细菌为常见，在未确定病原菌以前，可首选对此类细菌有作用的抗生素，如青霉素、氨苄西林加氨基糖苷类抗生素，或头孢菌素类、甲硝唑等药物。然后根据细菌培养（以原发化脓病灶的脓液或血液作培养）和抗生素敏感试验结果选用有效抗生素。

3. **经皮肝穿刺脓肿置管引流术**　适用于单个较大的脓肿。在超声引导下行穿刺：置管引流术后的第二或数日起，即可用等渗盐水（或加抗菌药物）缓慢冲洗脓腔和注入抗菌药物。待治疗到冲洗出液体变清澈，超声检查脓腔直径约小于 2cm 即可拔管。

4. **切开引流**　适用于较大脓肿，估计有穿破可能，或已穿破胸腔或腹腔；胆源性肝脓肿；位于左外叶脓肿，穿刺易污染腹腔；以及慢性肝脓肿。现在常用的手术途径为经腹腔切开引流：适用于多数病人，但术中应注意用纱布妥善隔离保护腹腔和周围脏器，避免脓液污染。脓腔内安置多孔橡胶管引流。

病期长的慢性局限性的厚壁脓肿，也可行肝叶切除。多发性肝脓肿一般不适于手术治疗。

5. **外治法**　可使用四黄散、金黄散等籁围药局部外敷，促使痈毒收束局限或消散。

6. **辨证论治**　早期病证多属肝胆郁热，治宜疏肝利胆、凉血清热，方选清营汤合柴胡疏肝散加减；中期多属火毒蕴盛，治宜泻火解毒，佐以透脓，方用黄连解毒汤合透脓散加减。术后辨证论治以透托或补托为大法,方选透脓散或托里消毒散加减;后期肝肾不足者用六味地黄汤;脾胃虚弱者用香砂六君子汤加减;肝阴不足,余毒未清者用一贯煎,可酌加鱼腥草、败酱草等清热解毒之品。

二、阿米巴性肝脓肿

阿米巴性肝脓肿(amebic liver abscess)是肠道阿米巴感染的并发症,绝大多数是单发的,主要应与细菌性肝脓肿鉴别。其首先应考虑非手术治疗,以抗阿米巴药物(甲硝唑、氯喹、依米丁)治疗和必要时反复穿刺吸脓及支持疗法为主,大多数病人可获得良好疗效。手术治疗适应证:

1. 经皮肝穿刺置管闭式引流术 适用于病情较重,脓肿较大,有穿破危险者,或经抗阿米巴治疗,同时行多次穿刺吸脓,而脓腔未见缩小者。应在严格无菌操作下,行套管针穿刺置管闭式引流术。

2. 切开引流 适用于:①经抗阿米巴治疗及穿刺吸脓,而脓肿未见缩小,高热不退者;②脓肿伴继发细菌感染,经综合治疗不能控制者;③脓肿已穿破胸腹腔或邻近器官。切开排脓后采用持续负压闭式引流。

中医辨证论治参考"肝脓肿"内容。

第四节 肝棘球蚴病

肝棘球蚴病(echinococcosis of the liver)又称肝包虫病(hydatid disease of the liver),系棘球绦虫的蚴感染所致。此病属中医"蛊毒"、"积聚"、"蛊疫"等范畴。

一、病因与病理

目前公认的致病绦虫有四种:细粒棘球绦虫(echinococcus granulosus)、泡状棘球绦虫(alveolar echinococcus)或多房棘球绦虫(echinocoecus multilocularis)、伏氏棘球绦虫(echinococcus vogeli)和少节棘球绦虫(echinocoecus aligarthrus)。其形态、宿主和分布地区略有不同,主要流行于畜牧地区。在我国以青海、甘肃、西藏、陕西和四川西部等多见,随着人口流动性增加,其余各省均有散发病例。以细粒棘球病最多见,局部地区泡状棘球病的患病率也较高。

细粒棘球绦虫的终宿主有犬、狐、狼等,以犬最常见,中间宿主是羊、猪、马、牛和人等,以羊最多见。人与人之间不传染。吞食的虫卵在十二指肠内孵化为六钩蚴,六钩蚴穿过肠黏膜进入门静脉系统,大部分六钩蚴被阻留在肝内,少数可通过肝血窦到肝静脉血流至肺,甚至脑和全身其他部位形成病灶。因此,肝棘球蚴病是临床仁最常见的一种棘球蚴病,约占75%,其次是肺棘球蚴病,约占15%。

六钩蚴在肝内先发育成小的囊体,囊体一长大并挤压肝实质,在肝脏内形成一个具有多层壁结构和多种内容物的囊性肿块(肝包虫囊肿)。肝包虫囊肿的囊壁分为内囊和外囊两层。内囊属于虫体结构呈白色粉皮状,内囊的壁又分为角质层和生发层。角质层位于生发层外面,是生发层细胞的分泌物所形成的一层白色粉皮样具有弹性的半透明膜,对生发层细胞有保护、支持、吸收营养物质等作用。生发层是棘球蚴本体,由一排具有繁殖能力的细胞组成,可产生生育囊(生发囊)、头节和子囊。外囊是宿主对寄生虫免疫排斥反应而形成的以巨噬细胞性肉芽肿病变和纤维化为特征的致密纤维层结构。随着囊肿的膨胀性生长,周围肝实质受压,肝细胞变性、萎缩、消失,囊肿周围的管道系统纤维化,在外囊与肝实质之间形成一层纤维膜状结构。纤维膜与外囊之间有潜在的可分离间隙,沿此间隙可将外囊与肝实质分离(图37-4)。

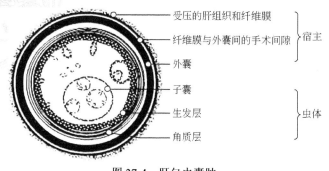

受压的肝组织和纤维膜
纤维膜与外囊间的手术间隙 ⎱宿主
外囊
子囊
生发层 ⎱虫体
角质层

图 37-4　肝包虫囊肿

包虫囊肿的生长过程是机体与寄生虫相互作用的结果。多数包虫囊肿生长缓慢，病理改变呈多样性：包虫囊肿大小不一；内囊可呈单囊、多子囊、内囊塌陷甚至坏死；囊液可由清亮变浑浊、水分吸收致囊内容物干结成为固体；外囊壁壁逐渐增厚、钙化；部分破裂入腹腔或胸腔甚至胆道，形成瘘。

二、临床表现和并发症

因囊肿增大缓慢，初期无明显症状，常在致病多年后体格检查时偶然被发现，亦有因偶尔发现腹部肿块或因粪便导致压迫症状或引起并发症而就医者。由于寄生部位、囊肿体积及数量、机体反应性及并发症的不同，症状亦各不相同。

（1）包虫囊破裂：①包虫囊内容溢入腹腔，引发全腹腔的多发囊肿，出现腹胀或导致肠梗阻，甚至即刻发生致命性的过敏反应。②破溃入胆道，可引起梗阻性黄疸或反复发作的胆管炎。③破溃入结肠，包虫囊内容可自直肠排出，或导致包虫粪继发性感染。④经横膈，破裂入肺，导致反复肺部感染，可能咳出子囊。⑤包虫囊压迫，甚至破裂入肝静脉，会引起巴德-吉亚利综合征。

（2）感染继发细菌感染：较为常见，多由胆瘘引起。表现类似细菌性肝脓肿，但全身和局部症状较轻。

（3）过敏症：包虫囊液含有异种蛋白和抗原，当其释放入血液循环，会反复出现荨麻疹、过敏反应，严重时会出现过敏性休克。

（4）肾小球有囊虫抗原沉积，会发生膜性肾小球肾炎（membranous glomerulonephritis），其他器官亦可能发生棘球蚴病。

三、诊断

在询问病史时应了解病人是否现居或曾经居住该病流行地区，是否有与犬、羊等接触史。辅助检查可选择：①超声检查，诊断准确率高，同时可在术前确定包虫的发育阶段和分型。包虫的不同发育阶段超声影像学表现为：囊型病灶（CL 型）、单囊型（Ⅰ型）、多子囊型（Ⅱ型）、内囊塌陷型（Ⅲ型）、实变型（Ⅳ型）、钙化型（Ⅳ型），包虫破入胆道时可见肝内胆管扩张。超声检查简便、经济，是筛选和初步诊断的首选检查方法。②X 线检查：大的包虫囊可致右侧隔肌抬高，活动受限。外囊钙化，可显示环形或弧形钙化影。含气的囊液可显示气液面。③CT 和 MRI，诊断价值与超声相似，还能显示囊肿与肝内结构的解剖关系。④疑有胆道受累时，可行 ERCP 或 PTC 检查。⑤免疫学检查，常用于流行病学筛查。包虫囊液皮内试验（Casoni skin test）阳性率可达 90%~95%；补体结合试验阳性率可达 70%~90%，检测结果还可用于判断疗效。

四、治疗

1. 手术治疗　为首选，原则是：摘除内囊，避免囊液外溢，防止复发；尽可能消灭残腔，处理和预防胆瘘等并发症。

（1）内囊摘除术：是经典的手术方式，关键是避免囊液外溢和先行头节的灭活。用封闭法尽量抽吸囊液，囊内注入 20%的氯化钠溶液灌洗、浸泡 5 分钟后抽吸，重复 2~3 次，以杀死头节，切开外囊壁，摘除内囊。也可先行内囊摘除，再杀灭残余头节。

现有研究报道，沿着包虫外囊与周围纤维膜之间潜在的间隙，可将外囊完整切除；完整切除有困难时，可先行内囊摘除，再行外囊次全切除或部分切除。该术式较好地解决了术后复发和残腔并发症的问题。目前该术式已在推广应用，但尚未普及。

（2）肝部分切除或肝叶切除术：适用于局限于一叶的多个囊肿，或囊腔引流后残腔难以闭合者。

（3）胆瘘的处理：在行外囊完整切除术时，应仔细结扎通向囊腔的单管支；部分外囊切除时，应仔细缝扎残留外囊壁上每个小的胆管开口；肝门部胆管瘘口较大者，可行瘘口空肠 Roux-en-Y 吻合术。囊内容物破入胆道时，需行胆总管探查。

2. 药物治疗　药物治疗通常难以达到治愈的效果，适用于早期囊肿小、外囊壁薄、有广泛播散和手术危险性大的病人。常用药物是阿苯达唑（albendazole），用药疗程半年以上，部分病人治疗有效。

3. 超声引导下经皮肝穿刺抽吸术（puncture，aspiration，injection and reaspiration，PAIR）　穿刺针或导管进入囊肿吸尽囊液后，注射 95% 的乙醇或 20% 的氯化钠溶液，保留 10～15 分钟后将其抽吸出。此方法适用于体积较小、位于肝组织内的 I 型囊肿，可多次使用，达到杀灭虫体的目的；不适用于囊肿和胆管相通的病人，因为囊内压力下降会影响胆管瘘口闭合。此方法也可经腹腔镜施行。

4. 其他　观察囊肿实变、直径小于 5cm 或钙化（Ⅳ、Ⅴ 型）且无症状者，可随访观察。

由泡状棘球绦虫引起的肝泡球蚴病较少见，狐狸是终宿主。幼虫的生长导致肝坏死和肉芽肿反应，其生物学行为类似局部的恶性肿瘤，常累及胆管、肝静脉、下腔静脉和隔肌，并可发生淋巴或血行播散。手术切除病变可获治愈。阿苯达唑治疗有效，却不能根治。如病变范围广，手术不能完全切除，后果恶劣，采用肝移植可获得较好的治疗效果。

第五节　肝　肿　瘤

肝肿瘤（tumor of the liver）分恶性和良性两种。常见的肝恶性肿瘤是肝癌，包括原发性肝癌（primary liver cancer）和转移性肝癌（metastatic cancer of the liver），肝肉瘤非常少见。本病属于中医学"胁痛"、"积聚"、"黄疸"等范畴。

一、原发性肝癌

原发性肝癌，简称肝癌（liver cancer），是我国常见的恶性肿瘤。在我国，本病年死亡率占肿瘤死亡率的第二位。肝癌病人的年龄大多为 40～50 岁，男性比女性多见；东南沿海地区发病率较其他地区高。

（一）病因和病理

目前认为，肝癌发病与肝硬化、病毒性肝炎、黄曲霉素等某些化学致癌物质和水土因素有关。中医认为肝癌多由于七情内伤、饮食劳倦，或邪毒内侵，致脏腑气血亏虚，气滞血瘀、湿热痰毒等互结于肝所致。

肝癌按大体病理形态分为：结节型、巨块型和弥漫型。按肿瘤大小分为：微小肝癌（直径<2cm）、小肝癌（>2cm，<5cm）、大肝癌（>5cm，<10cm）和巨大肝癌（>10cm）。

按病理组织分为三型：肝细胞、胆管细胞和两者同时出现的混合型，其中肝细胞癌约占 91.5%。

肝癌细胞极易经门静脉系统在肝内播散。形成癌栓后阻塞门静脉主干可引起门静脉高压的临床表现；血行肝外转移最多见于肺，其次为骨、脑等。肝癌经淋巴转移者相对少见，可转移至肝门淋巴结，以及胰周、腹膜后、主动脉旁及锁骨上淋巴结。在中晚期病例，肿瘤可直接侵犯邻近脏器及横膈或发生腹腔种植性转移。

（二）临床表现

肝癌早期缺乏典型临床表现，一旦出现症状和体征，疾病多已进入中、晚期。常见临床表现为：

1. 肝区疼痛　多为持续性钝痛/刺痛或胀痛，主要是由于肿瘤迅速生长，使肝包膜张力增加所致。右半肝顶部的癌肿累及横膈，疼痛可牵扯至右肩背部。癌肿坏死、破裂，引起腹腔内出血时，表现为突发的右上腹剧痛，有腹膜刺激征等急腹症表现。

2. 全身及消化道症状无特异性　常不易引起注意，主要表现为乏力、消瘦、食欲减退、腹胀等。部分病人可伴有恶心、呕吐、发热、腹泻等症状。晚期则出现贫血、黄疸、腹水及恶病质等。

3. 肝大　肝脏增大呈进行性，质地坚硬，边缘不规则，表面凹凸不平呈大小不等的结节或肿块。发生肺、骨、脑等脏器转移者，可产生相应症状。少数病人可有低血糖症、红细胞增多症、高钙血症和高胆固醇血症等特殊表现。

（三）诊断与鉴别诊断

肝癌出现了典型症状，诊断并不困难，但往往已非早期。所以，凡是中年以上，特别是有肝病史的病人，如有原因不明的肝区疼痛、消瘦、进行性肝脏增大，应及时作详细检查。超声等影像学检查和检测甲胎蛋白（AFP），有助于早期诊断，甚至可检出无症状、体征的微小或小肝癌。

1. 肝癌血清标志物的检测

（1）AFP：血清 AFP＞400μg/L，持续性升高并能排除妊娠、活动性肝病、生殖腺胎胚源性肿瘤等，即可考虑肝癌的诊断。AFP 低度升高者，应作动态观察，并结合肝功能变化及影像学检查加以综合分析判断。临床上约 30%肝癌病人 AFP 不升高，此时应检测 AFP 异质体，如为阳性，则有助于诊断。

（2）血液酶学及其他肿瘤标志物检查：肝功能相关的酶可能升高，但缺乏特异性。绝大多数胆管细胞癌病人 AFP 正常，部分病人癌胚抗原（CEA）或 CA199 升高。

2. 影像学检查

（1）超声：是目前有较好诊断价值的非侵入性检查方法，并可用作高发人群中的普查工具。

超声可显示肿瘤部位、数目、大小、形态，以及肝静脉或门静脉内有无癌栓等，诊断符合率可达 90%左右，经验丰富的超声医生能发现直径 1.0cm 左右的微小癌；通过超声造影可提高肝癌的确诊率。

（2）CT：分辨率较高，诊断符合率高达 90%以上；CT 动态扫描与动脉造影相结合的 CT 血管造影（CTA），可提高微小癌的检出率。多层螺旋 CT、三维 CT 成像更提高了分辨率和定位的精确性。

（3）磁共振成像（MRI）：诊断价值与 CT 相仿，对良、恶性肝内占位病变，特别与血管瘤的鉴别优于 CT，且可进行肝静脉、门静脉、下腔静脉和胆道重建成像，可显示这些管腔内有无癌栓。

（4）选择性肝动脉造影：诊断正确率达 95%左右，对血管丰富的癌肿，其分辨率低限约 0.5cm。由于是创伤性检查，只有在必要时才考虑采用。

（5）超声导引下肝穿刺针吸细胞学检查：对发现癌细胞有确定诊断意义；但可能出现假阴性，偶尔会引起肿瘤破裂、穿刺针道出血和癌细胞沿针道扩散，临床上不主张采用。肿瘤位于肝表面，经过各种检查仍不能确诊者，可行腹腔镜检查。

原发性肝癌主要应与肝硬化、继发性肝癌、肝良性肿瘤、肝脓肿、肝棘球蚴病，以及与肝毗邻器官，如右肾、结肠肝曲、胃、胰腺等处的肿瘤相鉴别。

（四）治疗

1. 手术治疗

（1）部分肝切除术：是治疗肝癌首选和最有效的方法。可以选择开腹肝切除术和腹腔镜肝切除术。肝癌切除术后 5 年生存率为 30%～50%，微小肝癌切除术后 5 年生存率可高达 90%，小肝癌约75%。手术适应证为一般情况较好、肝功能分级属 A 级或 B 级、肝外无广泛转移性肿瘤的病人。

（2）肝移植术：由于同时切除肿瘤和硬化的肝脏，因此可以获得较好的长期治疗效果。鉴于供肝缺乏和治疗费用昂贵，原则上选择肝功能 C 级的小肝癌病例行肝移植。

术后辨证论治：若见两胁胀痛或刺痛，痛处固定拒按，脘腹胀满，舌紫暗或有斑点，脉弦涩等，证属气滞血瘀。治宜舒肝行气，活血化瘀。方选柴胡舒肝散合膈下逐瘀汤，或用丹参注射液治疗。并可针刺肝俞、脾俞、足三里、太冲等穴以理气活血止痛，用泻法。若见胸胁痞满，纳呆，腹胀不适，进食后尤甚，脉弦细等，证属肝郁脾虚。治宜疏肝解郁，健脾理气。方选逍遥散加减。针刺足三里、脾俞、章门、阳陵泉、胃俞等穴以调补脾胃。若见胸胁隐痛，五心烦热，心悸眩晕耳鸣等症状，证属肝肾不足。治宜滋补肝肾，方选一贯煎合六味地黄丸加减。针灸选关元、中极、三阴交等穴位，用补法。

2. 消融治疗（ablation）
通常在超声引导下经皮穿刺行微波、射频、冷冻、无水乙醇（ PEI）注射等消融治疗，适应证是不宜手术或不需要手术的肝癌；也可在术中应用或术后用于治疗转移、复发瘤。

3. 经肝动脉和（或）门静脉区域化疗或经肝动脉化疗栓塞（TACE）
用于不可切除的肝癌或作为肝癌切除术后的辅助治疗。常用药物为氟尿嘧啶、丝裂霉素、顺铂、卡铂、表柔比星、多柔比星等；常用栓塞剂为碘化油。

4. 药物治疗
包括化疗、生物和分子靶向药物（如 sorafinib）、中医辨证论治及中成药（如槐耳颗粒）治疗。

肝癌化疗过程中配合应用中药可起到"增效减毒"的作用，中药的主要功效是扶助正气，培本固元，即在提高机体免疫功能的基础上保护各脏腑系统功能。如出现恶心、呕吐、厌食等脾胃不和证候，可应用健脾和胃治则，方用香砂六君子汤加减。化疗出现骨髓抑制反应则应用补气养血治则，方用十全大补汤，或可滴注中成药如参芪注射液、参麦液等。

5. 放射治疗
对一般情况较好、无严重肝硬化、黄疸、腹水、脾功能亢进和食管静脉曲张，肝癌尚无远处转移而又不适于手术切除或手术后复发者，可采用放射为主的综合治疗。

复发肝癌的治疗：随着早期诊断、早期治疗和手术技术改进，肝癌手术切除率已大大提高，手术死亡率降到 3%以下，术后 5 年生存率可达 50%以上。但术后 5 年内仍有 60%～70%的病人出现转移或复发。故术后应定期复查，及时积极治疗。

肝癌破裂出血如全身情况较好、病变局限，可行急诊肝切除治疗。如病情重，条件不允许，可行肝动脉结扎或栓塞术，同时可作射频或微波治疗。

二、转移性肝癌

转移性肝癌又称继发性肝癌（secondary liver cancer）。肝是最常见的血行转移器官，尸检发现在各种转移性肿瘤中，转移性肝癌约 40%，其中一半以上来自消化系统的原发肿瘤，如结、直肠癌，胃癌和胰腺癌等。结、直肠癌仅有肝转移者，根治性切除术后，有长期存活甚至治愈的可能性。肺癌、乳腺癌、肾癌、宫颈癌、卵巢癌、前列腺癌和头颈部肿瘤等也可发生肝转移，多同时伴发肝外转移，手术效果有限。

转移性肝癌常以肝外原发肿瘤所引起的症状为主要表现，肝转移癌结节较小时，一般无症状，常在影像学检查时被发现，甚至少数诊断为肝转移癌者找不到肝外的原发病变。随着转移病灶的增大，可出现上腹或肝区不适或隐痛；病情发展则出现乏力、发热、体重下降等。体检可叩及肿大的肝或触及坚硬的癌结节。晚期病人可出现贫血、黄疸、腹水等。超声、CT、MRI 和 PET 等影像学检查有重要诊断价值。肿瘤标志物：AFP 升高者较少；CEA、CA19-9、CA125 等对消化系统、肺、卵巢等器官癌肿的肝转移具有诊断价值。

转移性肝癌须根据原发性肿瘤的治疗情况，统筹计划行综合治疗。转移性肝癌的治疗与原发性肝癌相似，如转移癌病灶为孤立性，或虽为多发但局限于肝的一叶或一段，而原发肿瘤已被切除，如病人全身情况允许，又无其他部位转移者，应首选肝切除。如原发癌和肝转移癌同时发现又均可切除，可行同期手术治疗，但术前要认真评估病人耐受手术的能力。术中应常规做肝超声检查，如发现肝内新病灶，应修正原定手术方案。对不适应手术切除的肝转移癌或术中发现不能手术切除者，根据病人全身及原发肿瘤情况，选用区域灌注化疗、TACE、PEI、射频消融或冷冻等局部治疗，少数病人治疗后肝转移癌缩小，或肿瘤数目减少，因而获得手术切除的机会。

病人预后与原发癌的性质、原发癌切除后发生肝转移的时间、原发和转移癌发现时的严重程度、肿瘤对药物治疗的敏感度，以及个体因素等有关。转移性肝癌手术切除后 5 年生存率为 25%~46%。小肠类癌和胃、胰腺的神经内分泌癌肝转移，手术切除后可长时间缓解症状与存活。

三、肝良性肿瘤

随着超声等影像技术普及应用，临床上发现的肝良性肿瘤病例明显增多。其中最常见的是肝海绵状血管瘤（cavernous hemangioma of the liver），本病常见于中年女性，多为单发，也可多发；左、右肝的发生率大致相等。肿瘤生长缓慢，病程长达数年以上；瘤体较小时无任何临床症状，增大后主要表现为肝大或压迫胃、十二指肠等邻近器官，引起上腹部不适、腹胀、嗳气、腹痛等症状。体格检查：腹部肿块与肝相连，表现光滑，质地柔软，有囊性感及不同程度的压缩感，有时可呈分叶状。根据临床表现，超声、CT、MRI 或肝动脉造影等检查，不难诊断。其他良性肿瘤，如肝细胞腺瘤、脂肪瘤、神经纤维瘤等均较少见。

手术切除是治疗肝海绵状血管瘤的最有效的方法。但小的、无症状的肝海绵状血管瘤不需治疗，可每隔 3~6 个月作超声检查，以动态观察其变化。肝海绵状血管瘤最危险的并发症是肝肿瘤破裂引起的腹腔急性大出血。一般对肿瘤直径≥ 10cm，或直径 5~10cm 但位于肝缘，有发生外伤性破裂危险，或肿瘤虽小（直径 3cm）而有明显症状者，可根据病变范围作肝部分切除或肝叶切除术。病变广泛不能切除者，可行肝动脉结扎术。

第六节 肝 囊 肿

肝囊肿（cyst of the liver）是较常见的肝良胜疾病，分为寄生虫性（如肝棘球蚴病）和非寄生虫性肝囊肿。后者又可分为先天性、创伤性、炎症性和肿瘤性囊肿。临床多见的是先天性肝囊肿，它又可分为单发性和多发性两种，后者又称多囊肝（polycystic disease of liver）。

单发性肝囊肿以 20~50 岁年龄组多见，男女发生率之比为 1∶40。囊肿发生于肝右叶居多。囊肿小者直径仅数毫米，大者含液量>500ml，甚至可占整个肝叶。多发性肝囊肿以 40~60 岁女性多见。囊肿大小不等，多累及全肝，肝增大变形；但也可局限于一段或一叶。囊壁内层上皮细胞可因肝囊肿大小而不同，呈现为柱状、立方形、扁平状或缺如，外层为胶原样组织；囊液澄清透明，多不含胆汁。

先天性肝囊肿生长缓慢，小的囊肿不引起任何症状，多系超声、CT 等影像学检查或其他腹部手术中发现。囊肿增大到一定程度，则可因压迫邻近脏器而出现食后饱胀、恶心、呕吐、右上腹隐痛不适等症状。体格检查可能触及右上腹肿块和肝大。肿块与肝相连，表面光滑，带囊性感，无明显压痛而可随呼吸上下移动。多发性肝囊肿可能在肝表面触及多个囊性、大小不等的结节。

除上述临床表现外，超声检查是诊断肝囊肿的首选方法。CT 检查可明确囊肿的大小、部位、形态和数目。大的肝囊肿可因其所在部位不同，X 线检查可显示隔肌抬高或胃肠受压移位等征象。多发性肝囊肿病人还应检查肾、肺、胰及其他脏器有无囊肿（多囊病）或先天性畸形。

小的肝囊肿而又无症状者，不需特殊处理；大而又出现症状者，应予适当治疗。常用的方法有：在超声引导下囊肿穿刺抽液术及内膜破坏（如注入适量无水乙醇、数分钟后抽出），但仍易复发。囊肿"开窗术"或"去顶术"，即在剖腹术下或经腹腔镜切除部分囊壁，吸净囊液后使囊腔向腹腔开放。囊肿切除术则适用于肝边缘部位、带蒂突向腹腔的囊肿。肝左外叶巨大肝囊肿，可作肝叶或肝部分切除术。

对并发感染、囊内出血或囊液染有胆汁者，可在"开窗术"后放置引流或穿刺置管引流，待囊腔缩小和萎瘪后拔除引流。与胆管相沟通的厚壁囊肿，也可行囊肿空肠 Y 形吻合术，但此法常易引起继发感染。

多发性肝囊肿一般不主张手术治疗，仅限于处理引起明显症状的大囊肿，可行囊肿穿刺抽液或行"开窗术"，以缓解症状。病变局限于肝的一段或一叶，且伴有症状，病人情况允许，则可行病变肝段或肝叶切除术。

病变十分广泛的多发性肝囊肿晚期病人，由于肝组织破坏严重，肝功能受损，可出现腹水、黄疸和引起门静脉高压症。往往需要肝移植。而合并多囊肾者，最终影响肾功能导致肾衰竭。

（何军明 刁竞芳）

第三十八章　门静脉高压症

门静脉高压症（portal hypertension）是指门静脉血流受阻，发生淤滞，引起门静脉系压力增高。门静脉压力正常值为 1.27~2.36kPa（13~24cmH$_2$O），如其压力高于此界限，则定义为门静脉高压症。其主要表现有脾肿大和脾功能亢进，腹水，食管胃底静脉曲张继而破裂引起消化道出血等症状。在我国 90% 以上的门静脉高压症是由肝炎后肝硬化引的肝窦变窄或闭塞。门静脉高压症的主要并发症包括消化道出血、腹水和脾功能亢进。本病属于中医学"臌胀"、"单膨胀"、"血证"等范畴。

一、病因病理

门静脉主干由肠系膜上、下静脉和脾静脉汇合而成，主干分为门静脉左、右支通过第一肝门进入左、右半肝，在肝内逐渐分支，其小分支与肝动脉小分支汇合成肝小叶的肝血窦，然后汇入肝小叶的中央静脉，再汇入小叶下静脉，最后通过肝静脉系统回流入下腔静脉。

门静脉无瓣膜，其压力通过流入的血量和流出阻力形成并维持。门静脉血流阻力增加和高动力循环是门静脉高压症发生，发展的两个决定性因素。前者是，门静脉高压症形成的启动因素，而后者对门静脉高压症的维持和发展有重要作用。按阻力增加的部位，可将门静脉高压症分为肝前性、肝内和肝后三型。肝前型门静脉高压的常见病因是肝外门静脉血栓形成、先天性畸形和外在压迫。肝内型门静脉高压症又可分为窦前、窦后、窦型。在我国，肝炎后肝硬化是引起肝窦和窦后阻塞性门静脉高压症的常见病因。常见的肝内窦前阻塞病因是血吸虫病。肝后性门静脉高压症常见病因包括 Budd-Chiari 综合征、缩窄性心包炎、严重右心衰竭。

门静脉高压症形成后，可发生下列病理变化：

1. **静脉开放，交通支扩张**　门静脉无静脉瓣，4 个门-体静脉交通支（胃底、食管下段交通支；直肠下端、肛管交通支；前腹壁交通支；腹膜后交通支）平日关闭。当门静脉压力增高时，则交通支出现扩张，开放，扭曲形成静脉曲张。临床上最有意义的是曲张的食管下段、胃底静脉，它离门静脉主干最近，压力差最大，因而经受门静脉高压的影响也最早，最显著。胃与食管交界处 5cm 长的远端食管静脉主要位于固有层而不是黏膜下层，这是形成曲张静脉的组织结构基础。门脉高压时血管内血容量增加，管壁张力增大，覆盖表面的黏膜变薄。肝硬化病人易发生胃酸增多，胃酸的刺激腐蚀，或坚硬粗糙食物机械性磨损，可造成局部反流性食管炎或黏膜糜烂，当恶心、呕吐、咳嗽、负重等使腹压突然增加时，门静脉压力也随之不成比例地大幅度增高，使食管下段、胃底静脉破裂而引起急性上消化道大出血。

2. **脾肿大（splenomegaly），脾功能亢进（hypersplenism）**　门静脉血流受阻，脾脏长期处于充血、水肿状态，首先出现充血性脾肿大；继而脾窦扩张，脾内纤维组织增生，单核、吞噬细胞增生。由于脾功能亢进对红细胞破坏功能增加，临床上出现外围血细胞减少，即白细胞及血小板减少。长期脾肿大可出现慢性脾周围炎，侧支血管形成。

3. **腹水**　门静脉压力升高，使门静脉系统毛细血管床滤过压增加；肝硬化引起低蛋白血症，血浆胶体渗透压下降及淋巴液的生成增加，导致体液从肝表面及肠系膜漏入腹腔而形成腹水。肝动脉血流增加，动-静脉短路导致高血流动力的改变，血流量增加，阻力增大，但中心血流量下降，醛固酮及抗利尿激素分泌增高，导致钠水滞留而加剧腹水形成。

其他并发症：约有 20% 的病人并发门静脉高压性胃病（portal hypertensive gastropthy），约占门静脉高压症合并上消化道出血的 5%。另外由于动-静脉短路开放，肝外门体静脉分流造成大量门静脉血流绕过肝细胞，或由于肝细胞功能严重受损，使有毒物质不能代谢和解毒而直接进入体循环，从而对脑产生毒性作用并出现精神神经综合征，称为肝性脑病（hepatic encephalopathy）。自发性肝性脑病的发生率不到 10%，常因出血、感染、过量摄入蛋白质、镇静药、利尿剂而诱发。

中医认为本病多因饮食不洁、情志所伤，肝瘤之后，肝体机损，肝络瘀滞，或长期纵酒，酒毒湿热内伤肝脾；或感染蛊毒，虫毒结聚，肝脾受伤，络脉瘀塞；或因心阳不振，行血无力，血瘀于肝。病之早期多属肝脾气滞、血瘀，实证为主，当属肝积；至中、后期腹水已成，多属脾虚肝弱，气血凝滞，阻于肝脾脉络，水湿停聚不化，为正虚邪实之证；及至晚期，多累及肾，或脾肾阴虚，或阴阳俱虚，病邪多已深结而积重难返。气滞、血瘀、水停可成积聚、鼓胀；或久病入络，血脉瘀阻，血不循经而导致吐血、便血。

二、临床表现与诊断

门静脉高压症典型的临床表现包括脾肿大和脾功能亢进、呕血或黑便、腹水。但由于个体反应的差异和病程的不同，实验室检查和其他辅助检查有助于确定诊断。

1. 病史 常有乙型肝炎、肝硬化、血吸虫病等病史。

2. 症状 主要表现为脾肿大、脾功能亢进、呕血或柏油样黑便、腹水及非特异性全身症状（如乏力、嗜睡、厌食、腹胀等）。

3. 体征 常见皮肤巩膜黄染、前腹壁静脉曲张，触及脾肿大，腹水，触及肝质地硬、边缘钝而不规则，或肝脏缩小难以触到。可见蜘蛛痣、肝掌、男性乳房增生及睾丸萎缩等。

4. 实验室与其他辅助检查

（1）血常规：脾功能亢进时，白细胞计数减少至 $3 \times 10^9/L$，血小板计数减少至 $(70 \sim 80) \times 10^9/L$ 以下。当合并上消化道出血时可出现血红蛋白不同程度的降低。

（2）肝功能：血浆蛋白降低而球蛋白增高，白蛋白/球蛋白倒置。由于肝硬化病人合成凝血因子障碍，加上肝病导致的原发性纤维蛋白溶解，可出现凝血酶原时间延长。肝功能储备可用 Child 肝功能分级方法评价（详见第十章围术期处理：第一节术前准备中"肝脏疾病"）。

（3）X 线检查：上消化道造影显示食管及胃底静脉曲张，表现为食管、胃底黏膜紊乱，呈蚯蚓状或蚕食样。

（4）内镜检查：可观察食管及胃底静脉曲张程度、范围及曲张静脉数目等。急性出血时应在 24 小时内进行检查，检查同时也可进行硬化剂注射或套扎治疗。

（5）B 超、CT 检查及多谱勒测定：肝脏弥漫性改变或体积缩小。脾肿大、门静脉及脾静脉直径增宽，并可显示有无腹水。体外测定门静脉直径和血流速度即可得出门静脉血流量。其可反复检查，是目前最方便的测定方法。门静脉内径≥1.3cm 时考虑存在门静脉高压症。

门静脉高压症急性大出血时，应与胃十二指肠溃疡大出血鉴别，后者多有溃疡病史，无明显肝病体征，出血速度相对较慢，查肝功能、上腹部 B 超及胃镜可鉴别诊断。

三、治疗

外科治疗主要是针对门静脉高压症的并发症的处理，包括对出现大出血、脾亢适合手术者行内镜、介入或手术治疗，围术期配合中医药等综合调理。

门静脉高压症合并急性大出血的治疗：依肝功能储备等情况而定。

1. 非手术疗法 主要是针对门静脉高压症的并发症的处理。尤其是肝功能储备为 Child C 级病人，应尽可能采用非手术治疗。

（1）维持血流动力学稳定：严密观察血压、脉搏变化，尽早建立静脉通道，同时立即输液、输血，防治休克。收缩压低于 0.7kPa（80mmHg），估计失血量超过 800ml，应快速输血。

（2）应用血管活性药物：①血管加压素：使内脏小动脉收缩，门静脉血流量减少。可使门静脉压力下降约 35%，一半以上病人可控制出血，与硝酸甘油联合应用可以减轻血管加压素的不良反应。特立加压素常用量为 1~2mg 静脉滴注，每 6 小时 1 次。②生长抑素及其衍生物奥曲肽：可收缩内脏血管，减少门静脉血流，对控制曲张静脉出血与血管加压素效果相似，但无后者对心血管系统的不良反应。生长抑素首次剂量 250μg 静脉注射，以后每小时 250μg 持续静脉滴注；奥曲肽首次剂量 50μg 静脉注射，然后每小时 50~250μg 静脉滴注。药物治疗再出血率高，需要综合其他止血手段防止再出血。

（3）三腔二囊管压迫止血：利用充气的气囊分别压迫胃底和食管下段的曲张静脉，以达到止血目的。通常用于对血管加压素或内镜治疗无效的病人。该管有三腔，一腔通圆形气囊，充气后压迫胃底；另一腔通椭圆形气囊，充气后压迫食管下段；还有一腔通胃腔，可进行吸引、冲洗和注入止血药。三腔二囊管压迫能有效止血，但有一半病人在排空气囊后再出血，因此常作为一种过渡手段，期间进行内镜或介入治疗，压迫时间一般不超过 24 小时。

（4）内镜治疗：①经纤维内镜注射硬化剂：国内多选用鱼肝油酸钠，直接注入曲张静脉腔内，使曲张静脉闭塞，其黏膜下组织硬化，以治疗食管静脉曲张出血和预防再出血。长期疗效优于血管加压素和生长抑素。主要并发症有食管溃疡、狭窄或穿孔。②经内镜食管曲张静脉套扎法：比硬化疗法操作相对简单和安全。方法是经内镜将要结扎的曲张静脉吸入到结扎器中，用橡皮圈套扎在曲张静脉基底层。硬化剂注射疗法和套扎法对胃底曲张静脉无效。

（5）经颈静脉门体分流术（transjugular intrahepatic portosystemic shunt，TIPS）：采用介入放射方法，经颈静脉途径在肝内静脉与门静脉主要分支间建立通道，置入支架，实现门体分流，展开后的支架口径通常为 7~10cm。TIPS 适用于食管胃底曲张静脉破裂出血，经药物和内镜治疗无效，肝功能失代偿，不宜行急诊门体分流手术的病人。主要并发症包括肝性脑病和支架狭窄或闭塞。由于 TIPS 一年内支架狭窄和闭塞发生率高达 50%，因此限制了它在预防再出血中的应用。

2. 手术治疗　食管胃底曲张静脉一旦发生过破裂出血，很大可能反复出血，因此对肝功能储备为 Child A、B 级的病人发生大出血，应即时或经短时间准备后进行手术。手术方法大体分为断流术和分流术两类；前者通过各种分流术降低门静脉压力，可分为非选择性门体分流术和选择性门体分流（包括限制性分流）术两类；后者通过阻断门奇静脉间反常血流，而达到止血的目的。断流手术的方式很多，其中贲门周围血管断流术最有效。

严重脾肿大，合并明显脾功能亢进，可行脾切除术；对于肝硬功化引起的顽固性腹水等终末期肝病病人，有效的治疗方法是肝移植。

本病的中医辨证论治早期多属肝脾气滞、血瘀，实证为主，治以祛瘀软坚，兼调脾胃，方选膈下逐瘀汤加减。中、后期腹水已成，多属脾虚肝弱，水湿停聚不化，为正虚邪实之证，治以温中健脾，行气利水，方选实脾饮加茵陈。至晚期，多累及肾，或脾肾阴虚，或阴阳俱虚，病邪多已深结而积重难返。故辨证治疗以标本兼治、扶正祛邪为原则，脾肾阳虚者治以温补脾肾、化气行水，方选附子理中丸合五苓散。肝肾阴虚者治以滋养肝肾、活血化瘀，方选一贯煎合膈下逐瘀汤加减。

（何军明　郑志鹏）

第三十九章　胆道疾病

第一节　解剖特点与生理概要

一、解剖特点

胆道系统由肝内、肝外胆管及胆囊组成，习惯上将肝管分叉部以上的胆管称为肝内胆管，分叉部以下者称为肝外胆道。

1.**肝内胆管**　起自毛细胆管，继而汇成小叶间胆管，肝段、肝叶胆管及肝内部分的左、右肝管。肝内胆管和肝内动脉、门静脉及其各级分支的分布和走行大体一致，三者同为一结缔组织鞘（Glisson鞘）所包裹。左、右肝管为一级支，左内叶、左外叶、右前叶、右后叶胆管为二级支，各肝段胆管为三级支。

2.**肝外胆管**　左、右肝管出肝后在肝门部形成肝总管，肝总管直径为0.4~0.6cm，长约3cm。肝总管与胆囊管汇合形成胆总管，胆总管长为7~9cm，直径为0.6~0.8cm。胆总管可分为十二指肠上段、十二指肠后段、胰腺段、十二指肠壁内段四段。约80%的胆总管先与主胰管汇合，构成"共同通道"，再开口于十二指肠乳头。约20%则与主胰管分别进入十二指肠。胆总管进入十二指肠前扩大成壶腹，称为Vater壶腹，十二指肠壁内段与壶腹部外层均有Oddi括约肌包绕，对控制胆总管开口和防止十二指肠液反流起重要作用。

3.**胆囊及胆囊三角**　胆囊呈梨形，位于肝的胆囊窝内。长5~8cm，宽3~5cm，容积40~60ml；分为底、体、颈三部。颈上部呈囊性扩大，称Hartmann袋，胆囊结石常滞留于此处。胆囊管由胆囊颈延伸而成，长2~3cm，直径为0.2~0.4cm。胆囊起始部内壁黏膜形成螺旋状皱襞，称Heister瓣。胆囊管、肝总管、肝下缘所构成的三角区称为胆囊三角（Calot三角）。胆囊动脉、肝右动脉、副右肝管在此区穿过，是胆道手术极易发生误伤的区域。

二、生理功能

胆道系统具有分泌、储存、浓缩与输送胆汁的功能。

（1）胆汁的生成和功能：成人每日由肝细胞、胆管细胞分泌胆汁800~1200ml；其中主要由肝细胞分泌，约占3/4，胆管细胞分泌仅占1/4。胆汁呈中性或弱碱性，具有以下功能：①乳化脂肪；②胆盐有抑制肠内致病菌生长繁殖和内毒素形成的作用；③刺激肠蠕动；④中和胃酸等。

（2）胆囊、胆管的生理功能：胆囊通过吸收分泌和运动而发挥浓缩、储存和排出胆汁的作用。胆管的主要生理功能是输送胆汁至胆囊和十二指肠，胆管输送胆汁由胆囊和Oddi括约肌协调完成。正常情况下，肝分泌胆汁的最大分泌压为3.83kPa（39cmH$_2$O）；胆总管内压为1.18kPa（12cmH$_2$O）；胆囊开放压约为0.79kPa（8cmH$_2$O），胆囊内压0.98kPa（10cmH$_2$O）；空腹时，Oddi括约肌收缩时的压力为1.18~1.47kPa（12~15cmH$_2$O）。当胆管梗阻，胆管内压力超过胆汁分泌压时即可抑制胆汁分泌和发生胆血反流，一般认为，胆管压力在1.96kPa（20cmH$_2$O）的压力即有可能导致胆血反流。

（3）中医认为胆为"中清之腑"，附于肝，与肝脏相表里，有"亦藏"、"亦泻"的特点，胆的功能以通降下行为顺。

第二节　胆道疾病的常用诊断方法

一、实验室检查

（1）肝功能检查：用于病人是否有黄疸、胆道梗阻及肝功能状态评估。

（2）血淀粉酶：用于了解病人是否有合并胰腺炎可能。

（3）肿瘤标志物检测：如癌胚抗原、CA19-9 等，有助于检出是否合并肿瘤。

二、影像学检查

1. B 超

（1）诊断胆道结石：诊断胆囊结石准确率达 95% 以上；肝外胆管结石 70% 左右；肝内胆管结石可达 90% 左右。

（2）鉴别黄疸：对黄疸进行定位和定性诊断，其准确率为 93～96%。

（3）诊断其他胆道疾病：如胆囊炎、胆囊及胆管肿瘤、胆道蛔虫、先天性胆道畸形等。

（4）术中 B 超：可提高肝胆疾病的诊断率，如指导手术取石，可减少术后结石残留率。

2. 腹部平片　可显示约 10% 的胆囊结石。

3. CT　较 B 超能更清晰地显示肝内外胆管情况，而且能了解邻近脏器的相互关系，对诊断和鉴别诊断有重要意义。

4. 磁共振胆胰管造影（MRCP）　为无创检查，可以显示胆道系统的全貌，具有与 ERCP 相当的诊断价值。

5. 口服胆囊造影　是了解胆囊功能和诊断胆囊疾病一种方法。近来已逐渐被超声检查替代。

6. 静脉胆管造影　由于显影常不清晰，现已为核素胆道造影、MRCP、PTC、ERCP 所取代。

7. 经皮肝穿刺胆道造影（percutaneous transhepatic cholangiography，PTC）及置管引流术（percutaneous transhepatic cholangiography drainage，PTCD）　诊断上用于肝内胆管扩张时，了解肝内外胆道情况；治疗上可解除胆道梗阻，置入内支架，治疗胆管狭窄。

8. 内镜逆行胰胆管造影（endoscopic retrograd cholangiopancreatography，ERCP）　可用于了解胆道及胰管情况。并可同时进行治疗，包括 Oddi 括约肌切开取石、治疗狭窄和胆道残余结石；经鼻行胆管内引流，治疗胆管炎和胰腺炎。

9. 术中或术后直接胆管造影术　包括术中经胆囊管插管行胆总管造影或经 T 管行胆道造影，术后经 T 管行胆道造影。

三、纤维胆道镜检查

术中术后直接进行检查、取石、活检等。

四、核素扫描

核素扫描优点在于能判断肝功能损害程度，血清胆红素中度升高时亦可应用。

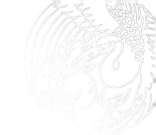

第三节　胆道畸形

一、胆道闭锁

胆道闭锁占新生儿长期阻塞性黄疸的半数病例，其发病率为 1∶（8000～14000）个存活出生婴儿，但地区和种族有较大差异，女性高于男性。病变可累及整个胆道，亦可仅累及肝内或肝外的部分胆道，其中以肝外胆道闭锁最为常见，占 85%～90%。胆道闭锁而最终发生肝功能衰竭，是小儿外科领域中最重要的消化外科疾病之一，也是小儿肝移植中最常见的适应证。

本病属于中医"黄疸"、"肝积"、"积聚"等范畴。

（一）病因病理

胆管闭锁是一种进展性的胆管闭锁和硬化性病变，很多患儿出生时能排泄胆汁，以后进展成完全性胆管闭锁，其病因有诸多学说，可能与先天性发育畸形和病毒感染有关。胆管闭锁所致的梗阻性黄疸，可致肝细胞损害，肝淤胆，若梗阻不能及时解除，可发展为胆汁性肝硬化，晚期为不可逆改变。胆管闭锁大体类型分外 3 型：Ⅰ型，完全性胆管闭锁；Ⅱ型，近端胆管闭锁，远端胆管通畅；Ⅲ型，近端胆管通畅，远端胆管纤维化。其中以Ⅰ、Ⅱ型多见。

中医学认为本病由于先天禀赋不足、外邪入侵、虫积及瘀血阻滞导致肝胆疏泄通降失常，胆液凝结，阻塞胆道，胆汁外溢，可致黄疸，日久伤及肝脾肾，气聚、血瘀、水停可成积聚，或久病入络，血脉瘀阻，血不循经而吐血、便血。

（二）临床表现

1. 黄疸　梗阻性黄疸为本病的突出表现。患儿出生 1～2 周后，黄疸进行性加深，大便陶土样，小便浓茶样，皮肤瘙痒，2～3 个月后可出现凝血异常。

2. 营养及发育不良　初期患儿情况良好，营养发育正常，表现与黄疸深度不相符，随后情况逐渐恶化，至 3～4 个月时出现营养不良，发育迟缓、反应迟钝、贫血等。

3. 肝脾肿大　出生时肝脏正常，随着病情发展而进行性肿大，2～3 个月后可发展为胆汁性肝硬化及门脉高压症。最终常因感染、出血、肝功能衰竭、肝性脑病严重时死亡。

（三）诊断

出生 1～2 个月出现持续性黄疸，陶土样大便，伴肝大者均应怀疑本病，下列各点有助于确诊：

（1）黄疸超过 3～4 周，仍进行性黄疸加重，血清胆红素进行性升高，以结合胆红素增高为主。

（2）十二指肠引流液内无胆汁。

（3）B 超示肝外胆管和胆囊发育不良或缺如。

（4）MRCP、CT、ERCP 示胆道闭锁。

（5）胆道核素扫描肠内无核素显示。

（四）治疗

大多数病人将在一年内因为肝功能衰竭而死，手术是唯一能够治愈的方式。手术宜在出生后 2 个月进行，若手术过晚，出现不可逆的胆汁性肝硬化，则预后极差。手术方法包括胆囊或肝外胆管与空肠 Roux-en-Y 吻合、Kasai 肝门空肠 Roux-en-Y 吻合和肝移植等。术后中医辨证论治参考"围术期处理"章节内容。

二、先天性胆管扩张症

先天性胆管扩张症为临床上最常见的一种先天性胆道畸形。其病变主要是指胆总管的一部分呈囊状或梭状扩张，有时可伴有肝内胆管扩张的先天性畸形。女性发病高于男性，占总发病率的 60%～80%。本症又称为先天性胆总管囊肿、先天性胆总管扩张症、原发性胆总管扩张等，属于中医"黄疸"、"腹痛"、"积聚"等范畴。

（一）病因

本病病因仍未完全明了，大多数学者认为这是一种先天性疾病。胆管壁先天性发育不良及胆管末端狭窄或闭锁是发生本病的基本因素。可能的原因有先天性胆胰管汇合异常、先天性胆道发育不良和遗传因素等。

（二）临床分型

1. Ⅰ型　胆总管囊性扩张型，从胆总管起始部位到胰腺后的胆总管均呈囊性扩张。囊肿通常直径为 6～18cm，可容 300～500ml 胆汁，较大儿童甚至可达 1000～1500ml。

2. Ⅱ型　胆总管憩室型，较少见，仅占 2%～3.1%，在胆总管侧壁有囊肿样扩张，囊肿以狭窄的基底或短蒂与胆总管侧壁连接，胆管的其余部分正常或有轻度扩张。

3. Ⅲ型　胆总管开口部囊性脱垂罕见，仅占 1.4%。病变表现为胆总管末端扩张并疝入十二指肠内，此型在临床上有时被误诊为十二指肠内息肉或肿瘤。

4. Ⅳ型　是指多发性的肝内或肝外的胆管扩张，分两个亚型。Ⅳa：肝外胆总管扩张同时合并肝内胆管扩张；Ⅳb：肝外胆管的多发性扩张。

5. Ⅴ型　肝内胆管扩张（Caroli 病）。但随着对肝内胆管扩张了解的深入，目前多数作者认为这是一独立的病症。其与先天性胆管扩张症有着本质的区别。

（三）临床表现

腹痛、黄疸及腹部包块为本病的 3 个典型症状，但许多患儿不同时具有上述的"三主征"。临床上常以其中 1～2 种表现就诊。

1. **腹痛**　多局限在上腹、右上腹部或脐周围。疼痛性质以绞痛为多，也可表现为持续性或间歇性的钝痛、胀痛或牵拉痛。

2. **黄疸**　间歇性黄疸为其特点，多数病例均存在此症状。

3. **腹部包块**　多于右上腹部或腹部右侧有一囊性感光滑包块，上界多为肝边缘所覆盖，大小不一，偶见超过脐下接近盆腔的巨大腹部包块病例。可有轻重不一的触痛。

除三个主要症状外，合并囊肿内感染时可有发热，体温可高达 38～39℃，亦可因炎症而引起恶心、呕吐的消化道症状。晚期可出现胆汁性肝硬化和门脉高压症的临床表现。

（四）诊断

典型的"三联症"的病人诊断不难，若仅有 1～2 个症状，需要 B 超、放射性核素扫描、PTC、ERCP、MRCP 等检查帮助确诊。

（五）治疗

本病原则上诊断明确后应及时进行手术治疗。完全切除囊肿和胆肠 Roux-en-Y 吻合是本病的主要治疗手段。对于合并局限性肝内胆管扩张者，可同时行病变肝段切除术。如肝内胆管扩张病变累及全肝或已并发肝硬化，可考虑肝移植。

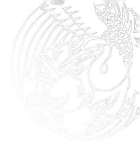

术后中医辨证论治参考"围术期处理"章节内容。

第四节 胆石病

一、胆囊结石

胆囊结石主要见于成人，女性多于男性，40岁后发病率随年龄增长而增高。结石为胆固醇结石或以胆固醇为主的混合性结石和黑色胆色素结石。本病属于中医学"胆胀"、"胁痛"、"腹痛"、"黄疸"等范畴。

（一）病因

中医认为由于饮食不节、情志失调、外邪入侵、虫积及瘀血阻滞等因素致疏泄通降失常，胆液凝结，久经蒸熬，可成结石。胆石、虫积等致胆道瘀塞不通，不通则痛，胆汁外溢，可致黄疸。

胆囊结石与多种因素有关。任何影响胆固醇与胆汁酸浓度比例改变和造成胆汁淤滞的因素都能导致结石形成。个别地区和种族的居民、女性激素、肥胖、妊娠、高脂肪饮食、长期肠外营养、糖尿病、高脂血症、胃切除或胃肠吻合手术后、回肠末段疾病和回肠切除术后、肝硬化、溶血性贫血等因素都可引起胆囊结石。

（二）临床表现

大多数病人无症状，仅在体检、手术和尸解时发现，称为静止性胆囊结石。部分病人的胆囊结石的典型症状为胆绞痛，表现为急性或慢性胆囊炎。主要临床表现如下：

1.胆绞痛 病人常在饱餐、进食油腻食物后或睡眠中体位改变时，由于胆囊收缩或结石移位加上迷走神经兴奋，结石嵌顿在胆囊壶腹部或颈部，胆囊排空受阻，胆囊内压力升高，胆囊强力收缩而引起绞痛。疼痛位于右上腹或上腹部，呈阵发性，或者持续疼痛阵发性加剧，可向右肩胛部和背部放射，可伴恶心、呕吐。部分病人因痛剧而不能准确说出疼痛部位。首次胆绞痛出现后，约70%的病人一年内会复发。

2.右上腹隐痛 多数病人仅在进食过量、吃高脂食物、工作紧张或休息不好时感到上腹部或右上腹隐痛，或者有饱胀不适、嗳气、呃逆等，易被误诊为"胃病"。

3.胆囊高积液 胆囊结石长期嵌顿或阻塞胆囊管但未合并感染时，胆囊黏膜吸收胆汁中的胆色素。分泌黏液性物质，形成胆囊积液。积液呈透明无色，又称为白胆汁。

4.其他临床表现

（1）部分引起黄疸，较轻。

（2）小结石可通过胆囊管进入胆总管内成为胆总管结石。

（3）胆总管的结石通过Oddi括约肌嵌顿于壶腹部导致胰腺炎，称为胆源性胰腺炎。

（4）因结石压迫引起胆囊炎症并慢性穿孔，可造成胆囊十二指肠瘘或胆囊结肠瘘，大的结石通过瘘管进入肠道引起肠梗阻称为胆石性肠梗阻。

（5）结石及长期的炎症刺激可诱发胆囊癌。

5.Mirizzi综合征 是特殊类型的胆囊结石，由于胆囊管与肝总管伴行过长或者胆囊管与肝总管汇合位置过低，持续嵌顿于胆囊颈部的和较大的胆囊管结石压迫肝总管，引起肝总管狭窄，反复的炎症发作更导致胆囊肝总管瘘管，胆囊管消失、结石部分或全部堵塞肝总管而引起。临床表现为反复发作胆囊炎及胆管炎，明显的梗阻性黄疸。胆道影像学检查可见胆囊或增大、肝总管扩张、胆总管正常。

（三）诊断

根据临床典型的绞痛病史，影像学检查可确诊本病。首选 B 超检查，可见胆囊内有强回声团、随体位改变而移动、其后有声影即可确诊为胆囊结石。仅有 10%～15% 的胆囊结石含有钙，腹部 X 线能确诊，侧位照片可与右肾结石区别。CT、MRI 也可显示胆囊结石。但不作为常规检查。

（四）治疗

1. 辨证论治

（1）肝郁气滞：右上腹或剑突下间歇性隐痛，可牵扯至肩背部疼痛，伴有低热，咽干，性急易烦，食欲不振。舌淡红，苔薄白或微黄，脉弦或弦紧。治宜疏肝利胆，行气止痛。方选四逆散加味。

（2）肝胆湿热：右胁或上腹部疼痛、拒按，呈持续性绞痛，阵发性加剧，其痛多向右肩部放射，脘腹胀满，身热口渴或恶寒发热，或恶心呕吐，纳呆，多有目黄、身黄，舌偏红，苔黄腻，脉弦数。治宜疏肝利胆，清热利湿。方选四逆散合茵陈蒿汤加减。

（3）毒热内蕴：寒战高热，右胁及脘腹疼痛拒按，黄疸加重，尿短赤，大便秘结，甚则神昏，气促，肢冷。舌绛红、干燥，苔腻或灰黑，无苔，脉弦数或细数。治宜清热解毒，通里攻下。方选大承气汤合茵陈蒿汤加减。

（4）肝阴不足：右胁痛，多呈隐痛，头目眩晕，口干，耳聋耳鸣，急躁易怒，少寐多梦。舌红或有裂纹或见光剥苔，脉弦细。治宜养阴柔肝，酸甘利胆。方选一贯煎加减。

2. 外治法 四黄水蜜外敷右上腹部，适用于急性胆囊炎，有清热解毒、消肿止痛的作用。

3. 手术治疗 适应证：①有症状和（或）并发症的胆囊结石，或胆囊功能丧失；②胆囊结石直径超过 2～3cm 者；③伴有结石的慢性胆囊炎；④胆囊管结石嵌顿并感染；⑤急性化脓性坏疽性胆囊炎或穿孔伴急性腹膜炎。

手术方式为胆囊切除术：包括开腹胆囊切除及电视腹腔镜胆囊切除术，后者已占胆囊切除术 90% 以上。但对高危病人，特别是在急症情况下，参照急性胆囊炎的手术选择，可选用胆囊部分切除、B 超引导下的经皮经肝胆囊穿刺减压等应急方案。

术后中医辨证论治参考"围术期处理"章节内容。

二、肝外胆管结石

肝外胆管结石可分为原发性和继发性两种。 原发性占大多数，指原发于胆管系统内的结石，多数为胆色素结石或混合性结石；继发性指胆囊内结石或肝内胆管结石排至胆管内的，多数为胆固醇结石或黑色素结石。本病属于中医"胆胀"、"胁痛"、"腹痛"、"黄疸"等范畴。

（一）病因病理

中医认为由于饮食不节、情志失调、外邪入侵、虫积及瘀血阻滞等因素致疏泄通降失常，胆液凝结，久经蒸熬，可成结石。胆石、虫积等致胆道瘀塞不通，不通则痛，胆汁外溢，可致黄疸。肝胆之热郁久化火，酿成热毒炽盛，致热深厥深，甚则危及生命。

本病与胆道感染、胆道梗阻、胆管节段性扩张、胆道异物如蛔虫残体、虫卵、华支睾吸虫、缝线线结等诱因有关。其中感染是导致结石形成的首要因素，感染的原因常见的是胆道寄生虫感染和复发性胆管炎，感染细菌主要是来源于肠道的大肠杆菌及厌氧菌。

结石停留在胆管内主要导致：①急性和慢性胆管炎：结石引起胆汁淤滞，容易引起感染，感染造成胆管壁增厚、纤维化，胆道狭窄，近端胆管扩张；②全身感染：胆管梗阻后，胆道内压增加，感染胆汁可逆向经毛细胆管进入血液循环，引起毒血症甚至脓毒症；③肝损害：梗阻并感染引起肝功能损害，甚至导致肝细胞坏死及形成胆源性肝脓肿；反复感染和肝损害可导致胆汁性肝硬化；

④胆源性胰腺炎：结石嵌顿于壶腹部时可引起胰腺的急性和（或）慢性炎症。

（二）临床表现

本病一般平时无症状或仅有上腹不适，当结石造成胆管梗阻时可出现肝外胆管结石的典型症状表现，即腹痛、寒战高热和黄疸，称夏科（Charcot）三联症。

（1）腹痛：右上腹或剑突下阵发性绞痛，向右肩、背放射。伴恶心、呕吐。常因进食油腻和体位改变而诱发。

（2）寒战高热：占 2/3，发生于腹痛之后，是梗阻所致胆管内压升高，细菌及毒素逆行经毛细胆管入肝窦至肝静脉，再进入体循环所致，一般表现为弛张热，体温高达 39~40℃。

（3）黄疸：轻重程度与胆管梗阻的程度、部位和有无感染有关。胆道完全梗阻可见陶土样大便。

（4）重者出现神志改变或休克，为急性梗阻性胆管炎或重症胆管炎表现，需急诊手术。

（5）查体示剑突下、右上腹压痛、肝区叩痛。有时可触及肿大的胆囊。

（三）辅助检查

血清胆红素升高，以直接胆红素为主，尿中胆红素升高，尿胆原降低或消失，粪中尿胆原降低。B 超、CT 显示肝总管或胆总管结石。PTC 和 ERCP 作为有创检查，可清晰显示结石部位和梗阻程度，MRCP 是无损伤的检查方法，尽管观察结石不一定满意，但可以发现胆管梗阻的部位，有助于诊断。

（四）诊断

合并胆管炎者有典型的 Charcot 三联征则诊断不难，其余依靠辅助检查有助于诊断：

1. 实验室检查　血清胆红素升高，尿中胆红素升高，尿胆原降低或消失，粪中尿胆原降低。

2. B 型超声或 CT 检查　见胆管扩张，胆管内见结石影像。

（五）治疗

1. 非手术治疗　可在严密监测下非手术治疗，争取在胆道感染控制后行择期手术，也可作为手术前的准备。

（1）辨证论治：①肝郁气滞型：右上腹或剑突下间歇性疼痛，可牵扯至肩背部疼痛，伴有低热，咽干，性急易烦，食欲不振。舌淡红，苔薄白或微黄，脉弦或弦紧。治宜疏肝利胆，行气止痛。方选四逆散加味。②肝胆湿热型：右胁或上腹部疼痛、拒按，呈持续性绞痛，阵发性加剧，其痛多向右肩部放射，脘腹胀满，身热口渴或恶寒发热，或恶心呕吐，纳呆，目黄、身黄，舌偏红，苔黄腻，脉弦数。治宜疏肝利胆，清热利湿。方选四逆散合茵陈蒿汤加减。③毒热内蕴型：寒战高热，右胁及脘腹疼痛拒按，黄疸加重，尿短赤，大便秘结，甚则神昏，气促，肢冷。舌绛红、干燥，苔腻或灰黑，无苔，脉弦数或细数。治宜清热解毒，通里攻下。方选大承气汤合茵陈蒿汤加减。④肝阴不足型：右胁痛，伴头目眩晕，口干，耳聋耳鸣，急躁易怒，少寐多梦。舌红或有裂纹或见光剥苔，脉弦细。治宜养阴柔肝，酸甘利胆。方选一贯煎加减。此外，急性期予四黄水蜜外敷，针刺日月、期门、胆俞、足三里、阳陵泉、丘墟、太冲等亦能缓急止痛。

（2）外治法：可用四黄水蜜等清热解毒中药外敷右上腹部。

（3）西药治疗：①应用抗生素，应根据敏感细菌选择用药，经验治疗可选用胆汁浓度高的、针对革兰阴性菌的抗生素；②疼痛剧烈可予解痉治疗；③纠正水、电解质及酸碱平衡紊乱；④营养支持；⑤护肝及纠正凝血异常。

2. 手术治疗　可采用开腹手术或腹腔镜手术。术中尽可能取尽结石，解除胆道梗阻，保持术后胆道引流通畅。对单发或少发且直径小于 2cm 的肝外胆管结石，可采用十二指肠镜下取石。术后中医辨证论治参考"围术期处理"章节内容。

三、肝内胆管结石

肝内胆管结石又称肝胆管结石（hepatolithiasis），是指左右肝管汇合部以上各分枝胆管内的结石。它可以单独存在，也可以与肝外胆管结石并存。是我国常见而难治的胆道疾病。本病属于中医"胆胀"、"胁痛"、"腹痛"、"积聚"、"黄疸"等范畴。

（一）病因

中医认为与饮食不节、情志失调、外邪入侵、虫积及瘀血阻滞等因素有关。

本病与胆道的细菌感染、寄生虫感染及胆汁停滞、胆管解剖变异、营养不良有关。结石绝大多数为含有细菌的胆色素结石，呈肝段、肝叶分布，但也有多肝叶、多肝段结石，多发于肝左外叶和右后叶。肝内胆管结石容易进入胆总管并发肝外胆管结石。其病理改变有：①肝胆管梗阻：可由结石或炎性狭窄造成，阻塞近端的胆管扩张、充满结石，长时间的梗阻导致梗阻以上的肝段或肝叶纤维化和萎缩，如大面积的梗阻最终可引起胆汁性肝硬化和门脉高压症。②肝内胆管炎：结石导致胆汁引流不畅，容易引起胆管内感染，反复感染加重胆管的炎性狭窄；急性感染可发生化脓性胆管炎、肝脓肿、全身脓毒症、胆道出血。③肝胆管癌：肝胆管长期受结石、炎症及胆汁中致癌物质的刺激，可发生癌变。

（二）临床表现

肝内胆管结石病根据病程及病理的不同，其临床表现可以是多方面的，从早期的无明显临床症状的局限于肝内胆管某段肝管内的结石，至后期遍及肝内外胆管系统甚至并发肝萎缩、肝脓肿、胆汁性肝硬化等的晚期病例，故临床表现十分复杂：

（1）上腹部疼痛，可能为典型胆绞痛或持续性胀痛，有的病人疼痛不明显，而寒战发热非常明显，周期发作。

（2）可有长期的胆道病史，或伴有寒战发热、黄疸的急性胆管炎史。

（3）患侧肝区及下胸部有经常性疼痛不适，常放射至背、肩部；一侧肝管梗阻时，可无黄疸或黄疸甚轻。

（4）急性期，可出现急性化脓性胆管炎的症状，或不同程度的 Charcot 三联征（疼痛、寒战发热、黄疸），多数可能是合并的肝外胆管结石所致。

（5）肝区压痛和叩击痛明显，肝脏呈不对称性肿大并有压痛。

（三）辅助检查

1. 实验室检查　急性胆管炎时白细胞升高、中性粒细胞升高并左移，肝功能酶学检查异常。糖链抗原（CA19-9）或 CEA明显升高应高度怀疑癌变。

2. 影像学检查

（1）B超检查为无创性检查，方便易行，是肝内胆管结石诊断的首选方法。一般在结石远端的胆管有扩张才能作出肝内胆管结石的诊断，因肝内管道系统的钙化也具有结石样的影像表现。

（2）PTC、ERCP、MRCP 检查能了解结石在肝内胆管分布的情况，可清晰显示胆管系统的形态结构。

（3）CT 和 MR 对肝硬化和癌变者有重要诊断价值。

（四）诊断

肝内胆管结石的诊断，除了在临床上提高对本病的认识外，确诊主要依靠影像学检查。应用的诊断方法有 B 超、CT、MR、PTCD、ERCP、MRCP、胆道镜等。

（五）治疗

无症状的肝胆管结石可定期观察随访。临床症状反复发作的应手术治疗。原则是尽可能取净结石、解除胆道狭窄及梗阻、去除结石部位和感染病灶、恢复和建立通畅的胆汁引流、防止结石的复发等。

手术方法包括肝胆管切开取石术和肝切除术。术中可应用胆道镜，也可应用碎石器械行术中碎石，提高结石取净率。一旦病人在术后经 T 管造影被发现有胆道残留结石时，可在窦道形成后拔除 T 管，经窦道插入胆道镜，在直视下用取石钳、网篮等取石。术后中医辨证论治参考"围术期处理"章节内容。

第五节　胆道感染

胆道感染临床常见，按发病部位分为胆囊炎和胆管炎。按发病急缓和病程经过分为急性、亚急性和慢性炎症。胆道感染与胆石病互为因果关系。胆石症可引起胆道梗阻，导致胆汁淤滞，细菌繁殖，而致胆道感染。胆道感染的反复发作又是胆石形成的重要致病因素和促发因素，属于中医学"胆胀"、"胁痛"、"黄疸"等范畴。

急性胆囊炎

急性胆囊炎是胆囊发生的急性化学性和（或）细菌性炎症。约95%的病人合并有胆囊结石，称结石性胆囊炎；5%的病人未合并胆囊结石，称非结石性胆囊炎。

一、急性结石性胆囊炎

（一）病因

急性结石性胆囊炎主要致病原因有：①胆囊管梗阻：结石可突然阻塞或嵌顿于胆囊管或胆囊颈，嵌顿的结石也直接损伤受压部位的黏膜引起炎症，以致胆汁排出受阻，胆汁滞留，胆汁浓缩。高浓度的胆汁酸盐具有细胞毒性，引起损害，加重黏膜的炎症，消肿，甚至坏死。②细菌感染：多为继发性感染，致病菌可通过胆道逆行侵入胆囊，或经血循环或淋巴途径进入胆囊。致病菌主要为革兰阴性杆菌，其中以大肠杆菌最常见，其他肠球菌、铜绿假单胞菌等厌氧菌亦较常见。③其他因素：临床及动物实验均证实，单纯胆囊梗阻并不一定导致急性胆囊炎，在胆囊管梗阻后，胆囊腔内如存在有胰液、胃液或浓缩的胆汁，则可引起急性炎症。

（二）病理

病变开始时胆囊管梗阻，胆囊肿大，压力升高，黏膜充血水肿，称为急性单纯性胆囊炎。若此时梗阻未解除或炎症未控制，病变波及胆囊壁全层，出现囊壁增厚，血管扩张，甚至浆膜面也有纤维素和脓性渗出物，成为急性化脓性胆囊炎。如胆囊梗阻仍未解除，胆囊内压力继续升高，胆囊壁张力增高，血管受压导致障碍，引起胆囊缺血坏疽，则成为坏疽性胆囊炎。坏疽胆囊常发生穿孔，穿孔多发生在胆囊底部及颈部。若病变过程中胆囊管梗阻解除，炎症可逐渐消退，大部分组织恢复原来结构。如反复发作，胆囊壁纤维组织增生，瘢痕化、胆囊黏膜消失，呈慢性胆囊炎改变，甚至萎缩。急性胆囊炎时胆囊内脓液可侵袭胆管和胰管，引起胆管炎或胰腺炎。急性胆囊炎因胆石压迫和炎症浸润，也可穿破至十二指肠等周围器官形成胆囊胃肠道内瘘，而使急性炎症症状迅速消退。

中医认为由于饮食不节、情志失调、外邪入侵、虫积及瘀血阻滞等因素致疏泄通降失常，胆液凝结，久经蒸熬，可成结石。胆石、虫积等致胆道瘀塞不通，不通则痛，胆汁外溢，可致黄疸。肝胆之热郁久化火，酿成热毒炽盛，甚则危及生命。

（三）临床表现

本病女性多见，男女发病比例随着年龄变化，50 岁以前男女之比为 1∶3，50 岁后为 1∶1.5。多数病人发作前曾有胆囊疾病的表现。急性发作的典型发病过程表现为突发右上腹阵发性绞痛，常在饱餐、进油腻食物后，或在夜间发作。疼痛常放射至右肩部、肩胛部和背部。伴恶心、呕吐、厌食等消化道症状。如病变发展，疼痛可转为持续性并阵发性加剧。病人常有轻度发热，通常无畏寒，如出现明显寒战高热，表示病情加重或已发生并发症，如胆囊积液、穿孔等，或合并有急性胆管炎。10%～25% 的病人可出现轻度黄疸。

体格检查：右上腹可有不同程度、不同范围的压痛、反跳痛及肌紧张，墨菲征阳性。有的病人可扪及肿大而有触痛的胆囊。如胆囊病变发展较慢，大网膜可粘连包裹胆囊，形成边界不清、固定的压痛性包块；如病变发展快，胆囊发生坏死、穿孔，可出现弥漫性腹膜炎表现。

辅助检查：85% 的病人有白细胞升高。血清丙氨酸转移酶、碱性磷酸酶升高，1/2 病人有血清胆红素升高，1/3 病人血清淀粉酶升高。B 超检查可显示胆囊增大，囊壁增厚甚至有"双边"征，以及胆囊内结石光团，其对急性胆囊炎诊断的诊断准确率为 85%～95%。此外，CT、MR 检查均能协助诊断，对于症状不典型的病人，^{99m}Tc-EHIDA 核素检查，急性胆囊炎由于胆囊管梗阻，胆囊不显影，其敏感性几乎达 100%；反之，如有胆囊显影，95% 的病人可排除急性胆囊炎。

（四）诊断和鉴别诊断

急性结石性胆囊炎的诊断及鉴别诊断：根据典型的临床表现，结合实验室影像学检查，诊断一般无困难，但应注意与消化性溃疡穿孔、急性胰腺炎、高位阑尾炎、肝脓肿、结肠肝曲癌或憩室穿孔，以及右侧肺炎、胸膜炎和肝炎等疾病鉴别。

（五）治疗

1. 非手术疗法　适用于局限性腹膜炎且全身情况较好的病人。

（1）基础治疗：包括禁食，输液，纠正水、电解质及酸碱代谢失衡，全身支持疗法。

（2）辨证论治：参考"胆囊结石"内容。

（3）外治法：可采用四黄水蜜外敷，针刺（日月、期门、胆俞、足三里、阳陵泉、丘墟、太冲）、耳针（神门、交感、肝、肝、胰、十二指肠）等。

（4）西药治疗：选择对革兰阴性细菌及厌氧菌均有作用的广谱抗生素或联合用药。使用维生素 K、解痉止痛等对症处理。

经非手术疗法后，病情恶化者或有胆囊坏疽穿孔可能者，应及时改行手术治疗。

2. 手术治疗　首选腹腔镜胆囊切除术。急诊手术适用于：①发病在 48～72 小时内者；②经非手术治疗无效且病情恶化者；③有胆囊穿孔、弥漫性腹膜炎、急性化脓性胆管炎、急性坏死性胰腺炎等并发症者。对于部分高危病人，先行胆囊造口术减压引流，3 个月后病情稳定后再行胆囊切除术。

术后中医辨证论治参考"围术期处理"章节内容。

二、急性非结石性胆囊炎

（一）病因病理

急性非结石性胆囊炎是指胆囊有明显的急性炎症而其内无结石存在，发病率约占急性胆囊炎的5%。病因尚不十分清楚，可能为多种因素所致。本病易发生在严重创伤、烧伤或手术后；也易在危重病人中发生，如脓毒症、结节性多发性动脉炎、多次输血和分娩后；也可由恶性肿瘤等非结石性因素压迫导致胆囊管梗阻引起。长时间的 TPN 易并发本病。本病病理变化与急性结石性胆囊炎相同，但病情发展更迅速，且胆囊坏死和穿孔的发生率较高。

（二）临床表现

急性非结石性胆囊炎男性、老年人多见，男女之比为 1.5：1。临床表现与急性结石性胆囊炎相似，但疼痛等症状体征常被其他严重疾病掩盖，术前获得正确诊断者仅 50%。提高对急性非结石性胆囊炎的认识和警惕是早期诊断本病的关键。凡急危病人，严重创伤、手术后及较长时间 TPN 的病人，出现右上腹疼痛，发热时应考虑本病。若右上腹有压痛及腹膜刺激征，或扪及肿大胆囊时，有助于早期诊断。B 超、核素肝胆系统扫描及 CT 检查对早期诊断有帮助。

（三）治疗

本病一经确诊，应及时手术。根据病情可选用胆囊切除术、胆囊造口、经皮经肝胆囊穿刺引流等。对于病情较轻者，可在严密观察下旅行积极的非手术治疗，一旦病情恶化，及时改行手术治疗。术后中医辨证论治参考"围术期处理"章节内容。

慢性胆囊炎

慢性炎是胆囊持续的、反复发作的炎症过程，超过 90%的病人合并胆囊结石。

（一）病因病理

由于炎症、结石等的反复刺激，胆囊壁有纤维组织增生和单核细胞浸润。病变严重者，胆囊壁瘢痕形成，萎缩，完全失去功能。

（二）临床表现

慢性胆囊炎常不典型，多数病人有胆绞痛病史，尔后有厌油脂食、腹胀、嗳气等消化道症状，出现右上腹部和肩背部隐痛，但较少有畏寒、高热和黄疸。体格检查时右上腹胆囊区有轻压痛和不适感，墨菲征可呈阳性。

（三）诊断

有腹痛发作并胆囊结石证据提示慢性胆囊炎的诊断。B 超检查可显示胆囊缩小，胆囊壁增厚，排空功能减退或消失。如显出结石影更有助于诊断。口服胆囊造影表现为胆囊显影淡薄或不显影，收缩功能减低。如比剂量法胆囊造影仍不显影，则可明确诊断。但需与消化性溃疡、胃炎等鉴别，纤维胃镜检查、上消化道钡餐检查有助于鉴别诊断。

（四）治疗

本病治疗参考"胆囊结石"内容。

急性梗阻性化脓性胆管炎

急性胆管炎是细菌感染引起的胆道系统的急性炎症，大多在胆道梗阻的基础上发生。如胆道梗阻未能解除，感染未被控制，病情进一步发展，则可发生急性梗阻性化脓性胆管炎（AOSC）。

（一）病因病理

急性梗阻性化脓性胆管炎的基本病理改变是胆管完全性梗阻和胆管内化脓性感染。梗阻部位可在肝外和（或）肝内胆管。正常情况下，由肠道经门静脉系进入肝的少量细菌可被肝的单核-吞噬细胞系统所吞噬。偶尔，由于正常的防御机制未能防止细菌进入胆汁，或细菌由肠道逆流进入胆道，如胆道系统完整无损，胆汁流畅足以清除胆汁中的细菌。反之，当胆管梗阻时，胆汁中的细菌则会繁殖而导致胆管炎。胆道梗阻后，胆管内压升高，梗阻以上胆管扩张，管壁增厚，胆管黏膜充血水肿，炎性细胞浸润，黏膜上皮糜烂脱落，形成溃疡。肝充血肿大。光镜下见肝细胞肿胀、变性，汇管区炎性细胞浸润，胆小管内胆汁淤积。病变晚期肝细胞发生大片坏死，胆小管可破裂形成胆小管门静脉瘘，可在肝内形成多发性脓肿及引起胆道出血。肝窦扩张，内皮细胞肿胀，内含胆色素颗粒血栓（或称胆砂性血栓），大量细菌和毒素可经肝静脉进入肝血窦引起全身性化脓性感染和多脏器功能损害。

细菌进入血流与胆道内压力有关。当胆道内压力超过 1.96kPa（20cmH$_2$O）时，就有发生胆血反流的可能；当超过 2.45kPa（25cmH$_2$O）时，血培养阳性率明显高于胆压较低者。将放射性标记的细胞注入胆道后，当胆管内压稍为超过肝胆汁分泌时，细菌便可在外周血中出现。血液中的细菌主要为革兰阴性细菌（大肠杆菌、克雷伯菌、变形杆菌、假单胞菌）和革兰阳性菌（粪链球菌、肠球菌），合并厌氧菌感染者常见。在致病菌中，单一细菌感染约占 40%，两种细菌感染占 40%，三种或以上细菌感染占 20%。

（二）临床表现

本病病人以往多有胆道疾病发作史和胆道手术史。本病发病急骤，病情进展快。本病除具有一般胆道感染的 Charcot 三联症（腹痛、寒战高热、黄疸）外，还可出现休克、神经中枢系统受抑表现，即 Reynolds 五联征。起病初期即出现畏寒发热，严重时明显寒战，体温持续升高。疼痛依梗阻部位而异，肝外梗阻者明显，肝内梗阻者较轻。绝大多数病人可出现较明显黄疸，但如仅为一侧肝胆管梗阻可不出现黄疸，行胆肠内引流术后的病人黄疸较轻。神经系统症状主要表现为神情淡漠、嗜睡、神志不清，甚至昏迷；合并休克时也可表现为躁动、谵妄等。体格检查时病人体温常持续升高达 39～40℃或更高。脉搏快而弱，达 120 次/分以上，血压降低，呈急性重病容，可出现皮下瘀斑或全身发绀。剑突下及右上腹部有不同范围和不同程度的压痛或腹膜刺激征；可有肝肿大及肝区叩痛；有时可扪及肿大的胆囊。

（三）辅助检查

（1）实验室检查：白细胞计数升高，多＞20×10^9/L，中性粒细胞比例升高，胞浆内可出现中毒颗粒。血小板计数降低，最低可达（10～20）×10^9/L，表示预后严重；凝血酶原时间延长，肝功能有不同程度受损。肾功能受损、低氧血症、失水、代谢性酸中毒、电解质紊乱也较常见，特别是在老年人和合并休克者。

（2）影像学检查：以 B 超最为实用，可在床旁进行，能及时了解胆道梗阻的部位和病变性质，以及肝内外胆管扩张等情况，对诊断很有帮助。如病人情况允许，必要时可行 CT 检查。

（四）诊断

本病具有典型的五联征表现、结合实验室及影像检查常可作出诊断。对于不具备典型五联征者，当其体温持续在 39℃ 以上，脉搏＞120 次/分，白细胞＞$20×10^9$/L，血小板降低时，也应考虑为急性梗阻性化脓性胆管炎。

（五）治疗

本病治疗原则是紧急手术解除胆道梗阻并引流，及早而有效地降低胆管内压力。临床经验证实，不少危重病人手术中，当切开胆总管排出大量脓性胆汁后，随着胆管内压降低，病人情况短期内即有好转，血压脉搏渐趋平衡。说明只有解除胆管梗阻，才能控制胆道感染，制止病情进展。

1. 非手术治疗　"既是治疗手段，又可作为术前准备"。主要包括：①联合使用足量有效的广谱抗生素。②纠正水、电解质紊乱和酸碱失衡。③恢复血容量，改善和保证组织器官的良好灌注和氧供：包括纠正休克，使用肾上腺皮质激素、维生素，必要时使用血管活性药物；改善通气功能，纠正低氧血症等，以改善和维持各主要脏器功能。非手术时间一般应控制在 6 小时内。对于病情相对较轻者，经过短期积极治疗后，如病情好转，则可在严密观察下继续治疗。如病情严重或治疗后病情继续恶化者，应紧急手术治疗。对于仍有休克者，也应在边抗休克的同时进行手术治疗。④对症治疗：包括降温、支持治疗、吸氧等。⑤外治法：四黄水蜜外敷，针刺日月、期门、胆俞、足三里、阳陵泉、丘墟、太冲等缓急止痛。

2. 手术治疗　首要目的在于抢救病人生命，手术应力求简单有效。通常采用的是胆总管切开减压、T 管引流。但要注意肝内胆管引流通畅，因为有的胆管梗阻是多层面的。多发性肝脓肿是本病严重而常见的并发症，应注意发现和同时处理。

亦可先选用胆管减压引流，常用方法有 PTCD 和经内镜鼻胆管引流术（ENBD）。如经 PTCD 或 ENBD 治疗，病情无改善，应及时改行手术治疗。胆囊造口术常难以达到有效的胆道引流，一般不宜采用。术后中医辨证论治参考"围术期处理"章节内容。

第六节　原发性硬化性胆管炎

原发性硬化性胆管炎是慢性胆汁淤积性疾病，其特征为肝内外胆管进行性炎症和纤维化，进而导致多灶性胆管狭窄。病变可累及胰管，但一般不侵犯胆囊。大多数病人最终发展为肝硬化、门静脉高压和肝功能失代偿。本病属于中医学"腹痛"、"胁痛"、"胆胀"、"黄疸"、"积聚"等范畴。

一、病因

原发性硬化性胆管炎的确切病因不明，可能与感染、遗传和自身免疫因素有关，60%～72%病人合并溃疡性结肠炎。肝动脉灌注化疗后也可引起本病。

二、临床表现

原发性硬化性胆管炎 70%见于男性，起病缓慢，多在 50 岁左右出现症状。其起病一般呈隐匿性、进行性的缓慢过程，可有渐进性加重的乏力、瘙痒和梗阻性黄疸。可以出现右上腹疼痛、发热伴寒战，往往提示胆管梗阻继发的细菌性胆管炎。该病后期呈门脉高压、肝衰竭等肝硬化失代偿表现。另外可以出现骨质疏松等脂溶性维生素缺乏的表现。

早期病人物理检查往往没有异常发现。后期可以出现黄疸、肝大、脾大和抓痕。

三、辅助检查

肝功能化验提示胆汁淤积，以血清碱性磷酸酶升高最为显著。可以出现高球蛋白血症，包括血清 IgM 升高，以及自身抗体。部分病人血 IgG_4 水平升高。MRI 等影像学检查可见胆管壁增厚、扩张及狭窄。

四、诊断

对于以胆汁淤积为主的肝功能异常病人，尤其合并有炎症性肠病时，需要考虑原发性硬化性胆管炎的诊断。胆管造影下见到胆管普遍性或局限性狭窄，以肝管分叉部明显，胆管分支减少并僵硬变细，或呈节段性狭窄，并除外继发因素后可以诊断原发性硬化性胆管炎。经皮肝穿刺活检可以支持诊断，但是通常并不需要。

长期胆道梗阻、感染和炎症导致胆管破坏的继发性硬化性胆管炎，以及继发性胆汁性肝硬化。

五、治疗

原发性硬化性胆管炎的治疗目标为减缓、逆转疾病进程，处理进展性疾病及其并发症。目前尚无治疗原发性硬化性胆管炎的理想方法。对于有明显胆管狭窄或胆管炎者可以考虑在有经验的内镜中心接受内镜下支撑引流治疗。经过积极治疗仍反复发作胆管炎者，可以考虑予以长期预防性抗生素。肝移植可以用于原发性硬化性胆管炎终末期肝病的治疗手段。大多数病人最终发展为肝硬化、门静脉高压和肝功能失代偿等终末期肝病。部分病人在疾病的发展过程中可合并胆囊癌、结肠癌，需进行监测。

第七节　胆道蛔虫病

胆道蛔虫病是肠道蛔虫病中最严重的一种并发症，是由于饥饿、胃酸降低或驱虫不当等因素，引起的肠道蛔虫并钻入胆道而出现的急性上腹痛或胆道感染。随着饮食习惯和卫生条件改善，本病发病率明显下降。本病属于中医学"腹痛"、"胁痛"、"胆胀"、"黄疸"等范畴。

一、病因

蛔虫成虫寄生于小肠中下段，有喜碱厌酸、钻孔习性，Oddi 括约肌松弛的病人等更易引起成虫钻胆。蛔虫进入胆道后，其机械刺激，引起括约肌强烈痉挛收缩，出现胆绞痛，尤其部分钻入者，刺激症状更频发，在其完全进入胆道或自行退出，症状可缓解或消失。进入胆道的蛔虫大多数死在胆道内，其尸体碎片、角皮、虫卵将成为以后结石的核心。

二、临床表现与诊断

1. **腹痛**　蛔虫钻入胆道，刺激胆总管的壶腹部括约肌，使之产生痉挛性收缩，因此病人出现剑突下突发性剧烈绞痛、疼痛持续时间不等，而疼痛过后可如常人，这是胆道蛔虫症状的特点。病人腹痛的程度和体征不相符，常常腹痛剧烈，但体征轻微。发病初期腹部喜按，但随着胆道炎症的发生而出现拒按。

2. **恶心、呕吐**　呕吐物多为胃内容物，可含胆汁，也有可能吐出蛔虫。据报道呕吐出的蛔虫可多达数十条甚至上百条之多，小儿由于咽喉反射敏感性较差，可从鼻腔中爬出蛔虫。

3. **寒战、发热**　胆道蛔虫病人的体温多在正常范围之内，当合并感染时，病人可出现畏寒、发热，但体温的上升与腹痛的程度不成比例。

4. 黄疸 单纯的胆道蛔虫因虫体表面光滑，不易形成完全性胆道梗阻。但蛔虫钻入胆道后，若蛔虫的数量多、蛔虫死在胆道内，可引起胆道梗阻，在梗阻后 24～48 小时可出现黄疸。病人还可出现肝大。

三、辅助检查

实验室检查：病人白细胞计数可轻度增高。嗜酸性粒细胞数增加。胃十二指肠液和粪便镜检可发现虫卵。

影像学检查：

（1）B 超检查：临床超声检查胆道蛔虫的诊断较有价值，准确率可达 95.6%，胆道蛔虫 B 超的影像学特征有：①胆管有轻度或中度的扩张，管壁增厚；②胆管两边可见两条回声光带，蛔虫的体腔则在胆道的中间出现条状的无回声区；③可见卷曲、回缩，甚至正在蠕动的蛔虫。

（2）X 线静脉胆道造影：胆道在造影剂注射 5 分钟后就会显影，45 分钟后为显影最佳状态，60 分钟以后造影剂会逐渐的排出而影响显影的效果，因此最好选在造影剂注射 1 小时内拍片，蛔虫的发现率约为 50%。

（3）经内镜逆行胰胆管造影（ERCP）：可从十二指肠乳头内注入造影剂，可获得清晰的影像，可协助诊断。

四、治疗

本病的治疗原则是解痉、镇痛、利胆、驱虫、控制感染和纠正水及电解质失调。除非出现严重的并发症，大多数病人可采用非手术治疗。

1. 非手术治疗

（1）解痉镇痛：①解痉镇痛药物：常用药物有阿托品、山莨菪碱等，可解除平滑肌痉挛所引起的绞痛。绞痛剧烈，在诊断明确时可配合应用哌替啶。②针灸治疗：发病初期可采用中医针灸治疗，常用的穴位有足三里、上脘、太冲、鸠尾、脐俞、内关等。

（2）利胆驱虫：①中药以温脏安蛔或利胆祛蛔为原则，用乌梅汤或胆道排蛔汤加减。②驱虫药物：如左旋咪唑、驱虫净等。③十二指肠镜直视下取虫。

2. 手术治疗 经非手术治疗后症状加重者或并发急性化脓性胆管炎，以及急性期过后胆管内仍有蛔虫或并发胆石者，应考虑手术治疗。手术治疗为胆总管探查，取出虫体，引流胆道。术后还需注意驱虫治疗，以免胆道蛔虫复发。

第八节　胆道疾病常见并发症

胆道疾病，如胆石病、胆道感染、胆道蛔虫病等，在发病过程中，如果诊断治疗不及时或不当，可致病情加剧而发生各种并发症，常见的严重并发症有胆囊穿孔、胆道出血、胆管炎性狭窄、胆源性肝脓肿、胆源性胰腺炎等。

一、胆囊穿孔

3%～10% 的急性胆囊炎发生胆囊坏疽和穿孔，多发生在伴有胆囊结石嵌顿者，有动脉硬化和糖尿病的老年人更易发生。胆囊穿孔部位以胆囊底部常见，颈部次之。胆囊穿孔有三种形式：①急性穿孔，由于胆囊炎发展迅速，周围缺乏粘连保护，胆囊穿孔至游离腹腔，引起急性弥漫性腹膜炎，病情重，预后差；②亚急性穿孔，穿孔时胆囊周围已有邻近器官和组织粘连，穿孔后被周围组织包裹，形成胆囊周围脓肿；③慢性穿孔，与邻近器官穿透形成内瘘，如胆囊十二指肠瘘、胆囊结肠瘘等。胆囊穿孔主要依据 B 超诊断。胆囊急性穿孔需紧急手术治疗，根据术中发现选择适当手术，并尽可能一期切除胆囊。及时正确处理胆囊疾病是预防胆囊穿孔的关键。

二、胆道出血

胆道出血是胆道疾病和胆道手术后的严重并发症，也是上消化道出血的常见原因。胆道出血可来自肝内胆管系统、胆囊和肝外胆道，可发生于胆道感染、肝外伤、胆石压迫、肝血管疾病、肝胆肿瘤、手术损伤等情况下，并以胆道感染为最常见原因。肝内胆管与肝动脉和门静脉分支密切伴行是引起胆道出血的解剖基础。胆管炎症、胆管壁破溃是造成胆道出血的常见病理基础。胆管和胆囊黏膜糜烂也可引起出血，但一般出血量较小。

（一）临床表现

胆道出血的临床表现随病因不同和出血量多少而异。出血量少者，仅表现为黑便或大便潜血试验阳性。胆道大量出血的典型临床表现为三联征：①胃肠道出血（呕血、便血）；②胆绞痛；③黄疸。胆绞痛和黄疸系因血凝块堵塞胆管而致。出血量大时可出现失血性休克表现。Oddi 括约肌功能完整者，胆道出血可自行停止，但可反复发作，呈周期性，一般间隔 1～2 周发作一次。

（二）诊断

根据病史和具有周期性发作的三联征表现，一般不难作出胆道出血的诊断，但不能确定出血部位。十二指肠镜检查可直接看到十二指肠乳头有血流出而确诊胆道出血，并可排除胃十二指肠黏膜糜烂或溃疡等其他原因的上消化道出血。经皮选择性肝动脉造影是诊断胆道出血、确定出血部位的首选方法。剖腹术中胆道探查是诊断胆道出血的最直接方法，术中借助胆道镜常可清楚观察出血部位。

（三）治疗

胆道出血的治疗一般先采用非手术治疗，包括：①输血、输液、补充血容量，防治休克；②中医辨证论治；③使用足量有效抗生素控制感染；④使用止血药，如酚磺乙胺、氨甲苯酸、维生素 K 等；⑤对症处理及支持疗法。

有下述情况者应及时采用手术治疗：①反复发作大出血，特别是出血周期越来越短，出血量越来越大者；②合并严重胆道感染需手术引流者；③胆肠内引流后发生胆道大出血者；④原发疾病需要外科手术治疗者，如肝胆肿瘤、肝血管疾病、肝脓肿等。手术应确定出血部位和原因，根据病情选用胆囊切除、胆总管探查、T 管引流、肝动脉结扎、病变肝叶（段）切除术。也可采用选择性肝动脉造影，明确出血部位后行高选择性肝动脉栓塞治疗。

三、胆管炎性狭窄

胆管炎性狭窄是指在胆道感染基础上发生的胆管炎症、黏膜糜烂、溃疡形成、纤维组织增生、瘢痕组织形成而致的胆管狭窄。狭窄可发生于肝内小胆管至胆总管下端的各个部位，以左右肝管开口部、胆总管上端和左肝管横部多见；多呈环形或长段形；常继发于化脓性胆管炎、原发性胆管结石、胆道蛔虫病。狭窄上方的胆管扩张，重者可呈囊状扩张，内含胆色素结石。长时间的胆管狭窄，可引起肝实质不同程度的损害及纤维化，严重者病变肝叶（段）发生萎缩，其余肝组织代偿性增大。晚期可引起胆汁性肝硬化和门静脉高压症。临床表现主要是反复发作的胆管炎。B 超、ERCP、MRCP 等影像学方法有助于术前诊断。术中胆道探查和胆道造影可明确诊断。

治疗方法有手术、胆道气囊扩张和胆道支架三种。手术原则是解除狭窄、通畅引流。十二指肠镜 EST 是治疗胆总管下端狭窄段长度<1.5cm 的首选方法。对于一侧肝管狭窄，伴肝内胆管结石及

肝萎缩者，可行患侧肝叶切除术。对于肝门部胆管狭窄，可行肝门部胆管成形、胆管空肠 Roux-en-Y 吻合术。胆道气囊扩张只适用于危重病人，如合并有严重门静脉高压症的重症者。胆道支架可作为手术治疗和气囊扩张失败后的补救措施。根据病情中医辨证论治。

四、胆源性肝脓肿

肝脓肿是胆道感染的严重并发症，细菌性肝脓肿中大多数为胆源性肝脓肿。有关内容参阅"肝脓肿"章节。

五、胆源性胰腺炎

胆源性胰腺炎的发病机制、临床表现和诊断，参阅"急性胰腺炎"章节。对胆源性胰腺炎的治疗，首先要鉴别有无胆道梗阻病变，凡伴有胆道梗阻者，应行急诊手术或早期（72 小时内）手术。手术方法首选经十二指肠镜 Oddi 括约肌切开取石及鼻胆管引流，如无该条件，可行胆囊切除、胆总管探查、T 管引流术，根据需要可加作小网膜囊胰腺区引流。凡无胆道梗阻者，应先行非手术治疗，待病情缓解后施行腹腔镜胆囊切除或开腹胆囊切除术，以免复发。

第九节　胆管损伤

胆管损伤按部位分为肝内、外胆管损伤，按致伤原因分为创伤性胆管损伤和医源性胆管损伤。其是指腹部手术时意外造成胆管损伤，通常是肝外胆管的损伤。创伤性胆管损伤少见，常发生于交通事故、坠落、挤压、利器刺伤等，多为复合伤。医源性胆管损伤主要见于胆道手术，尤其是胆囊切除术，此外胃大部切除术、肝破裂修补术、肝切除术时也可发生。另外，内镜下括约肌切开术也有致胆管损伤的。

一、病因病理

解剖因素：胆囊三角变异非常多见，主要有右侧副肝管的出现，胆囊管与肝外胆管结合部位的异常等。若结石嵌顿更增加了解剖的复杂性。除了胆管的变异以外，肝动脉及门静脉都存在着走行分支异常。术中辨认不清容易导致出血，在血泊中解剖胆囊三角易引起胆管损伤。因此熟知胆管变异是手术成功的关键。

病理因素：如发生急性化脓性胆管炎、坏疽性胆囊炎、慢性萎缩性胆囊炎、Mirizzi 综合征时，胆囊及周围组织水肿、充血、炎症、内瘘使正常的解剖关系难以辨认，增加了手术的难度。同时也增加了发生意外的可能。此外慢性十二指肠溃疡由于周围组织炎症粘连，肝、十二指肠解剖变异，胆管与溃疡距离缩短，行胃大部切除术时可能损伤胆管，甚至损伤门静脉。

二、临床表现与诊断

1. 早期胆管损伤

（1）胆漏：多见于肝总管、肝管、胆总管部分或完全被切断的病人，或是发生胆总管残端漏的病人。由于术中麻醉、手术创伤打击，病人的胆汁分泌往往受到抑制，故切口小胆漏少时往往不易被术者发现，丧失了术中修复的机会。术后病人出现胆汁性腹水，腹腔引流管有胆汁样液体流出。若合并感染表现为胆汁性腹膜炎。腹腔引流管内引流出胆汁。

（2）阻塞性黄疸：早期出现的进行性加重的黄疸多见于胆总管或肝总管的部分或完全的结扎或缝扎。病人常感到上腹部不适，小便呈深黄色。

（3）胆总管十二指肠内瘘：一般在术后第 7 天从 T 形管内流出大量的发臭液体，内含棕黄色浑浊絮状物，有时甚至出现食物残渣。T 形管引流量多达 1000～1500ml。病人常常出现寒战高热，但一般不出现黄疸或仅有轻度黄疸。

（4）感染：胆管出现梗阻，胆汁引流不畅，细菌繁殖诱发胆道急性感染。出现腹痛、发热、黄疸等症状。胆漏病人继发感染后也引起弥漫性腹膜炎、肝周脓肿、盆腔脓肿等，并可出现肠麻痹等中毒症状。

2. 晚期胆管狭窄　症状往往出现于首次手术后的 3 个月到 1 年。常常被误认为肝内残余结石、肝炎、毛细胆管炎等。临床上有反复发作的胆道感染、阻塞性黄疸、胆汁性肝硬化、胆管结石等。

以下情况应考虑是否有胆管损伤的可能：①术中发现肝十二指肠韧带处黄染，或在胆囊切除术后用干净纱布擦拭胆道见有黄染者。②上腹部手术后出现梗阻性黄疸者。③胆囊切除术后出现反复发作的寒战、高热、黄疸等胆管炎症状，排除结石和其他原因者。④胆囊切除术后 24～48 小时出现黄疸，或有大量胆汁外渗持续 1 周以上者。⑤胆道手术后病人，反复出现胆道感染或阻塞性黄疸，随着病程的延长又出现胆汁性肝硬化、门静脉高压者。⑥LC 术中检查切除的胆囊标本有双管结构。

术后可疑胆管损伤的病人应选择 B 超、CT、经皮肝穿刺胆管造影术（PTC）、经内镜逆行胰胆管造影（ERCP）、磁共振胆胰管造影（MRCP）、T 形管胆道造影等检查，以明确诊断。

三、治疗

处理胆管损伤的原则及术式要视损伤时的时间、部位、类型而定。

1. 术中诊断的胆管损伤　术中及时发现并处理最为理想，因为组织健康修复成功率高，同时避免了再次手术时的困难、被动及危险性。

（1）误扎肝外胆管而未切断：一般只需拆除结扎线即可。但如果结扎过紧过久，或松解后不能确信胆管通畅，则应考虑切开置入 T 管引流，以防止坏死或狭窄。胆管壁已有血运障碍坏死时，可切除该段胆管，行端端吻合或胆肠吻合术。

（2）肝外胆管切断伤：切断伤应行端端吻合术，肝（胆）总管侧壁切开置入 T 管引流，同时游离十二指肠外侧腹膜以减低吻合口的张力。若胆管损伤位置高，端端吻合有困难，或胆总管切除段过长，经游离十二指肠外侧腹膜后张力仍大，则应行胆肠 Roux-en-Y 吻合术或胆管十二指肠吻合术，术后置支撑架引流 6 个月以上。

（3）肝外胆管纵行裂伤：术中因暴力牵拉所致的多为纵行裂伤，如果裂口不宽或损伤的胆管小于管径的 50%，应横行缝合损伤的胆管管壁，并放置 T 管外引流。若缺损较大但胆管尚有部分连接者，可采用带血运的胆囊壁、空肠壁、回肠壁、胃浆膜、脐静脉，肝圆韧带等组织修复，并加用内支撑引流术。

（4）胆总管下段损伤：一经发现应视具体情况做相应的处理：①假道细小，无明显的出血，仅置 T 管引流和腹腔引流；②假道较大，将胰头十二指肠向左内侧翻转，探查假道。若假道通向胰腺实质、肠道，无出血或出血已经停止，胆总管置 T 管引流，胰头十二指肠后置引流管引流。

2. 术后早期诊断的胆管损伤　术后早期发现有胆管损伤时，要请原手术者回忆手术过程，并行腹腔穿刺、BUS 等辅助检查协助诊断。胆道梗阻性损伤多为肝外误结扎，应尽早再次手术早期修复或松解。对胆漏为主要表现者，视引流情况而定。若胆漏量不多且无腹膜炎症状，可保守观察。若引流不佳或已经出现胆汁性腹膜炎，应积极手术探查。对于损伤 72 小时以内、全身情况好者，再次手术可行一期修复。对于损伤 72 小时以上者，因往往继发感染，局部组织炎症水肿明显，一般先行胆道引流做过渡治疗，2～3 个月后再做彻底性治疗。

术后中医辨证论治参考"围术期处理"章节内容。

胆管损伤的病死率约为 5%，而病残者很常见。如果损伤不能修复，则发作性胆管炎和继发性肝疾病不可避免。手术矫正狭窄的成功率为 90%。

胆管损伤病情往往十分复杂，应在有条件专科医院、专科医生处理为宜。

第十节　胆　道　肿　瘤

胆道肿瘤是泛指胆囊和胆管的良恶性肿瘤。本病属于中医学"胆胀"、"胁痛"、"腹痛"、"积聚"、"黄疸"等范畴。胆道肿瘤的病因目前尚未明了。胆道恶性肿瘤可能与胆囊良性肿瘤恶变、胆道结石、胆道感染、溃疡性结肠炎等因素有关。中医认为本病多由七情内伤、饮食劳倦，或邪毒内侵，致脏腑气血亏虚，气滞血瘀、湿热痰毒等互结所致。

一、胆囊息肉和胆囊腺瘤

本病大部分由体检 B 超发现，可终生无症状，少数病人可有右上腹疼痛，恶性呕吐，食欲减退等症状。本病决定手术的指征是病变合并有临床症状，或疑为恶变或有恶变可能。手术方式是胆囊切除术，已恶变按胆囊癌处理。病人无以上情况，不宜急于手术，应每 6 个月复查 B 超 1 次。

二、胆囊癌

本病早期无特异性症状，或因行胆囊切除手术后意外发现胆囊癌。晚期可出现右上腹痛、黄疸、右上腹肿块、消瘦、食欲差、腹水等症状及体征。血 CEA、AFP、CA199 检查及 B 超、CT 扫描有助于诊断。胆囊癌化学治疗和放射治疗效果均不理想。胆囊癌首选手术切除。根据病变程度选择手术方式，分别有单纯胆囊切除术、胆囊癌根治切除术、胆囊癌扩大根治术和姑息性手术等。

三、胆管癌

胆管癌根据部位可分为上段胆管癌、中段胆管癌、下段胆管癌三种。临床可表现为进行性无痛性黄疸，陶土样大便，皮肤瘙痒，消瘦，乏力、食欲减退等表现。晚期可触及腹部肿块，肝大，中下段胆管癌可触及肿大的胆囊。合并感染时可出现典型的胆管炎（AOSC）表现。血白细胞计数可增加，中性粒细胞升高；梗阻明显时血清胆红素升高，以结合胆红素为主；恶性肿瘤血清肿瘤标志物可增高。B 超、CT、ERCP、PTC、三维螺旋 CT 及 MRCP 有助于诊断本病。胆管癌主要采取手术治疗。病变部位不同而选择手术方式也不尽相同。手术方式有胆管癌切除术、减黄手术（如肝管空肠吻合术）、胃空肠吻合术和手术胆道引流等。术后中医辨证论治参考"围术期处理"章节内容。

（谭志健　黄有星）

第四十章　消化道大出血的鉴别诊断与外科处理原则

消化道出血（alimentary tract hemorrhage）是临床上常见的症状，根据出血部位可分为上消化道出血和下消化道出血。上消化道出血指食管、胃至十二指肠、空肠上段、胆道及胰腺病变引起的出血，其临床表现为呕血和便血，或仅有便血；下消化道出血指空肠中下段、回肠、结肠及直肠病变引起的出血，习惯上不包括痔、肛裂引起的出血在内，其临床表现以便血为主。

本章主要论述急性上消化道大出血的诊治。上消化道出血按照失血的症状和严重程度，分为急性上消化道出血和慢性上消化道出血。急性出血表现为急性的大量出血，出现呕血和低血容量休克。急性上消化道出血好发于冬、春两季，男性多于女性，以中青年多见，其发病率和死亡率均很高，是常见的外科急症，本病属于中医学"血证"之吐血、便血等范畴。

一、病因病理

中医认为本病病因与外感病邪、饮食不节、情志不和、劳倦过度、脾胃虚弱等因素有关。上述病因导致火热炽盛，迫血妄行；或气逆血瘀，血不循经；或脾虚不能统血，从而造成吐血和黑便。

上消化道出血的常见病因主要有：

（1）胃十二指肠溃疡：占40%～50%，其中3/4是十二指肠溃疡。大出血的溃疡一般位于十二指肠球部后壁或胃小弯，大多系由于溃疡基底的血管被侵蚀破裂所致，多数为动脉出血，特别是慢性溃疡，伴有大量瘢痕组织，动脉裂口缺乏收缩能力，常呈搏动喷射性出血，单纯止血药物难以奏效，特别年龄偏大的病人，因伴有小动脉壁硬化，出血往往不容易自止。

阿司匹林和吲哚美辛等药物可促进胃酸分泌，导致胃黏膜屏障损害，可诱发急性溃疡形成，或使已有的溃疡趋向活动化，导致大出血；另外，胃部分手术后可发生吻合口溃疡，50%吻合口溃疡会出血，少数可发生大出血。

（2）门静脉高压症：占20%～25%。多由于肝硬变引起，伴有食管、胃底黏膜下层的静脉曲张。食管、胃底的黏膜因曲张静脉而变薄，易被粗糙的食物所损伤，也易被反流的胃液所腐蚀，加之门静脉系统内压力增高，可导致曲张静脉破裂，发生难以自止的大出血。原发性肝癌伴门静脉主干癌栓时，常引起急性门静脉高压而发生食管、胃底曲张静脉破裂大出血。门静脉高压症所致的大出血，易导致失血性休克，病情凶险且预后较差。

（3）应激性胃溃疡或急性糜烂性胃炎：约占20%。表现为浅表的、大小不等的、多发的胃黏膜糜烂，多位于胃窦部，可导致大出血。多因服用解热止痛等非甾体类药物、肾上腺皮质类固醇、利血平或酗酒，或与休克、复合性创伤、严重感染、严重烧伤、严重脑外伤或大手术有关。在这种情况下，交感神经兴奋，肾上腺髓质分泌儿茶酚胺增多，使胃黏膜下血管发生痉挛性收缩，组织灌注量骤减，导致胃黏膜缺血、缺氧，以致发生溃疡，常导致大出血。近年来应激性溃疡或糜烂性胃炎伴发出血的病例有所增长。

（4）肝内局限性慢性感染、肝肿瘤和肝外伤：肝内局限性感染可引起肝内胆管扩张合并多发脓肿，脓肿直接破入门静脉或肝动脉分支，导致大量血液涌入胆道，再进入十二指肠，此称胆道出血。肝癌、肝血管瘤及外伤引起的肝实质中央破裂也可导致肝内胆道大出血。

（5）胃癌：进展期或晚期胃癌，由于癌组织的缺血性坏死，表面发生坏死或溃疡，可侵蚀血管而引起大出血。

（6）胰腺疾病（如壶腹癌等）、全身性疾病（如流行性出血热、钩端螺旋体病等）及其他消化道病变（如胃黏膜脱垂、套叠等）也是消化道出血的原因。

但约有 5% 左右病例的出血病灶未能确定，即使剖腹探查也未必能找到出血的原因。

此外，临床上引起下消化道出血的原因以肠道恶性肿瘤、息肉及炎症性等病变最为常见。而在下消化道急性便血的出血部位中，以结肠病变最为多见，其中又以血管瘤和肠憩室为最常见的原因。

二、临床表现与诊断

病史询问、体格检查、对出血部位的判断和出血量的估计，以及相关辅助检查是上消化道出血的主要诊断依据。

（一）病史与体征

（1）有多年的慢性上腹部痛等典型溃疡病史，或过去曾经 X 线检查证明有胃十二指肠溃疡的病人，提示出血的最大可能来自胃、十二指肠溃疡。溃疡性疼痛多因进食和服用制酸药而缓解，并伴有早饱、腹胀、厌食、恶心或呕吐等症状。对曾行胃部分切除术的病人，应考虑吻合口溃疡的可能。

（2）肝炎、黄疸、血吸虫病或慢性酒精中毒病史有助于食管胃底静脉曲张破裂出血的诊断。如体检时可见蜘蛛痣、肝掌、脾肿大、腹壁静脉曲张、腹水等征象，则可能性更大。有时不易与溃疡病出血鉴别时，可试行放置三腔二囊管压迫止血，如出血停止，则食管胃底静脉曲张破裂出血的诊断可确立。

（3）胆道出血多有类似胆绞痛的剧烈腹痛的前驱症状，多由胆道蛔虫、胆管炎症或胆石引起。右上腹多有不同程度的压痛，甚至可扪及肿大胆囊，同时伴有寒战、高热，并出现黄疸。出血表现为周期性呕血或便血。

（4）应激性溃疡或急性糜烂性胃炎多有外源性或内源性致病因素。前者如服用解热止痛等非甾体类药物、肾上腺皮质类固醇、利血平或酗酒等；后者多发生在败血症、颅内病变、大面积烧伤、严重创伤、休克、大手术术后等严重的应激状态。

临床上难以确定大出血的病因时，在考虑到一些少见的外科疾病如主动脉肠瘘、胰腺出血、食管裂孔疝、胃息肉、胃壁动脉瘤、剧烈呕吐所形成的贲门黏膜撕裂综合征等的同时，仍应在上述的4 种常见病因中多予探讨。

（二）出血部位的判断

一般来说，幽门以上的出血易导致呕血，幽门以下的出血易导致便血，但幽门以下的血液反流到胃，也可引起呕血。呕血还是便血主要取决于出血的速度和出血量的多少，而出血的部位高低是相对次要的，如果出血很急、量很多，则既有呕血，也有便血，严重的常伴有出血性休克征象，由于血液在胃肠内停滞的时间较短，呕血多为鲜血，由于肠蠕动过速，便血颜色也可为鲜红，易与下消化道出血相混淆。反之，出血不很急，量也不很多，则常为便血，较少有呕血。由于血液在胃肠内停滞的时间较长，血液中的血红蛋白的铁与肠内硫化物经细菌作用结合呈硫化铁，致使粪便如沥青样，又称柏油样便。如血液贮留胃内，与胃酸充分接触后转变正铁血红素，使呕出的血液呈棕褐色或咖啡渣样。

上消化道大出血的部位大致可分为三区：食管或胃底、胃和十二指肠、球部以下的十二指肠。其出血特点分别是：

（1）食管或胃底的曲张静脉破裂引起的出血，一般较急，来势很猛，一次出血量常达 500～1000ml，可引起休克。临床上主要表现是呕血，单纯便血的较少。即使采用积极的非手术疗法止血后，仍可再次发生呕血。

（2）溃疡、糜烂性胃炎、胃癌引起的胃和十二指肠球部的出血，虽也很急，但一次出血量一般不超过 500ml，并发休克的较少。临床上可以呕血为主，也可以便血为主。经过积极的非手术治疗多可止血，但日后可能再出血。

（3）胆道出血，量一般不多，一次为 200～300ml，很少引起休克。临床上表现以便血为主。采用积极的非手术疗法后，出血可暂时停止，但常呈周期性的复发，间隔期一般为 1～2 周。

必须明确的是，如果只从上消化道出血时的情况来判断出血的部位和病因是不够的；还必须从病史、体检、化验检查等各方面进行分析，才能得出正确的诊断。

（三）出血量的估计

可根据血容量减少所致的周围循环衰竭表现来作出血量的估计。应对血压、脉搏作严密的动态监测，结合病人接受补液与输血的量和血压、脉搏恢复与稳定情况，加以判断。

从病人的红细胞计数、血红蛋白与红细胞比容也可估计失血的程度。如每日出血量在 5ml 以上，粪便隐血试验即可呈阳性；如每天出血量在 50～75ml 以上，即可引起黑便。出血使胃内储血量达 250～300ml 时可引起呕血。当一次出血量不超过 400ml 时，血容量虽有轻度减少，但可由组织间液与脾脏贮血补充，不出现全身症状；当出血量在 1000ml 以上，特别失血较快者，多有头昏、乏力、苍白、出汗、心悸、心动过速、低血压、四肢厥冷等休克表现，称为上消化道大出血。急性大量出血或出血持续不止，则出现心悸、冷汗、烦躁、面色苍白、皮肤湿凉、心率加快、血压下降及昏厥等循环衰竭现象，若短期内失血量超过总循环量的 1/3，可危及生命。

在出血后数小时内，血红蛋白、红细胞计数和血细胞比容可能变化不大，不能用以评估出血的严重性。出血 3～4 小时后到数日内，组织液进入循环血内以补偿其血容量，即使出血已经停止，仍可见血红蛋白、红细胞计数和血细胞比容继续下降，并见骨髓刺激征象，表现为晚幼红细胞、嗜多染色性红细胞和网织红细胞增多。如在出血后 2 周，网织红细胞持续增多，则提示有继续出血。大出血后数小时白细胞增高，在 3～4 天后恢复正常。血尿素氮增高，可达 14.28mmol/L（40mg/dl），由肠内血液蛋白消化产物的吸收及休克后肾血流量和肾小球滤过率的降低所致。出血停止，血尿素氮在 2～3 天内降至正常。如病人无呕吐或失水，肾功能良好，血尿素氮不断增高也常提示还有继续出血。

肝功能检验和血氨测定等有助于鉴别胃、十二指肠溃疡与门静脉高压症引起的大出血。前者肝功能正常，血氨不高；而后者肝功能（胆红素、碱性磷酸酶、血清白蛋白、谷草转氨酶、谷丙转氨酶等）常明显异常，血氨增高。凝血功能检查结果也有重要参考价值。

需要指出的是，上述常见疾病的某一种虽已明确诊断，但不一定它就是出血的直接原因，例如，在肝硬化门静脉高压症的病人，20%～30%大出血可能是门静脉高压性胃病引起，10%～15%可能是合并的胃、十二指肠溃疡病所致。另一方面，有些十二指肠溃疡或胃癌病例，临床上常无任何症状，一发病就出现上消化道大出血，也应予以注意。经过临床分析，如果仍不能确定出血的病因，应考虑一些少见或罕见的疾病，如食管裂孔疝、胃多发性息肉、胃和十二指肠良性肿瘤、剧烈呕吐所形成的贲门黏膜撕裂综合征及血友病或其他血液疾病，可作必要的辅助检查加以鉴别。

（四）辅助检查

（1）纤维内镜检查：胃镜可检查食管、胃、十二指肠球部黏膜及胆道的病变，最好能在急性出血时进行，可直接窥见活动性病变的状况和部位。通过活体组织学检查大多可以明确诊断，并可同时进行止血。推进式小肠镜适合少量或（和）间断出血的病人，在行食管、胃、十二指肠镜或结肠镜检查之后进行。结肠镜检查可诊断来自于结直肠的出血的部位和病因，如息肉、憩室、恶性肿瘤等，多在出血间歇期使用，诊断符合率可达 70%，有活动性出血时会影响结肠镜的视野。

（2）X 线钡餐检查：可以帮助确定出血的病因和定位。如用钡剂和空气双对比造影更可以查出胃黏膜表浅病变或溃疡，但敏感性较内镜检查差。钡餐检查不适用于急性活动性出血或怀疑有穿孔者，仅应用于慢性出血或出血已停止病例的检查。小肠灌肠法（X 线透视下行十二指肠插管，将钡和甲基纤维素灌入小肠）对观察小肠的占位性病变非常好，但不适合于检查黏膜病变。

（3）选择性腹腔动脉或肠系膜上动脉造影及超选择性肝动脉造影：如果内镜检查和钡餐检查仍不能确定出血病因者，可行选择性血管造影，经股动脉插管至腹腔动脉、肝动脉或肠系膜上动脉各分支内，注入造影剂，可以发现造影剂外溢、曲张静脉、血管瘤、血管发育不良和动静脉畸形等改变，可应用急性出血期间的检查或治疗。但每分钟至少要有 0.5ml 含有造影剂的血量自血管裂口溢出，才能显示出出血部位。

（4）放射性核素显像：是一种非损伤性检查方法，惯用 ^{99m}Tc 标记的红细胞的腹部γ闪烁扫描，具有能持续动态观察和灵敏度高的优点，当消化道出血仅占全身血容量的 1%时，即可检出，加上标记的红细胞在 24 小时后扫描仍能显像，故对间歇性出血的诊断有独特的价值。缺点是对出血的病因和定位诊断的作用有限，特异性差。

（5）^{99m}Tc 标记红细胞的腹部γ-闪烁扫描可发现出血（5ml 出血量）部位的放射性浓集区，多可在扫描后 1 小时内获得阳性结果，特别对间歇性出血部位的定位，阳性率可达 90%以上。

（6）超声、CT 检查：有助于发现肝、胆和胰腺结石、脓肿或肿瘤等病变或鉴别诊断；MRI 门静脉、胆道重建成像，可帮助了解门静脉直径、有无血栓或癌栓及胆道病变等。

三、治疗

（一）非手术疗法

1. 初步处理　迅速建立 1～2 条静脉通道是十分重要的，如施行颈内静脉或锁骨下静脉穿刺置管输液，以保证迅速补充血容量。先滴注平衡盐溶液或乳酸钠等渗盐水，以纠正低血容量休克状态，同时进行血型鉴定、交叉配血和血常规、血细胞比容检查。要 15～30 分钟测定血压、脉率或心电监护，并观察周围循环情况，作为补液、输血的参考指标。如果收缩压降至 70～90mmHg，脉率增速至每分钟 130 次，这提示失血量约达全身总血量的 25%，病人黏膜苍白、皮肤湿冷、表浅静脉塌陷，此时应即大量补液、输血，将血压维持在 90～100mmHg/50～60mmHg 或以上，脉率在每分钟 100 次以下。需要指出，平衡盐溶液的输入量宜为失血量的 2～3 倍。只要保持血细胞比容不低于 0.30，大量输入平衡盐溶液以补充功能性细胞外液和电解质的丧失，这有助于抗休克。

在已有休克的病人，应放置导尿管，记录每小时尿量，并行中心静脉压测定。尿量及中心静脉压可作为补液、输血速度和量的重要参考依据。

考虑应激性溃疡出血或急性糜烂性胃炎，给予 H_2 受体拮抗剂和质子泵抑制剂等，以抑制胃酸分泌而有利于病变愈合和止血。生长抑素不但能减少内脏血流量，抑制促胃液素的分泌，且能有效地抑制胃酸分泌；也可通过胃管用冰盐水（0.02mg/ml）或 Monsel 溶液反复灌洗止血。对由于门静脉高压症引起的食管、胃底曲张静脉破裂的大出血，使用三腔二囊管压迫止血，且使用垂体加压素、生长抑素收缩内脏血管，减少门静脉血流；垂体加压素对高血压和有冠状血管供血不足的病人不适用，近年来多应用特利加压素治疗，不良反应较轻。酌情补充维生素 K_1、凝血酶原复合物等及卡巴克络、抗血纤溶芳酸、血凝酶等止血剂。

2. 内镜及介入治疗　对于出血量不多的胃十二指肠溃疡出血，可经纤维胃镜检查，找到出血灶，采用喷洒止血剂、高频电凝止血、激光止血、微波止血，或内镜下注射硬化剂、内镜下食管静脉套扎术、内镜下注射组织黏合剂等处理食管胃底曲张静脉破裂出血。此外，在作选择性腹腔动脉和肠系膜上动脉造影以诊断上消化道出血的病因同时，可进行介入疗法，注入垂体后叶素、加压素或去甲肾上腺素；或行选择性动脉栓塞，经颈静脉肝内门体分流术。

3. 辨证论治　中医认为气属阳，血属阴。气和血之间存在着"气为血帅，血为气母"的密切关系，具体表现为"气能生血"、"气能摄血"。在治疗血证大出血等危重症时，强调"急则治其标，缓则治其本"，"有形之血不能速生，无形之气当宜急固"，应该多用益气固脱之法。而各种出血病症及血虚证，治疗上须用补气摄血和补气生血的治法。

（1）胃热伤络：突然呕血，色鲜红或紫暗，夹有食物残渣，胃脘灼热而痛，口干口苦，喜凉饮，口泛秽臭，大便秘结或解黑便，小便短赤。舌红，苔黄燥，脉滑数。治宜清热泻火，凉血止血。方选泻心汤合十灰散加减。疼痛甚加延胡索、木香行气止痛；吐酸者加煅瓦楞子、乌贼骨以收敛制酸；呕恶甚者加竹茹、代赭石、旋覆花降逆止呕；热甚伤阴，加玄参、生地、麦冬滋阴清热。或选用云南白药口服。

（2）肝火犯胃：吐血鲜红、量多，来势急迫，口苦胁痛，心烦善怒，寐少梦多，烦躁不安。舌红绛，脉弦。治宜清心泻火，和胃止血。方选丹栀逍遥散加减。呕血不止，乃肝热盛极，血络不宁，加用大黄粉以通腑清热，化瘀止血。

（3）脾虚不摄：大便色黑，体倦神疲，面色无华，心悸头晕。舌淡苔白，脉细弱。治宜益气健脾，养血止血。方选四君子汤加味。慢性少量出血者，根据辨证可选用补中益气丸、六君子丸等成药。

（4）瘀阻脉络：胃脘疼痛，痛有定处而拒按，痛如针刺或刀割，吐血紫暗。舌质紫，脉涩。治宜活血化瘀，理气止痛。方选血府逐瘀汤加减。或加用云南白药口服。

（5）阴虚火旺：胃脘隐痛，吐血色红，面色潮红，盗汗，口渴引饮，烦躁不安，头晕心悸，耳鸣，少寐，大便黑或干黑。舌红少苔，脉细数。治宜滋阴清热，凉血止血。方选玉女煎加减。

（6）气虚血脱：吐血倾盆盈碗，大便溏黑，甚则紫红，面色及唇甲苍白，眩晕心悸，烦躁，口干，冷汗淋漓，四肢厥冷，尿少，神志恍惚或昏迷。舌淡，脉细数无力或微细欲绝。治宜益气摄血，回阳固脱。方选参附汤。中成药用参附注射液、生脉注射液等。

4. 外治法　实证者，以蒜泥敷涌泉穴，引热下行；或生栀子、生大黄研末，陈米醋调膏敷脐。

针灸：实证选上脘、足三里、神门等穴位，便血者加三阴交、大肠俞，用泻法；虚证选上脘、足三里、神门等穴位，便血者加三阴交、大肠俞，用补法；急重证选素髎、内关、人中、中冲、涌泉、足三里等穴位，或加用艾条灸百会、气海、关元、膻中。

急性出血的护理应尽量使病人安静休息，减少搬动及不必要的检查；调节情志，避免情绪波动，消除恐惧及忧虑；密切观察病情变化，及早发现休克，做好抢救窒息（包括气管插管、切开、吸痰、机械通气）的准备。

（二）手术治疗

（1）对于胃十二指肠溃疡大出血，如果病人年龄在 30 岁以下，常是急性溃疡，经过初步处理，出血多可自止。如年龄在 50 岁以上，或病史较长，一般多为慢性溃疡，这种出血很难自止，经过初步处理，待血压、脉率有所恢复后，应尽早行手术。手术可行胃部分切除术，切除出血的溃疡是防止再出血的最可靠方法。如十二指肠溃疡位置很低，靠近胆总管或已穿透入胰头，则可切开十二指肠球部前壁，缝扎溃疡面的出血点，同时在十二指肠上、下缘结扎胃十二指肠动脉和胰十二指肠动脉，再行旷置溃疡的胃部分切除术。

吻合口溃疡多发生在胃空肠吻合术后，出血多难自止，应早期施行手术，切除吻合口，再次行胃空肠吻合，并同时行迷走神经切断术。重要的是，在这种情况下，一定要探查原十二指肠残端，如果发现原残端太长，有胃黏膜残留的可能，应再次切除原残端，才能收到持久的效果。

由药物引起的急性溃疡，在停用该药物后，经过初步处理，出血多会自止。

（2）对门静脉高压症引起的食管、胃底曲张静脉破裂的大出血，应视肝功能情况来决定处理方法，对没有黄疸、严重腹水，肝功能好的病人，应积极采取手术治疗，手术方式可采用贲门周围血管离断术，通过完全离断食管下段和胃底曲张静脉的反常血流以达到确切止血的目的。对于肝功能差的病人（有黄疸、腹水或处于肝性脑病前期者），手术风险很高，应采用三腔二囊管压迫止血或内镜、介入治疗。

（3）对于应激性溃疡出血或急性糜烂性胃炎经保守治疗仍然无法止血者，可采用胃大部切除术，或加行选择性迷走神经切断术。胃癌引起的大出血，应尽早手术，若为早期胃癌，则应行根治性胃大部或全胃切除术；若为晚期胃癌，未达到止血目的，也应力争施行姑息性胃癌切除术。

（4）肝内胆道出血如果反复大量出血，最好在出血期间进行手术，便于确定出血病灶的部位和性质。有条件时术中行胆道镜或胆道造影，有助于明确出血部位。确定了出血病灶的部位，有效的止血是行肝叶切除术。

对于部位不明的上消化道大出血，经过积极的初步处理后，血压、脉率仍不稳定，也应早期行剖腹探查，以期找到病因，进行有效的止血。探查一般选择行上腹部正中切口或经腹直肌切口。进入腹腔后，首先探查胃和十二指肠。如果没有发现溃疡或其他病变，接着检查有无肝硬变和脾肿大，同时要注意胆囊和胆总管的情况。肝内胆道出血时，胆囊多肿大，且含有血性胆汁呈暗蓝色，因此，可行诊断性胆囊或胆总管穿刺。如果肝、脾、胆囊、胆总管都正常，进一步要切开胃结肠韧带，探查胃和十二指肠球部的后壁。另外，切不可忽略了贲门附近和胃底部的探查。同时还必须提起横结肠和横结肠系膜，自十二指肠空肠曲开始，顺序探查空肠的上段。临床实践中，已有不少病例由于空肠上段的病变如息肉、血管瘤、结核性溃疡等而引起呕血的报道。

经过上述的探查，如果仍未发现病变，而胃或十二指肠内确有积血，即可在胃大弯于胃小弯之间、血管较少的部位，纵行切开胃窦部前壁，进行胃内探查，切口不宜太小。如仍未能发现任何病变，最后可用手指通过幽门，必要时纵行切开幽门前壁检查十二指肠球部，特别是其后壁、靠近胰头的部分，是否有溃疡的存在。经过上述顺序的检查，多能明确出血的原因和部位。

本病的预后与年龄、病变部位、病因、出血量多少及治疗及时恰当与否等因素相关，应随病情变化而判断疾病的轻重。消化道溃疡出血、急性糜烂性胃炎、胆道系统出血等病死率较低，经积极治疗，可望痊愈。肝硬化、门静脉高压症所导致的食管胃底静脉曲张破裂出血的病死率可高达50%，且反复出血者多预后不佳。

（蔡北源）

第四十一章 胰腺疾病

第一节 解剖生理概要

胰腺位于腹膜后，横行于腹后壁，在胃的后方，相当于第一、二腰椎间的水平，是人体的第二大消化腺。其长10~20cm，宽3~5cm，重75~125g，形态扁平而狭长、柔软，色淡黄，分头、颈、体、尾四部分。胰腺位于腹膜后，因此胰腺病变的表现往往比较深而隐蔽。胰头部膨大位于右侧，被C形十二指肠环抱，后方为下腔静脉和右肾静脉，胰头下部经肠系膜上静脉后方向左突出至肠系膜上动脉右侧，称为沟突。肠系膜上静脉前方的部分胰腺为胰颈，胰体是胰颈向左侧的延续，在第1腰椎水平横跨主动脉。胰体和胰尾之间无明显界限，一般把胰体向左上方延伸的较狭窄的末端称为胰尾部，其窄且薄。胰管与胰腺长轴平行，主胰管（Wirsung管）直径为2~3mm，约85%的人其主胰管与胆总管汇合形成共同通道，经十二指肠壁开口于十二指肠大乳头，其内有Oddi括约肌。这种共同开口是胰腺疾病和和胆道疾病互相关联的解剖学基础。在胰头部胰管上方尚有一副胰管（Santorini管），通常与胰管相连，收纳胰头前上部的胰液，开口于十二指肠副乳头。

胰头血供来源于胃十二指肠动脉和肠系膜上动脉的胰十二指肠前后动脉弓。胰体尾部血供来源于脾动脉的分支胰背动脉、胰大动脉。胰腺的静脉多与同名静脉伴行，汇入门静脉系统。胰腺的淋巴管极为丰富，起自腺泡周围毛细淋巴管，在小叶间形成较大的淋巴管，其输出管沿小血管到达胰腺表面，再通过血管周围淋巴结，汇入腹腔淋巴结。

胰腺具有外分泌和内分泌两种功能。胰腺外分泌为胰液，为无色透明的等渗液体，呈碱性，pH 7.0~8.7，每日分泌量750~1500ml，腺管是胰液排出的通道。胰液主要成分为由腺泡细胞分泌的各种消化酶及由中心腺泡细胞和导管细胞分泌的水和碳酸氢盐。胰消化酶主要包括胰蛋白酶、糜蛋白酶、弹性蛋白酶、胰淀粉酶、胶原酶、胰脂肪酶、胰磷脂酶等。胰液通过胰腺管排入十二指肠，发挥食物消化功能。胰液的分泌受迷走神经和体液双重调节，以体液调节为主。胰腺的内分泌腺是由大小不同的细胞团——胰岛所组成，约有100万个，主要分布于胰体尾部。胰岛有多种细胞，以B细胞为主，分泌胰岛素；其次是A细胞分泌胰高血糖素，以及D细胞分泌生长抑素；还有少数PP细胞分泌胰多肽，G细胞分泌胃泌素和D1细胞分泌血管活性肠肽，如图41-1所示。

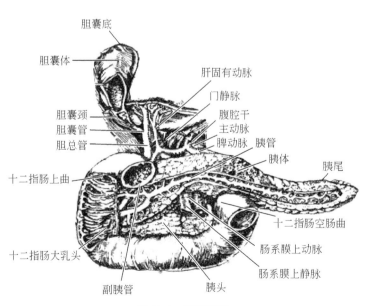

胆囊底
胆囊体
肝固有动脉
门静脉
腹腔干
胆囊颈
主动脉
胆囊管
脾动脉　胰管
胆总管
胰体
胰尾
十二指肠上曲
十二指肠空肠曲
肠系膜上动脉
十二指肠大乳头
肠系膜上静脉
副胰管　　胰头

图41-1　胰腺解剖

第二节 胰 腺 炎

一、急性胰腺炎

急性胰腺炎（acute pancreatitis）是一种常见的急腹症。按病理改变过程分类可分为水肿性和出血坏死性急性胰腺炎，前者占 80%～90%，后者占 10%～20%。按临床病情分为轻型急性胰腺炎和重症急性胰腺炎，前者病情轻，有自限性，预后好，死亡率<1%；而后者则病情险恶，常常涉及全身的多个脏器，死亡率高达 10%～30%。本病属于中医学"心胃痛"、"腹痛"、"结胸"等范畴。

急性胰腺炎有多种致病危险因素，国内以胆道疾病为主，占 50%以上，称胆源性胰腺炎。

1. 胆道疾病 胆道结石可阻塞胆总管末端，此时胆汁可经"共同通道"反流入胰管，动物实验显示胆盐可直接导致腺泡细胞质钙离子增高，引起腺泡细胞坏死或胰管内高压诱发急性胰腺炎。造成胆总管末端阻塞的原因还有胆道蛔虫，以及因炎症或手术器械引起的十二指肠乳头水肿或狭窄、Oddi 括约肌痉挛等。

2. 过量饮酒 是常见病因之一。乙醇能直接损伤胰腺，还可刺激胰液分泌，引起十二指肠乳头水肿和 Oddi 括约肌痉挛，其结果造成胰管内压力增高细小胰管破裂，胰液进入腺泡周围组织。此时胰蛋白酶原被胶原酶激活成胰蛋白酶，后者又激活磷脂酶 A、弹力蛋白酶、糜蛋白酶和胰舒血管素等对胰腺进行自我消化。乙醇触发炎症传导通路中核因子 NF-κB，使得 TNF-α、IL-1 和调节细胞凋亡相关的半胱氨酸天冬氨酸蛋白酶生成增加，加之乙醇可降低胰腺血流灌注而等综合因素，结果发生急性胰腺炎。

3. 十二指肠液反流 当十二指肠内压力增高，十二指肠液可向胰管内反流。十二指肠内压力增高的原因有穿透性十二指肠溃疡、十二指肠憩室、环状胰腺、十二指肠炎性狭窄、胰腺钩突部肿瘤、胃大部切除术后输入袢梗阻、蛔虫性感染和其他梗阻因素。

4. 代谢性疾病 高脂血症性胰腺炎（高脂蛋白血症 I 型或 V 型）和高钙血症（甲状旁腺功能亢进）。

5. 医源性原因 内镜逆行胰胆管造影（ERCP）可导致 2%～10%病人发生胰腺炎。

6. 某些药物 磺胺类药物、5-氨基水杨酸、硫唑嘌呤、6-巯嘌呤、阿糖胞苷、双脱氧肌苷、利尿药如呋塞米、噻嗪化物雌激素、甲硝唑、红霉素、丙戊酸、对乙酰氨基酚等药物可导致急性胰腺炎。

7. 创伤 上腹部钝器伤、贯通伤、手术操作创伤等。

8. 胰腺血液循环障碍 低血压、心肺旁路、动脉栓塞、血管炎及血液黏滞度增高等因素均可造成胰腺血液循环障碍而发生急性胰腺炎。

9. 其他 如饮食、感染及与妊娠有关的代谢、内分泌、遗传和自体免疫性疾病等也可能是胰腺炎的发病因素。

急性胰腺炎的发病机制比较复杂，至今尚未完全阐明。大多数研究者认为急性胰腺炎是腺泡内胰酶异常激活的结果。腺泡内的胰酶激活诱导胰腺实质的自身消化，由此，腺泡细胞释放炎性细胞因子，诸如肿瘤坏死因子（TNF-α）、IL-1、IL-2、IL-6 和抗炎介质，如 IL-10、IL-1 受体阻断剂，可引起炎症的级联反应。炎症的级联反应在 80%～90%病人是自限性的，但严重时可导致胰腺局部出血和坏死，至出现全身炎症反应综合征导致多脏器功能衰竭。

急性胰腺炎的基本病理改变是胰腺呈不同程度的水肿、充血、出血和坏死。

1. 急性水肿性胰腺炎 病变轻，多局限在体尾部。胰腺肿胀变硬，充血，被膜紧张，胰周可有积液。腹腔内的脂肪组织，特别是大网膜可见散在粟粒状或斑块状的黄白色皂化斑（脂肪酸钙）。

腹水为淡黄色，镜下见间质充血、水肿并有炎性细胞浸润。有时可发生局限性脂肪坏死。

2. 急性出血坏死性胰腺炎 病变以胰腺实质出血、坏死为特征。胰腺肿胀，呈暗紫色，分叶结构模糊，坏死灶呈黑色，严重者整个胰腺变黑。腹腔内可见皂化斑和脂肪坏死灶，腹膜后可出现广泛组织坏死。腹腔内或腹膜后有咖啡或暗红色血性液体或血性混浊渗液。镜下可见脂肪坏死和腺泡破坏，腺泡小叶结构模糊不清。间质小血管壁也有坏死，呈现片状出血，炎细胞壁润。晚期坏死组织合并感染可形成胰腺或胰周脓肿。

中医认为本病病位在肝、胆、脾、胃。因饮食不节、暴食暴饮，特别是饱进甘肥膏粱之餐，损伤脾胃，积滞于中，化湿生热，邪热湿食互结，导致阳明腑实；热水相结，形成实热结胸；出现腹痛，重则熏蒸肝胆，身目悉黄；蛔虫窜入胆道，胆液蕴结，胰腑之气液不得宣泄，气机失畅，清津变冲，流通者滞，顺行者逆；或外邪内传，中焦气机紊乱，脾腑功能失调，情志不谐，恼怒发作，肝气郁结，横逆犯脾克胃，升降失常，浊液上犯，而致此病。

（一）临床表现与诊断

由于病变程度不同，病人的临床表现差异很大。

1. 腹痛 是本病的主要症状。常于饱餐和饮酒后突然发作，腹痛剧烈，多位于左上腹，向左肩及左腰背部放射。胆源性者腹痛始发于右上腹，逐渐向左侧转移。病变累及全胰时，疼痛范围较宽并呈束带状向腰背部放射。

2. 腹胀 与腹痛同时存在。是腹腔神经丛受刺激产生肠麻痹的结果，早期为反射性，继发感染后则由腹膜后的炎症刺激所致。腹膜后炎症越严重，腹胀越明显。腹腔积液时可加重腹胀。病人排便、排气停止。腹内压增高可导致腹腔间隔室综合征（abdominal compartment syndrome）。

3. 恶心、呕吐 该症状早期即可出现，呕吐往往剧烈而频繁。呕吐物为胃十二指肠内容物，偶可呈咖啡色，呕吐后腹痛不缓解。

4. 腹膜炎体征 急性水肿性胰腺炎时压痛多只限于上腹部，常无明显肌紧张。急性出血坏死性胰腺炎压痛明显，并有肌紧张和反跳痛，范围较广或延及全腹。移动性浊音多为阳性。肠鸣音减弱或消失。

5. 其他 较轻的急性水肿性胰腺炎可不发热或轻度发热。合并胆道感染常伴有寒战、高热。胰腺坏死伴感染时，持续性高热为主要症状之一。若结石嵌顿或胰头肿大压迫胆总管可出现黄疸。坏死性胰腺炎病人可有脉搏细速、血压下降，乃至休克。早期休克主要是由低血容量所致，后期继发感染使休克原因复杂化且难以纠正。伴急性肺功能衰竭时可有呼吸困难和发绀。胰腺坏死伴感染时腹膜后途径渗入皮下。在腰部、季肋部和下腹部皮肤出现大片青紫色瘀斑，称 Grey-Turner 征；若出现在脐周，称 Cullen 征。胃肠出血时可有呕血和便血。血钙降低时，可出现手足抽搐。严重者可有 DIC 表现及中枢神经系统症状，如感觉迟钝、意识模糊乃至昏迷。

（二）实验室检查

（1）胰酶测定：血清、尿淀粉酶测定是最常用的诊断方法。血清淀粉酶在发病数小时开始升高，24 小时达高峰，4～5 天后逐渐降复正常；尿淀粉酶在 24 小时才开始升高，4 天达到高峰，下降缓慢，1～2 周后恢复正常。血清淀粉酶值超过 500 U/dl（正常值 40～80 U/dl，Somogyi 法），尿淀粉酶也明显升高（正常值 80～300U/L，Somogyi 法法）有诊断价值。淀粉酶值越高，诊断正确率越大，但升高的幅度和病变严重程度不呈正相关。

要提出的是肠梗阻、胆囊炎、肠系膜缺血、腮腺炎和巨淀粉酶血症等疾病相血淀粉酶可也升高，应注意鉴别。血清脂肪酶明显升高（正常值 23～300U/L）具有特异性，也是比较客观的诊断指标。

（2）其他项目：包括白细胞增高、高血糖、肝功能异常、低钙血症、血气分析异常等。诊断性腹腔穿刺若抽出血性渗出液，其淀粉酶值升高对诊断很有帮助。

C 反应蛋（CRP）增高（发病 48 小时＞150mg/ml）提示病情较重。

（三）影像学诊断

（1）超声波检查：可发现胰腺肿大和胰周液体积聚。胰腺水肿时显示为均匀低回声，出现粗大的强回声提示有出血、坏死的可能。如发现胆道结石，胆管扩张，胆源性胰腺炎可能性大。腹部超声经济简便易行，但由于上腹部胃肠气体的干扰，可影响诊断的准确性。

（2）增强 CT 扫描：是最具诊断价值的影像学检查。不仅能诊断急性胰腺炎，而且能鉴别是否合并胰腺组织坏死。在胰腺弥漫性肿大的背景上若出现质地不均、液化和蜂窝状低密度区，则可诊断为胰腺坏死。还可在网膜囊内、胰周、肾旁前或肾旁后间隙、结肠后甚至髂窝等处发现胰外积液和坏死感染征象。此外，对其并发病如胰腺脓肿和假性囊肿等也有诊断价值。

（3）MRI 可提供与 CT 类似的诊断信息。在评估胰腺坏死、炎症范围及有无游离气体等方面有价值。MRCP 较清晰地显示胆管及胰管，在复发性胰腺炎及原因不明的胰腺炎诊断中具有重要的作用。

（四）临床分型

轻型急性胰腺炎为水肿性胰腺炎，主要表现为上腹痛、恶心、呕吐；腹膜炎限于上腹，体征轻；血、尿淀粉酶增高；经及时的液体治疗短期内可好转，死亡率很低。重症急性胰腺炎多为出血坏死性胰腺炎，除上述症状外，腹膜炎范围广，体征重；腹胀明显，肠鸣音减弱或消失；腹部可触及炎性组织包裹形成的肿块，偶见腰胁部或脐周皮下斑征。腹水呈血性或脓性。严重者发生休克，发生多脏器功能障碍和严重的代谢障碍。实验室检查白细胞增多（≥16×10⁹/L），血糖升高（＞11.lmmol/L），血钙降低（＜1.87mmol/L），血尿素氮或肌酐增高，酸中毒；PaO₂ 下降＜60mmHg，应考虑 ARDS 甚至出现 DIC，死亡率高。

针对重症急性胰腺炎国际上有许多评定标准。如 Ranson 预后判断标准加 3 项阳性，提示重症急性胰腺炎。急性生理学和慢性健康评分标准 APACHE Ⅱ（acute physiology and chronic health evaluation Ⅱ），提示重症急性胰腺炎，该标准对病情及预后评估有帮助。

（五）临床分期

（1）急性反应期发病至 2 周左右，可有休克、呼吸衰竭、肾衰竭、中枢神经系统功能障碍。
（2）全身感染期发病 2 周至 2 个月。以全身细菌感染和深部真菌感染及双重感染为主要并发症。
（3）残余感染期发病至 2～3 个月后。属于手术后期特殊表现。如全身营养不良，存在腹腔及后腹膜腔残余脓肿，常常引流不畅，窦道经久不愈，有的伴有消化道瘘口。

（六）局部并发症

（1）胰腺及胰周组织坏死：指胰腺实质的弥漫性或局灶性坏死，伴胰周（包括腹膜后间隙）脂肪坏死。根据有无感染又分为感染性和无菌性胰腺坏死。
（2）胰腺及胰周脓肿：指胰腺和（或）胰腺周围的包裹性积脓，由胰腺组织和（或）胰周组织坏死液化继发感染所致，脓液培养有细菌或真菌生长。
（3）胰腺假性囊肿有胰液经由坏死破损的胰管溢出在胰腺周围液体积聚，被纤维组织包裹形成假性囊肿。
（4）胃肠道瘘胰液的消化和感染的腐蚀均可使胃肠道壁坏死、穿孔而发生瘘。常见的部位是结肠、十二指肠，有时也发生在胃和空肠。
（5）出血由于胰液的消化作用及感染腐蚀，特别是合并真菌感染，有时也会造成腹腔或腹膜后的大出血。

（七）治疗

1.非手术治疗 适应于急性胰腺炎全身反应期、水肿性及尚无感染的出血坏死性胰腺炎。

（1）禁食、胃肠减压：禁食，持续胃肠减压可防止呕吐、减轻腹胀、降低腹内压。

（2）补液、防治休克：静脉输液，补充电解质，纠正酸中毒，预防治疗低血压，维持循环稳定，对重症病人应进行重症监护，吸氧，维持 $SO_2>95\%$。

（3）解痉止痛：在诊断明确的情况下给予解痉止痛药，常用的解痉药有山莨菪碱、阿托品等，吗啡虽可引起 Oddi 括约肌张力增高，但对预后并无不良影响。

（4）抑制胰腺分泌质子泵抑制剂或 H_2 受体阻滞剂：可间接抑制胰腺分泌多数认为生长抑素（如 octreotide）及核蛋白酶抑制剂也有抑制胰腺分泌的作用。

（5）营养支持：禁食期主要靠完全肠外营养（TPN）。待病情稳定，肠功能恢复后可早期给予肠内营养，酌情恢复饮食。

（6）抗生素的应用：有感染证据时可经验性或针对性使用抗生素。常见致病菌有大肠埃希菌、铜绿假单胞菌、克雷白杆菌和变形杆菌等。

（7）外治法：①四黄水蜜或芒硝外敷以清热解毒，消肿止痛；②大承气汤灌肠清热泻毒，行气止痛；③针刺足三里、下巨虚、内关；阳陵泉、地机；脾俞、胃俞穴。呕吐重者加天突；腹胀明显者，加上巨虚。强刺激，得气后留针 1 小时，急性期每日 2～3 次，针刺后接通电针。

（8）辨证论治：可经胃管分次注入中药或口服。

1）肝胆湿热：腹胀痛痞满，身热不扬，午后热甚，纳呆呕恶，口干而黏，肢体沉重，或发黄疸，大便不爽或干结。舌红苔黄厚腻，脉滑数。治宜清肝利胆，通腑泻下。方选茵陈蒿汤合龙胆泻肝汤加减。

2）脾胃实热：腹胀痞满，疼痛剧烈，发热，口苦咽干，小便短赤，大便燥结不通，舌红苔黄燥，脉滑数或弦数。治宜清热攻下，行气开结，方选大承气汤合大柴胡汤加减。

3）瘀热互结：腹部刺痛拒按，痛有定处，或有包块，或皮肤青紫有瘀斑，发热夜甚，口干不渴，小便短赤，大便燥结。舌质红或有瘀斑，脉弦数或涩。治宜清热泻火，祛瘀通腑。方选泻心汤合膈下逐瘀汤加减。

4）腑闭血瘀：脘腹疼痛如锥如割，呕吐剧烈，高热不退，或兼黄疸，腹水，小便如茶，大便秘结。舌质绛或紫，苔黄燥或灰黑，脉弦数而微涩。治宜清热通腑，活血导滞。方选大陷胸汤。

2.手术治疗

（1）适应证：①急性腹膜炎不能排除其他急腹症时；②胰腺和胰周坏死组织继发感染；③伴胆总管下端梗阻或胆道感染者；④合并肠穿孔、大出血或胰腺假性囊肿。

（2）根据病情采取腹腔穿刺引流或腹腔镜引流坏死组织清除加引流术。可选用开放手术（经腹腔或腹膜后小切口途径）或使用内镜（肾镜等）行坏死组织清除引流术。同时行胃造口、空肠造口作为肠内营养通道，酌情行胆道引流术。胆源性胰腺炎的手术目的是取出胆管结石，解除梗阻，畅通引流。合并胆管结石，且病情较严重或一般情况差，无法耐受手术者宜急诊或早期经纤维十二指肠镜行 Oddi 括约肌切开、取石及鼻胆管引流术。术后中医辨证论治参考"围术期处理"章节内容。

二、慢性胰腺炎

慢性胰腺炎（chronic pancreatitis）是各种原因所致的胰实质和导管的不可逆慢性炎症，特征是反复发作的上腹部痛伴不同程度的胰腺内、外功能减退或丧失。本病属于中医学"胃脘痛"、"腹痛"、"胁痛"、"泄泻"等范畴。

（一）病因病理

慢性胰腺炎病因我国以胆道疾病为主，其次是长期酗酒所致。甲状旁腺功能亢进的高钙血症使腺液分泌增多，主胰管内蛋白凝聚沉淀形成胰腺结石也可致慢性胰腺炎。慢性胰腺炎病理学改变为胰腺萎缩，呈不规则结节样变硬，胰管狭窄伴节段性扩张，其内可有胰石形成，也可有囊肿形成。显微镜下见：大量纤维组织增生，腺泡细胞缺失，胞体皱缩，钙化和导管狭窄。电子显微镜下可见致密的胶原和成纤维细胞增生并将胰岛细胞分隔。中医认为胰腺位居中焦，与三焦气机运化有关，与肝胆、脾胃关系密切。本病病机之本为脾胃虚弱，肝脾不调；其标为湿热、食积、气滞、血瘀、痰浊。

（二）临床表现与诊断

腹痛是最常见的症状。疼痛位于上腹中线的左、右侧，常放射到背部。部分病人有持续性或反复发作性疼痛，可伴有食欲减退和体重下降。约 1/3 病人有胰岛素依赖性糖尿病，1/4 病人有脂肪泻。因此将腹痛、体重下降、糖尿病和脂肪泻称之为慢性胰腺炎的四联症。

依据临床表现，因考虑诊断本病的可能。粪便检查可发现脂肪滴，粪便弹性蛋白酶-1 测定＜200μg/g 粪便提示胰腺外分泌功能不全。超声可见胰腺局限性结节，胰管扩张，囊肿形成，胰肿大或纤维化；合并胰腺管结石者可有强回声及伴随的声影。腹部 X 线可显示胰腺钙化或胰管结石影。CT 扫描可见胰实质钙化，结节状，密度不均，胰管扩张或囊肿形成等。ERCP 或 MRCP 可见胰管扩张或不规则呈串珠状。

（三）治疗

强调个体化治疗，多采取保守治疗。

1. 非手术疗法

（1）生活指导：戒酒，少食多餐，高蛋白、高纤维素、低脂饮食，控制糖的摄入。

（2）辨证论治

1）肝郁脾虚：上腹隐痛，在牵引两胁，纳差、乏力，大便稀溏，进食稍油即腹泻，舌质淡，苔薄白，脉弦细弱。治宜疏肝健脾，活血化瘀。方选四逆散合异功散加减。

2）脾胃虚弱：无明显腹痛，腹泻较重，大便稀薄或顽固不化，食后腹胀，面黄、消瘦，舌质淡，舌体胖，边有齿痕，苔白腻，脉濡缓。治宜健脾益气，消食化湿。方选参苓白术散加减。

（3）西药治疗：止痛药，可用长效抗胆碱能药物治疗；出现脂肪泻、体重下降及营养不良表现时，补充外源性胰酶制剂，如高活性脂肪酶的微粒胰酶胶囊等。合并糖尿病者应用降糖药。

2. 手术治疗　本病手术目的在于减轻疼痛，延缓疾病的进展，但不能逆转病理过程。手术方法包括以去除病因为目的的胆道手术和以通畅引流为目的的胰管空肠吻合术。

第三节　胰腺囊肿

一、胰腺假性囊肿

胰腺假性囊肿（pancreatic pseudocyst）是急慢性胰腺炎的并发症，少数是由外伤或其他原因引起。胰腺假囊肿的形成是由于胰管破裂，胰液流出积在网膜内，刺激周围组织及器官的腹膜形成纤维包膜，但无上皮细胞，故称为假囊肿。囊肿多位于胰体尾部，增大可产生压迫症状，也可继发感染形成脓肿。或破溃形成胰源性腹水，或破向胃、结肠形成内瘘。如病人上腹部可触及肿物，有囊性感和波动感，有胰腺炎或上腹部外伤史，结合 B 超、CT 检查可明确诊断。本病属于中医学"胃脘痛"、"胁痛"、"积聚"等范畴。

胰腺假性囊肿可无症状，经检查除外恶性后，可暂予非手术治疗。若囊肿性质不清或出现并发症时则需要适当的外科干预。其外科治疗适应证：①出现出血、感染、破裂、压迫等并发症；②若经过2~3个月的治疗观察囊肿无缩小或增大，或囊肿直径≥6cm；③囊肿壁增厚；④合并慢性胰腺炎及胰管狭窄。

常用手术方法包括以下三方面。①内引流术：囊肿壁成熟6周以上可做内引流术。常用囊肿空肠 Roux-en-Y 吻合术，若囊肿位于胃后壁可直接行囊肿与胃后壁吻合，目前可用腹腔镜或胃镜完成此类手术。②外引流术：由于外引流术并发症及复发率较高，目前较少使用，主要用于胰腺假性囊肿继发感染经皮穿刺置管引流失败、囊肿破裂等。③胰腺假性囊肿切除术：适用于较小囊肿，或内外引流效果不佳的多发假性囊肿，特别是位于胰尾部。

二、胰腺真性囊肿

胰腺真性囊肿包括先天性胰腺真性囊肿和潴留性囊肿。先天性胰腺真性囊肿，常合并肝、肾先天性囊肿，是胰管发育异常的结果，属罕见病。潴留性囊肿，多位于胰尾部，囊内可含多种胰酶，囊肿衬有上皮，多由于胰管的阻塞导致远侧胰管或腺泡发生囊肿扩张和胰液潴留而形成。胰腺囊肿较大，有压迫症状，或囊肿合并感染和出血等并发症，常需手术治疗。潴留性囊肿与胰腺假性囊肿不易区分。胰腺潴留性囊肿一般以手术治疗为主，手术包括两部分，一是针对囊肿的处理，可以在排除囊性肿瘤后做内引流术或囊肿内引流术。再者是胰管梗阻病因的治疗，胰管结石要去除，肿瘤需切除。

第四节 胰腺癌和壶腹部周围癌

一、胰腺癌

胰腺癌（cancer of the pancreas）是一种发病隐匿，进展迅速，治疗效果及预后极差的消化道恶性肿瘤，其发病率有明显增高的趋势。40岁以上好发，男性比女性多见。目前胰腺癌居常见癌症死因的第4位，居消化道癌症死因的第2位，仅次于大肠癌，5年生存率为1%~3%。本病属于中医学"黄疸"、"症瘕"、"腹痛"等范畴。

（一）病理

胰腺癌包括胰头癌、胰体尾部癌。90%的胰腺癌为导管细胞腺癌，少见黏液性囊腺癌和腺泡细胞癌。近年研究证明，胰腺癌存在染色体异常。在胰腺癌致癌因素中，吸烟是唯一公认的危险因素，但是，吸烟增加胰腺癌发病危险性的机制尚不完全清楚，可能与烟草特异性 N-亚硝酸盐对器官的特异作用，或是 N-亚硝酸盐分泌到胆管，随后反流到胰管有关。

中医认为该病的发生与以下几点有关：①饮食不洁：过食膏粱厚味，或偏食辛辣燥热，嗜酒无度，则滋生湿热。胃肠积热，暗耗气血，炼液为痰，形成痰气交阻或痰瘀互结而为肿瘤。②情志不遂：抑郁恼怒，情志不遂，肝气郁结，气滞日久而成血瘀，瘀积日久而为肿瘤。③劳伤过度：劳伤过度，损伤脾胃，脾胃气虚，运化失司，湿浊内生，蕴久化热，瘀热互结发为肿瘤。④邪毒内蕴：外感邪毒或痰热蕴结而成毒，日久气血凝滞而成肿瘤。

胰头癌（cancer of the head of the pancreas）占胰腺癌的70%~80%。常见淋巴转移和癌浸润，淋巴转移多见于胰头前后、幽门上下、肝十二指肠韧带内、肝总动脉、肠系膜根部及腹主动脉旁的淋巴结，晚期可转移至锁骨上淋巴结。癌肿常浸润邻近器官，如胆总管的胰内段、胃、十二指肠、肠系膜根部、胰周腹膜、神经丛、门静脉、肠系膜上动静脉，甚至下腔静脉及腹主动脉。还可发生癌肿远端的胰管内转移和腹腔内种植。血行转移可至肝、肺、骨、脑等。该病早期诊断困难，手术切除率低，预后很差。本病属于中医学"黄疸"、"癥瘕"、"胁痛"等范畴。

（二）临床表现与诊断

临床症状以上腹部疼痛、不适，黄疸，食欲降低和消瘦最为多见。

1. **上腹疼痛、不适**　是常见的首发症状。早期因肿块压迫胰管，使胰管出现不同程度的梗阻、扩张、扭曲及压力增高，出现上腹不适，或隐痛、钝痛、胀痛。少数（约 15%）病人可无疼痛。通常因对早期症状的忽视，而延误诊断。中晚期肿瘤侵及腹腔神经丛，出现持续性剧烈腹痛，向腰背部放射，致不能平卧，常呈卷曲坐位，严重影响睡眠和饮食。

2. **黄疸**　是胰头癌最主要的临床表现，多数是由于胰头癌压迫或浸润胆总管所致，呈进行性加重。黄疸出现的早晚和肿瘤的位置密切相关，癌肿距胆总管越近，黄疸出现越早。胆道梗阻越完全，黄疸越深。多数病人出现黄疸时已属中晚期。伴皮肤瘙痒，久之可有出血倾向。小便深黄，大便陶土色。体格检查可见巩膜及皮肤黄染，肝大，多数病人可触及肿大的胆囊。

3. **消化道症状**　如食欲不振、腹胀、消化不良、腹泻或便秘。部分病人可有恶心、呕吐。晚期癌肿侵及十二指肠可出现上消化道梗阻或消化道出血。

4. **消瘦和乏力**　病人因饮食减少、消化不良、睡眠不足和癌肿消耗等造成消瘦、乏力、体重下降，晚期可出现恶病质。

5. **其他**　胰头癌致胆道梗阻一般无胆道感染，若合并胆道感染易与胆石症相混淆。少数病人有轻度糖尿病表现。部分病人表现有抑郁、焦虑、性格狂躁等精神神经障碍，其中以抑郁最为常见。晚期偶可扪及上腹肿块，质硬，固定，腹水征阳性。少数病人可发现左锁骨上淋巴结转移和直肠指诊扪及盆腔转移。

（三）实验室检查

①血清生化学检查：胰头癌导致胰管梗阻的早期可有血、尿淀粉酶的一过性升高，空腹或餐后血糖升高，糖耐量试验有异常曲线。胆道梗阻时，血清总胆红素和结合胆红素、碱性磷酸酶、转氨酶也可轻度升高，尿胆红素阳性。②免疫学检查大多数胰腺癌血清学标志物可升高，包括 CA19-9、CA24-2、CA50、CEA、胰胚抗原（P0A）、胰腺癌特异抗原（PaA）及胰腺癌相关抗原（PCAA）。但是，目前尚未找到有特异性的胰腺癌标志物，肿瘤标志物的联合检测可以提高检测的敏感性和特异性。CA19-9 目前最常用于胰腺癌的辅助诊断和术后随访。

（四）影像学检查

影像学诊断技术是胰头癌的定位和定性诊断的重要手段。①腹部超声：可显示肝内、外胆管扩张，胆囊胀大，胰管扩张（正常直径<3mm），胰头部占位病变，同时可观察有无肝转移和淋巴结转移。②内镜超声（EUS）：优于普通超声，可发现小于 1cm 的肿瘤，对评估大血管受侵犯程度敏感性高，是目前对胰头癌 TN（tumor & nodes）分期最敏感的检查手段，可作为评估肿瘤可切除性的可靠依据。③胃肠钡餐造影：在胰头癌肿块较大者可显示十二指肠曲扩大和反 3 字征。低张力造影可提高阳性发现率。④CT：胰腺动态薄层增强扫描及三维重建检查在临床中广泛应用，对于胰腺肿瘤的定性、定位诊断提供非常重要的影像学依据，尤其是对胰腺肿瘤的术前可切除性评估具有重要意义，目前可作为胰腺肿瘤病人的首选影像学检查手段。⑤ERCP：可显示胆管和胰管近壶腹侧影像或肿瘤以外的胆、胰管扩张的影像。此种检查可能引起急性胰腺炎或胆道感染，应予警惕。也可在 ERCP 的同时在胆管内置入内支撑管，达到术前减轻黄疸的目的。⑥经皮肝穿刺胆道造影（PTC）：可显示梗阻上方肝内、外胆管扩张情况，对判定梗阻部位、胆管扩张程度具有重要价值。在作 PTC 的同时行胆管内置管引流（PTCD）可减轻黄疸和防止胆漏。⑦MRI 或磁共振胆胰管造影

（MRCP）：单纯 MRI 诊断并不优于增强 CT，MRCP 能显示胰、胆管梗阻的部位、扩张程度，具有重要的诊断价值，具有无创性、多角度成像、定位准确、无并发症等优点。固选择性动脉造影对胰头癌的诊断价值不大，但对显示肿瘤与邻近血管的关系以评估根治性手术切除的可行性具有一定意义，目前已逐渐被增强 CT 所替代。⑧经皮细针穿刺细胞学检查：在超声或 CT 引导下穿刺肿瘤做细胞学检查阳性率可达 80%左右。也可做基因检测，如检测 C-Ki-ras 基因第十二密码子否有突变，其阳性率为 90%左右。⑨正电子发射型计算机断层成像（PET）：可显示早期胰腺癌，并可显示肝脏及远处器官的转移可检出小至 0.5cm 的转移淋巴结，其鉴别肿瘤复发及手术后改变的情况优于CT，但在术前评估肿瘤可切除性方面不及增强 CT。

（五）治疗

1. 手术治疗　手术切除是胰头癌最有效的治疗方法。尚无远处转移的胰头癌，均应争取手术切除以延长生存时间和改善生存质量。常用的手术方式：①胰头十二指肠切除术（Whipple 手术）：切除范围包括胰头（含钩突）、远端胃、十二指肠、上段空肠、胆囊和胆总管。需同时清除相应区域的淋巴结。切除后再将胰腺、胆总管和胃与空肠重建。重建的术式有多种。②保留幽门的胰头十二指肠切除术（PP-PD）：该术式近年来在国外较多采用，适用于幽门上下淋巴结无转移，十二指肠切缘无癌细胞残留者，术后病人生存期与 Whipple 手术相似，最重要的优点就是缩短手术时间，减少术中出血，但同时也使病人术后胃溃疡和胃排空障碍的发生有所增加。③姑息性手术：适用于高龄、有肝转移、肿瘤已不能切除或合并明显心肺功能障碍不能耐受较大手术的病人。其包括胆肠吻合术解除胆道梗阻胃空肠吻合术解除或预防十二指肠梗阻；为减轻疼痛，可在术中行内脏神经节周围注射无水乙醇的化学性内脏神经切断术或行腹腔神经结节切除术。

2. 西药治疗　主要是辅助化疗，用吉西他滨 $1g/m^2$，30 分钟静脉滴注，每周 1 次，连续 3 周，4 周为一周期作为晚期胰腺癌治疗的一线方案的地位已经比较明确。术后也可采用以氟尿嘧啶和丝裂霉素为主的化疗，也有主张以放射治疗为基本疗法的综合性治疗。

3. 辨证论治　胰腺癌手术后以本虚多见，治疗以扶正培本为主，兼以驱邪为辅。

若见脾胃虚弱、怠惰嗜卧，口苦舌干，食不知味，大便不调，属于脾胃气虚，清阳不升，湿郁生热之证，用方升阳益胃汤；若见寒热起伏，胸脘痞满，脉弦数，苔白厚如积粉，属于湿热中阻，邪伏膜原，用达原饮；症见气短乏力，少气懒言、神疲消瘦，食纳差，舌质淡苔薄脉细弱，属气阴两虚，治宜益气养阴，方用生脉饮或人参养荣汤；若见神疲乏力，头晕耳鸣，心悸、面色无华，食少大便稀，属气血亏虚，治宜补益气血，方用归脾汤或当归补血汤加减。术后胃肠功能紊乱，可用吴茱萸热熨腹部配合针刺或艾灸内关、足三里、中脘等。

胰腺癌术后生存期的长短与多种因素有关。经多因素分析提示，二倍体肿瘤 DNA 含量、肿瘤大小、淋巴结有无转移、切缘有无癌细胞残留等是较客观的指标。改善预后的关键在于早期诊断、早期发现、早期治疗。

二、壶腹周围癌

壶腹周围癌（periampullary adenocarcinoma）主要包括壶腹癌、胆总管下端癌和十二指肠腺癌。壶腹周围癌的恶性程度明显低于胰头癌，手术切除率和 5 年生存率都明显高于胰头癌。本病属于中医学"黄疸"、"腹痛"等范畴。

壶腹周围癌的组织类型主要是腺癌，其次为乳头状癌、黏液癌等。淋巴结转移比胰头癌出现晚，远处转移多转移至肝脏。

常见临床症状为黄疸、消瘦和腹痛，与胰头癌的临床表现易于混淆。术前诊断，包括化验及影像学检查方法与胰头癌基本相同。壶腹周围癌三种类型之间也不易鉴别，ERCP 在诊断和鉴别诊断方面具有重要价值。

壶腹癌黄疸出现早，可呈波动性，与肿瘤组织坏死脱落有关。常合并胆管感染类似胆总管结石，大便潜血可为阳性。ERCP 可见十二指肠乳头隆起的菜花样肿物。胆管与胰管于汇合处中断，其上方胆胰管扩张。胆总管下端癌恶性程度较高。胆管壁增厚或呈肿瘤样，致胆总管闭塞，黄疸出现早，进行性加重，出现陶土色大便。或梗阻上方胆管扩张，其下端中断，胰管可显影正常。MRCP 也具有重要的诊断价值。

十二指肠腺癌位于十二指肠乳头附近，来源于十二指肠黏膜上皮。胆道梗阻不完全，黄疸出现较晚，黄疸不深，进展较慢。由于肿瘤出血，大便潜血可为阳性，病人常有轻度贫血。肿瘤增长可致十二指肠梗阻。

首选手术治疗，行 Whipple 手术或 PPPD，远期效果较好，5 年生存率可达 40%～60%。对于肿瘤已不能切除的病人，可行姑息性手术术，如胆肠吻合术和胃空肠吻合术等，以缓解胆肠梗阻及疼痛。中医辨证论治参考"胰头肿瘤"处理。

第五节　胰腺内分泌瘤

胰腺内分泌瘤（pancreatic endocrine neoplasm，PEN）为胰腺内分泌肿瘤，来源于胰岛，胰岛内有多种具有不同分泌功能的细胞，由这些细胞发展而形成的肿瘤称为胰腺内分泌肿瘤。依据激素的分泌状态，分为功能性和无功能性胰腺神经内分泌肿瘤。常见的功能性胰腺内分泌瘤包括胰岛素瘤和胃泌素瘤。其余的功能性胰腺内分泌瘤均少见，包括生长抑素瘤、胰高糖素瘤、生长激素瘤等。每种肿瘤所分泌的激素常以 1 种为主，并产生相应的临床综合征。随着腹部超声及影像学检查技术的提高，无功能性胰腺内分泌肿瘤越来越多地被发现和诊断。所有的胰腺内分泌肿瘤在光镜下的组织形态结构表现相似，常规的组织学检查难以鉴别。病理学免疫组化染色技术能分辨肿瘤细胞内的特殊激素，有利于鉴别诊断。

一、胰岛素瘤

胰岛素瘤，是指胰岛 B 细胞组成的肿瘤，在一般人群中的发病率是为（1～5）/100 万，是功能性胰腺内分泌肿瘤中最常见的，约占 60%，女性发病率较男性稍高，因为 B 细胞产生并分泌胰岛素，致大量胰岛素进入血液，引起以低血糖为主的一系列症状。胰岛素瘤 90% 以上是单发的圆形肿瘤，90% 的肿瘤直径在 2cm 内，胰头、体、尾三部分发生的可能性接近。电镜下瘤细胞可见 B 细胞分泌颗粒，这是内分泌细胞肿瘤的特点。

（一）临床表现和诊断

胰岛素瘤的典型临床症状为低血糖发作，常在空腹时发生，通常呈现四组症状，分别是意识障碍、交感神经兴奋、精神异常和颞叶癫痫，甚至昏迷。临床上表现为进行性低血糖的胰岛素瘤病人诊断为胰岛功能亢进的重要依据是 Whipple 三联症：神经性低血糖症；血糖低于 2.8mmol/L（50mg/ml）；给予葡萄糖 5～10 分钟后症状缓解。此外，现代诊断需要应用放免方法检测血清胰岛素的水平，以及血液中胰岛素水平相对于血糖水平异常增高的证据。胰岛素瘤病人的 C-肽和前胰岛素水平也会增高。B 超、CT、腹腔镜选择性动脉造影及内镜超声对胰岛素瘤的发现和定位有帮助。

（二）治疗

本病首选手术彻底切除，根据肿瘤部位及其解剖特点选择相应的手术方式和入路。因为长期低血糖可致神经永久性损害，术后仍遗留神经精神症状，应根据病情中医辨证论治。对于无法彻底切除的胰岛素瘤和已经转移的情况，可采用链脲霉素联合 5-FU 或者多柔比星等药物化疗，结合中医药辨证论治减毒增效。饮食调节在胰岛素治疗中具有重要意义，目的在于减少低血糖的发生，控制血糖，减少神经等损害。

二、胃泌素瘤

胃泌素瘤又称佐林格-埃利森综合征（Zollinger-ellison syndrome，ZES），可见于任何年龄，发病率仅次于胰岛素瘤，可分为散发性和多发性内分泌瘤Ⅰ型（MEN-1 型）相关型两类，前者更为常见，约占 80%，后者占 20%。其好发于十二指肠、胰腺、淋巴结和其他部位，超过 60%的胃泌素瘤为恶性，常伴有淋巴结或肝转移。

（一）临床表现和诊断

本病以顽固性溃疡和腹泻特征，90%的病人有消化性溃疡相关症状，常并发消化道出血、穿孔或幽门梗阻等。约 10%病人以腹泻为突出的临床表现。

有下列情况应疑有本病：溃疡病术后复发；溃疡伴腹泻，大量胃酸分泌；溃疡伴高钙血症；多发溃疡或远端十二指肠、近端空肠溃疡；有多发性内分泌瘤病史。

实验室检查：①无胃手术史者基础胃排酸量测定值 BAO＞15mmol/h，胃大部切除术后病人基础胃排酸量测定值 BAO＞5mmol/h；此外，胃酸分泌量测定值和最大胃酸分泌量测定值差别缩小，酸分泌处于高峰状态是本病的特点之一，基础胃排酸量测定值 BAO/最大胃排酸量测定 MAO＞0.6 有诊断意义。②促胃液素水平测定：病人有高胃酸分泌或溃疡病，基础状态下血清促胃液素浓度高于 200ng/L 可确诊本病。

（二）治疗

散发型首选手术切除肿瘤，Whipple 术切除胰头十二指肠对胃泌素瘤的治疗率高。MEN-1 型应用 H_2 受体阻滞剂和质子泵抑制剂能有效减少胃酸分泌，结合中医药辨证论治，可以缓解症状。

（钟小生　谭志健）

第四十二章 脾疾病

脾脏是人体中最大的淋巴器官，约占全身淋巴组织总量的 25%。内含大量的淋巴细胞和巨噬细胞，其功能与结构上又与淋巴结有许多相似之处，故脾又是一个重要的免疫器官。脾的主要功能是过滤和储存血液。脾的质地较脆且血运丰富，因此一旦受到强大外力打击，很容易破裂，脾破裂会导致严重的大出血，是能够致死的腹部急症之一。脾脏的作用是把胃里的精华物质加以吸收利用，是人体的过滤器。

脾原发疾病，如脾肿瘤、脾囊肿等较少，多见为继发性病变，如门脉高压症和某些造血系统疾病的继发性脾功能亢进等，治疗方法主要是脾切除术。

一、脾切除的适应证及其疗效

脾切除的适应证主要是外伤性脾破裂，门脉高压症脾功能亢进，其他适应证为脾脏占位性病变及相关的造血系统疾病等

（一）脾先天性异常、感染性疾病及占位性病变

1. 游走脾　亦称为脾脱垂或异位脾。脾脏发育过程中先天异常造成脾蒂和脾韧带先天性过长或缺失，脾沿左腹侧向下移动可至盆腔。病人可无明显的自觉症状，但也可能发觉腹内有能移动的肿物，重者可感左上腹有不适或疼痛，卧床时消失，起立时加重。约 20% 的游走脾并发脾蒂扭转，使脾充血增大，以致急性坏死。临床表现为急性剧烈腹痛，可伴休克。

2. 脾囊肿　分为真性囊肿和假性囊肿。真性囊肿有皮样囊肿、淋巴管囊肿或寄生虫囊肿等，其中以棘球蚴病囊肿较为常见。假性囊肿为损伤后陈旧性血肿或脾梗死后局限性液化而成等，多位于脾包膜下。小的非寄生虫性、非肿瘤性脾囊肿不需要治疗。

3. 脾肿瘤　较少见。良性肿瘤多为血管瘤、内皮瘤。肿瘤小者多无明显症状，肿瘤大者表现为脾增大及压迫临近器官等相关症状。良性肿瘤行手术切除效果好。恶性肿瘤多为肉瘤。肉瘤发展迅速，如未扩散，首选脾切除加放射治疗或化疗。发生在脾的转移性肿瘤少见，大多数已广泛转移不适宜手术。

4. 脾脓肿　为全身感染疾病的并发症，多数来自血行感染。脾中央破裂有时也可继发感染，形成脾脓肿。临床表现为寒战、发热，左上腹或左胸疼痛，左上腹触痛、脾区叩击痛。超声波、CT 检查可以明确诊断。脾脓肿除抗生素治疗外，如脾已与腹壁粘连，可在超声或 CT 引导下行穿刺抽脓或置管引流术，也可行脾切除术。

5. 其他　副脾、脾结核、脾梗死等疾病，必要时可选取脾切除术。

（二）血液或造血系统疾病

（1）遗传性球形红细胞增多症（hereditary spherocytosis）由于其球形红细胞胞膜的内在缺陷，导致其过早衰老，易在脾内滞留、破坏。临床表现贫血、黄疸和脾肿大，多于幼年时即出现，病情缓慢。但伴有急性发作时，可出现溶血危象。脾切除可获明显疗效，术后黄疸和贫血多在短期内消失，贫血可获完全、持久纠正。但血液中球形红细胞仍然存在。由于幼儿脾切除后易发生感染，故一般在 4 岁以下的儿童不宜施行脾切除。

（2）遗传性椭圆形红细胞增多症（hereditary elliptocytosis）为少见疾病，有家族性。血液中出现大量以椭圆形细胞为主的异形红细胞，有溶血性贫血和黄疸者，脾切除对消除贫血和黄疸有效，但血液中椭圆形红细胞依然增多。一般在4岁以下儿童不宜行脾切除。

（3）丙酮酸激酶缺乏（pyruvate kinase dificiency）由于红细胞内缺乏丙酮酸激酶，其生存期缩短，在脾中破坏增多。此病在新生儿期即出现症状，黄疸和贫血都较重。脾切除虽不能纠正贫血，但有助于减少输血量。

（4）珠蛋白生成障碍性贫血又称"地中海贫血"（thalassemia），本病多见于儿童。重型者出现黄疸，肝脾肿大，脾切除主要是减少红细胞在脾中的破坏，对减轻溶血或减少输血量有帮助。一般适用于贫血严重需长期反复输血，或巨脾（splenomegaly）并有脾功能亢进（hypersplenism）的重症病人。但多数主张也应在4岁以后手术为宜。

（5）自体免疫性溶血性贫血（autoimmune hemolytic anemia）为一种后天获得性溶血性贫血，系体内产生自体抗体，附有抗体的红细胞在脾和肝中被巨噬细胞所吞噬、破坏。多见于中青年女性，起病缓慢，有轻度黄疸、脾肿大。急性发病多见于小儿，溶血急剧时血红蛋白可低于40g/L。治疗以输血、应用肾上腺皮质激素和免疫抑制药为主；如激素治疗无效，或须长期应用较大剂量激素才能控制溶血时，可施行脾切除。其对温抗体型自体免疫性溶血性贫血，约50%病人可获得较好疗效。

（6）免疫性血小板减少性紫癜（immune thrombocytopenic purpura）的发生与自体免疫有关，血小板上均吸附有一种抗体，使血小板寿命缩短，在脾及肝内被破坏。急性型多见于儿童，常在发病前有感染病史。全身皮肤出现瘀斑，牙眼、口腔、鼻腔黏膜出血，胃肠道也可出血，发病数周或数月后常得到缓解。慢性型多见于青年女性，出血为持续性或反复发作，有的妇女主要表现为月经过多。血小板计数常在$50×10^9$/L以下，脾一般轻度肿大。

本病合并出血明显时，应输给新鲜血，并应用肾上腺皮质激素。脾切除适用于：①严重出血不能控制，危及生命，特别是有发生颅内出血可能者。②经肾上腺皮质激素治疗6个月以上无效；或治疗后缓解期较短，仍多次反复发作者。③大剂量激素治疗虽能暂时缓解症状，但鉴于激素治疗的不良反应，而剂量又不能减少者。④激素应用禁忌者。脾切除后约80%病人获得满意效果，出血迅速停止，血小板计数在几天内即迅速上升。

（7）慢性粒细胞白血病（chronic granulocytic leukemia）病情缓慢，约有70%可出现急变的表现。约90%病人脾肿大。脾切除对有明显脾功能亢进，尤其是伴有血小板减少者，或巨脾引起明显症状或因脾梗死引起脾区剧痛者，能缓解病情，但不能延缓其急变发生和延长生存。

（8）慢性淋巴细胞白血病（chronic lymphocytic leukemia）部分病人并发进行性血小板减少或溶血性贫血，同时脾肿大显著，而采用肾上腺皮质激素治疗效果不明显者，可行脾切除术。术后血红蛋白和血小板计数常能上升，在一定程度上缓解病情。

（9）多毛细胞白血病（hairy cell leukemia）是一种少见的慢性白血病。有明显脾肿大，大多数病人全血细胞减少。α-干扰素和去氧助间霉素治疗最有效。但若全血细胞减少，反复出血或感染，以及巨脾，脾切除可使血常规迅速改善，生存期延长。

（10）霍奇金（Hodgkin）病诊断性剖腹探查及脾切除，可确切地决定霍奇金病分期和治疗方案。近年来，由于CT、腹腔镜等无创和微创诊断手段的发展；放疗、联合化疗显著提高了疗效，因而剖腹探查进行分期及脾切除已较少应用。

二、脾切除术后常见并发症

除了一般腹部术后并发症外，尤需注意下列并发症：

1. **腹腔内大出血** 一般发生在术后24～48小时内。常见原因是脾窝创面严重渗血，脾蒂结扎线脱落，或术中遗漏结扎的血管出血。短时间内大量出血并出现低血压甚至休克者，应迅速再次剖腹止血。术前注意纠正可能存在的凝血障碍，术中严格止血是防止此类并发症的关键。

2.**膈下感染**　术中严格止血，避免损伤胰尾，术后膈下置管有效引流，是有效的预防措施。

3.**血栓-栓塞性并发症**　并不多见。但如发生在视网膜动脉、肠系膜静脉、门静脉主干等，会造成严重后果。一般认为其发生与脾切除术后血小板骤升有关，故多主张术后血小板计数<1000×10^9/L 时应用肝素等抗凝剂预防治疗。

脾切除术后凶险性感染（overwhelming postsplenectomy infection，OPSI）是脾切除术后远期的一个特殊问题。脾切除后机体免疫功能削弱和抗感染能力下降，不仅易感性增高，而且可发生 OPSI，主要是婴幼儿。故对脾损伤和某些脾疾病而有保留部分脾适应证者，有选用部分脾切除术或部分脾动脉栓塞治疗的。OPSI 临床特点是起病隐匿，开始可能有轻度感冒样症状，发病突然，来势凶猛，骤起寒战高热、头痛、恶心、呕吐、腹泻，乃至昏迷、休克，常并发弥散性血管内凝血等。OPSI 发病率虽不高，但死亡率高。50%病人的致病菌为肺炎球菌。治疗应及早应用大剂量抗生素，维护支持重要脏器功能等。

三、脾疾病的辨证论治

中医学中脾亢属"癥积"范畴。《景岳全书·积聚论治》曰："积者，积垒之谓，由渐而成者也……是坚硬不宜移者，本有形也。故有行者曰积"，指出了积证有形，坚固不移的证候特征。此病的发生，大多与寒湿侵袭、病后体虚、情志抑郁或者疟疾、黄疸等疾病久治不愈后，导致阻滞气机、脏腑失和、瘀血内停，或兼痰湿凝滞而导致此病。此病的病机关键是气滞血瘀，脉络阻塞，结而成块。治宜分期辨证论治：

早期：脾脏轻度增大、用手触之感觉软而不坚，此时病人正气未伤，证属气滞血瘀，以肿块质软、腹部胀痛、舌质青暗为主要辨证依据。此时病位在肝、脾，病性属实。治宜理气活血，通络消积。方选金铃子散或失笑散加减。

中期：脾脏中度增大，用手触之感觉硬，此时病人正气已大伤，证属气虚血瘀，以腹部肿块、纳呆乏力、面色黑黯并且身体消瘦、脉细涩为主要辨证依据。治宜祛瘀软坚，兼调脾胃。方选膈下逐瘀汤合六君子汤加减。如脾脏大并且坚硬作痛，可用鳖甲煎丸以化瘀软坚。

晚期：脾脏重度增大，用手触之感觉坚硬，此时病人正气已经大伤，证属正衰瘀结，以肿块坚硬、腹部疼痛、纳差、身体极度瘦弱、舌紫淡为主要辨证依据。治宜大补气血，活血化瘀。方八珍汤合化积丸加减。

脾切除术后中医辨证论治参考"围术期处理"章节内容。

（何军明　彭建新）

第四十三章　周围血管与淋巴管疾病

第一节　概　论

周围血管病（peripheral vascular disease）主要指发生在心脑以外的动脉和静脉的疾病。其病变范围较广，如血栓闭塞性脉管炎、动脉硬化闭塞症、急性动脉栓塞、动脉瘤、动静脉瘘、原发性下肢深静脉瓣膜功能不全等，是临床上的常见病和多发病。本病属于中医学"脱疽"、"血瘤"、"脉痹"、"筋瘤"等范畴。

周围血管病的发生，与寒湿侵袭、劳倦过度、饮食不节、情志内伤、外来伤害等因素关系密切。脉贵于通，血贵于行，而血液的正常流动，全靠气机流畅。倘若气机不畅，血脉不和，脉管瘀塞，筋脉失养，就会导致血管疾病的发生。

周围血管疾病种类较多，主要病理改变是狭窄、闭塞、扩张、破裂及静脉瓣膜关闭不全等。

通脉理络、活血化瘀是周围血管病的基本治则。有关研究表明，这一疗法能促进血管壁的软化，有助于侧支循环的建立，改善患肢血供。但严重的大隐静脉曲张、动脉瘤、动静脉瘘等，宜采用手术治疗。

血管疾病的主要临床表现可归纳为感觉异常、形态和色泽改变、结构变化、溃疡或坏死。

一、感觉异常

本病有疼痛、寒冷或潮热、倦怠沉重感、麻木感等感觉异常。

（一）肢体疼痛

肢体疼痛主要见于供血不足（急慢性动脉闭塞、狭窄）、回流障碍（急性静脉阻塞、慢性静脉功能不全）或循环异常（动-静脉瘘）。通常可分为间歇性和持续性两类。

1. 间歇性疼痛　有下列四种类型。

（1）间歇性跛行（Claudication）：为运动性疼痛，常在步行中出现供血不足部位的沉重、乏力、胀痛、钝痛、痉挛痛或锐痛，或肢端的明显麻木感，迫使病人止步，休息片刻后疼痛缓解，周而复始。从开始行走到出现疼痛的时间，称为跛行时间，其行程称为跛行距离。如行走速度恒定，跛行时间和距离越短，提示血管阻塞越严重。

（2）体位性疼痛：肢体所处体位因与心脏平面不同而影响血流状况，可激发或缓解疼痛。动脉阻塞性疾病时，抬高患肢可加重症状，伴有肢体远端皮肤苍白；患肢下垂则可缓解疼痛，但浅静脉充盈延迟。相反，静脉疾病时，抬高患肢有利于静脉回流而减轻症状；患肢下垂则因加重淤血而诱发或加重胀痛。

（3）温差性疼痛：因温度改变而激发或缓解肢体疼痛。动脉阻塞性疾病时，热环境能舒张血管并促进组织代谢，减轻症状；如果后者超过了血管舒张所能提供的血液循环，则疼痛加剧。血管痉挛性疾病，在热环境下血管舒张、疼痛减轻，寒冷刺激则使血管痉挛及疼痛加重；血管扩张性疾病则在热环境下疼痛加重。

（4）特发性疼痛：多位于小腿和足部，为肌痉挛性疼痛，好发于夜晚，程度剧烈，可持续数分钟至 20 分钟，按摩局部痉挛肌肉或起床行走能缓解，可一夜发作数次，但以一至数月发作一次较常见。在血管病变中静脉多于动脉，如静脉曲张、深静脉血栓形成后综合征；动脉闭塞性疾病。在非血管疾病中，如甲状旁腺功能减退伴有血钙过低；妊娠时血磷过高；呕吐腹泻、过度出汗所致血氯过低等均可引起。但通常以功能性居多，与日间体力活动过度或站立时间过久有关。

2. 持续性疼痛 静息状态下仍有持续疼痛，又称静息痛（rest pain）。

（1）动脉性静息痛：无论急性或慢性动脉阻塞，都可因组织缺血及缺血性神经炎引起静息痛。急性病变，如动脉栓塞可引起急骤而严重的持续性疼痛。由慢性动脉阻塞引起者，症状常于夜间加重，病人不能入睡，常取抱膝端坐体位以减轻症状。缺血性神经炎的特点为典型的神经刺激征象：持续性钝痛伴有间歇性剧烈刺痛，从肢体近侧向远侧放射，尤以趾（指）最严重，同时伴有感觉异常，如蚁行、烧灼、针刺、麻木和趾（指）厥冷。

（2）静脉性静息痛：急性主干静脉阻塞时，肢体远侧因严重淤血而有持续性胀痛，伴有静脉回流障碍的其他表现，如肢体肿胀及静脉曲张等，抬高患肢可减轻症状。

（3）炎症及缺血坏死性静息痛：动脉、静脉或淋巴管的急性炎症，局部有持续性疼痛。由动脉阻塞造成组织缺血坏死，或静脉性溃疡周围炎，因激惹邻近的感觉神经引起持续性疼痛。

（二）寒冷或潮热

肢体的冷热，主要取决于通过肢体的血液流量，少者寒冷，多者潮热。寒冷见于各种原因所致的动脉闭塞，闭塞程度越严重，距离闭塞平面越向远侧，寒冷越明显。静脉病变时，潮热多于寒冷。动静脉瘘时，由于动脉血液的分流，局部血液流量增多，因而潮热。周围血管痉挛或舒张也会影响血液流量，使肢体温度发生变化，如雷诺综合征。

（三）倦怠、沉重感

按一般速度行走一段距离后即感到小腿倦怠和沉重，稍事休息后即消失，常提示早期动脉功能不全，易被忽视。静脉病变引起的倦怠见于久站后，平卧或抬高患肢后缓解。

（四）麻木、麻痹、针刺或蚁行感

当动脉病变影响神经干时，可以出现麻木、麻痹、针刺或蚁行感等感觉异常。小动脉栓塞时，麻木可以是先出现的症状；雷诺综合征时，麻木可与疼痛同时出现；胸廓出口综合征时，往往伴有上肢针刺或麻木感。静脉病变亦可出现针刺、蚁行、抓痒等感觉变化。下肢慢性静脉功能不全已发生营养性变化者，皮肤感觉往往减退。

（五）感觉丧失

严重的动脉狭窄继发血栓形成，或急性动脉阻塞时，缺血肢体远侧浅感觉减退或丧失。如病情进展，深感觉随之丧失，足（上肢为腕）下垂及不能主动活动。

二、形态和色泽改变

形态和色泽改变是血管疾病的另一重要临床表现。

（一）形态改变

本病主要有肿胀、萎缩、增生和局限性隆起等形态改变。

1. 肿胀 肢体肿胀大都发生于下肢，为组织积液所致。当静脉或淋巴回流障碍时，压力升高，液体成分渗出，在组织和组织间隙积聚。此外，尚有血液中蛋白渗透压、血管壁渗透性和重力作用等因素参与。

（1）静脉性肿胀：下肢深静脉回流障碍或有逆流病变时，因下肢静脉高压使血清蛋白渗入并积聚于组织间隙，引起水肿。水肿特点是凹陷性，以踝、小腿最明显，通常不累及足。除浅静脉曲张外，常伴有小腿胀痛、色素沉着或足靴区溃疡等表现。抬高患肢，肿胀可以明显减轻或完全消退。

（2）淋巴水肿：淋巴管发育不全，或因各种因素造成的淋巴系统阻塞，导致富含蛋白质的淋巴液在组织间隙积聚，出现肢体肿胀。淋巴水肿具海绵状特性，即加压后凹陷，解除压迫后恢复原状。下肢淋巴水肿多自足趾开始，以足及踝部明显，逐渐向近侧蔓延，皮肤和皮下组织增生变厚。进展至后期，皮肤增厚、粗糙呈"苔藓"状，形成典型的象皮肿，而色素沉着和溃疡形成者少见。

2. 萎缩　是慢性动脉缺血的体征，表现为肢体或趾（指）因肌萎缩而瘦细、皮肤光薄、汗毛脱落等。

3. 增生　指由于血流动力学的改变（动脉流量增加、静脉压和氧含量增高）使骨骼和软组织增生肥大，肢体增长，一般在 2～5cm。在血管疾病中，以先天性动-静脉瘘多见。

4. 局限性隆起　原因有结节性动脉炎，串珠状静脉曲张，血管瘤，游走性血栓性浅静脉炎等。在主干动脉行径中出现的局限性隆起大多为动脉瘤，表现为圆形或类圆形，伴有明确的与心律一致的搏动、可能有震颤或血管杂音。

（二）色泽改变

1. 正常和异常色泽　正常皮肤温暖，呈淡红色。皮色呈苍白色或发绀，伴有皮温降低，提示动脉供血不足。皮色暗红，伴有皮温轻度升高，是静脉淤血的征象。

2. 指压性色泽改变　手指重压皮肤数秒钟后骤然放开，正常者受压时因血液排入周围和深部组织而呈苍白色，放开后迅速复原。动脉缺血时，复原时间延缓。在发绀区指压后不出现暂时性苍白，提示局部组织已发生不可逆的缺血性改变。

3. 运动性色泽改变　静息时正常，但在运动后肢体远侧皮肤呈苍白色者，提示动脉供血不足。这是由于原已减少的皮肤供血，选择性分流入运动的肌肉，致乳头下静脉丛血液排空。

4. 体位性色泽改变　又称 Buerger 试验：先抬高下肢 70°～80°，或高举上肢过头，持续 60 秒，正常肢体远端皮肤保持淡红或稍发白，如呈苍白或蜡白色，提示动脉供血不足；再将下肢下垂于床沿或上肢下垂于身旁，正常人皮肤色泽可在 10 秒内恢复，如恢复时间超过 45 秒，且色泽不均匀者，进一步提示动脉供血障碍。肢体持续下垂，正常人至多仅有轻度潮红，凡出现明显潮红或发绀者，提示为静脉逆流或回流障碍性疾病。

5. 色素沉着　皮肤色素沉着常见于静脉淤滞的下肢小腿远侧 1/3 的"足靴"区。有色素沉着的皮肤，对创伤和感染的抵抗力削弱，容易形成溃疡。

三、结构变化

由血管病变造成的解剖结构异常，主要有三方面。

（一）皮肤及其附件

1. 皮肤和皮下组织　正常时坚实而富弹性。有缺血性营养障碍时变软而松弛；抬高肢体时皮肤可出现皱纹；指、趾的软组织及指甲或趾甲之间有鳞屑状物堆积；指、趾尖变厚；足底负重部位有胼胝形成。

2. 皮肤附件　在慢性闭塞性动脉疾病时，趾（指）甲生长缓慢，脆而有色素沉着，或增厚并有平行嵴形成。在血管痉挛性疾患，如雷诺综合征、战壕足综合征等，最常见的改变为靠近甲皱襞的趾（指）甲变薄并潜入表皮，表皮显著变宽，形成翼状胬肉。趾背或指背汗毛在肢体循环明显障碍时，可完全停止生长或消失；在循环改善后汗毛再行生长。

（二）动脉和静脉

动脉有下列三方面征象。①搏动减弱或消失：见于管腔狭窄或闭塞性改变。②杂音：动脉狭窄或局限性扩张，或在动静脉间存在异常交通，血液流速骤然改变，在体表位置听到杂音，打到震颤。③形态和质地：正常动脉富有弹性，当动脉有粥样硬化或炎症病变后，动脉可以呈屈曲状、硬变或结节等变化。

静脉主要表现为静脉曲张。浅静脉曲张起因是静脉瓣膜破坏或回流障碍。如为动-静脉瘘，常伴有皮肤温度升高，杂音及震颤。曲张静脉炎症时，局部出现硬结、压痛，并与皮肤粘连。急性血栓性浅静脉炎时，局部可打及伴触痛的索状物，可有表面皮肤红肿。

（三）肿块

①搏动性肿块：单个、边界清楚的膨胀性搏动性肿块，提示动脉瘤或假性动脉瘤。肿块边界不甚清楚，可能为蔓状血管瘤。与动脉走向一致的管状搏动性肿块，多由动脉扩张所致，最常见于颈动脉。②无搏动性肿块：浅表静脉的局限性扩张，透过皮肤可见蓝色肿块，常见于颈外静脉、肢体浅静脉及浅表的海绵状血管瘤。深部海绵状血管瘤及颈内静脉扩张，肿块部位深，边界不清。静脉性肿块具有质地柔软，压迫后可缩小的特点。淋巴管瘤呈囊性，色白透亮。

四、溃疡或坏死

（一）溃疡

1. 缺血性溃疡 由于动脉狭窄性病变严重影响肢体末梢血供，因此溃疡好发于肢体远侧即趾（指）和足跟。当动脉病变足以影响皮肤血液循环而形成溃疡时，都同时伴有肌肉血液供应不足，病人常有间歇性跛行或静息痛，尤其在晚上。溃疡局部由于周围炎症反应刺激感觉神经末梢，以及神经末梢纤维缺氧，因而疼痛剧烈。溃疡边缘起初不规则，后呈锯齿状，底部常有不健康的灰白色肉芽组织。周围组织常有慢性缺血表现。

2. 静脉性溃疡 主要病因是静脉高压、血液淤滞。典型的静脉性溃疡多发于小腿远侧1/3的内踝上方，即"足靴"区，面积一般较大，也可点状，单发或多发，呈圆形、类圆形或不规则，底部常有湿润的肉芽组织覆盖，易出血，周围有淤积性皮炎、皮下脂质硬化和色素沉着等改变。

3. 神经性溃疡 脊髓损伤、脊髓痨或脊髓空洞症都可引起神经性溃疡。糖尿病性神经炎病人，典型溃疡都位于受压点胼胝处，溃疡无痛、深而易出血，周围常有慢性炎症反应和胼胝，常有片状感觉减退，以及二点定位和震颤感觉削弱的特点。

（二）坏疽

当局部动脉血流量明显减少，已不能维持静息状态下组织的代谢需要时，即出现不可逆性组织坏死。坏疽几乎都以剧烈的持续性疼痛开始，受累区皮色发绀，指压时无改变。如无继发感染，形成"干性坏疽"，很少或无臭味，在失活和存活组织之间有明确的分界线。如果并发感染，即形成"湿性坏疽"，有恶臭，边缘组织有炎性反应。此时，邻近小血管易有血栓形成，从而加重局部缺氧程度，加速坏疽进展。

第二节 周围血管损伤

身体各部位血管损伤中，以四肢血管损伤较多，其次为颈部、骨盆部、胸部和腹部。动脉损伤多于静脉，伴行的动脉和静脉合并损伤及单独的静脉损伤也可见。

一、病因病机

引起血管损伤分直接暴力损伤和间接暴力损伤两种。直接暴力损伤分锐性及钝性损伤两类。锐性损伤是由尖锐武器或物件引起血管部分撕裂或完全断裂，占血管损伤的 70%左右。钝性损伤是由于钝性暴力的撞击，如重物挤压、高空坠跌、车辆冲击、骨折断端压迫及绷带缩窄等损伤了血管壁层，特别是血管内膜发生挫伤，形成血栓，阻塞血管。在间接暴力损伤中，虽然血管本身未受到直接损伤，但由于钝性暴力的传导，致使附近有关的血管发生过度伸展、严重扭曲或过度牵拉而造成撕裂，最典型的是胸部降主动脉疾驰减速伤。同样，腹部严重撞击伤时，也可发生肠系膜血管根部血管间接损伤。闭合性血管损伤时，血管外膜常保持完整而不表现出血征象，极易忽略诊断，特别是在合并骨折或关节脱位时，因肢体肿胀和功能障碍构成主症，往往掩盖了动脉损伤的病情。

中医认为机体受到外来伤害，脉络受损，血不循常道，溢于脉外，导致瘀血；气随血脱，气虚不能收摄，更致出血难止；若气血两脱，可成厥逆变证，危及生命。

二、临床表现与诊断

血管损伤的症状与体征由于损伤部位、损伤机制和病理类型的不同而有所差异。常见临床表现有：

1.**出血**　锐性血管损伤一般都有明显的伤口出血，搏动性鲜红色是动脉出血，而持续的暗红色出血是静脉出血。出血量与受伤血管的大小和病理类型有关。出血可因血块堵塞或血管断端收缩而暂时停止，当变动体位时可再次出血。出血除向伤口流出外，也可向周围软组织间隙渗透，或形成血肿。胸、腹部血管损伤出血易引起低血容量性休克。

2.**休克**　由于出血、创伤及疼痛，可导致创伤性或出血性休克。肢体血管损伤伴休克提示有较多的出血，或合并骨折、关节脱位及其他胸腹部器官的损伤。胸、腹部大血管损伤常导致严重出血性休克，多数病人死于受伤现场，少数因周围血肿的压迫，堵住血管伤口，才有机会被送往医院救治。

3.**血肿**　损伤部位的皮下血肿常与血管裂孔相沟通，显示为搏动性或膨胀性血肿。由于受伤血管中央的血流仍然是通畅的，故肢体远端并不显示缺血现象。有时血肿可呈炎性反应而误作脓肿切开，可发生灾难性的后果。血肿增大，引起局部疼痛和肿胀。

4.**震颤和杂音**　当受伤部位出现交通性血肿，动脉血液可通过损伤裂孔流入血肿而产生涡流，听诊时可听到收缩期杂音，触诊时感到震颤；在动静脉瘘时可闻及血流来回性的连续性杂音。

5.**组织缺血表现**　肢体动脉损伤发生断裂或内膜挫伤伴有广泛性血栓形成后，远端肢体将发生明显的缺血现象。其表现为远端动脉的波动减弱或消失，皮肤苍白，肢体疼痛，麻木，触觉减弱或消失，肢体肌肉麻痹等。颈动脉发生严重损伤血流阻断后，可出现同侧大脑半球缺血，病人有对侧肢体肌肉无力、失语、偏瘫甚至昏迷等现象。

在病史询问中，要了解锐性物体的长度，损伤部位、方向及深度，以推测有无血管损伤的可能。还要询问受伤当时伤口出血的情况，包括色泽、速度及出血量的估计。如为钝性损伤，必须了解钝性暴力的重度及冲击部位，有无骨折、关节脱位或其他组织、器官损伤的可能。受伤肢体是否感到麻木、皮肤发冷及肢端疼痛等缺血症状。体检时首先要检查生命体征，包括呼吸、脉搏、血压及神志等。对包括胸、腹、肢体等全身各部的受伤情况仔细了解，必要时配合 X 线摄片、动脉造影、多谱勒超声、B 超、CT 等检查以帮助诊断。

三、治疗

血管损伤，尤其是大血管损伤的急救，对于外科医生仍是一个挑战。治疗原则首先是要止血、抗休克、抢救生命。

1.**伤口止血**　紧急情况下，可采用手指压迫近端动脉暂时控制动脉出血。伤口一般常用消毒纱块填塞，外用绷带加压包扎；用止血带压迫止血应定时放开。

2. 抗休克 几乎所有胸、腹部大血管损伤者皆出现严重休克。肢体血管损伤大约有33%病例出现休克，此时应迅速补液、输血以维持血容量，同时作其他抗休克处理。

3. 手术治疗 早期诊断、及时手术是治疗血管损伤成功的关键。应尽量争取在伤后 6～8 小时内手术治疗，以恢复脏器和肢体的血供。手术方法有血管修补术、血管移植术、血管结扎术等。若动脉损伤缺血时间较长，伴有广泛软组织挫伤及动、静脉同时损伤者，应作肢体深筋膜切开减压术，以解除组织间隙的张力，改善静脉血液及淋巴液的回流。术后应严密观察伤者一般情况。监护重要的生命体征，警惕可能隐伏的颅内或胸腹部损伤，注意观察患肢血流情况，包括动脉搏动、皮温、皮色、表浅血管充盈情况等。术后还需应用广谱抗生素预防感染。

4. 辨证论治 大量出血导致气随血脱者，首当益气固脱，给予独参汤或参麦注射液。出血后瘀血内停者宜活血祛瘀、通络止痛，可用丹参注射液、川芎嗪注射液、三七末等治疗。后期以补益气血为主。亦可根据辨证选用中药复方或针灸治疗。

第三节　动　脉　疾　病

一、动脉硬化闭塞症

动脉硬化闭塞症（arteriosclerosis obliterans，ASO）是一种由于大、中动脉硬化，内膜出现斑块，从而引起动脉狭窄、闭塞而导致全身多脏器、组织慢性缺血改变的疾病。它是全身性疾患，以中老年人多发。好发于大、中动脉，如腹主动脉下段、髂动脉及腘动脉等；上肢动脉少累及。动脉管腔狭窄或闭塞，患肢出现发冷、麻木、疼痛、间歇性跛行及趾或足发生溃疡或坏死等临床缺血症状。本病属中医学"脉痹"、"脱疽"等范畴。

（一）病因病机

本病病因尚不清楚。主要是高血压、高血脂、糖尿病、吸烟等；次要的如肥胖、缺乏运动、精神社会因素、内分泌等。数个危险因子可综合起作用，诱发本病。病变动脉增厚、变硬，伴有粥样斑块及钙化，可继发血栓形成。中医认为年老体虚，心气不充，血运乏力，统摄失常；或肺气不足，气不得布散全身；或饮食不节，痰湿内扰，气机不畅；或忽于养身，冬不得暖，夏不防湿，久则寒凝血脉，湿滞气机；或情志不畅，忧思郁怒，气血逆乱，致气滞血瘀，脉络闭阻。

（二）临床表现与诊断

本病大约 2/3 为男性，好发年龄在 50～60 岁。临床表现与动脉硬化闭塞的程度、部位和侧支循环的多少密切相关，根据病情轻重，临床上将病程分为三期：

第Ⅰ期（局部缺血期）：患肢麻木、酸胀、发凉，主要症状是间歇性跛行。足背动脉和（或）胫后动脉搏动减弱或消失，趾跖面皮色正常或稍苍白，但皮温低，泛红试验阳性。可有游走性血栓性浅静脉炎。

第Ⅱ期（营养障碍期）：缺血症状加重，出现静息痛。夜间疼痛剧烈，病人常抚足而坐，不能入睡。患肢出现营养障碍，如足部不出汗，趾甲生长缓慢，增厚变形，皮肤干燥、萎缩、弹性降低，甚至薄如光纸，汗毛稀疏。常合并甲沟炎或甲下感染，小腿肌肉萎缩，此时末梢动脉搏动消失。

第Ⅲ期（坏疽期）：患肢出现溃疡坏疽。开始为干性坏疽，继发感染后转为湿性溃烂，伴体温升高，心率增快和贫血等中毒反应。严重坏疽感染和神经炎时，剧痛难忍，病人抱足呻吟、日夜不眠。根据坏疽的范围又可分为三级：Ⅰ级：坏疽局限于趾（指）部。Ⅱ级：坏疽延及跖（掌）部。Ⅲ期：延及足跟，踝（腕）关节以上。

辅助检查：一般检查包括心电图及眼底检查，血脂、血糖检查等，初步判定病人的动脉硬化和高血脂的情况，是否患有糖尿病等。彩色多普勒可了解病变部位和缺血严重程度，是无创检查中较理想的方法。凝血功能包括出凝血时间、凝血酶原时间及纤维蛋白原等测定，了解血液是否存在高凝状态。数字减影血管造影（DSA）、磁共振血管造影（MRA）等可直接看到腔内斑块分布情况，动态观察侧支情况，受累段动脉狭窄或闭塞程度。

（三）治疗

本病病情复杂，并发症多，截肢率和病死率高，多采取综合治疗。对大多数间歇性跛行的病人首先给保守治疗。症状进行性加重，下肢缺血明显，出现严重静息痛，影响正常工作和生活者，可采取手术治疗。常见手术有动脉旁路移植术、腰交感神经切除术、经皮腔内血管成形术（PTA）、经皮血管内支架植入术等。局部溃疡难愈，血运改善，好坏组织分界清楚时可适当行清创、截趾术，截肢术只有在坏疽、感染无法控制或高位坏疽情况下才能施行。

1. 辨证论治

（1）肾虚湿痹：行走时觉髋部至小腿抽痛感，患足苍白或黯红，足内踝部位常有水肿，下午较甚。舌淡红，苔白腻，脉弦细或沉弦。治宜温肾化湿，宣痹通络。方选独活寄生汤加减。中成药选复方丹参片口服，丹参注射液静脉滴注。针灸用丹参注射液穴位注射，取穴足三里、三阴交、曲池、内关、外关。

（2）痰瘀阻络：肢端瘀红色。疼痛明显，夜间尤甚，往往不能平卧，或需频频起床踱步以减轻疼痛。常伴眩晕、胸闷、烦躁不安。舌边多有紫斑，苔白腻或黄腻，脉弦数或弦涩。治宜活血通络，兼化痰瘀。方选通络化瘀汤加减。中成药选大黄䗪虫丸口服，川芎嗪注射液静脉滴注。针灸用丹参注射液穴位注射，取穴足三里、三阴交、曲池、内关、外关。

（3）痰热伤阴：肢端坏疽溃疡，夜间剧痛，不能平卧，伴口干、口渴、纳差、尿黄、大便干结。舌红少苔或光红无苔，脉弦细数。治宜为清热解毒，益气养阴。方选顾步汤加减。中成药选犀黄丸口服，脉络宁注射液静脉滴注。针灸用丹参注射液穴位注射，取穴足三里、三阴交、曲池、内关、外关。

（4）肝肾亏虚：干性坏疽久未分界或溃疡面肉芽灰黯，久不收口，下肢肌肉萎缩，腰膝酸软乏力，口干不欲饮，纳呆，夜尿多，大便干结。舌淡无苔，脉沉弦。治宜滋养肝肾，兼补气血。方选加味六味汤。中成药选脉血康片丸口服，脉络宁注射液静脉滴注。针灸用当归Ⅰ号与当归Ⅱ号注射液穴位注射，取穴足三里、三阴交、曲池、内关、外关。

2. 外治法 ①熏洗：取毛冬青100g，虎杖100g，加水2000 ml，煎成1000ml，温洗患肢，每日1～2次，每次30分钟。已发生坏疽、溃疡者慎用。②湿敷：创面分泌物多时，可选用双黄连或抗生素溶液湿敷，以吸湿抗炎，防感染蔓延。③外敷软膏：四黄膏清热解毒，生肌膏则祛腐生肌。溃疡面上皮生长缓慢可先掺珍珠末后再外敷生肌膏。若坏疽久不分界，可选用阳和膏与生肌膏混合外敷。

3. 西药治疗 ①控制高血脂：可用氯贝丁酯、烟酸等。②纤维蛋白溶解药：尿激酶等。③血管扩张剂：前列腺素E_1、妥拉苏林等。④抗血小板凝集药：可用阿司匹林、己酮可可碱等。⑤蛇毒疗法：抗栓酶-Ⅲ、去纤酶等。

动脉硬化闭塞症多发于中老年人，病情复杂，预后差，尤其合并心、脑血管疾病及糖尿病的病人，预后更差。需注意合理饮食，肢体卫生防护，防冻保暖，防外伤，适当康复锻炼，终生戒烟等综合防治。

二、血栓闭塞性脉管炎

血栓闭塞性脉管炎（thromboangitis obliterans，TAO）是一种原因不明，以侵犯四肢中小动、静脉为主的全身性非化脓性血管炎性疾病，是我国常见的周围动脉慢性闭塞性疾病之一，以北方多见。该病多发于青壮年男性，病变主要累及四肢的中小动脉，具有周期性、节段性、非特异性炎症的特点，临床表现为患肢麻木、疼痛，甚至溃疡坏疽。病变的动脉所伴行的静脉及浅表静脉也常累及。本病属于中医学"脱疽"的范畴。

（一）病因病机

中医认为本病与肝、肾、脾三脏密切相关，情志内伤，郁怒伤肝；房劳过度，耗伤肾精；过食辛辣、忧思伤脾，脾阳不振，不能输布精微于血脉；加上严寒涉水，久居湿地，寒湿凝聚而发病。气血凝滞，脉络闭阻，阳气不达，可见患肢酸软、麻木、怕冷等症；病变后期，可出现肢端溃疡、坏疽，疼痛剧烈，耗伤阴液；趾（指）骨脱落后，伤口脓水淋漓，难于愈合，呈气血两虚之象。

本病病因尚未明确，但与吸烟、性激素、寒湿和感染、营养不良、血管神经调节障碍、遗传等多种因素有关。病变主要位于中小动静脉。绝大多数位于下肢，其次为上肢，病变一般由远端向近端发展。受累动脉发硬而缩窄，呈节段性分布，二段之间的血管比较正常。活动期为血管全层炎症，后期血管壁及其周围呈广泛性纤维化，周围侧支循环形成。

（二）临床表现与诊断

根据病情轻重，临床上将本病病程分为三期，具体分期参考本节"动脉硬化闭塞症"。

辅助检查：彩色超声多普勒可显示病变动脉的形态并可直接读出血管的直径和流速，可观察血管壁及血流情况而较早作出判断，是无创检查中较理想的方法。凝血功能测定，包括血液生化特性、凝固因子和溶纤维蛋白因子等测定等对诊断有帮助。数字减影血管造影检查可直接看到受累段动脉狭窄或闭塞程度，常用于血管重建性手术前，以协助选择手术方案。

根据本病好发于 20～45 岁的男性青壮年，有吸烟史及受寒湿史，患肢出现麻、冷、痛、间歇性跛行、坏疽等，足背动脉或桡动脉搏动减弱或消失，可以初步诊断。

在确诊血栓闭塞性脉管炎时，根据不同时期的特点，应与其他疾病相鉴别：

1. 动脉硬化性闭塞症　年龄多在 50 岁以上。有高血压、高血脂或糖尿病史，常伴有其他部位的动脉硬化表现，如冠状动脉、眼底动脉等。病变常位于下肢较大动脉，如髂动脉、股动脉或腘动脉，其次是胫后动脉，很少侵犯上肢动脉。X 线检查可显示动脉有钙化斑。

2. 肢端动脉痉挛病（雷诺病）　病人多为青壮年女性，发病部位在上肢的手指比下肢的足趾多见，可因寒冷和精神刺激出现阵发性两手发凉、苍白、潮红，最后恢复正常的雷诺现象，患肢动脉搏动正常。

3. 糖尿病坏疽　由糖尿病引起的坏疽，多伴有烦渴、善饥和多尿等症状，查尿糖阳性，血糖升高。

4. 结节性动脉周围炎　本病主要侵犯中小动脉，肢体可出现类似血栓闭塞性脉管炎的缺血症状。其特点是：病变广泛，常累及肾、心、肝、胃肠道等动脉，皮下有循动脉排列的结节，血液检查呈高球蛋白血症和血沉加快，活体组织检查可以明确诊断。

5. 神经系统疾病　下肢常见的神经压迫性疾病多由椎间盘脱出、变性，椎管狭窄和骨质增生引起，这些疾病有间歇性跛行、肌肉萎缩、感觉异常（疼痛或麻木），但末梢动脉搏动良好。X 线摄片、CT、MR 检查可以明确诊断。

6. 神经营养性溃疡　脊髓痨、脊髓空洞等神经疾病有神经系统的临床表现，指、趾坏死或溃疡并不伴有皮色改变，无疼痛感。患肢动脉搏动良好。

（三）治疗

本病是慢性顽固性疾病，应根据临床表现及不同病期，采取综合治疗，目的是防止病变进展，改善血液循环，减轻疼痛，促进溃疡愈合，尽量保存肢体，提高生存质量。

1. 辨证论治 本病以肝、脾、肾阳虚为本，故早期以补益脾肾为主；随着病情发展，脉络瘀阻加重，肢端失养，复感外邪，往往表现为热毒炽盛，清热解毒祛邪为先；后期往往表现为气血虚弱，则以扶正祛邪为宜。

（1）寒湿阻络：患趾（指）喜暖怕冷，皮肤苍白冰凉，麻木疼痛，遇冷痛剧。步履不利，多走则疼痛加剧，间歇性跛行。舌淡红，苔白腻脉沉细。治宜温经散寒活血。方选阳和汤加减。中成药选瑞香素口服，丹参注射液静脉滴注。可用丹参注射液取穴足三里、三阴交、曲池、内关、外关等行穴位注射。

（2）血脉瘀阻：患趾（指）酸胀疼痛加重，步履沉重乏力，活动艰难，患趾（指）肤色暗红，下垂时更甚，抬高则见苍白。小腿可有游走性红斑、结节或硬索，疼痛持续加重，彻夜不能入睡，足背动脉搏动消失。舌黯红或有瘀斑，脉弦或涩。治宜活血化瘀，通络止痛。方选桃红四物汤加减。中成药选大黄䗪虫丸口服，丹参注射液静脉滴注。针灸用丹参注射液穴位注射，取穴足三里、三阴交、曲池、内关、外关。

（3）湿热毒盛：患肢剧痛，日轻夜重，喜凉怕热，局部皮肤紫暗，肿胀，渐变紫黑，浸润蔓延，溃破腐烂，味臭，创面肉色不鲜，甚则五趾相传，涉及足背，或伴有发热等症。舌红，苔黄腻，脉弦数。治宜清热利湿，活血化瘀。方选四妙勇安汤加味。中成药选犀黄丸口服，清开灵注射液静脉滴注。

（4）热毒伤阴：皮肤干燥，毫毛脱落，趾（指）甲增厚变形，肌肉萎缩，趾（指）多呈干性坏疽。舌红，苔黄，脉细数。治宜清热解毒，佐以益气养阴活血。方选顾步汤、犀角地黄汤、五味消毒饮加减。中成药选通塞脉片口服，脉络宁注射液静脉滴注。针灸穴位注射用丹参注射液，取穴足三里、三阴交、曲池、内关、外关。

（5）气血两虚：面容憔悴，萎黄消瘦，神情倦怠。坏死组织脱落后疮面经久不愈，肉芽暗红或淡红而不鲜。舌淡胖，苔少，脉细无力。治宜补气养血。方选八珍汤加味。中成药选复方丹参片口服，脉络宁静脉滴注。针灸用当归Ⅰ号与当归Ⅱ号注射液穴位注射，取穴足三里、三阴交、曲池、内关、外关。

2. 外治法

（1）熏洗：①毛冬青100g，水煎温洗患肢，每日1～2次。有坏疽溃疡者慎用。②大黄30g，乌梅30g，五倍子30g，煎水温洗患肢，适用于合并真菌感染者。

（2）湿敷：①入地金牛酒湿敷：适用于干性坏疽或坏疽合并轻度感染。②中药制剂湿敷：坏疽溃疡面积较大，渗出较多者。可用双黄连溶液、黄柏溶液湿敷。

3. 西药治疗 本病以防止病变进展，改善和增进下肢血液循环为主。常用药物有前列腺素 E_1 注射液、2.5%硫酸镁溶液和妥拉苏林、烟酸、罂粟碱等。

4. 手术治疗 本病常用手术方法有腰交感神经切除术、血栓内膜剥脱术、旁路转流术、游离血管蒂大网膜移植术、静脉动脉化手术等。趾（指）端已坏死者，感染基本被控制，坏死组织与健康组织的界限分明，可将坏死部分切除。若肢体广泛的坏死，疼痛不能忍受或全身感染难于控制时，可考虑截肢术。

5. 其他疗法 股动脉注射，在股动脉穿刺或置管后注射相应药物，有交感神经阻滞、扩张血管和止痛的作用。

目前所有的治疗方法均是对症治疗，而不是针对病因的治疗，病情的恶化和复发与吸烟、外伤和寒冻有密切关系。所以，终身禁烟，避免外伤，防寒保暖，适当使用止痛药，患肢适当锻炼，做高举下垂练习（病人平卧，先抬高患肢45°，维持1～2分钟，再在床边下垂2～3分钟，并作足部旋转、伸屈活动。反复活动 20 分钟，每天数次，有利于侧支循环建立），坚持正确的治疗和良好的生活习惯，是巩固疗效，预防和减少复发的关键措施。本病只有少数病人因病变累及心脑血管而死亡。

三、动脉栓塞

动脉栓塞（arterial embolism）是指栓子自心脏或近侧动脉壁脱落，阻塞远侧动脉血流，导致肢体或内脏器官缺血以致坏死的病变。90% 以上的血栓栓子来自心脏，并嵌塞于腹主动脉末端和下肢动脉内。本病属于中医学"脉痹"、"血痹"等范畴。

（一）病因病机

导致动脉栓塞的栓子来源于：①心脏病；②动脉病；③人造瓣膜代用材料，其中以心脏病变为主要来源。风湿性心脏病（尤其是二尖瓣狭）、冠心病易于发生左心内的血栓形成，人造瓣膜也容易形成血栓。血栓、粥样斑块一旦脱落，多堵塞于远侧动脉的分叉处。

中医认为由于饮食不节、摄生不慎，致痰湿之邪留滞于脉道；或由于突受严寒之邪，阳气被遏，或由于外伤直接导致脉管的破损等，血不得行，阳气不能四达所致。

（二）临床表现与诊断

本病病人一般有风湿性心脏病或动脉瘤病史，栓塞的症状轻重，决定于栓塞的位置、程度、新的血栓形成多少、侧支循环是否发生作用及对全身影响等因素。主要表现为 5 "P" 症状，即疼痛（pain）、麻痹（paralysis）、苍白（pallor）、感觉异常（paresthesia）、无脉（pulselessness）。

1. 疼痛 往往是最早出现的症状，一般都很严重，属于急性锐痛。开始发病时，疼痛都位于阻塞平面处，以后逐渐加剧，延及远侧。部分病人以麻痹为主要症状。

2. 皮色和温度改变 由于缺血，皮肤呈苍白色，皮温降低，以肢体的远端部分为最明显，有冰凉的感觉。

3. 感觉和运动障碍 动脉栓塞发生后，通常在患肢的远侧，显示感觉异常，甚至完全丧失；在感觉丧失的近侧部分，可有感觉受损征象。除患肢感觉改变外，尚有运动功能受损现象，包括趾、指活动困难，程度不等的足、手下垂等。

4. 动脉搏动减弱或消失 动脉主干闭塞加上血管痉挛和新的血栓形成，使栓塞平面以下的动脉搏动减弱或消失；而其近端的动脉搏动反而加强。

5. 辅助检查 彩色多谱勒超声能准确地判断动脉栓塞的部位，动脉血管造影是确定血栓位置的最准确方法，但具有创伤性。

（三）治疗

由于急性动脉栓塞起病急，症状严重，发展迅速，直接危及肢体和病人生命，一经诊断，必须立即采取有效治疗措施，控制疾病的进展。治疗原则是既要解除肢体急性缺血，又要治疗一系列心血管等系统疾病，以抢救病人生命。

1. 手术治疗 动脉栓塞后 6～8 个小时内，是手术取栓的最佳时间。手术方法主要有 Fogarty 球囊导管取栓术和动脉切开取栓术。取栓术后，肢体急骤肿胀，提示有筋膜间隔综合征存在，需及时切开减压。动脉缺血后再灌注，应警惕大量毒性产物进入循环，导致酸中毒、高钾血症、肾衰竭等，是取栓术后造成死亡的原因之一。当肢体已明确坏死时，应根据坏死范围，选择截肢术。

2. 药物治疗

（1）溶栓疗法：常用的溶栓剂为尿激酶和链激酶，在发病后 48～72 小时内应用者效果最佳。可经栓塞近侧动脉滴注或注入，也可由静脉滴注，可持续用药 1～2 周。

（2）抗凝与祛聚疗法：急性栓塞期首选肝素抗凝，但应注意监测凝血时间。中药丹参注射液、川芎嗪注射液等活血祛瘀药物亦可作为首选药物。祛聚疗法西药主要用低分子右旋糖酐。

（3）解除动脉痉挛和建立侧支循环：可选用中成药如丹参片、三七末等，亦可用鸦片类镇静止痛药、吗啡类镇静止痛药等治疗。

3. 外治法　若肢端有组织坏死，分界未清，可用氧化锌油涂抹创面附近的未坏死组织表面。坏死组织脱落后，创面可外敷生肌膏以祛腐生肌。病变中后期，肢端血液循环仍不佳者，可用当归、威灵仙、苏木、桑枝各 30g 水煎温洗患肢，每天 1～2 次。

4. 辨证论治　本病主要治则是活血祛瘀。但要根据是否夹热、夹湿，以及有气血不足等辨证论治。

5. 其他疗法

（1）交感神经阻滞：如为上肢动脉栓塞，可做星状神经节或臂丛阻滞；下肢可采用脊柱旁安置硬脊膜外导管的办法，作连续腰交感神经阻滞。

（2）对症处理：由于组织缺血所产生的代谢紊乱将使多个系统受累，包括代谢性酸中毒、肾衰竭和意识状态的改变等，应及时对症处理。

四、多发性大动脉炎

多发性大动脉炎又称 Takayasu 病（Takayasu's arieritis）、无脉症，是主动脉及其分支的慢性、多发性、非特异性炎症，造成罹患动脉狭窄或闭塞。本病好发于青年，尤以女性多见。本病属于中医学"脉痹"、"眩晕"等范畴。

（一）病因病机

本病确切病因尚未明确，可能与自身免疫反应、雌激素水平过高、遗传因素等有关。主要的病理改变为动脉壁全层炎性反应，呈节段性分布。早期的病理改变为动脉外膜和动脉周围炎；浆细胞及淋巴细胞浸润，肌层及弹性纤维破坏，伴有纤维组织增生，内膜水肿、增生、肉芽肿形成。最后导致动脉壁纤维化，管腔不规则狭窄及继发血栓形成，甚至完全闭塞。

中医认为本病有正虚、邪侵、血瘀之三方面病因病理因素。因先天不足、后天失调，正气自虚，复感外邪，阻痹血脉而发本病；感受外邪，尤其是感受寒邪，更伤阳气，可以导致脉络瘀滞，甚至闭塞不通而无脉；此外感受热毒之邪，侵及脉络也可发为本病。

（二）临床表现与诊断

本病的早期或活动期，常有低热、乏力、肌肉或关节疼痛、病变血管疼痛及结节红斑等症状，伴有免疫检测指标异常。当病程进入稳定期，病变动脉形成狭窄或阻塞时，即出现特殊的临床表现。根据动脉病变的部位不同，可分为下列四种类型。

1. 头臂型　病变在主动脉弓，可累及一支或几支主动脉弓分支，主要临床表现为：①脑部缺血：一过性黑矇、头昏，严重时可出现失语、抽搐，甚至偏瘫。②眼部缺血：视力模糊、偏盲。③基底动脉缺血：眩晕、耳鸣、吞咽困难、共济失调，或昏睡、意识障碍等。④上肢缺血：患肢无力、麻木，肱动脉和桡动脉搏动微弱或不能扪及，患侧上肢血压下降以至不能测出，故有"无脉症"之称。

2. 胸、腹主动脉型　病变在左锁骨下动脉远端的降主动脉及腹主动脉，呈长段或局限性狭窄或闭塞，以躯干上半身和下半身动脉血压分离为主要特点。在上半身出现高血压，因而有头晕、头胀、头痛和心悸等症状；下半身则因缺血而呈低血压，下肢发凉、无力、间歇性跛行。

3. 混合型　兼有头臂型和胸腹主动脉型的动脉病变，并出现相应的临床症状。

4. 肺动脉型　部分病人，可同时累及单侧或双侧肺动脉。一般仅在体检时发现肺动脉区收缩期杂音，重者可有活动后气急，阵发性干咳及咯血。

年轻病人尤其是女性，曾有低热、乏力、关节酸痛病史，出现下列临床表现之一者即可作出临床诊断：①一侧或双侧上肢无力，肱动脉和桡动脉搏动减弱或消失，上肢血压明显降低或不能测出，而下肢血压及搏动正常。②一侧或双侧颈动脉搏动减弱或消失，伴有一过性脑缺血症状，颈动脉部可闻及血管杂音。③股动脉及其远侧的动脉搏动减弱，上腹部闻及血管杂音。④持续性高血压，在上腹部或背部闻及血管杂音。

辅助检查：①在多发性大动脉炎的活动期往往有红细胞计数减少，白细胞计数增高，血沉增速及多项免疫功能险测异常。②超声多普勒，可以检查动脉狭窄的部位和程度，以及流量和流速。③动脉造影，能确定动脉病变的部位、范围、程度和类型，显示侧支建立情况。④动脉病变涉及相关脏器时，应作有关的特殊检查，例如，心电图及心脏超声检查；脑血流图或颅脑 CT；核素肾图及肾素活性测定；眼底血管检查；放射性核素肺扫描等。

（三）治疗

根据疾病的不同阶段，可采取中西医结合保守治疗及手术治疗。

1. 西药治疗　疾病的早期或活动期，服用肾上腺皮质激素类药物及免疫抑制剂，可控制炎症，缓解症状。但在停药后，症状易复发。伴有动脉缺血症状者，可服用妥拉苏林等扩张血管药物；或服用双嘧达莫、肠溶阿司匹林，以降低血小板黏聚、防止继发血栓形成和蔓延。

2. 手术治疗　如病变动脉已有明显狭窄或闭塞，出现典型的脑缺血、肢体血供不足及重度高血压等症状时，应作手术治疗。手术时机应选在大动脉炎活动期已被控制，器官功能尚未丧失前施行。手术治疗的主要方法为旁路转流术。动脉病变广泛者，可行自体肾移植术。合适的病例可行球囊导管和（或）支架成形术治疗。

3. 辨证论治

（1）活动期

1）风热痹阻，血瘀脉络：发热，头晕、头痛，关节酸痛，四肢酸胀，舌红，苔黄，脉细数。治宜疏风清热，化瘀通痹。方选羌活胜湿汤加减。

2）热入营血，脉络痹阻：发热或高热，汗出口渴，关节疼痛，身起红斑，舌红，苔黄，脉数或细数。治宜清热解毒，凉血散瘀。方选犀角地黄汤合四妙勇安汤加减。

（2）稳定期

1）气虚血弱，瘀血阻络：头晕眼花，视力减退，失眠多梦，健忘，胸闷气短，上肢无力、麻木或疼痛，舌质淡暗，苔薄白，脉细涩或脉伏不出。治宜补益气血，活血通脉。方选黄芪桂枝五物汤加减。

2）肝肾阴虚，肝阳上亢：头痛，头晕，耳鸣，腰酸腿软，下肢发麻，舌红少苔，脉弦细数。治宜滋补肝肾，平肝熄风。方选天麻钩藤饮加减。

3）阳虚寒凝，脉络痹阻：肢体冷凉、麻木或疼痛，甚至青紫，畏寒，舌质淡胖，苔薄白，脉微细如丝或无脉。治宜温阳散寒，活血通脉。方选阳和汤加减。

4. 针灸治疗

（1）体针：上肢无脉取内关、太渊、尺泽。配穴曲池、合谷、通里、肩井；下肢无脉取穴足三里、三阴交、太冲、太溪，每日 1 次，每次 4～5 穴，采用强刺激手法为主。体弱者宜平补平泻或补法，每次留针 30 分钟，7～10 天为 1 个疗程。

（2）耳针：主穴为心、交感、肾、皮质下、内分泌，配穴为脾及相应症状部位。每次 2～3 穴，耳针刺、埋针或用王不留行籽压穴。

五、雷诺综合征

雷诺综合征（Raynaud's syndrome）是指小动脉阵发性痉挛，受累部位程序性出现苍白及发冷、青紫及疼痛、潮红后复原的典型症状，常于寒冷刺激或情绪波动时发病。本病属于中医学"痹证"

和"手足逆冷"范畴。

（一）病因病机

本病发病的确切原因虽未完全明确，但与下列因素有关：寒冷刺激、情绪波动、精神紧张、感染、疲劳等。由于多见于女性，而且病情常在月经期加重，因此可能与性腺功能有关。病人常呈交感神经功能亢奋状态，应用交感神经阻滞剂可以缓解症状，因此本征与交感神经功能紊乱有关。病人家族中可有类似发病，提示与遗传因素相关。血清免疫检测多有阳性发现，提示与免疫功能异常有关。

中医认为本病为风寒湿三邪，侵袭人体，导致寒凝气血，血脉阻塞，阳气不能达于肢末，肢体失于温煦濡养，遂发本病。情志内伤，郁怒伤肝，思虑伤脾，肝失疏泄，气机失调，导致五脏功能紊乱，经络失调，气血凝滞而为本病。素体气血虚弱，先天禀赋不足，后天失养，脾胃虚弱，气血化生不足，气血虚弱，则不能荣养肢体，或心血不足，鼓动无力，血行不畅，四肢失养，均可产生阴寒之象。此外冲任失调，气血失和，血瘀阻络，则冲任脉气不通，而出现气血功能紊乱。

（二）临床表现与诊断

本病多见于青壮年女性；好发于手指，常为双侧性，偶可累及趾、面颊及外耳。典型症状是依次出现苍白、青紫和潮红。由于动脉强烈痉挛，以致毛细血管灌注暂时停止而出现苍白。而后，可能因缺氧和代谢产物的积聚，使小静脉和毛细血管扩张，小动脉痉挛略微缓解，少量血液流入毛细血管，但仍处于缺氧状态而出现青紫。潮红则是反应性充血，即流入毛细血管的血量暂时性增多所致。在疾病的早期，多在寒冷季节发病，一次发作的延续时间为数分钟至几十分钟。随着病情进展，不仅发作频繁，症状持续时间延长，即使在气温较高的季节遇冷刺激也可发病，甚至在受到冷风吹拂或用自来水洗手，就可引起症状发作。发作时，往往伴有极不舒适的麻木，但很少剧痛；间歇期，除手指皮温稍低外，无其他症状。指（趾）端溃疡少见，桡动脉（或足背动脉）搏动正常。

根据发作时的典型症状即可作出诊断。必要时可作冷激发试验；手浸泡于冰水 20 秒后测定手指皮温，显示复温时间延长（正常约 15 分钟左右）。此外，尚应根据病史提供的相关疾病，进行相应的临床和实验室检查，以利作出病因诊断，指导临床正确治疗。

（三）治疗

本病以保守治疗为主，大多数病人经药物治疗后症状缓解或停止发展。保暖措施可预防或减少发作，吸烟者应戒烟。

1. 辨证论治

本病病位有心、肝、脾、肾、脉，病分虚实，虚者为气血不足、脾肾阳虚；实者为寒凝、血瘀、气滞、热毒。治疗用温经散寒、补气活血化瘀、温补脾肾、清热解毒等法。

（1）寒凝痹阻：四肢指、趾怕冷，发凉，轻则麻木，重则疼痛，遇热减轻，遇冷加重，皮肤苍白或暗红，舌质淡，苔薄白，脉沉细而迟或弦紧。治宜温经散寒，活血通脉。方选当归四逆汤加减。针灸取外关、三阴交、八邪、八风，平补平泻，温针灸，留针 10～20 分钟。

（2）气滞血瘀：肢端青紫或潮红，常因情绪激动或遇寒冷而诱发或加重，呈持续性，手指瘀斑胀痛，舌质暗或有瘀点、瘀斑，苔薄白，脉弦细涩或弦涩。治宜理气活血，化瘀通络。方选血府逐瘀汤加减。针灸取曲池、外关、合谷、中渚、血海、三阴交、太冲、侠溪，用泻法。

（3）脾肾阳虚：治宜补益脾肾，温阳和络。方选右归丸加减。针灸取脾俞、肾俞、关元、足三里、曲池，针后隔姜灸，或隔附片灸，每穴 3～5 壮。

（4）热毒熏灼：患病日久，肢端肿胀灼热，疼痛较重，甚则发生溃疡或坏疽，舌质红，苔黄或黄腻，脉滑数或弦滑数。治宜清热解毒，活血化瘀。方选济生解毒汤加减。

2. 西药治疗 本病药物治疗首选能够削弱交感神经肌肉接触传导类药物，如胍乙啶，可与酚苄明（氧苯苄胺）合用，也可用妥拉苏林或利血平。利血平尚可作肱动脉直接注射（0.5mg 溶于 2～5ml 等渗盐水中）。尚可应用前列腺素 E_1（PGE_1），具有扩张血管并抑制血小板聚集的作用。有自身免疫性疾病或其他系统性疾病，应同时进行治疗。

3. 外治法

（1）药物熏洗：透骨草 30g，川楝子、姜黄、当归、海桐皮、威灵仙、川牛膝、羌活、白芷、苏木、五加皮、红花、虎杖各 10～15g，水煎，先蒸后洗，每日 2 次，每次 30～60 分钟。用于未发生溃疡及坏疽者。

（2）生乳香、生没药、当归各 15g，羌活、独活、海桐皮各 20g，土茯苓 30g，血竭 10g，透骨草、防风各 12g，熏洗患部，方法同上。

（3）有溃疡者，可用红油膏、九一丹外用，每日换药 1 次。

4. 其他疗法

（1）耳针：取穴指、趾、腕、踝、神门、交感、心、肝、内分泌。毫针或电针刺激，每日 1 次，也可用王不留行籽贴耳，不时按压之。

（2）水针：上肢取内关、曲池；下肢取足三里、三阴交，用丹参注射液或当归注射液 2ml，左右穴交替轮流注射，每日 1 次，15～30 次为 1 个疗程。

5. 手术治疗

长期内科治疗无效的病人，可考虑行交感神经末梢切除术，即将指动脉周围的交感神经纤维连同外膜一并去除一小段，近期效果较好。

六、周围动脉瘤

周围动脉瘤（peripheral arterial aneurysm）通常指主动脉以外的动脉区域发生的局限性异常扩张，可发生于四肢动脉、颈动脉及锁骨下动脉等处，以股动脉瘤和腘动脉瘤最为常见，约占周围动脉瘤 90%。有三类：①真性动脉瘤；②假性动脉瘤；③夹层动脉瘤。本病属中医"赤疵"、"红丝瘤"、"血痣"、"积聚"等范畴。

（一）病因病机

周围动脉瘤病因复杂，动脉粥样硬化是真性动脉瘤的最常见原因，损伤、感染、炎症引起的动脉瘤以假性动脉瘤居多。

1. 动脉粥样硬化 多发于 50 岁以上的老年人群，常伴有高血压、冠状动脉硬化性心脏病及其他部位动脉硬化，可为多发性动脉瘤。

2. 损伤 锐性损伤如刀刺伤，钝性损伤可以是挫伤、骨折缘损伤，长期拄拐杖反复摩擦挤压腋部也可导致腋动脉瘤，长期吸毒者反复动脉穿刺注射。此外，医源性损伤如因开展介入技术而行动脉穿刺、插管，动脉吻合口等，为假性动脉瘤。

3. 感染 结核、细菌性心内膜炎或脓毒症时，细菌可经血液循环侵袭动脉管壁，形成滋养血管或血管壁小脓肿，导致动脉壁溃破形成感染性动脉瘤；梅毒螺旋体侵袭动脉壁发生动脉炎使肌层胶原纤维和弹力纤维变性后囊性或梭形动脉瘤，多为假性动脉瘤，易破裂。

4. 动脉炎性疾病 大动脉炎、川崎病、白塞综合征等动脉非细菌性炎性疾病常累及青年人动脉系统形成动脉瘤。有多发趋势，炎症活动期易破裂出血。

5. 先天性动脉中层缺陷 如马方综合征及 Ehlers-Danlos 综合征，常见于青年人。前者与胶原代谢缺陷有关，并伴有躯体多种畸形，如蜘蛛状细长指（趾）、胸廓畸形和晶状体半脱位等；后者与胶原成异常有关，伴有组织脆性增加而易于断裂，关节过伸及皮肤十分松弛等。

中医认为本病乃脾虚、肝郁、血热致病。脾主统血，脾气虚则血失统摄，血溢出脉；血热损伤脉道，煎熬津液而致血液黏稠瘀滞，终使血行受阻。气血运行不畅，血痰凝滞，脉络阻结或气郁结聚致血管迂曲怒张而发病。

（二）临床表现与诊断

1. **搏动性肿块和杂音** 是动脉瘤最典型的临床表现。肿块表面光滑，触诊时具有膨胀性而非传导性搏动，且与心脏搏动一致，可伴有震颤和收缩期杂音；当压迫阻断近端动脉时，肿物可缩小，搏动、震颤及杂音均可明显减轻或消失。

2. **压迫症状** 由动脉瘤压迫周围神经和静脉及邻近器官出现相应症状。颈动脉瘤压迫喉返神经可引起一侧声带麻痹，出现声音嘶哑；压迫颈交感神经可出现霍纳综合征（Horner's syndrome）；压迫气管可引起呼吸困难；压迫食管引起吞咽困难等。锁骨下动脉瘤压迫臂丛可引起上肢感觉异常和运动障碍；压迫静脉可引起上肢肿胀。股动脉瘤压迫股神经时可出现下肢的麻木和放射痛；压迫股静脉则出现下肢肿胀和浅静脉怒张。腘动脉瘤压迫神经和静脉时则出现小腿的疼痛和肿胀。

3. **远端肢体、器官缺血** 瘤腔内附壁血栓或硬化斑块碎片脱落可造成远端动脉栓塞，出现动脉栓塞的相应临床表现，如发生在颈动脉瘤时可出现一过性脑缺血、偏瘫或死亡。动脉瘤继发血栓形成时，可引起远端组织急性缺血。

4. **瘤体破裂** 动脉瘤在压力作用下不断扩张增大，最终可突然破裂、出血而危及生命。如破入邻近空腔脏器，则引起相应脏器出血症状；如破入伴行静脉导致动-静脉瘘。颈动脉周围组织疏松，颈动脉瘤一旦破裂造成的巨大血肿，可迅速压迫气道，后果十分严重。

5. **其他症状** 如瘤体增大较快或先兆破裂，局部可有明显疼痛。感染性动脉瘤可有局部疼痛、周围组织红肿，可伴有发热、周身不适等全身症状。

根据临床表现及体格检查，一般可做临床诊断。瘤体小且肥胖者，不易检出而漏诊。当动脉瘤伴周围组织炎症或腔内血栓形成时，搏动不明显，切勿误诊为脓肿或良性肿瘤而行穿刺检查或切开引流术。腘动脉瘤如并发血栓形成，需与腘窝囊肿鉴别。

影像学检查有助于明确诊断，可根据情况选用超声多普勒、DSA、CT、3DCTA 和 MRA。

（三）治疗

周围动脉瘤一经确诊，应尽早手术治疗。手术原则是切除动脉瘤和动脉重建术。亦可选择动脉瘤腔内修复术或开放手术和腔内修复相结合的复合手术。术后中医辨证参考"围术期处理"章节内容。

七、腹主动脉瘤

腹主动脉瘤（abdominal aortic aneurysm，AAA），当腹主动脉的直径扩张至正常直径的 1.5 倍时称之为腹主动脉瘤，是最常见的动脉扩张性疾病，一旦破裂出血可危及生命。临床上，将发生于肾动脉以上的主动脉瘤称为胸腹主动脉瘤，位于肾动脉以下者称为腹主动脉瘤，本节重点介绍腹主动脉瘤。本病属中医"积证"范围。

（一）病因病机

动脉粥样硬化是腹主动脉瘤的最重要原因，吸烟、创伤、高血压、高龄和慢性阻塞性肺疾病等，也是腹主动脉瘤的易患因素。

中医学认为本病因肝气郁结、肾气亏虚，致使气滞血瘀而发病。因情志抑郁，肝气不舒，脏腑失调，气机阻滞，脉络受阻，血行不畅，气滞血瘀，日积月累所致。元气有主推动、温煦、升提、固摄、卫外五大功能。肾气虚则一方面不能化水，水液聚积；另一方面则推动无力以致血脉瘀积，血瘀而经隧不利又导致气机郁滞，气滞血瘀相互为用，而形成本病。

（二）临床表现与诊断

（1）搏动性肿物：多数病人自觉脐周或心窝部有异常搏动感。体格检查为脐部或脐上方偏左可触及类圆形膨胀性搏动性肿物，其搏动与心跳一致，可有震颤或听到收缩期杂音；有时可有一定的横向推移度，但不能被压缩。若肿物上缘与肋弓之间能容两横指，常提示为肾下腹主动脉瘤；若无间隙，可能为肾动脉段腹主动脉瘤或胸腹主动脉瘤。

（2）疼痛：主要为腹部、腰背部疼痛，多为胀痛或刀割样痛等。瘤体巨大可压迫、侵蚀椎体，引起神经根性疼痛。突发性剧烈腹痛为瘤体急剧扩张甚至破裂的先兆。

（3）压迫症状：以胃肠道受压最为常见，表现为上腹胀满不适，食量下降；压迫肾盂、输尿管，可出现泌尿系统梗阻相关的症状；下腔静脉受压，可引起双下肢深静脉血栓形成；压迫胆管，可导致阻塞性黄疸。

（4）栓塞：瘤腔内的血栓或粥样斑块一旦脱落，可随血流冲至远侧，造成下肢动脉栓塞，导致肢体缺血甚至坏死。

（5）破裂：腹主动脉瘤破裂是本病最严重的临床问题和致死原因。主要临床表现为突发性剧烈腹痛、失血性休克及腹部存在搏动性肿物。如直接破入腹腔，迅速出现失血性休克，死亡率极高；若破入腹膜后腔间隙，虽可形成限制性血肿，但多伴有失血性休克、腰背部疼痛和皮下瘀斑，血肿一旦破入腹腔也将导致死亡。

几种特殊类型的腹主动脉瘤：①炎性腹主动脉瘤：其病理改变为腹主动脉瘤壁增厚，周围炎症反应与纤维化明显且与毗邻脏器粘连。病人多并存有腹背部慢性疼痛、体重下降、血沉增快，可伴有泌尿系统或消化道梗阻的症状。②感染性腹主动脉瘤：由细菌感染引起，表现为感染中毒症状、腹痛和腹部搏动性肿物。③腹主动脉瘤-下腔静脉瘘：腹主动脉瘤破入下腔静脉形成内瘘，出现腹部搏动性肿物伴杂音与震颤，以及心力衰竭、下腔静脉系统高压等临床表现。④腹主动脉瘤-消化道瘘：主要表现为消化道出血、腹部搏动性肿物、感染。往往首先出现中小量呕血或便血，称为"先兆出血"。瘘口因血块堵塞而暂时终止，血块脱落后再次出血，最终因突发性喷射性大呕血而死亡。

根据病史和体格检查，发现脐周及左上腹膨胀性搏动性肿物，常可作出临床诊断。

辅助检查包括①超声多普勒：直径3cm以上的腹主动脉瘤即可被检出，能显示瘤体大小、有无斑块及血栓，还可提供血流动力学参数。该法无创、方便、经济，可作为筛选检查。②CT：CT平扫及增强扫描能准确显示动脉瘤的形态及其与周围脏器的毗邻关系，判断有无解剖异常，发现有无伴发的其他腹内疾患。螺旋CT三维重建技术（3DCTA）能更准确地显示瘤体的三维形态特征、大小及腹主动脉主要分支受累的情况，并能精确测量瘤体各部位参数，为手术或腔内修复术提供必要参数。③磁共振血管成像：无须造影剂，即可清楚显示病变的部位、形状、大小等，并能提供形象逼真的影像。对于瘤体破裂形成的亚急性、慢性血肿有较高的诊断价值。④DSA：术前怀疑有腹腔内血管异常或马蹄肾者，应行DSA检查。对于胸腹主动脉瘤、多发性动脉瘤和主动脉夹层的诊断有重要价值。当动脉瘤腔内有大量附壁血栓时，不能显示瘤腔的真实影像。

（三）治疗

腹主动脉瘤应早期诊断、早期手术治疗。一旦破裂死亡率高达70%～90%，对于高危病人，可采用腔内修复术。术后中医辨证参考"围术期处理"章节内容。

静脉疾病比动脉疾病更为常见，好发于下肢。主要分为两类：下肢静脉逆流性疾病，如下肢慢性静脉功能不全，包括原发性下肢静脉曲张和原发性下肢深静脉瓣膜功能不全；下肢静脉回流障碍性疾病，如下肢深静脉血栓形成。静脉的解剖与血流动力学在静脉疾病的发病机制中起重要作用。

一、解剖结构与血流动力学

（一）下肢静脉解剖

下肢静脉由浅静脉、深静脉、交通静脉和肌肉静脉组成。①浅静脉，有大、小隐静脉两条主干。小隐静脉起自足背静脉网的外侧，自外踝后方上行，逐渐转至小腿屈侧中线并穿入深筋膜，注入腘静脉，可有一上行支注入大隐静脉。大隐静脉是人体最长的静脉，起自足背静脉网的内侧，经内踝前方沿小腿和大腿内侧上行，在腹股沟韧带下穿过卵圆窝注入股总静脉。大隐静脉在膝平面下，分别由前外侧和后内侧分支与小隐静脉交通；于注入股总静脉前，主要有五个分支：阴部外静脉、腹壁浅静脉、旋髂浅静脉、股外侧静脉和股内侧静脉（图43-1）。②深静脉，小腿深静脉由胫前、胫后和腓静脉组成。胫后静脉与腓静脉汇合成一短段的胫腓干，后者与胫前静脉组成腘静脉，经腘窝进入内收肌管裂孔上行为股浅静脉，至小粗隆平面，与股深静脉汇合为股总静脉，于腹股沟韧带下缘移行为髂外静脉（图43-2）。③小腿肌静脉，有腓肠肌静脉和比目鱼肌静脉，直接汇入深静脉。④交通静脉，穿过深筋膜连接深、浅静脉。小腿内侧的交通静脉，多数位于距足底（13±1）cm、（18±1）cm 和（24±1）cm 处；小腿外侧的交通静脉大多位于小腿中段（图43-3）。大腿内侧的交通静脉大多位于中、下 1/3。

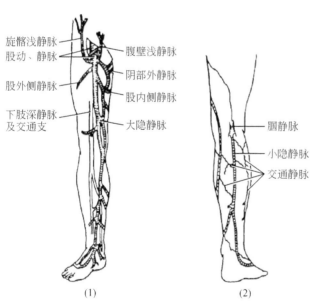

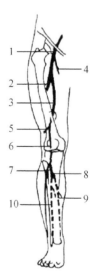

图43-1　下肢浅静脉

（1）大隐静脉及其分支；（2）小隐静脉及其分支

图43-2　下肢深静脉

1.股总静脉；2.股深静脉；3.股浅静脉；4.大隐静脉；

5.小隐静脉；6.腘静脉；7.胫前静脉；8.胫腓

干静脉；9.胫后静脉；10.腓静脉

（二）静脉壁结构

静脉壁结构包括内膜、中膜和外膜。内膜由内皮细胞与内膜下层组成；中膜含有平滑肌细胞及结缔组织网，与静脉壁的强弱及收缩功能相关；外膜主要为结缔组织，内含供应静脉壁的血管、淋巴管与交感神经终端。与动脉相比，静脉壁薄，肌细胞及弹性纤维较少，但富含胶原纤维，对维持静脉壁强度起重要作用。静脉壁结构异常主要是胶原纤维减少、断裂、扭曲，使静脉壁失去应有强度而扩张。静脉瓣膜由两层内皮细胞折叠而成，内有弹力纤维。正常瓣膜为双叶瓣，每一瓣膜包括瓣叶、游离缘、附着缘和交会点，与静脉壁构成的间隙称瓣窦（图43-4）。瓣窦部位的静脉壁较非瓣膜附着部位薄且明显膨出，使静脉外形如竹节状。周围静脉瓣膜数量越多、排列越密集。静脉瓣膜具有向心单向开放功能，关闭时可耐受 200mmHg 以上的逆向压力，足以阻止逆向血流。瓣膜结构异常可有：先天性，如小瓣膜、裂孔、缺如等；继发性，如血栓形成使瓣膜遭致破坏；原发性，长期逆向血流冲击，使瓣膜逐渐变薄、伸长、撕裂，最后发生增厚、萎缩。

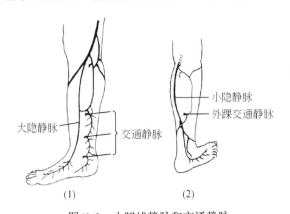

图43-3　小腿浅静脉和交通静脉
（1）大隐静脉及内踝交通静脉；（2）小隐静脉及外踝交通静脉

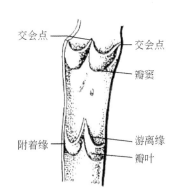

图43-4　下肢静脉的瓣膜和解剖结构

（三）血流动力学

静脉系统占全身血量的 64%，因此又称为容量血管，起着血液向心回流的通路、贮存血量、调节心脏的流出道及皮肤温度等重要生理功能。在下肢，浅静脉占回心血量的 10%～15%，深静脉占85%～90%。下肢静脉血流能对抗重力向心回流，主要依赖于：①静脉瓣膜向心单向开放功能，起向心导引血流并阻止逆向血流的作用。②肌关节泵（muscle and articular pump）的动力功能，驱使下肢静脉血流向心回流并降低静脉压，因此又称"周围心脏（peripheral heart）"③其他因素：胸腔吸气期与心脏舒张期产生的负压作用，对周围静脉有向心吸引作用。腹腔内压升高及动脉搏动压力向邻近静脉传递，具有促使静脉回流和瓣膜关闭的作用。下肢静脉压受体位与活动影响。以踝部平均静脉压为例，在静息态仰卧位时仅 12～18mmHg，坐位时升至 56mmHg，立位时高达 85mmHg。下肢活动时，小腿肌泵每次收缩排血量 30～40ml，使肌组织血容量降低 50%，足部静脉压下降 60%～80%。因此长时间的静息态坐、立位，下肢远侧的静脉处于高压与淤血状态。

（四）病理生理

下肢静脉疾病的血流动力学变化主要是主干静脉及毛细血管压力增高。前者引起浅静脉扩张，后者造成皮肤微循环障碍，引起毛细血管扩大和毛细血管周围炎及通透性增加；纤维蛋白原、红细胞等渗入组织间隙及毛细血管内微血栓形成；由于纤溶活性降低，渗出的纤维蛋白积聚并沉积于毛细血管周围，形成阻碍皮肤和皮下组织摄取氧气和其他营养物质的屏障，造成局部代谢障碍，导致皮肤色素沉着、纤维化、皮下脂质硬化和皮肤萎缩，最后形成静脉性溃疡。由于血清蛋白渗出及毛细血管周围纤维组织沉积，引起再吸收障碍和淋巴超负荷，导致下肢水肿。小腿下内侧的皮肤、皮下组织的静脉血流，除了部分经隐静脉回流外，主要是经交通静脉直接向深静脉回流。这一区域的深静脉血柱重力最大；交通静脉又在肌泵下方，当肌泵收缩时所承受的反向压力最高，容易发生瓣膜关闭不全。因此静脉性溃疡常特征性地出现于该区。当静脉内压力增高、浅静脉开始扩张时，外膜内感觉神经末梢受刺激，可有酸胀不适和疼痛感觉。

二、下肢慢性静脉功能不全

下肢慢性静脉功能不全（chronic venous insufficiency，CVI）是一组由静脉逆流引起的病征，常见症状为下肢沉重、疲劳、胀痛等，临床表现有七类：有自觉症状，但无明显体征；毛细静脉扩张或网状静脉扩张；浅静脉曲张；踝部和（或）小腿水肿；皮肤改变：色素沉着、湿疹、皮下脂质硬化或萎缩；皮肤改变及已愈合的溃疡；皮肤改变及活动期静脉性溃疡。根据病因可分为三类：先天性瓣膜结构及关闭功能异常；原发性浅静脉或深静脉瓣膜功能不全；继发性静脉瓣膜功能不全（深静脉血栓形成后，静脉外来压迫等）。根据病变涉及的范围分为三类：单纯累及浅静脉；同时涉及交通静脉；浅静脉、交通静脉及深静脉均已累及。根据血流动力学改变可以分为：静脉逆流；静脉阻塞引起回流障碍；两者兼有。因此除了有明显下肢水肿的病人需与淋巴水肿鉴别外，对以浅静脉曲张为主症者，均应通过体检及多种特殊检查，从临床表现、病因分类、解剖定位及病理生理改变四个方面作出判断。本节主要论述原发性下肢静脉曲张和原发性深静脉瓣膜功能不全的诊疗。本病属于中医学"筋瘤"的范畴。

（一）原发性下肢静脉曲张

原发性下肢静脉曲张（primary lower extremity varicose veins）指仅涉及隐静脉，浅静脉伸长、迂曲而呈曲张状态，持久站立工作、体力活动强度高、久坐者多见。

（二）病因病机

静脉壁软弱、静脉瓣膜缺陷及浅静脉内压升高，是引起浅静脉曲张的主要原因。静脉壁薄弱和静脉瓣膜缺陷，与遗传因素有关。长期站立、重体力劳动、妊娠、慢性咳嗽、习惯性便秘等后天性因素，使瓣膜承受过度的压力，逐渐松弛，不能紧密关闭。循环血量经常超负荷，亦可造成压力升高，静脉扩张，而形成相对性瓣膜关闭不全。当隐-股或隐-腘静脉连接处的瓣膜遭到破坏而关闭不全后，就可影响远侧和交通静脉的瓣膜。由于离心越远的静脉承受的静脉压越高，因此曲张静脉在小腿部远比大腿部明显。而且病情的远期进展比开始阶段迅速。

中医认为由于妇女多产，或先天禀赋不足，或久站、负重、劳累耗伤气血，中气下陷，脉络失畅，瘀血稽留于络脉之中，肌肤失养；或因湿热下注，臁腿皮肤受伤、虫咬、湿疹等染毒而诱发溃疡。

（三）临床表现与诊断

原发性下肢静脉曲张以大隐静脉曲张为多见，单独的小隐静脉曲张较少见；以左下肢多见，但双侧下肢可先后发病。主要临床表现为下肢浅静脉扩张、迂曲，下肢沉重、乏力感。可出现踝部轻度肿胀和足靴区皮肤营养性变化：皮肤色素沉着、皮炎、湿疹、皮下脂质硬化和溃疡形成。

超声波检查、容积描记、下肢静脉压测定和静脉造影等辅助检查，可以更准确地判断下肢静脉曲张的病变性质和范围。

原发性下肢静脉曲张的诊断，必须排除下列几种疾病才能确立：①原发性下肢深静脉瓣膜功能不全：症状相对严重，超声或下肢静脉造影，观察到深静脉瓣膜关闭不全的特殊征象。②下肢深静脉血栓形成后综合征：有深静脉血栓形成病史，浅静脉扩张伴有肢体明显肿胀。如鉴别诊断仍有困难，应作超声或下肢静脉造影。③动-静脉瘘：患肢皮肤温度升高，局部有时可扪及震颤或有血管杂音，浅静脉压力明显上升，静脉血的含氧量增高。

（四）治疗

1. 非手术疗法　主要用于改善症状。

（1）穿医用弹力袜或用弹力绷带：患肢穿医用弹力袜或用弹力绷带使曲张静脉处于萎瘪状态。避免久站、久坐，间歇抬高患肢。适用于：①症状轻微又不愿手术者；②妊娠期发病，鉴于分娩后症状有可能消失，可暂行非手术疗法；③手术耐受力极差者。

（2）辨证论治

1）血瘀筋脉：下肢青筋暴露，甚至盘曲成团，肢体沉胀或有疼痛，皮肤干燥、脱屑。舌有瘀斑，苔薄白或薄黄，脉涩。治宜活血通经。方选桃红四物汤加减。中成药选用大黄䗪虫丸口服，丹参注射液静脉滴注。

2）热瘀筋脉：青筋暴露，突出皮肤，肢体肿胀疼痛，站立、行走后明显，皮肤红热，口干多饮。舌红，苔黄，脉弦。治宜清热利湿，凉血活血。方选四妙散合通络活血方加减。中成药选犀黄丸口服，刺五加注射液静脉滴注。

3）血燥筋挛：筋脉盘根扭曲，结而成瘤，坚而色紫，遇喜而安，遇怒则痛。舌红而干，苔黄，脉弦。治宜疏肝解郁，养血舒筋。方选清肝芦荟丸加减。

2. 硬化剂注射和压迫疗法　利用硬化剂注入排空的曲张静脉后引起的炎症反应使之闭塞。也可作为手术的辅助疗法，处理残留的曲张静脉。硬化剂注入后，局部用纱布卷压迫，自足踝至注射处近侧穿弹力袜或缠绕弹力绷带，立即开始主动活动。大腿部维持压迫1周，小腿部6周左右。应避免硬化剂渗漏造成组织炎症、坏死或进入深静脉并发血栓形成。

3. 手术疗法　诊断明确且无禁忌证者都可施行手术治疗。大隐或小隐静脉高位结扎及主干与曲张静脉剥脱术。已确定交通静脉功能不全的，可选择筋膜外、筋膜下或借助内镜作交通静脉结扎术。亦可选用激光静脉闭合术。

4. 外治法　曲张静脉易引起血栓形成及静脉周围炎，常遗留局部硬结与皮肤粘连，出现条索状硬结者，可用四黄膏外敷；局部红肿者，可用如意金黄膏外敷。若并发臁疮，局部可用消炎油纱或生肌油纱外敷。

三、原发性下肢深静脉瓣膜功能不全

原发性下肢深静脉瓣膜功能不全（primary lower extremity deep vein valve insufficiency）指深静脉瓣膜不能紧密关闭引起血液逆流，但无先天性或继发性原因。

（一）病因病机

本病病因至今尚未明确。发病因素有：①瓣膜结构薄弱，在持久的逆向血流及血柱重力作用下，瓣膜游离缘松弛而下能紧密闭合，造成静脉血经瓣叶间的裂隙向远侧逆流。②持久的超负荷回心血量导致静脉脉管腔扩大、瓣膜相对短小而关闭不全，故又称"相对性下肢深静脉瓣膜关闭不全"。③深静脉瓣膜发育异常或缺如，失去正常关闭功能。④小腿肌关节泵软弱，泵血无力，引起静脉血液积聚，导致静脉高压和瓣膜关闭不全。股浅静脉第一对瓣膜直接承受近侧深静脉逆向血流冲击，常最先出现关闭不全。大隐静脉位置较浅而缺乏肌保护，所以当股浅静脉瓣膜破坏时，大隐静脉瓣膜多已失去功能，因而两者常同时存在。股深静脉开口比较斜向外方，受血柱重力的影响较小，受累及可能较迟。

（二）临床表现与诊断

除了浅静脉曲张外，根据临床表现的轻重程度可分为：①轻度：久站后下肢沉重不适，踝部轻度水肿。②中度：轻度皮肤色素沉着及皮下组织纤维化，单个小溃疡。下肢沉重感明显，踝部中度肿胀。③重度：短时间活动后即出现小腿胀痛或沉重感，水肿明显并累及小腿，伴有广泛色素沉着、湿疹或多个、复发性溃疡（已愈合或活动期）。

鉴于浅静脉曲张是多种疾病的主要症状，需作深静脉瓣膜功能检查等方能明确诊断。

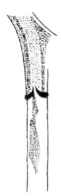

图 43-5　下肢静脉逆行造影
深静脉瓣膜功能不全时，显示造影剂
自瓣膜近侧向远侧逆流

1. 静脉造影　下肢静脉顺行造影显示下列特点：深静脉全程通畅，明显扩张；瓣膜影模糊或消失，失去正常的竹节状形态而呈直筒状；Valsalva 屏气试验时，可见含有造影剂的静脉血自瓣膜近心端向瓣膜远侧逆流。在下肢静脉逆行造影中，根据造影剂向远侧逆流的范围（图 43-5），分为五级：0 级。无造影剂向远侧泄漏；Ⅰ级，造影剂逆流不超过大腿近端；Ⅱ级，造影剂逆流不超过膝关节平面；Ⅲ级，造影剂逆流超过膝关节平面；Ⅳ级，造影剂向远侧逆流至小腿深静脉，甚至达踝部。0 级，示瓣膜关闭功能正常；Ⅰ～Ⅱ级逆流，应结合临床表现加以判断；Ⅲ～Ⅳ级，表示瓣膜关闭功能明显损害。

2. 下肢活动静脉压测定　可间接地了解瓣膜功能，常作为筛选检查。正常时，站立位活动后足背浅静脉压平均为 10～30mmHg，原发性下肢静脉曲张为 25～40mmHg，深静脉瓣膜关闭不全时，高达 55～85mmHg。

3. 超声检查　可以观察瓣膜关闭活动及有无逆向血流。原发性深静脉瓣膜关闭不全应与深静脉血栓形成后综合征相鉴别，两者临床表现相似，但处理方法不尽相同。鉴别要点：前者，无深静脉血栓形成病史，浅静脉曲张局限于下肢，下肢静脉造影示深静脉通畅、扩张、呈直筒状、瓣膜影模糊；深静脉血栓形成后综合征，有深静脉血栓形成病史，浅静脉曲张范围广泛，可涉及下腹壁，下肢静脉造影示深静脉部分或完全再通、形态不规则、侧支开放、瓣膜影消失。

（三）治疗

凡诊断明确，瓣膜功能不全Ⅱ级以上者，结合临床表现的严重程度，应考虑施行深静脉瓣膜重建术。由于深静脉瓣膜关闭不全同时伴有浅静脉曲张，因此需要同时作大隐静脉高位结扎、曲张静脉剥脱，已有足靴区色素沉着或溃疡者，尚需作交通静脉结扎术。中医辨证论治参考"原发性下肢静脉曲张"章节。

四、深静脉血栓形成

深静脉血栓形成（deep venous thrombosis，DVT）是指血液在深静脉腔内不正常凝结，阻塞静脉腔，导致静脉回流障碍，如未予及时治疗，急性期可并发肺栓塞（致死性或非致死性），后期则因血栓形成后综合征，影响生活和工作能力。全身主干静脉均可发病，尤其多见于下肢。本病属于中医学"股肿"的范畴。

（一）病因病机

静脉损伤，血流缓慢和血液高凝状态是造成深静脉血栓形成的三大因素。损伤可造成内皮脱落及内膜下层胶原裸露，或静脉内皮及其功能损害，引起多种具有生物活性物质释放，启动内源性凝血系统，同时静脉壁电荷改变，导致血小板聚集、黏附，形成血栓。造成血流缓慢的外因有：久病卧床，术中、术后，以及肢体制动状态及久坐不动等。此时，因静脉血流缓慢，在瓣窦内形成涡流，使瓣膜局部缺氧，引起白细胞黏附分子表达，白细胞黏附及迁移，促成血栓形成。血液高凝状态见于：妊娠、产后或术后、创伤、长期服用避孕药、肿瘤组织裂解产物等，使血小板数增高，凝血因子含量增加而抗凝血因子活性降低，导致血管内异常凝结形成血栓。典型的血栓包括：头部为白血栓，颈部为混合血栓，尾部为红血栓（图 43-6）。血栓形成后可向主干静脉的近端和远端滋长蔓延。其后，在纤维蛋白溶解酶的作用下，血栓可溶解消散，血栓脱落或裂解的碎片成为栓子，随血流进入肺动脉引起肺栓塞。但血栓形成后常激发静脉壁和静脉周围组织的炎症反应，使血栓与静脉壁粘连，并逐渐纤维机化，最终形成边缘毛糙管径粗细不一的再通静脉。同时，静脉瓣膜被破坏，导致继发性下肢深静脉瓣膜功能不全，即深静脉血栓形成后综合征。

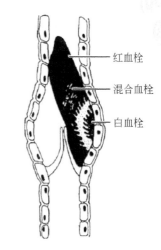

图 43-6　一个典型血栓形成的病理解剖

中医认为术后、产后、外伤等长期卧床，久卧则伤气，气滞则血凝，以至瘀血阻于络道，不通则痛；营血回流受阻，水津外溢，聚注下肢则肿；久瘀化热，故患肢温度升高；甚则表浅络脉显露。

（一）临床表现与诊断

1.上肢深静脉血栓形成　局限于腋静脉，前臂和手部肿胀、胀痛。发生在腋-锁骨下静脉，整个上肢肿胀，患侧肩部、锁骨上和前胸壁浅静脉扩张。上肢下垂时，肿胀和胀痛加重；抬高后减轻。

2.上、下腔静脉血栓形成　上腔静脉血栓形成大多数起因于纵隔器官或肺的恶性肿瘤。除了有上肢静脉回流障碍的临床表现外，并有面颈部肿胀，球结膜充血水肿，眼睑肿胀。颈部、前胸壁、肩部浅静脉扩张，往往呈广泛性并向对侧延伸，胸壁的扩张静脉血流方向向下。常伴有头痛、头胀及其他神经系统症状和原发疾病的症状。下腔静脉血栓形成，多系下肢深静脉血栓向上蔓延所致。其临床特征为双下肢深静脉回流障碍，躯干的浅静脉扩张，血流方向向头端。

3.下肢深静脉血栓形成　最为常见，根据发病部位及病程，可作如下分型。

（1）根据急性期血栓形成的解剖部位分型：①中央型，即髂-股静脉血栓形成。起病急骤，全下肢明显肿胀，患侧髂窝、股三角区有疼痛和压痛，浅静脉扩张，患肢皮温及体温均升高。左侧发病多于右侧。②周围型，包括股静脉或小腿深静脉血栓形成。局限于股静脉的血栓形成，主要特征为大腿肿痛，由于髂-股静脉通畅，故下肢肿胀往往并不严重。局限在小腿部的深静脉血栓形成，临床特点为：突然出现小腿剧痛，患足不能着地踏平，行走时症状加重；小腿肿胀且有深压痛，作踝关节过度背屈试验可致小腿剧痛（Homans征阳性）。③混合型，即全下肢深静脉血栓形成。主要临床表现为：全下肢明显肿胀、剧痛，股三角区、腘窝、小腿肌层都可有压痛，常伴有体温升高和脉率加速（股白肿）。如病程继续进展，肢体极度肿胀，对下肢动脉造成压迫及动脉痉挛，导致下肢动脉血供障碍，出现足背动脉和胫后动脉搏动消失，进而小腿和足背往往出现水泡，皮肤温度明显降低并呈青紫色（股青肿），如不及时处理，可发生静脉性坏疽（图 43-7）。

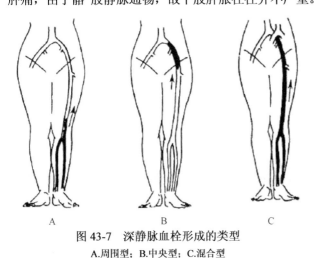

图 43-7　深静脉血栓形成的类型
A.周围型；B.中央型；C.混合型

（2）根据临床病程演变分型：下肢深静脉血栓形成后，随着病程的延长，从急性期逐渐进入慢性期。根据病程可以分成以下四型：①闭塞型：疾病早期，深静脉腔内阻塞，以下肢明显肿胀和胀痛为特点，伴有广泛的浅静脉扩张，一般无小腿营养障碍性改变。②部分再通型：病程中期，深静脉部分再通。此时，肢体肿胀与胀痛减轻，但浅静脉扩张更明显，或呈曲张，可有小腿远端色素沉着出现。③再通型：病程后期，深静脉大部分或完全再通，下肢肿胀减轻但在活动后加重，明显的浅静脉曲张、小腿出现广泛色素沉着和慢性复发性溃疡。④再发型：在已再通的深静脉腔内，再次急性深静脉血栓形成。

一侧肢体突然发生的肿胀，伴有胀痛、浅静脉扩张，都应疑及下肢深静脉血栓形成。下列检查有助于确诊和了解病变的范围。

1. 超声多普勒检查　采用超声多普勒检测仪，利用压力袖阻断肢体静脉，放开后记录静脉最大流出率，可以判断下肢主干静脉是否有阻塞。彩色超声可显示静脉腔内强回声、静脉不能压缩，或无血流等血栓形成的征象。如重复检查，可观察病程变化及治疗效果。

2. 下肢静脉顺行造影　主要征象：①闭塞或中断：深静脉主干被血栓完全堵塞而不显影，或出现造影剂在静脉某一平面突然受阻的征象。常见于血栓形成的急性期。②充盈缺损：主干静脉腔内持久的、长短不一的圆柱状或类圆柱状造影剂密度降低区域，边缘可有线状造影剂显示形成"轨道症"，是静脉血栓的直接征象，为急性深静脉血栓形成的诊断依据。③再通：静脉管腔呈不规则狭窄或细小多枝状，部分可显示扩张，甚至扩张扭曲状。上述征象见于血栓形成的中、后期。④侧支循环形成：邻近阻塞静脉的周围，有排列不规则的侧支静脉显影。大、小隐静脉是重要的侧支，呈明显扩张。

（三）治疗

抗凝、祛聚和溶栓是本病的三大治则。活血化瘀、清热利湿为主要治法。其疗效预后取决于能否正确及时的早期治疗。药物治疗需贯彻本病始终。早期需适当卧床休息，抬高患肢，卧床时间为7～10天。后期注意功能锻炼，起床活动时，应穿弹力袜或用弹力绷带缠绕患肢。需防止外伤，保持患肢清洁，预防感染，避免病情加重或复发。

1. 西药治疗　①溶栓：发病3天内疗效较好。常用药物是尿激酶，采用剂量30万～300万单位不等，视临床具体分析。②抗凝：常用药物有肝素、华法林等，需密切监测凝血功能，预防皮下出血等不良反应。③祛聚：包括使用低分子右旋糖酐注射液、阿司匹林、双嘧达莫、丹参片等。

2. 早期手术　急性期病人手术越早，效果越好。主要采取Fogarty导管取栓术；髂-股静脉血栓形成，病程不超过48小时，或出现股青肿时，应选择手术治疗。单纯取栓效果往往不够理想，术后常常形成新的血栓，必须配合药物治疗。

3. 辨证论治

（1）气滞血瘀：下肢肿胀疼痛，皮色苍白或紫绀，扪之灼热，腿胯部疼痛固定不移，发热。腓肠肌胀痛、触痛，胫踝肿胀，行走困难，可伴低热，舌暗或有瘀斑，苔白或腻，脉数。治宜理气活血，清热利湿。方选通络活血方合抵当汤加减。中成药选大黄䗪虫丸口服，丹参注射液静脉滴注，2周为1个疗程。

（2）气虚血瘀：患肢肿胀久不消退，按之不硬而无明显凹陷，沉重麻木，皮肤发紫，青筋显露，倦怠乏力。舌淡而有齿痕，苔薄白，脉沉而涩。治宜益气活血，通阳利水。方选补阳还五汤、当归四逆汤、阳和汤加减。中成药可选爱脉朗口服，丹参注射液静脉滴注。亦可用丹参注射液取穴足三里、三阴交；血栓后遗症病人，可艾灸足三里、三阴交、承山等穴。

4. 外治法　本病病程中后期常用丹参、毛冬青、桃仁、红花、桂枝、鸡血藤、当归、乌梢蛇等煎汤熏洗患肢。

深静脉血栓形成病人在急性期血栓易脱落，引起肺栓塞。轻者出现胸闷、憋气、咳嗽、咯血，重者可危及生命，死亡率较高。若病变在上肢，可累及腋-锁静脉及肱静脉，血栓蔓延可累及上、下腔静脉，重者可影响肝肾等脏器功能，预后较差。较局限的深静脉血栓形成病人，若得到及时治疗，预后较好，可不遗留后遗症。若病变在下肢，由于静脉结构受到破坏，造成长期的下肢深静脉瓣膜功能不全，则影响生活质量。

第五节　动-静脉瘘

动脉与静脉间出现不经过毛细血管网的异常短路通道，即形成动-静脉瘘，可分为两类：先天性动-静脉瘘（congenital arteriovenous fistula），起因于血管发育异常；后天性，大多数由创伤引起，故又称损伤性动-静脉瘘（traumatic arteriovenous fistula）。本病多见于四肢。先天性动-静脉瘘常为多发性，瘘口细小；往往影响骨骼及肌，受累肢体出现形态和营养障碍性改变；对全身血液循环的影响较小。损伤性动-静脉瘘一般为单发且瘘口较大，高压的动脉血流通过瘘口直接进入静脉向心回流，因而造成：①静脉压升高，管壁增厚，管腔扩大、迂曲，静脉瓣膜关闭不全，导致周围静脉高压的临床表现。②瘘口近侧动脉因代偿性血流量增加而继发性扩大，瘘口远侧动脉则因血流量减少而变细，出现远端组织缺血的临床表现。③对全身血液循环产生明显影响。周围血管阻力降低，中心动脉压随之降低；动脉血流经瘘口分流及远端动脉缺血，促使心率加速，以维持有效的周围循环；回心血流增加，继发心脏扩大，最终导致心力衰竭。本病属于中医学"筋瘤"、"脱疽"等的范畴。

一、先天性动-静脉瘘

在胎儿血管发育的中期，动脉不仅与伴随静脉同行，且与周围的毛细血管间有广泛的吻合。出生后，上述吻合支逐渐闭合，动、静脉各行其道。如果原始的丛状血管结构残存，即成大小、数目和瘘型不一的动、静脉间异常通道。在婴幼儿期呈隐匿状态，至学龄期，尤其是进入发育期后，随着活动量增加而迅速发展和蔓延，可以侵犯邻近的肌肉、骨骼及神经等组织。病理上分为三种类型：①干状动-静脉瘘：在动、静脉主干间有一个或多个细小瘘口，伴有浅静脉扩张或曲张、震颤及杂音。②瘤样动-静脉瘘：在动、静脉主干的分支间存在瘘口，伴有局部血管瘤样扩大的团块。③混合型：兼有上述两种病理改变。

中医学认为由于先天禀赋不足，或平素久站久行耗气，中气下陷，脉络失畅，瘀血稽留于络脉之中，肌肤失养；或因湿热下注，臁腿皮肤受伤、虫咬、湿疹等染毒而诱发溃疡。

（一）临床表现与诊断

在婴幼儿期，一般无明显症状，或仅有轻度软组织肥厚。至发育期可出现明显的临床表现，主要有：①由于动、静脉血流量增加，刺激骨髓，致使患肢增长，软组织肥厚，伴有胀痛。因两侧下肢长短不一可以出现跛行、骨盆倾斜及脊柱侧屈。②患肢皮肤温度明显升高，多汗，可以伴有皮肤红色斑块状血管瘤。③静脉高压导致浅静脉曲张，色素沉着，湿疹，甚至形成静脉性溃疡，或因远端动脉缺血致组织坏死。皮肤破损时可以引发严重出血。

根据典型的临床症状，出生后或自幼即出现下肢软组织较肥厚，随年龄增长而逐渐加重，并有肢体粗大，增长，皮温升高，多汗等，即可作出临床诊断。下列检查有助于作出诊断：①周围静脉压明显升高，静脉血含氧量增高。②患肢 X 线平片可见骨骼增长，增粗。③动脉造影显示：患肢动脉主干增粗，血流加快；动脉分支增多，紊乱且呈扭曲状；静脉早期显影。

（二）治疗

1. 手术治疗　局限的先天性动-静脉瘘，手术切除或瘘口结扎效果较好。范围广泛的多发性瘘，定位困难，而且可以是多支主干动脉与静脉间存在交通，因此手术难以彻底，术后易复发。当骨骺尚未闭合，双侧下肢长度差异大且有明显破行者，可考虑作患肢骨骺抑制术。术后辨证参考"围术期处理"章节内容。

2. 局部处理　本病以胀痛为主要症状者，可使用弹性长袜，以减轻症状。并发下肢静脉性溃疡者，可作溃疡周围静脉剥脱和筋膜下交通静脉结扎，以改善局部静脉淤血，促使溃疡愈合。个别病情严重的，可根据造影提示，沿主干动脉解剖并结扎动静脉间吻合支，或经动脉导管栓塞相关的动脉分支，可获得一段时期的症状缓解。

3. 辨证论治　本病主要治则是活血祛瘀。但要根据是否夹热、夹湿及气血不足等辨证论治。

二、损伤性动-静脉瘘

（一）病因病机

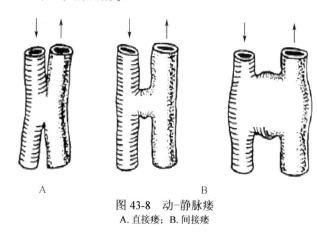

图 43-8　动-静脉瘘
A. 直接瘘；B. 间接瘘

本病大多数由贯通伤引起，如刺伤、枪弹伤及金属碎片等，毗邻的动静脉同时损伤并形成交通，称直接瘘。如动静脉的创口间存在血肿，在血肿机化后形成囊形或管状的动脉和静脉间的交通，称间接瘘（图 43-8）。损伤的动、静脉可形成瘤样扩张。少数见于动脉瘤破入邻近静脉，或因血管壁细菌感染破溃导致动-静脉瘘。中医认为本病的发生是由于机体受到外来伤害，脉络受损，血不循常道，溢于脉外所致。

（二）临床表现与诊断

（1）急性期：损伤局部出现搏动性肿块，大多有震颤和杂音。多数病人在瘘的远端动脉仍可扪及搏动。

（2）慢性期：由于高压的动脉血经瘘直接灌注静脉，使静脉压力升高，局部症状往往十分典型：沿瘘口的两侧可以听到粗糙连续的血管杂音，邻近瘘的静脉明显扩张，并有血管杂音及震颤，皮肤温度升高。在远离瘘的部位，尤其在足端，因动脉供血量减少和静脉淤血，出现营养性变化，如皮肤光薄、色素沉着、溃疡形成等。瘘口越大，离心脏越近，发生瘘的动脉口径越粗，由于大量血液经瘘孔直接进入静脉，回心血量大增，可引起心脏进行性扩大，导致心力衰竭。

据创伤后局部出现搏动性肿块，震颤，粗糙而连续的血管杂音，伴有浅静脉扩张，远端组织缺血或静脉淤血性改变，即可作出临床诊断。下列检查有助于作出诊断：①指压瘘口检查（Branham 征）：指压瘘口阻断分流后，出现血压升高和脉率变慢。②静脉压测定：患肢浅静脉压力升高。③静脉血含氧量测定：自邻近瘘口的浅静脉采血，呈鲜红色，含氧量明显增高。④彩色超声：可观察到动脉血经瘘口向静脉分流。⑤动脉造影：较大口径的动-静脉瘘，通常可以直接显示瘘口；与瘘口邻近的静脉明显扩大，几乎与动脉同时显影；瘘口远侧动脉不能全程显示。较小口径的动-静脉瘘，常不能直接显示瘘口，但具有邻近瘘口的动静脉几乎同时显影的特点。曾有血肿形成病史者，往往在瘘口的动脉和（或）静脉侧出现瘤样扩大。

（三）治疗

本病首选手术治疗。理想的手术方法是切除瘘口，分别修补动、静脉瘘口，或以补片修复血管裂口。当动-静脉瘘不能切除时，可在瘘口两端切断动脉，通过端端吻合重建动脉，缺损长度较大时，可用自体静脉或人工血管重建动脉，然后修补静脉裂口。对于长期的慢性动-静脉瘘，周围已有广泛的侧支及曲张血管，上述方法难以处理，可施行四头结扎术，即在尽可能靠近瘘口处，分别结扎动脉和静脉的输入端和输出端。术后辨证参考"围术期处理"章节内容。

第六节　淋　巴　水　肿

淋巴水肿（lymphedema）是慢性进展性疾病，由淋巴循环障碍及富含蛋白质的组织间液持续积聚引起。好发于四肢，下肢更为常见。本病属于中医"大脚风"、"足膝病"、"脚气"、"沙木饺"等范畴。

一、解剖和病理生理

淋巴系统由淋巴管与淋巴结组成。除表皮、中枢神经、角膜、骨骼肌、软骨及韧带等组织外，其他组织器官均存在毛细淋巴管，真皮内尤为丰富。四肢淋巴管分浅、深两组，后者与血管神经束伴行，走向腋窝或腹股沟区，以多支输入淋巴管进入淋巴结，输出淋巴管为单支。淋巴管有完整的外膜，中膜含平滑肌细胞，内膜菲薄，无基底膜，内皮细胞间隙较大，可容细菌、红细胞甚至淋巴细胞透过，具有自主收缩功能，瓣膜则有导向作用。

淋巴管是组织间液回流通道，淋巴结具有过滤与免疫保护功能。平卧位时，动脉端毛细血管压为 32mmHg，胶体渗透压为 22mmHg，组织间隙压为 3mmHg，因而滤过压为 7mmHg；而静脉端毛细血管压为 20mmHg，因此滤过压为 5mmHg。上述压力差，使毛细动、静脉与组织间液得以交换、循环。正常情况下自血管渗出的液体量，超过静脉端回吸收量，依靠淋巴回流（2～4L/d）维持平衡，组织间液中的大分子物质（蛋白质），不能通过毛细血管内皮间隙，主要依赖淋巴管重吸收。在病理状态下，如静脉高压、低蛋白血症等，自血管渗出液增加、回吸收减少；淋巴系统本身疾病，直接影响淋巴的吸收与循环功能，两者均可造成组织间液积聚引起水肿。

二、病因病机

淋巴水肿按病因学（原发或继发）、遗传学（家族性或单纯性）及病发时间（先天性及迟发性）加以分类。目前较为常用的是将淋巴水肿分为两类。

1. 原发性淋巴水肿　又分为：①先天性：1 岁前即起病，有家族史的称 Milroy 病；②早发性：于 1～35 岁间发病，有家族史者称 Meige 病；③迟发性：35 岁后发病。发病原因至今尚未明确，可能与淋巴管纤维性阻塞、扩张及收缩排空功能障碍有关。

2. 继发性淋巴水肿　常见原因有：淋巴结切除术，放疗后纤维化，肿瘤浸润淋巴结或肿瘤细胞阻塞淋巴管及炎症后纤维化等。乳腺癌作腋窝淋巴结广泛切除术、术后腋窝与胸部放疗造成的淋巴系统损害，前列腺癌及盆腔脏器肿瘤致使淋巴管（结）浸润或阻塞，反复发作的感染（β型溶血性链球菌，少数为葡萄球菌）引起的淋巴管纤维性阻塞，是造成上肢或下肢淋巴水肿的常见原因。丝虫病流行地区与结核病高发区，仍是淋巴水肿的重要病因。

中医认为本病多因湿热之邪浸渍肌肤，流注下肢，或脾虚水停，湿遏气阻，致使气血阻塞不通，水津外溢发为肿胀。病积久延，正气亦伤，气虚血瘀，瘀血阻络，则发肌肤粗糙、坚硬等症。总之，本病的病理性质属本虚标实。初期多为湿热阻滞之实证；病至后期，则为气滞血瘀或气虚血瘀之虚实夹杂证。

三、临床表现与诊断

先天性淋巴水肿以男性多见，常为双下肢同时受累；早发性则女性多见，单侧下肢发病，通常不超越膝平面；迟发性，半数病人发病前有感染或创伤史。主要临床表现：①水肿：自肢体远端向近侧扩展的慢性进展性无痛性水肿，可累及生殖器及内脏。②皮肤改变：色泽微红，皮温略高；皮肤日益增厚，苔藓状或橘皮样变；疣状增生；后期呈"象皮腿"。③继发感染：多数为β型溶血性链球菌感染引起蜂窝织炎或淋巴管炎，出现局部红肿热痛及全身感染症状。④溃疡：轻微皮肤损伤后出现难以愈合的溃疡。⑤恶变：少数病例可恶变成淋巴管肉瘤。

根据病史及体检不难作出临床诊断。原发性淋巴水肿以慢性进展性无痛性肢体水肿为特点，依据发病年龄及是否有家族史可予分类；继发性淋巴水肿都有起病原因；晚期病例出现"象皮腿"。进一步检查的目的是确定淋巴阻塞的类型、部位及原因，主要方法：①淋巴核素扫描显像（lymphoscintigraphy）：核素标记的胶体，皮下注入后，应被淋巴系统吸收，循淋巴管向近侧回流，利用γ相机追踪摄取淋巴显像。如果出现积聚在注射部位、淋巴管与淋巴结显影缓慢或不显影、淋巴管扩大、由淋巴管向皮肤逆流等征象，可以作为病因及定位诊断的依据。②CT与MRI：患肢的皮下组织呈粗糙的蜂窝样改变，尚有可能发现与淋巴水肿相关的其他病变。③淋巴造影：有直接法和间接法，直接法是从趾蹼皮下注入亚甲蓝使淋巴管显示，经皮肤浅表切口暴露后直接穿刺注入含碘造影剂；间接法是在水肿区皮内注入可吸收造影剂，然后摄片。

四、治疗

（一）非手术治疗

①抬高患肢，护理局部皮肤及避免外伤，适当选用利尿剂，穿着具有压力梯度的弹性长袜。②利用套筒式气体加压装置包裹患肢，自水肿肢体远侧向近侧程序加压，促进淋巴回流。③手法按摩疗法：自水肿的近心端开始，经轻柔手法按摩水肿消退后，顺序向远侧扩展按摩范围。④烘绑压迫疗法：利用电辐射热治疗机（60～80℃）的热效应，促进淋巴回流与淋巴管再生和复通。治疗后用弹性绷带加压包扎。

（二）手术治疗

①切除纤维化皮下组织后植皮术。当皮肤及皮下组织已发生不可逆改变后，切除深筋膜浅面的全部皮下组织，减少肢体皮下组织容积。然后取正常皮肤，或切下的病变皮肤修剪后进行植皮。病变范围广泛者，应作分期手术。②重建淋巴循环，应用显微手术技术作淋巴管-静脉吻合术、淋巴结-静脉吻合术，或取用正常淋巴管、静脉，直接植入或旁路移植，重建淋巴回流通路。③带蒂组织移植术，如大网膜、去表皮组织，移植至患肢深筋膜浅面，建立侧支回流通路。

（三）辨证论治

（1）寒湿阻络证：肢体肿胀，皮色不变，按之凹陷，走路时有沉重感觉，伴形寒肢冷，苔白腻，脉沉濡。治宜温阳行水，活血通络。方选真武汤加减。

（2）湿热下注证：患肢皮肤焮红，边界清楚，疼痛和压痛，伴有寒战、发热等全身症状，苔黄腻，脉滑数等。治宜清热解毒，利湿消肿。方选五味消毒饮加减。

（3）痰凝血瘀证：肢体肿胀，皮肤厚硬，按之不凹陷，或发生慢性溃疡，久不愈合。可伴有胸胁胀痛或面色少华，乏力，舌质淡暗或有瘀斑，苔薄白，脉弦涩或沉涩。治宜活血化瘀，化痰软坚。方选桃红四物汤加减。

原发性淋巴水肿目前尚无有效预防方法。继发性者可通过预防措施降低发生率，预防和及时治疗肢体蜂窝织炎或丹毒；尽可能减少淋巴组织切除范围。

（黄学阳　王建春　傅　强）

第四十四章　泌尿、男生殖系统外科病概论

泌尿、男生殖系统外科的处理和研究范畴包括泌尿系统、男生殖系统及肾上腺的外科疾病。由于范围较广，病种较多，根据临床表现与病理特点，本系统疾病分别属于中医学"精癃"、"精浊"、"石淋"、"子痰"、"子痈"、"囊痈"、"水疝"、"疝门"、"囊痈"、"血尿"、"筋瘤"、"胶瘤"、"血淋"、"血精"、"膏淋"、"玉茎疽"、"肾囊风"等病症范畴。

一、病因病机

中医认为，泌尿、男生殖系统外科疾病发病与脏腑功能失调、外感六淫、情志内伤、饮食不节、劳倦过度、跌仆外伤和素体禀赋等有关。

肝、脾、肺、肾、膀胱等脏腑功能失调均可导致泌尿、男生殖系统外科疾病，但主要与肝肾、膀胱关系密切。肾藏精主水，开窍于二阴，睾丸属肾；"肾者水脏，主津液"，肾中肾阳和肾阴调节着全身的水液的代谢，肾阴不足，水液不利，或肾阳虚衰，蒸腾气化失常，水津停聚化痰，故可见小便困难、小便清长、子痰等；肝主疏泄，肝脉循会阴，络阴器。肝失疏泄、经络不利，停湿化热，水湿或湿热、湿毒下注，可致子痈、水疝等；肺通调水道，人体水液的输布、运行和排泄，有赖于肺的疏通和调节。"肺为水上之源"，肺失宣发肃降，水道不通或失约，津液的输布、运行障碍，从而出现小便不利、失禁或水肿等；脾主运化，主升清。脾失运化，水液停聚，为湿为痰饮，聚于下焦为病。脾失升清，清阳不升、浊阴不降，津液代谢失常，故小便不利或小便失禁；膀胱者州都之官，主藏尿和排尿，与肾互为表里。津液在肾的气化作用下生成尿液，下注膀胱，膀胱赖肾的固摄以贮尿，有赖肾的气化以排泄尿液。肾气不固，膀胱不约，则小便不禁。气化失司，膀胱不利，则排尿困难。气不化水，膀胱开合不利，则可见尿频急痛或尿潴留。

风、寒、暑、湿、燥、火六淫之邪均可致泌尿、男生殖系统致病，但其中尤以湿、热、寒邪多见。寒为阴邪，其性收引凝滞，易伤阴气，而致气血运行不畅，脏腑功能失调。寒邪致病，其病机主要为寒滞肝脉、寒伤阳气及寒湿凝滞等，可发生子痰、阴茎痰核、精冷不育等。湿为阴邪，其性趋下，重着黏滞，最易阻遏气机，耗伤阳气。湿邪可以单独致病，如水疝等。更多的是湿邪郁久化热或挟热邪为患，如湿热蕴结、湿热下注可发生囊痈、脱囊、石淋等。热为阳邪，其性炎上，易耗气伤津，其病机主要有热迫膀胱，热扰精室，热伤阴津，热入营血，化腐酿脓。临床以红肿热痛为其特征，容易导致如囊痈、子痈等。

情志内伤：喜、怒、忧、思、悲、恐、惊是谓七情。情志不畅或七情过极均可致泌尿、男生殖系统疾病。情志影响脏腑气机，使气机升降失常，气血运行紊乱，进而引致脏腑病变。其病机如心肾不交、心脾两虚、郁怒伤肝、固摄失职、气郁化火等，可导致阳痿、早泄、不射精、精浊等。

饮食不节：恣食膏粱厚味，醇酒炙煿或辛辣发物等，最易损伤脾胃。其病机主要有化源不足，精血匮乏，中焦不运而致湿热内生、湿热下注等。临床可致不育、石淋、子痈、精癃等。

劳倦过度：劳倦包括房劳和形劳。《素问•痿论》曰："入房太甚，宗筋弛纵，发为筋痿，及为白淫"，色欲无度或房事失节，不但肾精耗伤，肝肾亏损，且外邪也易乘虚侵袭而为病。

二、解剖与生理概要

（一）系统解剖特点

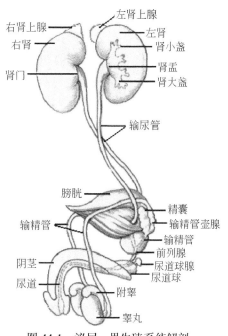

图 44-1　泌尿、男生殖系统解剖

1. 肾上腺　位于肾上极的内上方，呈橘黄色，左右各一，右侧呈三角形，左侧略呈月牙形，每侧肾上腺重 3～5g。肾上腺分皮质和髓质两部分，皮质约占总重量的 90%。肾上腺皮质可分为三层，由外向内分别为球状带、束状带和网头带。肾上腺髓质约占肾上腺的 10%，呈褐红色，较松软，由交感神经节细胞和嗜铬细胞所组成。肾上腺的血供主要由三条动脉供应，上支来自膈下动脉，中支来自腹主动脉，下支来自同侧肾动脉，而静脉通常只有一条。右侧肾上腺静脉较短，直接汇入下腔静脉。左侧肾上腺静脉较长，与左膈下静脉汇合后流入左肾静脉。肾上腺的淋巴管通常随静脉离开肾上腺，汇入主动脉旁淋巴结（图 44-1）。

2. 肾脏　位于腹膜后脊柱两侧浅窝内，长 10～12cm，宽 5～6cm，厚 3～4cm，重 120～150g。其上极相当于第 11 或 12 胸推，下极相当于第 2 或第 3 腰柱的平面，右肾较左肾低 1～2cm。肾分为肾实质和肾盂。肾实质又分为皮质及髓质。皮质在肾的外层，主要含肾小球；髓质在内层，主要含肾小管。小管在髓质内为成放射状椎体，基底向外，尖端向内形成乳头，伸入小盏杯中在肾的纵切面上可见 8～15 个椎体。肾盂连接各小盏并与输尿管相通，肾盂容量为 6～8ml。肾表面有一层很薄的纤维膜覆盖，称为肾被膜。

肾门由肾动脉、肾静脉及输尿管组成。静脉在前，动脉在中间，最后为肾盂和输尿管。肾动脉自腹主动脉分出，肾静脉进入下腔静脉。

3. 输尿管　输尿管在腹膜后，沿脊柱两侧下降，长 25～30cm，上端起自肾盂，下端进入膀胱。全长分为三段：髂动脉以上为腹段；髂动脉处到膀胱壁为盆段；膀胱壁段在膀胱内斜行，长 1.5～2cm。输尿管有三处管腔较狭窄，此三处为肾盂输尿管连接处、跨越髂动脉处和膀胱壁段处，结石在狭窄处容易滞留。右侧输尿管与阑尾位置接近，两者病变容易混淆。女性输尿管在阔韧带之下与子宫血管交叉，盆腔手术可造成输尿管损伤。

4. 膀胱　位于盆腔，为腹膜间位器官，正常容量为 300～500ml。膀胱肌层由纵横交错的三层肌纤维构成，名为逼尿肌。各层肌肉在膀胱和尿道相连处增厚称为尿道内括约肌，该处又称膀胱颈。两侧输尿管在膀胱基底部开口，两个开口和尿道内口所形成的三角区即膀胱三角区，其底边为输尿管间嵴。膀胱三角区是结核和肿瘤的好发部位，故为膀胱镜检查的重要观察部分。膀胱的上下动脉均从髂内动脉分出，经两侧侧韧带进入膀胱，其静脉回流至髂内静脉。膀胱的神经分为交感神经和副交感神经两组。腰交感神经和腹腔神经丛，经骶前神经及腹下神经与膀胱联系。副交感神经的盆神经及腹下神经与膀胱联系。

5. 前列腺　位于膀胱与尿生殖膈之间，前列腺底与膀胱颈、精囊腺和输精管壶腹部相邻。前方为耻骨联合，后方为直肠壶腹。前列腺外形如栗子，底向上而尖向下，底部横径约4cm，纵径约3cm，前后径约2cm，重约20g。前列腺后面正中线上有一纵行浅沟，名为前列腺沟。前列腺分为外周带、移行带和中央带。前列腺的分泌物是精液的主要组成部分。

6. 精囊、输精管 精囊在前列腺上方，与膀胱底部贴近，两侧各一。输精管从附睾尾开始在精索内向上走行，经腹股沟进入骨盆，经膀胱与输尿管之间向内下方斜行，近中线处与精囊相接，全长12cm。精囊与输精管在前列腺底侧汇合成为射精管，穿前列腺开口于精阜而入后尿道。

7. 精索 精索由腹股沟内环处起向下斜行，经腹股沟管和外环进入阴囊，终于睾丸后缘。精索的主要内容物是输精管、睾丸动脉、蔓状静脉丛及提睾肌，此外还有输精管动脉、淋巴管、神经丛等。右侧精索静脉进入下腔静脉，左侧精索静脉进入左肾静脉。左侧精索静脉容易曲张，引起坠胀不适症状。

8. 尿道 男性尿道是泌尿生殖系的共同通路。长16～20cm，呈乙字形曲折，分为三部。前列腺部长3～4cm，周围有前列腺、精阜和射精管；尿道膜部长1～2cm，为尿道外括约肌所围绕；海绵体部长约12cm。膜部以下至阴茎根部的一段尿道又称为尿道球部。临床上以尿道外括约肌为界，将尿道分为前后尿道。女性尿道是单一尿路通道，直而短，全长3～4.5cm。

9. 阴茎 分为头、体、根三部分。由两个阴茎海绵体和一个尿道海绵体组成，外被以浅、深阴茎筋膜和皮肤。阴茎头是尿道海绵体末端膨大的部分，腹侧有尿道开口。三个海绵体都是勃起组织。阴茎包皮长短不一，过长者为包皮过长，如果包皮口狭窄不能翻转显露阴茎头，则称为包茎。

10. 阴囊及其内容物 阴囊位于阴茎下方，为一皮肤囊袋，阴囊壁由皮肤和肉膜组成，内容以睾丸和附睾。睾丸位于阴囊内，两侧各一，外被白膜。睾丸中含有许多精曲小管，精曲小管汇合成精直小管，精直小管交织成睾丸网。从睾丸网发出在睾丸后上汇合成为12～15个输出管，输出管最后合而为一，离开睾丸即成附睾管，此管长约6cm，在睾丸之后蟠曲而成附睾；上端是附睾头，下端是附睾尾，中间狭长部分称附睾体。附睾尾部以后变直而成输精管。腹主动脉分出的精索内动脉供应睾丸和附睾的血运。

（二）生理概要

1. 泌尿系生理功能 肾的主要功能是形成和排出尿液。肾通过调节尿量与尿成分，从而维持机体内水电解质代谢的相对稳定。正常情况下，成人每天尿量这1000～2000ml，比重可波动在1.003～1.035，一般则波动在1.015～1.025。肾的生理功能是由肾小球和肾小管完成的，两者称为肾单位，每个肾脏约有100多万个肾单位。肾小球起滤过作用，肾小管起重吸收及排泄作用。泌尿系统其他部分，除膀胱有暂时储尿的功能作用外，均只有单纯的通道作用。

2. 男性生殖系统生理功能 睾丸的功能有二，即产生精子和分泌男性激素。曲细精管产生精子，其体积约占睾丸的90%，睾丸间质细胞（Leydig细胞）产生睾酮。睾丸的功能受垂体前叶促性腺激素的影响。睾酮的作用有三方面：促进副性腺和生殖器官的正常形态的发育和功能的完善；促进男性特征的发展；参与新陈代谢。精子经附睾、输精管、尿道排出体外。精液的成分主要是前列腺液、精囊腺液和精子，精子仅占精液量的5%左右。阴茎内三个海绵体因小动脉扩张充血，可使阴茎勃起，完成性交和射精过程。勃起是一种条件反射作用。在性行为的全部过程中，精神因素占据十分重要地位。

第一节　泌尿外科疾病的主要症状和体征

一、膀胱刺激征

1. 尿频 正常人白天排尿3～5次，夜尿0～1次，排尿次数明显增多称为尿频。尿频常由于膀胱炎症刺激、膀胱容量减少和精神因素引起。尿频的次数因疾病种类和病情轻重不同而异，了解尿频程度有助于诊断和观察疗效。

2. 尿急 有尿意时不能自制、迫不及待须立即排尿称为尿急。往往与尿频、尿痛同时存在。见于膀胱、后尿道或前列腺的炎症、膀胱异物及某些神经性膀胱功能障碍。有的与精神因素有关。

3. 尿痛 排尿时引起尿道部位疼痛称为尿痛。可发生于排尿全过程，亦可于排尿开始时发生或排尿结束时明显加剧。排尿时，前尿道痛见于尿道炎症；尿末痛病变在后尿道、膀胱颈部或膀胱三角区。尿痛程度可由烧灼感至刀割样不等，急性炎症、结石可引起剧烈疼痛。

二、尿失禁

尿液不能控制，自动从尿道流出称为尿失禁。尿失禁应与尿瘘（尿液经不正常径路流出）相区别。输尿管口异位尿失禁同时亦有正常排尿。

正常尿液控制，与尿道压力和膀胱内压有关，任何原因的膀胱内压增加或尿道压力降低，均可导致尿失禁。目前将尿失禁分为：

1. 真性尿失禁 病人失去控制尿液的能力，无任何预感，尿液自动从尿道口流出，而膀胱无尿积存，称为真性尿失禁。常因尿道括约肌失去功能所致。

2. 压力性尿失禁 由于尿道括约肌功能不全，在一般情况下尚能控制尿液，当腹压上升超过尿道阻力，如咳嗽、搬动重物时发生尿失禁。多见于经产妇，膀胱支持组织和盆底松弛所致。

3. 急迫性尿失禁 常由于不能抑制的膀胱收缩，即不稳定膀胱所致。常伴尿急，未到厕所尿即排出。常见于急性尿道炎和膀胱炎。

4. 充溢性尿失禁 膀胱过度充胀，膀胱内压大于尿道括约肌的阻力，尿液持续或间断从尿道溢出。常见于前列腺增生合并尿潴留。

三、排尿困难

排尿费力，延迟，尿流缓慢，尿线变细，滴沥，都称为排尿困难。见于神经性膀胱功能障碍和下尿路梗阻，如尿道狭窄、前列腺增生病、尿道结石和异物等病人。

四、尿潴留

膀胱内充满尿液不能排出者称为尿潴留。根据发病缓急，可分为急性和慢性尿潴留。多见于下尿路梗阻或神经源性膀胱。脊髓麻醉后或肛门直肠手术后，反射性排尿障碍也可引起尿滞留。尿潴留应与无尿相区别，无尿是指肾功能障碍或上尿路梗阻，膀胱内无尿。两者不应混淆。

五、尿意不尽和尿滴沥

尿意不尽是指排尿后仍有尿意，见于膀胱颈部或三角区的炎性病变。尿滴沥是指排尿后仍有少许尿液滴出。常见于慢性前列腺炎病人，也可见于正常老年人。充溢性尿失禁病人常常有尿滴沥。

六、血尿

尿中含有血液（红细胞）者称为血尿，分为肉眼血尿和显微镜下血尿两种。肉眼血尿又分为：

1. 尿初血尿 仅在排出的前段尿中有血。出血部位在前尿道。

2. 终末血尿 仅在排尿终末时后段尿液中有血。出血部位在后尿道、膀胱颈部或膀胱三角区。

3. 全程血尿 排尿过程中全部尿液都有血。出血部位在膀胱、输尿管或肾脏。

血尿是泌尿系统病人常见的症状，男生殖系疾病也可引起血尿。观察或询问血尿是否伴有疼痛，血尿呈持续性还是间歇性，以及血尿与身体活动的关系，对判断疾病性质有重要参考价值。

血尿与尿道出血不同。后者指血液从尿道口自动流出，与排尿无关，不应视为血尿。血尿还应与血红蛋白尿、色素尿、紫质尿等相区别。有些食物及药物能使尿液呈红色、黄红色或褐色，如大黄、酚酞、利福平、四环素类、酚红、嘌呤类药物等。有些药物能引起血尿，如环磷酰胺、别嘌醇、肝素和双香豆素等。由于错误输血、严重创伤等引起大量红细胞或组织破坏所致者称之为血红蛋白或肌红蛋白尿。

七、脓尿

尿液中白细胞增多（非沉淀尿每高倍视野可见 5 个以上）称为脓尿。脓尿提示感染或炎症，多见于泌尿、男生殖系非特异性炎症、结核和淋病。

八、乳糜尿

尿液中混有淋巴液或乳糜者称为乳糜尿。外观尿呈乳白色混浊，状如淘米水，放置后可凝成块。其常见于丝虫病，扩张的淋巴管破入尿路所致。乳糜尿伴血尿者，尿呈粉红色，称为乳糜血尿。乳糜尿应与脓尿、磷酸盐尿相区别。

九、晶体尿

尿中含有盐类呈过饱和状态，使排出的尿液变为混浊，静置后有白色沉淀物，称为晶体尿，不应与乳糜尿混淆。

十、少尿或无尿

每日尿量少于 400ml 为少尿。少于 100ml 为无尿。

十一、疼痛

泌尿、男生殖系器官病变引起的疼痛，常在该器官所在部位，但也可沿神经支配放射至其他相应部位。

1. **肾区疼痛** 肾脏病变如肾结核、肾结石、肾积水、肾肿瘤等可引起腰痛、腰酸和腰胀。疼痛多在两侧脊肋角处。肾脏疾病引起的腰痛与腰部活动无关系，此点可与腰部肌肉、韧带和脊椎病变引起的腰痛相区别。上尿路结石引起剧烈的肾绞痛，疼痛可沿输尿管放射到下腹部、外阴部或大腿内侧，病人坐立不安，出冷汗，常伴有恶心、呕吐。

2. **膀胱区疼痛** 膀胱病变引起的疼痛，常位于耻骨上方，也可在盆腔内，多为持续性胀痛或不适感。多由于炎症、结石或肿瘤引起，常与排尿相关。

3. **尿道痛、会阴痛和阴囊痛** 多与局部组织或器官的急、慢性炎症有关。前列腺痛可引起会阴、直肠、腰骶部、耻骨上区、腹股沟区及睾丸的疼痛和不适。睾丸扭转和急性附睾炎时可引起阴囊剧烈疼痛。

十二、肿块

肾区肿块可见于肾肿瘤、肾积水和脓肾等。肾下垂或游走肾可在腹部触到活动性肿块。男生殖系的多种疾病可呈现阴囊内肿块，诸如睾丸肿瘤、附睾结核、鞘膜积液、精索静脉曲张、丝虫病或睾丸、附睾的急性炎症等。

十三、性功能障碍

勃起障碍而不能性交者称阳痿；无性交过程而排精者称遗精；性交时阴茎尚未插入阴道或刚刚进入则排精者称早泄。

第二节　泌尿、男生殖系统的外科检查

一、器械检查

1. 导尿检查　可以收集尿标本，解除尿潴留，测定膀胱压力和尿量。局部消毒，覆盖消毒孔巾。右手用止血钳或镊子挟持导尿管前端约 5cm 处，用左手提起阴茎，将导管徐徐插入膀胱。男医生给女病人导尿时，应有护理人员或家属陪伴。

2. 尿道探子检查　可以探测尿道狭窄和扩张尿道。使用尿道探子宜从大号（18~20F）［以法制（F）为计量单位，以 18F 为例，其周径为 18mm，直径为 6mm］开始；当较粗的尿道探子不能插入时，再改用稍细的探子轻轻试插。太细的尿探子容易伤尿道，造成假道。

3. 膀胱尿道镜检查　是现代外科不可缺少的重要检查方法。其可直接窥视尿道膀胱内病变，经输尿管口逆行插入输尿管导管作逆行输尿管肾盂造影，还可分别收集两肾盂的尿液标本，观察两肾功能，扩张输尿管并放置输尿管支架作内引流。通过膀胱镜还可行组织活检，钳取异物、碎石，切开或扩张输尿管口，应用电刀切除膀胱肿瘤和增生的前列腺。急性尿路感染、膀胱容量过小及尿道狭窄时不宜应用。

4. 输尿管镜、肾镜检查　20 世纪 70 年代之后，有经尿道输尿管肾镜和经皮肾镜问世，进一步提高了内腔镜在泌尿外科领域的诊治地位。经尿道输尿管镜、肾镜检查以硬性或软性输尿管镜、肾镜可分别经尿道、膀胱置入输尿管及肾盂或经皮肾盂穿刺造瘘置入肾盂。直视窥查输尿管、肾盂内有无病变。适用于原因不明上尿路单侧肉眼血尿或细胞学检查阳性、造影显示输尿管充盈缺损等。亦可在直视下取石、碎石，切除或电灼肿瘤，取活体组织检查。全身出血性疾病、前列腺增生、病变以下输尿管梗阻及其他禁忌膀胱镜检查者为禁忌证。

5. 尿流动力学检查　尿流动力学是借助流体学及电生理学研究和测定尿路输送、储存、排出尿液的功能的方法，为排尿障碍原因分析、治疗方法选择及疗效评定提供客观依据。全面的尿流动力学检查，是直观、量化反映尿路功能较为理想的方法。根据解剖部位，可分为上尿路尿动力学及下尿路动力学检查。

（1）上尿路动力学检查：通过经皮肾盂穿刺灌注测压（whitaker 试验）或尿路造影时动态影像学观察。上尿路尿动力学检查分为肾盂恒流灌注压力测定、肾盂恒压灌注试验、利尿性静脉肾盂造影及利尿肾图。肾盂恒流灌注压力测定肾盂内压力的变化来了解上尿路输送尿液功能和判断有无梗阻，肾盂相对压<15cm 时表示上尿路通畅。肾盂恒压灌注试验通过测定灌注液通过上尿路的速度来判断上尿路输送尿液的能力和是否存在梗阻。利尿性静脉肾盂造影及利尿肾图用于诊断可疑的肾盂、输尿管交界处梗阻。

（2）下尿路动力学检查：通过尿流动力测定仪，分别或同步测定尿流率、膀胱压力容积、压力/流率、尿道压力和肌电图，亦可与影像学同步检查，全面了解下尿路功能。尿流率指单位时间内通过尿道排出的尿量，单位为 ml/s。成年男性最大尿流率≥15ml/s，成年女性为≥20ml/s。充盈性膀胱压力测定就是用人工的方法将膀胱充盈，观察储尿期膀胱容量与压力的相互关系和排尿期膀胱压力的变化。膀胱尿道同步测压主要观察储尿期膀胱尿道压力的观察，反映在不同尿道位点、不同膀胱容量、不同体位及应力条件下膀胱和尿道的相互关系。压力流率同步检查通过同步测定排尿期逼尿肌压力和尿流率，并分析两者之间的相关性以确定尿道阻力。影像尿动力学检查指在膀胱测压显示和记录尿动力学参数的同时显示和摄录 X 线透视及 B 超下的下尿路动态变化图形，是目前尿动力学检查中较为直观准确的方法。

二、影像学检查

1. X线检查

（1）普通X线照片：简称"平片"，可以显示肾脏的轮廓、大小、形状、位置，以及腰大肌阴影。能显示不透X线的结石，是诊断泌尿系结石的可靠依据。照片前一日服泻剂，当日禁饮食，有助于提高照片质量。

（2）排泄性尿路造影（IVU）：又称静脉尿路造影。常规方法是在前晚服轻泻剂，以免粪块或肠内积气影响诊断；造影前8～12小时禁水禁食，可使肾小管再吸收、浓缩及抗利尿作用增强，显影较佳。造影时，病人仰卧于X线检查台上，静脉注射有机碘造影剂。肾功能良好者5分钟即显影，10分钟后显示双侧肾、输尿管和部分充盈的膀胱，可显示尿路形态、有无扩张、外形不规则、压迫和充填缺损等，可同时作排尿造影。显影延迟提示肾功能损害可能。对碘过敏、妊娠及肾功能严重损害者禁用此法检查。

（3）逆行肾盂造影：通过膀胱镜插入输尿管导管，经导管向肾盂、输尿管内注入造影剂。每侧注入7～10ml，当病人略感腰部酸胀时停止注入，立即摄片。逆行肾盂造影适用于排泄性尿路造影不清楚、肾功能不全或有不能作排泄性尿路造影者。

（4）经皮穿刺肾盂造影：经腰部皮肤穿刺肾盂，置入导管或直接注入造影剂，使之显影而摄片。采用超声扫描作穿刺定位，可提高成功率。经皮穿刺肾盂造影适用于排泄性尿路造影显影不清楚，又不宜作逆行肾盂造影者。

（5）肾动脉造影：经皮股动脉穿刺插管至双侧肾动脉口上方（相当于第一腰椎水平）注入造影剂，使双侧肾动脉显影。选择性肾动脉造影是将一种特制弯头导管在荧光屏下插入一侧肾动脉，使该侧肾血管显影。肾血管造影适用于肾血管疾病、肾肿瘤、肾损伤、肾畸形等的诊断。选择性肾动脉造影同时可进行肾动脉扩张术治疗肾动脉狭窄，肾动脉栓塞术治疗肾肿瘤、肾出血等。

（6）膀胱造影：包括腔内造影、双重造影等。常规方法是在排泄性尿路造影时，待膀胱内造影剂充盈满意后摄片，或经导尿管向膀胱注入造影剂150～250ml后摄片，了解膀胱病变。

（7）尿道造影：将装有造影剂20ml的注射器，从尿道口将造影剂缓慢注入尿道内，同时摄片，或将造影剂注入膀胱内，嘱病人排尿时摄片。适用于尿道病变的诊断。

（8）精道造影：经尿道射精管口插管或经阴囊皮肤穿刺输精管，注入造影剂1.5～5ml，使输精管、精囊、射精管显影。用于无精子症、输精管梗阻和精囊疾病的诊断。

（9）淋巴造影：经足背淋巴管注入有机碘油造影剂，使腹股沟、盆腔、腹膜后淋巴管和淋巴结显影。对诊断乳糜尿、肿瘤淋巴结转移有一定意义。

除上述X线检查方法外，数字减影血管造影术（DSA）技术也成为泌尿外科疾病诊断的手段。

2. 超声波检查
超声波断层扫描可获得各器官不同轴线及不同深度的断面图像，对泌尿、男生殖系疾病有诊断价值。介入性超声波检查对泌尿外科疾病的穿刺活检、X线造影及置入导管引流等已应用于临床。多普勒超声诊断仪可测定阴茎动脉血运，了解阳痿病因，诊断睾丸扭转及精索静脉曲张。

3. 电子计算机X线体层扫描（CT）
对肾实质性和囊性疾病的鉴别诊断，确定肾损伤范围和程度，肾、膀胱、前列腺癌的分期及肾上腺肿瘤的诊断，提供可靠依据。CT是通过横断面了解病变及其周围情况。分辨不同密度组织的能力较普通X线检查大为提高。空间分辨力为0.5～1.0cm。能显示腹部和盆腔转移而长大之淋巴结。但不能直接和全面地反映脏器病变全貌。

4. 磁共振成像（MRI）
通过三个切面观察图像，组织分辨力更高。通过不同参数、不同序列能提供组织的生化信息。亦能提供脏器血流灌注信息。空间分辨力及有钙化病灶时的分辨力不如CT。对泌尿男性生殖系肿瘤的诊断和分期、肾囊肿内容性质鉴别、肾上腺肿瘤的诊断等，能提供较CT更为可靠的依据。磁共振尿路成像（MRU）对确定尿路梗阻部位及病因有帮助，尤其是输尿管梗阻已经引起肾功能损害，不宜静脉尿路造影（IVU）检查，或 IVU 检查不能明确梗阻部位、而逆行尿路造影失败时，磁共振尿路成像是理想的检查方法。

5. 放射性核素检查　是将放射性药物（特定的核素）注入人体，经一定时间再使用闪烁照相机摄取影像，从体外进行脏器显像。提供泌尿系解剖、功能上评估。它反映的不仅是脏器的解剖形态、结构的变化，而主要是能灵敏地反映脏器的功能、生理生化的变化，故称之为脏器的"功能显像"。应用放射性核素技术对泌尿系形态和功能检查，具有无创伤、无过敏反应、短期内可重复检查等优点，临床应用广泛，可分为肾图、肾上腺皮髓质显像、肾动静态显像、骨显像等。

（1）肾图：常用 ^{131}I-邻碘马尿酸钠作为示踪剂，静脉注射后在肾图仪上可描记出肾图曲线。肾图可以测定肾小管分泌功能和显示上尿路有无梗阻。

（2）扫描显像：应用不同示踪剂静脉注射后，可分别描记出肾脏、肾上腺的扫描显像图，从而显示肾的形态、大小及有关占位病变，了解分肾功能，测定肾小球滤过率和有效肾血流量。肾上腺显像则对肾上腺疾病如嗜铬细胞瘤有定位诊断价值。骨显像可显示全身骨骼系统有无肿瘤转移，如肾癌、前列腺癌骨转移。利用单光子发射计算机断层照相（SPECT）进行骨显像在敏感性和准确性上高于 X 线检查。

第三节　辨证论治

泌尿男性生殖系统疾病与肾、肝、脾、三焦、膀胱等脏腑关系密切，疾病种类较多，证候表现不一，常用的治法有：

1. 清热利湿法　湿热下注，蕴结溺窍或精窍，可导致多种病变，如石淋、热淋、血淋等；湿热下注，侵袭阴器，可致子痈、囊痈等前阴的多种病变。病在溺窍者常用八正散、导赤散；病在精窍者常用程氏萆薢分清饮；前阴病常用龙胆泻肝汤。中成药可用八正合剂、尿感宁、三金片、五淋化石丹、尿石通、龙胆泻肝丸等，外用四黄散、金黄膏等。

2. 补肾法　用于有肾虚证的病人。肾阴虚者用六味地黄丸；阴虚火旺者用大补阴丸或知柏地黄丸；肾阳虚者用金匮肾气丸；肾虚而水液不化者，用济生肾气丸；肾阳虚而阳事不举者用右归丸加淫羊藿。中成药可用六味地黄丸、知柏地黄丸、通关片、前列康、金匮肾气丸、左归丸、右归丸、五子衍宗丸等。

3. 活血化瘀法　经络阻塞、气滞血瘀是外科疾病的重要病机，也是泌尿男性生殖系统器官病变的基本病理改变，活血化瘀法是临床常用的治疗方法之一。常用的代表方有桃仁承气汤、少腹逐瘀汤、前列腺汤等。中成药可用前列通瘀胶囊、田七胶囊、丹参针等。

4. 健脾渗湿法　主要用于脾虚湿阻、清浊不分的病人。常用的代表方有参苓白术散、萆薢分清饮、陈夏六君子汤等。中成药可用健脾渗湿冲剂等。

5. 疏肝解郁法　主要用于肝气不畅，肝郁气滞，宗筋失养引起的阳痿；气郁化火，迫血妄行引起的血精、血淋，以及肝郁化热，热扰精室，精关约束无权，精液失控的早泄等。常用的代表方逍遥散、四逆散等。

此外，常用中医外治法改善症状和提高疗效，包括针灸、按摩、熏洗、针刀、敷贴、膏药、脐疗、足疗、耳穴疗法、物理疗法等，可根据病症特点及临床辨证选择应用。

（古炽明　陈志强）

第四十五章　泌尿、男生殖系统损伤

泌尿系损伤按传统的分类方法，可分为开放性伤（穿透伤）和闭合伤（钝性伤）两大类。随着泌尿诊疗技术的不断发展，医源性损伤亦成为泌尿系损伤的一个重要原因。泌尿系损伤的主要病理表现是出血和尿外渗，严重的出血可引起休克，血块堵塞尿路可影响肾功能，血肿和尿外渗可继发感染，严重时引起周围脓肿、全身脓毒症，晚期还会发生尿道狭窄和尿瘘。尽早确定诊断，正确合理的初期处理对泌尿系统损伤的预后极为重要。

泌尿系损伤以男性尿道最为多见，肾、膀胱次之，输尿管损伤较为少见，但其多见于医源性损伤。泌尿系统损伤大多是胸、腹、腰部或骨盆严重损伤的合并伤。因此，当有上述部位损伤时，应注意有无泌尿系统损伤；确诊泌尿系统损伤时，也要注意有无合并其他脏器损伤。

第一节　肾　损　伤

肾损伤（renal trauma）：肾脏位于腹腔后，在解剖关系上受周围组织的保护，此外，肾脏可以随呼吸而活动，对于暴力具有一定的缓冲作用，因此一般不易受伤。但肾实质脆弱，对来自背部、腰部、下胸或上腹部的暴力打击，也会发生肾损伤。本病多见于 20～40 岁的男性，但婴幼儿也比较常见。本病属于中医学"跌打损伤"、"腰痛"、"血淋"等范畴。

一、病因病机

肾损伤大多是闭合性损伤，可由直接暴力（如撞击、跌打、挤压等）或间接暴力（如对冲伤）所致，肾本身病变时，如肾积水、肾肿瘤、肾结核或肾囊性疾病等更易受损伤，有时极轻微的创伤也可造成严重的"自发性"肾破裂。开放性损伤多见于战时和意外事故。此外，医疗操作如肾穿刺、腔内泌尿外科检查或治疗时也可发生医源性的肾损伤。中医认为本病为跌打扭挫或金枪锐器损伤肾体、肾脉，致血络瘀阻、血溢脉外而发病。

肾损伤按损伤程度可分为轻、中、重三度。轻度伤：肾挫伤，肾盂及肾被膜完整，病情较轻，早期可有肉眼血尿或镜下血尿，肾区有疼痛及压痛；中度伤：肾实质裂伤、肾被膜及收集系统破裂，病情较重，血尿明显，有血肿形成及尿外渗，肾区疼痛，腹肌紧张，可有合并伤及休克发生；危重伤：包括肾实质碎裂、全层裂伤、横断伤及肾蒂伤，病情危重，多有合并症、急剧大出血及休克，有些甚至在伤后短期内死亡。

肾损伤按损伤的病理分类可分为：

1. **肾挫伤**　仅局限于部分肾实质，形成肾瘀斑和（或）包膜下血肿，肾包膜及肾盏肾盂黏膜完整。

2. **肾部分裂伤**　肾近包膜部位裂伤伴有肾包膜破裂，可致肾周血肿。

3. **肾全层裂伤**　肾实质深度裂伤，外及包膜，内达肾盏肾盂黏膜，常引起广泛的肾周血肿、血尿和尿外渗。

4. **肾蒂血管损伤**　肾蒂或肾段血管的部分或全部撕裂，可引起大出血、休克。由于此类损伤引起肾急剧移位，肾动脉突然被牵拉，致血管内膜断裂，形成血栓，造成肾功能丧失。

二、临床表现与诊断

肾损伤的临床表现与损伤类型和程度有关，常不相同，有时同一肾脏可同时存在多种类型损伤，在合并其他器官损伤时，肾损伤有时不易被察觉。

1.**血尿** 多数病人有血尿。轻者为镜下血尿，但肉眼血尿较多见。但没有血尿也不能除外肾损伤，尿内血量的多少也不能断定损伤的范围和程度。

2.**疼痛** 表现为伤侧肾区或上腹部疼痛，多为钝痛。若血块通过输尿管时可出现肾绞痛。尿液、血液渗入腹腔时，还可出现全腹痛和腹膜刺激症状。

3.**腰部肿块** 肾破裂时的血或尿外渗在腰部可形成不规则的弥漫性肿块，触痛明显。

4.**休克** 多见于重度肾裂伤、肾蒂血管损伤或复合伤（合并其他脏器损伤）的病人，可危及生命。早期休克可能由剧烈疼痛所致，但其后出现的休克则多数与大量失血有关。

5.**发热** 肾损伤所致肾周血肿、尿外渗易继发感染，甚至造成肾周脓肿或化脓性腹膜炎，伴全身中毒症状。

三、实验室检查

1.**尿液检查** 发现血尿是诊断肾损伤的重要依据之一。

2.**B超** 可证实肾内、肾包膜下和肾周血肿、尿外渗范围及程度，须注意肾蒂血管情况，如肾动静脉的血流等。

3.**CT** 可清楚显示肾脏的形态，裂伤部位、血肿的范围及部位，可作为肾损伤的首选检查，CT血管成像（CTA）可显示肾动脉和肾实质损伤情况，也可了解有无肾动静脉瘘或创伤性肾动脉瘤，若伤侧肾动脉完全梗阻，表示为外伤性血栓形成。

4.**其他** X线照片及造影有助于判断肾损伤程度和尿外渗情况，动脉造影可了解肾出血及肾实质的损伤情况，但一般不作为首选。

根据明确的外伤史，结合临床表现及理化检查，多数比较容易诊断。但临床上仍需注意漏诊及合并多脏器损害的问题。

四、治疗

肾损伤的处理与损伤程度直接相关。轻微肾挫伤一般症状轻微，经短期休息可以康复，大多数病人属于此类损伤。多数肾部分裂伤可行非手术治疗，仅少数需手术治疗。肾损伤合并严重休克时应迅速扩充血容量和积极复苏处理。一旦病情稳定，应尽快行定性检查，以确定肾损伤的范围和程度，以及是否合并其他脏器的损伤，作好手术探查的准备。

1.**非手术治疗** 肾挫伤、轻度肾裂伤及未合并胸腹脏器损伤者，可采用非手术治疗：

（1）绝对卧床休息2～4周，病情稳定、尿液变清后可允许下地活动，通常损伤后4～6周肾部分裂伤才趋于愈合，过早过多离床活动，有可能再度出血。2～3个月内不宜参加体力劳动或竞技运动。

（2）密切观察血压、脉搏、血常规、腰腹部体征和血尿进展情况。

（3）根据病情予以补液、镇静、止痛、抗感染、止血及输血等治疗，保持足够尿量。

（4）辨证论治：对于轻度及部分中度肾损伤，表现为局部肿痛为主的病人，证属气滞血瘀，治宜活血化瘀，方选桃红四物汤加减；若见血尿，酌加大小蓟、白茅根、仙鹤草等凉血止血之品；中成药可予云南白药口服，局部外敷双柏散；对于合并有大出血的中重度损伤，证属气血两虚，治宜补气摄血，佐以活血化瘀，方选独参汤、补中益气汤或八珍汤加减；中成药可选人参注射液、参脉注射液或参附注射液等益气固脱。

2. 手术治疗

（1）开放性肾损伤：几乎所有这类损伤的病人都要施行手术探查，特别是枪伤或从前面腹壁进入的锐器伤，需经腹部切口进行手术包括清创、缝合及引流，并探查腹部脏器有无损伤。

（2）闭合性肾损伤：一旦确定为严重肾部分裂伤、肾全层裂伤及肾蒂血管损伤需尽早经腹进行手术。若在保守治疗过程中病情逐渐加重，如腰腹部肿块逐渐增大，怀疑有腹腔脏器损伤，反复发生大量血尿，严重休克经补液、输血后无改善，提示有内出血和或合并明显尿外渗，严重局部感染或合并腹腔脏器损伤时，需采用手术治疗。

手术方法依具体情况选择做肾修补、肾部分切除术、或肾切除。必须注意，在未控制肾动脉之前切开肾周筋膜，往往难以控制出血。只有在严重肾全层裂伤或肾蒂血管损伤，无法修复，而对侧肾功能良好时，才可施行患肾切除。术后中医辨证论治参照"围术期处理"章节内容。

（3）医源性肾损伤：根据损伤程度应及时在原有手术基础上改变手术方式，如经皮肾镜穿刺损伤，出血较多时，可改变穿刺部位，或停止手术，或改为其他手术方法。

3. 并发症处理 由于出血，尿外渗及继发性感染等可导致肾损伤后并发症。腹膜后尿囊肿或肾周脓肿需要切开引流。输尿管狭窄、肾积水需施行成形术或肾切除术。恶性高血压要作血管修复或肾切除术。动-静脉瘘和假性肾动脉瘤应予以修补，如在肾实质内则可行部分肾切除术。持续性血尿可施行选择性肾动脉栓塞术。

第二节　输尿管损伤

输尿管损伤（ureteral injury）主要表现为血尿、尿外渗、梗阻及感染。由于输尿管位于腹膜后间隙，受到背部肌肉和腹膜后脂肪的良好保护，故发生外伤性损伤的概率较低，多为医源性损伤。输尿管损伤后易被忽视，多在出现症状时才被发现，往往延误诊治。

一、病因病机

1. 外伤性损伤 枪击或刀器刺割导致的腹部贯穿伤是外伤性损伤的主要原因。另外，交通事故、从高处坠落也可引起输尿管撕裂。输尿管外伤性损伤常伴有大血管或腹腔内脏器损伤。

2. 医源性损伤

（1）输尿管腔内器械损伤：经膀胱镜逆行输尿管插管、扩张、套石、活检、输尿管镜检查、取（碎）石等操作均可能发生输尿管穿孔、撕裂、断裂、剥脱等损伤。当输尿管有狭窄、扭曲、粘连或炎症时损伤更易发生，务必慎重处理。

（2）输尿管腔外手术损伤：常发生在盆腔、腹膜后的开放及腹腔镜手术时，如结肠、直肠、子宫切除术及周围大血管手术，由于解剖复杂，手术野不清，匆忙止血，大块钳夹、结扎致误伤输尿管；肿瘤将输尿管推移或粘连，后腹膜纤维化等会使手术发生困难，较容易误伤。术中不一定发现损伤，术后发生漏尿或无尿才察觉。

（3）放射性损伤：见于宫颈癌、膀胱癌、前列腺癌等放疗后，使输尿管管壁水肿、出血、坏死、形成尿瘘或纤维瘢痕组织，造成输尿管梗阻。

3. 依损伤类型、处理时间不同而异 可有挫伤、穿孔、结扎、钳夹、切断或切开、撕裂、扭曲、外膜剥离后缺血、坏死等。输尿管轻微的挫伤均能自愈，一般不会造成输尿管狭窄。输尿管被切断或管壁裂伤后可出现腹膜后尿外渗或腹膜炎，感染后有脓毒症的危险。输尿管被结扎可致该侧肾积水，若不及早解除梗阻，会造成其肾萎缩。双侧均被结扎，则无尿。输尿管被钳夹、外膜广泛剥离或被缝在阴道残端时，损伤处输尿管则可发生缺血性坏死，一般在 1~2 周内形成尿外渗或尿瘘，伴输尿管狭窄者可致患侧肾积水。

二、临床表现与诊断

医源性损伤的临床表现因输尿管损伤程度不同而表现不一。常见的症状有：

（1）血尿及局部疼痛：多见于输尿管黏膜裂伤，一般短时间可缓解。

（2）尿外渗：发生于损伤一开始，也可于 4～5 天后因血供障碍使输尿管壁坏死而迟发。尿液由输尿管损伤处外渗到后腹膜间隙，引起局部肿胀和疼痛。如腹膜破裂，尿液漏入腹腔可引起腹膜刺激症状。一旦继发感染，还可出现脓毒血症如寒战、高热。

（3）尿瘘：如同时有腹壁创口或与阴道、肠道创口相通，可发生尿瘘。

（4）梗阻：输尿管误扎或者放射治疗可导致输尿管管腔闭锁或狭窄，表现为患侧肾区胀痛、叩击痛，可扪及肿大肾脏。

输尿管损伤并非常见而其症状又常为其他脏器损伤所掩盖，故临床上常被忽视。凡腹腔、盆腔手术后病人发生无尿、漏尿、腹腔或盆腔有刺激症状时均应想到输尿管损伤的可能。通常采用静脉靛胭脂注射、静脉尿路造影、逆行肾盂造影等方法了解损伤的部位及程度。B 超和 CT 虽不能直接显示输尿管损伤，但可显示损伤的后果，如肾积水、输尿管周围胀肿，而 CTU 可见损伤部位是否通畅或有无造影剂外渗。

鉴别诊断：输尿管阴道瘘与膀胱阴道瘘鉴别，可经导尿管注入亚甲蓝溶液至膀胱，膀胱阴道瘘时，阴道内有蓝色液体流出；输尿管阴道瘘时，阴道内流出液仍为澄清的。结扎双侧输尿管引起无尿需与急性肾小管坏死鉴别，要作膀胱镜检查及双侧输尿管插管，以明确有无梗阻存在。

三、治疗

1. 早期治疗　输尿管损伤的治疗目的是恢复正常排尿通路，保护患侧肾功能。对于术中和术后早期发现的输尿管损伤，应尽早修复，包括输尿管放置支架管、输尿管松解、输尿管吻合、肠代输尿管等。对于因未能及时发现而延期诊断者，选择恰当的手术时机非常重要，可避免过早手术因组织炎症水肿对修复伤口愈合带来的影响。如尿瘘，主张在术后 3 个月后行手术治疗。这期间可行暂时性的尿流改道手术，促使病变部位炎症的吸收、消退。输尿管损伤的中医辨证论治可参照"肾损伤"及"泌尿系统疾病概论"章节内容。

2. 晚期并发症治疗

（1）输尿管狭窄：可试行输尿管插管、扩张或留置双 J 形输尿管支架引流管，依不同情况决定留置时间长短。如治疗失败，可进行输尿管周围粘连松解术或狭窄段切除端端吻合术等。

（2）尿瘘：输尿管皮肤瘘或输尿管阴道瘘多发生在伤后 3 个月左右，待伤口水肿、尿外渗及感染所致炎性反应消退后应进行输尿管修复，或与膀胱吻合。

（3）输尿管完全梗阻：对输尿管损伤所致完全性梗阻暂不能解除时，可先行病侧肾造瘘术，3 个月后再行输尿管修复。

（4）肾功能重度损害或丧失：对损伤性输尿管狭窄所致严重肾积水或感染，肾功能重度损害或丧失者，若对侧肾正常，可施行患侧肾切除术。

第三节　膀　胱　损　伤

膀胱为盆腔内脏器，受到骨盆的保护，通常不发生膀胱损伤（bladder injury）。但充盈状态下，膀胱可高出耻骨联合之上才易为外力所伤；另外当骨盆骨折或枪弹的贯通伤也可使膀胱受到损伤。本病属于中医学"腹痛"、"血淋"等范畴。

一、病因病机

本病按受伤的原因可分为开放性损伤（如火器、锐器损伤）、闭合性损伤（又分直接暴力和间接暴力）、医源性损伤（如经膀胱的器械损伤，放射治疗）及膀胱自发破裂（如膀胱结核、膀胱肿瘤）。膀胱挫伤为仅伤及膀胱黏膜或浅肌层，膀胱壁未穿透，无尿外渗，但可发生血尿。膀胱破裂则依据破裂位置与腹膜的关系，可分为腹膜外型：膀胱壁破裂，但腹膜完整，尿液外渗到膀胱周围组织及耻骨后间隙，大多伴有骨盆骨折；腹膜内型：膀胱壁破裂伴腹膜破裂，与腹腔相通，尿液流入腹腔，引起腹膜炎。

二、临床表现及诊断

膀胱轻度挫伤仅有下腹部疼痛，少量终末血尿，短期内可自行消失。膀胱破裂后常因尿外渗引起下腹部疼痛、压痛及肌紧张，排尿困难，部分还可表现为伤口漏尿。诊断根据病史与体检，病人多有下腹部或骨盆外伤史或有经尿道膀胱的器械操作史，出现腹痛、血尿、排尿困难，体检耻骨上压痛，直肠指检触及直肠前壁饱满，提示腹膜外膀胱损伤。全腹剧痛，腹肌紧张、压痛及反跳痛，并有移动性浊音，提示腹膜内膀胱损伤。另外，导尿及膀胱灌注试验、膀胱造影、膀胱镜检等检查可进一步明确膀胱损伤的部位和性质。

二、治疗

本病处理原则：①闭合膀胱壁缺损；②保持通畅的尿液引流，或完全的尿流改道；③充分引流膀胱周围及其他部位的尿外渗。

膀胱损伤合并复合伤并有休克者，应积极抗休克治疗，包括扩容、镇静及止痛等。膀胱挫伤者应卧床休息，多饮水，让其自行排尿或留置尿管导尿，保持尿流通畅。膀胱破裂伴有出血和尿外渗者，病情严重须尽早手术治疗。手术的原则是随损伤的部位、程度修补裂口，同时处理其他脏器损伤，引流膀胱周围间隙尿液。中医辨证论治认为膀胱挫伤者多有尿外渗及出血，表现为局部肿痛及血尿等，证属瘀阻膀胱，治宜活血止血，方选七厘散加减。对于膀胱破裂尿外渗出现腹痛、发热、排尿困难者，证属湿热下注，治宜清热解毒、利湿祛瘀，方选五味消毒饮加减。

第四节　尿道损伤

尿道损伤（urethral injuries）在泌尿系统损伤中最常见。男性尿道为 16～20cm，以尿生殖膈为界分为前尿道及后尿道。前尿道包括阴茎头部、阴茎和球部，后尿道包括膜部及前列腺部。由于其解剖特点，男性尿道容易受伤。女性尿道短而直，长 3～4.5cm，发生损伤的机会较少。本病属于中医学"血淋"的范畴。

一、病因病机

尿道损伤分为闭合性损伤和开放性损伤两类。病理上尿道损伤可仅伤及黏膜或为尿道壁挫伤，但大多伤及全层而尿道破裂。完全断裂则尿道两断端分离，造成部分缺损。尿道损伤可以引起尿外渗。尿道损伤的位置决定尿外渗的范围。三角韧带以上破裂时（即膜部尿道及前列腺尿道破裂），尿液渗至膀胱周围，其外渗范围与腹膜外膀胱破裂相同。三角韧带以下破裂，即球部尿道及阴茎尿道破裂，尿液渗至会阴、阴囊、阴茎或腹壁。

尿道损伤的后期病理变化有：①狭窄：损伤后瘢痕收缩，或骨折端压迫尿道所致；②闭锁或缺损：损伤严重，瘢痕组织造成尿道完全不通；③假道：多由不正确的尿道扩张造成盲管长期不能愈合所形成；④瘘管：尿道远端梗阻，近端扩张感染、淤积，并穿破皮肤形成瘘管。

二、临床表现与诊断

本病受伤部位疼痛，特别在排尿时加重。肿胀部分如会阴、阴囊表面皮肤可有淤血。排尿初始及终末血尿，从尿道口滴血，大量出血并不多见。大多数尿道损伤病人都有排尿困难。当尿道损伤严重造成尿道断裂时，可完全不能排尿。组织受尿液浸润可继发感染，严重时造成蜂窝织炎甚至脓毒血症。损伤后期可出现尿道狭窄、尿瘘及阳痿等后遗症状。

依据病史、典型症状和检查所见一般不难做出诊断。但要注意与膀胱损伤的鉴别。如导尿管不能插入膀胱或刚插入尿道即有血流出，则为尿道损伤。根据导尿管受阻的部位可估计尿道损伤的部位。试插导尿管不可用力过猛，以免进一步撕裂尿道。

三、治疗

处理尿道损伤的目的主要是解决尿潴留和防止尿道狭窄。对轻微损伤和尿道挫伤无排尿困难者，可采用留置导尿管 1～2 周，后期再根据排尿情况行尿道扩张。尿道大部分或完全断裂时，需行尿道修复手术，包括经会阴尿道修补术、经尿道会师术、经耻骨上途径一期断裂尿道修复术等。如合并其他脏器的复合伤，病情严重不允许较大手术时，可单纯作耻骨上膀胱造口术，防止尿液外渗，减少局部刺激、感染，促进炎症、血肿和纤维组织吸收，减轻可能发生的尿道狭窄和周围瘢痕的程度，为二期修复提供方便。尿道损伤的中医辨证治疗可参照"膀胱损伤"及"泌尿系统疾病概论"章节内容。

尿道损伤虽经积极处理，后期仍有可能出现尿道狭窄及尿瘘。尿道狭窄可定期行尿道扩张术；狭窄严重者，可行经尿道冷刀或钬激光内切开等手术。尿瘘病人可行瘘道切除修补术；后尿道若合并直肠损伤，应视具体情况选择立即修补或延期处理，并暂时性结肠造瘘。尿道直肠瘘需要等待 3～6 个月后再施行修补手术。

（王树声　汤桂兴　白遵光）

第四十六章 泌尿、男性生殖系统感染

第一节 概　　论

泌尿、男生殖系统感染主要是由病原微生物入侵泌尿、男性生殖系统内繁殖而引起的炎症。病原微生物大多为革兰阴性杆菌。由于解剖学上的特点，泌尿道与生殖道关系密切，且尿道外口与外界相通，两者易同时引起感染或相互传播。泌尿系统感染又称尿路感染，肾盂肾炎、输尿管炎为上尿路感染；膀胱炎、尿道炎为下尿路感染。上尿路感染容易并发下尿路感染，后者可以单独存在。尿路感染的发病率很高，在感染性疾病中的发病率仅次于呼吸道感染。

一、病因病理

目前认为病原微生物是引起泌尿、男生殖系统感染的重要病原生物条件，最常见为来自肠道的细菌，以革兰阴性杆菌为主，60%～80%为大肠埃希菌，革兰阳性菌引起的感染约20%，包括葡萄球菌、链球菌、粪链球菌等。还有结核分枝杆菌、淋病奈瑟菌、衣原体、支原体、厌氧菌、真菌、病毒等。其中，结核分枝杆菌、淋病奈瑟菌等所致泌尿、男生殖系统感染属特异性感染。其他的病原体如滴虫、原虫导致的感染较少。

由于泌尿、生殖系统在解剖、生理方面的特点，使致病菌在正常情况下不易停留、繁殖，故不易引起感染。但是，一旦泌尿、生殖系统发生病理改变，感染的防御功能被破坏，致病菌乘虚而入，从而诱发感染。诱发感染的因素主要有以下四个方面：

1. **机体抗病能力减弱**　如糖尿病、妊娠、贫血、慢性肝病、慢性肾病、营养不良、肿瘤及先天性免疫缺陷或长期应用免疫抑制剂治疗等。

2. **梗阻因素**　如先天性泌尿生殖系异常、结石、肿瘤、狭窄、前列腺增生或神经源性膀胱等导致尿液引流不畅，引起尿液滞留，降低尿路及生殖道上皮防御细菌的能力。

3. **医源性因素**　如留置导尿管、造瘘管、尿道扩张、前列腺穿刺活检、膀胱镜检查等操作，由于黏膜擦伤或忽视无菌观念，易引入致病菌而诱发或扩散感染。

4. **解剖生理因素**　女性尿道较短，容易招致上行感染，特别是经期、更年期、性交时更易发生。妊娠时由于内分泌与机械性原因使输尿管口松弛扩张，尿液排出滞缓，容易上行感染。尿道口畸形或尿道口附近有感染病灶如尿道旁腺炎、阴道炎亦为诱发因素。

感染途径主要有四种，最常见为上行感染和血行感染。

1. **上行感染**　致病菌经尿道进入膀胱，还可沿输尿管腔内播散至肾。大约50%下尿路感染病例会导致上尿路感染，因为膀胱炎出现黏膜水肿，使输尿管膀胱交界处功能改变，易发生尿液反流，致病菌可直达肾。如果细菌具有特殊的黏附力或输尿管正常蠕动受到阻碍，上行感染更易发生。此类感染常发生于妇女新婚期、婴幼儿及尿路有梗阻的病人。致病菌大多为大肠埃希菌。

2. **血行感染**　较少见，在机体免疫功能低下或某些因素促发下，皮肤疖、痈、扁桃体炎、中耳炎、龋齿等感染病灶内的细菌直接由血行传播至泌尿生殖系器官，常见为肾皮质感染。致病菌多为金黄色葡萄球菌。

3. **淋巴感染**　致病菌从邻近器官的病灶经淋巴管传播至泌尿生殖系器官，如肠道的严重感染或腹膜后脓肿等，是更少见的一种感染途径。

4. 直接感染 由于邻近器官的感染直接蔓延所致，如阑尾脓肿、盆腔化脓性炎症，或外来的感染，致病菌经肾区瘘管和异物的感染等。

中医认为本病多因外感六淫、饮食不节、情志失调、禀赋不足、劳伤久病等所致，主要病机为湿热蕴结下焦，肾与膀胱气化不利。热邪致病自外而受者，多因外阴不洁，热毒窜入溺窍，直犯肾与膀胱；或六淫犯表，郁而化热，循足太阳之经入腑，结于膀胱，移热于肾所致。由内而生者，多因饮食不节，酷嗜辛辣煎炸之品；或喜怒无常，七情郁滞；或起居失宜，房劳过度而成。湿邪致病亦有内外之分，外湿多由气候潮湿、涉水淋雨，或居处卑湿等所致。因湿性重浊、下趋，故"伤于湿者，下先受之"，易损及肾与膀胱而发病。内湿多由脏腑功能失调，水液敷布失常而形成，以肾为主的肺脾肾三脏对水液的调控失职，是内湿产生的主要因素。湿与热结，如油入面，难解难分，蕴结于膀胱致肾与膀胱气化不利而发病。

二、临床表现与诊断

泌尿、男生殖系统感染一般都有比较典型的临床表现，下尿路感染常出现尿频尿急尿痛、甚至肉眼血尿等，上尿路感染除上述症状外，主要表现为全身性症状，如腰痛，发热等。诊断中必须注意寻找病灶及其病理基础，对病原和病变程度要有精确的估计。

由于往往因尿标本污染而混淆诊断，应注意采用正确的方法采集尿液标本。尿培养常采用清洁中段尿或耻骨上膀胱穿刺标本。尿标本采集后应在 2 小时内处理，避免污染和杂菌生长。

1. 尿液镜检 尿标本应立即进行涂片检查，尿沉淀检查如每高倍视野白细胞超过 5 个则为脓尿，提示有尿路感染。无菌尿的脓尿要警惕结核等疾病存在。

2. 细菌培养和菌落计数 是诊断尿路感染的主要依据。如菌落计数多于 $10^5/ml$ 应认为有感染，少于 $10^4/ml$ 可能为污染，应重复培养，$10^4 \sim 10^5/ml$ 之间为可疑。

3. 定位检查 泌尿系感染有上、下尿路感染之分，上尿路感染以肾盂肾炎为代表，下尿路感染以膀胱炎为主，两者的治疗与预防均不同。其区别方法包括症状的鉴别、尿镜检、尿培养、尿荧光免疫反应、尿酶测定及膀胱镜检查等，具体应结合各章节中内容分析判断。

4. 影像学检查 包括超声、尿路平片、静脉尿路造影、膀胱或尿道造影、CT、放射性核素和磁共振水成像（MRU）等。这些检查的临床意义在于：①明确有无泌尿系畸形；②有无梗阻性病变；③是否合并结石、肿瘤、良性前列腺增生；④尿流动力学功能有无减退；⑤两肾功能有无损害并作左右比较；⑥有无膀胱输尿管反流存在；⑦监测残余尿和肾盂、膀胱的排空时间。

三、治疗原则

1. 明确感染的性质和致病菌 依据尿细菌培养和药敏试验结果，有针对性地用药，这是治疗的关键，但尚无尿细菌培养结果时，可先根据尿沉淀涂片革兰染色来初步估计致病菌，选择恰当药物。

2. 明确泌尿系有无梗阻等病因 若有尿路梗阻等诱因者，必须同时适时消除诱因，如手术引流或解除梗阻，不能单纯依靠药物。

3. 鉴别上尿路感染还是下尿路感染 在治疗上两者有所不同，上尿路感染症状重、预后差、易复发。

4. 明确血性感染还是上行感染 血行感染发病急剧，有寒战、高热等全身症状，应用血浓度高的抗菌药物，常静脉给药。

5. 测定尿液 pH 治疗前应测定尿液 pH。若为酸性，宜用碱性药物，如碳酸氢钠等，使尿液碱性化以抑制病菌生长，并用适合于碱性环境的抗菌药物。反之，尿液为碱性则宜用酸性药物，如维生素 C、氯化铵加乌洛托品等，用适应于酸性环境的抗菌药物。

本病属于中医"淋证"的范畴。如《诸病源候论•诸淋候》指出："诸淋者，由肾虚膀胱热故也……"

在急性期多表现为热邪引起的实证，进入慢性期则有热邪留恋不解和因肾气亏虚而累及肝脾等脏而出现的虚实夹杂之证。由于病邪侵犯的部位不同，临床表现各异，应仔细辨别，分清虚实缓急，区别用药。

第二节　上尿路感染

一、肾盂肾炎

肾盂肾炎是肾盂和肾实质的细菌性炎症。致病菌主要为大肠埃希菌和其他肠杆菌及革兰阳性菌，极少数为真菌、病毒及原虫等病原体。多由尿道进入膀胱，上行感染经输尿管达肾，或由血行感染播散到肾。女性的发病率高于男性数倍。女性在儿童期、新婚期、妊娠期和老年时更易发生。尿路梗阻、膀胱输尿管反流及尿潴留等情况可以导致继发性肾盂肾炎。

（一）病因病理

中医认为本病属中医"热淋"、"腰痛"范畴，主要与肾和膀胱有关。肾虚膀胱湿热是其主要病机，病位在膀胱与肾，发病与肝脾相关。多食辛热肥甘之品，或嗜酒太过，酿成湿热，下注膀胱，还有下阴不洁，秽浊之邪侵入膀胱而呈湿热之证，湿热既成，则阻滞气化，下窍不利而引起小便淋沥频数、急痛、尿血等症。

急性肾盂肾炎时肾肿大及水肿，质地较软。表面散在大小不等的脓肿，呈黄色或黄白色，周围有紫红色充血带环绕。切面观大小不等的小脓灶不规则分布在肾组织各个部分。肾盂黏膜充血水肿，散在小出血点。显微镜下可见大量中性粒细胞浸润，伴出血。早期肾小球多不受影响，病变严重时可见肾小管、肾小球受破坏。化脓灶愈合后可形成微小的纤维化瘢痕，吸收后无损于肾功能。病灶广泛而严重者，可使部分肾单位功能丧失。在致病菌及感染诱因未被彻底清除时，肾盂肾炎可由病变迁延、反复发作成为慢性。

（二）临床表现与诊断

1. **发热**　突然发生寒战、高热，体温上升至39℃以上，伴有头痛、全身痛及恶心、呕吐等。热型类似脓毒症，大汗淋漓后体温下降，以后又可上升，持续1周左右。
2. **腰痛**　单侧或双侧腰痛，有明显的肾区压痛、肋脊角叩痛。
3. **膀胱刺激症状**　由上行感染所致的急性肾盂肾炎起病时即出现尿频、尿急、尿痛、血尿，以后出现全身症状。血行感染者常由高热开始，而膀胱刺激症状随后出现，有时不明显。
4. **实验室检查**　尿液检查有白细胞、红细胞、蛋白、管型和细菌，尿细菌培养每毫升尿有菌落10^5以上，血白细胞计数升高，中性粒细胞增多明显。B超或CT检查可以发现结石、肿瘤、积液或其他导致梗阻和感染的原因。

急性肾盂肾炎常伴膀胱炎，亦可出现发热、腰背部疼痛等临床表现；而下尿路感染又可上行感染累及肾，有时不易区别。下尿路感染以膀胱刺激症状为主要临床表现，并常有下腹部不适、酸胀，很少有寒战、发热等全身症状。

（三）治疗

本病采取中西医结合方法治疗。及时进行中段尿培养查找致病菌，根据药敏结果选用敏感抗生素。发现其他病因则针对病因处理。

1. **西药治疗**　主要根据药敏结果选用敏感抗生素。喹诺酮类药物抗菌谱广、作用强、毒性少，除不宜用于儿童及孕妇外，临床已广泛应用。第二、三代头孢菌素对严重革兰阴性杆菌感染作用显著，与氨基糖苷类合用有协同作用。去甲万古霉素适用于耐甲氧西林的葡萄球菌、多重耐药的肠球菌感染及对青霉素过敏病人的革兰阳性球菌感染。亚胺培南-西拉司丁钠（泰能）抗菌谱广，对革兰阴性杆菌杀菌活性好，尤适用于难治性院内感染及免疫缺陷者的肾盂肾炎。

2. 辨证论治　急性期以清热解毒、利湿通淋为主要治法，慢性期则宜补益脾肾兼以驱邪为法。若症见发热、腰痛，或有血尿、口干，苔黄腻，脉滑数，为湿热内蕴，治宜清热解毒、利湿通淋，方选五味消毒饮加减。若症见尿频、尿急、尿痛，或有下腹胀痛或有血尿，苔黄，脉数，为湿热下注，治宜清热利湿，方选八正散加减。若症见小便淋漓赤涩，时作时止，遇劳即发，腰酸乏力，病程缠绵，舌淡，脉弱，为脾肾两虚，治宜补益脾肾，佐以利湿通淋，方选无比山药丸加减。

3. 外治法　急性期合并腰痛发热者，用四黄散水蜜调敷腰部；慢性期尿频滴沥不尽者，可用食盐 250g 加吴茱萸 250g 炒热，装入布袋熨脐部、少腹部，同时配合膀胱区按摩。另可按摩或针刺肾俞、膀胱俞等腧穴。

治疗期间应卧床休息，增加水分，维持每日尿量达 1.5L 以上，有利于炎症产物排出。

二、肾积脓

肾实质感染所致广泛的化脓性病变，或尿路梗阻后肾盂肾盏积水、感染而形成一个积聚脓液的囊腔称为肾积脓（pyonephrosis）。

（一）病因病理

本病属于中医广义"内痈"的范畴，为湿浊邪气乘虚而入，结聚于肾，或湿热内蕴，炼液成石堵塞下焦水道，导致湿热交阻，热盛肉腐，蕴酿成脓。

致病菌有革兰阴性杆菌、革兰阳性球菌或结核分枝杆菌等。多在上尿路结石、肾结核、肾盂肾炎、肾积水、手术史等疾病的基础上，并发化脓性感染而形成。

（二）临床表现与诊断

本病主要为全身感染症状，如畏寒、高热，腰部疼痛并有肿块，病程长者可消瘦、贫血。如尿路为不完全性梗阻、脓液沿输尿管排入膀胱而出现膀胱炎症状，膀胱镜检查可见患侧输尿管口喷脓尿。B 超显示为肾盂积脓，CT 也有助于诊断。静脉尿路造影或放射性核素肾图提示患侧肾功能减退或丧失。右侧肾积脓需与化脓性胆囊炎鉴别。

（三）治疗

本病宜尽快手术引流，同时中西医结合治疗。

1. 手术治疗　应尽快手术引流，施行脓肾造瘘术或输尿管内引流术。

2. 西药治疗　根据药敏选用抗生素，在没有药敏结果时选用头孢三代或碳青霉烯类等广谱抗生素；同时加强营养支持，纠正水、电解质紊乱。

3. 辨证论治　早期采用"消"法，以清热利湿、散瘀解毒消肿为法，祛邪外出；中期采用"托"法，以托毒透脓为法促使脓毒外透，肿痛消退；后期采用"补"法，以补益气血为法促进机体正气恢复。

若症见患侧肾区突然肿胀热灼疼痛，伴发热寒战，口干口渴，舌红苔黄腻，脉弦滑或洪数，为湿热毒盛，治宜清热解毒、行瘀活血，方选仙方活命饮加减。若症见疼痛不甚剧烈，低热或无发热恶寒，口干欲饮，伴面色无华，神疲乏力、纳少，舌质淡胖，苔少，脉沉细无力，为气血两虚，治宜益气养血，托毒生肌，方选托里透脓散加减。

4. 外治法　外敷清热解毒类中药，如四黄水蜜外敷腰患部。

三、肾周围炎

肾周围组织的化脓性炎症称肾周围炎（perinephritis），若形成脓肿称肾周围脓肿。

（一）病因病理

中医学认为本病属于"内痈"的范畴。由于正气不足，湿热相合，乘虚侵于经脉之中，循经侵犯腰府，阻滞营气运行，导致营血腐败，发生内痈。

致病菌以金黄色葡萄球菌及大肠埃希菌多见，病变位于肾固有筋膜与肾周筋膜之间，多由肾痈、肾表面脓肿直接感染所致。由于肾周组织脂肪丰富，且疏松，感染易蔓延。脓液流入髂腰间隙，形成腰大肌脓肿，穿破横膈形成脓胸。细菌从淋巴管和血运途径传播则很少见。

（二）临床表现与诊断

本病主要为畏寒、发热、腰部疼痛和肌紧张，局部压痛明显。血白细胞及中性粒细胞上升。由于肾周围炎多伴有肾实质感染，尿常规检查可见脓细胞。单纯肾周围炎尿常规无异常。若脓肿溃破，沿腰大肌扩展，刺激腰大肌使髋关节屈曲不能伸展，脊柱弯向患侧。胸透可见同侧膈肌抬高，活动受限。腹部平片可见脊柱向患侧弯曲，腰大肌阴影消失。静脉尿路造影肾位置异常，呼吸时移动范围减小，甚至不随呼吸移动。B 超和 CT 显示肾周围脓肿形成时，可在超声引导下作肾周围穿刺，可抽得脓液。

（三）治疗

未成脓病人，采用"消"法，以清热利湿、散瘀解毒消肿为法，用五味消毒饮加减治疗，选用敏感抗生素，并用清热解毒中药局部外敷，加强全身支持疗法。如有脓肿形成，应作尽快穿刺或切开引流。中医辨证论治与外治参照"肾脓肿"处理。

第三节　下尿路感染

一、急性膀胱炎

急性细菌性膀胱炎（acute bacterial cystitis）女性多见，且 25%～30% 的病人年龄在 20～40 岁。因女性尿道短而直，尿道外口畸形常见，如处女膜伞、尿道口处女膜融合；会阴部常有大量细菌存在，只要有感染的诱因存在，如性交、导尿、个人卫生不洁及个体对细菌抵抗力降低，都可导致上行感染。很少由血行感染及淋巴感染所致。男性常继发于其他病变，如急性前列腺炎、良性前列腺增生、包皮炎、尿道狭窄、尿结石、肾感染等。致病菌多数为大肠埃希菌。

（一）病因病理

中医认为本病属于"淋证"范畴，多为湿热蕴结下焦。以浅表膀胱炎症多见，尿道内口及膀胱三角最明显。病变仅累及黏膜、黏膜下层，可见黏膜充血、水肿、片状出血斑、浅表溃疡或脓苔覆盖。显微镜下见多数白细胞浸润。炎症有自愈倾向，愈合后不遗留痕迹。若治疗不彻底或有异物、残余尿、上尿路感染等情况，炎症可转为慢性。

（二）临床表现与诊断

本病发病突然，有尿痛、尿频、尿急，严重者数分钟排尿一次，且不分昼夜。排空后仍感到尿不尽感。病人常诉排尿时尿道有烧灼感，甚至不敢排尿。常见终末血尿，有时为全程血尿，甚至有血块排出，可有急迫性尿失禁。

全身症状不明显，体温正常或仅有低热，当并发急性肾盂肾炎或前列腺炎、附睾炎时才有高热。在女性常与经期、性交有关。男性如有慢性前列腺炎，可在性交或饮酒后诱发膀胱炎。

耻骨上膀胱区可有压痛，但无腰部压痛。尿沉渣检查有白细胞增多，也可有红细胞。应作尿细菌培养、菌落计数和药物敏感试验，典型病例常获得阳性结果。肾功能一般不受影响。在急性感染期禁忌作膀胱镜检查及尿道扩张。尿道有分泌物应作涂片细菌学检查。

膀胱炎应与其他以排尿改变为主要症状的疾病鉴别，包括阴道炎、尿道炎等。

（三）治疗

1. **辨证论治**　若症见尿频尿急，尿道灼热刺痛，淋沥不爽，尿色赤黄或见血尿，或腰酸小腹坠胀，形寒发热，舌红苔黄，脉滑数，为膀胱湿热。治宜清热利湿，利水通淋。方选八正散加减。若症见脐腹胀满，小腹胀甚尿后余沥不尽，头晕少寐，苔薄白或薄黄，脉沉弦，为肝郁气滞。治宜理气通淋。方选沉香散加减。

2. **西药治疗**　应用敏感抗生素，常用头孢菌素类、喹诺酮类等药物。

3. **外治法**　以照海、三阴交、阴陵泉、关冲、合谷为主穴，选择针灸或外敷贴药。

二、慢性膀胱炎

慢性细菌性膀胱炎（chronic bacterial cystitis）常是上尿路急性感染的迁移或慢性感染所致，亦可诱发或继发于某些下尿路病变，如良性前列腺增生、慢性前列腺炎、尿道狭窄、膀胱结石或异物、尿道口处女膜融合、处女膜伞、尿道旁腺炎等。

（一）病因病理

本病属于中医"劳淋"范畴，多因膀胱湿热、脾肾两虚、肾阴亏耗等导致膀胱气化不利所致。以脾肾亏虚、气阴不足为本，以湿热内蕴为标。

慢性膀胱炎的病理所见为膀胱黏膜苍白、变薄或肥厚，有时呈颗粒或小囊状，偶见溃疡。显微镜下可见固有膜内有较多浆细胞、淋巴细胞浸润和结缔组织增生。当炎症累及肌层使逼尿肌纤维化，膀胱容量可缩小。

（二）临床表现与诊断

本病反复发作或持续存在尿频、尿急、尿痛，并有耻骨上膀胱区不适，膀胱充盈时疼痛较明显。尿液混浊。

根据病史和临床表现诊断不难，但必须考虑反复发作或持续存在的原因，否则难以彻底治疗。

男性应作直肠指诊了解前列腺有无病变，并作阴囊、阴茎、尿道口检查，排除生殖道炎症、尿道炎症或结石。女性应了解尿道外口、处女膜有无畸形，有无宫颈炎、阴道炎或前庭腺炎等。注意有无糖尿病、免疫功能低下等疾病。

尿沉渣检查有少量白细胞，可有红细胞。尿细菌培养可阳性，如多次中段尿细菌培养阴性，应考虑与泌尿系结核鉴别。

B超、CT、静脉尿路造影等能帮助了解有无尿路畸形、结石或肿瘤。膀胱镜检查可见脓尿、脓苔、膀胱黏膜充血、水肿或小梁，有时见憩室、结石、异物或肿瘤。由于腺性膀胱炎、间质性膀胱炎、膀胱原位癌都可表现为反复的膀胱刺激症状，有时难以与慢性膀胱炎区别，膀胱镜检查及活体组织病理检查有助于诊断。

（三）治疗

1. **辨证论治**　若症见小便频急不爽，尿道灼热刺痛，尿黄浑浊，腰痛，恶寒发热，大便干结，舌红苔黄腻，脉滑数，为下焦湿热。治宜清热健脾利湿。方选猪苓汤加减。若症见小便余沥不爽，溲时疼痛不甚，反复不已，过劳即发，腰酸痛绵绵乏力，舌红或淡，脉细或沉细，为肾虚劳伤。治宜补益肾气，固摄下元。方选济生肾气丸加减。

2. **西药治疗**　主要是根据药敏应用生素。

3. **外治法**　以关元、气门、水泉为主穴针灸或贴药。

此外，应根据检查结果针对病因采取相应的治疗措施。

三、尿道炎

尿道炎（urethritis）主要指通过性接触传播途径，由淋病奈瑟菌或非淋病奈瑟菌的病原体所致的急、慢性尿道炎，属性传播疾病。

（一）淋菌性尿道炎

由淋病奈瑟菌引起的尿道感染，常累及泌尿、生殖系的黏膜。淋病奈瑟菌为革兰阴性的奈瑟双球菌。淋菌性尿道炎（gonorrheal urethritis）主要由性接触直接传播，偶尔也通过带淋病奈瑟菌的衣裤、毛巾、浴盆、便桶和手等间接传播。

1. **临床表现与诊断**　淋球菌急性感染后，经过 2～5 日潜伏期发病。感染初期病人尿道口黏膜红肿、发痒和轻微刺痛。尿道排出多量脓性分泌物，排尿不适。病情发展可使黏膜红肿延伸到前尿道全部，阴茎肿胀，尿频、尿急、尿痛明显，有时可见血尿。两侧腹股沟淋巴结呈急性炎症反应。及时治疗者大约 1 周后症状逐渐减轻，尿道口红肿消退，尿道分泌物减少而稀薄，排尿正常，1 个月后症状可消失。部分病人可继发急性后尿道炎、前列腺炎、精囊炎及附睾炎；治疗未愈者可形成慢性淋菌性尿道炎；反复发作还可引起炎性尿道狭窄。

有典型的临床表现及不洁性交史，尿道分泌物涂片可在多核白细胞内找到成对排列的革兰阴性双球菌。在慢性期，淋病奈瑟菌潜伏于腺、窦及前列腺等处，因而不易找到。尿三杯试验以第一杯脓尿最明显。

2. **治疗**

（1）西药治疗：以青霉素类药物为主，亦常用头孢曲松钠、大观霉素等药物。感染初期使用头孢曲松钠 0.1g，肌内注射或静脉注射，单次给药，若病情较重，合并生殖系感染，可适当延长抗生素的疗程，并口服喹诺酮类、头孢菌素类或复方磺胺甲噁唑，一般 7～14 日为 1 个疗程。

（2）辨证论治：本病属于中医"花柳毒淋"（以下称毒淋）的范畴。若症见尿急尿频，排尿灼热疼痛，尿液黄赤或浑浊，溺口流脓，淋漓不断，浊带深黄腥秽恶臭，舌边尖红，苔黄厚腻，脉象弦滑，为肝经湿热下注。治宜清泻肝火，解毒除湿。方选龙胆泻肝汤加减。若症见毒淋日久，腰膝疼痛，少腹不适，精神疲乏、心悸不寐，尿频数，时有浊带，灰黄臭秽；舌尖红，苔白薄，脉细数，为心肾虚损，浊带不禁。治宜滋养心肾，除湿化浊。方选《医学心悟》清心丸加减。

（二）非淋菌性尿道炎

本病病原体以沙眼衣原体或支原体为主，亦有滴虫、单纯疱疹病毒、肝炎病毒、白色念珠菌、包皮杆菌等，通过性接触或同性恋传播，比淋菌性尿道炎发病率高，在性传播性疾病中占第首位。

1. **临床表现与诊断**　本病一般在感染后 1～5 周发病，表现为尿道刺痒、尿痛和分泌少量白色稀薄液体，有时仅为痂膜封口或裤裆污秽，常见于晨间。在男性，感染可侵犯附睾引起急性附睾炎。

有典型的临床表现及不洁性行为的接触传染。清晨排尿前取尿道分泌物作衣原体、支原体接种培养。非淋菌性尿道炎与淋菌性尿道炎可以在同一病人同一时期中发生双重感染，因症状相似，鉴别诊断应慎重。尿道分泌物涂片每高倍镜视野下见到 10～15 个多核白细胞，找到衣原体或支原体的包涵体，无细胞内革兰阴性双球菌，据此可与淋菌性尿道炎相鉴别。

2. 治疗

（1）西药治疗：根据细菌培养结果选用敏感抗生素，常用多西环素、米诺环素、红霉素等治疗。配偶应同时治疗，以免重复感染。

（2）辨证论治：本病属于中医"白浊"、"精浊"的范畴。若症见尿频、尿急、尿痛或排尿不畅，小便中带有或小便后流出黏腻之物，或有发热，舌红、苔薄黄或黄腻，脉弦数或滑数，为湿热下注。治宜清热解毒，利尿通淋。方选程氏萆薢分清饮。若症见小便不畅，尿频、尿急、尿痛，小便后流出黏腻分泌物，时作时止，劳累或房事后而发，神疲体倦，舌淡暗，苔白，脉沉或细，为脾肾两虚。治宜健脾益肾。方选无比山药丸加减。

（陈志强　甘　澍）

第四节　男性生殖系统感染

一、前列腺炎

前列腺炎是指前列腺受到致病菌感染和（或）某些非感染因素刺激而出现的骨盆区疼痛或不适、排尿异常、性功能障碍等临床表现的一组疾病。前列腺炎是成年男性的常见病，50 岁以下的成年男性患病率较高，占泌尿外科门诊病人的 8%～25%。1995 年美国国立卫生研究院（NIH）提出的分类方法，将前列腺炎分为四型：Ⅰ型，急性细菌性前列腺炎（ABP）；Ⅱ型，慢性细菌性前列腺炎（CBP）；Ⅲ型，慢性前列腺炎 / 慢性骨盆疼痛综合征（CP/CPPS），该型又分为ⅢA（炎症性 CPPS）和ⅢB（非炎症性 CPPS）两种亚型；Ⅳ型，无症状性前列腺炎（AIP）。

本病以慢性非细菌性前列腺炎最为多见，属于中医学"劳淋"、"精浊"、"白浊"、"白淫"、"肾虚腰痛"等病症范畴。

（一）病因病机

中医认为本病与思欲不遂或房劳过度，相火妄动，或酒色劳倦、脾胃受损、湿热下注、败精瘀阻等因素有关，与心脾肾等脏腑关系密切。本病反复发作，长期不愈，可导致性功能紊乱。早期因肾阴亏损，相火易动，以阳事亢进或早泄多见；随后阴损及阳，肾气亏虚，则转为阳事不振、性欲低下，甚至阳痿。总的来说，本病病机与"湿"、"热"、"瘀"、"虚"有关。

前列腺炎的病因病理至今尚未明了，目前认为与病原体感染、排尿功能障碍、精神心理因素、神经内分泌因素、免疫反应异常、氧化应激学说、盆腔相关疾病因素、下尿路上皮功能障碍等各种因素有关。饮酒、嗜辛辣食品、不适当的性活动、久坐、受凉、疲劳等因素易诱发或加重。

（二）临床表现与诊断

（1）症状：本病的临床表现不一致，有的症状明显而复杂，有的没有任何症状。而且临床表现往往与实验室检查结果不一致。主要的临床表现有：①排尿改变及尿道分泌物。尿频、尿急、尿痛，排尿时尿道不适或灼热。排尿后和便后常有白色分泌物自尿道口流出，俗称"滴白"。合并精囊炎时，可有血精。②疼痛。会阴部、下腹隐痛不适，有时腰骶部、耻骨上、腹股沟区等也有酸胀感。③性功能紊乱。早期可有性欲亢进，但持续一段时间后则转为性欲减退、早泄、阳痿、遗精或射精痛。④精神神经症状。头昏、头胀、乏力、疲惫、失眠、情绪低落、疑虑焦急等。⑤常见并发症有慢性精囊炎、尿道炎、膀胱炎、附睾炎、膀胱颈硬化等，亦可引起其他合并症如虹膜炎、关节炎、肌炎和神经炎等。

（2）体征：前列腺触诊多数大小正常，表面可不平或不对称，可触及不规则的炎性硬结，可有压痛，质地失去正常的均匀弹性，按压前列腺可见尿道口滴出的前列腺液混浊或带脓性、血性，多数病人前列腺分泌液增多，亦有病程长者，前列腺纤维化，表现为前列腺缩小、变硬，前列腺液较少，难以按出。

（3）实验室检查：正常的前列腺液（EPS）常规中白细胞<10 个/HP，卵磷脂小体均匀分布于整个视野，pH 6.3～6.5，红细胞和上皮细胞不存在或偶见。当白细胞>10 个/HP，卵磷脂小体数量减少，有诊断意义。白细胞的多少与症状的严重程度不相关。鉴别细菌性和非细菌性前列腺炎方法是做分段尿液和前列腺液培养检查"四杯法（stamery 法）"：检查前充分饮水，上翻包皮清洗阴茎头和尿道口并消毒，取初尿 10ml（VB_1），再排尿液 200ml 后取中段尿 10ml（VB_2），然后作前列腺按摩收集前列腺液（EPS），完毕后排尿 10ml（VB_3），均送细菌培养及菌落计数。菌落计数 VB_3＞$VB_1$10 倍可诊断为细菌性前列腺炎；若 VB_1 及 VB_2 细菌培养阴性，VB_3 和前列腺液细菌培养阳性，即可确定诊断。实际应用推荐简化的"两杯法"，即通过获取前列腺按摩前、后的尿液，进行显微镜检查和细菌培养。特异性前列腺感染（如淋球菌、沙眼衣原体、支原体、滴虫、念珠菌等）的病人需作前列腺液的相应检查或特殊培养以帮助诊断。仅有约 5%的患者病菌检查阳性。

（4）影像学检查：B 超检查发现前列腺回声不均、周围静脉丛扩张等，或有钙化。

（5）鉴别诊断：需要鉴别诊断的疾病有良性前列腺增生、精囊炎、前列腺癌、睾丸附睾和精索疾病、膀胱过度活动症、神经源性膀胱、间质性膀胱炎、腺性膀胱炎、性传播疾病、原位癌等膀胱肿瘤、泌尿男生殖系结核、肛门直肠疾病、腰椎疾病、中枢和外周病变等。主要依据病史、体格检查和相关辅助检验进行鉴别诊断。

（三）治疗

本病治疗以消除或改善症状为主要目的，采取综合及个体化治疗。对发现有明确病原体导致的前列腺炎可根据细菌培养结果选择敏感的抗生素治疗。

1. 辨证论治

（1）气滞血瘀：少腹、会阴、睾丸坠胀不适，或有血尿、血精。舌紫或有瘀点，苔白或黄，脉沉涩。治宜活血散瘀。方选前列腺汤加减。中成药可选用前列通瘀胶囊。针刺选秩边、太冲等穴位，用泻法。

（2）湿热蕴结：尿频、尿急、尿痛，有灼热感，排尿或大便时尿道有白浊溢出。会阴、腰骶、睾丸坠胀疼痛。舌红，苔黄腻，脉细数。治宜清热利湿。方选八正散或龙胆泻肝汤，或用大分清饮加减。中成药可选用龙胆泻肝丸。针刺选秩边、水道、三阴交、天枢、太冲等穴位，用泻法。

（3）阴虚火旺：腰膝酸软，头昏眼花，失眠多梦，遗精或血精，阳事易兴，排尿或大便时尿道有白浊滴出。舌红，苔少，脉细数。治宜补肾滋阴，清泻相火。方选知柏地黄丸合萆薢分清饮加减。中成药可选用知柏地黄丸。针刺选心俞、关元、太溪、涌泉、三阴交等穴位，用平补平泻法。

（4）肾阳虚损：头昏神疲，腰酸膝冷，阳痿早泄，甚至稍劳后即尿有白浊溢出。舌淡胖，苔白，脉沉细。治宜温肾固精。方选金锁固精丸合右归丸加减。中成药可选用前列康胶囊。

2. 外治法 ①灌肠法：用金黄散 15～30g，山芋粉或藕粉适量，水 200ml，调煮成薄糊状，微冷后保留灌肠，每日 1 次，适用于湿热蕴结或气滞血瘀证。②热水坐浴法：用 43～45℃温水坐浴，每次 30 分钟，每 2～3 日 1 次。亦可用中药液坐浴。对促进局部血液循环，改善临床症状有帮助。③中药离子导入法：使用直流感应电疗机等电子定向流动原理的离子导入仪器将中药药液成分经小腹或会阴导入。④栓剂塞肛疗法：用野菊花栓、前列安栓、前列消炎栓等中药栓剂塞肛，每日 1 次，10 日为 1 个疗程。

3. 西药治疗 ①抗生素：主要是针对有明确病原体（包括细菌、淋球菌、支原体、衣原体和真菌等）的治疗，根据细菌培养结果选择敏感的抗生素。②对症处理药物：包括选用高选择性α受体阻滞剂以改善下尿路症状、非甾体抗炎镇痛药止痛、M 受体阻滞剂治疗膀胱过度活动等。

4. 其他疗法 ①前列腺按摩疗法：适用于前列腺腺体饱满、柔软、炎性分泌物较多的病人。②针灸：主要穴选关元、中极、太溪、太冲、会阴等。针刺手法采取平补平泻法，得气后留针。③射频和微波治疗。

本病与生活饮食调节密切相关，应避免频繁的性冲动，戒除手淫恶习；注意生活规律，劳逸结合，不要久坐或骑车时间过长；禁酒，忌过食肥甘及辛辣炙煿食物；调节情志，保持乐观情绪，树立战胜疾病的信心。

附　急性细菌前列腺炎

急性细菌性前列腺炎少见。常突然发病，会阴或耻骨上区胀痛，尿频、尿急和尿道灼痛，甚至排尿困难和急性尿潴留，并见寒战发热、疲乏无力、直肠胀满，里急后重等。直肠指检前列腺肿大，触痛，局部温度增高（禁忌进行前列腺按摩）。B 超检查可见前列腺明显增大，质地不均，发现液平提示有脓肿形成。尿常规可见大量白细胞，血、尿细菌培养有阳性结果。急性细菌性前列腺炎大多由尿道上行感染所致，如经尿道器械操作。血行感染来源于疖、痈、扁桃体、龋齿及呼吸道感染灶；也可由急性膀胱炎、急性尿潴留及急性淋菌性尿道炎等的感染尿液经前列腺管逆流引起。致病菌多为革兰阴性杆菌或假单胞菌，也有葡萄球菌、链球菌、淋球菌及衣原体、支原体等。应采取中西医结合治疗，西药应用敏感抗生素，中医早期辨证多数为湿热毒邪困于下焦，实证为主，以清热解毒、利湿祛瘀为法，用五味消毒饮和龙胆泻肝汤加减治疗，后期参考疮疡"内痈"治法按消托补分期辨证论治。如出现尿潴留则行膀胱穿刺造口引流尿液，伴脓肿者可经直肠、经尿道或会阴穿刺引流。

（桂泽红　陈志强）

二、附睾炎

附睾炎（epididymitis）是因致病菌侵入附睾而引起的炎症，是阴囊最常见的感染性疾病之一。本病多见于 20～40 岁之中青年，常继发于前列腺炎、精囊炎或尿道炎，容易伴发睾丸炎。由于附睾炎和睾丸炎常同时发病，不易区分，临床上又统称为"附睾睾丸炎"。附睾炎属于中医学"子痈"的范畴。此外，部分古代医家亦将本病归于"疝门"，部分相关论述亦散见于"疝门"之"癥疝"、"癫疝"等章节中。

（一）病因病机

中医认为急性附睾炎多因外感湿热火毒；或饮食不节，嗜食肥甘厚腻；或应用不洁尿道器械，外邪入侵；或跌仆损伤，络脉瘀血，致湿热内生，下注厥阴之络，致气血凝滞而成。慢性附睾炎多因肝肾阴亏，络脉空虚，痰湿之邪乘虚侵袭凝滞于肾子而生。

目前认为附睾炎多为逆行感染引起，细菌从后尿道经输精管逆行感染致附睾，亦可通过淋巴管或血液途径感染。病原菌多为大肠杆菌、变形杆菌、葡萄球菌、肠球菌及铜绿假单胞菌等，部分病人有阴囊损伤史，在导尿、尿道扩张、长期留置尿管、经尿道前列腺电切术后时有发生。病变侵犯附睾尾部，早期为蜂窝织炎，可形成脓肿。精索增粗，有时睾丸充血肿胀；中后期感染消退后附睾纤维化，若双侧发生，可致梗阻性无精症。

（二）临床表现与诊断

急性附睾炎发病急，阴囊肿痛明显，站立时加重，可向腹股沟及下腹部放射。炎症较重者，阴囊皮肤水肿、发红，并可形成脓肿；常伴寒战高热、全身不适等症状。发病早期肿大附睾可与睾丸分开，严重时与睾丸界限不清，形成一硬块，精索亦水肿增粗。血白细胞计数增加，尿细菌培养可呈阳性。B 超可显示附睾增大并呈低回声，彩色多普勒还可示附睾血液供应丰富，血流速度增快。

根据上述临床表现，诊断并无困难，但需与睾丸扭转、附睾睾丸肿瘤等鉴别。睾丸扭转多见于青少年，常在安静状态下发病，睾丸剧烈疼痛伴下腹部和腹股沟部疼痛。检查显示睾丸上移、压痛明显，附睾不在正常位置，而在睾丸的前面、侧面或上方。将阴囊轻柔地托起到耻骨联合部位，阴囊疼痛非但不减轻，反而加重（Prehn 征）。多普勒血流图提示睾丸附睾血流减少或缺如。睾丸附睾肿瘤为阴囊内无痛性肿物，睾丸增大形成肿块，质硬不光滑，有沉重感。B 超和肿瘤标志物甲胎蛋白（AFP）、绒毛促性腺激素（β-HCG）有助于鉴别。本病还需与腮腺炎性睾丸炎鉴别，后者多继发于流行性腮腺炎之后，一般不化脓。

慢性附睾炎病人常感一侧阴囊坠胀不适，有不定时的附睾肿胀疼痛病史。患侧附睾可触及结节，压痛轻，与睾丸界限明显，患侧输精管可有增粗、变硬。本病需与结核性附睾炎鉴别详见表 46-1。

表 46-1　慢性附睾炎与结核性附睾炎鉴别

内容	慢性附睾炎	结核性附睾炎
过去病史	常有急性附睾炎史	常有肺、肾结核史
附睾硬结	质地中等或偏硬	质地较硬
输精管	略见增粗	串珠状
阴囊	无异常	阴囊壁粘连或有窦道
全身症状	不明显	常有低热，盗汗，面颊潮红等全身症状

（三）治疗

1. 辨证论治

（1）急性附睾炎：症见一侧或两侧附睾或睾丸肿胀疼痛拒按，痛引腹股沟及少腹，阴囊灼热，脓肿形成时，按之应指。舌红苔黄腻，脉滑数。属湿热下注，治宜清泻肝经湿热，方选龙胆泻肝汤加减。已成脓者，加透脓散。成药可选用龙胆泻肝丸、众生丸等。

（2）慢性附睾炎：症见附睾结节，子系粗肿，触痛轻微，牵引少腹不适，多无全身症状。苔薄腻，脉滑。属气滞痰凝。治宜疏肝理气，化痰散结。方选橘核丸加减。若见附睾结节，子系粗肿，触痛不明显，阴囊寒冷。可伴腰酸，阳痿，遗精。舌淡或有齿痕，脉沉或细。属阳虚寒凝。治宜温肾散寒，理气散结。方选右归丸合阳和汤加减。

2. 西药治疗　主要是选用敏感的抗生素治疗。

3. 外治法　急性附睾炎可用布带或阴囊托将阴囊托起，并作冷敷以减轻充血水肿和疼痛；亦可用金黄散或金黄膏外敷。如果脓肿已形成或病情严重引起睾丸缺血者，可行手术治疗，包括脓肿切开引流术、附睾精索外膜切开术等。慢性附睾炎可作热敷以促进血运，还可用冲和膏外敷以温经通络散结。

附　急性腮腺炎性睾丸炎

急性腮腺炎性睾丸炎又称病毒性睾丸炎。多见于青春期后期，继发于流行性腮腺炎，为病毒经血行或经尿流感染睾丸所致，附睾多可同时受累。约有 30% 的病人发生睾丸生精功能不可逆性破坏，如双侧受累，可导致不育。本病属于中医学"卵子瘟"的范畴。一般在腮腺炎发生后 3～4 天出现睾丸及附睾肿痛、发热，但无膀胱刺激征。中医认为本病为时毒疬疬余毒未尽，邪毒从胆经传于肝经，壅结于肾子而发。证属瘟毒下注，治宜清热解毒，方用普济消毒饮合金铃子散加减。同时应注意卧床休息，局部金黄散或金黄膏冷敷。因本病为病毒感染，抗菌药物治疗无效。

（桂泽红　白遵光）

三、精囊炎

精囊炎是男性常见感染性疾病之一。临床上分为急性精囊炎和慢性精囊炎两类，前者少见，后者多见。发病年龄多在 20～40 岁。精囊炎的主要临床表现为血精，或伴有尿频、尿急、尿涩、会阴部不适等症状，常与慢性前列腺炎并存。近年来本病的发病率有上升的趋势。精囊炎属于中医学"血精症"范畴。

（一）病因病理

中医认为其病位主要在精室，基本病理变化为精室血络受损，血溢脉外随精而出。其病机为热入精室，损伤血络；或瘀血内停，阻滞血络，血不循经；或脾肾气虚，血失统摄，血溢脉外；或肾阴不足，相火亢盛，迫血妄行，均可引起血精。

由于精囊的解剖部位与前列腺、输精管、输尿管、膀胱及直肠邻近，故精囊炎常继发于尿路或生殖系统等附近器官的炎症。其感染途径主要有三种：①上行感染，即细菌经尿道、射精管上行蔓延至精囊所致。②淋巴感染，即泌尿生殖道或肠道的炎症等通过淋巴途径使精囊受感染。③血行感染，即身体其他部位某一感染病灶的病原体通过血液循环至精囊处。由于精囊在解剖上有许多黏膜皱襞及曲折，因此分泌物易瘀积，导致引流不畅。如果急性期炎症未彻底控制，则易于转为慢性精囊炎。

（二）临床表现与诊断

本病主要表现为间歇性血精，可呈暗红色，时有血丝或血块；可伴有尿道刺激征，但多数症状不典型；耻骨上区隐痛，并伴会阴部不适。实验室精液常规检查可见大量红细胞和脓细胞，精子大多为死精或少精。精液细菌培养可发现致病菌。精囊镜检观察精囊囊壁黏膜有无充血、水肿、出血点，精囊腔内有无结石、新生物、分隔或其他解剖异常。经直肠 B 超、CT 和 MRI 可协助诊断，并可与精囊肿物相鉴别。

（三）治疗

1. **辨证论治** 以"宁络止血"为基本原则。湿热下注，脉络受伤者，宜清热利湿、凉血止血，用龙胆泻肝汤加减；阴虚火旺，灼伤脉络者，宜滋阴降火、宁络止血，用知柏地黄丸合二至丸加减；脾肾两虚，固摄无力，不能统血者，宜补肾健脾、益气止血，用四君子汤合右归丸加减；瘀血阻络，新血不得归经者，宜行气化瘀、活血止血，用桃红四物汤合失笑散加减。

2. **西药治疗** 主要是选用敏感的抗生素治疗。

3. **手术治疗** 可在精囊镜下扩张引流，并去除结石。适用于慢性精囊炎顽固不愈者。

4. **外治法** 参考"前列腺炎"章节内容。

（桂泽红　陈志强）

第四十七章　泌尿、男生殖系结核

泌尿、男生殖系结核（genitourinary tuberculosis）是结核杆菌侵犯泌尿、男性生殖器官引起的慢性特异性感染，是全身结核病的一部分。泌尿、男生殖系结核约占全身肺外结核的14%，主要继发于肺结核，其次是骨关节及肠道结核。感染途径有四种：血行感染、接触感染、淋巴感染和直接蔓延。结核杆菌自原发灶经血行进入肾脏，形成结核病灶。如不及时治疗，细菌随尿流下行，向输尿管、膀胱、尿道播散，又可延及生殖系统：首先是接近后尿道的前列腺、精囊，继而向输精管、附睾发展。因此，泌尿、男生殖系结核中肾结核占重要地位，男生殖系结核病常和泌尿系结核病同时存在。

第一节　肾　结　核

肾结核（renal tuberculosis）是肺外结核感染中最常见的病变，30%～50%的病人既往有肺结核史。肺结核往往早于肾结核很多年，临床出现肾结核时，肺部感染多已愈合。肾结核早期往往无任何临床症状，典型的临床症状是经久不愈的尿频、尿急、尿痛和血尿；但近年来其临床表现不典型。本病属于中医学"劳淋"、"血淋"等病症范畴。

一、病因病机

中医认为由于先天禀赋不足，或后天失养；先有肺痨，病久不愈，致肾阴亏损，阴虚火旺，灼伤血络，虚火内传膀胱；或素体阴虚又感受湿热痨虫，蕴结膀胱所致。病久则耗伤气阴、损及脾肾而成虚证。

目前认为肾结核多经血行感染结核杆菌引起，最初是双肾皮质同时受累形成多发性微结核病灶，临床上不出现症状，如果病人免疫力较强，细菌数量少，则多能自愈。如果病人免疫力较弱，细菌数量大，细菌穿破肾乳头或经血运到达肾髓质，引起病变，便是临床型肾结核，多为单则肾结核。髓质结核不能自愈，进行性发展，肾乳头发生溃疡、干酪坏死，病变蔓延至肾盏扩散累及全肾，病灶浸润范围逐渐扩大，几个病灶彼此融合，中心坏死，形成干酪样脓肿。另一病理改变为纤维化，是对干酪样变的病理反应，可导致肾皮质萎缩，肾盂、输尿管壁增厚、狭窄甚至闭合。输尿管结核表现为黏膜结核结节和溃疡。膀胱结核最初是黏膜充血、水肿、结核结节形成，然后发生溃疡、肉芽肿，引起严重广泛的纤维化，膀胱肌肉伸缩能力丧失，容量缩小、膀胱挛缩。尿道结核病变主要也是溃疡、纤维化，形成狭窄。

二、临床表现与诊断

肾结核约90%为单侧性，10%为双侧病变，多发生于20～40岁。其早期多无明显症状，只在尿检时可查到少量蛋白、红细胞及脓细胞。随着病情的发展，肾脏的症状不明显，膀胱症状为主要表现。临床上大部分肾结核临床症状并不典型，易误诊漏诊。

1. **症状**

（1）膀胱刺激症状：尿频、尿急、尿痛是肾结核的典型症状。尿频最早出现，是由于含有结核杆菌和脓液的尿刺激膀胱所致；病变发展膀胱形成结核性膀胱炎，使膀胱刺激症状加重常伴有尿道灼热感、尿道疼痛、尿不净感，同时可有尿急。膀胱内病变广泛、膀胱挛缩导致容量减少时，排尿次数明显增加，严重者可以出现尿失禁。

（2）血尿和脓尿：血尿可分为肉眼或显微镜下血尿，常在尿频之后发生，多为终末性血尿，系膀胱三角区结核性溃疡出血引起，部分可显全程血尿。脓尿也是常见临床表现。

（3）全身症状：泌尿系结核病人的全身症状常不明显。晚期病人或合并其他器官的活动性结核病灶，可出现消瘦、发热、盗汗、贫血、乏力、食欲减退等症状。双侧肾结核、或单侧肾结核伴有对侧肾积水时，可出现慢性肾功能不全症状，如浮肿、贫血、恶心、呕吐、少尿或无尿等。

2. 尿检查　尿沉渣涂片找到抗酸杆菌对诊断肾结核有决定意义。尿液特征是酸性尿，少量蛋白，有白细胞和少量红细胞或呈脓血尿。尿结核菌培养是诊断肾结核的重要方法，并可以进行细菌耐药性监测。

3. 影像学检查　是判断病变部位、损害程度，确定治疗方案的必不可少的检查方法。泌尿系 X 线检查对确定病变部位及破坏程度具有决定性意义。钙化型肾结核，在平片上可见全肾及输尿管均有钙化。X 线诊断主要依靠静脉尿路或逆行泌尿系造影。典型的表现为肾盏破坏，边缘不整如虫蚀样，或颈部狭窄，肾盏消失，变形。有干酪样坏死，空洞者，则可见棉絮样空洞阴影；如果肾脏破坏严重，常表现为不显影。输尿管常有狭窄及继发性扩张，增粗，僵直，边缘不整，失去正常的柔软形态。近年来，经皮肾穿刺造影也成为重要的方法之一，特别对静脉尿路造影不显影或为了解梗阻以上的病变情况更为适用，并有取代逆行泌尿系造影的趋向。对一些诊断困难的病例，CT 检查可以清楚地显示病变的肾脏、肾盂和输尿管。

4. 膀胱镜检　膀胱镜检时可见到膀胱内的结核结节、充血、水肿、溃疡及结核肉芽组织。通过膀胱镜检及输尿管插管，可收集两侧肾盂尿检查并行逆行泌尿系造影。但膀胱结核严重时，易于出血，检查有一定困难。膀胱容量小于 100ml 时，易引起创伤，不宜施行。

凡有尿频、尿急、尿痛的膀胱刺激症状即应考虑有肾结核的可能，有以上典型症状和阳性检验结果者多能确诊。另外，临床上若发现下列情形之一者，应疑为肾结核，需做进一步检查来确诊：①慢性膀胱炎病人，经抗菌治疗无效者；②原因不明的血尿；③常规细菌培养阴性的脓尿；④长期尿路感染，无法用一般的原因来解释的；⑤有肺结核或其他肺外结核者。

本病主要与膀胱炎和血尿的原发病作鉴别诊断。非特异性膀胱炎常突然发生，血尿和膀胱刺激症状常同时发生，抗菌治疗有效；而肾结核则从尿频开始并逐渐加剧，不会突发加重，血尿在出现膀胱刺激症状一段时间以后才出现，一般的治疗无效。此外还需与前列腺炎、泌尿系肿瘤、泌尿系结石等鉴别，根据病史、症状结合影像学检查（B超、X 线及 CT 检查）可作鉴别。

三、治疗

肾结核的治疗以抗结核药物治疗为主，在药物治疗配合下，晚期病例和尿路狭窄者可进行手术治疗。结合中医辨证论治，改善临床症状，提高生活质量。

（一）非手术疗法

适用于肾结核早中期及手术治疗的围术期处理。

1. 西药治疗　常用的抗结核药物：异烟肼 300mg，口服，每日 1 次。利福平 600mg，口服，每日 1 次。吡嗪酰胺 1.0g，口服，每日 1 次。乙胺丁醇 750mg，口服，每日 1 次。临床一般不单独使用一种药物，而是将 2~3 种药物有计划地交换和联合使用。一般用药最少半年以上，早期病例用药 6~9 个月。治疗中每月检查尿常规和尿中找结核杆菌。连续半年尿中无结核杆菌称为稳定阴转，5 年不复发为治愈。

2. 辨证论治

（1）阴虚火旺：尿频尿急，尿道涩痛，腰酸隐痛，午后潮热，夜寐盗汗，头晕耳鸣，心烦多梦，口燥咽干，遗精早泄，尿黄灼热，或血尿淋漓，夹血丝瘀块。舌红少苔，脉象细数。治宜滋阴降火、凉血解毒。方选大补阴丸加减。

（2）阴虚湿热：尿频尿急，尿道涩痛，尿液混浊，或尿如米泔，或血尿脓尿，腰背酸痛，五心烦热，潮热盗汗。舌红苔黄腻，脉细数或细滑数。治宜滋阴清热、利湿解毒。方选知柏地黄丸合导赤散加减。

（3）气阴两伤：小便频数，间有尿痛，尿色红赤，腰脊酸痛，潮热盗汗或自汗，口燥咽干，身体消瘦，神疲乏力，面色潮红或萎黄。舌淡红苔薄白，脉细数无力。治宜益气养阴、凉血止血。方选生脉散加减。

（4）脾肾两虚：尿频量少，尿血不止，血色淡红量少，稍劳即甚，面色无华，神疲倦怠，心悸气短，纳呆食少，大便溏薄。舌淡，脉沉细无力。治宜补益脾肾、益气摄血。方选附子理中汤加减。

（二）手术治疗

手术治疗适应证为肾结核晚期病例和结核引起输尿管狭窄及肾积液者。经规律的抗结核药物治疗6~9个月后，仍无效，肾破坏严重，则可在药物治疗配合下行手术治疗。手术前后应予以规律足量的抗结核治疗不少于2周。常用的手术方式有肾结核病灶清除术、肾部分切除术、病肾切除术、挛缩膀胱肠膀胱扩大术和输尿管狭窄段切除术。通常采取腹腔镜手术。术后中医辨证论治参考"围术期处理"章节内容。

第二节　附睾结核

男生殖系结核与泌尿系结核关系密切，泌尿系结核50%~75%合并有生殖系结核（绝大多数继发于肾结核）。在男性生殖系统中，前列腺、精囊、输精管、附睾及睾丸均可患结核病，但前列腺和精囊的结核由于解剖部位隐蔽，早期诊断困难，易被忽视。临床上以附睾结核多见，睾丸结核较为少见。本病属于中医学"子痰"的范畴。

一、病因病机

中医认为子痰因肝肾亏损，脉络空虚，浊痰乘虚下注，滞于睾丸；或阴虚内热，虚火上炎，灼津为痰，阻于经络，痰瘀互结而成。

目前认为男生殖系统结核病因是由结核杆菌所致，其病理和一般结核病相似，结核结节、干酪坏死、空洞纤维化等，但极少有钙化。前列腺结核脓肿向尿道破溃，整个后尿道呈空洞状，边缘不规则。前列腺精囊纤维化以后成为坚硬肿块。输精管结核浸润时粗硬，可呈串珠状，管腔堵塞。附睾结核常起始于尾部，一方面经输精管蔓延病灶先至尾部停留，另一方面尾部血运丰富，也容易血行感染。睾丸结核大多数由附睾结核扩展所致，常与附睾病变相邻，有时也可呈粟粒样结节。附睾结核常侵犯鞘膜和阴囊壁，脓肿破溃成经久不愈的窦道。

二、临床表现与诊断

本病多数病人发于20~40岁，前列腺精囊结核无明显症状，偶感会阴直肠内不适。严重的精囊、前列腺结核往往表现为精液减少、脓精、血精、久婚不育。附睾结核一般开始为硬结，无痛，生长缓慢，病变发展扩大形成寒性脓肿，与阴囊皮肤粘连，溃破形成窦道经久不愈，流出稀黄色脓液。双侧附睾结核约占发病率一半，双侧病变梗阻可导致精液无精子。

血常规及血沉检查可见血中白细胞总数及中性白细胞正常，淋巴细胞增高。血沉增快。结核菌素试验多为阳性。血结核抗体检查多为阳性。分泌物及脓液涂片或培养：可发现结核菌。另外必须检查尿常规，找结核杆菌，并作泌尿系统造影以除外肾结核。

男性生殖系统结核中的前列腺与精囊结核应与非特异性前列腺炎鉴别。结核一般症状不明显，前列腺与精囊呈结节硬块，不同于非特异性炎症。前列腺结核不同于前列腺癌，伴结节硬块时，一般前列腺不大或缩小，发病年龄亦有极大差异，容易鉴别。附睾结核硬块发展慢，输精管呈串珠状容易诊断。附睾结核容易与阴囊皮肤粘连，而非特异性附睾炎一般与阴囊皮肤无粘连。非特异性炎症发病急骤，体温升高，阴囊红肿，疼痛，附睾、睾丸明显肿大，压痛明显，转为慢性后，输精管可以粗硬，但无串珠样改变。

三、治疗

（一）非手术疗法

1. 西药治疗　参考"肾结核"治疗方案。

2. 辨证论治

（1）寒痰凝滞（初期）：附睾尾部触及硬结不大，凹凸不平，触之轻痛，子系增粗，常有串珠状结节，阴囊部不适或下坠感，面色白，畏寒肢冷，腰酸腿软。舌淡苔白，脉沉细弱。治宜补益肝肾、温经通络、化痰散结。方选阳和汤加减，兼服小金丹。

（2）阴虚痰热（成脓期）：数月或数年后，附睾结节增大并与皮肤粘连，皮色暗红，或有轻微疼痛，部分结节按之质软有脓，重者伴有低热、盗汗，腰酸乏力，五心烦热。舌红少苔，脉细数。治宜滋阴清热、除湿化痰、透脓解毒。方选滋阴除湿汤加减，兼服小金丹。

（3）肾虚痰湿（瘘管期）：附睾硬结化脓溃破，流出清稀脓液和豆渣样（干酪样）浊物，逐渐形成瘘管，日久不愈，伴面色萎黄，畏寒肢冷，体倦无力，少气懒言，自汗盗汗。舌质淡，苔薄白，脉细无力。治宜补气益血、温肾助阳、化痰除湿。方选十全大补汤加减，兼服小金丹。

3. 外治法　消肿散结敷冲和膏，或用葱归溻肿汤经常坐浴。脓肿形成应切开引流，用提毒祛腐药化尽脓毒腐肉，再用生肌散外敷收口。

（二）手术治疗

附睾结核有窦道形成时，可在药物配合治疗下进行手术切除，术中应尽可能保留睾丸。围术期处理与肾结核治疗方案相同。

（王树声　李　源　古炽明）

第四十八章 尿 石 症

尿石症（urolithiasis）是泌尿外科最常见的疾病之一，又称泌尿系结石，包括肾结石、输尿管结石、膀胱结石、尿道结石。临床上以疼痛、血尿、小便涩痛及尿出砂石为主要症状。本病多见于20～50岁，男性多于女性，约为3∶1。

第一节 肾和输尿管结石

肾和输尿管结石（renal & ureteral calculi）通称为上尿路结石，多发生于青壮年，20～50岁占83.2%，男性的年龄发病高峰为35岁，女性则多发于30岁及55岁。上尿路结石左右侧发病率无明显差异，双侧病例占10%。输尿管结石多停留在输尿管的生理性狭窄，包括肾盂输尿管连接部，输尿管与髂血管交叉处及输尿管膀胱壁段。本病属于中医学"石淋"、"腰痛"等病症范畴。

一、病因病机

中医认为尿石症与气滞血瘀、湿热下注、肾虚等因素有关。若因情志内伤，忧思郁结，致气滞血瘀，郁久化热，燔灼尿液而成砂石；若因感受外界湿热之邪或秽浊之气，或嗜食肥甘厚味，使湿热之邪蓄积下焦，尿液受其煎熬，结为砂石；若因房事不节，损伤肾之精血，阴虚内热，煎熬水液，尿液凝结，日积月累，结为砂石；肾气不足因先天肾阳不足或其他疾病伤肾，膀胱气化不利，泌尿功能失常，复感湿热之邪，尿中杂质结为砂石。结石内阻、湿热蕴结，致气滞血瘀，不通则痛，故见腰腹疼痛；湿热蕴结于膀胱，则见尿频、尿急、尿痛；热伤血络，迫血妄行，血溢脉外，可见血尿；结石滞留日久，或者过用通利，使肾气亏虚，加之湿热内侵，移热于肾，肾阴更伤，故呈现肾阴、阳受损的症状，亦可耗气伤脾，并见气虚之证。本病发病早期多以实证表现为主，后期多为虚实夹杂。

目前认为多种因素影响尿路结石的形成。首先晶体的形成，解剖结构异常如尿路梗阻，导致尿中晶体在引流较差部位沉积，继发尿路感染，有利于结石形成。尿路感染时尿液中晶体增加，促进晶体黏附。其次，尿中形成结石晶体的盐类呈现超饱和状态，相对高温环境及活动减少影响尿液中钙、草酸、尿酸排出量增加。长期卧床，各种代谢性疾病导致尿钙、尿酸排泄增加，促进结石形成。最后，尿中抑制晶体形成物质不足，是形成结石的重要因素。尿中抑制晶体形成和聚集物质含量减少，如枸橼酸、镁、焦磷酸盐、酸性黏多糖、肾钙素、微量元素等，增加结石形成的机会。

结石形成后可造成尿路损伤、梗阻、感染和恶性变。结石对尿路的影响主要是梗阻和感染，肾盏结石进入肾盂或输尿管形成梗阻，可引起急性完全性梗阻或慢性不完全性梗阻。前者及时解除梗阻后，多无肾功能损害，慢性不完全性梗阻致梗阻以上尿路扩张和积水，使肾实质受压缺血萎缩和纤维化，肾功能受损或完全丧失。尿石继发感染对肾组织的功能的损害进一步加重。伴有梗阻的感染容易引起败血症，局部形成积脓，使病情迅速恶化。结石长期反复刺激泌尿系统组织黏膜可引起恶变。

二、临床表现与诊断

上尿路结石主要表现为与活动有关的绞痛和血尿。临床症状与结石大小不成比例。较大的肾鹿角形结石及肾盏内小结石，可以长期无明显症状，只是在体检时作 B 型超声或 X 线泌尿系平片时被偶然发现。部分较小的结石，或嵌于肾盂输尿管连接部，或进入输尿管刺激管壁引起强烈蠕动或痉挛，出现绞痛和血尿。绞痛发作时病人面色苍白，全身出汗，伴恶心呕吐，在床上辗转翻滚，甚至出现虚脱。疼痛向下腹部、腹股沟放射。每次发作常持续数分钟，甚至长达数小时，有的病人在数日内可反复发作多次。40%～75%的肾结石病人有不同程度的腰痛。

绞痛发作时病侧肋脊角可有肾区压痛和叩击痛，有时局部肌紧张。如结石合并重度肾积水，可在腰腹部触及囊性肿物。输尿管中段和下段结石可有腹部相应部位的压痛。

1. 实验室检查 尿常规检查可有镜下血尿，伴有感染时，可见到白细胞。尿细菌培养及药物敏感试验，结石成分分析可作为制订防治措施的依据。24 小时尿钙、磷、草酸、尿酸、胱氨酸的含量，有条件时尚可测定尿镁、枸橼酸、酸性黏多糖的含量。血清检查血钙、磷、尿酸、血浆蛋白、肌酐、尿素氮等。

2. 影像学检查 B 超检查可显示透过 X 线的阴性结石及肾积水。X 线检查 95%以上结石能在腹部平片（KUB）中发现。排泄性尿路造影（IVU）可显示结石位置及肾脏结构和功能改变，有无积水。逆行输尿管肾盂造影可显示肾输尿管充盈缺损及输尿管结石梗阻的位置。CT 检查分辨率高，可发现小至 1mm 的结石。结合增强和三维重建（CTU），可以准确地判断结石的有无、大小、部位，同时了解梗阻积水程度、肾实质厚度、其他病变及间接判断肾功能。

3. 常见并发症 ①尿毒症：由于上尿路结石梗阻，可导致肾积水和肾功能不全，出现食欲减退、恶心、乏力、贫血等表现。临床上又称为梗阻性肾病。②结石并发感染：可出现发热、脓尿或肾积脓。

诊断上尿路结石一般不难，通过病史、体征和 X 线摄片、尿液检查，多数病例可以诊断。少数不显影的尿路结石通过 B 超或 CT 检查可以确诊。临床上不能仅满足于诊断为肾或输尿管结石，同时应了解结石大小、数目、形态、部位、有无梗阻或感染、肾功能情况、结石成分及其他潜在病因。

4. 鉴别诊断 应与急性阑尾炎、胆绞痛、肾结核相鉴别。急性阑尾炎也有绞痛，但右下腹有固定压痛，反跳痛及肌紧张。检查血白细胞计数升高，尿常规多无异常。胆绞痛发作时，一般向右侧肩背部放射，血象升高，常有畏寒、发热，或黄疸，胆囊区有压痛，墨菲征阳性，无血尿。肾结核多有肺结核病史及中毒症状，病史较长；有进行性加重的尿频、尿急、尿痛伴血尿，多为终末血尿。尿沉渣抗酸染色可查到抗酸杆菌。排泄性尿路造影可发现肾区内的浸润破坏灶。肾肿瘤表现为无痛性间歇性全程肉眼血尿是其特征，有血块在输尿管造成梗阻时，也可出现肾绞痛；B 超或 CT 等可帮助诊断。

三、治疗

应针对结石病因，根据结石大小、数目、位置及有无泌尿系感染及肾功能损害等情况，综合考虑后制订治疗方案。

（一）非手术疗法

非手术疗法适用于结石小于 0.6～0.8cm，近期有移动或绞痛，肾积水较轻及肾功能尚好的病人。

1. 辨证论治

（1）气滞血瘀：腰部隐痛，或腰腹部绞痛，痛引少腹，或伴血尿，呕恶，小便涩痛不畅。舌质暗红或有瘀斑，脉弦紧。治宜行气化瘀，通淋排石。方选石韦散加减。中成药可用石淋通。

（2）湿热下注：腰痛或少腹急满，小便频数短赤，溺时涩痛难忍，淋漓不爽，伴恶寒发热。舌苔黄腻，脉弦滑或滑数。治宜清热利湿，通淋排石。方选八正散加减。中成药可用五淋化石丸。

（3）肾阴虚：腰部隐痛，小便淋漓或涩痛，伴头昏耳鸣，腰酸腿痛等。舌质红或少苔，脉细数。治宜滋阴补肾，通淋排石。方选六味地黄丸加味。

（4）肾阳虚：尿频涩痛或小便不利，夜尿多，伴腰腿酸重，精神不振，四肢欠温或下半身常有冷感。舌质淡苔白，脉沉细弱。治宜温通肾阳，通淋排石。方选肾气丸加减。中成药可选用肾石通。

临床常见虚实夹杂之证，久病者常为本虚标实，需根据具体情况灵活辨证论治。

2. 总攻疗法 适用于直径小于 0.6～0.8cm，结石外形光滑，无明显尿路梗阻或感染，且肾功能良好者。每周总攻 2～3 次，每 2 周为 1 个疗程。不超过 2 个疗程。年老体弱、心肾功能不良、青光眼、结石梗阻严重或过大的结石者禁用该疗法。

具体方案如表 48-1 所示。

表 48-1　肾和输尿管结石的总攻疗法

时间	方法
7：00	服用通淋排石合剂（50ml 冲至 300ml）
7：30	服用氢氯噻嗪 50mg
8：30	饮水 500～1000ml
9：00	饮水 500～1000ml
9：30	服用通淋排石合剂（50ml 冲至 300ml）
10：30	肌内注射阿托品 0.5mg
10：40	针刺肾俞、膀胱俞，刺激先弱后强，共 20min
11：00	跳跃

总攻疗法以 6～7 次为 1 个疗程，隔天 1 次，休息 2 周后继续下个疗程。一般不超过 2 个疗程。

3. 西药治疗 主要是解痉止痛、防治感染和针对结石病因的治疗。

（1）解痉止痛：肾绞痛时可选用解热镇痛药物双氯芬酸钠、吲哚美辛、间苯三胺等，其次选择解痉药物如阿托品、山莨菪碱。疼痛剧烈，可适当选用哌替啶、吗啡、曲马多等。

（2）控制尿路感染：根据中段尿培养及药物敏感试验选用药物。一般选用经尿路排泄为主的对革兰氏阴性菌较好的广谱抗生素。

（3）调节尿 pH：感染性结石除了要注意控制感染外，可口服氯化铵酸化尿液，酸化尿液以提高磷酸盐的溶解度。尿酸及胱氨酸结石，口服碳酸氢钠，碱化尿液。纯尿酸结石除了碱化尿液、饮食调节及口服别嘌醇以外，通常给予枸橼酸合剂，有溶解相应结石的作用。

4. 体外震波碎石（extracorporeal shock wave lithotripsy，ESWL）　大多数上尿路结石适用此法。最适宜于直径小于 20mm 的肾结石和未与输尿管粘连的输尿管结石。结石远端尿路梗阻、妊娠、出血性疾病、严重心脑血管病、安置心脏起搏器者、急性尿路感染、育龄妇女下段输尿管结石等不宜使用。治疗次数一般不宜超过 3 次，两次碎石间隔时间肾结石宜大于 3 周；输尿管结石大于 2 周。

5. 针灸治疗 肾绞痛时针灸穴位为肾俞、委中、夹脊、阿是穴、三阴交。或用电针，连续波，较强刺激，留针 20 分钟。

6. 其他疗法

（1）适当增加饮水：增加液体的摄入能增加尿量，从而降低尿路结石成分的过饱和状态，有助于感染的控制。预防结石的复发。推荐每天的液体摄入量在 2.5～3.0L 以上，使每天的尿量保持在 2.0～2.5L 以上。

（2）饮食调节：根据结石成分，合理调整饮食。草酸盐结石：应少吃含草酸过多的食物，如菠菜、竹笋及豆制品。高草酸尿症的病人应该避免摄入诸如甘蓝、杏仁、花生、甜菜、欧芹、菠菜、大黄、红茶和可可粉等富含草酸的食物。其中，菠菜中草酸的含量是最高的，尿酸盐结石病人，少吃动物内脏及家禽、肉类、甲壳动物、酒（特别是啤酒）类等高嘌呤食物。磷酸盐结石病人，少吃肥肉、蛋黄，宜吃乌梅等酸性食物。增加水果和蔬菜的摄入可以预防低枸橼酸尿症病人的结石复发。

（二）手术治疗

术前应明确双肾功能，合并感染应控制感染。输尿管结石术前需拍定位 X 线片。

1. 适应证　结石较大或者引起肾功能损害时，建议积极处理。双侧上尿路结石梗阻时，宜先处理梗阻严重侧；若条件许可，亦可同时解除梗阻。若肾功能破坏严重，且全身情况差，宜先行经膀胱镜或输尿管镜逆行插管引流；或经皮肾造瘘，待情况改善后再进一步治疗。

2. 常用手术方法

（1）输尿管肾镜取石或碎石术（ureteropyeloscopic lithotomy or lithotripsy，URL）：适用于非手术治疗无效的输尿管结石，ESWL 不成功的输尿管结石，或 X 线片不显影结石。亦可用以治疗 ESWL 后出现之"石街"。其分输尿管硬镜和输尿管软镜两种，采取直视下取出结石或置入碎石工具进行碎石取石。

（2）经皮肾镜取石或碎石术（percutaneous nephrostolithotomy，PCNL）：适用于>20mm 的肾结石及下肾盏结石及大部分需开放手术干预的肾结石，输尿管上段梗阻较严重或长径>15mm 的大结石。

（3）后腹腔镜肾盂或输尿管上段切开取石术：多适用于不能行 PCNL、URL 的肾盂、输尿管上段结石。

（4）腹腔镜肾切除术：适用于肾周粘连不明显的结石引起肾功能严重破坏，需作肾切除者。

（5）开放手术治疗：仅少数病人需要此法，包括输尿管切开取石术、肾盂切开取石术、肾窦肾盂切开取石术、肾实质切开取石术、肾部分切除术、肾切除术、肾造瘘术。

3. 围术期处理　尿石症围术期应保证手术安全，改善临床症状。术后早期主要针对湿热蕴结、气滞血瘀而施以清热利湿通淋、行气活血之法，多使用尿感宁、八正合剂加田七胶囊口服；稍后湿瘀渐退，虚证显现，则宜针对气血不足或阴阳失衡情况进行调补或攻补兼施。电针足三里有利于促进术后胃肠功能恢复。艾灸气海、关元、中极可以减少术后不稳定膀胱的发生。

第二节　膀胱结石和尿道结石

膀胱结石（vesical calculi），分为原发性与继发性两种。前者多见于男孩，与营养不良和低蛋白饮食有关；除一些边远山区外，已不多见。继发性膀胱结石主要继发于良性前列腺增生，另见于膀胱憩室、尿道狭窄、神经源性膀胱、异物及长期留置导尿管者，肾及输尿管结石排至膀胱亦为原因之一。尿道结石（urethral calculi）少见，绝大多数来自肾和膀胱。尿道狭窄，尿道憩室及异物存在时，可在尿道内形成结石，而仅占少数。半数以上的尿道结石位于前尿道。本病属于中医学"石淋"、"热淋"等范畴。

一、临床表现与诊断

膀胱结石的典型症状为排尿中断，并引起疼痛，放射至阴茎头部和远端尿道，经变换体位又可顺利排尿。多数病人平时有尿频、尿急、尿痛和终末血尿。前列腺增生继发膀胱结石时，排尿困难加重或伴感染症状。结石位于膀胱憩室内时，常无上述症状，仅表现为尿路感染。临床上多无明显体征，偶有结石巨大者可在腹部扪及。

尿道结石的主要症状为排尿困难，排尿费力，可呈点滴状，有时出现尿流中断及急性尿潴留，排尿时有明显的尿痛，可放射至阴茎头部。后尿道结石有会阴和阴囊部疼痛。男性前尿道结石在阴茎或会阴部可以触及，后尿道结石可在直肠触及，女性尿道结石可在阴道前壁触及。

根据其典型症状，可作出膀胱结石和尿道结石的初步诊断。通过 X 线照片、B 超、膀胱镜检查等可以确诊，并可同时发现前列腺增生、膀胱憩室等。X 线片能显示尿道结石阴影。尿道结石通过尿道镜检可见到结石，金属尿道探子可触及结石。

二、治疗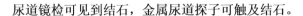

（一）非手术治疗

1.**辨证论治**　适用于原发性结石直径小于0.6～0.8cm，或碎石术后的残石处理。

（1）膀胱湿热：尿频、尿急、尿痛、或终末血尿，排尿中断，疼痛。舌红苔黄腻，脉滑数。治宜利湿通淋，利尿排石。方选八正散加减。中成药用五淋化石丸。

（2）肾虚夹热：多为高龄病人，小便淋漓，夜尿频多，或尿急、尿痛，腰酸膝软。舌苔微黄，舌尖红，脉虚数。治宜滋阴清热，通淋排石。方选猪苓汤合二至丸加减。中成药用尿石通、石淋通等。

2.**尿道结石**　若为舟状窝结石，注入无菌石蜡油后，轻轻推挤，钩取或钳出。若为前尿道结石，可在良好的麻醉下，用钳子或镊子将结石夹出。结石较大者宜钳碎后再取出。

（二）手术治疗

大多数膀胱结石选择经膀胱镜机械碎石，或超声、液电、激光和气压弹道碎石术等方法取出。若结石过大、过硬或有膀胱憩室等合并症时，宜采用耻骨上经膀胱切开取石术。若合并下尿路梗阻如良性前列腺增生者，须同时切除前列腺，去除梗阻原因，才能防止结石复发。

若为后尿道结石，可用膀胱尿道镜或尿道金属探条将结石推回膀胱，再按膀胱结石处理。结石紧嵌于前尿道不能取出或推回膀胱，又缺乏专科器械时可采用尿道切开取石术，但由于术后有导致尿道瘘的可能，应尽量不用此法。围术期处理参考"肾结石"章节内容。

（王树声　李　源）

第四十九章 泌尿、男生殖系统肿瘤

泌尿、男生殖系统各部位都可发生肿瘤，最常见的是膀胱癌，其次是肾肿瘤。欧美国家最常见的是前列腺癌，在我国也呈现发病率显著上升的态势。我国过去常见的生殖系统肿瘤阴茎癌的发病率已明显下降。

第一节 肾肿瘤

肾肿瘤（tumor of kidney）是泌尿系统常见的恶性肿瘤之一。任何肾肿瘤在组织学检查前大多疑为恶性，但相当部分良性肿瘤可以通过影像学检查确诊。临床上较常见的肾肿瘤有源自肾实质的肾癌即肾细胞癌、肾母细胞瘤，以及肾盂肾盏发生的移行细胞乳头状癌即肾盂癌。肾母细胞瘤是小儿最常见的肾肿瘤。成人肾肿瘤中绝大部分为肾癌，约占 85%。肾盂癌较少见，约占 8%。本病属于中医学"血尿"、"腰痛"、"癥瘕"等范畴。

一、肾细胞癌

肾细胞癌（renal carcinoma，RCC）是起源于肾实质泌尿小管上皮系统的恶性肿瘤，又称肾腺癌，简称肾癌，占肾恶性肿瘤的 80%～90%。其包括起源于泌尿小管不同部位的各种肾细胞癌亚型，但不包括来源于肾间质及肾盂上皮系统的各种肿瘤。

（一）病因病理

中医认为本病是因气血不足，阴阳失调，加以饮食或情志所伤，或感受湿热毒邪，或劳作汗出当风，衣着单薄，或冒雨着凉、或暑夏贪凉，腰府失护，湿热、寒湿，暑热等六淫邪毒乘虚侵入，造成经脉受阻，气血运行不畅。若寒邪为病，既伤卫阳，又损营阴，以致腰府经脉窒遏，络脉拘急而成。若湿邪侵袭，其性重着、黏滞、下趋，滞碍气机，可使腰府经气郁而不行，血络瘀而不畅，以致肌肉筋脉拘急。感受热邪，其性升散，烁灼津血，常与湿合，或湿蕴生热而滞于腰府，造成经脉郁阻，致使瘀、毒、湿、痰等郁结，聚于下焦而成。

目前对本病病因尚不清楚。可能与吸烟、环境污染、遗传等因素有关。病理上，肾癌从肾小管上皮发生，外有假包膜、圆形；切面黄色，有时呈多囊性，可有出血、坏死和钙化。以透明细胞为主，尚见含有颗粒的细胞和梭形细胞，大约半数肾癌同时有两种细胞。局限在包膜内时恶性程度较小，穿透假包膜后可经淋巴和血液转移。肿瘤可直接侵犯至肾静脉、腔静脉形成癌栓；亦可转移至肺、脑、骨、肝等。淋巴转移最先到肾蒂淋巴结。

（二）临床表现与诊断

肾癌高发年龄 50～60 岁。男女之比约为 2:1。肾癌早期缺乏典型临床表现。经典的三大症状是血尿、腰痛和腹部肿块，目前的发生率已不到 6%～10%。多在体检或检查时被发现。

1.血尿、疼痛和肿块 出现间歇无痛性肉眼血尿为常见症状，表明肿瘤已穿入肾盏、肾盂。肿瘤较大时腹部或腰部可扪及肿块。疼痛常为腰部钝痛或隐痛，血块通过输尿管时可发生肾绞痛。

2. 副瘤综合征　肾癌可有肾外表现如低热，可能因肿瘤坏死、出血、毒性物质吸收所引起。肿瘤亦可引起血沉快、高血压、红细胞增多症、高血钙等；左侧肾癌较大时同侧阴囊内可发现精索静脉曲张。消瘦、贫血、虚弱等是晚期病状。

3. 转移症状　临床上有 10% 左右因转移灶病状如病理骨折、神经麻痹、咯血等就医。

肾癌病状隐蔽多变，容易误诊。血尿、疼痛和肿块三大症状都出现时已属肿瘤晚期，因此其中任何一个症状出现即应引起重视。间歇无痛肉眼血尿应想到肾癌的可能性，与泌尿系其他病变的鉴别要通过超声波、CT、膀胱镜检查和泌尿系造影等。

超声显像、肾动脉造影、CT、MRI 等有助于早期发现肾实质内肿瘤，且有助于鉴别其他肾实质内疾病，如肾血管平滑肌脂肪瘤和肾囊肿等。特别是超声检查，简单易行，可作为常规体检。CT 检查是目前诊断肾癌最重要的方法，肾癌未引起肾盂肾盏变形时，CT 检查有决定性意义，对于其分期也极为重要。

（三）治疗

本病首选手术治疗。应综合影像检查结果评价临床分期，根据临床分期初步制订治疗方案。依据术后组织学确定的侵袭范围进行病理分期，并根据病理分期修订术后治疗方案。肾细胞癌分为局限性肾癌、局部进展性肾癌和转移性肾癌（临床分期Ⅳ期）。

1. 手术治疗　局限性肾癌是指 TNM 分期为 $T_{1\sim2}N_0M_0$ 期肾癌，临床分期为 Ⅰ、Ⅱ期。其治疗方案首选根治性肾切除术。经典的根治性肾切除范围包括：肾周筋膜、肾周脂肪、患肾、同侧肾上腺、从膈肌脚至腹主动脉分叉处腹主动脉或下腔静脉旁淋巴结及髂血管分叉以上输尿管。但最新的共识认为根治性肾切除病人不必常规行同侧肾上腺切除术，除非术前或术中发现同侧肾上腺有病变或肿瘤转移或侵犯。手术方式有腹腔镜、机器人腹腔镜、单孔腹腔镜、小切口腹腔镜辅助手术等不同术式。保留肾单位手术也越来越受重视。其适应证包括：肾癌发生于解剖性或功能性的孤立肾，如先天孤立肾、对侧肾功能不全或无功能、遗传性肾癌或双侧肾癌等。术后辨证论治参考"围术期处理"章节内容。其他治疗包括视频消融、冷冻消融、高强度聚焦超声等可以用于不适合手术的小肾癌病人的治疗。不能耐受手术但有严重血尿、腰痛缓解，肾动脉栓塞术可以作为一种姑息的治疗方案。目前认为，手术后辅助的细胞因子治疗、放疗、化疗不能降低复发率和转移率。

局部进展性肾癌：伴有区域淋巴结转移或（和）肾静脉瘤栓或（和）下腔静脉瘤栓或（和）肿瘤侵及肾周脂肪组织或（和）肾窦脂肪组织（但未超过肾周筋膜），无远处转移的肾癌。局部进展性肾癌首选治疗方法为根治性肾切除术，而对转移的淋巴结或血管瘤栓需根据病变程度、病人的身体状况等因素决定是否切除。术后尚无标准的辅助治疗方案。

2. 其他治疗　转移性肾癌应采用综合治疗。目前尚无统一的标准治疗方案。外科手术为转移性肾癌的辅助性治疗手段。西药治疗方面主要有细胞因子治疗（IL-2、IFN-α）、靶向药物治疗（索拉非尼、舒尼替尼、依维莫司、阿昔替尼）。化疗只作为转移性非透明细胞癌或者转移性透明细胞癌伴显著肉瘤样变病人的基本治疗。放疗主要以缓解疼痛、改善生存质量为目的。

3. 辨证论治　主要针对晚期肾癌和不愿手术病人，应根据实际情况，着重调补阴阳气血，改善生活质量。

（1）脾肾亏虚，痰瘀互结：症见尿血，腰痛，腰部肿块，纳差，形体消瘦，倦怠乏力，面色不华；舌质淡，苔薄白，脉沉细无力等。治宜健脾益肾，活血化痰。方选四物汤加减。

（2）肾阴亏虚：症见小便短赤带血，潮热盗汗，口燥咽干，腰膝酸软，舌质红，少苔，脉细数。治宜滋阴补肾。方选六味地黄汤加减。

（3）瘀血内阻：症见面色晦暗，血尿频发，腰痛，腰部肿物日渐增大，肾区憋胀不适，口干舌燥，舌质紫暗或有瘀斑，舌苔薄黄，脉弦。治宜活血化瘀，理气散结。方选桃红四物汤加减。

肾癌根治手术治疗后 5 年生存率，早期局限在肾内肿瘤可达 60%～90%；未侵犯肾周筋膜者达

40%～80%；肿瘤超出肾周筋膜者仅 2%～20%。未能手术切除者 3 年生存率不足 5%，5 年生存率在 2%以下。

二、肾母细胞瘤

肾母细胞瘤（nephroblastoma，Wilms tumor）是婴幼儿最常见的腹部肿瘤，亦称肾胚胎瘤或 Wilms 瘤。

（一）病因病理

肾母细胞瘤病理从胚胎性肾组织发生，是上皮和间质组成的恶性混合瘤，包括腺体、神经、肌、软骨、脂肪等。肿瘤增长极快、柔软；切面均匀呈灰黄色，但可有囊性变和块状出血，肿瘤与正常组织无明显界限。双侧肾母细胞瘤约占 5%。可经淋巴和血液转移，早期即侵入肾周围组织。但很少侵入肾盂肾盏内。

（二）临床表现与诊断

本病多数在 5 岁以前发病，2/3 在 3 岁以内。男女、左右侧发病数相近。偶见于成年人。早期无症状。虚弱婴幼儿腹部有巨大包块是本病的特点，绝大多数是在给小儿洗澡、穿衣时发现。肿块增长迅速，由于肿瘤很少侵入肾盂、肾盏，故血尿不明显。常见发热和高血压，血中肾素活性和红细胞生成素可高于正常。婴幼儿发现腹部进行性增大的肿瘤，首先应想到肾母细胞瘤的可能性。超声波、X 线检查、CT 和 MRI 均对诊断有意义。

肾母细胞瘤须与肾上腺神经母细胞瘤和巨大肾积水鉴别。神经母细胞瘤可早期转移至颅骨和肝，泌尿系造影时可见到被肿瘤向下推移的正常肾。肾积水柔软、有囊性感、时大时小，超声波、CT 检查容易和肿瘤鉴别。

（三）治疗

本病早期行根治性肾切除术。手术配合放射及化学治疗可显著提高生存率，中医辨证论治能减轻上述疗法的不良反应，提高生活质量。综合治疗肾母细胞瘤 2 年生存率可达 60%～94%，2～3 年无复发应认为已治愈。术后中医辨证论治参考"围术期处理"章节内容。

三、上尿路肿瘤

泌尿系统的肾盂、输尿管、膀胱、尿道均覆有移行上皮，其肿瘤的病因、病理等相似，且可同时或先后在不同部位出现肿瘤。上尿路肿瘤主要指肾盂肿瘤（tumor of renal pelvis）及输尿管肿瘤。上尿路肿瘤约占尿路上皮肿瘤 5%，其中 90%以上为移行上皮肿瘤。瘤细胞分化和基底的浸润程度可有很大差别。肿瘤有单发，亦有多发。其转移途径因肾盂壁肌层很薄，周围淋巴组织丰富，常有早期淋巴转移和血行转移。肾盂鳞状细胞癌少见，多与长期肾结石、肾盂肾炎等刺激有关。

（一）临床表现与诊断

本病发病年龄大多数在 40～70 岁，男多于女。早期表现为间歇性无痛肉眼血尿，偶可出现条形血块，部分仅为镜下血尿。常无肿物或疼痛，偶因血块堵塞输尿管出现肾绞痛。晚期病人出现消瘦、贫血、衰弱、下肢水肿等情况。尿细胞学检查容易发现非典型增生细胞甚至发现肿瘤细胞，膀胱镜检查可见输尿管口喷出血性尿液。尿路造影见肾盂内充盈缺损、变形，应与尿酸结石或血块鉴别。必要时可经膀胱镜插管收集肾盂尿行细胞学检查；超声、CT、MRU 检查对诊断肾盂癌有重要价值。

（二）治疗

本病采取根治性肾输尿管全切除术，包括输尿管开口部位的膀胱壁。经活检分化良好的无浸润肿瘤亦可局部切除。小的肾盂肿瘤也可通过内镜手术切除或凝固。

肾盂肿瘤手术 5 年生存率为 30%～60%，由于病理差异极大；预后也很悬殊。对肾盂移行上皮肿瘤应定期术后随访、膀胱镜复查，并作膀胱内化学药物灌注。术后中医辨证论治参考"围术期处理"章节内容。

（向松涛　王树声）

第二节　膀　胱　肿　瘤

膀胱肿瘤（tumor of bladder）通常指的是膀胱癌，膀胱癌是我国泌尿外科临床最常见的肿瘤之一。在世界范围内，膀胱癌发病率居恶性肿瘤的第十一位，在男性排名第七位，女性排名第十位之后。膀胱肿瘤以尿血为主症。本病属于中医学"血尿"、"淋证"、"癥瘕"等范畴。

一、病因病理

中医认为：本病是因湿毒内侵、饮食不节、抑郁房劳等因素导致体内阴阳失调，气血逆乱，败精瘀浊聚积而成。如六淫之邪，伤人正气；或化热伤津、迫血妄行；或耗伤气血，脾肾不充；或邪毒阻塞经络，气血、津液运行不畅，结为癌肿。

目前认为膀胱癌的发生是复杂、多因素、多步骤的病理变化过程，既有内在的遗传因素，又有外在的环境因素。较为明显的两大致病危险因素是吸烟和长期接触工业化学产品（包括从事纺织、染料制造、橡胶化学、药物制剂、杀虫剂生产、油漆、皮革及铝和钢生产）。其他可能的致病因素还包括慢性感染（细菌、血吸虫及 HPV 感染等）、应用化疗药物环磷酰胺、滥用含有非那西汀的止痛药（10 年以上）、近期及远期的盆腔放疗史、长期饮用砷含量高的水和氯消毒水、咖啡、人造甜味剂及染发。

病理与肿瘤的组织类型、细胞分化程度、生长方式和浸润深度有关。组织类型中上皮性肿瘤占 95% 以上，其中多数为移行细胞乳头状肿瘤，鳞癌和腺癌各占 2%～3%。非上皮性肿瘤罕见，由间质组织发生，多数为肉瘤如横纹肌肉瘤，好发于婴幼儿。根据细胞分化程度分为三级：Ⅰ级：分化良好，属低度恶性；Ⅲ级：分化不良属高度恶性；Ⅱ级：分化居Ⅱ、Ⅲ级之间，属中度恶性。按生长方式分为原位癌、乳头状癌和浸润性癌。浸润深度是肿瘤临床（T）和病理（P）分期的依据，可分为：原位癌 T_{is}；乳头状无浸润 T_a；限于固有层以内 T_1；浸润浅肌层 T_{2a}；浸润深肌层 T_{2b} 或已穿透膀胱壁 T_3；浸润前列腺或膀胱邻举组织 T_4。细胞分化程度和浸润深度多为一致。肿瘤分布在膀胱侧壁及后壁最多，其次为三角区和顶部；其发生可为多中心。膀胱肿瘤可先后或同时伴有肾盂、输尿管、尿道肿瘤。膀胱肿瘤的扩散主要向深部浸润，直至膀胱外组织。淋巴转移常见，血行转移多在晚期，主要转移至肝、肺、骨和皮肤等处。

二、临床表现与诊断

膀胱癌的临床表现最常见的是血尿，尤其是间歇性全程无痛血尿。血尿出现的时间及出血量和肿瘤恶性程度、分期、大小、数目、形态并不一致。膀胱癌病人也有以尿频尿急、尿痛，即膀胱刺激征和盆腔疼痛起病的。其他症状还有输尿管梗阻所致的腰胁部疼痛、下肢水肿、盆腔包块、尿潴留等。有的病人就诊时即表现为体重减轻、肾功能不全、腹痛或骨痛，均为晚期症状。

膀胱癌的诊断主要根据无痛性肉眼血尿特点,结合尿沉渣查找脱落的癌细胞。尿荧光原位杂交技术(FISH)可用于膀胱癌的检测,且具有较高的敏感性和特异性。超声检查可发现 0.5cm 以上膀胱肿瘤,是常规检查手段。排泄性尿路造影可了解肾盂、输尿管有无肿瘤,以及肿瘤对肾功能的影响。膀胱造影时可见充盈缺损,浸润膀胱壁僵硬不整齐。但初步诊断时此项检查的必要性不强,主要用于高级别、浸润性膀胱肿瘤或膀胱肿瘤合并上尿路肿瘤时。CT、MRI 可发现肿瘤浸润的深度,以及局部转移病灶。膀胱镜检查是确诊膀胱肿瘤的主要手段,可直接看到肿瘤所在部位、大小、数目、形态、蒂部情况和基底部浸润程度等,并可同时作肿瘤活组织检查。膀胱镜检查时还可区分肿瘤与输尿管口和膀胱颈的关系。

临床常须与尿路结石、泌尿系感染、良性前列腺增生等血尿疾病鉴别。尿脱落细胞检查、超声波、CT 和膀胱镜检查可以帮助鉴别诊断。

三、治疗

本病首选手术治疗。非肌层浸润性膀胱癌以保留膀胱手术为主;肌层浸润性膀胱癌首选根治性膀胱切除术,辅以化疗和放疗。根治性膀胱切除术后病人应根据肿瘤分期确定随访方案并终身随访。

(一)非肌层浸润性膀胱癌的治疗

1. 手术治疗 经尿道膀胱肿瘤切除术(TUR)既是非肌层浸润性膀胱癌的重要诊断方法,也是主要的治疗手段。经尿道膀胱肿瘤切除有两个目的:一是切除肉眼可见的全部肿瘤,二是切除组织进行病理分级和分期。经尿道膀胱肿瘤切除应将肿瘤完全切除直至露出正常的膀胱壁肌层。必要时需在术后 2~6 周行二次电切。激光技术在膀胱肿瘤的治疗中应用逐渐广泛。其疗效及复发率与经尿道膀胱肿瘤切除相近。光动力治疗多应用于膀胱原位癌、控制膀胱肿瘤出血、肿瘤多次复发、不能耐受手术等情况。对于 BCG 治疗失败的病人,建议行根治性膀胱切除术。

2. 术后辅助治疗 非肌层浸润性膀胱癌经尿道膀胱肿瘤切除术后有很高的复发率,小部分甚至会进展为肌层浸润性膀胱癌。因此推荐所有非肌层浸润性膀胱癌病人进行术后辅助性膀胱灌注治疗,包括灌注化疗和灌注免疫治疗。灌注化疗包括术后 24 小时内灌注的即刻灌注化疗和早期灌注化疗(术后 4~8 周,每周 1 次);维持灌注化疗(每月 1 次,维持 6~12 个月)。灌注药物包括吡柔比星、表柔比星、多柔比星、羟喜树碱、丝裂霉素、吉西他滨。免疫治疗包括卡介苗(BCG)、干扰素、A 群溶血链球菌制剂等。

(二)肌层浸润性膀胱癌的治疗

(1)手术治疗:根治性膀胱切除并同时盆腔淋巴结清扫是肌层浸润性膀胱癌的标准治疗。基本手术指征为 T_2~T_{4a}、$N_{0~x}$、M_0 浸润性膀胱癌,高危非肌层浸润性膀胱癌(T_1G3 肿瘤),BCG 灌注治疗无效的原位癌,反复复发的非肌层浸润性膀胱癌,TUR 和膀胱灌注治疗无法控制的广泛乳头状病变及膀胱非尿路上皮癌等。挽救行膀胱切除术的指征包括:非手术治疗无效、保留膀胱治疗后肿瘤复发。手术方式有开放手术、腹腔镜手术、机器人腹腔镜手术等。尿流改道术式包括原位回肠新膀胱术,回肠通道术,输尿管皮肤造口术及其他尿流改道术式。术后辨证论治参考"围术期处理"章节内容。

(2)保留膀胱的综合治疗:主要为经尿道膀胱肿瘤切除术后联合化疗、放疗、介入化疗或膀胱部分切除术后联合放疗、化疗等综合治疗。化疗主要采用含铂类的联合化疗方案。如 GC(吉西他滨和顺铂)方案、MVAC(甲氨蝶呤、长春碱、多柔比星、顺铂)方案、CMV(顺铂、甲氨蝶呤、长春碱)方案等。

膀胱肿瘤生物学特性是易复发,而复发者仍有治愈的可能。保留膀胱的各种手术治疗,约 50%

在 2 年内复发，10%～15%复发后肿瘤恶性程度增加。因此，任何保留膀胱手术后的病人都严密随诊，每 3 个月复查膀胱镜一次，两年无复发者改半年复查一次。晚期肿瘤多数采用中西医结合的综合治疗。

（向松涛　周建甫）

第三节　前列腺癌

前列腺癌（prostate cancer）是老年男性常见的泌尿系统肿瘤，本病临床表现无特异性，早期可无症状，病情进展可出现排尿梗阻及刺激症状为主，晚期以转移性症状为主，由于以骨转移多见，可出现局部或全身骨痛、骨折及骨破坏后神经受压迫的相关症状。世界范围内，前列腺癌发病率在男性所有恶性肿瘤中位居第二。前列腺癌自 2008 年起成为我国泌尿系统中发病率最高的肿瘤，在所有男性恶性肿瘤中排第六位。按照不同的临床表现及疾病发展阶段，前列腺癌属于中医学"癥瘕"、"癃闭"、"淋证"、"血尿"、"溺毒"、"脏躁"、"遗尿"、"虚劳"等范畴。

一、病因病理

前列腺癌总的病因涉及外邪、饮食、情志等因素，并与脏腑盛衰及年龄相关，本病病位在下焦，与肺、脾、肾密切相关。其总的病机特点为本虚标实、虚实夹杂，本虚指正气亏虚，包括气血虚弱、阴阳失调、脾肾两虚等；邪实以湿、痰、瘀、热、毒为主。在本病进展的不同阶段，以及受不同治疗方式的影响，其病因病机也存在相应的变化。前列腺癌行雄激素剥夺治疗后的病人，机体脏腑失和、阴阳失调，常表现为乏力、自汗、潮热、急躁易怒、心悸、失眠、记忆力下降、性欲下降、乳房发育、贫血、骨质疏松等症状。随着疾病的发展，前列腺癌多进入去势抵抗期，此期病人的主要病机为五脏阴阳俱虚。另外前列腺癌瘤体梗塞，还可导致水道不通，湿浊毒邪无法由尿液排出，滞留于体内，发为溺毒。急可致水气凌心，慢则致脾肾衰败。

目前关于前列腺癌的病因尚不明确，认为与年龄、地域与种族、遗传有关，其他因素有高动物脂肪饮食、维生素 D 及维生素 E 的低摄入、微量元素如硒的低摄入、植物雌激素如异黄酮的低摄入等。前列腺癌为多灶性、异质性肿瘤。病理诊断 98% 为腺癌，其他有前列腺黏液腺癌、前列腺小细胞癌、前列腺导管内癌和肉瘤等，前列腺癌常发生于前列腺的外周带。

二、临床表现与诊断

（一）临床表现

1. 尿道梗阻和刺激症状　早期前列腺癌可无明显症状，晚期前列腺癌，因肿瘤侵犯或阻塞尿道、膀胱颈时，可出现尿路梗阻或刺激症状。尿路梗阻表现为尿流缓慢，尿等待，尿流中断，排尿不尽等，严重时尿滴沥，小便点滴难出甚至尿潴留；夜尿增多；血尿。尿道刺激症状表现为尿频尿急，小便涩痛等。

2. 转移症状　①局部浸润转移：肿瘤侵犯到包膜及其附近的神经，可出现会阴部疼痛及坐骨神经痛。浸润直肠，表现为里急后重感、便秘或肠梗阻。②骨转移：骨痛，表现为转移部位的持续性疼痛，静卧时明显，多见于腰骶部及骨盆。病理性骨折，因骨质破坏引起，常常是本病病人就诊的首要症状；脊髓压迫症状，椎骨转移，可引起下肢疼痛、麻木，感觉及运动功能障碍。③其他转移症状：盆腔淋巴结转移，压迫静脉及阻断淋巴回流，造成下肢水肿。

3. 全身症状 晚期前列腺癌常伴明显的全身症状，如消瘦、乏力、低热、进行性贫血、恶病质或肾衰竭。

（二）诊断

直肠指检联合 PSA 检查是目前公认的筛查早期疑似前列腺癌最佳方法。临床上通过前列腺穿刺活检取得组织病理学诊断方能确诊。

1. 直肠指检（DRE） 大多数前列腺癌起源于前列腺的外周带，DRE 对前列腺癌的早期诊断和分期都有重要价值。

2. 前列腺特异性抗原（PSA）检查 血清总 PSA（tPSA）>4.0ng/ml 为异常，tPSA 检测值位于灰区（PSA 4～10ng/ml）时，推荐参考游离 PSA（fPSA）与总 PSA（tPSA）的比值，fPSA/tPSA>0.16 为正常参考值。其他可参考的指标还有 PSA 密度（PSAD）、PSA 速率（PSAV）等。

3. 磁共振（MRI/MRS）扫描 多参数 MRI 增强扫描，相对经直肠彩超及 CT 等影像学检查具有更高的敏感性，可以显示前列腺包膜的完整性、肿瘤是否侵犯前列腺周围组织及器官，MRI 也可以显示盆腔淋巴结受侵犯的情况及骨转移的病灶，在临床分期上有较重要的作用。

4. 经直肠超声检查（TRUS） 典型的前列腺癌的征象是在外周带的低回声结节，而且通过超声可以初步判断肿瘤的体积大小。

5. 全身核素骨显像检查（ECT） 前列腺癌的最常见远处转移部位是骨骼。ECT 可比常规 X 线片提前 3～6 个月发现骨转移灶，敏感性较高但特异性较差。

6. 前列腺穿刺活检 穿刺活检指征：①直肠指检发现前列腺结节，任何 PSA 值。②B 超，CT 或 MRI 发现异常影像，任何 PSA 值。③PSA>10ng/ml，任何 f/t PSA 和 PSAD 值。④PSA 4～10ng/ml，f/t PSA 异常或 PSAD 值异常。

7. 前列腺癌病理 常用 Gleason 评分系统对前列腺癌进行病理分级，将前列腺癌组织分为主要分级区和次要分级区，每区分值 1～5 分，两区分值相加，即前列腺癌的评分。分数越高，恶性程度越高，预后越差。

8. 前列腺癌临床分期 目前普遍采用 TNM 分期。T_1 为不能被扪及和影像学无法发现的临床隐匿性肿瘤；T_2 为局限于前列腺内的肿瘤；T_3 为肿瘤已穿过前列腺包膜；T_4 为肿瘤固定或侵犯精囊外邻近器官，如膀胱颈、尿道外括约肌、直肠等。N_1 为已有区域淋巴结转移。M_1 表示有远处转移。一般而言，$T_{1\sim2}$ 期为早期，$T_{3\sim4}$ 期、N_1 期、M_1 期皆为晚期。

三、治疗

对临床低危前列腺癌（PSA 4～10ng/ml，Gleason 评分≤6，临床分期≤T_{2a}），可采用主动监测的方法，根据体质和临床症候辨证论治；对早期前列腺癌采取根治性手术祛邪为主、围术期中医扶正为辅的方法，促进快速康复；对晚期前列腺癌则采取扶正祛邪相结合的中西医结合论治策略，对雄激素依赖型前列腺癌采取内分泌治疗与中医药减毒增效相结合的综合治疗方案，改善生活质量，延缓转化为去势抵抗型前列腺癌的时间。而对于目前缺乏有效药物和方法治疗的去势抵抗性前列腺癌，在对症处理的基础上，主要以大补元气、扶正抑瘤为法，改善临床症状、延长生存期。也可根据实际适当选用放疗、化疗或生物靶向治疗等协同治疗。

（一）手术治疗

手术治疗适用于前列腺癌临床分期为 $T_{1\sim2c}$，以及预期寿命≥10 年、身体状况良好的早期病人。手术方法有耻骨后前列腺癌根治术、腹腔镜前列腺癌根治术、机器人辅助前列腺癌根治术等。主要并发症包括严重出血、直肠损伤、术后阴茎勃起功能障碍、尿失禁等。中医辨证论治参考"围术期处理"章节内容。

（二）非手术疗法

1. 西药治疗 晚期前列腺癌首选内分泌治疗。由于大部分前列腺癌细胞具有雄激素依赖性，在无雄激素刺激的情况下将会发生凋亡。内分泌治疗正是利用这一原理，通过手术或药物降低体内雄激素水平，抑制肿瘤细胞生长。其方法包括：①去势治疗，包括手术去势和药物去势，手术切除睾丸可以减少体内约 90%的雄激素来源，如不切除睾丸，定期使用黄体生成素释放激素类似物（LHRH-a）缓释剂，如醋酸戈舍瑞林、醋酸亮丙瑞林等可达到同样的效果。②最大限度雄激素阻断，即在药物或手术去势治疗的同时，配合使用抗雄激素制剂，如比卡鲁胺、氟他胺等，阻断10%肾上腺来源的雄激素，即达到最大限度的雄激素阻断。③间歇内分泌治疗，是采用内分泌治疗达到初步治疗目的后，停药观察。若发现病情反复，血睾酮及 PSA 水平再次升高时，重新予以内分泌治疗。

目前认为几乎所有的晚期前列腺癌在经过内分泌治疗 14～30 个月后都会进展至去势抵抗性前列腺癌（CRPC）。去势抵抗性前列腺癌是指血清睾酮达去势水平（<50ng/dl 或<1.7nmol/L）而疾病依然进展的前列腺癌，前列腺癌一旦进入去势抵抗期，中位生存期仅为 12～20 个月。新型内分泌治疗药物阿比特龙、恩扎鲁胺等可延长病人生存 4～8 个月。

2. 辨证论治

（1）内分泌治疗期

1）气阴两虚：神疲，乏力，畏寒，气短，潮热，汗出，纳差等。治宜补肺益脾，益气养阴。方选扶正抑瘤力加减。

2）肝肾不足：腰膝酸软，骨蒸潮热，头晕，目眩，耳鸣，耳聋，胸满胁痛，自汗盗汗，五心烦热，口苦咽干，舌燥喉痛等。舌红苔少脉细数。治宜滋补肝肾，清解虚热。方选加味滋水清肝饮加减。

3）营卫失调：面红潮热，烘热汗出，急躁易怒，失眠易惊，头晕目眩，舌红苔少脉弦。治宜疏肝养胃，调和营卫。方选柴胡桂枝汤加减。

（2）去势抵抗期

1）气阴两虚：小便不畅，尿无力，淋漓不尽，夜尿多，气短，神疲，乏力，懒言，间歇潮热汗出，虚烦，口干，舌红，苔少，脉细数。治宜益气养阴，方选生脉散合知柏地黄汤加减。

2）脾肾两虚：小便难解，尿频、尿急、尿无力、夜尿多，甚至血尿，纳差，少气，乏力，面白，消瘦，腰膝酸软，间或周身骨痛，舌淡胖大，苔白，脉沉细无力。治宜健脾补肾，温阳益气。方选四君子汤合金匮肾气丸加减。

3）阴阳两虚：小便不畅，尿无力，尿线变细，大便难解，腰膝酸软，神疲，纳差，乏力，少气，懒言，行动缓慢，周身骨痛。舌淡红或嫩红少苔，脉沉细或涩。治宜温阳补阴，解毒通络。方选四君子汤合大补阴丸加减。

4）瘀毒阻络：小便难解，滴沥不尽，尿线变细，下腹胀满，甚或癃闭不痛，间或血尿，可伴周身骨痛。舌紫暗或有瘀斑，苔微腻，脉细涩。治宜行气散瘀解毒，通利水道。方选抵当汤加减。

3. 化疗 对于晚期合并有全身多处转移，尤其是内脏转移的病人，可以考虑化疗。常用的药物包括多西他赛、米托蒽醌等。化疗前应充分评估病人体能状态，对卡氏评分 8 分以下的病人不推荐使用化疗。

4. 前列腺癌骨转移的治疗 目的主要是缓解疼痛，预防和降低骨相关事件的发生，提高生活质量。在积极治疗原发肿瘤的同时，可采用中医药辨证治疗、化疗、双膦酸磷酸盐治疗、外科治疗、疼痛治疗等，强调多学科协作、综合性治疗。

5. 外治法 对前列腺根治术后尿失禁的病人，可采用温灸八髎穴，隔物灸神阙穴等方法，改善控尿。对内分泌治疗或去势抵抗性前列腺癌，证属脾肾阳虚者，可给予四子散外敷肩背部肾俞、坎离砂贴敷涌泉等，使阳气得复，改善生活质量。

其他疗法尚有外放射治疗、前列腺局部治疗（包括冷冻治疗、高能聚焦超声治疗、组织内射频消融治疗等），有一定的局部治疗作用。

前列腺癌预后与临床分期、病理 Gleason 评分、PSA 水平密切相关。

（陈志强　王昭辉）

第四节　睾丸肿瘤

睾丸肿瘤（tumor of testis）不常见，占全身恶性肿瘤的 1%，其发病有明显的地区和种族差异，中国发病率较低，约 1/10 万，近年来有增加趋势。本病高发于 20～50 岁，绝大多数为恶性。本病属于中医学"肾子岩"的范畴。

一、病因病机

睾丸肿瘤分为原发性和继发性。原发性睾丸肿瘤又分为生殖细胞瘤（seminoma）和非生殖细胞瘤（nonseminoma）。发生病因以隐睾、遗传、后天损伤或药物、感染因素为多见。睾丸肿瘤中生殖细胞瘤（即：精原细胞瘤）占 90% 以上。中医认为足厥阴肝经"循股阴，入毛中，过阴器，抵小腹"；任脉由后向前，经过前阴。前阴亦为肾之窍。故肾子岩的发病与肾、肝密切相关。多因肝肾亏虚加之外邪入侵或内困湿邪致湿火内结，影响气机，气滞而血脉不通，结而成瘀成痰，久而化生成毒而发病。

二、临床表现与诊断

睾丸肿大，或伴有疼痛，质地坚硬，沉重感，失去弹性，或呈结节状。B 超检查能准确的测量睾丸及肿块的大小，同时也能初步判断腹膜后淋巴结的情况。CT 或 MR 检查准确度更高。实验室检查绒毛膜促性腺激素亚单位（β-HCG）、甲胎蛋白（AFP）、乳酸脱氢酶（LDH）为重要的肿瘤标志物。精原细胞瘤大多数 HCG 呈阴性，非精原细胞瘤大多数为阳性；部分病人乳酸脱氢酶（LDH）、碱性磷酸酶（PALP）升高。

临床按肿瘤侵犯的范围分为Ⅰ期（局限于睾丸及附件侵犯）、Ⅱ期（侵犯精索、阴囊、腹膜后淋巴结）、Ⅲ期（侵犯横膈以上淋巴结或其他脏器）。

三、治疗

睾丸肿瘤首选经腹股沟根治性睾丸切除术，并根据病理结果制订后续的治疗方案。Ⅱ期病人有必要行双侧腹膜后淋巴结清扫。术后辨证论治参考"围术期处理"章节内容。

精原细胞瘤对反射线敏感，故主张预防性放疗。精原细胞瘤对化学治疗也敏感，常用卡泊、长春新碱、环磷酰胺、表柔比星等联合治疗。非生殖细胞瘤对放疗不敏感，主张早期行腹膜后淋巴结清扫；顺泊、鬼臼乙叉苷、博来霉素等的联合化疗有一定作用。不管是生殖性还是非生殖性的Ⅱ期或Ⅲ期睾丸肿瘤，在化疗后手术切除肿物及淋巴清扫能提高疗效。

第五节　阴茎癌

阴茎癌（carcinoma of penis）曾经是我国最常见的恶性肿瘤，但随着人民生活质量及保健意识的不断提高，该病的发病率大大减低。本病属于中医学"肾岩"或"肾岩翻花"等范畴。

一、病因病理

阴茎癌多发于老年人，绝大多数发生于包茎或包皮过长的病人，多因包皮垢长期积聚刺激引起，人类乳头状病毒（HPV）为阴茎癌的致癌物。幼年行包皮环切术能有效地预防阴茎癌。病理表现主要为鳞癌，基底细胞癌、腺癌少见。临床分为乳头型和结节型，乳头型向外生长，而结节型向深部浸润，可早期转移。除晚期病例外，较少浸润到尿道海绵体而影响排尿。早期可淋巴结转移，多转移到腹股沟、股部、髂血管旁淋巴结。血行转移比较少见，仅为侵犯海绵体后才发生，多转移到肺、肝、脑、骨。中医认为本病多因肝肾素亏，相火内灼，水不涵木，肝经血燥，脉络空虚，湿火乘虚而入，积聚肝肾，而发为此病。

二、临床表现与诊断

本病开始表现为硬块或红斑，突起小肿物或经久不愈的溃疡，位于包皮内板、冠状沟、龟头或尿道口边缘。肿物常因包皮覆盖而难以发现，后有血性分泌物自包皮口流出。肿瘤突破包皮或突出包皮口时呈菜花状，表面坏死，易出血，味腥臭。继而侵犯阴茎、尿道海绵体。一般较早期可触及腹股沟肿大的淋巴结。

三、治疗

手术治疗是治疗本病的主要方法。手术在距癌肿 2cm 以上行阴茎部分切除，但残留阴茎不能直立排尿及性交者应行阴茎全切除。有淋巴结转移者应于感染控制好后行双侧腹股沟淋巴结清扫。有远处转移者手术意义不大。放射治疗不敏感。化学治疗被用于配合手术治疗及放疗。术后辨证论治参考"围术期处理"章节内容。

（向松涛　王志超）

第五十章 泌尿系统梗阻

第一节 概 论

泌尿系统梗阻（urinary tract obstruction）也称尿路梗阻，是指由于泌尿系统本身或其周围组织在结构或功能上发生病变，导致排尿通道阻塞，尿液不能正常排出。泌尿系统梗阻是泌尿外科常见病之一，其临床表现可无任何症状而体检发现肾积水，或表现为疼痛、少尿或无尿、腰腹部肿块（肾积水）、血尿、排尿困难等症状，或伴有发热、水肿和胃肠道症状如恶心呕吐纳差等。泌尿系统梗阻将造成梗阻近端扩张、尿液潴留，最终导致肾功能损害。其中，梗阻发生在输尿管膀胱开口以上称为上尿路梗阻，发生在膀胱及其以下则称为下尿路梗阻。本病属于中医学"腰痛"、"淋证"、"溺毒"、"精癃"、"癃闭"、"关格"等范畴。

一、病因病机

尿液的正常排出需具备两个条件：一为尿路管腔通畅，二是排尿功能正常。尿路由肾小管、肾盏、肾盂、输尿管、膀胱和尿道组成。任何部位的梗阻都将导致梗阻部位近端的尿路出现尿流储运异常、尿路积水，最终引起肾积水，进一步引起肾实质破坏、萎缩变薄，严重时出现代谢产物排泄障碍，水、电解质、酸碱平衡紊乱和内分泌代谢紊乱等肾脏功能衰竭的表现。引起尿路梗阻的病因很多，无论尿路腔内、腔外或管壁本身，亦或支配其的神经功能失调、肌肉功能障碍等各种原因，如结石、肿瘤、前列腺增生、先天性尿路畸形、神经源性膀胱、输尿管狭窄等都可妨碍正常的尿流储运，其生理病理表现按其病程进展的快慢及梗阻部位改变而有所不同。

（一）上尿路梗阻

上尿路梗阻指输尿管膀胱开口以上的梗阻。常见病因可分为先天性病因和后天性病因；先天性的有肾盂输尿管连接处先天病变如狭窄、异位血管和纤维束压迫，输尿管异位开口，输尿管膨出，腔静脉后输尿管等；后天性病因多见于上尿路结石、结核、肿瘤，邻近器官病变（如腹膜后纤维化、前列腺癌、腹膜后或盆腔肿瘤）等，其中输尿管结石最常见。其他的还有医源性因素如盆腔手术损伤或误扎、输尿管镜检查损伤等。病理表现为梗阻以上部位压力增高，导致肾积水，肾盂肾盏内压升高，影响肾小球及肾小管功能，使肾小球滤过压降低，滤过率减少。如果尿路梗阻不能解除，肾盂内压力持续升高，造成肾组织缺血缺氧，肾实质逐渐萎缩变薄，肾盂肾盏积水逐渐增多，最后肾脏成为一个无功能的水囊。一般急性完全性梗阻，肾盂扩张积水常不明显，但肾功能损害严重而迅速；慢性部分性梗阻则容易导致巨大肾积水，但肾功能损害出现相对缓慢。

（二）下尿路梗阻

下尿路梗阻指膀胱及其以下尿路的梗阻。其与上尿路梗阻不同的是下尿路梗阻常常是双侧肾脏功能受影响。常见病因有良性前列腺增生、前列腺癌、膀胱颈纤维化、膀胱内结石、膀胱内异物、膀胱肿瘤、神经源性膀胱、尿道狭窄、尿道结石、尿道异物、尿道肿瘤、包皮口狭窄、后尿道瓣膜等。在梗阻的早期，由于膀胱内压在每次排尿时升高，以克服排尿阻力，导致膀胱逼尿肌增生，肥大，出现小梁小室，甚至憩室。此期为代偿期。如果下尿路梗阻持续存在，膀胱逼尿肌失代偿，收缩无力，出现残余尿，若膀胱压力持续超过 $40cmH_2O$，输尿管膀胱开口处的抗反流能力丧失，最终会出现双侧输尿管扩张，双肾积水，肾功能损害，此为失代偿期，其肾的病理改变同上尿路双侧梗阻病理变化。此外，长期梗阻使膀胱壁、三角区及输尿管间嵴增生肥厚，亦会导致输尿管膀胱壁段的机械性梗阻，这也是下尿路梗阻最终引起双肾积水的原因之一；长期梗阻也可使膀胱逼尿肌内神经末梢减少，影响了逼尿肌的收缩。

中医认为，水液在体内升降出入与肺、脾、肾及三焦、膀胱等脏腑功能的正常发挥有关，正如《素问·经脉别论》云："饮入于胃，游溢精气，上输于脾，脾气散精，上归于肺，通调水道，下输膀胱。"《素问·灵兰秘典论》说："膀胱者，州都之官，津液藏焉，气化则能出矣"，又说："三焦者，决渎之官，水道出焉"，描述了水液在体内的代谢过程及循行路径，其间任何的脏腑功能失调，都可以导致水液循行障碍，停滞于内。常见的病因包括肺气失宣、脾失健运、肾失温煦、气血瘀滞、湿热下注等。

二、治疗

本病治疗原则是尽快解除梗阻，对于病情稳定、病因明确的可采取对因和对症治疗同时进行，但对于病因不明或者是病情复杂、危重者，可先采取对症治疗，解除梗阻，待病情稳定后，再处理病因。中医辨证主要分虚实论治，实则清利，虚则补益。尤其不可一见梗阻就滥施清利。例如，输尿管结石导致的肾积水和肾衰竭，一味利尿通淋排石，只会加重梗阻程度，使肾功能损害更为严重；而应在尽快解除梗阻的同时，施以温肾降浊、活血化瘀之法，尽量保护肾功能。

（白遵光　潘　俊）

第二节　肾　积　水

肾积水（hydronephrosis）是指尿液从肾排出受阻，肾盂、肾盏内淤积的尿液使肾内压力增高，引起肾盂、肾盏扩张，肾实质萎缩，功能减退。泌尿系统多种先天后天疾病均可导致肾积水，本病属于中医学"腰痛"、"淋证"、"水肿"、"精癃"、"癃闭"、"关格"等范畴。

一、临床表现与诊断

1.病史　根据病人病史，可提示可能存在继发肾积水的可能。输尿管狭窄及尿道狭窄病人可有腔内手术病史或外伤史，神经源性膀胱可有脊柱损伤、中风、糖尿病等病史。

2.症状　因梗阻的原因、部位和程度的差别，不同肾积水病人的临床表现并不一致。轻度肾积水多无症状；中重度肾积水可出现腰部疼痛，部分病人以腹部肿块就诊。肾积水合并感染时可出现脓尿和全身中毒症状，如寒战、发热、头痛及胃肠道功能紊乱等。泌尿系畸形、结石、肿瘤、炎症和结核所引起的继发性肾积水临床表现还包括原发疾病的症状。

3.体征　患侧肾区可有叩击痛，如重度肾积水，腹部可触及巨大包块。

4.实验室检查及影像学等辅助检查

（1）肾功能异常时，血常规可见血红蛋白下降，生化见血肌酐明显升高。合并感染可见血白细胞及中性粒细胞比例升高，尿常规中白细胞升高。

（2）超声检查：可观察肾、输尿管及膀胱的形态，判断是否发生梗阻，以及梗阻的程度和部位，也可对病因进行初步筛查，如泌尿系统结石、肿瘤、膀胱出口梗阻等。

（3）X线检查：静脉肾盂造影、逆行肾盂造影、CT。

1）静脉肾盂造影（intravenous pyelography，IVP）可无创显示肾、输尿管的解剖形态，明确梗阻部位及肾积水情况，还可初步评估分肾功能。轻度肾积水可见肾盂扩大，肾盏增粗，肾小盏杯口变平。当急性泌尿系梗阻发生时，单侧或双侧肾脏功能可能受到影响，而表现出梗阻性影像图、集合系统的扩张和延迟显影等。但对于肾功能不全的病人，IVP 显影效果较差，此时可考虑逆行肾盂造影。此外，由于该检查需要造影剂并进行射线暴露，因此，IVP 不适用于造影剂过敏者及孕妇等不能暴露于射线中的人群。

2）逆行肾盂造影：虽然逆行肾盂造影（retrograde pyelography，RP）是一项有创检查，对静脉肾盂造影显影不佳或肾功能不全无法使用静脉肾盂造影时，逆行肾盂造影能够显示输尿管、肾盂的解剖形态，有助于确定梗阻的部位和程度，对病因的判断具有一定的价值。

3）腹部 CT：是目前诊断尿路梗阻的重要检查。它不但可用于明确梗阻的部位，还可用于筛查肾积水的病因。目前，腹部 CT 平扫已成为输尿管结石导致的急性梗阻的首选影像学检查。泌尿系结石在 CT 平扫中表现为肾集合系统或输尿管内的高密度影像。同时可以观察到泌尿系结石梗阻平面以上的集合系统或输尿管的扩张积水。但肾盂肿瘤或输尿管肿瘤等上尿路肿瘤在平扫 CT 中难以发现，仅能观察到梗阻平面以上的积水，腹部增强 CT 扫描中则可发现肿瘤的强化。因此，腹部增强 CT 扫描在筛查除泌尿系结石外的梗阻因素，特别是肿瘤性疾病的鉴别诊断方面具有重大意义。CT 尿路成像（CTU）能够通过造影剂的排泄重建肾盂、输尿管及膀胱，对上尿路肿瘤、输尿管狭窄的诊断更为重要。肾盂、输尿管或膀胱肿瘤在 CTU 尿路成像片中表现为肿瘤所在部位的充盈缺损，能够明确肿瘤的部位、大小。

（4）其他辅助检查

1）MRU：对肾盂、输尿管尿路上皮细胞肿瘤、输尿管狭窄、先天性发育异常相关的梗阻的诊断准确率高。目前，MRU 多应用于对造影剂过敏的病人及妊娠女性等。但 MRU 对于泌尿系结石的诊断价值相对较低，并且该检查存在价格昂贵、成像时间长、检查噪音相对较大等因素，限制了其临床应用。

2）利尿肾图或 SPECT 肾显像：能评价分肾功能和鉴别动力性梗阻与机械性梗阻。

3）尿动力学检查：主要用于前列腺增生、神经源性膀胱、尿道狭窄等下尿路梗阻性疾病的评估，能够帮助判断是否存在膀胱功能障碍、膀胱出口梗阻等情况。

二、治疗

本病总的原则是尽快解除梗阻，去除病因，控制感染，改善肾功能。具体治疗方案应综合考虑造成梗阻的病因、发病缓急、肾功能的损害程度等因素来决定。应结合病人情况、梗阻病因、双侧肾功能状态等因素选择相应的治疗手段和合适的治疗时机。在泌尿系统梗阻疾病中，集合系统压力和输尿管壁张力增加可导致肾绞痛。因此在治疗中应注意镇痛和解除肾盂和输尿管平滑肌痉挛。

完全性梗阻在 24 小时内解除梗阻后，肾小球滤过率和肾功能尚可完全恢复。较严重的不完全梗阻 14 天后解除梗阻肾功能亦可完全恢复；梗阻 28 天后解除梗阻肾功能可约恢复至正常 30%，梗阻 60 天后解除梗阻，肾功能基本丧失，仅有 8% 的肾功能可恢复。在梗阻解除后，肾功能即开始恢复，其恢复的快慢取决于肾损害的严重程度及是否存在尿路感染，也和对侧肾功能的损害程度相关。而尿酸化功能在梗阻解除后需数周或数年才能恢复。

解除梗阻时最好与治疗病因同时进行。如果病情不允许，则先解除梗阻、再治疗病因。单纯解除梗阻的方法有肾造瘘、输尿管内支架引流或输尿管造瘘引流、导尿、留置尿管、膀胱造瘘等。如肾积水导致肾功能丧失，患肾尿量少于正常尿量的 1/10，肾皮质薄于 0.3～0.5cm；或患肾合并严重感染而健侧肾功能良好时，可行患肾切除。

此外，梗阻性肾病治疗方面需注意如下问题：一是慎用利尿剂。梗阻未解除以前使用利尿剂会使肾盂内压力升高，肾间质水肿增加而加重肾损害；二要注意梗阻解除后多尿期的处理。多尿期易引起水、电解质紊乱和低血容量，临床上要注意及时补充水和电解质及血容量，一般补液量可按尿量的 2/3 输入。梗阻后多尿的原因是：梗阻时体内潴留过多的水和电解质的排出；体内潴留的高浓度氮质溶质引起的渗透性利尿作用；梗阻性肾病病理改变以肾小管损害、重吸收障碍为主，且梗阻解除后肾小管新生上皮浓缩功能差，故解除梗阻后常会导致渗透性利尿。多尿期的长短视肾功能的损害程度而定，一般说来，肾功能损害越严重，则多尿期持续的时间会越长。

中医辨证认为梗阻性肾功能不全的主要病理是由于尿路梗阻后，脾肾衰败，清浊不分，升降失常，导致清阳不升，浊阴不降，属于虚实夹杂之证，所以治宜攻补兼施。慢性梗阻性肾功能不全以脾肾阳虚多见，病程越长，则虚证越明显。其主要是由于尿路梗阻，导致水湿内犯，邪气侵肾，阻遏阳气，使正气受损，气化功能失常，脾亦受损，运化无力，乃至排泄功能下降，代谢产物排泄障碍，以致大量毒性产物滞留体内，所以临床所见此类病人面色㿠白或萎黄，畏寒肢冷，尿少神疲，腰膝酸软，饮食不振，舌淡脉细等，治宜健脾补肾、利湿解毒为主。若解除梗阻后，早期由于手术伤于气血，以及插尿管等局部损伤，致使湿热之邪外侵，见尿频、尿急、尿痛或有血尿、伤口痛，苔黄脉弦等症。则应以利湿清热解毒为先；若是解除梗阻后的利尿期，出现多尿、口干、神疲、舌干、脉细等气阴两虚之证，则宜益气养阴与清热祛湿并进。辨证论治可采用内服中药、中成药、针灸或外用中药灌肠综合应用等方法。

（白遵光　潘　俊　王昭辉）

第三节　尿潴留

尿潴留（urinary retention）是指膀胱内充满尿液而不能排出，常常由排尿困难发展到一定程度引起。尿潴留分为急性与慢性两种。前者为急性起病，膀胱内胀满尿液不能自行排出，十分痛苦，临床上常需要急诊处理；后者起病缓慢，病程较长，下腹部可触及充满尿液的膀胱，因长期耐受，病人可无明显胀满疼痛等症状。本病属于中医学"癃闭"、"精癃"、"臌胀"等范畴。

一、病因病理

中医认为本病主要是因老年肾气渐衰，肺气失宣，中气虚弱，三焦气化失司，推动无力；或者外感湿邪，湿热内浸；抑或湿热内生，聚于下焦，痰瘀热互结水道，水道不通所致。肺气失宣不能输布，影响水道通调，可致尿闭或尿出不畅；脾胃功能紊乱，气化失常，水液下注膀胱，壅滞气机，尿不能正常渗泄，则可发生尿闭或排尿滞涩；三焦气化失司，津液不运，水道失调，水湿聚于下焦，壅阻水道；若肾气虚衰，下元虚惫，气化、推动无力，聚于下焦，则尿闭；饮食不节，肥甘厚腻，滋生湿热，湿热内聚，留于下焦，阻塞水道；或者外伤致局部气血瘀滞，壅塞尿道；或者膀胱湿热，煎熬尿液，砂石析出，堵塞尿道，均可发为"癃闭"、"精癃"、"臌胀"之症。

引起尿潴留的病因很多，可分为机械性和动力性梗阻两类。其中以机械性梗阻病变最多见，如良性前列腺增生、前列腺肿瘤；各种原因引起的尿道狭窄、肿瘤、异物和尿道结石等。动力性梗阻是指膀胱出口无梗阻，系各种原因导致膀胱逼尿肌收缩力受损引发。如神经源性膀胱、广泛盆腔手术损伤支配膀胱的神经纤维、椎管内麻醉等。此外，各种松弛平滑肌的药物如阿托品、山莨菪碱等，偶尔亦可引起尿潴留。

二、临床表现与诊断

急性尿潴留发病突然，膀胱内充满尿液不能排出，胀痛难忍，辗转不安，有时从尿道溢出尿液，但不能减轻下腹胀痛。慢性尿潴留多表现为排尿不畅、尿频，常有排尿不尽感，有时出现尿失禁。少数病人虽无明显慢性尿潴留梗阻症状，但出现上尿路扩张、肾积水，甚至出现尿毒症症状，如全身衰竭、食欲差、恶心、呕吐、贫血、血清肌酐和尿素氮显著升高等。

体检时耻骨上区常可见到半球形膨隆，用手按压有明显尿意，叩诊为浊音。超声检查可以明确诊断。

尿潴留应与无尿鉴别，后者是指肾衰竭或者上尿路完全梗阻，膀胱内空虚无尿，两者含义不同，不能混淆。

三、治疗

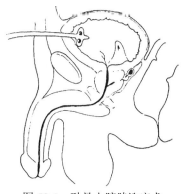

图 50-1　耻骨上膀胱造瘘术

1. **急性尿潴留**　治疗原则是去除病因，恢复排尿。如病因不明或者梗阻一时难以解除，应先引流膀胱尿液解除病痛，然后作进一步检查明确病因并进行治疗。急诊处理可行导尿术，是解除急性尿潴留最简便常用的方法。急性尿潴留病人在不能插导尿管时，可采用粗针头耻骨上穿刺的方法吸出尿液，可暂时缓解病人的痛苦。有膀胱穿刺造瘘器械可在局麻下直接或超声引导下行耻骨上膀胱穿刺造瘘引流尿液。若无膀胱穿刺造瘘器械，可手术行耻骨上膀胱造瘘术（图 50-1）。如梗阻病因不能解除，可以永久引流尿液。放置导尿管或膀胱穿刺造瘘引流尿液时，应间歇缓慢地引流尿液，避免快速排空膀胱，膀胱内压骤然降低而引起膀胱出血。

2. **慢性尿潴留**　若为机械性梗阻病变引起，有上尿路扩张肾积水、肾功能损害者，应先行膀胱尿液引流，待肾积水缓解、肾功能改善，经检查病情明确后，针对病因治疗，解除梗阻。如系动力性梗阻引起，多数病人需间歇清洁自家导尿；自家导尿困难或上尿路积水严重者，可作耻骨上膀胱造瘘术或其他尿流改道术。

3. **辨证论治**

（1）肺热失宣：小便不畅或点滴不通。伴咽干口燥，胸闷，呼吸不利，咳嗽咯痰。舌红，苔薄黄，脉滑数。治宜清热宣肺，通调水道。方选黄芩清肺饮加减。

（2）湿热下注：尿少黄赤，尿频涩痛，点滴不畅，甚至尿闭，小腹胀满。口渴不欲饮，发热，或大便秘结。舌红，苔黄腻，脉数。治宜清热化湿，通利膀胱。方选八正散加减。

（3）气滞血瘀：小便努责方出或点滴全无，会阴、小腹胀痛，偶有血尿或血精。舌紫黯或有瘀斑，苔白，脉沉弦或细涩。治宜活血化瘀，通气利水。方选抵当丸加减。

（4）中气下陷：小腹坠胀，小便欲解不爽，尿失禁或夜间遗尿。精神倦怠，少气懒言。舌淡，苔薄白，脉濡细。治宜补中益气。方选补中益气汤加减。

（5）肾阳不足：排尿无力，点滴而出，失禁或遗尿。面色㿠白，神倦畏寒，腰膝酸软无力，手足不温。舌淡，苔白，脉沉细。治宜补肾温阳，化气行水。方选济生肾气丸加减。

4. **外治法及生活调摄**　可采取食盐炒热外敷下腹部；艾灸气海、关元；或针刺气海、关元、中极、膀胱俞、三焦俞、阴陵泉等穴位治疗。经各种方法仍不能排尿者需行导尿术。

平素应有规律生活，气候转冷时，注意保暖，预防感冒，慎用含有马来酸氯苯那敏成分的感冒及止咳药；避免憋尿，保持大便通畅；规律饮食，少饮酒或不饮酒，忌辛辣食物及浓茶等。

（白遵光　朱育伦）

第四节 良性前列腺增生

良性前列腺增生（benign prostatic hyperplasia，BPH）是以排尿困难为主要临床特征的男性老年常见病，大多数发生在50岁以上，发病率随年龄而逐渐增加。本病属于中医学"精癃"、"癃闭"等范畴。

一、病因病理

中医认为本病主要是老年肾气渐衰，肺气失宣，中气虚弱，三焦气化失司，推动无力，痰瘀互结水道。肺气失宣不能布散津液，影响水道通调，可致尿闭或尿出不畅；脾胃功能紊乱，运化失常，湿热下注膀胱，壅滞气机，尿不能正常渗泄，则可发生尿闭或排尿滞涩；或脾气虚弱，中气不足，不能收摄，膀胱失于约束，故发生遗尿；老年肾阴不足，相火偏亢，内传膀胱，水液不利，则排尿频数，滞涩不爽；若肾阳虚衰，下元虚惫，固摄无权，则尿失禁或小便频数，淋漓不尽，均可发为"癃闭"之症。

前列腺增生的病因尚未完全明了，目前公认老龄和有功能的睾丸是发病的基础。过去曾把动脉硬化、炎症、生活环境、饮食习惯、性生活过度、遗传等作为发病的有关因素，但都缺乏充分证据。上皮和基质的相互影响，各种生长因子的作用，随着年龄增长，睾酮、双氢睾酮及雌激素的改变和失去平衡都可能是前列腺增生的病因。良性前列腺增生开始于围绕尿道精阜周围的腺体，这部分腺体称为移行带，初始占前列腺组织仅5%，是前列腺增生的起始部位。其余95%腺体由外周带（占3/4）和中央带（占1/4）组成。外周带是前列腺炎和前列腺癌的好发部位。增生的前列腺使后尿道延长、受压、变形、尿道阻力增加，引起排尿障碍。排尿障碍的程度可能与增生的程度不成比例，而与增生的形状和位置，即尿道受压的程度密切相关（图50-2）。

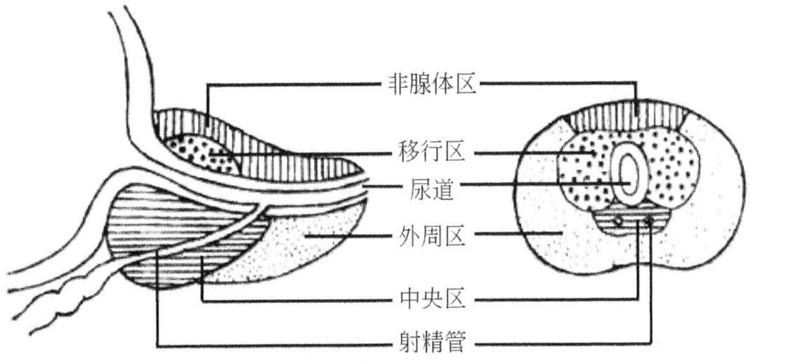

图 50-2 前列腺解剖分区

前列腺增生导致尿路梗阻，膀胱逼尿肌代偿性肥大，肌束增粗。肌束间膀胱壁薄弱区受膀胱内压作用膨出于膀胱壁之外，形成假性憩室。晚期继发肾、输尿管扩张积水，肾功能损害。前列腺增生合并尿潴留，常可继发泌尿系感染及形成结石。

二、临床表现与诊断

（一）病史

凡是50岁以上的男性有夜尿频和小便困难，须考虑前列腺增生的可能。老年男性有膀胱结石及肾功能不全时，亦要注意是否由前列腺增生引起。

（二）症状

1. 尿频　为早期症状，排尿次数多，尤其是夜间。尿频产生的原因是膀胱有残余尿，膀胱颈部充血所致。合并膀胱炎还可出现尿急、尿痛及血尿现象。

2. 排尿困难 初期，排尿时尿液不能立即排出，需要等待一些时间。以后随着排尿阻力的增加，尿流可出现无力、变细，甚至淋漓不尽。

3. 尿潴留 膀胱颈梗阻逐渐加重，排尿时不能将膀胱内尿液全部排空，出现膀胱残余尿。长期梗阻，还可损伤膀胱逼尿肌的功能，收缩力减弱，残余尿逐渐增多，发生慢性尿潴留。由于膀胱过度充盈使少量尿液从尿道口溢出，发生充盈性尿失禁。前列腺增生的任何阶段都可能发生急性尿潴留，多数因气候变化、饮酒、劳累等使前列腺突然充血、水肿所致。

4. 其他症状 前列腺增生导致长期尿路梗阻，可诱发膀胱结石、膀胱憩室；梗阻严重还可造成逆行性肾积水及肾衰竭、酸中毒。另外，长期借助腹压协助排尿可引起痔疮、脱肛、便血、腹股沟疝及下肢静脉曲张等并发症。

（三）体征

直肠指检应注意前列腺大小、硬度、有无结节、中央沟及表面情况，精囊可否触及，直肠内有无异常包块，注意肛门括约肌张力，以排除神经系统疾病引起的排尿功能障碍。若增生腺体突入膀胱，前列腺增大常不明显。体检时，要注意下腹部能否触及膨胀的膀胱。

（四）实验室检查

1. 尿流动力学检查 前列腺增生导致梗阻时最大尿流率及平均尿流率均明显减小，而排尿时间明显延长。如尿量超过 150ml 时，最大尿流率＜15ml／s，说明排尿不畅；最大尿流率＜10ml／s，说明梗阻严重。尿流动力学检查对鉴别排尿困难的原因有比较重要的意义。

2. 超声波 可直接测得前列腺大小和内部结构、是否突入膀胱及合并膀胱结石等。经直肠超声波扫描较为准确，经腹壁超声检查可测定膀胱残余尿。

3. 血清前列腺特异抗原（PSA） 明显升高时应警惕前列腺癌。

4. CT 和 MRI 可更加直观显示前列腺增生及内部结构，并能与正常腺体相区分。对鉴别前列腺癌等病变也有一定的意义。

（五）鉴别诊断

1. 神经源性膀胱功能障碍 临床症状与前列腺增生症状相似，都可以引起排尿困难、尿潴留或泌尿系感染等，且多发生于老年人。但神经源性膀胱病人常有明显的神经系统损害的病史和体征，如下肢感觉和运动障碍、会阴部感觉减退或消失、肛门括约肌松弛、阴茎海绵体反射消失等。尿流动力学检查可作鉴别诊断。

2. 前列腺癌 直肠指检可触及前列腺坚硬结节，血清前列腺特异性抗原（PSA）增高。超声及盆腔部 CT 或 MRI 可帮助诊断。前列腺穿刺活体组织检查可确诊。由于前列腺癌有早期发生骨转移的特点，全身同位素（ECT）骨扫描有助于诊断。

3. 膀胱颈硬化症（膀胱颈挛缩） 由慢性前列腺炎引起，表现为小便困难。但发病年龄较轻，前列腺常不增大。

三、治疗

本病治疗主要根据前列腺增生引起的梗阻程度及病人的全身情况来决定。对梗阻较轻或难以耐受手术治疗者可采用非手术疗法；对梗阻较重，反复出现急性尿潴留或其他各种并发症的病人，宜选择手术治疗。

（一）非手术疗法

非手术疗法主要适用于轻中度梗阻的前列腺增生症，或前列腺增生合并前列腺炎的病人。

1. 辨证论治 本病属于本虚标实之证，本虚是指肺脾肾不足，尤其是肾气亏虚；标实是指增生之腺体形成肿块阻塞尿道，以及由此而致的湿热瘀阻。治疗时要注意顾护正气，攻补兼施。

（1）肺热失宣：小便不畅或点滴不通。伴咽干口燥，胸闷，呼吸不利，咳嗽咯痰。舌红，苔薄黄，脉滑数。治宜清热宣肺，通调水道。方选黄芩清肺饮加减。

（2）湿热下注：尿少黄赤，尿频涩痛，点滴不畅，甚至尿闭，小腹胀满。口渴不欲饮，发热，或大便秘结。舌红，苔黄腻，脉数。治宜清热化湿，通利膀胱。方选八正散加减。中成药选用尿感宁冲剂或八正冲剂。

（3）中气下陷：小腹坠胀，小便欲解不爽，尿失禁或夜间遗尿。精神倦怠，少气懒言。舌淡，苔薄白，脉濡细。治宜补中益气。方选补中益气汤加减。中成药用补中益气丸。

（4）肾阴不足：小便频数不爽，淋漓不尽。伴有头晕目眩，腰酸膝软，失眠多梦，咽干。舌红，苔黄，脉细数。治宜滋肾养阴。方选知柏地黄汤加减。

（5）肾阳不足：排尿无力，失禁或遗尿，点滴不尽。面色㿠白，神倦畏寒，腰膝酸软无力，手足不温。舌淡，苔白，脉沉细。治宜补肾温阳，化气行水。方选济生肾气丸加减，若尿失禁或遗尿者，加桑螵蛸丸。中成药用金匮肾气丸。

（6）气滞血瘀：小便努责方出或点滴全无，会阴、小腹胀痛，偶有血尿或血精。舌紫黯或有瘀斑，苔白或黄，脉沉弦或细涩。治宜活血化瘀，通气利水。方选抵当丸加减。中成药用桂枝茯苓丸。

2. 西药治疗 主要有两类药物：一类是 5α 还原酶抑制剂，常用药物包括非那雄胺和度他雄胺等。另一类是 $\alpha 1$ 受体阻断剂，常用坦索罗辛、特拉唑嗪等。$\alpha 1$ 受体主要分布在前列腺基质平滑肌，阻滞 $\alpha 1$ 受体，可降低平滑肌张力，减少尿道阻力，改善排尿功能。

（二）手术治疗

手术治疗主要适用于前列腺增生症状严重，或前列腺增生引起梗阻性肾功能损害，充溢性尿失禁，反复尿潴留或尿路感染，严重血尿，合并膀胱结石、憩室等。

前列腺增生的手术方法大体可分为经尿道手术和开放手术。经尿道前列腺电切术是目前应用最广的治疗前列腺增生的手术方法。近年来，经尿道各种激光治疗逐渐开展并广泛应用。经尿道手术具有创伤小，恢复快等优势。

术前对并发尿路感染病人，应积极控制尿路感染。对尿潴留引起肾功能损害感染者，应行留置导尿管或膀胱造瘘管引流尿液，结合中医药辨证论治，待肾功能恢复后才手术。

前列腺术后，早期病机主要是因尿道创伤后气滞血瘀、湿热之邪内侵，表现为尿频、尿急、尿道涩痛和轻度血尿等，多以清热利湿通淋、活血凉血止血为主要治则，可用小蓟饮子或八正散、石韦散等加减治疗；术后 5～7 天，由于手术耗气伤血，多表现为气血两虚、气阴两伤、或脾胃失调等，要根据辨证给予调理。

（三）其他疗法

①机械扩张治疗，经尿道气囊扩张或在前列腺部尿道放置记忆钛镍合金网状支架管。②微波和射频治疗，利用生物组织热凝固原理，使尿道周围增生的腺组织凝固坏死，使尿道通畅。③高能聚焦超声治疗。疗效不够确定，主要适合于年老体弱不能耐受手术的病人。

本病应注意生活有规律，气候转冷时注意保暖，预防感冒；避免憋尿，注意保持大便通畅；饮食有规律，少饮酒或不饮酒，忌辛辣食物及浓茶等。

（王昭辉　陈志强）

第五十一章 肾上腺外科疾病

第一节 原发性醛固酮增多症

原发性醛固酮增多症简称"原醛"（primary hyperaldosteronism，PHA），是由于体内分泌过多的醛固酮所致，典型的表现为高血压、高醛固酮、低血钾、低血肾素、碱中毒和肌软弱无力或周期性瘫痪。临床多见于有分泌醛固酮的肾上腺肿瘤和原发性肾上腺皮质增生，还有病变不在肾上腺的原醛症，需予以鉴别。本病高发病年龄在 30～50 岁，女性偏多；高血压病人中 PHA 中占 0.5%～16%，而在顽固性高血压中占 17%～20%。本病属中医"癥瘕"等病症范畴。

一、病因病理

本病病因不够明确，主要有以下几方面：

1. **肾上腺皮质腺瘤** 最常见，约占原醛症 80%，以肾上腺单个肿瘤多见，因腺瘤发生在球状带，称醛固酮腺瘤，其醛固酮分泌不受肾素及血管紧张素Ⅱ的影响。

2. **单侧肾上腺皮质增生** 少见，以单侧或以一侧肾上腺球状带结节状增生为主，其内分泌生化测定结果类似醛固酮腺瘤，具有典型的 PHA 表现。

3. **双侧肾上腺皮质增生** 又称特发性醛固酮增多症，为双侧球状带增生，临床症状不典型，该型与垂体产生的醛固酮刺激因子有关，对血管紧张素敏感；站立时，肾素活性和醛固酮分泌升高。

4. **分泌醛固酮的肾上腺皮质腺癌** 瘤体直径>3cm，包膜常被浸润，由于其癌细胞有时也分泌糖皮质激素和性激素，从而出现相应的临床表现。

5. **分泌醛固酮的异位肿瘤** 极其罕见，仅见于少数肾癌和卵巢癌的报告。其癌细胞具有分泌醛固酮的功能，但对 ACTH 和血管紧张素无反应；

6. **家族性醛固酮综合征** 病因未明，一般有家族史，可出现高血醛固酮及类似 PHA 表现，测定血浆 17-去氧皮质酮升高。

高血压和低血钾、轻度碱中毒为主要病理生理特点。

二、临床表现与诊断

（1）高血压，以舒张压升高为主，血压正常的原醛症极罕见。

（2）多饮、烦渴、尿多，以夜尿多为主。

（3）肌无力，甚至周期性麻痹，首先累及四肢，重者发生软瘫，并影响呼吸和吞咽。

实验室检查：血、尿醛固酮明显升高，24 小时尿钾明显升高，尿比重降低，若血浆醛固酮（ng/dl）/肾素浓度［ng/（ml·h）］≥40 对 PHA 诊断具有重要意义。低钠试验、高钠试验、螺内酯试验有利于原醛的诊断。肾上腺 B 超能发现 1cm 以上的肿瘤，肾上腺 CT 有助于发现更小的肾上腺病变，MR 对肾上腺肿瘤的检出率不如 CT。[131]I 标记的胆固醇肾上腺核素显像扫描对于肾上腺瘤及癌、增生的鉴别有一定意义。

三、治疗

1. 手术治疗 是醛固酮瘤的首选治疗方法。术后中医辨证论治参考"围术期处理"章节内容。

2. 西药治疗 适用于特发性醛固酮增多症等其他不宜手术治疗的病人或者作为术前准备，常用药物包括螺内酯（螺内酯）和氯胺吡咪（阿米洛利）等。术前准备还需要口服西药控制高血压，纠正低血钾等。

第二节 皮质醇症

皮质醇增多症（hypercortisolism）即皮质醇症，是指机体长期在过量糖皮质激素作用下引起的一系列临床症状和体征，也称为库欣综合征（Cushing's syndrome，CS）。由于垂体病变导致 ACTH 过量分泌致病者称之为库欣病。

CS 的年发病率为（2～5）/100 万，各种年龄均有所见，高发年龄为 20～40 岁，约占 70%，男女比例为 1：（2～8）；本病属中医"癥瘕"等病症范畴。

一、病因病机

皮质醇症的原因比较复杂，主要分为 ACTH 依赖性和 ACTH 非依赖性两大类：①ACTH 依赖性 CS：由体内 ACTH 含量增加引起双侧肾上腺皮质束状带增生而引起分泌过量的皮质醇，其分为 Cushing 病和异位 ACTH 综合征。②ACTH 非依赖性 CS：主要为肾上腺肿瘤病人，包括肾上腺皮质腺瘤和腺癌，其皮质醇分泌是自主性的；部分肾上腺皮质结节状增生亦可自主分泌皮质醇，为特殊类型的 CS，形成机制尚不明。

中医认为本病多因脾虚失运，痰湿内生，阴阳失调所致，病久可致阴损及阳，致阴阳两虚，形神两衰。

二、临床表现与诊断

1. 临床表现 本病因长期高皮质醇血症而出现各种物质的代谢紊乱，常见的临床表现有：①典型的向心性肥胖，满月脸，水牛背，悬垂腹，颈短，四肢肌萎缩，相对消瘦。②皮肤菲薄，下腹壁、大腿内侧、腋下皮肤可见紫纹，皮肤可见痤疮和多毛。③高血压，部分病人轻度或中度高血压。④糖尿病，部分病人血糖和尿糖升高。⑤性腺功能紊乱，女性月经不调，甚至闭经；男性性欲减退。⑥其他症状，如骨质疏松症引起腰背痛及易发生病理性骨折；精神症状，表现为失眠、记忆力减退、注意力分散等。

2. 实验室检查

（1）血浆游离皮质醇测定：8：00、16：00 和 24：00 分别抽血测定，血浆皮质醇增高，且昼夜分泌节律消失。

（2）24 小时尿游离皮质醇含量升高或测定 24 小时尿 17-酮类固醇和 17-羟皮质类固醇含量出现升高。

（3）血浆 ACTH 测定：对病因鉴别有参考意义。如持续 ACTH＞3.3pmol/L，提示 ACTH 依赖性 CS；如 2 次 ACTH＜1.1pmol/L，则提示为 ACTH 非依赖性 CS。

3. 试验检查

（1）小剂量地塞米松试验：23：30～24：00 口服地塞米松 1mg，服药日晨及次日晨 8：00 抽血，测定血浆游离皮质醇。测定值较对照值下降超过 50%，是单纯性肥胖和正常人表现，而试验后血皮质醇下降不明显，则为 CS。

（2）大剂量地塞米松试验：23：30～24：00 顿服地塞米松 8mg，服药日晨及次日晨 8：00 抽血，测定血浆游离皮质醇。测定值较对照值下降超过 50%，提示为垂体性皮质醇增多症，而肾上腺皮质肿瘤或异位 ACTH 综合征不被抑制。

4. 定位检查

（1）B 超：对肾上腺 1.0cm 以上肿瘤检出率可达 90% 以上。

（2）CT：对肾上腺腺瘤、癌和增生的诊断正确率可达 99% 以上，一般腺瘤直径＞2cm。若肾上腺未发现病变，应作蝶鞍冠状薄层 CT 扫描，可发现垂体增生、微腺瘤、腺瘤。

（3）MRI：作蝶鞍冠状薄层扫描，可以提高微腺瘤发现率。对较大的肾上腺癌，MRI 有助于判断有无相邻器官和血管侵犯。

（4）静脉尿路造影：体积较大的肾上腺腺瘤和怀疑癌肿者，应进行该项检查，并注意骨质疏松和脱钙现象。

（5）对肾上腺和垂体均未发现病变者应全面检查以明确引起异位 ACTH 综合征的病因。

三、治疗

本病根据不同的病因选择不同治疗方案。

1. 手术治疗

（1）库欣病：确定为垂体腺瘤时，行神经外科手术。若未能证实有垂体腺瘤而有肾上腺皮质增生者，可考虑施行肾上腺切除手术。双侧肾上腺切除者需坚持皮质激素终生替代治疗。

（2）肾上腺肿瘤：采用外科手术切除效果满意。由于腺瘤的自主分泌抑制了下丘脑-垂体-肾上腺轴，使对侧肾上腺皮质功能低下，术前、术中及术后应补充皮质激素，以防止肾上腺危象的发生。肾上腺皮质癌无远处转移者手术治疗疗效佳；有远处转移者，应尽可能切除原发病灶，以提高药物治疗和放射治疗的疗效。

（3）结节性肾上腺皮质增生：按肾上腺腺瘤治疗原则处理。

（4）异位 ACTH 综合征：病变部位已确定者，手术切除肿瘤。若无法确定或不能切除时，可按库欣病原则作肾上腺切除，以减轻症状。

术后中医辨证论治参考"围术期处理"章节内容。

2. 西药治疗　
包括皮质醇合成抑制剂和直接作用于下丘脑-垂体的药物，可作为肾上腺手术后复发及无法切除的肾上腺皮质癌等的辅助治疗措施。常用药物有密妥坦或氨鲁米特等。

（古炽明　邹乾明　陈志强）

第三节　儿茶酚胺症

儿茶酚胺增多症（hypercatecholaminemia）：由肾上腺嗜铬细胞瘤、副神经节瘤（肾上腺外嗜铬细胞瘤）与肾上腺髓质增生引起的嗜铬细胞分泌过量的儿茶酚胺类物质（包括去甲肾上腺素、肾上腺素、多巴胺和多巴）而引起相似的临床症状。年发病率为（3～4）/100 万人，男女发病率相同，约 10% 的病例双侧发病，有 5%～9% 为恶性病变；可发生于任何年龄，但发病高峰期在 20～40 岁之间。本病属于中医学的"眩晕"、"头痛"、"心悸"等病症范畴。

一、嗜铬细胞瘤

嗜铬细胞瘤是一种由肾上腺嗜铬细胞构成的分泌儿茶酚胺的肿瘤，可引起持续性或阵发性高血压；恶性嗜铬细胞瘤是在远离原发肿瘤部位以外的非嗜铬组织区域如骨、淋巴结、肝、肺等出现转移灶。

（一）病因病理

本病病因尚不清楚，一般认为与下丘脑-内分泌轴或自主神经系统的作用有关；目前约 25%的嗜铬细胞瘤系影像学偶然发现，占肾上腺偶发瘤的 4%～5%。嗜铬细胞瘤多为单侧，但遗传者常为双侧、多发，典型的嗜铬细胞瘤直径为 3～5cm 大小，但也可大于 10cm，肾上腺恶性嗜铬细胞瘤约10%。

（二）临床表现与诊断

（1）典型的症状包括头痛、心悸、多汗"三联征"。
（2）高血压是最常见的临床症状。发生率 80%～90%。50%～60%为持续性，40%～50%为阵发性。
（3）直立性低血压：10%～50%病人可出现，由于血容量减少所致。
（4）心血管并发症：12%病人首次以心血管并发症就诊，特别是肿瘤较大的病人。
（5）其他症状包括白细胞增多症、红细胞增多症、心肌病、高钙血症、血尿等。
如病人有典型症状，特别是突然发生严重的，或间歇性高血压，无法用其他疾病解释时，应怀疑嗜铬细胞瘤。

定性诊断：实验室测定血浆和尿的游离儿茶酚胺及其代谢产物如 VMA 是传统诊断嗜铬细胞瘤的重要方法。目前推荐 24 小时尿儿茶酚胺、血浆游离 MNs（甲氧基肾上腺类物质）和 24 小时尿分馏的 MNs；24 小时尿内儿茶酚胺含量在病人高血压时可较正常值升高数十倍，一般升高 2 倍以上有诊断意义。尿香草扁桃酸（VMA）为肾上腺素和去甲肾上腺素的代谢产物，因容易出现假阳性和假阴性，需要反复测定。血儿茶酚胺在高血压发作时更有意义。另外因血容量减少，血红蛋白和血细胞比容可假性增高。

定位诊断：推荐 CT 平扫+增强、MRI，部分地区无上述设备可选择使用多普勒彩色超声，此外，α受体阻滞剂的药物抑制试验及组织胺激发试验有助于临床判断。^{131}I-间位碘苄胍（^{131}I-MIBG 肾上腺髓质显像）能特异性地用于肾上腺以外的嗜铬细胞瘤或转移瘤的检查。

（三）治疗

手术切除是治疗本病的主要手段。围术期处理十分重要，包括：①控制高血压。使用α受体阻滞剂，若单独使用α受体阻滞剂效果不理想时可联合使用钙离子通道阻滞剂，将血压稳定在120/80mmHg。②控制心律失常。可使用β受体阻滞剂，但β受体阻滞剂必须在α受体阻滞剂使用 2～3 天后，心率目标<80～90 次/分。③术前准备时间推荐 7～10 天。无阵发性血压升高、心悸、多汗等现象，体重呈增加趋势，血细胞比容<45%。术后中医辨证论治参考"围术期处理"章节内容。

非手术疗法包括放射性核素治疗，最常用的药物是 ^{131}I-MIBG，有效率约 50%；但多于 2 年内复发。

儿茶酚胺症的预后与年龄、良恶性、有无家族史及治疗早晚等有关。良性 5 年生存率>95%，但约 50%病人仍然持续高血压。复发率为 6.5%～17%，复发者恶性率约 50%，家族性、肾上腺外及右侧者更易复发。恶性者 5 年生存率为 50%，肝肺转移较骨转移者预后差，其中约 50%死于 1～3 年，但约 50%可存活 20 年以上。

二、肾上腺髓质增生症

肾上腺髓质增生症是肾上腺髓质嗜铬细胞瘤样增生（病理学标准：肾上腺的尾部和两翼都有髓质存在，髓质细胞增大，髓质与皮质体积比率增大，计算所得的肾上腺髓质重量亦增加）所引起的症状，临床表现酷似嗜铬细胞瘤。

（一）病因病理

本病病因尚不清楚。中医辨证以肝阳上亢为多见。

（二）临床表现与诊断

其临床表现以在持续性高血压的基础上突然出现阵发性加剧较为多见，发作时的情况也与嗜铬细胞瘤的发作相似；肾上腺髓质增生病人的实验室检查所见与嗜铬细胞瘤病人基本相同，主要有尿中儿茶酚胺及其代谢产物 VMA 增高，特别是在高血压发作后；CT 检查有时可显示肾上腺按体积增大但并无肿瘤征象，间接地支持肾上腺髓质增生的诊断；最主要的影像学诊断进展是应用放射性核素做肾上腺髓质扫描，对嗜铬细胞瘤和肾上腺髓质增生可在形态上显示比较明确的区别。

（三）治疗

可根据具体情况选择药物治疗或手术治疗；药物治疗主要是应用α受体阻滞剂；手术治疗需要慎重选择。根据病情选择中医辨证论治。

第四节　无症状肾上腺肿物

无症状肾上腺肿物是指不产生或少产生肾上腺皮质激素，不分泌或少分泌儿茶酚胺，临床上不表现肾上腺皮质功能亢进的症状和体征，或不存在以高血压为主的儿茶酚胺血症一系列临床表现的肾上腺肿瘤。成人中最常见的无功能性肾上腺肿块依次为腺瘤（约占 50%）、癌（约占 30%）和转移性瘤（约占 10%）；余下的大多数是囊肿和脂肪瘤，属中医学"癥瘕"等范畴。

一、病因病机

本病病因有囊性变、血管意外、细菌感染、或是寄生虫侵染（刺球绦虫）等，结核菌血行播散也可以引起肾上腺肿块。无功能性肾上腺癌可造成腹膜后弥漫性浸润阴影，出血可形成肾上腺血肿。中医认为本病病因病机是因气血不足、阴阳失调，加以饮食或情志所伤，或感受湿热毒邪，致使瘀、毒、湿、痰等郁结而成。

二、临床表现与诊断

无症状性肾上腺肿块大多数是在因其他疾病进行 CT 或 MRI 检查时被意外发现。确定肿块无功能的依据为临床表现和肾上腺激素测定。肾上腺肿块造成肾上腺功能减退的情况非常少见，除非双侧腺体都被累及。双侧肾上腺大量出血的主要表现为腹痛、血细胞比容下降、急性肾上腺衰竭，或CT 或 MRI 显示肾脏上部肿块。肾上腺结核可引起钙化与 Addison 病。

三、治疗

本病根据病情选择随访观察或手术切除，但应重视围术期处理。

（古炽明　谢旻君）

第五十二章　泌尿、男生殖系统其他外科疾病

第一节　泌尿、男生殖系统先天畸形

泌尿系统、男性生殖系统畸形是由遗传或环境因素造成的发育缺陷性疾病。由于胚胎学上的密切关系，泌尿系统先天性畸形常伴有生殖系统畸形。临床常见的泌尿生殖系畸形有囊性肾病变、重复肾输尿管畸形和输尿管异位开口、蹄铁肾、孤立肾、异位肾、肾盂输尿管连接处异常、输尿管囊肿、膀胱外翻、尿道下裂、尿道上裂、先天性睾丸发育不全综合征、输精管附睾精囊发育异常、隐睾、包茎和包皮过长等。本病属于中医学"胎怯"、"胎疸"、"胎瘤"、"畸形"、"胎疾"、"五软"、"五硬"等病症范畴。

一、多囊肾

多囊肾的发病机制不明，认为可能与肾小管梗阻或肾单位不同部位的局部扩张有关。临床上分为常染色体显性多囊肾（成人型）及常染色体隐性多囊肾（婴儿型）。绝大多数为双侧性，预后不良，目前无有效治疗方法，有家族史。婴儿型常伴有肝肾功能不全，多早期夭折。成人型大多 40 岁左右出现症状，主要表现为疼痛、腹部肿块、肾功能损害；30%～40%的病人合并肝囊肿；一般不予处理，当出现结石、尿路感染时可行取石术解除梗阻及抗感染治疗。及早发现，加强随访，对症处理，支持疗法和及时减压治疗是延缓病情进展的主要措施。晚期病例减压已无意义，需作血液净化或同种肾移植。

二、蹄铁形肾

蹄铁形肾是指两侧肾在中线通过肾实质组织或纤维组织形成的峡部相连、形似蹄铁而得名，95%是下极相连。男与女之比为 2∶1，蹄铁肾一般位于 L_3～L_4 锥体水平，肾盂、输尿管因肾旋转异常于峡部前方跨越垂直下行而呈成角畸形。患肾大多旋转不良，使肾盂向前方，肾盏向后方，肾血管多变异。蹄铁形肾的临床主要表现为脊柱过伸时，峡部压迫其后方的神经而导致 Rovsing 征（腹痛、恶心、呕吐），定位不确定。其也会引起尿路梗阻、结石及尿路感染等症状，但约 1/3 的病人无临床症状。影像学检查是确定诊断的最主要的依据。蹄形铁肾合并梗阻、结石、肿瘤时应手术治疗。

三、重复肾盂输尿管畸形及输尿管开口异位

重复肾盂、输尿管是较常见的畸形，一般无临床症状，静脉尿路造影显示双肾盂输尿管畸形，重复肾盂常位于上极，一般不需特殊处理。若重复之输尿管开口于膀胱以外，称为异位输尿管开口，女性多见。临床表现取决于异位开口部位。男性异位开口多见于后尿道及精囊，女性多见于尿道、前庭和阴道。临床根据重复肾有无感染、积水及输尿管开口位置及其肾实质的功能决定相应治疗方案。

四、孤立肾、肾发育不全

孤立肾、肾发育不全常见的是一侧肾发育不全或缺如，可引起腰痛和高血压，影像学检查能确

定诊断。单侧肾发育不全或缺如（先天性孤立肾）的临床重要性在于处理肾时必须首先确定对侧肾是否有发育不全或缺如，以免盲目切除先天性孤立肾。发育不全的肾若无症状和并发症，可不处理。

五、异位肾

异位肾是指肾在发生发展过程中因各种原因未到达正常位置，根据停留部位不同分为盆腔肾、腰部肾、腹部肾及交叉异位肾等。异位肾大多发育较差，输尿管短，伴旋转不良，有迷走血管或肾积水。当并发感染、结石或压迫邻近器官时引起症状。腹痛、腰痛是常见症状。其临床重要性在于由于位置异常，会被误认为是其他肿块而予摘除。通过影像学诊断可确诊。无并发症或压迫症状时不必手术处理。因重度积水、结石等需手术治疗时，应高度注意可能存在的输尿管或血管畸形。

六、肾盂输尿管连接处梗阻

肾盂输尿管连接处梗阻是指肾盂壁层肌肉内螺旋结构改变或外在迷走血管、纤维索带压迫导致的肾盂内尿液难以排出，逐渐引起肾盂扩张积水。一般多无症状，当积水严重压迫周围器官时可出现腰痛、腹胀及体表触及包块；如继发感染、结石、肿瘤时，可出现相应症状。对进行性加重，肾功能持续下降者，尤其是合并感染、结石、肿瘤者应考虑手术治疗。术后中医辨证论治参考"围术期处理"章节内容。

七、其他输尿管异常

先天性巨输尿管是由于输尿管末端肌肉结构发育异常（环形肌增多、纵形肌缺乏），导致输尿管末端功能性梗阻、输尿管甚至肾盂严重扩张、积水。该病病因不明，可单侧或双侧发病，如伴有症状或感染、结石，并影响肾功能者可考虑手术治疗，手术方案取决于输尿管扩张和肾功能损害的程度。

输尿管囊肿亦称输尿管膨出，是输尿管末端在膀胱黏膜下呈囊状扩张突向膀胱，失去正常输尿管口外形，常呈针孔状。临床表现是上尿路扩张积水和尿路感染。影像学检查可明确诊断，膀胱镜检可见输尿管开口处呈囊状扩张，开口呈针尖样随输尿管蠕动时张时缩。手术治疗分经尿道切除及抗逆流的输尿管膀胱再植术。

下腔静脉后输尿管是指右侧上端输尿管经过下腔静脉之后，再绕过下腔静脉前方下行，由于输尿管受压迫而引起上尿路梗阻。明确诊断需依靠静脉尿路造影或输尿管逆行造影，亦可通过 CT 三维重建无创性检查确诊。梗阻明显、肾功能受损者需手术治疗。术后中医辨证论治参考"围术期处理"章节内容。

八、尿道畸形

尿道畸形以尿道下裂、尿道上裂多见。尿道上裂表现为阴茎体短小，包皮悬垂于阴茎腹侧，阴茎头扁平，阴茎尿道背侧自外口至耻骨联合部呈现不同长度有黏膜覆盖的沟槽。根据程度的不同分为阴茎头型、阴茎体型及完全性尿道上裂三类，完全性尿道上裂常与膀胱外翻同时存在。尿道下裂是男性最常见的尿道和外生殖器畸形，表现为尿道外口向阴茎腹侧和近端移位，移位尿道口远端尿道海绵体不发育形成纤维索带，导致阴茎向腹侧弯曲，勃起时尤甚，分为阴茎头型、阴茎型、阴囊型和会阴型。尿道上、下裂需手术治疗。原则是矫正阴茎弯曲畸形和尿道形成，以恢复正常排尿和勃起功能。手术宜在学龄前施行，可一期完成，即矫正屈曲畸形同时作尿道成形，亦可分期进行。术后中医辨证论治参考"围术期处理"章节内容。

九、先天性睾丸发育不全综合征

先天性睾丸发育不全综合征，该病为染色体异常所致，绝大多数病人的核型为 47，XXY。大约有15%病人为两个或更多细胞系的嵌合体，其中常见的为 46，XY/47，XXY；46，XY/48，XXXY。

临床表现为第二性征发育异常、性欲低下、性功能下降、无精等。雄激素缺乏者可采用雄激素补充治疗。根据临床症候辨证论治。

十、隐睾

隐睾，男生殖系畸形中以睾丸下降异常最常见。睾丸由腹膜后腰部经腹股沟管下降至阴囊，在下降过程中，睾丸停留在其行径任何部位，就形成睾丸下降异常。

导致睾丸下降异常的因素有：将睾丸引入阴囊的索状引带异常或缺如，睾丸不能由原来位置降至阴囊；睾丸对促性腺激素不敏感，失去下降的动力；母体缺乏足量的促性腺激素，影响睾酮的产生，影响睾丸下降的动力。由内分泌因素所致者，多为双侧性。单侧隐睾则往往与局部、机械因素有关。临床表现为隐睾或睾丸下降不全及异位睾丸。隐睾或睾丸下降不全是指睾丸停留在腹膜后、腹股沟管或阴囊入口处。睾丸生精组织对温度较敏感，若睾丸未降入阴囊，则易受温度影响而导致生精上皮损害，甚至萎缩，影响精子生成。间质组织不受影响。睾丸位置异常易发生恶变，尤其是位于腹膜后者，发生肿瘤的机会增加数十倍。

隐睾病人一岁以后仍未下降，可应用绒毛膜促性腺激素，每周肌内注射 2 次，每次 500U，总剂量 5000～10 000U。若 2 岁以前仍未下降，应行睾丸下降固定术。

十一、包茎和包皮过长

包茎是指包皮不能上翻使阴茎头外露，常由于包皮口狭窄或包皮与阴茎头粘连所致。包皮过长是指包皮冗长遮盖阴茎头和阴道外口，但可以翻转而显露阴茎头。包茎应及早手术治疗。包皮过长而易于翻转，可不手术。

第二节　精索静脉曲张

精索内蔓状静脉丛的扩张、伸长和迂曲称为精索静脉曲张。部分病人可引起睾丸、附睾形态结构的改变和功能障碍，影响精液的质量，是男性不育的原因之一。本病多见于青壮年，占男性人群的 10%～15%，青春期前少见。精索静脉曲张分为原发性和继发性两大类，主要发生在左侧。原发者多见于青壮年，病因不明，平卧后可缓解。继发者多由于左肾静脉或下腔静脉病理性梗阻或外在压迫等造成静脉回流障碍所致，平卧后不能缓解。本病属于中医学"疝"、"筋瘤"、"偏坠"的范畴。

一、病因病机

中医认为本病多由先天不足、劳力过度、外感寒邪、七情内伤、饮食不节，导致气滞血瘀，脉络瘀阻为病。

目前认为精索蔓状静脉丛由精索内静脉、精索外静脉和输精管静脉组成。其中精索内静脉走行较长，血液回流阻力较大，因此精索静脉曲张实际主要是精索内静脉曲张。左侧精索静脉曲张较右侧常见，可能原因为：①左侧精索内静脉行程长，呈直角汇入左肾静脉，静脉压力较大；②左肾静脉在肠系膜上动脉与腹主动脉之间受压，影响左侧精索内静脉回流甚至导致反流（称为"胡桃夹"现象）；③精索内静脉瓣缺如更常见于左侧（左侧约 40%，右侧约 23%）。

精索静脉曲张影响精液的质量的主要机理包括：①精索静脉血液回流受阻，可造成睾丸营养和供氧不足；②导致阴囊内温度升高，抑制精子的发生；③静脉血液中的有毒物质滞留，使睾丸功能受到损害，造成不成熟的精子过早脱落；④曲张静脉内压升高，由于两侧静脉之间有交通支相连，使另一侧睾丸亦受到损害；⑤睾丸内分泌功能紊乱，导致睾丸酮水平下降，影响曲细精管的生精功能，使精子数减少；⑥上述因素可造成睾丸萎缩及附睾功能不全，使精子活动力降低，并且容易产生抗精子抗体。

继发性精索静脉曲张可见于左肾静脉或腔静脉瘤栓阻塞、肾肿瘤、腹膜后肿瘤、盆腔肿瘤、巨大肾积水或肾囊肿、异位血管压迫等，由于静脉血回流受阻，可引起继发性精索静脉曲张。严重的精索静脉曲张可引起睾丸萎缩，影响精子的正常生长，表现为精子数目减少，活动度减低。

二、临床表现与诊断

本病一般无症状，常在体检或不育检查中发现。部分病人可表现为阴囊坠胀不适，患侧睾丸隐痛，可向腹股沟、下腹、会阴部放射，久站或久行时症状明显，原发性者平卧可减轻或消失。

临床将精索静脉曲张程度分为四级：0级：无精索静脉曲张症状表现，Valsalva 试验（病人屏气增加腹压）不能出现，经彩色多普勒检查可发现轻微的精索静脉曲张，静脉管径超过 2mm。Ⅰ级：触诊不明显，但 Valsalva 试验时可出现。Ⅱ级：在触诊时极易触及扩张静脉，但不能看见。Ⅲ级：病人站立时能看到扩张静脉在阴囊皮肤突现，如团状蚯蚓，容易摸到。

彩色多普勒超声检查可以判断精索内静脉的粗细、血液反流现象、睾丸的大小，是诊断的首选检测方法。此外，精液分析有助于了解病人的生精功能，是手术适应证的重要参考指标。

继发性精索静脉曲张多因肾肿瘤、肾积水、迷走血管等导致，平卧时曲张的静脉曲张不能减轻或消失，腹部 B 超等影像学检查可以帮助诊断和鉴别诊断。

三、治疗

原发性精索静脉曲张的治疗主要是针对合并男性不育症并且精液质量异常的病人，并且须注意同时诊疗其他导致不育和精液质量异常的因素。继发性精索静脉曲张主要是针对原发病进行治疗。

1.**辨证论治**　主要用于改善局部症状和精液质量。

（1）寒凝气滞：阴囊坠胀发冷，睾丸少腹牵扯痛，畏寒肢冷，遇寒加重，得温缓解，或见精清气冷，舌淡苔白，脉弦细。治宜温经散寒，活血通络。方选天台乌药散加减。中成药用三层茴香丸。

（2）瘀血阻络：阴囊局部青筋暴露，状若蚯蚓，睾丸胀痛明显、持久，并痛引少腹、会阴等；或局部胀热不适，伴面色黯；或局部时有刺痛。舌黯或有瘀癍，脉沉弦或涩。治宜活血通络。方选桃红四物汤加减。中成药用大黄䗪虫丸。

（3）湿热夹瘀：阴囊坠胀、灼热，青筋暴露，伴脘腹痞满，口苦口黏，大便黏腻。舌红苔黄腻或黄厚，脉滑或滑数。治宜清热化痰散结。方选三妙丸加味。中成药选龙胆泻肝汤。

（4）肝肾不足：睾丸坠胀不适，得劳加重，伴面色萎黄，腰酸膝软、头晕耳鸣，目眩。舌淡苔薄、脉细无力。治宜补益肝肾，理气通络。方选左归丸加味。中成药选六味地黄丸。

临床所见往往虚实夹杂，须辨证应用。

2.**手术治疗**　适用于精索静脉曲张诊断明确并且合并静脉内血液反流、合并精液质量下降导致不育症的病人。年龄偏大、经过药物治疗效果欠佳者优先考虑。手术方式包括传统开放精索静脉结扎术、显微技术腹股沟途径或腹股沟下途径精索静脉结扎术、腹腔镜下精索静脉结扎术等。术后辨证论治参考"围术期处理"章节内容。约 70%的精索静脉曲张合并精液质量异常的病人术后 3 个月精液质量有所改善。

3.**西药治疗**　包括迈之灵和地奥司明等。主要用于改善静脉曲张引起的瘙痒、灼热、肿痛、疲劳沉重感等症状。

（代睿欣　白遵光）

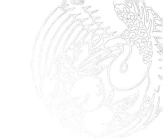

第三节　鞘膜积液

鞘膜积液（hydrocele）是指鞘膜腔内液体积聚超过正常量而形成的病变。任何年龄均可发病。本病属于中医学"水疝"的范畴。

一、病因病理

本病按病因可分为原发性（特发性）和继发性（症状性）鞘膜积液两种。原发性睾丸鞘膜积液病因未完全明了，可能与慢性损伤、炎症及先天因素等有关。继发性睾丸鞘膜积液则有原发疾病如急性睾丸炎、附睾炎、精索炎等，刺激鞘膜渗出增加，造成积液。在我国南方地区，可见由丝虫病或血吸虫病阻塞淋巴回流引起的鞘膜积液。中医认为本病多因先天不足，致肾虚气化不利，水湿内停为病；或因肝脉循少腹、络阴器，肝气失疏，复受寒湿，致气滞、水湿内结而成；也可因外伤瘀阻，水液不行，湿聚囊中而发病。

二、临床表现与诊断

（一）分类

鞘膜积液的分类与鞘状突是否闭锁有关。

1. 睾丸鞘膜积液　鞘状突闭合正常，睾丸固有鞘膜内有积液形成，此为最为常见的一种。

2. 精索鞘膜积液　鞘膜的两端闭合，而中间的部分未闭合且有积液，囊内积液与腹腔和睾丸鞘膜腔都不相通，又称精索囊肿，发生在女孩的囊肿称之为 Nuck 囊肿或圆韧带囊肿。

3. 混合型　睾丸及精索鞘膜积液同时存在，但并不相通。

4. 交通性鞘膜积液　由于鞘突末闭合、睾丸鞘膜腔的积液可经一小管道与腹腔相通，如鞘突与腹腔间的通道较大，肠管和网膜亦可进入鞘膜腔，即为先天性腹股沟疝。

5. 睾丸、精索鞘膜积液（婴儿型）　鞘突仅在内环处闭合，精索部未闭合，积液与睾丸鞘膜腔相通。

（二）临床表现

本病主要表现为阴囊内或腹股沟区有一囊性肿块。少量鞘膜积液无不适症状，常在体检时被偶然发现；积液量较多者常感到阴囊下垂、发胀、精索牵引痛等。巨大睾丸鞘膜积液时，阴茎缩入包皮内，影响排尿与性生活，步行和劳动亦不方便。交通性鞘膜积液表现为站立时阴囊肿大，平卧后托起阴囊，积液逐渐流入腹腔，囊肿缩小或消失。

检查睾丸鞘膜积液的肿物位于阴囊内，呈卵圆形或梨形，皮肤可呈蓝色，透光试验阳性；精索鞘膜积液位于腹股沟或睾丸上方，与睾丸有明显分界；交通性鞘膜积液时，卧位或挤压时积液囊可缩小或消失。

超声检查可明确诊断，对疑为睾丸肿瘤等引起的继发性睾丸鞘膜积液有重要意义。

本病应与腹股沟斜疝、精液囊肿、睾丸肿瘤等疾病鉴别。腹股沟斜疝在腹股沟处可触及疝内容物，部分可突入至阴囊。除发生嵌顿外，一般平卧位肿块可还纳腹腔，不透光，睾丸可在疝下方扪及。精液囊肿常位于睾丸上方，附睾头部，体积较小，圆形光滑有弹性，睾丸可清楚扪及，穿刺囊液为乳白色，内含精子。如睾丸增大，触之坚硬，沉重感，有结节，不透光，则应考虑睾丸肿瘤的可能。

三、治疗

（一）辨证论治

两岁以内先天性交通性睾丸鞘膜积液的患儿有腹膜鞘状突自行闭合的可能，可保守治疗，证属先天禀赋不足、治宜温肾通阳，化气行水、方选济生肾气丸加减。

（二）手术治疗

手术适用于各种类型的鞘膜积液，主要术式是鞘膜翻转术。交通性鞘膜积液者需作鞘状突高位结扎及鞘膜翻转术。如合并腹股沟疝则一并处理。术后中医辨证论治参考"围术期处理"章节内容。

（林兆丰　白遵光）

第四节　肾血管性高血压

肾血管性高血压（renovascular hypertention，RVH）是肾动脉有严重的狭窄性病变，使受累肾血流量减少和肾缺血，引起肾的尿生成和内分泌功能异常，终而导致高血压。这类高血压是继发性高血压的第二位原因，占所有高血压病例的 5%～10%，在恶性高血压合并肾功能不全者其发病率升至 30%～40%。本病属于中医学"头痛"、"眩晕"等范畴。

一、病因病理

中医认为本病病因与情志失调、饮食不节、久病过劳及先天禀赋异常等因素有关。上述病因引起机体阴阳平衡失调，脏腑、经络、气血功能紊乱，导致风、火、痰、瘀扰乱清窍；或气血、髓海不足，脑失所养，形成眩晕、头痛。精神紧张或忧思郁怒，使肝失调达，肝气郁结，气郁化火伤阴，肝阴耗伤，风阳易动；久病过劳，耗伤肾精或素体阳盛阴衰之人，阴亏于下，阳亢于上，上扰头目而出现眩晕头痛。

目前认为引起肾动脉狭窄的原因主要有动脉粥样硬化、纤维肌性发育异常和多发性大动脉炎。肾动脉狭窄使肾供血不足，导致肾体积变小，显微镜下可见肾小管萎缩和间质纤维化，入球小动脉和叶间动脉等发生硬化，小血管腔狭窄或闭塞，肾小球旁体结构增生或其细胞内的颗粒增多。由于肾缺血可以刺激肾小球旁体结构的近球细胞和致密斑，又促进了肾素的合成和释放，通过肾素-血管紧张素-醛固酮系统的活动导致血压增高。

二、临床表现与诊断

（一）临床表现

RVH 的临床表现无特异性。

（1）高血压：病人发病年龄是考虑 RVH 的一个重要临床线索。小于 30 岁或大于 55 岁时突发进展迅速的恶性高血压，可能与肾血管疾病有关。多数表现为起病快、病程短、进行性高血压。既往轻度高血压或有效控制的高血压突然加重或难以控制亦提示 RVH 可能。

（2）腰痛：较常见的症状，往往有肾段动脉栓塞或肾动脉内壁分离所引起，部分病人有上腹部及腰部外伤史。

（3）蛋白尿：部分病人有蛋白尿，由肾血管疾病所引起，也可由合并症糖尿病和肾小球肾炎等引起。

（4）上腹部血管杂音：约 50%以上病人可于上腹部和患肾区闻及血管杂音。

（5）低血钾：约 16%RVH 出现低血钾。

（二）诊断

根据病史、症状和体检资料，对疑为肾血管性高血压的病人作进一步的检查，帮助诊断。

1. 排泄性尿路造影　采用快速注射连续静脉尿路造影法，主要显示：两肾大小的差异，患肾长度较健肾短 1.0cm 以上；两肾肾盂显影时间的差异，患肾显影时间迟缓；两肾肾盂显影浓度的差异，患肾显影较淡，而 15 分钟后患肾显影可能较健侧为浓，消失较慢，这是因为患肾血流量较小，肾小球滤过率较低，肾小管内水的再吸收增加所致。

2. 放射性核素肾图　肾血管性高血压影响肾功能，肾图可出现异常，表现为低功能或无功能，曲线的血管段、分泌段减低，排泄段延长。有时侧支循环形成，肾图可完全正常。此外，核素示踪双肾动态摄影显示患肾灌注相和放射性高峰延迟，放射性核素分布低于健肾。

3. 多普勒超声检查　可显示患肾体积小于健肾，若肾动脉狭窄，则显示血管起始段血流流道变细，可测及高速血流，阻力指数较高，但是在肾内小动脉阻力指数往往降低；若发生闭锁，则患肾的肾内血流明显减少或消失。

4. 腹主-肾动脉造影　是目前确诊肾血管性高血压的金标准，手术治疗的必要依据。以经皮穿刺股动脉插管法的应用最为广泛，主要显示腹主动脉、肾动脉及其分支和实质期的影像形态。可见腹主动脉异常变化，累及一侧或两侧肾动脉开口，肾动脉及其分支呈狭窄或闭锁。肾动脉狭窄时，可以观察狭窄的部位、范围、程度及有无狭窄后扩张征象。不同的病变性质，X 线影像可有各种改变。在部分病例还需进行选择性或超选择性动脉造影。数字减影血管造影术（DSA）可消除与血管影像无关的其他影像（如骨骼、软组织阴影），使血管像显影更清晰。

5. 螺旋 CT 血管成像和磁共振血管成像　螺旋 CT 可以在单次呼吸之间完成全部的扫描，在动脉期即可获得所有的数据以进行任何一个平面的血管重建，尤其适用于肾动脉近段的狭窄。磁共振血管成像在诊断肾动脉狭窄的敏感性和特异性均高；由于不用碘造影剂，对碘过敏者有特殊意义。

6. 血浆肾素活性测定　抽取病人周围血标本，用放射免疫技术测定血浆肾素活性，明显增高者约 80%为肾血管性高血压。也可经皮穿刺股静脉插入导管，分别抽取两侧肾静脉及肾静脉开口上、下方的腔静脉血，患肾静脉血的肾素活性较健侧为高，并可测定两侧肾静脉血的肾素活性比值，评价手术后效果和预后。

三、治疗

本病治疗目的在于控制或降低血压，恢复足够的肾血流量，改善肾功能。治疗方法以介入治疗和手术治疗为主，但有全身血管病变者疗效不佳。药物治疗用于围术期术前和术后血压的控制，以及不愿意接受手术和健康状况不能耐受手术治疗者。

1. 介入治疗　主要有经皮腔内肾动脉血管成形术和经皮血管内支架植入术。

2. 手术治疗　主要以血管重建术为主。术后中医辨证论治参考"围术期处理"章节内容。

3. 西药治疗　常用血管紧张素转换酶抑制剂（ACEI）和钙通道拮抗剂能够有效地控制 RAS 并发的高血压。大多数病人通常需联合服用多种降压药，包括β受体阻滞剂、钙通道拮抗剂、利尿药和α受体阻滞剂等。

4. 辨证论治　以调整阴阳、补虚泄实为原则，根据临床不同病症，辨证立法选方用药。

（汤力昌　　陈志强）

第五十三章　男性不育症

夫妇同居有正常性生活，超过 1 年以上，未采取任何避孕措施，由于男方因素造成女方不孕者，称为男性不育（male infertility）。男性不育症不是一种独立的疾病，而是由某一种或多种疾病与因素造成的结果。根据发病过程可分为原发性不育（男性从未使女性受孕）和继发性不育（曾使女性伴侣妊娠）。根据 WHO 调查，目前存有不育问题的夫妇占已婚夫妇的 15%左右，其中男方因素所占比例为 45%～50%。本病属于中医学"无子"、"绝育"、"男子艰嗣"等范畴。

一、病因病理

中医认为本病与肾、肝、心、脾等脏腑功能有关，而与肾脏关系最为密切。若禀赋不足，精气衰弱，命门火衰，则阳痿不举或无力射精；若病久精血耗散，则精少精弱；若肾阴不足，阴虚火旺，则精热黏稠不化；若情志不舒，肝气郁结，则宗筋痿软而不举；若肝火亢盛，灼伤肾阴，宗筋拘急，则精窍受阻；若嗜肥甘辛辣之品，脾失健运，痰湿内生，郁久化热，则致阳痿、死精；若思虑过度劳及心脾或大病、久病之后，气血两虚，血虚不能化生精液而精少精弱，甚或无精等均可引起不育。

目前对男性不育的病因有多种分类方法。根据干扰或影响生育环节的不同可分为睾丸前性病因（包括下丘脑病变、垂体病变、外源性或内源性激素水平异常等）、睾丸性病因（包括染色体或基因异常、外伤、全身性疾病影响或局部病变等）和睾丸后性病因（包括精子运输障碍、精子活动力或功能障碍、性功能障碍　阳痿、早泄、性交不射精或逆行射精、前列腺和精囊炎症等），但是仍有高达 30%～40%的病人找不到原因（临床称为特发性男性不育）。根据世界卫生组织（WHO）推荐的男性不育病因可有以下分类：

1. 性功能障碍　包括勃起功能障碍和射精功能障碍，以及性频率太少或性交时应用润滑剂等其他性问题造成不育。

2. 精子和精浆检查是否异常　①不明原因不育，精子和精浆检查正常；②单纯精浆异常，包括精液量、黏稠度、酸碱度、生化检查、白细胞计数及精液培养，各项中有一项以上不正常者。

3. 部分明确病因　①男性免疫性不育，采用混合抗球蛋白试验或免疫珠试验发现 50%以上活动精子有精子抗体包裹；②医源性因素，由于医学的或手术的原因造成精液异常；③全身性原因，如全身性疾病、酗酒、吸毒等；④先天性异常，如 Klinefelter 综合征、Y 染色体缺陷、纤毛不动综合征、隐睾等；⑤后天性睾丸损害，如腮腺炎引起睾丸炎等；⑥精索静脉曲张；⑦男性附属性腺感染不育；⑧内分泌原因，下丘脑病变如 Kallmann 综合征；垂体病变包括垂体前叶功能不全、高催乳素血症；外源性或内源性激素水平异常、雌激素/雄激素过多、糖皮质激素过多、甲状腺功能亢进或减退等。以上病可以单独存在，亦可与其他病因或全身其他因素并存。

4. 特发性（无明确病因）　①特发性少精子症，有精子，但精子浓度$<15\times10^{6}$/ml 或精子总数$<39\times10^{6}$；②特发性弱精子症，精子数量和形态正常而前向运动的精子$<32\%$；③特发性畸形精子症，精子数量和活力正常，但精子正常形态率$<4\%$；④梗阻性无精子症，双侧输精管道梗阻或运输障碍导致精液或（和）射精后的尿中未见精子和生精细胞；⑤特发性无精子症，表现为不明原因的非梗阻性无精子症，诊断常依靠排除法。

二、临床表现与诊断

由于引起男性不育的原因很多，要得出正确诊断并非易事。详细询问病史和认真的体格检查可为发现不育症的病因提供信息，并为进一步的检验、检查及诊断治疗提供依据。

（一）病史

1. **过去史** 详细了解病人的既往生育史、生长发育与过去疾病史等，重点询问与生育相关的疾病或因素，包括生殖器官感染、外伤、手术史、内分泌疾病史、影响睾丸生精功能、性功能和附性腺功能的疾病和因素、对生育有影响的药物应用，以及不良生活习惯，如酗酒、吸烟、穿紧身裤、经常食用棉籽油、长期接触放射线或有毒物品、长期高温作业、腮腺炎并发睾丸炎病史等。例如，精子发生可受麻疹、肺炎、伤寒、结核等疾病所影响，患病期间的高热或持续性发热可损害精子发生。患病的年龄也很重要，儿童期前的一些感染性疾病如腮腺炎性睾丸炎等，睾丸改变常为可逆性，而青春期后的发热或中毒性损害则易造成永久性损害。有无生殖器官的损伤史，或疝、鞘膜积液、隐睾、输精管及精索静脉曲张手术史，或可以干扰射精的交感神经切除术、腹膜后淋巴清扫术、膀胱颈手术、前列腺手术等，都有可能会影响生育。

2. **性生活及婚姻史** 包括青春期发育、性欲、性交频率、勃起能力、射精时间，以及是否能把精液射入阴道。应了解结婚日期，是否采用过避孕措施，有无流产史，双方过去是否结过婚，有无生育，女方是否已做过有关不育的检查。如配偶双方对女性月经周期的生理变化了解甚少，对月经周期的中期受孕率最高和最佳性交间隔时间认识不足，性交过于频繁或性交次数太少均可影响生育。

3. **药物史和接触史** 有无在病因询问中提及各种药物的服药史，从事职业是否暴露于放射线、化学品或高温作业，有无烟、酒嗜好等。

4. **泌尿生殖系统症状** 有无炎症或阻塞性的尿道刺激症状。尿道狭窄常可使尿流受阻，精液排出也受延迟。生殖道结核或慢性复发性精囊炎、前列腺炎时，排尿方面的炎症症状更易出现，常表现为尿道不适或轻度射精痛。

（二）临床检查

1. **全身情况** 要注意病人的体型、毛发分布、肥胖程度及异常的脂肪分布、乳房发育、有无水肿或腹水等。病人的特殊临床特征可提示引起不育的内分泌异常。例如，躯干及肢体的长度比例失调，可从指距（二手臂平伸，一手指尖至另一手指尖的距离）与身高的比较作出粗略的估计，在10岁前指距常较身高短，此后身高即超过指距。性早熟时因骨骼过早融合，指距明显短于身高。青春期延迟、无睾症、克氏综合征（Klinefelter 综合征）及其他睾丸异常，指距明显超过身高，检查骨龄及牙发育可进一步提供未成年人内分泌失常的线索。先天性睾丸功能低下（Werner 综合征）在年龄增大后才明显，其特征为早秃、肌肉普遍萎缩、感觉障碍及皮肤溃疡，嗓音呈明显高音调及蛙鸣声，精液中无精子或精子明显减少。

2. **生殖系统检查** 男性不育病人重点检查部分，应顺序进行，逐一检查阴茎、阴囊、睾丸、附睾、输精管、精索，并作直肠指检检查前列腺和精囊情况，重点注意有无生殖器官畸形，睾丸的位置、坚度、大小，附睾、输精管有无结节或缺如，阴囊内有无精索静脉曲张、鞘膜积液等。

（1）包皮过长或包茎、尿道下裂常使精液不能射入阴道。阴茎有先天性异常者，精液分析异常的发病率也高。

（2）检查阴囊内容的原则为先平卧后站立，检查输精管有无结节或缺如，精索静脉从有无曲张，Vasalva 动作（控鼻屏气）能使曲张静脉更为明显，对可疑病例有条件时可作多普勒超声检查或同位素血池扫描检查。

（3）睾丸的检查应测定其大小及质地，有无硬结，鞘膜积液及肿瘤。正常成人睾丸容积若小于

12ml，常表示睾丸的功能不良，阴囊内没有睾丸应首先考虑为隐睾症。

（4）附睾的检查较困难，炎症后的残余改变及瘢痕，很难与输精管阻塞引起附睾扩张相鉴别，但在无精子症的病例，附睾的扪诊可提供病变部位的线索。附睾"空虚"感者为原发性睾丸异常或睾丸网阻塞，而附睾"饱满"感则提示附睾尾或输精管阻塞可能。

（5）直肠检查主要应关注前列腺及精囊的形状、大小及质地，炎症时可有压痛、肿胀或坚实感，正常精囊则多数不能扪及。对前列腺进行按摩，将前列腺液检验有助于前列腺炎诊断，同时可将前列腺及精囊的形态学改变与精液（果糖、柠檬酸酸、精子活动力等）的异常相对照，如前列腺不能扪及或极小提示有睾丸功能低下的可能，对可疑有神经性射精障碍时应同时检查肛门括约肌的张力。

3. 实验室和其他辅助检查

（1）精液检查：精液分析是男性不育症诊断、治疗过程中一项很重要的检测项目，是评价男子生育力的重要依据。精液分析包括精液收集方法，精液物理检测，精子浓度，活力及精子形态检测等几个方面。

1）精液常规分析（采用世界卫生组织第五版精液分析标准）：①正常范围：精液量≥1.5 ml；pH≥7.2；精子浓度≥$15×10^6$/ml；精子总计数≥$39×10^6$；前向运动精子比例≥32%；正常形态精子比例≥4%；精液白细胞：<$1×10^6$/ml；液化时间：<60分钟；黏稠度：黏液丝长度小于2cm为正常；②畸形精子症：精子数量和活力正常，但正常形态精子比例<4%；③弱精子症：精子数量和活力正常，但前向运动精子比例<32%或活动精子<40%；④少精子症：精子活力和形态正常，但精子浓度<$15×10^6$/ml，或精子总数<$39×10^6$；⑤无精子症：3000g离心15分钟后，倾去精浆后将沉渣重悬给予镜检，至少两次未发现精子；⑥无精液症：无精液射出。

2）精液生化检查：①精浆果糖测定：正常育龄男性精浆果糖含量≥13μmol/每份精液，若精液果糖含量降低，多提示精囊腺功能受损、发育欠佳或精囊腺后梗阻等；②精浆中性α-葡萄糖苷酶测定：正常育龄男性精浆中性α-葡萄糖苷含量≥20μmol/每份精液，若含量降低，则提示附睾功能受损、发育欠佳或附睾后梗阻等；③精浆酸性磷酸酶：正常育龄男性精浆酸性磷酸酶≥200U/每份精液，若含量降低，则提示前列腺功能减退或分泌功能障碍。

（2）睾丸活检：可以协助鉴别梗阻性无精子症与非梗阻性无精子症。适用于：检测睾丸生精功能是否正常；严重少精子症病因的协助诊断和判断其预后；评价睾丸固定、精索静脉曲张等手术效果。

（3）遗传学检查：主要针对有家族史、精子严重异常、第二性征发育不全或异常怀疑染色体异常病人。严重少精症和无精子症者，应在检查染色体核型分析的基础上，同时分析Y染色体微缺失有无异常。

（4）生殖系统超声：对于生殖系统疾病尤其是隐睾、精索静脉曲张、肿瘤、鞘膜积液、输精管道梗阻等，给予阴囊超声或经直肠前列腺、精囊超声检查，是诊断梗阻、囊肿、睾丸大小等病变的非侵入检查方法。通过测量睾丸的上下、左右和前后三个经线，可计算出睾丸容积（睾丸容积=上下径×左右径×前后径×0.7）。

（5）内分泌检查：性激素水平反映应下丘脑-垂体-睾丸轴功能，主要针对男子乳房女性化不育症者、睾丸生精功能受损和性功能异常病人，建议抽早晨血液检测。必要时行甲状腺功能和肾上腺激素或代谢产物进行检测。

（6）精液感染项目检测：对于部分精液常规参数异常病人，尤其精液白细胞增多或尿道分泌物增多者，应行支原体、衣原体和细菌等病原微生物检查。

（7）其他项目：精子-宫颈黏液体内和体外试验、精子的功能检测、精子DNA碎片检测、影像学检查，以及血常规、血生化等全身疾病排查等，根据具体情况选择性检查。

临床上诊断男性不育症，需要明确：①不育症诊断，即原发性不育症或继发性不育症；②病理诊断，即根据精子参数或睾丸病理结果诊断；③病因诊断，即应尽可能查明引起男子不育的确切病因，以便针对病因采用有效的治疗措施；④是否合并女方因素或单纯女方因素。

三、治疗

男性不育症不是一种独立的疾病，而是由某一种或多种疾病与因素造成的结果。因此，应区别病情，局部情况与全身情况，分别采用相应的中医药治疗、针灸治疗、内分泌治疗、免疫治疗、抗炎治疗、手术治疗或辅助生殖技术等方法针对性个体化治疗。

（一）辨证论治

1. **肾阴亏虚**　精液量少，精子数少，液化不良，精子畸形较多。伴有腰膝酸软，头晕耳鸣，遗精早泄，失眠健忘，五心烦热，盗汗，口咽干燥。舌质红，少苔或无苔，脉象细数。治宜滋补肾阴，益精养血。方选五子衍宗丸合左归饮加减。中成药可选用六味地黄丸或知柏地黄丸、五子衍宗丸等。

2. **肾阳不足**　精液清冷，精子稀少，活动率低，活动力弱，射精无力，性欲淡漠或阳痿早泄。伴腰膝冷痛，神疲乏力，面色㿠白，动则气短，四肢不温，小便清长，夜尿量多。舌质淡胖，苔薄白而润，脉沉细无力。治宜益肾温阳，佐以补精。方选金匮肾气丸合五子衍宗丸加减。中成药可选用右归丸、金匮肾气丸、龟鹿二仙膏、龟龄集等。

3. **气血亏虚**　精液稀薄，精子量少，性欲减退，或阳痿早泄，面色不华，形体衰弱，神疲乏力，心悸怔忡，眠差多梦，健忘头晕目眩，食少纳呆，懒言气短，爪甲色淡。舌淡苔少，脉象沉细。治宜益气健脾，养血生精。方选十全大补汤加减。中成药可选用八珍丸、人参养荣丸、十全大补丸、归脾丸等。

4. **湿热下注**　精液中有较多白细胞及脓细胞、精子计数少，死亡精子比例高，精液不液化，阳强不射精。尿短赤有灼热，或阴肿阴痒，或白浊，腰酸重感，两腿沉重，心烦口干，喜凉饮，大便不畅。舌红苔黄腻，脉弦滑数。治宜清利湿热，消肿解毒。方选龙胆泻肝汤合萆薢渗湿汤加减。中成药可选用萆薢分清丸、龙胆泻肝丸、三妙丸等。

5. **痰浊凝滞**　精液量少，无精子或精子量少，不射精，伴有睾丸肿硬疼痛、头晕目眩、胸闷泛恶，心悸不宁，体态肥胖。舌胖苔白腻，脉沉滑。治宜化痰理气，散结通络。方选苍附导痰汤加减。

6. **瘀血阻滞**　阴囊内有蚯蚓状的精索静脉曲张、射精时精道刺痛，无精子或少精子，精子活动力低，精液中可有较多红细胞。伴有睾丸坠痛，或少腹作痛。唇色晦暗，舌质紫黯，或瘀点，脉沉涩或细涩。治宜活血化瘀通精。方选血府逐瘀汤加减。

7. **肝郁气滞**　性欲低下，阳痿不举，或性交时不能射精，精子稀少、活力下降；精神抑郁，两胁胀痛，嗳气泛酸。舌质暗，苔薄，脉弦细。治宜舒肝解郁，温肾益精。方选柴胡疏肝散合五子衍宗丸加减。中成药可选逍遥丸。

临床所见证候往往虚实夹杂，需要根据实际辨证论治。

（二）西药治疗

1. **抗生素**　对精道感染如慢性前列腺炎、精囊炎等病人应根据细菌培养结果与药物敏感度选择应用抗生素。支原体、衣原体感染可选用米诺环素、红霉素、强力霉素及阿奇霉素等；淋球菌感染可选用头孢三代、大观霉素等；滴虫感染可选用甲硝唑、替硝唑等。

2. **内分泌治疗**　①促性腺激素替代适用于各种促性腺激素分泌不足性腺功能障碍，采用促性腺释放激素（GnRH）、人绒毛膜促性腺激素（hCG）和人绝经期促性腺激素（hMG）后精子数量可显著增加。对于后天性促性腺激素分泌不足的病人，可使用 hCG 2000IU，皮下注射，2~3 次/周。对于原发性（先天性）促性腺激素分泌不足的病人，在上述基础上需另加用 FSH，可用 hMG 或纯的重组人 FSH，使用方法为 FSH 37.5~75IU，肌内注射，3 次/周，3 个月为 1 个疗程，当精子密度接近正常时停用 FSH。②抗雌激素疗法采用他莫昔芬或氯米芬，阻断下丘脑的雌激素和雄激素受体，使 GnRH 分泌增多，间接刺激 FSH 和 LH 分泌，他莫昔芬还可干扰睾丸雌激素受体，直接刺激生精功能，剂量 10mg/次，2 次/天，连续治疗 3 个月，但对特发性少精子症疗效不确切。③高催乳素血症所致的精子减少症在临床上少见，可内服溴隐亭 2.5～10mg／d。④睾酮缺乏的不育病人用庚酸睾酮 250mg，每 3～4 周肌内注射 1 次，或口服十一烷睾酮 120～160mg／d，有生育需求病人需个体评估后谨慎使用。

3. 维生素 E 维生素 E 通过清除氧自由基，保护精子膜的脂质过氧化，治疗精子参数和功能异常，以及改善精子与卵子透明带结合能力和提升体外受精（IVF）成功率均有文献报道，但适用范围及确切效果有待评估。

4. 左旋肉碱 人体内左旋肉碱主要存在于附睾内，具有抗氧化作用，针对性补充附睾肉碱含量，可提高精子的活力和附睾功能，用于男性不育的治疗。常用剂量：1～2g/d，分 2～3 次口服，疗程 6 个月或更长，但疗效尚不确切。

5. 皮质激素 用于继发于先天性肾上腺皮质增生的男性不育症病人，补充糖皮质激素可减少促肾上腺皮质激素（ACTH）和雄激素水平，从而促进促性腺激素释放，增加睾丸内甾类物合成和精子生成。目前不支持对抗精子抗体病人使用皮质类固醇治疗。

6. 其他药物 包括重组人生长激素、氨基酸、锌硒微量元素、叶酸等，可根据实际适当选用。

（三）手术治疗

根据不同病变采用不同的手术方式，例如，针对可能影响精液质量的精索静脉曲张病人可选用精索内静脉高位结扎术，针对隐睾的可采用睾丸固定术，针对输精管道梗阻的采用输精管复通手术，针对精液不能正常进入女性生殖道的手术、如尿道成形术等，以及其他全身疾病而致男性不育的手术、如垂体瘤手术和甲状腺手术等。

（四）辅助生殖技术

辅助生殖技术包括夫精人工授精、体外授精-胚胎移植技术、卵胞浆内精子注射术、供精人工授精技术，以及胚胎植入前遗传学诊断等，需要明确适应证后按照诊疗规范选择应用。

（五）其他疗法

1. 针灸疗法 常用穴位有命门、腰阳关、关元、中极、三阴交、肾俞、志室、太溪、足三里等。弱小精子症取穴为肾俞、命门或腰阳关、三阴交，两组交替使用，隔日一次，采用补法加直接灸五壮；或用针灸温补气海、肾俞、太溪；阳痿不育取关元、中极、三阴交等。

2. 针挑治疗 用特制的挑针，挑破人体一些特定部位的皮肤及皮下纤维组织，并施以手法，使局部刺激通过神经或神经体液的途径与中枢神经系统发生联系，从而改变机体的反应性，达到治疗疾病的目的。常用针挑点有骶丛神经刺激点、第一腰椎神经刺激点、第十胸椎神经刺激点等。

男性生殖需要注意育前保健，注意生活、饮食及精神的调理。提倡劳逸结合，适当进行性生活，顾护真精免遭戕伤。饮食应以清淡而富有营养为上，尽量戒烟酒辛辣之品。避免可能影响精液质量的药物、化妆品、油漆化学品等有害有毒物质，避免辐射、高温等有害因素。注意精神方面的调摄，喜怒有节、心情舒畅。

（陈志强　袁启龙）

第五十四章　男性性功能障碍

正常男性的性功能是一个主动而复杂的神经反射活动，精神与心理因素起着相当重要的作用。长期以来，对男性的性功能、精子发生、精子成熟、精子排放与精子获能、受精等环节的机制未能充分了解。近 20 多年来，随着基础学科的迅速发展和男性生殖生理的深入研究，男性性功能疾病的诊治，才取得较大的进展。正常男性的性功能包括性欲、性兴奋、阴茎勃起、性交、射精和性高潮等系列过程。这一过程是正常的心理、神经、内分泌系统、血管系统及正常生殖系统参加下完成的一个非常复杂的过程，主要受大脑控制和支配。临床上男性性功能障碍主要表现在：①勃起功能障碍；②射精障碍，包括早泄、不射精和逆行射精等。本章主要讨论勃起功能障碍和早泄。

第一节　勃起功能障碍

勃起功能障碍（erectile dysfunction，ED）指持续或反复不能达到或维持足够阴茎勃起以完成满意性生活。一般认为，病程至少应在 3 个月以上方能诊断为 ED。ED 是一种男性多发病，随着年龄的增长发病率明显增高，40～70 岁男性半数以上患有 ED。本病属于中医学"阳痿"、"阴痿"等范畴。

一、病因病理

中医认为阴茎的勃起是由一系列脏腑、经络及气血津液相互协调作用的结果。就脏腑来说，与肾主生殖、心藏神、肝藏血而主疏泄、脾主气血生化有密切关系，就经络来说，肝脉"循股阴，入毛中，过阴器"，足阳明与足太阴之筋"聚于阴器"，足少阴与足厥阴之筋"结于阴器"；冲、任、督三脉同起于胞宫（男子为精室），如因于内外各种病理因素，导致上述脏腑及经络的功能活动失调或受损，均可产生 ED。

目前认为生理上阴茎勃起受到下丘脑性中枢调控和勃起的外周调控，阴茎勃起的基础是阴茎动脉的扩张和阴茎海绵体小梁的舒张，当动脉和小梁内平滑肌收缩时，阴茎处于松弛状态，反之，则阴茎勃起。近年研究表明性刺激过程中，阴茎海绵体内的神经元和内皮细胞内的一氧化氮（NO）释放，NO 激活鸟苷酸环化酶，导致环磷酸鸟苷（CGMP）水平提高，CGMP 可激活蛋白酶 G 使钙离子内流减少，使得海绵体内平滑肌松弛，血液流入而引起勃起。阴茎勃起的发生分启动、充盈及维持三个期。启动期：当心理、神经、内分泌的刺激活动通过自主神经传出冲动，使阴茎血管和海绵体小梁平滑肌松弛，启动勃起。充盈期：平滑肌松弛使海绵体动脉和螺旋动脉扩张，海绵窦内血流增加，窦状隙成为扩张和血液滞留状态。维持期：随着窦状隙的膨胀，海绵体小梁对白膜压力增加，从而压迫白膜下静脉，使窦状隙内血流受阻，海绵体内压力增高，结果使阴茎坚挺勃起。

而阴茎勃起消退是随着射精过程出现交感神经的兴奋，使螺旋动脉和海绵体平滑肌的张力增加，使动脉血流减少，随着海绵体内压力下降，小梁对白膜下静脉压力松解，静脉回流增加，阴茎疲软。腰骶部脊髓内有射精中枢，射精中枢的兴奋性，在正常情况下较勃起中枢为低，性交时勃起中枢的刺激经一定积累后，引起射精中枢的兴奋而出现射精，在有节律的射精动作出现的同时达到情欲高潮。射精后，性的兴奋急剧消退，阴茎逐渐松弛疲软。

从病因学上可将 ED 分为功能性 ED、器质性 ED、混合性 ED 三大类，其中混合性 ED 多见。

功能性 ED 多由精神与心理因素而致大脑皮质的性兴奋中枢呈抑制状态引起，而在阴茎勃起的各种环节上多无器质性病变，故又称为心理性或精神性 ED。器质性 ED 又分为血管性（包括动脉性、静脉性、混合性）、神经性、内分泌性、解剖结构性等。引起 ED 相关的危险因子与下列因素有关：①年龄增长；②躯体疾病，包括心血管病、高血压和糖尿病、肝肾功能不全、高血脂、肥胖、内分泌疾病、神经疾病、泌尿生殖系疾病等；③精神心理因素；④用药，主要包括利尿剂、降压药、心脏病用药、安定药、抗抑郁药、激素类药、细胞毒类药、抗胆碱药等；⑤不良生活方式，包括吸烟、酗酒及过度劳累等；⑥外伤、手术及其他医源因素。

二、临床表现与诊断

全面了解性生活史、既往病史及心理社会史对 ED 首诊很重要，并由病人回答过去 6 个月有关性活动的 5 个问题（表 54-1）。根据结果判断 ED 的严重程度，总分 5～10 分，重度 11～15 分，中度 16～20 分，轻度 21～25 分，正常。

表 54-1　勃起功能障碍国际问卷（IIEF-5）

	0	1	2	3	4	5	得分
1. 对阴茎勃起及维持勃起有多少信心	很低	低	中等	高	很高		
2. 受到性刺激后，有多少次阴茎能够坚挺以插入阴道？	无性活动	几乎没有或完全没有	只有几次	有时或大约一半时候	大多数时候	几乎每次或每次	
3. 性交时，有多少次能在进入阴道后保持阴茎勃起？	没有尝试性交	几乎没有或完全没有	只有几次	有时或大约一半时候	大多数时候	几乎每次或每次	
4. 性交时，保持勃起至性交完毕，有多大困难？	没有尝试性交	非常困难	很困难	有困难	有点困难	不困难	
5. 尝试性交时，是否感到满足？	没有尝试性交	几乎没有或完全没有	只有几次	有时或大约一半时候	大多数时候	几乎每次或每次	
总分							

ED 的发生，除了阴茎不能有效地勃起外，尚可出现一些与之相关的伴随症状。功能性 ED 多伴有抑郁、焦虑、失眠、健忘、头晕、耳鸣、腰酸、早泄等全身症状；器质性 ED 则有原发疾病的特有症状。功能性 ED 多无明显体征。器质性 ED 可以因原发疾病的不同，有神经系统、内分泌、心血管系统或生殖器官的缺陷及异常。如各种深反射、浅反射异常、背神经传导速度延迟、海绵体肌反射潜伏时间延迟、坐骨海绵体肌反射潜伏时间延迟、第二性征及外生殖器发育异常等。

此外，夜间阴茎勃起试验（NPT）对区分心理性和器质性 ED 有帮助。为进一步查明器质性的病因，已发展相关的神经系统、血管系统检查（如彩色双功能超声检查、海绵体测压造影等），阴茎海绵体注射血管活性药物试验，VISER（vascular indication of sexual excitation response）诊断仪检查可作出动脉性、静脉性和肌性等病因学的诊断。海绵体活检已被用以评价海绵体结构与功能。

本病应与早泄、性欲淡漠相鉴别，ED 往往与早泄并存，但两者在概念上有根本的不同。早泄为性交时阴茎能够勃起，且能达到足够的硬度以插入阴道，但勃起的时间较短，甚至刚触及阴道即行射精，阴茎继而迅速疲软，以致性交过早结束。早泄的根本特征是能够进行性交，但不能使女方达到性高潮；而 ED 则是阴茎不能勃起或勃起的力度极差，不能进行性交。两者临床表现上有同有异，应注意鉴别。性欲淡漠是男子的性交欲望降低，也可间接影响阴茎的勃起及性交的频率，但在性交时阴茎却能正常勃起。

三、治疗

ED 的治疗，应在明确其发病类型及发病原因的前提下，分别采用不同的方法。由于大多数的 ED 病人均存在心理性因素，所以心理治疗十分必要，各种药物及其他辅助治疗必须和心理治疗结合才能发挥更好的效果。

（一）矫正引起 ED 的有关因素

矫正引起 ED 的有关因素包括①改变不良生活方式和社会心理因素；②性技巧和性知识咨询；③改变引起 ED 的有关药物；④对引起 ED 的有关器质性疾病治疗，如雄激素缺乏者，可用雄激素补充治疗。

（二）辨证论治

1. 肝气郁结　多见于功能性 ED，病人多性格内向，或心理压力较重，或有精神创伤史。常突然发病，症见阳道不举，或举而不坚，难行房事；并有情绪抑郁，或焦虑不安，或郁怒寡欢；或伴有胸胁满闷，上腹胀胀，善太息等。舌质偏黯或正常，舌苔薄白，脉弦或弦滑。治宜舒肝解郁，理气和血。方选沈氏达郁汤加减。中成药用逍遥丸。

2. 肝经湿热　多见于酗酒之人或有慢性生殖系炎症病人。起病较缓慢，阳道萎软，举而不坚；少腹拘急，腹股沟或会阴部酸胀，小便余沥不畅，或有尿急、尿频、尿痛；阴囊潮湿，口苦咽干。脉弦数或弦滑，舌红苔黄腻。治宜清利湿热，舒肝振痿。方选龙胆泻肝汤加减。中成药用龙胆泻肝丸。

3. 心脾两虚　多见于久病体虚，或长期从事脑力劳动，暗耗气血者。逐渐起病，可先有性欲淡漠，后阳道渐行疲软，勃起无力；神疲乏力，失眠健忘，胆怯多疑，心悸自汗；纳少，大便溏，面色不华。舌淡，苔薄白，脉细弱。治宜健脾养心，安神定志。方选归脾汤加减。中成药用归脾丸或天王补心丹。

4. 肾阳衰微　多见于禀赋不足、老年体虚或大病新愈病人，阳道不举，或举而不坚；面色㿠白，头晕目眩，耳鸣，精神萎靡，腰膝酸软；小腹发凉，畏寒肢冷，夜尿清长频仍。舌淡，苔薄白，脉沉细。治宜温补下元，兴阳起痿。方选斑龙丸加减。中成药用肾气丸。

5. 阴虚火旺　多见于素体阴虚或性欲亢进，房事过频者。欲念频萌，阴茎有勃起，但举而不坚；夜寐不实，多梦滑精；五心烦热，腰脊酸软，头晕耳鸣，口干不多饮；舌质嫩红，苔薄黄，脉细数。治宜滋阴泻火。方选大补阴丸加减。中成药用知柏地黄丸或三才封髓丹。

6. 瘀血阻络　多见于糖尿病、冠心病、外伤及手术病人。阳事不兴或勃起不坚，口渴而不喜饮，胸闷不舒，疼痛时作，舌质黯，脉细涩或结代。治宜活血化瘀，通络振痿。方选复元活血汤加减。中成药用血府逐瘀丸。

7. 寒滞肝脉　多见于素体阳虚，或冒寒淋雨，或水中作业者，也可见于慢性生殖系炎症久治不愈者。阳道软缩不举，阴囊湿冷，少腹胀急或睾丸抽痛，以上症状遇冷加重；舌暗淡，苔白腻；脉沉弦或沉迟。治宜温经暖肝，通络振痿。方选暖肝煎加减。中成药用小活络丹。

8. 惊恐伤肾　多有大惊卒恐史。骤然发病，阳事不兴或举而不坚，腰酸尿频，梦遗滑精，心悸易惊，胆怯多疑，精神恍惚；脉形散乱或其动如豆，舌质略淡，苔白。治宜安神定志，益肾固精。方选固肾安神汤加减。中成药用枕中丹。

（三）性心理治疗

性心理治疗是治疗该病的重要手段，对功能性 ED，心理疏导是首位的治疗方法。心理治疗应对病人夫妇同时或分别进行，并贯穿于 ED 治疗的整个过程。常见的治疗方法有性感集中训练，这种方法是在短期内消除性焦虑，增强性感受和从语言交流过渡到非语言交流技巧的基础。

（四）西药治疗

①万艾可（西地那非）、艾力达（伐地那非）、希爱力（他达拉非）均是 5 型磷酸二酯酶（PDE5）抑制剂，是目前治疗 ED 的首选西药，起效时间不同。临床禁忌与硝酸酯类药物合用，否则易发生严重低血压。②肾上腺素能受体拮抗剂，如酚妥拉明，对性中枢和外周均有作用，适用于轻、中度 ED。③激素疗法，雄激素缺乏时补充雄激素，如口服十一酸睾酮。

（五）局部治疗

阴茎海绵体注射血管活性药物，前列腺素 E1（PGE1），疗效可达 80%以上，但因有创、疼痛、异常勃起及长期使用后阴茎局部形成瘢痕，而少用；经尿道给药，比法尔是一种局部外用 PGE1 乳膏，疗效可达 75%，不良反应有局部疼痛和低血压；真空缩窄装置是通过负压将血液吸入阴茎，然后用橡皮圈束于阴茎根部维持阴茎勃起，缺点是使用麻烦，并有阴茎疼痛、麻木、青紫、射精障碍等。

（六）手术治疗

手术治疗包括血管手术和阴茎假体，只有在其他治疗方法均无效的情况下才考虑采用。

（王树声　吕立国）

第二节　早　泄

早泄（premature ejaculation，PE）是男性常见的性功能障碍，目前临床上推荐使用国际性医学会的早泄定义，包括：①射精总是或者几乎总是发生在阴茎插入阴道 1 分钟以内；②不能全部或几乎全部进入阴道后延迟射精；③消极的个人精神心理因素，比如苦恼、忧虑、挫折感和（或）逃避性活动等。早泄的患病率为 20%～30%，地理区域、文化与宗教、种族和社会地位等因素可影响 PE 的患病率。本病属于中医学"早泄"等范畴。

一、病因病机

中医认为精液的摄藏与疏泄有赖于肾、肝、脾、心等脏腑功能的共同作用，又以肾的封藏固摄功能为本，因而早泄的发生与肾、肝、脾、心等脏腑的功能失调有密切的关系。其病因病机可分为肝经湿热、肾气不固、阴虚火旺、心脾两虚四类。本病的发生多责于肾，以肾气及肾之阴阳偏盛偏衰为主。若其他脏腑发生病变、功能异常或虚损，如肝失疏泄、相火炽盛；或劳倦伤脾、脾失统摄；或劳心过度，心阴受损等亦可累及于肾，导致肾失封藏、固涩无权，精关不固而发生早泄之证。

过去认为早泄是心理和人际因素所致，包括焦虑、夫妻间关系紧张、婚姻危机及性生活次数过少等。近年来研究表明早泄与躯体疾病或神经生理紊乱密切相关，而心理/环境因素能维持或强化早泄的发生。龟头高度敏感，感觉神经兴奋性过高，以致在性交时射精反射易化而诱发早泄。此外，外生殖器及前尿道疾病如包皮炎、阴茎头炎、前列腺炎、精囊炎、尿道炎等，神经系统病变、内分泌病变或全身性疾病如糖尿病、酒精或吗啡中毒、交感神经节损伤等其他器质性病变也会诱发早泄。

二、临床表现与诊断

典型的早泄症状是阴茎在插入阴道前或插入阴道时即出现射精。临床上将早泄分为三级：轻度，阴茎插入阴道，并可活动，但不足一分钟即泄精；中度，阴茎插入阴道即泄精；重度，阴茎未插入阴道，双方未接触或刚接触，动念即泄精。

目前早泄尚无确切的诊断标准，但有以下症状之一，且持续 1 个月以上者，可诊断为早泄：①阴茎未插入阴道或插入阴道时即出现射精；②阴茎在插入阴道后 1 分钟内，或抽动不超过 15 次，即发生射精，致使性功能正常的妻子在性交中不能达到性欲高潮和性满足者；③早泄不是由于某种精神活性物质的戒断所引起。早泄的诊断主要依据病史和阴道内射精潜伏期，病史包括性生活史和一般病史，其中性生活史包括早泄的诱因、频率、出现及持续的时间、控制射精能力、出现早泄的环境因素、性刺激强度及性伴侣情况、性行为双方感情情况、性交的特性和频率、射精及性高潮情况、早泄的进展及演变情况、早泄对性行为双方心理因素和生活质量的影响、是否合并其他性功能障碍疾病等。阴道内射精潜伏期是一个可以测定的评价早泄的重要指标。如此充分了解病情，并进行精神心理学分析，有助于了解病人的精神心理状况，以便对症治疗。此外，还可利用阴茎震动感感觉度测定法来测定阴茎感觉度阈值变化，有助于了解阴茎感觉度和感觉神经的功能。进行泌尿科常规检查和必要的实验室检查如尿液常规检查、前列腺液常规检查、精液常规检查和内分泌检查等来判定有无尿路感染、前列腺炎、精囊炎、包皮炎、阴茎头炎或内分泌系统疾病等诱发原因，以采取相应治疗措施。

早泄分类：①原发性早泄：自第一次性交出现，对性伴侣，没有选择性，每次性交都发生过早射精。②继发性早泄：是后天获得的早泄，特点是过早射精发生在一个明确的时间，发生过早射精前射精时间正常，逐渐出现或者突然出现，或继发于泌尿外科疾病、甲状腺疾病或者心理疾病等。③境遇性早泄：也称为"自然变异性早泄"。此类病人的射精时间有长有短，过早射精的发生时间没有规律，时而出现，时而正常。④早泄样射精功能障碍：此类病人射精潜伏时间往往在正常范围，病人主观上认为自己早泄，但实际插入阴道射精潜伏时间正常甚至很长，在将要射精时，控制射精的能力降低，此类早泄不能算是真正的病理过程，通常隐藏着心理障碍或者与性伴侣的关系问题。

临床上早泄与阳痿、遗精的发病特点及临床症状有相似之处，应予以鉴别。早泄与阳痿两者关系参考前一节"勃起功能障碍"内容。遗精是在无性交状态下，频繁出现精液遗泄后痿软，与阳痿的区别是在性交时，可以完全正常地排精。

三、治疗

由于早泄多与精神因素有关，诊疗时应注重心理辅导，性生活指导，取得女方配合，并适当应用性行为疗法。

（一）辨证论治

1.**肝经湿热**　性欲亢进，交则即泄，头晕目眩，口苦咽干，小便黄赤，烦躁易怒，阴囊湿痒。舌红苔黄腻，脉弦数或弦滑。多见于发病早期。治法为清泻肝火，利湿泄浊。方选龙胆泻肝汤加减。中成药可用龙胆泻肝丸。

2.**阴虚火旺**　阳事易举，早泄易遗，性欲亢进，虚烦不寐，腰膝发软，五心烦热，潮热盗汗。舌红苔少，脉细数。治法为滋阴降火，益肾固精。方选知柏地黄丸加减。中成药可用知柏地黄丸；肝肾阴虚、肾水不足者可用左归丸。

3.**肾气不固**　性欲减退，未交即泄或甫交即射，腰膝酸软，神疲乏力，夜尿频数，余沥不尽。舌淡苔白，脉细弱。治法为补益肾气，固精止泄。方选金匮肾气丸加减。中成药可用金锁固精丸，偏肾阳虚者可用右归丸。

4.**心脾虚损**　房事早泄，面色不华，心悸怔忡，肢体倦怠，气短乏力，健忘多梦。舌淡苔白，脉细。治法为补益心脾，涩精止泄。方选归脾汤加减。中成药可用归脾丸，气血两虚重者可用十全大补丸等。

（二）西药治疗

1.**选择性 5-羟色胺再摄取抑制剂**（selective serotonin reuptake inhibitors，SSRIs）**和三环类抗抑**

郁剂（tricyclic antidepressants，TCAs） 目前 SSRIs 已成为治疗早泄的首选药物，临床常用的 SSRIs 包括达泊西汀、舍曲林、帕罗西汀、氟西汀、西酞普兰、马来酸氟伏沙明等。

2. 局部麻醉药物 由于其可降低阴茎敏感性，延长射精潜伏期，而且不会对射精感觉造成影响，从而用于早泄的治疗。常用的局部麻醉药物包括凝胶、霜剂或喷雾状的利多卡因和（或）丙胺卡因混合制剂，在性交前 10～20 分钟使用。

3. 磷酸二酯酶 5 型（PDE5）抑制剂 对伴有 ED 的早泄病人，PDE5 抑制剂可联合使用 SSRIs 或局部麻醉药物。

（三）心理疗法

心理疗法主要使用心理疏导疗法，要求病人学习相关性生理知识，以解除其紧张状态，消除恐惧心理，逐渐掌握性生活的规律，避免早泄的发生。

（四）性行为疗法

性行为疗法常用的如感觉集中训练法、阴茎挤捏疗法、间歇法、牵拉阴囊法等，是早泄治疗方案中的重要组成部分，此法需要病人配偶积极配合。

（袁少英　王树声）

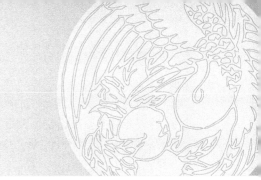

附　方

一　画

一贯煎（《续名医类案》）北沙参　麦冬　当归身　生地黄　枸杞子　川楝子

二　画

二至丸（《医方集解》）女贞子　旱莲草

二陈汤（《太平惠民和剂局方》）陈皮　半夏　茯苓　甘草

二妙散（丸）（《丹溪心法》）苍术（米泔水浸）　黄柏（酒炒）

二仙汤（经验方）仙茅　淫羊藿　当归　巴戟天　知母　黄柏

十灰散（《十药神书》）大蓟　小蓟　荷叶　侧柏叶　茅根　茜根　山栀子　大黄　丹皮　棕榈皮

十全大补汤（《医学发明》）党参　白术　茯苓　炙甘草　当归　川芎　熟地黄　白芍　黄芪　肉桂

丁桂散（《外科传薪集》）丁香、肉桂各等份，研细末

七三丹（经验方）煅石膏21g　升药9g　各研极细末，和匀

七厘散（《良方集腋》）血竭　麝香　乳香　没药　红花　朱砂　儿茶适量共研末，米酒或酒调敷患处

八二丹（经验方）煅石膏8份　升药2份各研极细末，和匀

八正散（《太平惠民和剂局方》）木通　瞿麦　车前子　萹蓄　滑石　炙甘草　山栀子　大黄

八宝丹（《疡医大全》）珍珠　牛黄　象皮　琥珀　龙骨　轻粉　冰片　炒甘石

八珍汤（《正体类要》）人参　白术　茯苓　甘草　当归　白芍　熟地黄　川芎

人参养荣汤（《三因极一病证方论》）黄芪　当归　桂心　甘草　橘皮　白术　人参　白芍　熟地　五味子　茯苓　远志

九一丹（《医宗金鉴》）煅石膏9份　升药1份各研极细末，和匀

九华膏（经验方）滑石　月石　龙骨　川贝　冰片　朱砂

九黄丹（经验方）制乳香　制没药　川贝　石膏　红升　腰黄　朱砂　炒月石　冰片

入地金牛酊（经验方）入地金牛　75％酒精

三　画

三子养亲汤（《韩氏医通》）白芥子　苏子　莱菔子

三甲复脉汤（《温病条辨》）炙甘草　干地黄　生白芍　麦冬　生牡蛎　阿胶（烊化）麻仁　生鳖甲　生龟版

三仁汤（《温病条辨》）杏仁　白蔻仁　薏苡仁　滑石　通草　竹叶　厚朴　半夏

三仙丹（升丹）（《疡科心得集》）水银　火硝　明矾

三石散（经验方）制炉甘石　熟石膏　赤石脂

三妙丸（《医学正传》）苍术（米泔水浸）黄柏（酒炒）牛膝

三品一条枪（《外科正宗》）砒石　明矾　明雄黄　乳香

三香内托散（《万氏秘传外科心法》）人参　木香　甘草　厚朴　紫苏　桔根　枳壳　黄芩（蜜炙）　藿香　肉桂　乌药　当归　白芍　白芷　川芎　防风　乳香　升麻　干葛

三香连翘汤（《万氏秘传外科心法》）连翘　白芷　金银花　防风　白芍　当归　生地　乳香　木香　柴胡

升麻　雄黄

三黄洗剂（经验方）大黄　黄柏　黄芩　苦参

三物备急丸（《金匮要略》）大黄　干姜　巴豆

三棱和伤汤（《中医外科学讲义》）三棱　莪术　青皮　陈皮　白术　枳壳　当归　白芍　党参　乳香　没药　甘草

三才封髓丹（《卫生宝鉴》）天冬　熟地　人参　黄柏　砂仁　炙甘草

大柴胡汤（《金匮要略》）柴胡　大黄　黄芩　芍药　半夏　生姜　枳实　大枣

大红丸（《仙授理伤续断秘方》）何首乌　制川乌　制南星　赤芍　当归　骨碎补　牛膝　细辛　赤小豆　煅自然铜　青桑炭适量共研细末，醋煮面糊为丸，如梧桐子大，朱砂为衣，每服30丸，温酒下，醋汤亦可

大升丹（经验方）即红升丹　水银　白矾　火硝　皂矾　朱砂　雄黄　铅

大分清饮（《类证治裁》）茯苓　猪苓　泽泻　木通　山栀　车前子　枳壳

大活络丹（《兰台轨范》引《圣济总录》）白花蛇　乌梢蛇　威灵仙　两头尖　草乌　天麻　全蝎　何首乌　龟板　麻黄　贯众　炙甘草　羌活　肉桂　藿香　乌药　黄连　熟地黄　大黄　木香　沉香　细辛　赤芍　没药　克丁香　乳香　僵蚕　天南星　青皮　骨碎补　白蔻　安息香　黑附子　黄芩　茯苓　香附　玄参　白术　防风　葛根　虎胫骨　当归　血竭　地龙　犀角　麝香　松脂　牛黄　龙脑　人参　蜜糖适量共为细末，炼蜜为丸

大黄附子细辛汤（《金匮要略》）大黄　附子　细辛

大黄牡丹汤（《金匮要略》）大黄　牡丹　桃仁　冬瓜子　芒硝

大黄䗪虫丸（《金匮要略》）大黄（酒蒸）　黄芩　甘草　桃仁　杏仁　芍药　干地黄　干漆　虻虫　水蛭　蛴螬　䗪虫

大承气汤（《伤寒论》）生大黄（后下）　枳实　厚朴　芒硝（冲服）

大陷胸汤（《伤寒论》）大黄　芒硝　甘遂

大补阴丸（《丹溪心法》）黄柏　知母　熟地黄　龟板

万灵丹（《医宗金鉴》）茅术　何首乌　羌活　荆芥　川乌　乌药　川芎　甘草　川石斛　全蝎（炙）　防风　细辛　当归　麻黄　天麻　雄黄

千金散（经验方）煅白砒　制乳香　制没药　轻粉　飞朱砂　赤石脂　炒五倍子　煅雄黄　醋制蛇含石

千金散（中成药）全蝎　僵蚕（制）　牛黄　朱砂　冰片　黄连　南星　天麻　甘草

千捶膏（经验方）蓖麻子肉　嫩松香粉（在冬令制后研末）　轻粉（水飞）　铅丹　银朱　茶油（冬天需改为75g）

小柴胡汤（《伤寒论》）柴胡　黄芩　半夏　人参　甘草　生姜　大枣

小承气汤（《伤寒论》）大黄　厚朴　枳实

小升丹（三仙丹）（《医宗金鉴》）水银　白矾　火硝

小半夏汤（《金匮要略》）半夏　生姜

小活络丹（《太平惠民和剂局方》）制南星　制川乌　制草乌　地龙　乳香　没药　蜜糖适量共为细末，炼蜜为丸

小蓟饮子（《济生方》）小蓟　生地黄　滑石　蒲黄（炒）通草　淡竹叶　藕节　当归　栀子　甘草

小金丹（《外科全生集》）白胶香　草乌头　五灵脂　地龙　马钱子（制）　乳香（去油）　没药（去油）　当归身　麝香　墨炭

马勃膏（经验方）马勃　凡士林

千金苇茎汤（《备急千金要方》）苇茎　薏苡仁　冬瓜仁　桃仁

川芎茶调散（《太平惠民和剂局方》）白芷　薄荷　川芎　防风　甘草　荆芥　羌活　细辛

四　画

乌头汤（《金匮要略》）麻黄　赤芍　黄芪　制川乌　炙甘草

木萸散（经验方）木瓜　吴茱萸　防风　全蝎　蝉衣　天麻　僵蚕　胆南星　藁本　桂枝　蒺藜　朱砂雄

黄　猪胆汁

五倍子汤（《疡科选粹》）五倍子　朴硝　桑寄生　莲房　荆芥

五倍子散（《医宗金鉴》）五倍子　阴干车前草

五苓散（《伤寒论》）猪苓　茯苓　泽泻　白术　桂枝

五神汤（《外科真诠》）茯苓　金银花　牛膝　车前子　紫花地丁

五味消毒饮（《医宗金鉴》）金银花　野菊花　蒲公英　紫花地丁　紫背天葵

五五丹（经验方）煅石膏 5 份　升药 5 份　各研极细末，和匀

五子衍宗丸（《医学入门》）枸杞子　菟丝子　覆盆子　五味子　车前子

五淋化石丸（中成药）海金沙　车前子　琥珀　鸡内金　甘草　泽泻　石韦等

太乙膏（《外科正宗》）玄参　白芷　当归身　肉桂　赤芍　大黄　生地黄　土木鳖　阿魏　轻粉　柳槐枝　血余炭　铅丹　乳香　没药　麻油

天台乌药散（《医学发明》）天台乌药　木香　小茴香　青皮　高良姜　槟榔　川楝子　巴豆

天麻钩藤饮（《中医内科杂病证治新义》）天麻　钩藤　生决明　栀子　黄芩　牛膝　杜仲　益母草　桑寄生　夜交藤　茯神

止痛如神汤（《医宗金鉴》）秦艽　桃仁　皂角子　苍术　防风　黄柏　当归尾　泽泻　槟榔　熟大黄

少腹逐瘀汤（《医林改错》）小茴香　干姜　延胡索　当归　川芎　官桂　赤芍　蒲黄　五灵脂

内疏黄连汤（《保命集》卷下）黄连　芍药　当归　槟榔　木香　黄芩　栀子　薄荷　桔梗　甘草　连翘　大黄

牛蒡解肌汤（《疡科心得集》）牛蒡子　薄荷　荆芥　连翘　栀子　丹皮　石斛　玄参　夏枯草

升丹（《医宗金鉴》）水银　火硝　白矾　雄黄　朱砂　皂矾　一般用熟石膏稀释成九一丹、八二丹、七三丹、五五丹

升阳除湿汤（《不知医必要》）白术　葛花　茯苓　升麻　泽泻（盐水炒）　苍术（米泔浸）　神曲　甘草

开郁顺气丸（中成药）柴胡　茯苓　姜半夏　香附（醋制）　莱菔子（炒）　陈皮　栀子　当归　乌药　白芍（酒炒）　木香　苍术（炒）　六神曲（炒）　槟榔　沉香　砂仁　枳壳（麸炒）　甘草　厚朴（姜制）　黄芩　青皮（炒）　桔梗　川芎

丹栀逍遥散（《内科摘要》）逍遥散加丹皮　栀子

丹参饮（《时方歌括》）丹参　檀香　砂仁

化斑解毒汤（《医宗金鉴》）升麻　石膏　连翘（去心）　牛蒡子（研炒）　人中黄　黄连　知母　玄参

六君汤（《医学正传》）人参　白术　茯苓　炙甘草　陈皮　半夏　大枣　生姜

六味地黄丸（《小儿药证直诀》）熟地　山萸肉　干山药　丹皮　白茯苓　泽泻

六磨汤（《世医得效方》）槟榔　沉香　木香　乌药　大黄　枳壳

双柏散（经验方）侧柏叶　大黄　黄柏　薄荷　泽兰

无比山药丸（《备急千金要方》）山茱萸　泽泻　熟地　茯苓　巴戟天　牛膝　赤石脂　山药　杜仲　菟丝子　肉苁蓉

贝母瓜蒌散（《医学心悟》）川贝　瓜蒌仁　山栀　黄芩　橘红　甘草

五　　画

玉屏风散（《丹溪心法》）防风　黄芪　白术

玉真散（《外科正宗》）生白附（漂净）　防风　白芷　生南星（漂净、姜汁炒）　天麻　羌活

玉露散（经验方）芙蓉叶　研成极细末。

玉露油膏　凡士林 8/10　玉露散 2/10

玉女煎（《景岳全书》）石膏　熟地　麦冬　知母　牛膝

甘姜苓术汤（《金匮要略》）甘草　干姜　茯苓　白术

甘遂通结汤（《中西医结合治疗急腹症》）甘遂末　桃仁　木香　生牛膝　川朴　赤芍　大黄

龙胆泻肝汤（李东垣方，录自《古今医方集成》）龙胆草　栀子　黄芩　柴胡　生地黄　泽泻　当归　车前子　木通　甘草

石苇散（《圣剂总录》）石韦　炒原蚕蛾

左归丸（《景岳全书》）熟地黄　淮山药　山萸肉　枸杞子　菟丝子　鹿角胶　龟板胶　牛膝

右归丸（《景岳全书》）熟地黄　淮山药　山萸肉　枸杞子　菟丝子　杜仲　鹿角胶　当归　附子　肉桂

右归饮（《景岳全书》）熟地　山药　山茱萸　枸杞　甘草　杜仲　肉桂　制附子

平胬丹（《外科诊疗学》）乌梅肉（煅存性）　月石　轻粉　冰片

四生丸（《妇人良方》）生地黄　生艾叶　生荷叶　生侧柏叶

四黄散、膏（经验方）黄连　黄柏　黄芩　大黄　乳香　没药

四黄散（《证治准绳》）黄连　黄芩　黄柏　人黄　滑石　五倍子

四黄水蜜　为四黄散加蜜调匀。

四物汤（《太平惠民和剂局方》）熟地黄　当归身　白芍　川芎

四逆汤（《伤寒论》）附子（一枚，生用，去皮，破八片）干姜　炙甘草

四逆散（《伤寒论》）枳实　甘草　柴胡　芍药

四海舒郁丸（《疡医大全》）青木香　陈皮　海蛤粉　海带　海藻　昆布　海螺蛸

四君子汤（《太平惠民和剂局方》）人参　茯苓　白术　炙甘草

四妙勇安汤（《验方新编》）金银花　甘草　玄参　当归

四妙散（《成方便读》）黄柏　苍术　牛膝　薏苡仁

四神丸（《证治准绳》）补骨脂　肉豆蔻　吴茱萸　五味子　生姜　大枣

四磨汤（《济生方》）人参　槟榔　沉香　乌药

归脾汤（《济生方》）人参　白术（土炒）　黄芪（炒）　当归身　炙甘草　茯神　远志（去心）　枣仁（炒研）青木香　龙眼肉　生姜　大枣

生肌玉红膏（《外科正宗》）当归　白芷　白蜡　轻粉　甘草　紫草　血竭　麻油

生肌白玉膏（经验方）尿浸石膏　制炉甘石　黄凡士林

生肌散（经验方）制炉甘石　滴乳石　朱砂　冰片　滑石　血珀

生脉散（《内外伤辨惑论》）孩儿参　麦冬　五味子

生脉饮（《医学启源》）人参　麦冬　五味子

失笑散（《太平惠民和剂局方》）五灵脂　蒲黄

半夏白术天麻汤（《医学心悟》）半夏　天麻　茯苓　橘红　白术　甘草　生姜　大枣

白玉膏（经验方）尿浸石膏　制炉甘石　麻油　黄凡士林

白降丹（《医宗金鉴》）朱砂　雄黄　水银　硼砂　火硝　食盐　白矾　皂矾

白虎汤（《伤寒论》）石膏　知母　炙甘草　粳米

甘露消毒丹（《医效秘传》）滑石　黄芩　茵陈　石菖蒲　贝母　木通　藿香　连翘　白豆蔻　薄荷　射干

仙方活命饮（《医宗金鉴》）穿山甲　当归尾　甘草　金银花　赤芍　乳香　没药　天花粉　陈皮　防风贝母　白芷　皂角刺

瓜蒌牛蒡汤（《医宗金鉴》）瓜蒌　牛蒡子　天花粉　黄芩　陈皮　生栀子　皂角刺　金银花　青皮　柴胡甘草　连翘

瓜蒌薤白半夏汤（《金匮要略》）瓜蒌实　薤白　半夏　白酒

加味六味汤（加味六味地黄汤）（《疡医大全》）熟地　山药　山茱萸　丹皮　泽泻　茯苓　人参　麦冬　黄芪

加味桔梗汤（《医学心悟》）桔梗　甘草　贝母　橘红　金银花　薏苡仁　葶苈子　白及

代抵挡丸（《证治准绳》）大黄　当归尾　生地　穿山甲　芒硝　桃仁　肉桂

圣金刀散（《外科正宗》）松香　枯矾　生矾

六 画

托里消毒饮（《疡科遗编》）人参 黄芪（盐水拌炒） 当归 川芎 炒白术 茯苓 金银花 白芷 甘草

托里消毒散（《伤寒全生集》）黄芪 白芷 连翘 羌活 川芎 当归尾 赤芍 防风 桔梗 柴胡 皂角 金银花

托里消毒散（《外科正宗》）皂角刺 金银花 甘草 白芷 川芎 生黄芪 当归 白芍 白术 人参 茯苓

托里透脓汤（《医宗金鉴》）人参 白术 穿山甲（炒，研） 白芷 升麻 甘草 当归 生黄芪 皂角刺 青皮

百合固金汤（《慎斋遗书》）百合 熟地 生地 当归身 白芍 甘草 桔梗

当归补血汤（《内外伤辨惑论》）当归（酒炒） 黄芪

当归四逆汤（《伤寒论》）当归 桂枝 芍药 细辛 甘草 通草 大枣

回阳玉龙散（膏）（外科正宗》）草乌 干姜 赤芍 白芷 南星 肉桂

回阳玉龙油膏 凡士林 回阳玉龙散

朱砂安神丸（《医学发明》）朱砂 黄连 炙甘草 生地黄 当归

竹叶石膏汤（《伤寒论》）竹叶 石膏 半夏 麦门冬 人参 甘草 粳米

竹叶黄芪汤（《医宗金鉴》）人参 黄芪 石膏（煅） 半夏（炙） 麦冬 白芍 川芎 当归 黄芩 生地 甘草 竹叶 生姜 灯心

血府逐瘀汤（《医林改错》）当归 生地黄 桃仁 红花 枳壳 赤芍 柴胡 甘草 桔梗 川芎 牛膝

血府逐瘀汤加减（《医林改错》）柴胡 枳实 青皮白芍 甘草川芎桃仁 红花 丹参 制大黄

安宫牛黄丸（《温病条辨》）牛黄 郁金 水牛角 黄芩 黄连 栀子 雄黄 朱砂 冰片 麝香 朱粉 金箔为衣

冲和散（膏）（《外科正宗》）紫荆皮（炒） 独活 赤芍 白芷 石菖蒲 葱汁 陈酒

异功散（《小儿药证真诀》）人参 白术 茯苓 炙甘草 陈皮

导赤散（《小儿药证真诀》）木通 生地 甘草 竹叶

阳毒内消散（《药蔹启秘》）麝香 冰片 白及 南星 姜黄 炒甲片 樟冰 轻粉 胆矾 铜绿 青黛

阳和汤（《外科全生集》）熟地黄 白芥子（炒研） 炮姜炭 麻黄 甘草 肉桂 鹿角胶（烊化冲服）

阳和解凝膏（《外科全生集》）鲜牛蒡子根叶梗 鲜白凤仙梗 川芎 川附 桂枝 大黄 当归 肉桂 草乌 地龙 僵蚕 赤芍 白芷 白蔹 白及 乳香 没药 续断 防风 荆芥 五灵脂 木香 香橼 陈皮 苏合油 麝香 菜油

阴毒内消散（《药蔹启秘》）麝香 轻粉 丁香 樟脑 腰黄 良姜 肉桂 川乌 炒甲片 胡椒 制乳没 阿魏（瓦上炒去油）牙皂

红藤煎剂（《中医外科学讲义》）红藤 地丁草 乳香 没药 连翘 大黄 延胡索 丹皮 甘草 金银花

红灵丹（经验方）雄黄 乳香 煅月石 青礞石 没药 冰片 火硝 朱砂 麝香

红灵酒（经验方）生当归 杜红花 花椒 肉桂 樟脑 细辛 干姜 95%酒精

红油膏（经验方）凡士林 九一丹 东丹（广丹）

红升丹《医宗金鉴》）朱砂 雄黄 水银 火硝 白矾 皂矾

如意金黄散（膏）（《外科正宗》）天花粉 姜黄 大黄 黄柏 白芷 天南星 陈皮 苍术 厚朴 甘草

众生丸（中成药）蒲公英 紫花地丁 黄芩 岗梅 赤芍 天花粉 玄参 当归 防风 柴胡 皂角刺 人工牛黄 白芷 胆南星 虎杖 夏枯草 板蓝根

至宝丹（《苏沈良方》）水牛角 生玳瑁 琥珀 朱砂 雄黄 牛黄 冰片 麝香 安息香 金银箔

壮筋养血汤（《外科补要》）当归 川芎 白芍 续断 红花 生地 牛膝 牡丹皮 杜仲

达原饮（《瘟疫论》）槟榔 厚朴 草果 知母 芍药 黄芩 甘草

收呆至神汤（《串雅内编》又名救呆至神汤）人参 柴胡 当归 白芍 半夏 甘草 生枣仁 天南星 附子 石菖蒲 六曲 茯苓 郁金

七 画

陈氏化痰生液汤（经验方）浙贝母　玄参　生牡砺　杏仁　茯苓　路路通

花椒艾叶汤（椒艾汤）《扬氏家藏方》石菖蒲（锉）　川椒（拣净）　艾叶（锉）　葱白

苏子降气汤《太平惠民和剂局方》苏子　橘皮　半夏　当归　前胡　厚朴　肉桂　甘草　生姜

苏合香丸《外台秘要》白术　朱砂　麝香　香附　沉香　青木香　丁香　安息香　檀香　荜茇　水牛角　诃子　苏合香　冰片　乳香

龟鹿二仙膏《医便》鹿角　龟板　人参　枸杞子

龟龄集《集验良方》人参　鹿茸　海马　枸杞子　丁香　穿山甲　雀脑　牛膝　锁阳　熟地黄　补骨脂　菟丝子　杜仲　石燕　肉苁蓉　甘草　淫羊藿　大青盐　砂仁

沙参麦冬汤《温病条辨》沙参　玉竹　生甘草　冬桑叶　麦冬　生扁豆　天花粉

补中益气汤《东垣十书》黄芪　人参　炙甘草　当归身　橘皮　升麻　柴胡　白术

补阳还五汤《医林改错》生黄芪　当归尾　赤芍　地龙　川芎　桃仁　红花

补肺汤《永类钤方》人参　黄芪　熟地　五味子　紫菀　桑白皮

启膈散《医学心悟》沙参　茯苓　丹参　川贝　郁金　砂仁壳　荷叶蒂　杵头糠

防风通圣散《宣明论方》防风　荆芥　连翘　麻黄　薄荷　川芎　当归　白芍（炒）　白术　山栀　大黄（酒蒸）　芒硝　石膏　黄芩　桔梗　甘草　滑石

附子理中汤《三因极一病证方论》附子　人参　干姜　白术　炙甘草

鸡鸣散《伤科补要》当归尾　桃仁　大黄

杞菊地黄丸《麻疹全书》熟地黄　山萸肉　干山药　泽泻　牡丹皮　茯苓　枸杞子　菊花

连翘解毒汤《疡医大全》丹皮　牛膝　天花粉　木瓜　桃仁　金银花　薏苡仁　僵蚕　连翘　甘草

苍附导痰丸《叶天士女科诊治秘方》茯苓　半夏　陈皮　甘草　苍术　香附　南星　枳壳　生姜　神曲

沈氏达郁汤《沈氏尊生书》升麻　柴胡　川芎　香附　刺蒺藜　桑白皮　橘叶

却毒散《医宗金鉴》瓦松　马齿苋　甘草　川文蛤　川椒　苍术　防风　葱白　枳壳　侧柏叶　焰消

芩连二母丸《外科正宗》黄连　黄芩　知母　贝母　川芎　当归　白芍　生地　熟地　蒲黄　羚羊角　地骨皮　甘草

沉香散《太平圣惠方》沉香　白蒺藜　酸枣仁　羌活　枳壳　桂心　羚羊角屑　赤茯苓　防风　赤芍　附子　炙甘草　牛膝　槟榔

扶正抑瘤方（经验方）黄芪　灵芝　女贞子　淮山药

八 画

炙甘草汤《伤寒论》炙甘草　生姜　桂枝　人参　生地黄　阿胶　麦门冬　麻仁　大枣　清酒

鱼石脂软膏（中成药）鱼石脂　羊毛脂　凡士林

金沸散《南阳活人书》金沸草　前胡　荆芥　细辛　半夏　茯苓　甘草　生姜　大枣

抵当丸《类证活人书》水蛭　虻虫　大黄　桃仁

抵当汤《伤寒论》水蛭（熬）　虻虫（去翅足熬）　大黄（酒洗）　桃仁（去皮尖）

青蒿鳖甲汤《温病条辨》青蒿　鳖甲　生地　知母　丹皮

青黛散（经验方）青黛　石膏　滑石　黄柏

青黛散油膏　青黛散　凡士林

苦参汤《疡科心得集》苦参　蛇床子　白芷　金银花　菊花　黄柏　地肤子　大菖蒲

苓桂术甘汤《金匮要略》茯苓　桂枝　白术　甘草

知柏地黄丸《医宗金鉴》熟地　山萸肉　干山药　丹皮　白茯苓　泽泻　知母　黄柏上药为末，炼蜜为丸

知柏地黄汤《医宗金鉴》知母　黄柏　熟地黄　山萸肉　淮山药　茯苓　牡丹皮　泽泻

知柏八味丸　同知柏地黄丸

金黄散（《医宗金鉴》）大黄　黄柏　姜黄　白芷　南星　陈皮　苍术　厚朴　甘草　天花粉

金黄水蜜（《医宗金鉴》）大黄　黄柏　姜黄　白芷　南星　陈皮　苍术　厚朴　甘草　天花粉

金黄膏　凡士林 8/10　金黄散 2/10

金熊炎必克（中成药）熊胆　大黄　龙胆　冰片　薄荷脑　黄连　柴胡　地黄　黄芩　栀子　泽泻　车前子

金匮肾气丸（《金匮要略》）熟地　山药　山萸肉　丹皮　茯苓　泽泻　附子　肉桂

肾气丸（《金匮要略》）熟地　山药　山萸肉　牡丹皮　茯苓　泽泻　附子　肉桂

金锁固精丸（《医方集解》）沙苑蒺藜　芡实　炙龙骨　煅牡蛎

泻白散（《小儿药证直诀》）地骨皮　桑白皮　甘草

泻心汤（《金匮要略》）大黄　黄芩　黄连

参苓白术散（《太平惠民和剂局方》）党参　茯苓　白术　山药　炙甘草　扁豆　莲子肉　薏苡仁　桔梗　砂仁

参芪扶正注射液（中成药）党参　黄芪

参附汤（《世医得效方》）党参　熟附子

参附汤（《世医得效方》或四逆汤《伤寒论》）加减红参　炮附子（先煎）　干姜　甘草

实脾饮（《重订严氏济生方》）附子　干姜　白术　甘草　厚朴　木香　草果仁　槟榔　木瓜　生姜　大枣　茯苓

和营止痛汤（《伤科补要》）赤芍　当归尾　川芎　苏木　陈皮　桃仁　续断　乌药　乳香　没药　木通　甘草

定痛和血汤（《外科补要》）桃仁　红花　乳香　没药　当归　秦艽　川续断　蒲黄　五灵脂

九　画

独参汤（《十药神书》）大人参（去芦）

珍珠散（《疡科心得集》）珍珠（生研）　炉甘石（煅）　石膏（尿浸 49 日，煅飞）

茵陈蒿汤（《伤寒论》）茵陈　山栀子　大黄

荆防败毒散（《摄生众妙方》）防风　柴胡　前胡　荆芥　羌活　独活　枳壳　炒桔梗　茯苓　川芎　甘草　薄荷

荆芥方（《杂病源流犀烛》）荆芥　防风　朴硝

枯痔散（经验方）白砒　白矾　月石　雄黄　硫黄

拯阳理劳汤（《医宗必读》）黄芪（酒炒）　人参　肉桂　当归（酒炒）　陈皮　白术（土炒）　甘草（酒炒）　生姜　大枣

复方土槿皮酊（经验方）10%土槿皮酊 40ml（土槿皮粗末 10g、80%酒精 100ml，按渗漉法制成）苯甲酸 12g　水杨酸 6g　75%酒精加至 100ml

复元活血汤（《医学发明》）柴胡　瓜蒌根　当归　红花　甘草　穿山甲　大黄　桃仁

复元通气散（《正体类要》）木香　茴香（炒）　青皮　穿山甲（炙）　陈皮　白芷　甘草　漏芦　贝母各等份，共研细末，每次 3～6g 温酒调下

香砂六君子丸（汤）（《时方歌括》）木香　砂仁　陈皮　半夏　党参　白术　茯苓　甘草

香贝养荣汤（《医宗金鉴》）白术（土炒）　人参　茯苓　陈皮　熟地黄　川芎　当归　贝母（去心）　香附（酒炒）　桔梗　甘草生姜　大枣

保元汤（《外科正宗》）人参　黄芪　白术　甘草　生姜　红枣

顺气活血汤（《伤科大成》）苏梗　厚朴　枳壳　砂仁　当归尾　红花　木香　炒赤芍　桃仁　苏木末　香附

独活寄生汤（《千金方》）独活　桑寄生　秦艽　防风　细辛　当归　芍药　川芎　干地黄　杜仲　牛膝　人参　茯苓　甘草　桂心

疯油膏（经验方）轻粉　东丹　飞朱砂　麻油　黄蜡

活血止痛汤（《伤科大成》）当归　川芎　乳香　苏木　红花　没药　地鳖虫　三七　赤芍　陈皮　落得打　紫荆藤

活血化坚汤（《外科正宗》）防风　赤芍　当归尾　天花粉　金银花　贝母　川芎　皂角刺　桔梗　僵蚕　厚朴　五灵脂　陈皮　甘草　乳香　白芷

活血通脉片（中成药）鸡血藤　红花　丹参　三七　郁金　桃仁　枸杞子　人参　黄精　赤芍　降香　川芎　陈皮　木香　石菖蒲　麦冬　冰片

活血散瘀汤（《外科正宗》）川芎　当归尾　赤芍　苏木　牡丹皮　枳壳　瓜蒌仁（去壳）　桃仁（去皮、尖）　槟榔　大黄（酒炒）

脉络宁（中成药）牛膝　玄参　石斛　金银花

脉血康片（中成药）水蛭素

济生肾气丸（《济生方》）熟地　山药　山萸肉　丹皮　茯苓　泽泻　附子　肉桂　车前子　川牛膝

养阴清肺汤（《重楼玉钥》）大生地　麦冬　生甘草　玄参　贝母　丹皮　薄荷　炒白芍

前列腺汤（经验方）丹参　泽兰　赤芍　桃仁　红花　乳香　没药　王不留行　青皮　川楝子　小茴香　白芷　败酱草　蒲公英

祛毒汤（《万病回春》）贝母　僵蚕　穿山甲（土炒成珠）　大黄（半生半熟）

宣痹汤（经验方）忍冬藤　防己　薏苡仁　黄芩　防风　秦艽　羌活　甘草

冠心苏合香丸（《中国药典》）沉香　木香　苏合香　冰片　乳香

神犀丹（《医效秘传》）犀角　石菖蒲　黄芩　生地　金银花　金汁　连翘　板蓝根　豆豉　玄参　天花粉　紫草

保元汤（《博爱心鉴》）人参　黄芪　甘草　肉桂

星蒌承气汤（经验方）胆南星　瓜蒌　大黄　玄明粉

枸橘汤（经验方）枸橘李　川楝子　赤芍　泽泻　延胡索　茯苓　柴胡　青皮　陈皮　甘草

十　画

桂枝加当归汤（经验方）桂枝　白芍　炙甘草　生姜　大枣　当归

桂枝茯苓丸（《金匮要略》）桂枝　茯苓　丹皮　桃仁　芍药

桂麝散（《药奁启秘》）麻黄　细辛　肉桂　牙皂　生半夏　丁香　生南星　麝香　冰片

桃仁承气汤（《伤寒论》）桃仁　大黄　桂枝　甘草　芒硝

桃红四物汤（《太平惠民和剂局方》）地黄　当归　芍药　川芎　桃仁　红花

桃花散（《医宗金鉴》）白石灰　大黄片

真武汤（《伤寒论》）茯苓　芍药　生姜　白术　附子

顾步汤（《外科证治全书》）牛膝　金钗石斛　人参　黄芪　当归　金银花

顾步汤（《医林纂要》）黄芪　当归（酒洗）　黄柏（盐，酒炒）　知母（酒炒）　熟地　肉桂　干姜　牛膝　虎骨（酥炙）　金银花

柴胡清肝汤（《医宗金鉴》）生地　当归　白芍　川芎　柴胡　黄芩　山栀　天花粉　防风　牛蒡子　连翘　甘草

柴胡疏肝散（《景岳全书》）陈皮　柴胡　川芎　香附　枳壳　芍药　甘草

柴胡清肝汤（《医宗金鉴》）生地　当归　白芍　川芎　柴胡　黄芩　山栀　天花粉　防风　牛蒡子　连翘　甘草

逍遥散（《太平惠民和剂局方》）柴胡　白芍　当归　白术　茯苓　炙甘草　生姜　薄荷

逍遥蒌贝散（经验方）茯苓　白术　瓜蒌　贝母　山慈姑

真人养脏汤（《太平惠民和剂局方》）人参　当归　白术　肉豆蔻　肉桂　甘草　白芍　木香　诃子　罂粟壳

脏连丸（《证治准绳》）黄连（研净末）　公猪大肠

润肠汤（《证治准绳》）当归　甘草　生地黄　火麻仁　桃仁

海藻玉壶汤（《医宗金鉴》）海藻　陈皮　贝母　连翘　昆布　半夏（制）　青皮　独活　川芎　当归　甘草　海带

消痔散（经验方）煅田螺煅　咸橄榄核　冰片

消痔膏　凡士林 8/10　消痔散 2/10

凉血地黄汤（《外科大成》）细生地　当归尾　地榆　槐角　黄连　天花粉　生甘草　升麻　赤芍　枳壳　黄芩　荆芥

凉血四物汤（《医宗金鉴》）当归　生地　川芎　赤芍　黄芩（酒炒）　赤茯苓　陈皮　红花（清洗）　甘草（生）

桑白皮汤《景岳全书》桑白皮　半夏　苏子　杏仁　贝母　黄芩　黄连　山栀　生姜

桑菊饮（《温病条辨》）桑叶　菊花　杏仁　桔梗　甘草　薄荷　连翘　芦根

通幽汤（《脾胃论》）生地黄　熟地黄　桃仁泥　红花　当归　炙甘草　升麻

通气散坚丸（《医宗金鉴》）人参　桔梗　川芎　当归　天花粉　黄芩（酒炒）　枳实（麸炒）　陈皮　半夏（制）　白茯苓　胆星　贝母（去心）　海藻（洗）　香附　石菖蒲　甘草（生）

通窍活血汤（《医林改错》）赤芍　川芎　桃仁　红花　老葱　生姜　红枣　麝香　黄酒

通络活血方（《朱仁康临床经验集》）当归尾　赤芍　桃仁　红花　香附　青皮　王不留行　茜草　泽兰　牛膝

通络化瘀汤（经验方）赤芍　桃仁　红花　牛膝　大麻　甘草　川芎　当归　生姜　钩藤　僵蚕　全蝎　大枣

益肾制火汤（《万氏秘传外科心法》）黄柏（盐炒）　连翘　知母（盐炒）　地黄　甘草　白芍　肉桂（去皮）　当归　黄连　川芎　人参　黄芪　白术

益胃汤（《温病条辨》）沙参　麦冬　细生地　玉竹　冰糖

透脓散（《外科正宗》）黄芪　穿山甲（炒末）　川芎　当归　皂角刺

涤痰汤（《证治准绳》）南星　半夏　枳实　茯苓　橘红　石菖蒲　人参　竹茹　甘草

十 一 画

黄连解毒汤（《外台秘要》）黄连　黄芩　黄柏　栀子

黄连温胆汤（《三因极一病证方论》）半夏　竹茹　枳实　橘皮　甘草　黄连　白茯苓

黄芩清肺饮（《证治准绳》）黄芩　栀子

黄芪桂枝五物汤（《金匮要略》）黄芪　桂枝　芍药　生姜　大枣

黄连膏（《医宗金鉴》）黄连　当归　黄柏　生地　姜黄　麻油　黄蜡

黄芪建中汤（《金匮要略》）桂枝　甘草　大枣　芍药　生姜　胶饴　黄芪

黄土汤（《伤寒六书》）大黄　芒硝　枳实　厚朴　当归　人参　甘草　生姜　大枣

萆薢化毒汤（《疡科心得集》）萆薢　归尾　丹皮　牛膝　防己　木瓜　薏苡仁　秦艽

萆薢分清饮（《医学心悟》）萆薢　黄柏　茯苓　车前子　莲子心　白术　石菖蒲

萆薢渗湿汤（《疡科心得集》）萆薢　薏苡仁　黄柏　赤茯苓　丹皮　泽泻　滑石　通草

接骨丹（《证治全生集》）真血竭　明雄黄　上红花　净儿茶　朱砂　净乳香　当归尾　净没药　麝香　冰片适量共为细末，每服2～3g

接骨紫金丹（《杂病源流犀烛》）土鳖虫　乳香　没药　自然铜　骨碎补　大黄　血竭　硼砂　当归各等量，共研细末。每服3～6g，开水或少量酒送服

银翘散（《温病条辨》）连翘　金银花　牛蒡子　桔梗　薄荷　鲜竹叶　荆芥　淡豆豉　生甘草　鲜芦根

银花解毒汤（《疡科心得集》）金银花　连翘　紫花地丁　犀角　茯苓　丹皮　川连　夏枯草

猪苓汤（《伤寒论》）猪苓　茯苓　泽泻　阿胶　滑石

猪膏散（《圣济总录》）猪膏　半夏　人参

麻桂温经汤（《伤科补要》）麻黄　桂枝　红花　白芷　细辛　桃仁　赤芍　甘草

麻子仁丸（脾约丸）（《伤寒论》）麻子仁　芍药　枳实　大黄　厚朴　杏仁

理气止痛汤（经验方）丹参　广木香　青皮　炙乳香　枳壳　炙香附　川楝子　延胡索　软柴胡　没药

理中汤（《伤寒论》）人参　干姜　甘草　白术

清心汤（《证治准绳》）当归　丹皮　川芎　赤芍　生地黄　黄芩　黄连　连翘　栀子　桃仁　甘草

清营汤（《温病条辨》）犀角（水牛角代）　生地黄　元参　竹叶心　麦冬　丹参　黄连　金银花　连翘

清暑汤（《外科全生集》）连翘　天花粉　甘草　赤芍　滑石　车前子　金银花　泽泻　淡竹叶

清骨散（《证治准绳》）银柴胡　鳖甲　炙甘草　秦艽　青蒿　地骨皮　胡黄连　知母

清肝芦荟丸（《外科正宗》）当归　生地（酒浸捣膏）　白芍（酒炒）　川芎　黄连　海粉　牙皂　甘草节　昆布（酒洗）　芦荟　神曲

清肝解郁汤（《外科正宗》）当归　川芎　白芍　生地　陈皮　半夏　香附　贝母　茯神　青皮　远志　桔梗　苏叶　栀子　木通　生甘草

清瘟败毒饮（《疫疹一得》）生石膏　小生地　黄连　乌犀角　生栀子　桔梗　黄芩　知母　赤芍　玄参　连翘　竹叶　甘草　丹皮

清燥救肺汤（《医门法律》）桑叶　石膏　甘草　人参　胡麻仁　阿胶　麦冬　杏仁　枇杷叶

续骨活血汤（《中医伤科讲义》经验方）当归尾　赤芍　白芍　生地黄　红花　地鳖虫　骨碎补　煅自然铜　续断　落得打　乳香　没药

羚角钩藤汤（《通俗伤寒论》）羚角　桑叶　川贝　生地　钩藤　菊花　茯神　白芍　甘草　竹茹

十　二　画

硝矾洗药（《实用中医外科学》）朴硝　硼砂　明矾

硝菔通结汤（《医学衷中参西录》）芒硝　莱菔子

紫金丹（《普济本事方》）信砒（研飞如粉）　豆豉（好者）

紫雪丹（《太平惠民和剂局方》）黄金　寒水石　石膏　滑石　磁石　升麻　玄参　甘草　水牛角　羚羊角　沉香　丁香　朴硝　硝石　辰砂　木香　麝香

黑虎丹（《外科诊疗学》）醋煅磁石　母丁香　公丁香　全蝎　炒僵蚕　炙甲片　炙蜈蚣　蜘蛛　麝香　西黄　冰片

黑退消（经验方）生川乌　生草乌　生南星　生半夏　生磁石　公丁香　肉桂　制乳没　制松香　硇砂　冰片　麝香

舒筋汤（《外伤科学》）当归　白芍　姜黄　宽筋藤　松节　海桐皮　羌活　防风　续断　甘草

舒筋活血汤（《伤科补要》）羌活　防风　荆芥　独活　当归　续断　青皮　牛膝　五加皮　杜仲　红花　枳壳

普济消毒饮（《东垣十书》）黄芩（酒炒）　黄连（酒炒）　甘草（生）　玄参　连翘　板蓝根　马勃　牛蒡子　薄荷　僵蚕　升麻　柴胡　桔梗　陈皮

温胆汤（《三因极一病证方论》）半夏　竹茹　枳实　橘皮　甘草　白茯苓

温脾汤（《备急千金要方》）大黄　当归　干姜　附子　人参　芒硝　甘草

犀角地黄汤（《千金方》）犀牛角　生地黄（捣烂）　牡丹皮　芍药

犀黄丸（《外科证治全生集》）牛黄　麝香　乳香　没药　黄米饭　陈酒

阑尾清化汤（《急腹症手册》）大黄　丹皮　桃仁　蒲公英　川楝子　甘草　金银花　赤芍

阑尾清解汤（《新急腹症学》）金银花　蒲公英　大黄　冬瓜仁　丹皮　木香　川楝子　生甘草

葱归溻肿汤（《医宗金鉴》）独活　白芷　当归　甘草　葱头

锁阳固精丸（中成药）锁阳　肉苁蓉　巴戟天　补骨脂　菟丝子　杜仲　八角茴香　韭菜子　芡实　莲子　莲须　牡蛎　龙骨　鹿角霜　熟地黄　山茱萸　牡丹皮　山药　茯苓　泽泻　知母　黄柏　牛膝　大青叶

菖蒲郁金汤（《温病全书》）石菖蒲　炒栀子　鲜竹叶　牡丹皮　郁金　连翘　灯心　木通　淡竹沥　紫金片

斑龙丸（《医学正传》）鹿角胶　鹿角霜　菟丝子　柏子仁　熟地黄　茯苓　补骨脂

滋水清肝饮（《医宗己任编》）熟地　当归身　白芍　枣仁　山萸肉　茯苓　山药　柴胡　山栀　丹皮　泽泻

十　三　画

槐角丸（《太平惠民和剂局方》）槐角　地榆　当归　防风　黄芩　炒枳壳

暖肝煎（《景岳全书》）当归　枸杞　小茴香　肉桂　乌药　沉香　茯苓　生姜

锦红汤（《新急腹症学》）红藤　生大黄　制川朴　蒲公英

新伤续断汤（《中医伤科学讲义》经验方）当归尾　地鳖虫　乳香　没药　丹参　自然铜（醋煅）　骨碎补　泽兰叶　延胡索　苏木　续断　桑枝　桃仁

新加黄龙汤（《温病条辨》）生地黄　甘草　人参　生大黄　芒硝　玄参　麦冬　当归　海参　姜汁

桑螵蛸丸（《本草衍义》）桑螵蛸　远志　石菖蒲　龙骨　人参　茯神　当归　龟甲

十　四　画

膈下逐瘀汤（《医林改错》）五灵脂　当归　川芎　桃仁　丹皮　赤芍　乌药　延胡索　甘草　香附　红花　枳壳

豨莶丸（经验方）豨莶草

十　五　画

增液汤（《温病条辨》）玄参　麦冬　生地黄

增液汤承气汤（《温病条辨》）玄参　麦冬　生地黄　大黄　芒硝

镇肝熄风汤（《医学衷中参西录》）牛膝　代赭石　龙骨　牡蛎　龟板　白芍　玄参　天冬　川楝子　麦芽　茵陈　甘草

十　六　画

薏苡附子败酱汤（《金匮要略》）薏苡仁　炮附子　败酱草

颠倒散洗剂（经验方）硫黄　生大黄　石灰水

橘核丸（《济生方》）橘核（炒）　海藻（洗）　昆布（洗）　海带（洗）　川楝子（打炒）　桃仁　厚朴（去皮姜汁炒）　木通　枳实（麸炒）　延胡索（炒）　桂心　木香

醒脑静（中成药）麝香　郁金　冰片　栀子

十七画及以上

黛蛤散（经验方）青黛　海蛤壳

蠲痹汤（《百一选方》）羌活　姜黄　当归　赤芍　黄芪　防风　炙甘草　生姜

藿朴夏苓汤（《医原》）藿香　川厚朴　法夏　赤茯苓　北杏仁　薏苡仁　白豆蔻　猪苓　淡豆豉　泽泻

麝香保心丸（中成药）麝香　人参提取物　牛黄　肉桂　苏合香　蟾酥　冰片

鳖甲煎丸（《金匮要略》）鳖甲　桃仁　蟅虫　鼠妇　螳螂　蜂巢　葶苈　大黄　厚朴　石韦　赤硝　射干　凌霄　半夏　柴胡　黄芩　桂枝　白芍　瞿麦　阿胶　人参　丹皮　干姜

（沈展涛）